中华医学百科全书

公共卫生学

职业卫生与职业医学

国家出版基金项目
NATIONAL PUBLICATION FOUNDATION

中国协和医科大学出版社

图书在版编目 (CIP) 数据

职业卫生与职业医学 / 孙贵范主编 . —北京：中国协和医科大学出版社，2019.1
（中华医学百科全书）
ISBN 978-7-5679-0921-2

Ⅰ . ①职… Ⅱ . ①孙… Ⅲ . ①劳动卫生 ②职业病 Ⅳ . ① R13

中国版本图书馆 CIP 数据核字 (2019) 第 008690 号

中华医学百科全书·职业卫生与职业医学

主　　编：孙贵范

编　　审：郭亦超

责任编辑：李元君

出版发行：**中国协和医科大学出版社**
　　　　　（北京东单三条九号　邮编 100730　电话 010−6526 0431）

网　　址：www.pumcp.com

经　　销：新华书店总店北京发行所

印　　刷：北京雅昌艺术印刷有限公司

开　　本：889×1230　1/16 开

印　　张：35.5

字　　数：1000 千字

版　　次：2019 年 1 月第 1 版

印　　次：2019 年 1 月第 1 次印刷

定　　价：395.00 元

ISBN 978-7-5679-0921-2

《中华医学百科全书》编纂委员会

总顾问　吴阶平　韩启德　桑国卫

总指导　陈　竺

总主编　刘德培

副总主编　曹雪涛　李立明　曾益新

编纂委员（以姓氏笔画为序）

B·吉格木德	丁　洁	丁　樱	丁安伟	于中麟	于布为
于学忠	万经海	马　军	马　骁	马　静	马　融	马中立
马安宁	马建辉	马烈光	马绪臣	王　伟	王　辰	王　政
王　恒	王　硕	王　舒	王　键	王一飞	王一镗	王士贞
王卫平	王长振	王文全	王心如	王生田	王立祥	王兰兰
王汉明	王永安	王永炎	王华兰	王成锋	王延光	王旭东
王军志	王声湧	王坚成	王良录	王拥军	王茂斌	王松灵
王明荣	王明贵	王宝玺	王诗忠	王建中	王建业	王建军
王建祥	王临虹	王贵强	王美青	王晓民	王晓良	王鸿利
王维林	王琳芳	王喜军	王道全	王德文	王德群	
木塔力甫·艾力阿吉	尤启冬	戈　烽	牛　侨	毛秉智	毛常学
乌　兰	文卫平	文历阳	文爱东	方以群	尹　佳	孔北华
孔令义	孔维佳	邓文龙	邓家刚	书　亭	毋福海	艾措千
艾儒棣	石　岩	石远凯	石学敏	石建功	布仁达来	占　堆
卢志平	卢祖洵	叶　桦	叶冬青	叶常青	叶章群	申昆玲
申春悌	田景振	田嘉禾	史录文	代　涛	代华平	白春学
白慧良	丛　斌	丛亚丽	包怀恩	包金山	冯卫生	冯学山
冯希平	边旭明	边振甲	匡海学	邢小平	达万明	达庆东
成　军	成翼娟	师英强	吐尔洪·艾买尔	吕时铭	吕爱平
朱　珠	朱万孚	朱立国	朱华栋	朱宗涵	朱建平	朱晓东
朱祥成	乔延江	伍瑞昌	任　华	华　伟	伊河山·伊明
向　阳	多　杰	邬堂春	庄　辉	庄志雄	刘　平	刘　进
刘玮	刘　蓬	刘大为	刘小林	刘中民	刘玉清	刘尔翔
刘训红	刘永锋	刘吉开	刘伏友	刘芝华	刘华平	刘华生
刘志刚	刘克良	刘更生	刘迎龙	刘建勋	刘胡波	刘树民
刘昭纯	刘俊涛	刘洪涛	刘献祥	刘嘉瀛	刘德培	闫永平

米　玛	许　媛	许腊英	那彦群	阮长耿	阮时宝	孙　宁
孙　光	孙　皎	孙　锟	孙长颢	孙少宣	孙立忠	孙则禹
孙秀梅	孙建中	孙建方	孙贵范	孙海晨	孙景工	孙颖浩
孙慕义	严世芸	苏　川	苏　旭	苏荣扎布	杜元灏	杜文东
杜治政	杜惠兰	李　龙	李　飞	李　东	李　宁	李　刚
李　丽	李　波	李　勇	李　桦	李　鲁	李　磊	李　燕
李　冀	李大魁	李云庆	李太生	李曰庆	李玉珍	李世荣
李立明	李永哲	李志平	李连达	李灿东	李君文	李劲松
李其忠	李若瑜	李松林	李泽坚	李宝馨	李建勇	李映兰
李莹辉	李继承	李森恺	李曙光	杨　凯	杨　恬	杨　健
杨化新	杨文英	杨世民	杨世林	杨伟文	杨克敌	杨国山
杨宝峰	杨炳友	杨晓明	杨跃进	杨腊虎	杨瑞馥	杨慧霞
励建安	连建伟	肖　波	肖　南	肖永庆	肖海峰	肖培根
肖鲁伟	吴　东	吴　江	吴　明	吴　信	吴令英	吴立玲
吴欣娟	吴勉华	吴爱勤	吴群红	吴德沛	邱建华	邱贵兴
邱海波	邱蔚六	何　维	何　勤	何方方	何绍衡	何春涤
何裕民	余争平	余新忠	狄　文	冷希圣	汪　海	汪受传
沈　岩	沈　岳	沈　敏	沈　铿	沈卫峰	沈心亮	沈华浩
沈俊良	宋国维	张　泓	张　学	张　亮	张　强	张　霆
张　澍	张大庆	张为远	张世民	张志愿	张丽霞	张伯礼
张宏誉	张劲松	张奉春	张宝仁	张宇鹏	张建中	张建宁
张承芬	张琴明	张富强	张新庆	张潍平	张德芹	张燕生
陆　华	陆付耳	陆伟跃	陆静波	阿不都热依木·卡地尔		陈　文
陈　杰	陈　实	陈　洪	陈　琪	陈　楠	陈　薇	陈士林
陈大为	陈文祥	陈代杰	陈红风	陈尧忠	陈志南	陈志强
陈规化	陈国良	陈佩仪	陈家旭	陈智轩	陈锦秀	陈誉华
邵　蓉	邵荣光	武志昂	其仁旺其格	范　明	范炳华	林三仁
林久祥	林子强	林江涛	林曙光	杭太俊	欧阳靖宇	尚　红
果德安	明根巴雅尔	易定华	易著文	罗　力	罗　毅	罗小平
罗长坤	罗永昌	罗颂平	帕尔哈提·克力木			
帕塔尔·买合木提·吐尔根			图门巴雅尔	岳建民	金　玉	金　奇
金少鸿	金伯泉	金季玲	金征宇	金银龙	金惠铭	郁　琦
周　兵	周　林	周永学	周光炎	周灿全	周良辅	周纯武
周学东	周宗灿	周定标	周宜开	周建平	周建新	周荣斌
周福成	郑一宁	郑家伟	郑志忠	郑金福	郑法雷	郑建全
郑洪新	郎景和	房　敏	孟　群	孟庆跃	孟静岩	赵　平

赵群	赵子琴	赵中振	赵文海	赵玉沛	赵正言	赵永强
赵志河	赵彤言	赵明杰	赵明辉	赵耐青	赵继宗	赵铱民
郝模	郝小江	郝传明	郝晓柯	胡志	胡大一	胡文东
胡向军	胡国华	胡昌勤	胡晓峰	胡盛寿	胡德瑜	柯杨
查干	柏树令	柳长华	钟翠平	钟赣生	香多·李先加	
段涛	段金廒	段俊国	侯一平	侯金林	侯春林	俞光岩
俞梦孙	俞景茂	饶克勤	姜小鹰	姜玉新	姜廷良	姜国华
姜柏生	姜德友	洪两	洪震	洪秀华	洪建国	祝庆余
祝墢晨	姚永杰	姚祝军	秦川	袁文俊	袁永贵	都晓伟
晋红中	粟占国	贾波	贾建平	贾继东	夏照帆	夏慧敏
柴光军	柴家科	钱传云	钱忠直	钱家鸣	钱焕文	倪鑫
倪健	徐军	徐晨	徐永健	徐志云	徐志凯	徐克前
徐金华	徐建国	徐勇勇	徐桂华	凌文华	高妍	高晞
高志贤	高志强	高学敏	高金明	高健生	高树中	高思华
高润霖	郭岩	郭小朝	郭长江	郭巧生	郭宝林	郭海英
唐强	唐朝枢	唐德才	诸欣平	谈勇	谈献和	陶·苏和
陶广正	陶永华	陶芳标	陶建生	黄峻	黄烽	黄人健
黄叶莉	黄宇光	黄国宁	黄国英	黄跃生	黄璐琦	萧树东
梅长林	曹佳	曹广文	曹务春	曹建平	曹洪欣	曹济民
曹雪涛	曹德英	龚千锋	龚守良	龚非力	袭著革	常耀明
崔蒙	崔丽英	庾石山	康健	康廷国	康宏向	章友康
章锦才	章静波	梁显泉	梁铭会	梁繁荣	谌贻璞	屠鹏飞
隆云	绳宇	巢永烈	彭成	彭勇	彭明婷	彭晓忠
彭瑞云	彭毅志	斯拉甫·艾白		葛坚	葛立宏	董方田
蒋力生	蒋建东	蒋建利	蒋澄宇	韩晶岩	韩德民	惠延年
粟晓黎	程伟	程天民	程训佳	童培建	曾苏	曾小峰
曾正陪	曾学思	曾益新	谢宁	谢立信	蒲传强	赖西南
赖新生	詹启敏	詹思延	鲍春德	窦科峰	窦德强	赫捷
蔡威	裴国献	裴晓方	裴晓华	管柏林	廖品正	谭仁祥
谭先杰	翟所迪	熊大经	熊鸿燕	樊飞跃	樊巧玲	樊代明
樊立华	樊明文	黎源倩	颜虹	潘国宗	潘柏申	潘桂娟
薛社普	薛博瑜	魏光辉	魏丽惠	藤光生		

《中华医学百科全书》学术委员会

主任委员　巴德年

副主任委员（以姓氏笔画为序）

汤钊猷　　　吴孟超　　　陈可冀　　　贺福初

学术委员（以姓氏笔画为序）

丁鸿才	于是凤	于润江	于德泉	马遂	王宪	王大章
王文吉	王之虹	王正敏	王声湧	王近中	王邦康	王晓仪
王政国	王海燕	王鸿利	王琳芳	王锋鹏	王满恩	王模堂
王澍寰	王德文	王翰章	乌正赉	毛秉智	尹昭云	巴德年
邓伟吾	石一复	石中瑗	石四箴	石学敏	平其能	卢世璧
卢光琇	史俊南	皮昕	吕军	吕传真	朱预	朱大年
朱元珏	朱家恺	朱晓东	仲剑平	刘正	刘耀	刘又宁
刘宝林（口腔）		刘宝林（公共卫生）		刘桂昌	刘敏如	刘景昌
刘新光	刘嘉瀛	刘镇宇	刘德培	江世忠	闫剑群	汤光
汤钊猷	阮金秀	孙燕	孙汉董	孙曼霁	纪宝华	严隽陶
苏志	苏荣扎布	杜乐勋	李亚洁	李传胪	李仲智	李连达
李若新	李济仁	李钟铎	李舜伟	李巍然	杨莘	杨圣辉
杨宠莹	杨瑞馥	肖文彬	肖承悰	肖培根	吴坤	吴蓬
吴乐山	吴永佩	吴在德	吴军正	吴观陵	吴希如	吴孟超
吴咸中	邱蔚六	何大澄	余森海	谷华运	邹学贤	汪华
汪仕良	张乃峥	张习坦	张月琴	张世臣	张丽霞	张伯礼
张金哲	张学文	张学军	张承绪	张洪君	张致平	张博学
张朝武	张蕴惠	陆士新	陆道培	陈子江	陈文亮	陈世谦
陈可冀	陈立典	陈宁庆	陈尧忠	陈在嘉	陈君石	陈育德
陈治清	陈洪铎	陈家伟	陈家伦	陈寅卿	邵铭熙	范乐明
范茂槐	欧阳惠卿	罗才贵	罗成基	罗启芳	罗爱伦	罗慰慈
季成叶	金义成	金水高	金惠铭	周俊	周仲瑛	周荣汉
赵云凤	胡永华	钟世镇	钟南山	段富津	侯云德	侯惠民
俞永新	俞梦孙	施侣元	姜世忠	姜庆五	恽榴红	姚天爵
姚新生	贺福初	秦伯益	贾继东	贾福星	顾美仪	顾觉奋
顾景范	夏惠明	徐文严	翁心植	栾文明	郭定	郭子光
郭天文	唐由之	唐福林	涂永强	黄洁夫	黄璐琦	曹仁发
曹采方	曹谊林	龚幼龙	龚锦涵	盛志勇	康广盛	章魁华

公共卫生学

总主编

李立明　　北京大学公共卫生学院

本类学术秘书

王　波　　北京协和医学院

本卷编委会

主　编

孙贵范　　中国医科大学公共卫生学院

副主编

牛　侨　　山西医科大学公共卫生学院

邬堂春　　华中科技大学公共卫生学院

编　委 (以姓氏笔画为序)

于素芳　　山东大学劳动卫生与环境卫生学研究所

兰亚佳　　四川大学公共卫生学院

吴永会　　哈尔滨医科大学公共卫生学院

张正东　　南京医科大学公共卫生学院

陈　杰　　中国医科大学公共卫生学院

范广勤　　南昌大学公共卫生学院

林忠宁　　厦门大学公共卫生学院

金永堂　　浙江大学公共卫生学院

郑玉新　　青岛大学公共卫生学院

姚　武　　郑州大学公共卫生学院

姚三巧　　新乡医学院公共卫生学院

贾　光　　北京大学公共卫生学院

夏昭林　　复旦大学公共卫生学院

学术秘书

陈　杰　　中国医科大学公共卫生学院

前　言

《中华医学百科全书》终于和读者朋友们见面了！

古往今来，凡政通人和、国泰民安之时代，国之重器皆为科技、文化领域的鸿篇巨制。唐代《艺文类聚》、宋代《太平御览》、明代《永乐大典》、清代《古今图书集成》等，无不彰显盛世之辉煌。新中国成立后，国家先后组织编纂了《中国大百科全书》第一版、第二版，成为我国科学文化事业繁荣发达的重要标志。医学的发展，从大医学、大卫生、大健康角度，集自然科学、人文社会科学和艺术之大成，是人类社会文明与进步的集中体现。随着经济社会快速发展，医药卫生领域科技日新月异，知识大幅更新。广大读者对医药卫生领域的知识文化需求日益增长，因此，编纂一部医药卫生领域的专业性百科全书，进一步规范医学基本概念，整理医学核心体系，传播精准医学知识，促进医学发展和人类健康的任务迫在眉睫。在党中央、国务院的亲切关怀以及国家各有关部门的大力支持下，《中华医学百科全书》应运而生。

作为当代中华民族"盛世修典"的重要工程之一，《中华医学百科全书》肩负着全面总结国内外医药卫生领域经典理论、先进知识，回顾展现我国卫生事业取得的辉煌成就，弘扬中华文明传统医药璀璨历史文化的使命。《中华医学百科全书》将成为我国科技文化发展水平的重要标志、医药卫生领域知识技术的最高"检阅"、服务千家万户的国家健康数据库和医药卫生各学科领域走向整合的平台。

肩此重任，《中华医学百科全书》的编纂力求做到两个符合：一是符合社会发展趋势。全面贯彻以人为本的科学发展观指导思想，通过普及医学知识，增强人民群众健康意识，提高人民群众健康水平，促进社会主义和谐社会构建；二是符合医学发展趋势。遵循先进的国际医学理念，以"战略前移、重心下移、模式转变、系统整合"的人口与健康科技发展战略为指导。同时，《中华医学百科全书》的编纂力求做到两个体现：一是体现科学思维模式的深刻变革，即学科交叉渗透/知识系统整合；二是体现继承发展与时俱进的精神，准确把握学科现有基础理论、基本知识、基本技能以及经典理论知识与科学思维精髓，深刻领悟学科当前面临的交叉渗透与整合转化，敏锐洞察学科未来的发展趋势与突破方向。

作为未来权威著作的"基准点"和"金标准"，《中华医学百科全书》编纂过程中，制定了严格的主编、编者遴选原则，聘请了一批在学界有相当威望、具有较高学术造诣和较强组织协调能力的专家教授（包括多位两院院士）担任大类主编和学科卷主编，确保全书的科学性与权威性。另外，还借鉴了已有百科全书的编写经验。鉴于《中华医学百科全书》的编纂过程本身带有科学研究性质，还聘请了若干科研院所的科研管理专家作为特约编审，站在科研管理的高度为全书的顺利编纂保驾护航。除了编者、编审队伍外，还制订了详尽的质量保证计划。编纂委员会和工作委员会秉持质量源于设计的理念，共同制订了一系列配套的质量控制规范性文件，建立了一套切实可行、行之有效、效率最优的编纂质量管理方案和各种情况下的处理原则及预案。

《中华医学百科全书》的编纂实行主编负责制，在统一思想下进行系统规划，保证良好的全程质量策划、质量控制、质量保证。在编写过程中，统筹协调学科内各编委、卷内条目以及学科间编委、卷间条目，努力做到科学布局、合理分工、层次分明、逻辑严谨、详略有方。在内容编排上，务求做到"全准精新"。形式"全"：学科"全"，册内条目"全"，全面展现学科面貌；内涵"全"：知识结构"全"，多方位进行条目阐释；联系整合"全"：多角度编制知识网。数据"准"：基于权威文献，引用准确数据，表述权威观点；把握"准"：审慎洞察知识内涵，准确把握取舍详略。内容"精"："一语天然万古新，豪华落尽见真淳。"内容丰富而精炼，文字简洁而规范；逻辑"精"："片言可以明百意，坐驰可以役万里。"严密说理，科学分析。知识"新"：以最新的知识积累体现时代气息；见解"新"：体现出学术水平，具有科学性、启发性和先进性。

《中华医学百科全书》之"中华"二字，意在中华之文明、中华之血脉、中华之视角，而不仅限于中华之地域。在文明交织的国际化浪潮下，中华医学汲取人类文明成果，正不断开拓视野，敞开胸怀，海纳百川般融入，润物无声状拓展。《中华医学百科全书》秉承了这样的胸襟怀抱，广泛吸收国内外华裔专家加入，力求以中华文明为纽带，牵系起所有华人专家的力量，展现出现今时代下中华医学文明之全貌。《中华医学百科全书》作为由中国政府主导，参与编纂学者多、分卷学科设置全、未来受益人口广的国家重点出版工程，得到了联合国教科文等组织的高度关注，对于中华医学的全球共享和人类的健康保健，都具有深远意义。

《中华医学百科全书》分基础医学、临床医学、中医药学、公共卫生学、军事与特种医学和药学六大类，共计 144 卷。由中国医学科学院/北京协和医学院牵头，联合军事医学科学院、中国中医科学院和中国疾病预防控制中心，带动全国知名院校、科研单位和医院，有多位院士和海内外数千位优秀专家参加。国内知名的医学和百科编审汇集中国协和医科大学出版社，并培养了一批热爱百科事业的中青年编辑。

回览编纂历程，犹然历历在目。几年来，《中华医学百科全书》编纂团队呕心沥血，孜孜矻矻。组织协调坚定有力，条目撰写字斟句酌，学术审查一丝不苟，手书长卷撼人心魂……在此，谨向全国医学各学科、各领域、各部门的专家、学者的积极参与以及国家各有关部门、医药卫生领域相关单位的大力支持致以崇高的敬意和衷心的感谢！

《中华医学百科全书》的编纂是一项泽被后世的创举，其牵涉医学科学众多学科及学科间交叉，有着一定的复杂性；需要体现在当前医学整合转型的新形式，有着相当的创新性；作为一项国家出版工程，有着毋庸置疑的严肃性。《中华医学百科全书》开创性和挑战性都非常强。由于编纂工作浩繁，难免存在差错与疏漏，敬请广大读者给予批评指正，以便在今后的编纂工作中不断改进和完善。

刘德培

凡　例

一、《中华医学百科全书》（以下简称《全书》）按基础医学类、临床医学类、中医药学类、公共卫生类、军事与特种医学类、药学类的不同学科分卷出版。一学科辑成一卷或数卷。

二、《全书》基本结构单元为条目，主要供读者查检，亦可系统阅读。条目标题有些是一个词，例如"职业"；有些是词组，例如"现场急救"。

三、由于学科内容有交叉，会在不同卷设有少量同名条目。例如《职业卫生与职业医学》《外科学》都设有"腱鞘炎"条目。其释文会根据不同学科的视角不同各有侧重。

四、条目标题上方加注汉语拼音，条目标题后附相应的外文。例如：

láo dòng
劳动（labor，laboring）

五、本卷条目按学科知识体系顺序排列。为便于读者了解学科概貌，卷首条目分类目录中条目标题按阶梯式排列，例如：

职业卫生与职业医学 ……………………………………………………………………
　劳动 ……………………………………………………………………………………
　职业 ……………………………………………………………………………………
　　职业暴露 ……………………………………………………………………………
　　作业 …………………………………………………………………………………
　　　静态作业 …………………………………………………………………………
　　　动态作业 …………………………………………………………………………
　　作业能力 ……………………………………………………………………………
　　职业性有害因素 ……………………………………………………………………

六、各学科都有一篇介绍本学科的概观性条目，一般作为本学科卷的首条。介绍学科大类的概观性条目，列在本大类中基础性学科卷的学科概观性条目之前。

七、条目之中设立参见系统，体现相关条目内容的联系。一个条目的内容涉及其他条目，需要其他条目的释文作为补充的，设为"参见"。所参见的本卷条目的标题在本条目释文中出现的，用蓝色楷体字印刷；所参见的本卷条目的标题未在本条目释文中出现的，在括号内用蓝色楷体字印刷该标题，另加"见"字；参见其他卷条目的，注明参见条所属学科卷名，如"参见□□□卷"或"参见□□□卷□□□□"。

八、《全书》医学名词以全国科学技术名词审定委员会审定公布的为标准。同一概念或疾病在不同学科有不同命名的，以主科所定名词为准。字数较多，释文中拟用简称的名词，每个条目中第一次出现时使用全称，并括注简称，例如：甲型病毒性肝炎（简称甲肝）。个别众所周知的名词直接使用简称、缩写，例如：B超。药物名称参照《中华人民共和国药典》2015年版和《国家基本药物目录》2012年版。

九、《全书》量和单位的使用以国家标准GB 3100～3102—1993《量和单位》为准。援引古籍或外文时维持原有单位不变。必要时括注与法定计量单位的换算。

十、《全书》数字用法以国家标准GB/T 15835—2011《出版物上数字用法》为准。

十一、正文之后设有内容索引和条目标题索引。内容索引供读者按照汉语拼音字母顺序查检条目和条目之中隐含的知识主题。条目标题索引分为条目标题汉字笔画索引和条目外文标题索引，条目标题汉字笔画索引供读者按照汉字笔画顺序查检条目，条目外文标题索引供读者按照外文字母顺序查检条目。

十二、部分学科卷根据需要设有附录，列载本学科有关的重要文献资料。

目　录

zhíyè wèishēng yǔ zhíyè yīxué

职业卫生与职业医学 （occupational health and occupational medicine）

现代医学科学中研究职业环境与职业从事者健康之间关系的两门密切联系的学科，预防医学的重要分支学科。中国在2003年以前称为劳动卫生学与职业病学。

发展简史 16世纪初，伴随欧洲工业化，开始出现有关职业病的专著。1700年，意大利拉马兹尼（Bernardino Ramazzini，1633~1714年）出版《论手工业者疾病》一书，详尽地分析和记载了50多种职业危害与职业病的关系，成为职业病的经典著作，而拉马兹尼也因此被誉为职业医学之父。18世纪由于英国蒸汽机的出现引发的第一次工业革命以及19世纪由于电力在德国的广泛应用引发的第二次工业革命，极大地推动了工业化的加速发展，大规模的采矿和冶炼、机械制造、化工合成等产业迅速发展起来。但当时劳动条件简陋、环境恶劣，造成职业病及传染病流行。19世纪末，职业性危害受到西方社会的广泛关注，并开始依靠科学技术的进步，改善劳动条件，进行职业病防治。进入20世纪后，欧美发达国家工业发展迅速，合成多种有机化合物，导致多种急慢性化学中毒和职业肿瘤等问题的出现。汉密尔顿（Hamilton）是第一位从事职业医学的美国医生，他于1925年出版了《美国的工业中毒》。之后，以原子能、高分子化合物和计算机为标志的第三次工业革命的兴起，带来了新的职业卫生问题。英国亨特（Hunter，1889~1976年）是对职业病倾注无尽心血的全科医生，其所著的《职业病》在该领域产生了重要影响。20世纪后期，随着工业现代化的加速和自然科学的快速发展，一些发达国家的职业卫生水平得到显著提高，一些传统的职业病得到有效控制。各国先后建立了专门从事研究职业卫生与职业病的机构，并将基础医学、临床医学、预防医学和相关的工程技术知识进行整合，形成了专门的职业卫生学与职业医学等最新医学学科。学科的名称在各国有所不同，在英、美等国称为工业卫生学，日本则称为产业医学或产业卫生学，中国称为劳动卫生学与职业病学；由于科研范围扩大，包括中国在内的很多国家和地区都改称为职业卫生学和职业医学。

在中国，对职业环境有害因素的认识可追溯到北宋时期（11~12世纪）。北宋孔平仲在《谈苑》文中述及"后苑银作镀金，为水银所熏，头手俱颤""采石人，石末伤肺，肺焦多死"，已有关于汞中毒及矽肺的记载。明代李时珍所著《本草纲目》（1593年）中明确提到铅矿工人铅中毒。宋应星在《天工开物》（1637年）中述及煤矿井下简易通风方法，并指出烧砒（三氧化二砷）工人应站在上风向操作，并应保持十余丈的距离，以免发生中毒。但作为系统的职业卫生与职业医学学科，在新中国成立后才逐步发展和壮大起来。1954年，中国开始建立劳动卫生与职业病的防治机构。中国医学科学院（后划分为中国预防医学科学院）内科学教授吴执中是中国职业医学的先驱者和奠基人，他在实践的基础上主编了《职业病》一书，为中国的职业医学发展做出了巨大贡献。1961年北京大学医学部教授刘世杰主编中国第一本《劳动卫生学》试用教材，中国先后出版了4轮《劳动卫生学》《劳动卫生与职业病学》教材，并将其作为预防医学专业学生的必修课程。

随着科学的发展，人们逐步认识到，除传统的生产性有害因素外，社会、心理因素，以及个人生活方式等，也影响劳动者的健康及其职业生命质量。于是，人们对"劳动"一词重新认识，认为任何职业都属于劳动的范畴，而且，任何职业环境中都可能存在着影响职业从事者的健康因素，并与非职业环境的社会、心理、不良生活方式等因素产生联合作用。2003年，根据实际工作和学科发展需要，中国正式将劳动卫生学与职业病学改称为职业卫生学与职业医学，并出版了职业卫生学与职业医学教材。这期间，还出版了《工业卫生学》《职业病学》《工业医学》等参考书。职业卫生学与职业医学已成为中国医学门类中的一门重要学科。

研究对象 职业卫生学主要以职业人群和作业环境为对象，研究职业场所工作环境或条件对职业从事者健康状况可能产生的影响，从质和量两方面阐明职业场所中产生的有害因素与职业从事者健康水平的关系，为保护职业从事者健康、提高作业能力、改善工作条件所应采取的措施及卫生要求提供科学依据。

职业医学以受到职业危害因素损害或存在潜在健康危险的职业从事者个体为对象，通过临床检查和诊断方法，联系职业暴露的环境和条件，综合研究职业从事者健康受损害程度及其与职业性有害因素之间的关系，并对发生的职业病和职业相关疾病进行早期检测、诊断、治疗和康复处理。研究职业病和职业相关疾病诊断的依据和有效的治疗方法，并对预防职业病和职业相关疾病的发生、改善职业卫生条件措施提出有关的科学依据。

研究目的 使职业从事者在生产或工作过程中有充分的安全和健康保障，并为不断提高生产和工作效率提供科学保证。职业卫生学和职业医学研究的角度、工作范围和任务不同，但研究的最终目标是统一的，即用共同的预防医学观念、知识和技能，促进、改善职业环境和条件，创造安全、卫生、满意和高效的职业环境，使职业从事者有充分的安全和健康保障，并在身体功能、精神心理和社会环境适应上达到完美状态，为不断提高生产和工作效率提供科学保证。因此，中国的职业卫生学与职业医学的教学和科研工作基本上是统一的，在学科划分上也常把职业卫生和职业医学一起归属为预防医学的范畴；但在日常工作中，特别是在各级疾病控制及医疗部门，由于职业性有害因素的监督、监测和检测与职业病防治的具体对象和任务的分工不同，两者往往分别或单独进行。各地、各单位在机构上也有分有合。

研究内容 包括以下几个方面。

职业性有害因素（occupational hazards） 职业卫生学研究的重要内容。只有发现、检测和确定有害的因素，才能判定其与职业从事者健康水平的关系，从而为职业防护提供科学依据。狭义的职业性有害因素常指职业环境中存在的有害因素，即传统的职业性有害因素。随着医学模式的多元化发展，人们逐步认识到，除传统的职业性有害因素外，社会和心理因素、家庭居住地域、个人文化素质及不良生活方式等，在一定的条件下也可与职业环境中存在的有害因素一起共同对职业从事者的健康产生影响。因此，广义的职业性有害因素包括职业性因素与非职业性因素（见职业性有害因素）。

常见的职业环境中存在的有害因素包括物理因素，如异常气象条件、噪声、振动、非电离辐射和电离辐射；化学因素，如在工业生产中接触到的原料、中间产品、成品和生产过程中对健康产生危害的有毒废气、废水、废渣等；生物因素，如生产原料和作业环境中存在的致病微生物或寄生虫，如炭疽杆菌、真菌孢子、森林脑炎病毒以及对医务人员可造成职业性传染病的病原微生物等；生产和工作的组织管理因素，如劳动组织、作息制度不合理、工作节奏的变动，工作过度紧张，个人缺乏健康及疾病预防的观念，违反安全操作规范和忽视自我保健，劳动强度过大或生产定额不当，安排的作业与劳动者生理状况不相适应，个别器官或系统过度紧张，长时间处于不良体位或使用不合理的工具等。在实际生产场所，职业因素中最为重要的是职业环境因素，当同时存在多种有害因素对劳动者的健康产生联合作用，会加剧危害程度，如工业生产产生的粉尘、有害气体或蒸气对呼吸道的损害，可增加诱发职业性肺癌的风险。此外，同一种疾病也可由不同性质的有害因素引起，如稻田皮炎可由于物理、化学和机械刺激引起。吸烟可加剧环境因素的危害而诱发致癌。

职业病 由职业性有害因素引发的疾病。人体直接或间接接触职业环境中有害因素时，不一定都发生职业病。职业病的发生取决于3个主要条件：有害因素的性质，作用于人体的剂量，以及职业从事者个体的健康状况。职业病具有如下特点：①病因有特异性，在控制接触后可以控制或消除发病。②病因大多可以检测，一般存在剂量－反应关系。③在不同的接触人群中，常有不同的发病族。④如能早期诊断、合理处置，预后较好，但仅治疗患者，无助于保护仍在接触的其他人群的健康。⑤大多数职业病，尚缺乏特效治疗，防护重点是预防。

从职业病的特点看，职业病是一种人为的疾病，其发病率与患病率的高低，反映着同时代国家生产工艺与技术以及医疗预防工作的水平。所以世界各国对职业病的管理，除具有医学特定的意义外，还具有赋予的立法意义，即由国家所规定的"法定职业病"。如2011年12月31日十一届人大常委会第24次会议审议通过的《关于修改〈职业病防治法〉的决定》后，卫生部等四部门研究决定对2002年公布的〈职业病目录〉进行调整，调整后的〈职业病分类和目录〉包括10大类、130种职业病。（见职业病和职业卫生法律法规）

职业（工作）相关疾病 广义上讲，职业病也属于职业相关疾病，但一般所称的职业相关疾病，与职业病有所区别。职业病指某一特异职业性有害因素所致的疾病，有立法意义。而职业（工作）相关疾病则指多因素相关的疾病，与工作有联系，但也见于非职业人群。因此，不是每一种病和每一个病例都必须具备该项职业史或接触史。当这一类疾病发生于职业从事者时，由于职业暴露，会使原有的疾病加剧、加速或复发，或导致劳动能力明显减退。职业相关疾病的范围比职业病更为广泛，故在基层卫生机构中，应将该类疾病列为监控和防范的重要内容，以保护和促进职业从事者的健康（见职业相关疾病）。

研究方法　职业卫生学研究方法涉及多个学科，如流行病学、毒理学、卫生检验、卫生工程技术和卫生管理学等。随着学科的发展，近年来与其他有关学科综合建立了若干新的分支学科，如职业生理学、职业工效学、职业心理学、职业毒理学、职业流行病学、职业病理学、妇女职业卫生学、职业卫生技术、职业卫生管理学等新的边缘学科。

职业医学的研究方法和临床医学的研究方法密切相关，尤其是职业病的诊断和治疗，主要涉及临床诊断学、临床检验、康复和治疗学。又因职业病发生是以现场暴露为依据和前提，现场流行病学调查和卫生毒理学研究方法常被应用。由于职业病诊断具有法律效力，在诊断时涉及卫生法学和卫生监督学。

与相关学科的关系　职业卫生学与职业医学是预防医学专业学生必修课之一，是在完成基础医学各学科、临床医学各专科以及本专业基础课程后进行的。因此，本学科和基础医学、临床医学及预防医学其他学科间都有着密切关系。临床医学的各个专科中，不仅有职业医学的内容，有的还专设职业病科，主要诊治尘肺和职业中毒。工业外伤、职业性皮炎、噪声性耳聋以及其他与职业有关疾病，可列在内、外、皮肤、眼及耳鼻咽喉等学科的工作范围。所以职业医学内容在临床医学各科中受到关注。由于工业化的加速发展以及新材料、新

技术的开发和应用，职业卫生学和职业医学不仅面临着传统的职业性有害因素，还将面临新兴产业和新技术带来的问题，如信息技术产业的职业卫生，环境激素类物质对职业暴露人群的影响等，这将成为未来职业卫生学和职业医学研究的重要内容。

（孙贵范）

láodòng

劳动（labor, laboring）　人类为创造使用价值以满足物质和精神需要而耗费体力和脑力的活动。劳动是人类运动的特殊形式，是人类维持自我生存和自我发展的唯一手段。从社会学和哲学的角度上看，劳动是人类在自然界和社会中有意识地从事创造的过程。劳动的意义来自于劳动者在其所处的自然条件和社会环境中的需要、兴趣和世界观。

人类运动　人类劳动一词实际上由人类运动衍生而来。人从出生到死亡，生命的维持和延续始终处在运动之中，生命在于运动。根据参与运动的人体主流系统的不同，人类运动可分为体力运动、脑力运动与生理力运动。

体力运动　以人体肌肉与骨骼的运动为主，大脑和其他生理系统的运动为辅的主体运动，如行走、搬运物体等。任何体力运动的形成、维持和发展必需依靠机体其他生理系统的参与，并为之提供物质、能量和信息，因此体力运动必然伴随其他生理系统的运动。

脑力运动　以大脑神经系统的运动为主，其他生理系统的运动为辅的主体运动，如思考、记忆、创作等。第二信号系统的形成是脑力运动得以产生的前提条件。

生理力运动　除体力运动和

脑力运动外的其他形式的生物组织主体运动。任何形式的生理力运动都可归结为物质和能量代谢的过程。人的生理系统通过生理力运动对获取的食物进行消化、吸收、传输和能量转换，为体力和脑力运动的正常运行提供所需的物质和能量，以保证机体协调一致地运行。

生理力运动、体力运动与脑力运动是相互依存、相互促进、互为补充的辩证统一关系。脑力运动为体力运动确定了基本的发展方向，使人类从根本上区别于一般低等生物，具有极高的预见性、目的性、自觉性、主动性和创造性，不仅适应环境，还可以改造环境，使得体力运动朝着提高灵活性和降低强度的方向发展，并使其分工越来越细微、越来越专业化和复杂化。脑力运动具有无限的发展潜力，而生理力运动和体力运动的发展极为有限，受生物规律的限制；脑力运动可直接或间接地影响、制约和控制体力运动或生理力运动。

人类劳动　人类劳动是人类运动的特殊形式。与人类运动相对应，人类劳动由脑力劳动、体力劳动与生理力劳动按照不同的比例关系组合而成，即人类劳动可分为体力劳动、脑力劳动和生理力劳动3大基本类型。

体力劳动　以人体肌肉与骨骼的运动为主，以大脑和其他生理系统的运动为辅的人类劳动。通常意义的体力劳动指体力劳动占主要比例的复合劳动。

脑力劳动　以人类大脑神经系统的运动为主，以其他生理系统的运动为辅的人类劳动。通常意义的脑力劳动指脑力劳动占主要比例的复合劳动。

生理力劳动　除体力劳动和

脑力劳动外的其他形式的人类劳动，即生理力劳动占主要比例的复合劳动。如人口的生产过程虽然以生理力劳动为主，但也伴随着一定的体力劳动和脑力劳动。根据作用方式不同，生理力劳动可分为3种具体形式：①恢复性生理力劳动。指用以恢复和补偿原有的生理组织、器官等功能的生理力劳动，如机体血液损失时，机体将通过吸收营养来加强骨髓和肝脏造血功能。②加强性生理力劳动。指在原生理力劳动的基础上，通过某些方法，相关的生理组织或器官的功能性得到加强，如通过不同的体育锻炼或物理化学性刺激，加强相应的组织器官的功能性。③生育性生理力劳动。指生产新生儿的生理力劳动。妇女在妊娠过程中，一方面通过生理力劳动将各种营养物质和食物进行消化和吸收，并转送到胎盘供胎儿生长，又将胎盘排泄的废物排出体外；另一方面孕妇还必须付出一定的生理力劳动来形成、维持和改善围孕期和围产期的生理、心理和精神环境。

社会学的劳动分类及发展

从社会学角度而言，劳动通常分为体力劳动、脑力劳动和精神紧张性劳动3种形式。以人体肌肉与骨骼运动为主要形式，以大脑和其他生理系统的运动为辅的劳动称为体力劳动；以大脑神经系统运动为主，以其他生理系统的运动为辅的劳动称为脑力劳动；以精神紧张和高度集中为主的劳动形式称为精神紧张性劳动，实际上仍属于脑力劳动范畴，因此也常常将精神紧张性劳动归类于脑力劳动（见体力劳动和脑力劳动）。

人类劳动发展史　劳动在需求和生产体系中得到不断发展，

不同社会形态的劳动往往有不同的重点和特征。农业社会的劳动主要是人的体力借助自然力作用于动植物的体力劳动。工业社会的劳动主要是运用生产工具对初级产品进行加工的制造业劳动，其特征是出现明显的动手和动脑即体力和脑力劳动的社会分工。后工业社会或信息社会的劳动是以生产无形产品的服务劳动为主体的劳动。在产品创造中，体力劳动不再处于中心地位，而包括管理劳动、科技劳动、信息劳动和知识劳动在内的脑力劳动则占有重要地位。

与社会劳动的发展相适应，人们对劳动的认识也经历了一个发展的过程。不同时代对劳动的界定都带有历史的烙印，劳动观的变迁体现了历史的进步性和局限性的辩证统一。在民以食为天的古代，重农学派只承认农业劳动是生产劳动；在对外贸易给国家带来大量金钱的国度，重商学派认为只有商业贸易活动才是创造国民财富的生产劳动；在工业社会时代，把从事工农业生产的劳动视为真正的生产劳动。

当代社会劳动体系　广义上说，劳动是人与自然物质和人文物质之间的运动过程，是人以自身的活动来引起、调整和控制人与自然物质和人文物质之间的物质变换。结合当代所有的人类活动的社会分工，劳动可综合概括为工业劳动、农业劳动和服务劳动，又称为第一产业、第二产业和第三产业劳动。

由于历史原因，长久以来人们通常把创造实物产品的生产过程称为劳动。因此，人们将改变自然物质形态并生产和制造产品的工农业生产称为劳动，对从事工农业生产者称为劳动者，而认

为以改变人文物质形态为特征的服务业工作不是劳动。当今，随着工业化、信息化、现代化社会发展的加速，作为第三产业的服务业的地位越来越突出。在第三产业中，科学家、教师、演员、医生、律师、金融家、话务员、导游、政府管理人员等提供的科学、教育、文化、卫生、法律、管理、交通、通讯、金融、旅游服务等创造的社会总产值的比例越来越大，服务业的劳动已成为现代社会中重要的生产劳动。

劳动强度　一般指人在劳动中负担的工作量，以及由此对人体施加的生理负荷的大小。体力劳动强度大小表现在能量消耗和心血管系统功能的改变。体力劳动强度越大，耗氧量越大，能量消耗也越大，表现为心率加快、血压升高、心输出量增大。有关劳动强度的研究主要集中在体力劳动方面，特别是体力劳动时机体的神经、体液等各方面的调节随着劳动强度的不同变化很大（见体力劳动）。

以脑力劳动或精神紧张为主的劳动形式，与体力劳动不同，由于其劳动强度主要反映在神经－体液方面或个别器官的改变上，其劳动强度大小不能用能量消耗的大小加以区分（见脑力劳动）。

（孙贵范）

nǎolì láodòng

脑力劳动（mental labor，brain-work）

人类以大脑神经系统的运动为主，以其他生理系统运动为辅的人类劳动。是运用大脑的记忆、积累的知识和智慧，进行思维、分析、判断、推理或创新的高级神经活动，以改造自然、社会的活动。与体力劳动相对应，通常意义上的脑力劳动指脑力劳动占主要比例的复合劳动。

由于脑力劳动是脑力运动的特殊形式，而人类脑力运动的发达程度是任何其他动物都无法比拟的，因此，脑力劳动是只有人类才具有的脑力运动形式。在原始社会向奴隶社会过渡中，脑力劳动从体力劳动中分离出来，并与体力劳动相对立。在社会主义社会中，脑力劳动者是工人阶级的一部分，脑力劳动与体力劳动虽然还存在本质差别，但两者不再相互对立。

随着文化、科学技术的发展，工农业自主控制生产线的增多和完善，劳动过程中体力劳动的比重和强度逐渐减小，需要智力和神经精神紧张的作业越来越多。科学研究、工艺设计、技术革新、教学、文艺创作等都需要繁重而紧张的脑力劳动；而观察仪表、按键盘操纵复杂机器的工人除需要较高的科学文化水平外，还需要集中注意力、及时处理数据等精神高度紧张劳动。

分类　脑力劳动可分为以下4种类型。

创造知识的脑力劳动　对自然科学和社会科学进行创造性的研究和探讨，劳动成果表现为精神产品。创造知识的脑力劳动是潜在的生产力，一般不直接形成价值，但科学技术日益变为直接生产力。

传授知识的脑力劳动　从事传授知识和技术的教育工作，劳动成果表现为知识转移，使更多的人掌握更多的文化、科学技术。传授知识的脑力劳动一般也不直接创造价值，而是通过培养人，提高劳动者的质量间接创造价值。

管理知识的脑力劳动　进行经济及其他方面的管理、组织生产、调节生产关系与生产力之间的矛盾、调节生产力内部矛盾的工作，劳动成果表现为国家、社会部门、企业管理水平的提高。这种形态的脑力劳动通过组织管理，将潜在的生产力转化为现实的生产力。

实现知识的脑力劳动　将人类创造和学习到的知识技术付诸实践，变为现实的生产力，劳动成果表现为物质产品或劳务的增加，非物质生产的发展。这种类型的脑力劳动属于物质生产领域的部分，直接创造价值；属于非物质生产领域的部分，间接影响价值。

机体的生理变化与适应　脑的氧代谢较其他器官高，安静时约为等重量肌肉需氧量的15～20倍，占成年人体总耗氧量的10%。即使是最紧张的脑力劳动，全身能消耗量的增高也不会超过基础代谢的10%。葡萄糖是脑细胞活动的最重要能源，平时90%的能量都依靠葡萄糖分解提供，但脑细胞中糖原的贮存甚微，只够活动几分钟之用，主要靠血液输送的葡萄糖通过氧化磷酸化过程来提供能量，因此，脑组织对缺氧、缺血非常敏感。脑力劳动常使心率减慢，但特别紧张时，可使心跳加快、血压上升、呼吸稍加快、脑部充血而致四肢和腹腔血液减少。脑电图、心电图也有所变动，但并不能用来衡量劳动的性质及强度。脑力劳动时，血糖一般变化不大或稍增高；对尿量没有影响，对其成分也影响不大，仅在极度紧张的脑力劳动时，尿中磷酸盐的含量才有所增加；对汗液的质量及体温无明显的影响。

作业能力的变化　个体间差异很大。每个人思考问题的方法和习惯不同，同时缺乏直接衡量脑力劳动质量的尺度，因此难以确切地描述其作业能力的变动。

事实上，有的发明创造是在长期持续紧张而艰苦的思考之下完成的，而脑力劳动的作业能力更容易受环境因素的干扰和个人情绪波动的影响，因此很难找出其规律性。

影响因素　脑力劳动能力有以下几种常见的影响因素。

环境因素　安静、温湿度适宜和空气新鲜的环境有利于脑力劳动和集中注意力，因此，许多脑力劳动者喜欢在这样的地方或深夜进行工作。

社会和心理因素　社会制度、家庭关系、上下级关系、同事及群众关系等都对脑力劳动的作业能力有明显影响，主要是对其劳动的态度和情绪产生作用。劳动态度和情绪积极能使劳动者对该项劳动的意义有认识、有兴趣，有毅力去刻苦钻研甚至改革创新，因此能提高该项劳动的效率；反之效率下降。

学习和思考　对脑力劳动的作用甚为重要。人脑有120～140亿个神经元，而人在一生中经常使用的仅占一小部分，故人类尚有充分的智能潜力可挖掘，方法之一就是坚持经常用脑，使脑细胞处于旺盛的生理活动和新陈代谢状态，可使注意力集中、记忆力加强、理解力加深、思维活动更加敏锐。是保持智力、防止脑细胞退化萎缩的有效办法。

个体因素　对脑力劳动来说，性别、体格的大小与人的智力高低和工作效率无关；而健康、营养却与智力有密切关系。身体健康，智力才能得到充分保障和发挥。对脑力劳动者来说，除普通膳食营养外，蛋白质、类脂质和维生素等尤为重要。

体力活动　脑力劳动者往往因为缺乏体力活动而影响身体健

康，故应适当地参加文娱体育活动或体力劳动，有利于解除疲劳、提高脑力劳动能力。

（孙贵范）

tǐlì láodòng

体力劳动（manual labor, physical working） 以人体肌肉与骨骼的运动为主，以大脑和其他生理系统的运动为辅的人类劳动。通常意义上的体力劳动指体力劳动占主要比例的复合劳动。中国长期以来将劳动等同于体力劳动。

机体的调节与适应 在体力劳动过程中，机体通过神经－体液调节来实现能量供应和各器官系统之间的协调，以适应劳动的需要。体力劳动时机体调节的适应性可产生如下变动。

神经系统 体力劳动时，所有的动作都在中枢神经系统的调节下进行。机体在大脑皮质内对劳动对象通过内外感受器传入的多种神经冲动进行综合分析，形成一时性共济联系，调节各器官系统，以适应作业活动的需要，维持机体与环境的平衡。当长期在同一劳动环境中从事某一作业活动时，通过复合条件反射逐渐形成该项作业的动力定型，在从事该作业时，各器官系统配合更为协调、反应更迅速、能耗更节省、作业更轻松。动力定型是可以变动的，但一经建立将保持相对稳定。当新的操作活动代替已建立的动力定型时，皮质细胞需要一个适应过程，可逐步转变；若转变过急，有可能导致高级神经活动紊乱。

心血管系统 在体力劳动开始前后发生的适应性变动表现在心率、血压和血液再分配等。

心率 体力劳动开始前1分钟心率开始逐渐增加，4~5分钟达到与劳动强度相应的稳定水平。

作业时心输出量增加，缺乏体育锻炼者主要靠心跳频率的增加来增加心输出量；经常锻炼者则主要靠每搏输出量的增加来增加心输出量。作业停止后，心率可在几秒至15秒后迅速减少，然后再缓慢恢复至原水平。

血压 作业时收缩压上升，劳动强度大的作业能使血压上升8.00~10.67kPa（60~80mmHg），舒张压不变或稍上升，致使脉压变大。当脉压逐渐增大或维持不变时，体力劳动可继续有效地进行；但若持续进行紧张劳动，脉压可因收缩压下降和（或）舒张压上升而下降；当脉压小于其最大值的50%时，表示疲劳和糖原贮备接近耗竭。作业停止后血压迅速下降，一般能在5分钟内恢复正常。但大强度作业后，收缩压可降至低于作业前的水平，30~60分钟后才恢复正常，血压恢复快于心率。

血液再分配 体力劳动时，通过神经反射使内脏、皮肤等处的小动脉收缩，而代谢产物乳酸和二氧化碳却使供应肌肉的小动脉扩张，使流入肌肉和心肌的血液量大增，脑部血液量则维持不变或稍增多，而肾脏、腹腔脏器、皮肤、骨等器官的血液量都有所减少。

血液成分 劳动期间血糖浓度一般很少变动。若劳动强度过大，持续时间过长，则可出现血糖降低，当降至正常含量的50%时，即表示糖原贮备耗竭而不能继续劳动。劳动期间血乳酸含量变动很大，主要取决于无氧代谢乳酸的产量及其清除速率。

呼吸系统 体力劳动时，呼吸次数和肺通气量随体力劳动强度而增加。经常锻炼者主要靠增加肺活量来适应，缺乏锻炼者则

靠增加呼吸次数来维持，停止劳动后，呼吸节奏的恢复较心率、血压快。

排泄系统 体力劳动时及其后一段时间内尿量可减少50%~90%。尿液成分的变动较大，乳酸含量从每小时20mg增至100~1300mg，以维持体内酸碱平衡。体力劳动时，汗中乳酸含量多。

体温 体力劳动时及其后一段时间内体温有所上升，以利于全身各器官系统活动的进行。

骨骼肌约占体重的40%，故以其活动为主的体力劳动消耗的能量较大。在一般营养条件下，人每天摄入约20 000kJ的能量，除基础代谢（约8 000kJ）及业余活动等所需能量外，供劳动消耗的能量约为10 000kJ。

肌肉活动时的能量来源 包括三磷酸腺苷－磷酸肌酸（ATP-CP）系列、需氧系列和乳酸系列。

三磷酸腺苷－磷酸肌酸系列 供给肌肉收缩与松弛活动的能量，首先由肌细胞中的三磷酸腺苷（ATP）迅速分解提供，并由磷酸肌酸（CP）及时分解补充能量。肌肉中CP的浓度约为ATP的5倍，但其贮量甚微，只能供肌肉活动几秒至1分钟之用，故需分解糖类、脂肪和蛋白质来提供再合成ATP的能量。正常情况下不动用蛋白质。

需氧系列 中等强度肌肉活动，ATP以中速分解，糖和脂肪通过氧化磷酸化过程提供能量来合成ATP，在开始阶段利用的糖类较多，但随活动时间延长，利用脂肪的比例增大，脂肪成为主要能源。因该过程需氧参与，故称需氧系列。此时，1mol葡萄糖或脂肪能相应地形成38或130分子ATP，能使活动经济、持久地

进行。1L 氧在呼吸链氧化葡萄糖可产生 6.5mmolATP，而氧化脂肪则产生 5.6mmolATP，故糖类作为肌肉活动的能源比脂肪更经济。但人体内糖类的贮存远比脂肪少。

乳酸系列　大强度活动时，ATP 分解非常迅速，需氧系列受到供氧能力的限制，形成 ATP 的速度不能满足肌肉活动的需要，需靠无氧糖酵解产生乳酸的方式来提供能量。1mol 葡萄糖只能形成 2 分子 ATP，但速度较需氧系列快 32 倍，故能迅速提供较多的 ATP 供肌肉活动之用。其缺点是需动用大量的葡萄糖，产生的乳酸有致疲劳作用，故不经济，也不能持久。

作业时氧消耗的动态　劳动时人体需要的氧量取决于劳动强度，强度越大，需氧量越多。氧需能否得到满足主要取决于循环系统的功能，其次为呼吸器官的功能。成年人的氧需上限一般不超过 3L，有锻炼者可超过 4L。在作业开始 2~3 分钟内，呼吸和循环系统的活动尚不能满足氧需，肌肉活动所需的能量是在缺氧条件下产生的；其后，当呼吸和循环系统的活动逐渐加强，氧的供应得到满足，进入稳定工作状态，作业能维持较长时间。若劳动强度较大，氧需超过氧上限，机体在供氧不足的状态下工作，肌肉内的贮能物质（主要指糖原）迅速消耗，作业就不能持久。作业停止后的一段时间内，机体需要继续消耗比安静时多的氧以偿清氧债。非乳酸氧债的 ATP、血红蛋白、肌红蛋白等所需的氧可在 2~3 分钟内得到补偿；而乳酸氧债需较长时间才能得到完全补偿。有时部分氧债也可在作业的稳定状态期间得到补偿。恢复期一般

需数分钟至十余分钟，有的可达 1 小时以上。

作业的能消耗量与劳动强度分级　作业时的能消耗量是全身各器官系统活动能消耗量的总和。测定劳动时的能消耗量，一般用来划分和鉴定体力劳动的强度等级，以便制定合理的劳动制度和膳食供给。由于最紧张的脑力劳动的能消耗量不会超过基础代谢的 10%，而肌肉活动的能消耗量却可达基础代谢的 10~25 倍，故传统上用能消耗量或心率来划分劳动强度只适用于以体力劳动为主的作业。

中国颁布"体力劳动强度分级"标准（GB3869-83）。是根据对 262 个工种工人的劳动工时、能量代谢和疲劳感等指标之间的关系进行调查分析后，提出的按劳动强度指数来划分体力劳动强度。

体力劳动强度　人在劳动中负担的工作量，以及由此对人体施加的生理负荷强度。劳动强度的研究主要集中在体力劳动方面。体力劳动强度大小表现在能量消耗和心血管系统功能的改变上。体力劳动强度越大，耗氧量越大，能量消耗也越大；心率加快，血压升高，心输出量增大。

适宜的劳动强度可使人保持良好的工作效率，并有助于提高劳动能力和健康水平。劳动强度过大、过于紧张，则可导致呼吸、循环、中枢神经、内分泌等系统功能的减弱或失调，有损于健康和劳动能力，出现体重减轻，疲劳或劳损等症状，甚至诱发心、肺疾病或其他疾病。根据性别、年龄、健康状况、工作环境条件研究合适的劳动强度及卫生限度，是劳动卫生和劳动保护工作的重要任务之一。

评价体力劳动强度常用能量消耗、耗氧量、心理数值的大小来表示。

能量消耗　表示劳动强度最常用的指标。安静时人体能量消耗约为 4.18kJ/min，大强度体力活动时可增加到 25.10~29.29kJ/min，甚至达到 41.84kJ/min 以上。一般认为 24 小时内总的能量消耗值 $< 10.46 \times 10^3$ kJ 为轻劳动，（10.46~14.64）$\times 10^3$ kJ 为中等劳动，$> 14.64 \times 10^3$ kJ 为重劳动。

劳动强度还可以工作日平均劳动强度分级来表示和分类，其参考标准是：一个工作日（8 小时）平均每小时能量消耗 $< 5.44 \times 10^2$ kJ/h 为轻劳动，（5.44~8.37）$\times 10^2$ kJ/h 为中等劳动，（8.37~11.30）$\times 10^2$ kJ/h 为重劳动，$> 11.30 \times 10^2$ kJ/h 为很重劳动。

8 小时工作日内平均劳动强度的卫生限值，一般应以不超过（7.53~8.37）$\times 10^3$ kJ 为宜，超出此限值将出现疲劳；以 24 小时计，则不应超过 13.81×10^3 kJ。男女性别不同其分类标准应有区别，一般认为在同一劳动强度等级内规定的能量消耗值女性应比男性低 20%。

评价某一单项体力劳动强度时，标准又有所不同。人们在一次连续短时间的劳动中，可能担负的劳动强度很大，如可能担负 29.29~41.84kJ/min 以上的大强度劳动，但这样大强度劳动不能长时间地持续下去，更不能在一个工作日内持续不断地进行，因此评价单项劳动强度与工作日平均劳动强度分级值要加以区别。由于短时间可能担负的单项劳动强度范围很大，故在以能量消耗分类单项劳动强度时，各等级值都显著偏高。如国际上以小于 10.46kJ/min 为很轻劳动，

10.46 ~ 20.92kJ/min 为轻劳动，20.92 ~ 31.38kJ/min 为中等劳动，31.38 ~ 41.84kJ/min 为重劳动，41.84 ~ 52.30kJ/min 为很重劳动，大于 52.30kJ/min 以上为极重劳动。

耗氧量 人安静时的耗氧量平均为 0.2 ~ 0.3L/min，体力活动时可增高到 2 ~ 3L/min。以耗氧量分类的劳动强度标准一般是：小于 0.5L/min 为很轻劳动，0.5 ~ 1.0L/min 为轻劳动，1.0 ~ 1.5L/min 为中等劳动，1.5 ~ 2.0L/min 为重劳动，2.0 ~ 2.5L/min 为很重劳动，大于 2.5L/min 为极重劳动。

体力活动强度越大，需氧量越大，当超过一定限度时，机体的供氧能力将不能满足氧需，这时，体内糖原的无氧酵解过程加强，出现乳酸蓄积，所以血液乳酸量的多少也是反映劳动强度大小的指标。乳酸量过多，神经细胞的兴奋性和工作能力降低。

心率 安静时心率为 60 ~ 80 次/分钟，体力活动时可增到 160 ~ 180 次/分钟。从事某一单项体力劳动，其劳动强度的卫生限度如以心率为指标时，应以不超过 150 次/分钟为宜。心率超过此限度，其工作效率将下降。

氧-脉搏 又称每搏耗氧量。表示劳动时心率与耗氧量关系的指标，也能表示劳动强度。体力活动强度越大，心率增加越多，耗氧量也相应增加。体力活动强度超过一定限度时，如心率在 150 次/分钟以上，耗氧量虽亦增加，但与心率增加值已不相适应，每次心跳的耗氧量出现减少，是体力负荷强度达到卫生限度的表现，故在劳动卫生工作中常用其作为某些劳动环境及劳动因素对机体影响的指标。计算方法如下：氧-

脉搏 = 耗氧量（ml/min）÷ 心率（次/分钟），其中耗氧量为标准状况下干燥气体值，心率为劳动中的心率。

强度分级 依据劳动强度指数，可以将体力劳动分为 4 级，具体如下。

Ⅰ级 劳动强度指数 < 15，8 小时工作日平均耗能值为 3558.8kJ/人，劳动时间率为 61%，即净劳动时间为 293 分钟，相当于轻劳动。

Ⅱ级 劳动强度指数 15 ~ 20，8 小时工作日平均耗能值为 5560.1kJ/人，劳动时间率为 67%，即净劳动时间为 320 分钟，相当于中等强度劳动。

Ⅲ级 劳动强度指数 21 ~ 25，8 小时工作日平均耗能值为 7310.2kJ/人，劳动时间率为 73%，即净劳动时间为 350 分钟，相当于重强度劳动。

Ⅳ级 劳动强度指数 > 25，8 小时工作日平均耗能值为 11304.4kJ/人，劳动时间率为 77%，即净劳动时间为 370 分钟，相当于很重强度劳动。

其中，劳动强度指数由该工种的平均劳动时间率乘以系数 3，加平均能量代谢率乘以系数 7 求得。指数大反映劳动强度大，指数小则相反。平均劳动时间率是一个工作日内净劳动时间（即除休息和工作中间持续一分钟以上的暂停时间外的全部活动时间）与工作日总时间之比，以百分率表示。通过抽样测定，取其平均值。能量消耗：将某工种一个劳动日内各种活动与休息加以归类，测定各类活动与休息的能量消耗值，并分别乘以从事该类活动与休息的总时间，合计求得全工作日总能量消耗。

（孙贵范）

láodòng tiáojiàn

劳动条件（labor condition） 劳动者在劳动过程中设施条件、工作环境、劳动强度和工作时间的总和。包括生产工艺过程、劳动过程和生产环境 3 个方面。生产工艺过程随生产技术、机器设备、使用材料和工艺流程变化而改变；劳动过程涉及针对生产工艺流程的劳动组织、生产设备布局、作业者操作体位和劳动方式，以及智力和体力劳动比例等；生产环境指作业场所环境，包括按工艺过程建立的室内作业环境和周围大气环境，以及户外作业的大自然环境。职业卫生与职业医学的任务应从"工艺""劳动"和"环境"入手，评价劳动条件优劣、探讨症结所在、研究干预对策，从而为创造工作与健康和谐统一的劳动条件提供理论依据和具体技术措施。

（张正东）

shēngchǎn huánjìng

生产环境（working environment） 包括按生产工艺过程建立的室内作业环境和周围大气环境，以及户外作业的大自然环境。又称作业环境。生产环境中的有害因素主要包括：①自然环境中的因素，如炎热季节的太阳辐射。②厂房建筑或布局不合理，如通风不良、采光照明不足、有毒无毒工段同在一个车间。③不合理生产过程所致的环境污染。在实际工作场所，往往同时存在多种有害因素，对职业人群的健康可能产生联合影响。

（张正东）

láodòng guòchéng

劳动过程（process of laboring） 劳动者有目的地借助劳动资料，作用于劳动对象，生产出具有使用价值的产品的活动过程。劳动过程涉及针对生产工艺流程的劳动组织、生产设备布局、作业者操作体位和劳动方式，以及智力和体力劳动比例等。劳动过程是人类有目的的活动，与动物的本能活动有本质区别。

劳动过程的基本要素包括劳动者、劳动对象和劳动资料。劳动过程就是这 3 个要素结合的过程。其结果是改造了劳动对象，使之成为满足人们某种需要的产品；劳动者自身也在劳动过程中得到了改造和发展。劳动者是劳动过程中起决定性作用的要素。

劳动过程中的有害因素主要包括：①劳动组织不合理、劳动作息制度不合理等。②精神（心理）过度紧张，如驾驶员。③劳动强度过大或生产定额不当，如安排的作业与生理状况不相适应等。④个体器官或系统过度紧张，如视力紧张、发音器官过度紧张等。⑤长时间处于某种不良体位或使用不合理的工具等。

（张正东）

shēngchǎn gōngyì guòchéng

生产工艺过程（labor procedure）

从投料开始，经过一系列加工，直至生产出成品的全部过程。随生产技术、机器设备、使用材料和工艺流程变化而改变。即劳动者运用劳动工具，直接或间接地作用于劳动对象，使之按人们预定目的成为工业产品。

要素结构　可以将生产工艺过程分为物流过程、信息流过程和资金流过程。①物流过程：采购过程、加工过程或服务过程、运输（搬运）过程、仓储过程等，也是物料的转换过程和增值过程。②信息流过程：在生产活动中，将有关的原始记录和数据按照需要加以收集、处理并使之朝一定方向流动。③资金流过程：以制品和各种原材料、辅助材料、动力、燃料设备等实物形式出现，分为固定资金与流动资金。资金的加速流转和节约是提高生产工艺过程经济效益的重要途径。

分类　可分为基本生产工艺过程、辅助生产工艺过程和生产服务过程 3 个部分。①基本生产工艺过程：对构成产品实体的劳动对象直接进行工艺加工的过程，如机械企业中的铸造、锻造、机械加工和装配等过程，纺织企业中的纺纱、织布和印染等过程。基本生产工艺过程是企业的主要生产活动。②辅助生产工艺过程：为保证基本生产工艺过程的正常进行而从事的各种辅助性生产活动的过程，如为基本生产提供动力、工具和维修工作等。③生产服务过程：为保证生产活动顺利进行而提供的各种服务性工作，如供应工作、运输工作、技术检验工作等。上述 3 部分彼此结合，构成完整的生产工艺过程。其中，基本生产工艺过程是主导部分，其余各部分均围绕基本生产工艺过程进行。

（张正东）

láodòng qiángdù

劳动强度（intensity of work；labor intensity）

单位时间内劳动者因从事劳动生产所导致的生理损耗和心理负荷的大小，是衡量劳动负荷和紧张程度的指标。适宜的劳动强度不但可保持良好的工作效率，也有利于提高工作能力和健康水平。体力劳动强度过大或脑力劳动过于紧张时，可导致呼吸、循环、中枢神经等系统功能失调，从而降低工作能力、损害作业人员健康，因此，研究合适的劳动强度及其卫生限值，是职业卫生和职业保护工作的重要任务之一。

劳动强度的测量与劳动类型有关，在工农业生产劳动过程中，劳动类型可分为脑力劳动、体力劳动两种基本类型，此外还有介于两者之间的脑体混合劳动（见劳动）。体力劳动强度大小主要表现在能量消耗和心血管系统功能的改变，体力劳动强度越大，能量消耗越大，耗氧量也越大，心率加快，排汗量增加，如安静时人体能耗量为 4.2kJ/min 左右，而大强度体力活动时可增加到 25.1 ~ 29.3kJ/min，甚至达到 41.8kJ/min 以上；安静时心率为 60 ~ 80 次/分钟，体力活动时可增加到 120 ~ 180 次/分钟。

评价体力劳动强度的大小常用能量消耗量、耗氧量、心率、直肠温度、排汗量等指标表示。国际劳工组织根据上述指标将体力劳动强度分为 6 级（表1）。评价劳动强度时要考虑生产环境因素（如气象条件）的影响，如高温环境下作业，虽然耗氧量与能消耗量未增加，但心率、体温、排汗量均明显增加。

表 1　用于评价劳动强度的指标和分级标准

劳动强度等级	很轻	轻	中等	重	很重	极重
耗氧量（L/min）	<0.5	0.5 ~	1.0 ~	1.5 ~	2.0 ~	2.5 ~
能消耗量（kJ/min）	<10.5	10.5 ~	21.0 ~	31.4 ~	41.8 ~	52.3 ~
心率（次/分钟）		75 ~	100 ~	125 ~	150 ~	175 ~
直肠温度（℃）			37.5 ~	38.0 ~	38.5 ~	39.0 ~
排汗量（L/h）			0.2 ~	0.4 ~	0.6 ~	0.8 ~

（来源：牛侨．职业卫生与职业医学）

中国于1983年颁布了"体力劳动强度分级"标准（GB3869-83）。该标准以劳动时间率和工作日平均能量代谢率计算出来的劳动强度指数为分级指标，比较全面地反映作业时人体负荷的大小。该标准于1997年被修订（GB3869-1997），同时宣布代替GB3869-1983版本。新版本（GB3869-1997）仍然沿用老版本（GB3869-1983）的劳动强度指数分级，但在指数的具体计算方面有所不同。新旧版本的体力劳动强度分级（表2）。

表2　体力劳动强度分级

劳动强度分级别	劳动强度指数
I	≤15
II	~20
III	~25
IV	>25

（来源：GB3869-1997）

现根据GB3869-83对劳动强度级别解释如下：I级体力劳动指8小时工作日平均耗能值为3 558kJ/人（即850kcal/人），劳动时间率为61%，即净劳动时间为293分钟，相当于轻强度劳动；II级体力劳动指8小时工作日平均耗能值为5 559kJ/人（即1 328kcal/人），劳动时间率为67%，即净劳动时间为322分钟，相当于中等强度劳动；III级体力劳动指8小时工作日平均耗能值为7 308kJ/人（即1746kcal/人），劳动时间率为73%，即净劳动时间为350分钟，相当于重强度劳动；IV级体力劳动指8小时工作日平均耗能值为11 302kJ/人（即2 700kcal/人），劳动时间率为77%，即净劳动时间为370分钟，相当于很重强度劳动。

对体力劳动强度进行分级是劳动保护工作科学管理的一项基础标准，是确定体力劳动强度大小的根据。应用这一标准，可以明确工人体力劳动强度的重点工序或工种，以便有重点、有计划地减轻工人的体力劳动强度，提高劳动生产率，同时确保劳动者的身体健康。

脑力劳动与体力劳动不同，最紧张的脑力劳动的能量消耗一般不超过基础代谢的10%，所以不能用能消耗量等指标加以衡量。一些心理生理指标常用于脑力劳动强度的评价，如瞳孔测量术通过测量瞳孔直径反映执行任务时注意力的高低，脑力劳动强度越大，瞳孔的直径也就越大。另一项常用的指标是心率变异率（heart rate variability，HRV），反映交感神经和迷走神经对心脏活动的调控关系，心率在正常情况下存在一定程度变异，有时可达到10次/分钟；心率变异率在评价脑力劳动负荷中的作用还没有一致结论，一些研究发现，在脑力负荷增加时，心率变异指标会出现一定程度的变化。

用于衡量体力劳动强度大小的综合指标之一为劳动强度指数（intensity index of physical work）。劳动强度指数越大，表示体力劳动强度越大。中国最新的"体力劳动强度分级"标准（GB3869-97）于1997年修订，计算公式如下：

$$I = T \cdot M \cdot S \cdot W \cdot 10$$

式中：I为体力劳动强度指数；T为平均劳动时间率，指工作日内纯劳动时间与工作日总时间的比，以百分率表示；M为能量代谢率，指某工种劳动日内各类活动和休息的能量消耗的平均值，单位为kJ/min·m²；S为性别系数，反映相同体力强度因男女性别不同所致的不同生理反应，男性系数为1，女性系数为1.3；W为体力劳动方式系数，是反映相同体力强度由于劳动方式不同引起人体不同的生理反应，搬=1，扛=0.4，推/拉=0.05；10为计算常数。值得注意的是纯劳动时间为一个工作日除去休息及工作日间暂停的全部时间。

平均能量代谢率的计算　在工作日能量代谢率（M）的调查和计算过程中，首先要将各种劳动与休息加以归类（近似的活动归为一类），然后分别测量从事各类劳动与休息时呼出或吸入气的体积，再按能量代谢率测定表的内容和计算公式（表3），求出各项劳动与休息时的能量代谢率，分别乘以相应时间，最后得出工作日各种活动和休息时的能量消耗值，再把各项能量消耗值总计，除以工作日总工时，即得出工作日的平均能量代谢率（kJ/min·m²）。

每分钟肺通气量3.0~7.3L时采用公式$\lg M = 0.0945X - 0.53794$；每分钟肺通气量8.03~0.9L时采用公式$\lg(13.26-M) = 1.1648 - 0.0125X$；每分钟肺通气量7.3~8.0L时采用上述两个公式的平均值。式中：M为能量代谢率（kJ/min·m²）；X为单位体表面积气体体积（L/min·m²）。

平均劳动时间率的计算　在平均劳动时间率（T）的调查与计算过程中，应准确记录工时。应熟悉生产工艺流程，并在生产正常的情况下进行。每个工种每天选择2名以上劳动者为调查对象，按下列表格记录（表4），自上班开始至下班为止，依先后顺序记录从事各种操作活动的起止时间、休息时间，包括超过1分钟的工间暂停时间。每个测定对象应连续记录3天（如遇生产不正常或发生事故时即应停止记

表3 能量代谢率测定表

工种：_____ 动作项目：_____
姓名：_____ 年龄：_____岁 工龄：_____岁
身高：_____cm 体重：_____kg 体表面积：_____m²
采气时间：_____min _____s
采气量
气量计的初读数 _____
气量计的终读数 _____
采气量 _____L
通气时气温 _____℃；气压 _____Pa
标准状态下干燥气体换算系数（查标准状态下干燥气体体积换算表）：_____L
标准状态气体体积（采气量乘标准状态下干燥气体换算系数）：_____L
每分钟气体体积：标准状态气体体积/采气时间 = _____L/min
换算单位体表面积气体体积：每分钟气体体积/体表面积 = _____L/min·m²
能量代谢率：_____kJ/min·m²
调查人签名：_____ 年 月 日

（来源：自 GB3869—97）

表4 工时记录表

动作名称	开始时间（时、分）	耗费工时（min）	主要内容（如物体重量、动作频率、行走距离、动作体位等）

调查人签名：_____ 年 月 日

（来源：自 GB3869—97）

录），取3天的平均值，再求出劳动时间率。为使工时记录完整、准确可靠，可先试记录一天，总结经验后再正式记录。

将表格中实际操作的耗费工时相加为工作日内纯劳动时间，再除以工作日总工时即得：

劳动时间率（T）=［工作日内纯劳动时间（min）/工作日总工时（min）］×100%。

与旧的体力劳动分级标准比较，修改后的体力劳动强度分级标准在深度和广度方面都有所发展，但任何一个标准都非一成不变，随着社会的发展和经济水平的提高，标准法规需要不断完善，适时修改。

（兰亚佳 黄程君）

láodòng fùhè

劳动负荷（workload）

单位时间内人体承受的工作量。又称工作负荷。人劳动时要完成一定的工作任务，而工作任务以及环境因素又对机体的器官或功能产生一定的效应或影响，效应或影响的大小除工作任务这一主要因素外，还取决于作业者本人的个体特征，如体格、性别、能力和技巧等。工作负荷过高或过低都有害，负荷过高会降低作业质量和水平、引起机体疲劳甚至损害；过低又会降低作业者的警觉性，使作业者感到单调、无兴趣，从而影响工作（体力和脑力劳动均如此）。适度的负荷是完成工作任务甚至是人体健康所必需的。

主要内容 包括体力工作负荷和心理脑力工作负荷。体力工作负荷（physical work load），又称生理工作负荷，指人体单位时间内承受的体力工作量的大小，主要表现为动态或静态肌肉用力的工作负荷。脑力工作负荷（mental work load），指单位时间内人体承受的心理活动工作量，主要表现为监控、决策、期待等

不需要明显体力的工作负荷。

评价方法 劳动负荷的评价可从负荷强度和负荷持续时间两个方面来考虑。评价方法分为客观方法、主观方法和观察方法。

客观方法 包括体力劳动和脑力劳动两方面。

体力劳动的评价方法有3种：①劳动能量代谢率是职业生理学的传统的劳动负荷测定指标，已使用100多年。其测定方法分两种，即直接测热法和间接测热法。直接测热法是在小室内将人体散发的热收集起来加以测量，但因为设备和手续复杂很少使用。一般采用间接测热法，只需测定劳动者在一定时间内的耗氧量，即可计算其能量代谢。在中国，在生产现场测定工人的肺通气量，但在转换为氧耗量能量时，其代谢除劳动外还受其他许多因素影响（如身材大小），因此多采用能量代谢率。劳动能量代谢率适合于评价全身性的动态体力劳动，以静力作业和反复性作业为主的劳动如流水线作业，能耗不高却容易疲劳，则不适宜采用这一测定指标。②心率也是一项传统指标，用于反映动态体力劳动的应激程度，也可用于评价小肌群参与的劳动，甚至脑力劳动。心电的测定和记录技术发展很快，长时程心电记录仪（holter electro-cardiographic monitoring，或 dynamic electrocardiography）不受生产场所电磁场干扰，也不影响工人劳动，且体积小、重量轻，便于现场使用。③肌细胞去极化至临界值时，其随膜能透性变化而产生动作电位，将电极置于肌肉内（内置电极）或皮肤表面（表面电极）可测得电位，该方法称肌电描记术（electromyography，EMG）。测得的肌点电压称为肌电

活性，常用的表示单位有振幅（amplitude）、频率及经转换的肌肉最大随意收缩百分比（percentage of the maximal voluntary contraction，MVC%）。肌电活性与肌肉的力量或负荷存在一定比例关系，可用于静态和动态作业的劳动负荷评价。此外，肌电谱在肌肉疲劳时发生明显的变化，振幅增大而频率降低，因此可直接反映局部肌肉的疲劳。④皮肤温度与人的冷热感觉关系密切，适用于评价人对气温的感受，如最适温度的研究。中心体温（如直肠温度）则反映机体自环境受热和自身产热的总和，且十分稳定，常用于高温作业时机体应激的指标。无氧代谢产生乳酸且某些肌细胞在机体尚未达到最大摄氧量时也以无氧代谢合成 ATP，当超过再利用和清除速率时，血液乳酸浓度逐渐升高，因此血乳酸含量是体力劳动负荷评价及运动医学的一项经典指标。反映机体应激程度的指标还有肌酸激酶、肌红蛋白、激素和白细胞等。

脑力劳动虽然对脑力劳动负荷的认识和评价远不及体力劳动，但也有提出一些心理生理测定指标（psychophysiological measures），如瞳孔测量术（pupillometry）通过测量瞳孔直径反映执行任务时注意力的高低，工作负荷越大，瞳孔的直径也越大。另一项常用的指标是心率，心率升高一般与脑力工作负荷增高有关；然而，决定心率增高与否的主要因素是体力劳动负荷及惊醒程度，因此，心率并非脑力劳动负荷的恒定指标。更适合的指标是心率变异性（heart rate variability，HRV），它反映交感神经和迷走神经对心脏活动的调控关系。心率在正常情况下存在一定程度的变异，有时

可达 10～15 次/分钟，若将注意力集中到某项感觉运动式工作上，作业者的心率变异性则下降，且随负荷增加变异性趋于消失。另一具有应用前景的生理心理指标是脑诱发电位（evoked potentials）。

主观方法 包括体力劳动和脑力劳动两方面。

体力劳动将要了解的内容或项目分成几个级别，以调查表或谈话的方式评价劳动负荷，如把劳动负荷分为轻、中、重和很重，某种劳动姿势（如弯腰）按出现频率分为从不、偶尔和经常，但这种传统方法过于主观、可靠性差，也难以定量。博格量表（Borg scale）基于功率车动态活动实验而制定，是用来评价劳动负荷或费力主观感受的量表，它将这种感觉从无到极重进行分级并赋予分值，这些分值与当时活动的心率呈线性关系。博格量表还可用于疲劳、疼痛、精神紧张等实验室的评价研究。由于工人缺乏不同级别负荷的即时感受作为参照来比较评分，博格量表用于劳动的现场调查受到限制。

脑力劳动将脑力的负荷和应激划分为若干等级，要求作业人员根据其判断来评价工作负荷。常用的有库柏－哈柏量表（Cooper-Harper scale）、主观负荷评估法（subject workload assessment technique，SWAT 评估法）和美国国家航空航天局任务负荷指数（NASA 任务负荷指数）。

观察方法 介于客观和主观方法之间，不像客观方法需要仪器检测、花费高，也不像主观方法带有主观性、效率低，便于现场调查使用。观察方法有很多种且应用范围广，可用于体力或脑力劳动，也可用于整个劳动系统或具体项目的评价。如 AET 工作

分析法（arbeitswissenschaftliche erhebungsverfahrenzur tätigkeitsanalyse）有 216 项观察项目，内容涉及整个劳动系统的各个方面，如体力劳动、脑力劳动、静力作业、动力作业和劳动环境等。OWAS 工作分析法（ovako work posture analyzing system）则专门用于观察分析劳动姿势负荷。多瞬间点调查法通过多个瞬间的随机观察来了解某个事件发生的频率。

（林忠宁）

pílāo

疲劳（fatigue） 因过度劳累（体力或脑力劳动）引起的劳动能力下降的现象。是体力和脑力功效暂时的减弱。取决于工作负荷的强度和持续时间，经适当休息可恢复。

分类 包括生理疲劳和心理疲劳，其中生理疲劳又包括体力疲劳和脑力疲劳，前者指由于肌肉持久重复地收缩，能量减弱致工作能力降低以至消失的现象；后者指由于能量消耗过多，大脑细胞受到破坏，导致大脑活动被迫减慢甚至停止的现象。心理疲劳指注意力不集中、思想紧张、思维迟缓，更主要的指情绪浮躁、厌烦、抑郁、感到工作无聊等现象。

表现 工作能力明显下降，生存质量降低，操作不准确，易发生错误和生产事故。主观感觉有劳累、无力、倦怠、头晕、头重、肩腿酸懒、精神萎靡、沉默寡言、对事物不热心、心烦、记忆力差、缺乏自信、眼睛发涩发干、视物模糊、耳鸣等。疲劳长期得不到消除可造成疲劳蓄积，严重时可成为许多疾病（肺结核、心脏病、贫血、眼病、消化系统疾病等）的诱发因素。

诱因 包括劳动强度过大，

持续时间过长，劳动休息制度不合理，工作体位不正，操作频率过快，精神过度紧张，技术不熟练，工作单调，睡眠不足，消极的工作情绪，年少或年老，病后体力衰弱，以及环境中的不良气象条件、噪声、振动，有毒有害物质的存在，采光照明不当等。

形成机制 对疲劳的机制认识仍不够清楚。疲劳的发生大致可分为 3 个阶段。第一阶段，疲倦感轻微，作业能力不受影响或稍下降，此时浓厚兴趣、特殊刺激、个人意志等可战胜疲劳，维持工作效率，但有导致过劳的危险。第二阶段，作业能力下降趋势明显，但仅涉及生产质量，对产量的影响不大。第三阶段，疲倦感强烈，作业能力急剧下降或有起伏，最终感到精疲力竭，导致操作发生紊乱而无法继续工作。疲劳可视为机体的正常生理反应，起预防机体过劳（overstrain, overwork）的警告作用。疲劳出现时，可有从轻微疲倦感到精疲力竭的感觉，但这种感觉和疲劳并不一定同时出现。有时虽然已出现疲倦感，但实际上机体还未进入疲劳状态，常见于对工作缺乏认识、动力或兴趣、积极性不高的人；反之，也有虽无疲倦感而机体早已进入疲劳的情况，常见于对工作有高度责任感，或有特殊爱好，以及紧急情况时。

预防措施 主要是减轻劳动强度（体力和脑力），规定符合卫生要求的劳动休息制度；使工作体位、活动频率和劳动负荷量等符合人类工效学的要求；脑力活动时间过长的工作可以穿插一些轻度体力活动，体力劳动时间过长的工作可以穿插一定的脑力活动；改善劳动环境，减少或消除各种有害因素。另外，工作后沐浴和保证充足的睡眠也至关重要。

（林忠宁）

shìyìng
适应（adaption） 机体通过神经－体液调节实现能量供应和各器官系统之间的协调，以满足生产劳动需要的过程。是机体与不断变化的环境因素间取得动态平衡的过程，是生命活动的基本特征之一，是有机体长期进化的结果。

体力劳动时机体的调节和适应 包括神经系统、心血管系统、呼吸系统、排泄系统和体温的变化。

神经系统 劳动时每一目的动作都受中枢神经系统的支配，同时中枢神经系统协调其他器官系统以适应作业活动的需要。长期在同一劳动环境中从事某一作业活动时，通过复合条件反射逐渐形成该项作业的动力定型（dynamic stereotype），即从事该项作业时各器官系统能协调配合、反应敏捷、能耗减少，且劳动效率明显提高。建立动力定型应循序渐进，注意节律性和反复重复的生理规律。

心血管系统 表现为心率、血压和血液分配的变动：①心率。作业开始后 30~40 秒心率迅速增加，经 4~5 分钟达到与劳动强度相应的稳定水平，作业时心输出量的增加取决于心率和每搏输出量，缺乏锻炼者靠心率增加，而经常锻炼者则靠每搏输出量增加。作业停止后，心率可在几秒至 15 秒后迅速减少，然后缓慢恢复至原来水平，恢复期的长短随劳动强度、工间休息时间、环境条件和健康状况而异，此可作为心血管系统能否适应该作业的标志。②血压。作业时收缩压上升，劳动强度大的作业可上升 60~80mmHg；舒张压不变或稍上升，脉压变大。当脉压可以继续加大或保持不变时，体力劳动能有效进行。在劳动过程中，如果劳动强度不变而脉压减小到小于其最大值一半时说明机体已经疲劳，糖原储备接近耗竭。作业停止后血压迅速下降，一般在 5 分钟内恢复正常。但大强度作业后，收缩压可降低至低于作业前的水平，30~60 分钟或更长时间才恢复正常，血压的恢复比心率快。③血液再分配。安静时血液流入肾、腹腔脏器的量最多，其次为肌肉、脑，再次为心、皮肤、骨等。体力劳动时，通过神经反射，内脏、皮肤等处的小动脉收缩，而代谢产物乳酸和二氧化碳却使供应肌肉的小动脉扩张，流入肌肉和心肌的血流量大增，脑则维持不变或稍增多，而肾、腹腔脏器、皮肤、骨等有所减少。④血液成分。人在安静状态时，血糖含量为 5.6mmol/L。劳动强度较大或持续时间过长，或肝糖原储备不足时，则可出现血糖降低，当降至正常含量的一半时，表示糖原储备耗竭而不能继续劳动。

呼吸系统 作业时，呼吸次数随体力劳动强度增加而增加，重度劳动达 30~40 次/分钟，极大强度劳动达 60 次/分钟。肺通气量可由安静时的 6~8L/min 增加到 40~120L/min 或更高。经常锻炼者主要靠增加肺活量来适应，缺乏锻炼者主要靠增加呼吸次数来维持。静力作业时，呼吸浅而少；疲劳时，呼吸浅且快，肺通气量无明显增加。停止劳动后，呼吸节律的恢复较心率、血压快。肺通气量可作为劳动强度的判定和劳动者劳动能力鉴定的指标之一。

排泄系统 体力劳动时，由于血液分配的影响和汗液量的增加，尿量大为减少。尿液成分有较大变动，乳酸含量显著增加。排汗具有调节体温和排泄的双重作用，体力劳动时汗液成分中乳酸含量较高。

体温　体力劳动时及其后一段时间内，体温有所上升。正常劳动时体温应比静息时高小于1℃，否则人体不能适应，劳动不能持久进行。

脑力劳动时机体的调节和适应　脑的氧代谢较其他器官高，安静时约为等量肌肉需氧量的 15～20 倍，占成年人体总耗氧量的 10%，睡眠时减少。脑的重量不超过体重的 2.5%，觉醒时已处于高度活动状态，即使是最紧张的脑力劳动，全身能消耗增高也超过基础代谢的 10%。葡萄糖是脑细胞活动的最重要能源，平时90% 的能量靠分解葡萄糖提供，但脑细胞中糖原的贮存甚微，只能满足活动几分钟，主要靠血液运送的葡萄糖通过氧化磷酸化来提供能量。因此，脑组织对缺血、缺氧非常敏感，但总摄氧量增高并不能使脑力劳动效率增高。

脑力劳动常使心率减慢，但特别紧张时，可使心跳加快，血压上升，呼吸稍加快，脑部充血而致四肢和腹腔血液减少；脑电图、心电图可有所变动，但不能用来衡量劳动的性质及强度；血糖一般变化不大或稍增多；对尿量无任何影响，对其成分也影响不大，仅在极度紧张的脑力劳动时，尿中磷酸盐含量才有所增加；对排汗的量与质以及体温均无明显的影响。

卫生学意义　适应使得机体与外界环境达到平衡和协调，因此具有重要的卫生学意义。正因为有了适应，机体才能在变化万千的复杂外界环境中得以生存和进行劳动。当适应反应超过一定限度也可产生不良后果，如人进入高原，为适应低氧而产生肺动脉高压，时间过久可引起心脏肥大而损害心功能，降低劳动能力。

（林忠宁）

yìngjī
应激（stress）　负荷对具体个人的影响，强调在负荷作用下机体内部的生物过程和反应。人、劳动对象、劳动工具、劳动环境、产品等构成劳动系统。劳动系统对人体的总的需求和压力称为负荷。应激程度高低，除取决于劳动负荷外，还取决于作业者个体的特性，从事相同负荷的劳动，作业能力较差的个体应激水平较高。

应激原（stressor）　能引起机体或细胞产生应激反应的刺激因素。有些应激原可刺激产生全身应激反应，有些应激原主要刺激产生细胞应激反应。应激原大致可以分为 5 类：①物理性因素，如电离辐射、高温或低温以及某些机械性刺激。②化学性因素，如活性氧、致癌剂、蛋白质和RNA 合成抑制剂、重金属以及多种细胞因子等。③生物性因素，如病原体（细菌、病毒、寄生虫等）及其产物（如内毒素等）。④细胞营养物质的缺乏，如缺氧、蛋白质缺乏、维生素缺乏等。⑤心理、社会环境因素，如战争、失业、失学、失恋、丧失亲人等。每一种应激原必须达到一定强度才能激发应激反应。不同的人对于同等强度应激原的反应可有明显不同，可引起某些人强烈应激反应的因素可能对另一些人不起作用，所以无论是全身应激反应还是细胞应激反应，都有显著的个体差异。

主要表现　主要表现在心理反应、生理反应、行为表现和精疲力竭。

心理反应　过度的负荷可引起人们的心理异常反应，主要表现在情感和认知方面，如工作满意度下降、抑郁、焦虑、易疲倦、情感淡漠、注意力不集中、记忆力下降、易激惹、社会退缩，导致个人应对能力下降。

生理反应　主要是躯体不适，如血压升高、心率加快、血凝加速、皮肤生理电反应增加，血和尿中儿茶酚胺和 17-羟类固醇增多、尿酸增加。对免疫功能可能有抑制作用，可致肾上腺素和去甲肾上腺素分泌增加，导致血中游离酸和高血糖素增加。

行为表现　行为异常主要表现在个体和组织两方面。个体表现是逃避工作、怠工、酗酒、频繁就医、滥用药物、食欲不振、敌对行为；组织表现为旷工、缺勤、事故倾向、生产能力下降、工作效率低下。

精疲力竭（exhaustion）　有研究认为精疲力竭是工作负荷的直接后果，是个体不能应对负荷的最重要表现之一。马勒诗（Maslach）提出的精疲力竭症三维模式，确认了职业紧张体验的多样性，并为深入研究提供了新的思路。三维模式的主要内容是：①情绪耗竭（emotional exhaustion）。个体的情绪资源（emotional resources）过度消耗，表现为疲乏不堪、精力丧失、体力衰竭和疲劳。②人格解体（depersonalization）。自我意识障碍，体验自身或外部世界的陌生感或不真实感（现实解体），以及体验情感的能力丧失（情感解体），表现为对他人消极、疏离的情绪反应，尤其对职业服务对象态度麻木、冷淡、激惹。③职业效能下降。职业活动的能力与效率降低，职业动机和热情下降，职业退缩（离职、缺勤）以及应付能力降低等。精疲力竭的后果严重，不仅会导致丧失工作能力，还可能危及生命。

功能代谢的变化　包括中枢神经系统、免疫系统、心血管系统、消化系统、血液系统、泌尿生殖系统的变化。

中枢神经系统　应激反应的调控中心，表现为紧张、专注程度升高、焦虑、害怕、抑郁、厌食等。

免疫系统　应激时机体的免疫功能增强，但是持久过强的应激会造成机体免疫功能紊乱。

心血管系统　交感 – 肾上腺髓质系统兴奋会使心率加快、收缩力增强、外周总阻力升高、血液重分布，有利于提高心输出量、提高血压，保证心脑骨骼肌的血液供应，但也使皮肤、内脏产生缺血缺氧。

消化系统　主要为食欲减退，但也有出现进食增加的病例。应激时交感 – 肾上腺髓质系统兴奋，胃肠缺血，是胃肠黏膜糜烂、溃疡、出血的基本原因。

血液系统　急性应激时外周血中白细胞数目增多、核左移、血小板数增多、黏附力增强、部分凝血因子浓度升高等，表现出抗感染能力和凝血能力增强。慢性应激时，患者可出现贫血，血清铁降低，似缺铁性贫血，但与之不同，补铁治疗无效。

泌尿生殖系统　肾血管收缩，肾小球滤过率降低，血管升压素分泌增加，出现尿少等。应激对生殖功能产生不利影响，如过强应激原可导致妇女月经紊乱，哺乳期妇女停止泌乳等。

应激与疾病　应激可以引起应激性溃疡、心血管疾病等。

应激性溃疡　由应激引起的消化道溃疡。主要发生在胃和（或）十二指肠黏膜，表现为黏膜缺损、多发糜烂，或表现为单个或多个溃疡。发生机制：①黏膜缺血缺氧。②胃腔内 H^+ 的逆向弥散。③其他，如酸中毒、胆汁反流等。

应激与心血管疾病　原发性高血压、冠心病、心律失常与应激密切相关。交感 – 肾上腺髓质系统兴奋和下丘脑 – 垂体 – 肾上腺皮质激素轴的激活参与高血压的发生；糖皮质激素持续升高可使胆固醇升高，也可使平滑肌细胞内水钠潴留，使平滑肌细胞对升高因素更敏感。心律失常与情绪应激有密切关系。在心血管急性事件中，心理情绪应激已被认为是一个"扳机"，成为触发急性心肌梗死、心源性猝死的重要诱因。

其他应激性疾病　应激时可出现自身免疫病和免疫抑制，慢性应激作用于儿童可致心理社会呆小状态和心因性侏儒等。

应激性疾病的防治　①排除应激原。②应用糖皮质激素。③补充营养。④综合治疗。

（林忠宁）

zhíyè

职业（occupation）　参与社会分工，利用专门的知识和技能，为社会创造物质财富和精神财富，以获取合理报酬，并作为物质生活来源或满足精神需求的工作。职业的含义包含个人与社会的关系；知识技能与创造的关系；创造财富和获得报酬的关系；职业和生活的关系。

职业作为社会现象，是社会发展到一定阶段，出现社会分工后的产物。人类要生存、社会要发展，首先要解决衣食住行的问题，需要有人从事各种社会劳动，于是形成了不同的职业。职业的产生和消亡随科学技术和经济的发展而变化。社会不再需求时，过时的职业就会消亡。随着现代科学技术的运用，职业分化越来越细，职业种类越来越多。职业对人生具有重要意义，影响着人们的生活质量、收益、发展前途及社会地位，并影响到婚姻及家庭生活。

职业特征　职业需同时具备下列特征。

目的性　以获取现金或实物等报酬为目的。

社会性　从业人员在特定社会生活环境中从事的与其他社会成员相互关联、相互服务的社会活动。

稳定性　在一定时期内长期存在，大的形势变化不频繁。

规范性　职业必须符合国家法律和社会道德规范。

群体性　职业必须具有一定的从业人数。

职业分类　按一定规则、标准及方法，根据职业的性质和特点，将一般特征和本质特征相同或相似的社会职业，分成并统一归纳到一定类别系统中的过程。社会分工是职业分类的依据。根据国情不同，各国对职业分类的标准有所区别。

国外职业分类　包括按脑力劳动和体力劳动性质分类，也可以按国际标准职业分类。

按脑力劳动和体力劳动性质分类　该方法把工作人员划分为白领工作人员和蓝领工作人员两大类。白领工作人员主要指从事专业性和技术性工作的劳动者，如公司的经理和行政管理人员、销售人员、办公室人员。蓝领工作人员主要指从事手工艺或非专业技术工作的劳动者，如机械、运输、农场（公司）的工人，非运输性的技工、服务行业工人等。这种分类方法明显地表现出职业的等级性。

按国际标准职业分类 国际劳工组织为给各国提供统一准则而制定的职业分类标准。1958 年《国际标准职业分类》初版发行后多次更新，最新版本《国际标准职业分类（2008）》。将职业分为 10 个大类、43 个中类、125 个小类、436 个细类。这种分类方法便于提高国际间职业统计资料的可比性和国际交流。

中国职业分类 根据中国不同部门公布的分类标准，主要有下列类型。

1982 年 3 月公布的《职业分类标准》 根据国家统计局、国家标准总局、国务院人口普查办公室 1982 年 3 月公布的第 3 次全国人口普查使用的标准。该《标准》依据从事的工作性质的同一性进行分类，将全国范围内的职业划分为大类、中类、小类 3 层，即 8 个大类、64 个中类、301 个小类。其 8 个大类的排列顺序是：①各类专业、技术人员。②国家机关、党群组织、企事业单位的负责人。③办事人员和有关人员。④商业工作人员。⑤服务性工作人员。⑥农林牧渔劳动者。⑦生产、运输工作和部分体力劳动者。⑧不便分类的其他劳动者。在 8 个大类中，第①②大类是脑力劳动者，第③大类包括部分脑力劳动者和部分体力劳动者，第④⑤⑥⑦大类主要是体力劳动者，第⑧类是不便分类的其他劳动者。

1999 年 5 月正式颁布的《中华人民共和国职业分类大典》该部大典将职业分为 8 个大类、66 个中类、413 个小类、1838 个细类。8 个大类分别是：①国家机关、党群组织、企业、事业单位负责人，其中包括 5 个中类、16 个小类、25 个细类。②专业技术人员，其中包括 14 个中类、115 个小类、379 个细类。③办事人员和有关人员，其中包括 4 个中类、12 个小类、45 个细类。④商业、服务业人员，其中包括 8 个中类、43 个小类、147 个细类。⑤农、林、牧、渔、水利业生产人员，其中包括 6 个中类、30 个小类、121 个细类。⑥生产、运输设备操作人员及有关人员，其中包括 27 个中类、195 个小类、1 119 个细类。⑦军人，其中包括 1 个中类、1 个小类、1 个细类。⑧不便分类的其他从业人员，其中包括 1 个中类、1 个小类、1 个细类。

1985 年实施的《国民经济行业分类和代码》 国家发展计划委员会、国家经济委员会、国家统计局、国家标准局于 1984 年批准发布，并于 1985 年实施的按所属行业，将国民经济行业划分为门类、大类、中类、小类 4 级。其中，门类 13 个：①农、林、牧、渔、水利业。②工业。③地质普查和勘探业。④建筑业。⑤交通运输业、邮电通信业。⑥商业、公共饮食业、物资供应和仓储业。⑦房地产管理、公用事业、居民服务和咨询服务业。⑧卫生、体育和社会福利事业。⑨教育、文化艺术和广播电视业。⑩科学研究和综合技术服务业。⑪金融、保险业。⑫国家机关、党政机关和社会团体。⑬其他行业。

其他分类方式 根据不同行业将职业分为第一、第二和第三产业；根据工作特点将职业分为务实操作、社会服务、文教、科研、艺术及创造、计算及数学、管理、一般服务性职业等。每一种分类方法，对其职业的特定性都有明确的解释，这对更好地掌握某一职业的特点，选择适合自身的职业有指导作用。

（孙贵范）

zhíyè bàolù
职业暴露（occupational exposure） 职业从事者由于职业关系身体暴露在危险因素中，从而可能损害健康或危及生命的情况。由于职业从事者处于不同的职业环境中，暴露的环境有害因素可千差万别。按照对健康影响的危险因素性质，职业暴露可分类如下。

物理性有害因素暴露 如气温、气湿、气流、气压；噪声和振动；电磁辐射，如 X 线、γ 射线、紫外线、可见光、红外线、激光、微波和射频辐射等。与其他有害因素相比，物理性因素暴露有如下特点。①作业场所常见的物理性因素中，除激光由人工产生外，其他因素在自然界中均存在。正常情况下，有些因素不但对人体无害，反而是人体生理活动或从事生产劳动所必需的，如气温、可见光等，因此，对于物理性因素除研究其不良影响或危害外，还应研究其"适宜"的范围（如最适的温度范围），以便创造良好的工作环境。②每一种物理性因素都具有特定的物理参数，如表示气温的温度、振动的频率和速度、电磁辐射的能量或强度等。这些参数决定了物理性因素对人体是否造成危害以及危害程度的大小。③作业场所中的物理性因素一般有明确来源，当产生物理性因素的装置处于工作状态时，其产生的因素能造成健康危害；一旦装置停止工作，相应的物理性因素消失，则不会造成健康损害。④作业场所空间中物理性因素的强度一般不均匀，多以发生装置为中心，向四周传播，如果没有阻挡，则随距离的增加呈指数关系衰减。在进行现场评价时要注意这一特点，并在采取保护措施时充分加以利用。⑤有些物理性因素，如噪声、微波等，可有连续波和脉冲波两种传播形式。不同的传播形式使这些因素对人体危害的程度有较大差异，因此在制定卫生标准时需要分别加以考虑。⑥在许多情况下，物理性因素对人体的损害效应与物理参数之间不呈直线相关关系，而常表现为在某一强度范围内对人体无害，高于或低于这一范围才对人体产生不良影响，并且影响的部位和表现形式可能完全不同，如正常气温与气压对人体生理功能是必需的，而高温可引起中暑，低温可引起冻伤或冻僵；高气压可引起减压病，低气压可引起高山病等。

化学性有害因素暴露 主要为化学毒物暴露。化学毒物存在方式或形态可以多种多样，如气体、蒸气、气溶胶、粉尘、烟、雾等。在生产劳动过程中主要有以下操作或生产环节有机会暴露有害因素：原料的开采与提炼，加料和出料；成品的处理、包装；材料的加工、搬运、储藏；化学反应控制不当或加料失误引起冒锅和冲料；物料输送管道或出料口发生堵塞；作业人员进入反应釜出料和清釜；储存气态化学物钢瓶的泄漏；废料的处理和回收；化学物的采样和分析；设备的保养、检修等。有些作业虽未应用有毒物质，但在一定条件下也可能接触到毒物，甚至引起中毒，如在有机物堆积且通风不良的场所（地窖、矿井下的废巷、化粪

池、腌菜池等）作业可接触硫化氢，含砷矿渣的酸化或加水处理时可接触砷化氢，并有可能引起相应的急性中毒。呼吸道、皮肤和消化道是化学毒物主要暴露途径。

呼吸道 因肺泡呼吸膜极薄，扩散面积大（50～100m²）供血丰富，呈气体、蒸气和气溶胶状态的毒物均可经呼吸道迅速进入人体，大部分生产性毒物均由此途径进入人体导致中毒。经呼吸道吸收的毒物，未经肝脏的生物转化解毒过程即直接进入大循环并分布于全身，故其毒作用发生较快。生产性粉尘在肺内潴留引起的以肺组织弥漫性纤维化为主的全身性疾病，是职业性肺部疾患中危害最严重的一类疾病。

皮肤 皮肤对外来化合物具有屏障作用，但确有不少外来化合物可经皮肤吸收，如芳香族氨基和硝基化合物、有机磷酸酯类化合物、氨基甲酸酯类化合物、金属有机化合物等，可通过完整皮肤吸收入血而引起中毒。毒物主要通过表皮细胞，也可通过皮肤的附属器，如毛囊、皮脂腺或汗腺进入真皮而被吸收入血；但皮肤附属器仅占体表面积的 0.1%～0.2%，只能吸收少量毒物，故实际意义不大。经皮吸收的毒物也不经肝脏的生物转化解毒过程即直接进入大循环。

消化道 在生产过程中，毒物经消化道摄入所致的职业中毒甚为少见，常见于意外事故。个人卫生习惯不良或食物受毒物污染时，毒物也可经消化道进入体内。有的毒物如氰化物可被口腔黏膜吸收。

生物性有害因素暴露 生产原料和生产环境中存在的危害职业人群健康的致病微生物、寄生

虫及动植物、昆虫等及其产生的生物活性物质统称为生物性有害因素。如附着于动物皮毛上的炭疽杆菌、布鲁菌（旧称布氏杆菌）、蜱媒森林脑炎病毒、支原体、衣原体、钩端螺旋体、滋生于霉变蔗渣和草尘上的真菌或真菌孢子之类的致病微生物及其毒性产物；某些动物、植物产生的刺激性、毒性或变态反应性生物活性物质，如鳞片、粉末、毛发、粪便、毒性分泌物、酶或蛋白质和花粉等；禽畜血吸虫尾蚴、钩蚴、蚕丝、蚕蛹、蚕茧、桑毛虫、松毛虫等，种类繁多。这些不仅可引起法定职业性传染病，如炭疽、布鲁菌病、森林脑炎，也是构成哮喘、外源性过敏性肺泡炎和职业性皮肤病等法定职业病的致病因素之一。除此之外，鼠疫、土拉热弗朗西斯菌病［土拉菌病（tularemia）］、口蹄疫、鸟疫、挤奶工结节、牧民狂犬病、钩端螺旋体病、寄生虫病（如牧民包囊虫病、绦虫病、矿工钩虫病）等也都为生物性有害因素所致。有关医务人员工作相关疾病的统计资料指出，生物性因素导致的疾病占33.5%。医务人员因工作关系接触肝炎病毒、结核杆菌等病原体的机会较多，因此，医务人员中病毒性肝炎、肺结核等的检出率较高。据国外介绍，乙型肝炎在医院工作人员中的发病率较普通居民高3～6倍。据不完全统计，中国约有600万活动性肺结核患者，数十万艾滋病病毒感染者，在被检出前对接触者的健康威胁很大，尤其医护人员更需注意防止感染。

由于工农业科学技术的进步和经济体制改革的深入，畜牧业、养殖业、食品加工业、酿造业以及第三产业将有更大发展，职业

性和非职业性接触生物性有害因素的机会越来越多，接触人数将进一步增加。21世纪是生命科学的时代，生物基因工程技术的发展在为人类创造巨大财富的同时，基因重组和基因突变可能导致产生新的生物致病原。基因产品对人类的安全性问题也值得关注。因此，生物性有害因素对职业人群的健康损害不容忽视。

多种有害因素同时暴露 职业暴露过程中，可能同时暴露多种有害因素，这些因素间交互作用可增强对人体的伤害。如高温环境和挥发性有害有机溶剂同时存在时，高温不仅提高机体的代谢水平和呼吸频率，而且加速这些有机溶剂挥发，使空气中化学物浓度增高，进而增加了人体吸入中毒的可能性；汞在常温下就能蒸发成为气体，并随气温升高而明显加速，在高温季节接触汞的工人，其症状（失眠、情绪不稳）和体征（眼睑和手指震颤、出汗增加等）比常温时接触同样浓度汞蒸气的工人高2~3倍；在炼焦等作业中，存在高温与CO的联合作用，夏季工人血中碳氧血红蛋白（HbCO）含量明显高于冬季。这些都说明高温可增强化学物对机体的毒作用。

在高湿作业环境中，氯化氢和氟化氢等水溶性较高的气体对人体的刺激性和毒性明显增加。如果作业环境中通风较差，容易发生比重较空气重的气体（如硫化氢等）的中毒。在田地中的农药喷洒作业，中毒除由农药经皮肤吸收引起外，还常与喷洒作业者行进方向和当时大气的风向有关，在上风向后退操作可减少农药喷洒中毒的危险性。由此可见，作业环境中的气温、气湿和气流对是否发生化学物中毒有十分明显的作用。

（孙贵范）

zuòyè

作业（work） 完成某一项具体劳动（包括体力劳动、脑力劳动以及脑体混合劳动）任务的操作过程。从不同的角度可对作业进行不同分类。根据劳动类型可分为体力作业、脑力作业和脑体混合作业；根据作业时接触的有害因素种类可分为物理性因素作业、生产性毒物作业和粉尘作业等；而在职业生理学中，特别关注的作业类型是根据肌肉参与的特征来进行分类的，可分为静态作业和动态作业。静态作业和动态作业普遍存在于劳动过程中，两者很难截然分开，多数劳动任务既涉及静态，也涉及动态，只是所占比重有差别，这与作业要求、劳动姿势和操作熟练程度有关。可由工作系统的人类工效学设计来减少甚至避免静力作业等不符合生理要求的活动。

劳动者在劳动任务中表现出的能力有较大的个体差异，常以作业能力来描述和测量这种能力。在职业生理、心理和卫生以及工效学领域对作业能力评价、作业能力影响因素分析，以及如何提高作业能力等方面也有较多的研究报道。

（兰亚佳 黄程君）

jìngtài zuòyè

静态作业（static work） 主要依靠肌肉等长收缩（isometric contraction）来维持体位，使躯体和四肢关节保持不动所进行的作业，又称静力作业。在劳动过程中，静态作业所占的比重与劳动姿势、操作技巧和熟练程度有关。任何作业都含有静态作业成分，可随劳动姿势的改变、操作熟练度的提高和工具的革新而减少。从物理学观点看，静态作业时人并没有做功。参与作业的肌群可以是大肌群，也可以是小肌群，数量也不定。肌肉张力在最大随意收缩的15%~20%以下时，心血管反应能克服肌张力对血管的压力，满足局部能源供应和清除代谢产物的需要，这种静态作业可维持较长时间。但静态作业时肌张力往往超过该水平，造成局部肌肉缺氧、乳酸堆积，引起疼痛和疲劳，故又称致疲劳性等长收缩。静态作业能够维持的时间取决于肌肉收缩力占最大随意收缩力的百分比（图），以最大肌张力收缩进行的作业只能维持数秒钟。静态作业时间与肌肉收缩力的关系和参与作业的肌群及作业者的性别无关。

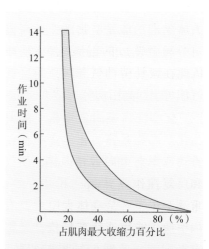

图 静态作业持续时间与肌肉收缩力的关系

（来源 金泰廙等．职业卫生与职业医学）

静态作业的特征是能消耗水平不高，氧需通常不超过1L/min，但却很容易疲劳。在作业停止后数分钟内，氧消耗先升高后再逐渐下降到原水平，是由于肌肉在缺氧条件下工作，无氧糖酵解产物乳酸等不能及时清除而积聚起来形成氧债，当作业停止后，血流畅通，立刻开始补偿氧债，故呈现出氧消耗反而升高的现象。

此外，静态作业时，局部肌肉持续收缩、不断刺激大脑皮层形成局限强烈兴奋灶，使皮层和皮层下中枢的其他兴奋灶受到抑制（如能代谢的抑制），当作业停止后，出现后继性功能加强，因而产生氧消耗反而升高的现象。

由于静态作业易引起疲劳，在劳动过程中应尽量减少其成分、降低其强度，以使劳动者保持较高的工作效率。

（兰亚佳 黄程君）

dòngtài zuòyè

动态作业（dynamic work）

依靠肌肉的交替收缩和舒张，以及关节的活动进行的作业，又称动力作业。特点是肌肉交替地收缩与舒张，血液灌流充分，不容易疲劳。从物理学意义上来说，它是做功的劳动。在劳动强度相当的情况下，动态作业比静态作业对劳动者造成的健康危害较小，因此在设计劳动任务时，需要尽可能减少静态成分，增加动态成分。

两种常见的动态作业类型是重动态作业（heavy dynamic work）和反复性作业（repetitive work）。重动态作业多是身体大肌群参与的作业，能量消耗高是其显著特点之一，由于此类作业劳动强度大、劳动负荷重，容易造成身体急性和慢性损伤。反复性作业，又称轻动态作业，参与作业的是一组或多组小肌群，其量少于全身肌肉总量的1/7，肌肉收缩频率高于 15 次/分钟，如操作键盘输入汉字，手指击键可在 100 次/分钟以上。频繁收缩活动的小肌群能耗不高却容易疲劳甚至受损伤。

（兰亚佳 黄程君）

zuòyè nénglì

作业能力（work capacity）

劳动者在从事某项劳动过程中完成该项工作的能力。按照劳动类型的不同，作业能力可以分为体力劳动作业能力和脑力劳动作业能力。

体力劳动作业能力 可通过测定单位作业时间内产品的质和量来直接观察，还可通过测定劳动者的某些生理指标（握力、耐力、视觉运动反应时、手动频率、心率、血乳酸等）来衡量。虽然个体差异、环境条件、心理因素、劳动强度、操作紧张程度等都影响作业能力的动态变化，但作业能力的变动有其一般规律。以白班的轻或中等强度劳动为例，工作日开始时，工作效率一般较低；其后，劳动者的动作逐渐加快且更为准确，工作效率不断上升，持续 1~2 小时，称工作入门期；当作业能力达到最高水平时，即进入工作稳定期，维持 1 小时左右，此期各项指标变动不大；随后，转入工作疲劳期，出现劳累感，操作活动的速度和准确性下降，产量减少和废次品增多；午餐后，又重复午餐前的 3 个阶段。但一、二阶段较短，第三阶段出现得较早。有时在工作日快结束时，可见到工作效率一度增高，这与情绪激发有关，称终末激发，但不能持久（图）。

脑力劳动作业能力 存在极大的个体差异，由于个人记忆、思考问题的方法和习惯不同，加之缺乏直接衡量脑力劳动质量的尺度，故对其作业能力的变动就更难确切地描述。更多采用脑力劳动负荷来评价脑力劳动作业能力，主要有以下三类：①主观测量。以劳动者对作业或系统功能的主观感受为基础评价劳动负荷，如主观劳动负荷测量技术和作业负荷指数等。②工作成绩测量。以劳动者完成作业或系统功能的成绩来评价劳动负荷，如完成作业量、作业速度、时间，错误率等。③生理学测量。通过劳动者对作业或系统需要的生理反应进行评价，如心率及其变异、呼吸、眨眼频率、脑电图、脑磁图等。生理学指标能反映劳动过程中人体某些生理、心理变动，与劳动负荷有一定程度相关，但具体意义还需要进一步研究证实。

影响因素 从职业生理、心理和卫生以及人类工效学等领域，归纳如下：①社会因素，如社会制度、家庭关系、上下级关系，群众关系等。②心理因素，如劳动者对工作是否满意、是否有兴

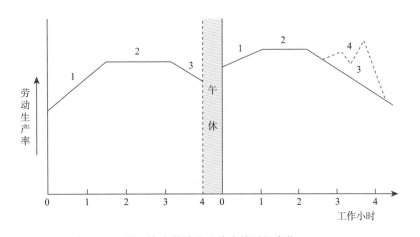

图　体力劳动作业能力的时间变化

注：1. 工作入门期；2. 高效稳定期；3. 疲劳期；4. 终末激发

（来源 金泰廙等．职业卫生与职业医学）

趣等。③个体因素，如劳动者的年龄、性别、体型、健康和营养状况等。④环境因素，如气象条件是否适宜、有无噪声振动、生产设备与工具的好坏或熟练、顺手程度，即人机界面是否友好等。⑤劳动组织与劳动制度，如工作的分配与协作、轮班劳动的安排是否合理、作息制度是否合理等。

除尽力改善社会因素外，首先必须设法充分发挥劳动者的主观能动性，是提高作业能力、防止疲劳过早出现的重要保证，其次应采取以下具体措施：①以机械化、自动化等为目标努力革新生产工艺、技术和工具。②针对不同作业的特点，坚持合理的锻炼和练习以形成良好的动力定型，同时通过不断学习提高劳动者自身的文化修养。③制订合理的劳动休息制度，改善劳动组织，保证足够休息时间。④改善作业环境，营造良好的工作氛围。⑤注重营养，注意个人卫生以及加强疾病的防治等。总之，一切能减轻劳动强度、减少静力作业成分、减少劳动紧张程度、增强劳动者体质和保护健康的措施都有利于提高作业能力。

（兰亚佳　黄程君）

zhíyèxìng yǒuhài yīnsù

职业性有害因素（occupational hazards or occupational hazardous factors）

在生产过程、劳动过程和生产环境中产生或存在的可能对职业人群健康、安全和作业能力造成不良影响的因素。

生产过程中的有害因素　生产过程是按成品工艺要求利用生产设备对原材料进行处理的连续作业过程。生产过程中有害因素按性质可以分为3类。

化学性因素　①生产性毒物。金属毒物（如铅、汞、镉等及其化合物）和类金属毒物（如砷、磷及其化合物），有机溶剂（如苯、甲苯、汽油），刺激性气体与窒息性气体（如氯气、氨、酸类、一氧化碳、硫化氢），农药（如有机磷农药、拟除虫菊酯类农药），高分子化合物生产过程中产生的毒物等。②生产性粉尘。无机粉尘（主要有二氧化硅粉尘、石棉尘、煤尘、水泥尘和玻璃纤维等），有机粉尘（有棉麻、面粉、烟草、兽毛、骨质等尘粒），混合粉尘（在生产环境中同时存在无机和有机两种粉尘）。

物理性因素　包括异常气象条件：高温、高气湿、异常气压、强热辐射、低温、高气流等；噪声、振动（包括全身振动和局部振动）；电离辐射，如X射线、γ射线、中子流等；非电离辐射，如紫外线、可见光、红外线、激光和射频辐射（包括高频电磁场和微波）等。

生物性因素　①病原微生物，如畜牧业、毛皮、纺织及医务工作者在工作中可接触到的炭疽杆菌、布氏杆菌、乙肝病毒及其他生物传染性病原体。②致病寄生虫，如农民在田间劳动时可被钩虫感染。

劳动过程中的有害因素　包括：①劳动组织和制度不合理，劳动作息制度不合理等。②工作中精神过度紧张，如机动车驾驶。③工作强度过大或工作安排不当，如安排的作业与劳动者的生理状况不适应、生产定额过高、超负荷的加班加点等。④个别器官或系统过度紧张，如光线不足引起的视力紧张及歌唱时发音器官的过度紧张等。⑤长时间处于某种不良体位或使用不合理的工具设备等。

生产环境中的有害因素　常见的生产环境中有害因素包括：①生产场所设计不符合卫生标准或卫生要求，如厂房矮小、狭窄，车间布置不合理（车间内有毒和无毒工段安排在一个车间）等。②缺乏必要的卫生工程技术设施，如通风换气或照明。③缺乏防尘、防毒、防暑降温、防噪声与振动等设备、措施，或其效果较差。④工作场所一般卫生条件或卫生技术设备不完善。

在实际工作中，这些有害因素往往与多种有害因素同时存在，对劳动者的健康产生危害更大。职业性有害因素的种类随科技和生产的发展不断变化，有些有害因素被逐渐控制或消除，而现代工业高技术、快节奏的生产方式使社会、心理因素成为越来越突出的职业卫生问题，职业性紧张症、职业性疲劳综合征已成为重要的职业危害，受到广泛重视。

职业性有害因素评价　包括生产环境监测、健康监护、职业流行病学调查和实验室测试。

生产环境监测　识别、评价职业性有害因素的一个重要依据。其目的是：①掌握生产环境中职业性有害因素的性质、种类、强度（浓度）及其在时间、空间的分布状况，为评价职业环境是否符合职业卫生标准提供依据。②为研究接触水平－反应关系提供基础资料。③鉴定预防措施的效果等。为此，应根据生产实际情况及监测目的建立定期监测制度及卫生档案制度。

健康监护　通过各种检查和分析，掌握职工健康状况，早期发现健康损害征象，评价职业性有害因素对接触者健康的影响及其程度，以便采取预防措施，控制职业病及工作相关疾病的发生和发展。健康监护的基本内容包括健康检查、健康监护档案建立、健康状况分析和劳动能力鉴定等。

健康检查 ①就业前健康检查,指对准备从事某种作业的人员进行的健康检查,目的在于了解受检者基础健康状况,收集各项基础数据,发现职业禁忌证。②定期健康检查,指按一定时间间隔,对接触有毒有害作业工作人员进行常规的健康检查,目的在于及时和早期发现职业性疾病的可疑征象,检出高危人群作为重点监护对象,采取预防措施,保护其他工人。在职业人群中尤其是高危人群,可以列入定期检查的内容有:①呼吸系统疾病。问诊、体检、肺功能检查及X线胸片检查。对矽尘接触者,每年检查一次;对接触煤尘或其他致病作用小的粉尘的人员,可每2~3年进行一次。②听力损伤。定期测定工作场所噪声强度和工人听力变化。③有毒物质的作用。需结合生物学检测。中国规定有毒物质接触者应定期检查,中毒诊断标准和处理原则由卫生部颁布。截止到2013年,已颁布了132种《职业病诊断标准和处理原则》。随着医学知识的积累,诊断标准和检查项目也正在扩大。④职业性肿瘤。肺、膀胱、皮肤肿瘤可通过X线(肺)、细胞学、膀胱镜(必要时对可能患膀胱癌危险的高危人群)检查来进行筛检。⑤腰背损伤。可通过患病率、缺勤率等资料分析而获得。

健康监护档案 内容主要包括:①职业史和病史。②家族史,尤其是遗传性疾病史。③基础健康资料,重点是检测就业前有关指标的水平。④接触职业性有害因素种类和水平(或强度)。⑤与职业有关的监护项目。⑥其他包括嗜好及生活方式。健康监护卡应每个工人一份,编号保管。

健康状况分析 常计算职业病、工作有关疾病和工伤的发病率、平均发病工龄及病伤缺勤率等。

劳动能力鉴定 劳动者因工或非因工负伤及患病后,劳动鉴定机构根据国家标准,按有关政策和医学科学技术的方法确定劳动者伤残程度和丧失劳动能力程度的综合评定。是给予受伤害职工保险待遇的基础和前提条件,也是工伤保险管理工作的重要内容。

职业流行病学调查 用职业流行病学的方法进行的调查研究。主要用于研究疾病、健康和卫生事件的分布及其决定因素。根据这些研究结果提出合理的预防保健对策和健康服务措施,并评价实施这些对策和措施的效果。由于现场干扰因素极为复杂,职业流行病学调查需要搜集相当数量的资料,特别在研究职业性有害因素的慢性影响时,常需积累长期的观察、资料才能进行分析、评价。职业流行病学调查包括横断面调查、病例–对照调查、队列调查。

实验室测试 常用于测试化学物的毒性,包括动物实验和体外(实验)测试系统,是评价职业性有害因素的有效手段之一,也是评价化学物毒性的依据。但是在解释动物实验资料时,应考虑动物种属间的遗传差异、寿命长短、接触方式和环境的差异等,尤其如当动物样本数量不足时产生的推导偏倚差。

职业性有害因素的控制 职业病的发生取决于3个因素:工人(接触者)、职业性有害因素及职业性有害因素作用的条件。这三者的因果关系,决定了职业性

病损的严重程度和可预防性。只有采取预防的手段,才能防止职业病的发生。

控制人为因素 为预防职业性有害因素对接触者的危害,应重点加强一级预防和二级预防,以便尽早发现受到影响的人。①加强健康监护。②加强个人防护。个人防护工具包括呼吸防护器(防尘防毒用的口罩、面罩)、面盾(防紫外线)、防护服(防酸、碱、高温)、手套(防振动)、鞋等。应根据不同危害接触情况选用。③保健膳食。为增强机体抵抗力,保护受职业性有害因素作用的靶组织、靶器官,应根据接触职业性有害因素作用的性质和特点,适当补充某些特殊需要的营养成分,如高温作业者,因大量出汗,盐、水溶性维生素、氨基酸分解产物大量排出,故应少量多次补充水分、无机盐(尤其是氯化钠,每天随汗可损失20~25g)、蛋白质(占总热量13%~14%、优质蛋白质占总蛋白质的50%)、维生素C(150mg)、维生素B$_1$(5mg)和维生素B$_2$(3~5mg),食物宜清淡。根据毒物损害作用,应对接触者给予特殊营养,如损害肝脏为主时应给予保肝食物,如优质蛋白质、易吸收的碳水化合物和多种维生素;铅作业工人应补充维生素C、高钙膳食;苯的慢性作用主要是损害造血系统,因此需补充优质蛋白质(保肝)、铁、维生素C和维生素B$_6$,并应适当控制脂肪和总热能。④加强健康教育。正确认识职业有害性因素,提高自我保健意识,自觉参与预防,并做好个人卫生,培养良好的卫生习惯,不在车间内吸烟、用餐等。

控制职业性有害因素作用条件 采用工程技术措施,贯彻卫

生标准，尽早消除和减轻危害，预防和控制职业性有害因素。主要包括以下方面：①预防职业性有害因素的产生。采用适当的生产工艺，包括加料、出料包装等方法，以减少空气污染；贮存中注意温、湿度；用低毒物质代替高毒物质。②控制职业性有害因素的扩散。对粉尘、有毒蒸气或气体的操作在密闭情况下进行，辅以局部吸风；有热毒气产生时，可采用局部排气罩。③防止直接接触。采取远距离操作、自动化操作，辅以个人防护用品。职业性有害因素的作用条件是能否引起职业病的决定性前提之一，其中最主要的是接触机会和作用强度（或剂量），决定接触机会的主要因素是接触时间，因此，在保护职业人群健康时，还应考虑作用条件，通过改善环境措施，严格执行卫生标准，达到控制和减少职业性有害因素对健康危害的目的。

(邬堂春)

物理性有害因素（physical hazards）　在工作环境中，能引起劳动者健康损害的物理性的因素，如空气温度、空气湿度、空气压力、噪声、振动、电磁辐射等。

物理性有害因素的特点　①作业场所常见的物理性因素中，除激光由人工产生外，其他因素在自然界中均有存在。正常情况下，有些因素不但对人体无害，反而是人体生理活动和从事生产劳动所必需的，如空气温度、可见光等，因此，对于物理性因素除研究其不良影响或危害外，更要研究其"适宜"的范围，如最适的温度范围，以便创造良好的工作环境。②每一种物理性因素都具有特定的物理参数，如气温的高低、振动的频率和速度、电磁辐射的能量或强度等，这些参数决定了物理性因素对人体是否造成危害以及危害程度的大小。③作业场所中的物理性因素一般有明确来源，当产生物理性因素的装置处于工作状态时，其产生的物理因素可能造成健康危害；一旦装置停止工作，相应的物理性因素减弱，甚至消失，则不会造成健康危害。作业场所空间中物理性因素的强度一般不均匀，多以发生装置为中心，向四周传播，如果没有阻挡，则随距离的增加，物理因素呈指数衰减。在进行现场评价时要注意这一特点，并在采取保护措施时充分加以利用。有些物理性因素，如噪声、微波等，可有连续波和脉冲波两种传播形式。不同的传播形式使这些因素对人体危害的程度有较大差异，因此在制定和使用卫生标准时需要考虑。④在许多情况下，物理性因素对人体的损害效应与物理参数之间不呈直线的相关关系，而常表现为在某一强度范围内对人体无害，高于或低于这一范围才对人体产生不良影响，并且影响的部位和表现形式可能完全不同，如正常气温与气压对人体生理功能是必需的，而高温可引起中暑，低温则引起冻伤；高气压可引起减压病，低气压则引起高山病等。⑤随着生产发展和技术进步，劳动者接触的物理性因素越来越多，如超声、次声、高频电磁波、超高压直流电场、超重和失重等。其中有些因素在一般生产过程中虽然也有接触，但由于强度小，对人体健康不产生明显损害。在新的科技行业和生产工艺过程中，上述因素和新因素的强度可明显增加，因此可能对劳动者的健康造成更大危害或潜在危害。

异常气象条件　①高温、强热辐射的单独作用或与高湿相结合的作用，可能引起中暑。②低温的单独作用或与高湿相结合的作用，可引起冻伤。③从事潜水（沉箱）作业或高压氧舱内工作的人员，如不遵守高气压作业的减压操作规程，可发生潜涵病（又称减压病）。④高空飞行、高山筑路及地质勘探时，不能适应低气压环境可发生航空病、高原病。

噪声与超声　①强烈噪声可造成急性鼓膜损伤；噪声长期慢性作用可使听力降低，甚至引起耳聋。②在超声波的直接作用下，可出现指端坏死。

振动　主要包括：①长期使用凿岩机、链锯、油锯等机器操作时，可出现手指和前腕部末梢血液循环、末梢神经或运动器官障碍等局部振动病症状，在寒冷条件下更为明显。②某些车船工作人员，由于全身颠簸、振动可导致前庭器官功能紊乱，出现以胃肠及心血管系统症状为主的全身振动病。

非电离辐射　主要包括以下几点：①由于红外线辐射可产生皮肤烧伤，在加热炉看火工人中偶可出现视网膜灼伤或白内障。②强紫外线直接照射可使电焊工发生电光性眼炎；接触沥青的工人在紫外线的同时作用下，可出现光感性皮炎。③在高频及微波辐射作用下，可出现神经衰弱综合征。④激光可引起视网膜烧伤、眼炎及皮炎。

电离辐射　可致急性放射病及皮肤溃疡等；电离辐射慢性影响可出现白细胞减少、再生障碍性贫血等造血器官损伤，以及骨坏死等其他损伤。

(邬堂春)

huàxuéxìng yǒuhài yīnsù

化学性有害因素 (chemical hazards)

在生产环境中产生、能引起劳动者健康损害的化学因素，主要包括生产性毒物和生产性粉尘两大类。

生产性毒物 在生产环境中凡能引起急性或慢性中毒的化学物称生产性毒物，多以气溶胶、气态或液态形式存在，进入人体的主要途径为呼吸道及皮肤。金属（如铅，汞，锰等）及类金属（如砷、磷等）、有机溶剂（如苯、甲苯、二甲苯、汽油、甲醇、二硫化碳等）、高分子化合物（如有机氟、丙烯腈等）、苯的硝基和氨基化合物（如三硝基甲苯、苯胺等）、窒息性或刺激性气体（如一氧化碳、硫化氢、氰化氢、氯、二氧化硫等）、农药（如有机氯、有机磷、氨基甲酸酯等）等。刺激性和致敏性物质对皮肤黏膜产生明显的刺激现象（如结膜炎、上呼吸道炎及深部呼吸道炎）或致敏（变态反应）现象（如过敏性皮炎、鼻炎、支气管哮喘等）。这些物质有些为气体或蒸气（如某些树脂在加工时产生的热解产物），有些为液体（如矿物油、油漆、煤焦油等），也有些呈粉尘状（如煤烟，水泥，胺系树脂固化剂、木尘、皮毛尘、棉尘等）。

致癌物 随着生产及科研工作的不断进展，已知不少化学物质有明显的致癌性或疑似致癌性，在制造或生产某一物质的过程中，长期接触该类物质的工人，其肿瘤的发生率明显高于对照组工人。已知接触联苯胺、萘胺、四氨基二苯、四硝基二苯等均可产生泌尿系统肿瘤；接触双氯甲醚、三氯甲苯可产生肺癌；接触石棉可产生肺癌或间皮瘤；接触苯可产生白血病；接触氯乙烯可产生肝血管肉瘤；生产制造金胺（碱性槐黄）、洋红（碱性品红）的工人泌尿系统肿瘤的发病率高；生产焦炭或焦炉煤气的工人肺癌发病率高；生产铬酸盐或重铬酸盐、镍冶炼或精炼的工人肺癌或上呼吸道癌发病率高；用含砷矿石冶炼、制造无机砷化合物的工人肺癌或皮肤癌的发病率高。接触煤烟、矿物油、煤焦油、沥青、柏油、石蜡的工人皮肤癌发病率高。

致遗传突变和致畸胎物 某些化学物可使机体遗传物质发生根本性改变，称为化学致突变物，如苯、氯乙烯、氯丁二烯等，接触这些化学物可使外周淋巴细胞的染色体畸变率增高。此外，某些化学物还有胚胎毒作用，可在从受精卵的卵裂到胚胎发育的各阶段均产生作用，以致畸作用最为明显，可造成后代先天畸形，故称致畸胎物，如除草（莠）剂 2,4,5-T 中常混有毒性极大、具有诱变致畸作用的杂质，现已禁用。

生产性粉尘 在生产活动中产生能够较长时间漂浮在生产环境中的固体颗粒。如矽尘、煤尘、石棉尘、水泥尘及各种粉尘。是污染作业环境、损害劳动者健康的重要职业性有害因素，粉尘含有多种化学成分，除对皮肤、黏膜有机械性的刺激、阻塞作用外，某些粉尘尚有一定的致敏作用；更重要的是某些粉尘进入呼吸道深部可引起包括尘肺病在内的多种职业性肺部疾病。因粉尘的物理、化学组成和结构的不同，其所引起尘肺等健康损害的严重程度有很大差别，因此，粉尘被认为是物理化学性因素。无机粉尘中以含游离二氧化硅百分比高的矽尘危害最大，此类粉尘引起的尘肺称矽肺；硅酸盐中石棉粉尘引起的尘肺称石棉肺，滑石粉尘引起的尘肺称滑石肺。混合性粉尘中无论是无机物（如铁和二氧化硅或煤和二氧化硅）还是有机物和无机物混合（如皮毛尘中的毛和二氧化硅），均依其二氧化硅含量多少而决定其危害性大小。纯有机粉尘能否引起尘肺的问题尚有争论，但一般认为，长期吸入有机粉尘者 X 线片会有所改变。某些金属粉尘（如锡）进入机体后 X 线片虽有改变，但主诉症状很轻，且脱离该粉尘作业若干年后，一度沉积于肺内的粉尘有排出的可能（X 线片有明显好转），故一般称此类变化为"沉着症"。

（邬堂春）

shēngwùxìng yǒuhài yīnsù

生物性有害因素 (biological hazards)

生产环境和生产原料中存在的对职业人群健康有害的寄生虫、致病微生物及动植物、昆虫等及其产生的生物活性物质。生物性有害因素损害职业人群健康，不仅能引起如炭疽、布鲁菌病、森林脑炎等的职业性传染病，还能引起哮喘、外源性过敏性肺泡炎和职业性皮肤病等职业病，如接触或处理动物、动物尸体、兽毛、皮革以及旧污染物品可引起布鲁菌病、炭疽等；在林区工作可罹患森林脑炎；在潮湿地带野外工作可罹患钩端螺旋体病；在恙虫流行地区野外工作可罹患恙虫病；在诊治、护理传染病患者或从事微生物、寄生虫的科研以及生产疫苗时，由于接触、使用某种生物病原体可患相应的传染病或寄生虫病。除此之外，鼠疫、土拉菌病、口蹄疫、鸟疫、挤奶工结节、（牧民）狂犬病、钩端螺旋体病、寄生虫病（如包囊虫病、绦虫病、矿工钩虫病）等也都为生物性有害因素所致，尤其传染性非典型肺炎（严重急性呼吸综合征）、人类禽流感和猪链球菌病等新的传染性疾病对畜禽类相关职业人群和医务工作者的健康造成了较大影响。

炭疽杆菌 炭疽病是人畜共患的急性传染病。炭疽杆菌是炭疽病的病原菌。

致病性 炭疽杆菌的荚膜和毒素是炭疽杆菌的两种主要的致病物质。炭疽杆菌在动物体内形成荚膜，荚膜能抵抗吞噬细胞的吞噬作用，有利于该菌在机体内生存、繁殖和扩散，因此，有荚膜形成的炭疽杆菌致病性较强。炭疽杆菌可产生强毒性的炭疽毒素。炭疽毒素由水肿因子、保护性抗原和致死因子3种成分组成，其中任一成分单独存在均不引起毒性反应。水肿因子和保护性抗原同时作用可产生皮肤坏死和水肿反应，保护因子和致死因子同时作用可使动物死亡，只有三者同时存在才可引起典型的炭疽病。炭疽毒素主要损害微血管内皮细胞，增强血管壁的通透性，减少有效血容量和微循环灌注量，使血液的黏滞度增高，从而导致弥散性血管内凝血，造成休克。炭疽杆菌可经皮肤、呼吸道和消化道侵入机体引起炭疽病。

接触机会 炭疽杆菌主要寄生于牛、马、羊、骆驼等食草动物。从事畜牧业、兽医、牲畜屠宰、检疫、毛纺及皮革加工等职业人群接触炭疽杆菌的机会较多。误食病畜肉、乳品等可发生肠炭疽。

预防措施 ①对患者隔离治疗。②患者及病畜分泌物、排泄物应严格消毒处理、焚烧病死畜尸，严禁销售病畜肉、乳、皮毛。③保护易感者，对高危人群接种菌苗。

布氏杆菌 一种无荚膜、不产生芽胞的细菌。是职业性布氏杆菌的病原菌。

致病性 布氏杆菌可产生透明质酸酶和过氧化氢酶，能够通过完整的皮肤和黏膜进入宿主体内。内毒素是布氏杆菌产生的重要致病物质，损害吞噬细胞。布氏杆菌能在宿主细胞内增殖成为胞内寄生菌，并经淋巴管到达局部淋巴结繁殖形成感染灶。当布氏杆菌在淋巴结中繁殖达到一定数量后即可突破淋巴结进入血液，引起发热等菌血症表现。布氏杆菌可随血液侵入肝、脾、骨髓、淋巴结等组织器官，并生长繁殖形成新的感染灶。

接触机会 牧民、饲养员、挤奶工、屠宰工、肉品包装工、卫生检疫员、兽医等职业人群接触机会较多。饮用布鲁菌污染的生奶或奶制品可导致布氏杆菌病。

预防措施 ①对患者隔离治疗。②切断传播途径，患者、病畜排泄物等要消毒处理，严防含菌污水、粪便污染食物、水源。③保护易感者，对高危人群接种菌苗。

由于工农业科学技术的进步，畜牧业、养殖业、食品加工业、酿造业以及第三产业将有更大发展，接触生物性有害因素的机会越来越多，接触人数将进一步增加。因此，应重视生物性有害因素对职业人群的健康损害。

（邬堂春）

shèhuì xīnlǐ zhíyèxìng yǒuhài yīnsù

社会心理职业性有害因素（social psychological hazards）

在生产过程、劳动过程和生产环境中产生或存在的对职业人群健康有不良影响的、与社会有关的心理因素。社会心理职业性有害因素较作业场所中物理、化学和生物性职业性有害因素存在更加广泛，但对人体健康损害更加隐蔽，已得到职业卫生专家和卫生管理部门的相对重视。但是，其对人体健康的影响不如物理、化学、生物性职业性有害因素明显，且不易控制其暴露剂量和评价健康危害，因此，未得到足够重视。

倒班 企业用以延长生产时间的手段。倒班的种类有二班倒、三班倒、四班倒。医学上研究的倒班，主要指倒夜班。倒班包括固定的夜班、一段时期（1周、1月、1季、1年、若干年）内相对固定的夜班和不固定的夜班。倒班引起的职业卫生问题主要是破坏劳动者的生理节律，缩短睡眠时间。另外，倒班可使劳动者放弃健康的饮食规律，提供培养吸烟、饮酒、长时间打牌等不良生活习惯的机会；倒班者娱乐活动减少、生活不能自主安排、与家人共享的时间减少、关怀家人和得到家人的关怀都减少，夜班期间倒班者承受着心理孤独感，夫妻交流感情的时间与机会减少。

体力活动缺乏 静坐式工作者在上班期间缺乏适当的体力活动，在下班后的业余时间里如果仍然无适当的体力活动，就形成了体力活动缺乏。有学者把这个问题作为白领阶层的职业性社会有害因素。

消极因素 许多消极因素、悲观情绪产生于工作场所，主要是由于同事间或部门间工作关系不协调，或资源配置不公平，也可直接从劳动者自己产生；同时，工作环境中存在的非积极因素对自身情绪也有影响。不同职业人群可能接触不同的消极因素，超负荷的接触消极因素可以影响暴露者的自身情绪，直接引起心理健康问题，亦可以间接地引起生理健康问题。

职业紧张与职业应激　职业紧张主要来自于工作者与所承担工作之间的各种矛盾。一方面，工作内容对工作者提出各种要求，如工作出现差错的后果（即工作责任）、工作难度的压力、完成任务的时间紧迫感，因职业需要给工作者提出的互相冲突、互相抵触的要求等，这些问题突出存在于白领阶层职业人群中。另一方面，工作者主动控制能力低，被动承受来自各方的支配，如劳动成功未被认可，得不到满意的劳动报酬；工作中缺乏来自上级的支持和理解；缺乏职业自豪感；不被组织或上级重视；爱好与特长不能充分发挥；工作责任不明确或工作任务易变性强；未来前途不明确；缺乏接受教育与再教育的机会；对不断变化的工作要求不适应或缺乏发挥主观能动性的机会等，这些问题在蓝领阶层的职业人群中更为常见。

特殊人群的职业性心理社会因素　一些特殊职业人群承受着不同的社会心理职业性有害因素的损害，如矿山、远洋、地质、铁路、军队、司机等职业人群及其配偶承受着心理孤独和性紧张；殡仪工作人员以及法医在工作中承受来自生命终结和生命摧残的不良刺激；演员因职业需要承受着超负荷的情绪和心理活动的骤变；高科技人员承受着更多的心理紧张等问题。

职业性理化及生物因素与心理社会因素　职业性物理、化学及生物性有害因素可直接损害职业人群的生理健康和心理健康；理化及生物性因素通过损害生理健康间接地损害心理健康；心理社会性职业性有害因素既可直接损害职业人群的心理健康，也可直接或间接损害生理健康。

心理社会性职业性有害因素与人体多种疾病都有关系，特别是慢性非传染性疾病，如脑力劳动者的高血压、糖尿病、冠心病、脑血管病；曾经在高科技人群中流行的以情感异常为特征的斯坦福和筑波综合征（高科技综合征）；长期倒班者的神经衰弱综合征、失眠症、消化性溃疡；缺乏体力活动人群的高脂血症、脂肪肝、心脑血管疾病及视力和视觉疾病；殡仪人员、精神科医生、法医等特殊职业人群的抑郁症；矿山、军队、远洋等职业人群的性紧张、性心理障碍及前列腺疾病。农民作为最庞大的职业人群，特别是农村妇女，由于卫生条件、营养、自然和人文环境、接受教育程度等原因引起的身心健康问题也非常普遍，损害涉及人体的许多系统和器官。

（邬堂春）

zhíyè jìnjìzhèng
职业禁忌证（occupational contraindications）
劳动者从事特定职业或接触特定职业性有害因素时，比一般职业人群更易遭受职业病和罹患职业病，或可能导致原有自身疾病病情加重，或在作业过程中可能导致对他人生命健康构成危险的个人特殊生理或病理状态。

提出职业禁忌证时应把握的原则要求　在职业健康检查评价中，职业禁忌证是判定劳动者能否从事某项职业或接触某种职业性有害因素的关键依据。职业禁忌证作为目标疾病，应注意把握的3个原则（即所接触毒物对健康危害有必然联系、从严掌握、有可操作性）及劳动者健康保护与就业权利的平衡。具体如下：①只有急性损害的物质原则上不应该有职业禁忌证。②既有急性又

有慢性健康损害的物质，职业禁忌证以慢性损害为主考虑。③职业禁忌证应该是能够导致易致毒物吸收或同样暴露水平下易致健康损害的因素或疾病。④中毒以后发生的健康损害原则上不应该是职业禁忌证。

职业禁忌证界定原则　主要有以下几个方面：①界定职业禁忌证的主要目的是坚持以人为本的原则、最大限度地保护职业人群健康。同时要尽力消除职业歧视，创造平等就业机会。②规范职业危害岗位从业者的基本健康要求，促进用人单位履行法律职责。③平衡健康与就业权利的关系，确保从业者选择适合的工作岗位，使工作适应工人，每个工人适应其工作。④职业禁忌证的界定应强调职业病危害因素与疾病或损害间存在必然联系，并考虑关联程度。⑤职业禁忌证的界定因环境、时间而变化，且因个体而异。⑥充分考虑人的主观能动性和个人潜能，维持和促进工人健康和工作能力。⑦患有致劳动能力永久丧失的疾病不列为职业禁忌证。

职业禁忌证判定　具有下列条件之一者，即可判定为职业禁忌证：①有些疾病、特殊病理或生理状态导致接触特定职业病危害因素时更易吸收（从而增加了内剂量）或对特定职业病危害因素易感，较易发生该种职业病危害因素所致职业病。②某些疾病、特殊病理或生理状态下接触特定职业病危害因素能使劳动者原有疾病病情加重。③某些疾病、特殊病理或生理状态下接触特定职业病危害因素后能诱发潜在疾病的发生。④某些疾病、特殊病理或生理状态下接触特定职业病危害因素会影响子代健康。⑤某些

疾病、特殊病理或生理状态下进入特殊作业岗位会对他人生命健康构成危险。⑥依据毒物性质和职业病危害因素分类情况，结合以上判定条件进行职业禁忌证的判定。

常见职业性有害因素作业的职业禁忌证　有以下几种。

粉尘　生产性粉尘是污染作业环境、损害劳动者健康的主要职业性有害因素，因此，患有活动性肺结核，严重的慢性呼吸道疾病（如萎缩性鼻炎、鼻腔肿瘤、支气管喘息、支气管扩张、慢性支气管炎等），显著影响肺功能的胸部疾病（如弥漫性肺纤维化、肺气肿、严重的胸膜肥厚与粘连、胸廓畸形等），严重的心血管系统疾病的人，不宜从事接触粉尘作业（见生产性粉尘）。

金属和类金属毒物　常见的金属和类金属毒物有铅、汞、铍、砷、镉等。由于毒物的作用特点，金属毒物在生产条件下难以达到引起急性中毒的浓度，常见的是慢性中毒。常见金属和类金属毒物的职业禁忌证有以下几种。

铅及其化合物　通过呼吸道和消化道吸收。凡患有神经系统器质性疾患、高血压、贫血、肾脏疾患、心血管器质性疾患者，不宜从事接触铅作业岗位（见铅中毒）。

汞　主要以蒸气形式经呼吸道进入人体，与酶蛋白中的巯基结合，引起中枢神经、自主神经和肾损害。凡患有明显口腔疾病，神经系统疾病，肠道和肝、肾器质性疾患、内分泌疾病、自主神经功能紊乱、精神病的人，不宜从事接触汞作业；妊娠和哺乳期女工应暂时脱离汞接触岗位（见汞中毒）。

铍　主要以粉尘或烟雾形式经呼吸道进入人体，主要分布于肺、气管、支气管和肺的淋巴结，骨骼和肝、肾也会有大量的铍存积，引起全身各器官明显的坏死性改变。凡患有哮喘和过敏性疾病、慢性肺部疾病、严重皮肤病的人，不宜从事接触铍及其化合物作业岗位（见铍病）。

铬　致癌物，对人体有巨大潜在的健康危害作用。凡患有慢性呼吸道系统疾病，（如慢性支气管炎、支气管扩张、支气管哮喘、肺气肿、活动性肺结核等），心、肝、肾器质性疾病，皮肤疾患（如慢性皮炎、湿疹、萎缩性鼻炎）等的人，不宜从事接触铬作业岗位（见铬中毒）。

砷　细胞原浆毒，在体内对细胞酶蛋白的巯基具有特殊的亲和力，影响细胞正常代谢，导致细胞死亡，特别容易危害神经细胞，引起神经系统病变。此外，砷可以对毛细血管、肾脏造成损害。凡有呼吸道疾病（如鼻炎、支气管炎），肝、肾及神经系统疾病，以及皮肤疾患的人，不宜从事接触砷作业岗位（见砷中毒）。

气态毒物　此类毒物在化学工业生产中最常见，毒性一般较大，常因跑、冒、滴、漏等引起车间空气污染，发生生产事故而引起急性中毒。

苯　脂溶性毒物，易蓄积于骨髓、神经系统以及含脂肪多的组织内，造成神经系统和血液系统的病变。急性苯中毒以中枢神经的麻醉作用为主，而慢性中毒以损害造血组织为主，故在防治措施方面也不同。凡患有中枢神经系统疾病、精神病、肾器质性病变者，不宜从事接触苯作业（见苯中毒）。

氯气　刺激性气态毒物，主要由呼吸道进入人体，损害上呼吸道及支气管黏膜，导致支气管痉挛、支气管炎。高浓度氯气可作用于肺泡，引起肺水肿。凡有过敏性哮喘，过敏性皮肤病，或皮肤暴露部位有湿疹、眼、鼻、咽喉、气管等呼吸道慢性疾患，肺结核的人，不宜从事氯气接触作业（见氯气中毒）。

硫化氢　窒息性气体，具有全身性毒作用，主要经呼吸道进入，在体内与氧化型细胞色素氧化酶中的三价铁离子相结合，抑制细胞呼吸酶的活性，造成组织缺氧。凡有神经、呼吸系统疾患，眼睛等器官有明显疾患者，不宜从事接触硫化氢作业（见硫化氢中毒）。

苯的氨基与硝基化合物　在生产条件下，苯的氨基与硝基化合物主要以粉尘或蒸气的形态存在于空气中，可经呼吸道和皮肤完整吸收。乙肝表面抗原携带者，各种肝病、血液病、各种原因的晶状体混浊或白内障、全身性皮肤病患者，不应从事接触苯的氨基与硝基化合物作业（见苯的氨基与硝基化合物中毒）。

高分子化合物　高分子化合物范围较广，生产中的毒物主要来自生产基本原料。生产中的助剂以及树脂、塑料在加工受热时产生的毒物、高分子化合物在生产中能引起中毒，某些化学物质的远期作用（致癌、致突变、致畸）也值得高度重视。凡有心脏或呼吸系统疾病，以及过敏史，肝、肾疾病，慢性皮肤病患者，不宜从事接触高分子化合物作业（见高分子化合物中毒）。

物理性因素　在生产环境中，经常存在一些物理性有害因素。与劳动者健康密切相关的因素有气象条件（如气温、气湿、气流、气压）、噪声和振动、电离辐射

（如 X 射线、紫外线、红外线、激光）等。

高温　从事高温作业时，人体可出现一系列生理功能改变，主要为体温调节、水盐代谢、循环系统、泌尿系统等方面的变化。凡有心血管系统器质疾病、持久性高血压、溃疡病、活动性肺结核、肺气肿、肝肾疾病、明显的内分泌病、中枢神经系统性疾病、过敏性皮肤瘢痕者，以及重病后恢复期及体弱者，不宜从事高温作业。

噪声　影响范围很广的生产性有害因素，会对人体健康产生不良影响。长期接触超标噪声，首先受害的是听觉器官，表现为感音系统的慢性退行性病变。凡患有听觉器官疾病、中枢神经系统和心血管系统器质性疾病或自主神经功能失调者，不宜从事接触噪声作业（见生产性噪声）。

振动　在生产过程中，振动作用于人体，可分为局部振动和全身振动。凡有中枢神经系统器质性疾患，明显的无力状态，明显的自主神经功能失调，血管痉挛和肢端血管痉挛倾向的血管疾病，心绞痛、高血压、有顽固的功能障碍的内分泌疾患，胃溃疡和十二指肠溃疡，多发性神经炎、肌炎，伴有神经功能障碍的运动器官疾患，内分泌系统疾病，维生素 B 复合体缺乏病，四肢及脊椎骨骼缺陷疾患，月经周期障碍、子宫下垂或脱出等疾患者，不宜从事接触振动作业（见生产性振动）。

处理及预防原则　为保护他人和就业者的健康，预防传染病蔓延和职业病发生，提高工作效率、减少差错和工伤事故，必须认真做好就业前体检和就业后的经常性体检工作，及时发现职业禁忌证，并进行妥善处理。如发现从业者人员患有不适宜从事该项工作的疾病，为保护职工的合法权益和健康，均应调离原工作岗位，进行对症治疗。

（张正东）

zhíyè shēngmìng zhìliàng

职业生命质量（quality of working life）

劳动者对工作的感受和职业对劳动者的身心效应，如职业满意度、身心健康和安全等。职业生命阶段（working life）（即生命保护阶段），指 20 到 60 岁这段时期，是从事职业活动的最具活力的阶段，是创造财富、做出贡献和推动社会发展的时期。

影响因素　包括工作环境、生活环境、补偿系统、个体权益、自主权、工作内容和内外社会关系等，特别是劳动组织的有效性能明显影响职业生命质量。职业生命质量与工作效果之间呈现复杂的因果关系。职业生命质量可通过增进劳动者的交流、合作，提高劳动者工作能力，加强劳动者参与的主动性，改善作业的人文环境，从而间接影响工作效果。影响劳动者职业生命质量的各因素之间相互依存，必须从整体上考虑各因素的综合作用。不良生活方式（如吸烟、酗酒）可加剧职业性有害因素的不良作用，使作业能力下降，缩短作业寿命。健康促进是提高劳动者职业生命质量的重要举措，在实施健康促进时，应该重视戒烟或控烟教育，并保护非吸烟者的健康权益。此外，节制饮酒教育应成为作业场所健康促进的重要内容。

测定方法　根据目的和研究内容不同，职业生命质量的测定可有不同的方法，主要包括：①访谈法。通过与研究对象的广泛交谈以了解对方的心理特点、行为方式、健康状况、生活水平等，进而对其职业生命质量进行评价。②观察法。在一定时间内由研究者对特定个体的心理行为表现或活动、疾病症状及副反应等进行观察，从而判定其综合的职业生命质量。③主观报告法。由被测者根据自己的健康状况和对生命质量的理解，自己报告对其职业生命质量的评价。④症状定式检查法。当职业生命质量的测定主要限于疾病症状和治疗的毒副作用时，可采用症状定式检查法。⑤标准化的量表评定法。是目前广为采用的方法，即通过经考察的具有较好信度、效度和反应度的正式标准化测定量表对被测者的职业生命质量进行多维的综合评定，根据评定主体的不同分为自评法和他评法。该方法具有客观性强、可比性好、程式标准化和易于操作等优点，是目前职业生命质量测定的主流方法。常用的职业生命质量测定量表有诺丁汉健康调查表、疾病影响程度量表、生命质量指数、世界卫生组织的普适性量表 WHOQOL-100（已汉化为中国医药卫生行业标准）等。

提高职业生命质量的措施　①避免和减少职业有害因素和安全隐患对劳动者健康造成的损害。②增进劳动者的精神健康和心理卫生。③优化劳动体制，保证劳动者权益，提高劳动待遇。④加强职业教育，完善和提高劳动者自身的技能素质。⑤实施劳动者的职业健康促进和职业卫生服务。

（张正东）

zhíyè wēihài de yùfáng cuòshī

职业危害的预防措施（preventive measures for occupational hazard）

为防止职业危害的发生而采取的各种处理办法。职业危害的发生不是生产中存在职业性有害因素的必然结果，人体具有一定的防御解毒和修复功能，只有职业性有害因素的剂量和作用强度及时间达到一定程度时才引起人体健康损害，也就是说，职业性有害因素产生职业危害的过程取决于职业性有害因素的性质、人体的健康状况和职业性有害因素作用于人体的剂量和时间等条件。因此，改进生产工艺和生产设备、合理利用防护设施及个人防护用品，以减少工人接触的机会和程度；制定并遵守职业接触限值和监督、评价的技术法规；保护和加强人体的正常防御功能等对预防职业危害的产生十分必要。

基本要求 ①尽量消除工作场所中的职业性有害因素。②预防生产过程和劳动过程中产生职业性有害因素。③控制工作场所中职业性有害因素在国家规定的职业接触限值之内。

选择原则 职业性有害因素是引发职业危害的病原性因素，但是只有当职业性有害因素以及其作用条件（接触机会、接触方式、接触时间、接触强度等）和接触者个体特征三者联系在一起，符合一般危害的危害模式时，才能造成职业危害，因而针对三者的内在联系，遵循选择原则，根据实际情况采取措施，阻断其"因果链"，才能预防职业危害的发生。

等级顺序选择 ①消除。应选择具有职业危害防护性能的生产设备、生产原材料和生产工艺等，避免出现职业危害和事故。②预防。如无法实现在生产设备和工艺上的无职业性有害因素，必须设计针对生产设备和工艺过程中所产生职业性有害因素的防

护设施，最大限度地预防、控制和消除职业危害的发生。③降低。在无法消除职业性有害因素时，可采取防尘、防毒、防物理性有害因素等卫生工程技术防护措施。④隔离。在无法消除和降低职业性有害时，将操作人员与职业性有害因素隔离开，如遥控作业、隔离操作室等。⑤警示。在易发生职业危害事故和危害性较大的作业场所，采用职业性有害因素检测报警系统、警示标识等措施，提示和警告作业人员注意，以便采取行动或紧急撤离危险场所。

针对性、综合性选择 不同行业所产生的职业性有害因素及其产生职业危害后果条件不同，且具有隐蔽性、随机性和交互性，因此既要针对某项职业性有害因素孤立地采取措施，又要采取优化组合的综合性措施。

措施种类 针对不同职业性有害因素，可采取不同的预防措施；根据不同行业特点，职业危害预防重点有所不同。但是职业危害预防措施应该包括管理、卫生技术、个体防护和卫生保健四个方面，由职业危害防治责任主体——用人单位，职业危害防治监督执法主体——行政监管部门，以及职业卫生技术服务机构密切协作、共同努力，同时劳动者积极参与，才能有效地保护作业人群健康，预防职业危害的发生。

管理措施 厂矿、企业等用人单位应认真执行国家有关职业病防治的法律、法规、政策和标准，同时领导重视，管理到位。①设立、设置职业危害防治工作的领导机构和组织机构，配备专（兼）职的职业卫生专业人员。法定代表人是用人单位职业卫生管理体系的最高责任人，全面负责本单位的职业危害防治工作，在

最高决策层任命一名或几名人员分管职业卫生工作；工会、人事及劳动工资、企业管理、财务、生产调度、工程技术、职业卫生管理等相关人员组成组员；同时，规定相关部门在职业危害防治工作中的职责、权利，明确工作分工。②将职业危害防治工作纳入目标管理责任制，制定职业危害防治计划和实施方案，建立健全职业卫生管理制度。职业卫生管理制度应涵盖职业危害项目申报、建设项目职业病危害评价、作业场所管理、作业场所职业性有害因素监测、职业危害防护设施管理、个人职业危害防护用品管理、职业健康监护管理、职业卫生培训、职业危害告知等方面。③建立事故应急救援预案，成立应急救援分队，落实职责，以利急需。④设置岗位操作规程。内容应包括职业卫生防护，可张贴或以其他方式，方便劳动者了解，提示劳动者遵守。⑤建立健全职业卫生档案，劳动者职业健康监护档案。职业卫生档案是职业病防治过程的真实记录和反映，也是卫生行政执法的重要参考依据。职业卫生档案应包括：用人单位职业卫生基本情况、生产工艺流程、所使用的原辅材料名称及用量、产品、副产品、中间产品产量、职业性有害因素动态监测结果及其汇总、职业健康监护结果、职业病患者档案、职业危害防护设施运转及维护档案等内容。⑥确保职业危害防治管理必要的经费投入，依法参加工伤保险。

卫生技术措施 厂房、车间建筑设计要满足采光、采暖、照明、通风、墙体、墙面、地面等建筑设计方面有关卫生要求。生产布局应按照《工业企业设计卫生标准》（GBZ 1-2010）的规定，

总体布局在考虑满足主体工程需要的前提下，将有害和无害作业分开，危害严重的车间、设施与危害低的车间、设施分开；车间内生产工艺设备布局应达到防尘、防毒、防暑、防寒、防噪声与振动、防电离辐射、防非电离辐射等要求。重视工艺改革和技术革新，采用无毒或低毒的物质代替有毒物质或改革能导致大量职业性有害因素产生的工艺过程；对无法消除的有害物质，依靠技术，实现生产过程的密闭化、连续化、机械化、自动化和远端操作，防止作业场所受到污染，减少作业工人直接接触职业性有害因素。加强工业通风，以排除逸散的毒物和粉尘，保持空气清洁，同时保护作业场所适宜的微小气候。选择合适的材料和装置隔离、屏蔽作业场所存在的有毒物质发生源、热源、噪声源、微波发射源等。

个体防护措施　通过使用个人防护用品来预防职业危害，通常属于预防职业危害的辅助手段，但当劳动条件尚不能从根本上改善时，是主要的预防措施（见个人防护用品）。个体防护用品指劳动者在劳动中防御物理、化学、生物等外界因素伤害而穿戴、配备以及涂抹和使用的各种物品，包括工作服、鞋帽、手套、口罩、面具、眼镜、耳塞、防护油膏等。根据接触职业性有害因素的不同选择不同个体防护用品，针对不同职业性有害因素的特点，对个体防护用品有不同要求。

卫生保健措施　①职业性健康检查，包括就业前、定期、离岗时体检。就业前体检是根据国家有关规定及《职业健康监护技术规范》GBZ188 的规定，分析该工种和岗位存在的职业性有害因素以及对人体健康的影响，确定特定的健康检查项目，由具有职业健康检查资格的医疗机构对新录用、变更工作岗位或工作内容的劳动者在上岗前进行的职业健康检查。目的是发现职业禁忌证者，确定受检者的健康是否适合从事此有害作业，如苯对血液系统有损害，贫血是苯作业的禁忌证，所以患有贫血者不得从事苯作业。定期健康体检目的是了解工人在从事某种作业过程中，健康状况有无改变，以便及时发现职业性有害因素对机体的影响，早诊断、早治疗。离岗时体检指职工调离当前工作时或改换为当前工作岗位所进行的检查，目的是掌握职工离岗或转岗时，职业性有害因素对其有无损害或可疑征象。②定期对作业场所职业性有害因素进行检测、评价，以揭示环境遭受污染程度和对人体可能产生的危害，便于督促生产部门及时采取必要措施。对作业场所环境中职业性有害因素进行系统动态测定，结合职业性健康检查资料，确定剂量－效应关系，可进一步为制定和修订职业卫生标准提供依据，为采用生物监测项目提供基础。③职业健康教育，把有关法律法规及防护知识教给有害作业人员，增强其自我保护意识，做到知、信、行。依法履行职责，向劳动者提供岗位职业病危害告知。④建立合理的劳动休息制度，安排工间休息、做工间操，加强体育锻炼以及组织有益身心健康的业余文化生活；根据不同工种需求，定期轮换、定期疗养等。⑤发放保健食品或津贴，是对接触职业性有害因素工人的一项辅助性保健措施，根据所接触职业性有害因素的性质，有选择地补充特殊需要的营养素或营养物质，增加接触职业性有害因素劳动者的营养，增加抵抗力。

（范广勤）

zhíyè wēihài yùcè

职业危害预测（forecasts of occupational hazards）

在掌握生产系统工程中职业性有害因素性质、分布、特征以及作业人群接触条件和个体易感性等信息的基础上，依照一定的方法和规律对职业性有害因素引发职业危害的性质、程度及条件进行的测算。职业性有害因素是否引发职业性危害以及所致职业危害的性质和强度，主要取决于职业性有害因素本身的理化特性以及其作用于机体的机会、方式、部位、时间和剂量等。通过职业性有害因素接触评定、职业环境监测、生物监测以及职业流行病学调查、实验研究等手段，详细调查作业场所中职业性有害因素的存在情况、劳动者的接触情况及其接触后的效应，并进行定性及定量分析，科学合理地评价、预测其实际危害性质、程度及其作用条件，为采取有效控制措施，最大限度地降低职业性有害因素的不良作用提供科学依据。

理论基础　基本原理是利用事物内部或事物之间的规律性、相似性、相关性、连贯性及系统性等基本特征，以系统观点为指导，认识事物之间联系的必然性，发现事物性质、运动变化规律之间的相似性，明确事物发展过程中各因素之间存在的依存关系和因果关系，利用事物运动和变化中的惯性，采用系统分析方法识别职业性有害因素和测算职业危害。事物的规律性是预测的基本前提，事物的相似性是进行类比推理的依据，事物变化的依存关系是预测方法的理论基础，事物发展的连贯性是预测的基本原理。职业性有害因素的职业危害预测是以由生产装置、物料、人员等集合组成的系统为预测对象，找出系统中各要素之间的空间结构、排列顺序、时间顺序、数量关系、环境因素、工艺参数、信息传递、操作工艺及组织形式等相关关系，借鉴历史、同类情况的数据、典型案例等，建立接近真实情况的数学模型，推测职业危害状况。

技术支持　通过职业环境监测、生物监测、职业流行病学调查及实验研究等方法获得职业危害预测的数据和依据。

职业环境监测　对作业者所在的作业环境进行有计划、系统的检测，分析作业环境中职业性有害因素的性质、强度及其在时间、空间的分布及消长规律，为评价作业环境的卫生质量，估计作业者职业性有害因素接触水平等提供依据和基础数据。

职业环境监测程序是首先确定职业环境监测对象，然后拟定监测方案。为了有目的、有针对性地进行生产环境中职业性有害因素的监测：①必须深入现场向经营生产的技术人员、车间工人及医务卫生人员和安全技术有关部门的人员，详细调查职业性有害因素的种类、来源和接触程度等作业中的劳动卫生问题。②在现场仔细观察工人的操作过程、活动地点及接触有害因素的途径，并记录各种操作和休息以及接触的时间等。③大量查阅有关毒理学、职业流行病学等文献资料或参考其他单位的经验；根据各种危害因素的严重程度，确定监测的主要对象。一般将生产技术人员和工人反映的化学物接触量较大，接触时间较长者为监测重点；根据医务卫生人员临床观察，在使用某种化学物之后出现可疑症状者为监测重点；毒理学资料表明毒性大、易挥发、蓄积性强或可致特异性或远期效应的化学物为监测重点；流行病调查资料显示接触某种化学物与发病有联系或有许多人接触后出现同样症状（即成批发病趋势）者为监测重点。对于国家有关法规列出必须监测的项目，企业应向卫生监督管理机构申报，并建立监测制度。

确定监测对象后，根据监测对象的性质特点、监测目的任务以及实际情况，应进一步确定监测地点、时间、频度、样本量、方法、仪器等监测策略和监测技术，拟订职业环境监测方案。职业环境监测对象主要包括物理性因素和化学性因素两大类。物理性因素对人体的作用强度，主要取决于发生源的特性及有关的参数；发生源的数量、分布的地点及其与工人的距离。故在拟订物理性因素监测方案时，应参照上述情况确定监测点、监测时间和次数。常见职业环境中物理性因素监测（见物理性有害因素）有高温作业、生产性噪声、生产性振动、高频与微波和采光照明等的监测。化学性因素对人体的影响，除化学性因素的毒性及强度（包括浓度、接触时间）外，很大程度上取决于其理化特性（特别是挥发度）和进入途径，作业场所空气中的化学物质，大多来源于工业生产过程中逸出的废气和烟尘，一般以气体、蒸气和雾、烟、尘等不同形态存在，不同形态的化学物质在空气中的飘浮、扩散的规律各不相同，需要选用不同的采样方法和采样仪器。故在拟订监测方案时，首先要查明有害物质的理化性状和接触途径。生产环境有害物质主要经呼吸道以及皮肤进入，造成健康损害，因而职业环境中化学性因素监测有空气中有害物质的监测，皮肤污染量的测定。

生物监测　定期、系统地检测作业工人生物材料（血、尿、呼出气、毛发、指趾甲等）中职业性有害因素和（或）其代谢产物含量或由其所致的生物易感或效应（无损伤效应）水平，并将检测值与参比值比较，以评价作业工人接触职业性有害因素的程度及其可能的潜在健康影响。生物监测是通过所接触毒物的内剂量或生物效应剂量来评价职业性有害因素对健康的影响，与环境监测互为补充，相辅相成，相互印证职业性有害因素的存在，明确其职业危害。生物监测设计和策略包括生物监测指标的选择、职业接触人群的选择、生物监测样本的选择、采样时间的选择以及生物监测结果解释等方面。

生物监测指标的选择能够作为生物监测指标的职业性有害因素（物理、化学或生物）以及其和机体相互作用所引起的任何可测定的改变（包括职业性有害因素在体内的变化，以及机体在整体、器官、细胞、亚细胞和分子水平上各种生理、生化改变，但这些改变必须有明确的生物学意义）称为生物标志物，根据测定项目及其所表示的意义，分为接触标志物、效应标志物和易感性标志物。选择生物监测指标应该考虑：①一定的特异性。②足够的灵敏度，监测指标的水平与外接触水平要有剂量－反应、剂量－效应关系，而且在无害效应接触水平下仍能维持这种关系。③重复性，监测分析结果可以重现及个体差异在可接受范围内。④稳定性，监测指标要足够稳定，便于样品的输送、保存和分析。⑤实用性，取样对人体无损，能为受试者所接受。

职业接触人群的选择对接触铅、农药等行业的所有接触者都是监测对象；有时可选择高危人群或代表性人群。

生物监测样本的选择尿、血和呼出气为最常用的生物监测样本。尿样适合于检测有机化学物的水溶性代谢物及某些无机化学物。血样用于监测大多数无机化学物和生物转化性差、生物半衰期长的有机化学物以及与生物大分子结合的化学物。呼出气仅限于监测在血中溶解度低、具有挥发性的有机化学物或在呼出气中以原形排泄的化学物。生物样本的选择取决于被测化学物的毒物代谢动力学性质，样本中被测物的浓度以及分析方法的灵敏度。此外必须考虑采样方法是否简便、可行、实用和经济。

采样时间的选择各类职业性有害因素的采样时间必须与用于比较结果的参考值规定的时间一致，是由毒物代谢动力学和毒物效应动力学的结果决定。生物监测的采样时间通常是严格的，根据毒物的毒物代谢动力学和毒物的接触方式，在指定时间收集的样品反映特定时间内的接触。半衰期为数分钟到10分钟，应在班中采样；半衰期为10分钟到1小时，在班中或班末采样；半衰期为1小时到几天，可在下一班前、工作周末或下一工作周的开始之前采样。半衰期长的毒物接触时间越长，或某些化学物在体液中的浓度较长时间没有大的变化时，采样时间可不严格。对于周期性的职业接触，采样时间应根据化学物在体内的生物半衰期而定。

监测方法的选择分析方法应该优选采用国家颁布的标准方法或权威机构推荐方法，对选定的分析方法均需要进行实验室内的质量控制。如在多个实验室共同协作下监测数据，必须进行实验室间的质量控制。

生物监测结果解释生物监测评价受到多种因素，特别是个体差异以及联合接触的影响，结果的解释必须根据外剂量、内剂量与有害健康效应之间的相互关系以及已建立的生物监测接触限值的知识进行综合考虑。生物监测结果可用于个体或群体评价，主要评价接触水平，如果在内剂量与健康效应之间已建立了关系，也可评价健康危险度。

实验研究用可疑的职业性有害因素进行动物实验或体外实验等（见职业毒理学），观察其是否引起与人类相似的急慢性或远期毒效应或判定其所具有的毒性能力，从而推断其职业性有害因素所致职业危害的性质和程度。

职业流行病学调查运用流行病学的基本原理和方法（见职业流行病学），调查收集职业人群、个人生活与居住环境及社会环境、工作环境（职业性有害因素接触性质、强度、时间以及防护等）、健康情况（疾病以及有关健康指标）等方面资料，客观判定和评价工作环境与健康关系。只有通过职业流行病学调查，才能确定职业性有害因素是否引发、加重、加速疾病的发展。

预测程序　无论采用何种预测方法，进行预测时都应遵循如下程序。①确定预测目标。②制订预测计划。确定预测范围和期限，提出基本假设和需要收集的资料，明确可供选择的预测方法，安排组织工作等。③收集预测资料。通过职业性有害因素接触评定、职业环境监测、生物监测以及职业流行病学调查、实验研究等手段全面收集职业危害相关资料。④选择预测方法：根据预测对象特点、所收集到的资料情况、考虑方法正确性、实用性等选择一种合适的预测方法。⑤建立预测模型。⑥计算预测数据。⑦检验和修正预测结果：使用不同的预测方法对同一预测对象进行检验，或用同一种预测方法对不同预测结果进行比较等。

预测方法　方法种类繁多，形式多样，每种预测方法的特点、原理、目标、应用条件、适用对象不尽相同，各具有缺点。选用预测方法时应根据具体条件和需要，针对预测对象的实际情况、特点和预测目标，分析、比较、慎重选用。总体从技术上可分为定性预测法、半定量预测法和定量预测法。

定性预测法　根据经验、知识、观察以及事物的过去和现在发展变化的规律，科学地进行分析、判断，找出系统中存在的危险、有害因素，预测其可能造成的职业危害。常用方法有检查表法、类比法、预先危险性分析法和危险与可操作性研究法等。

检查表法　最基础、最简单、应用广泛的评价方法。通过对评价对象的详尽分析和研究，依据国家法律、法规、标准和相关技术规范、操作规程、事故案例等，列出检查单元、部位、项目、内容等，逐项检查评价对象，获得定性的预测结果。

类比法　通过对相同或相似作业条件的职业卫生调查，工作场所职业性有害因素检测等数据资料，类推评价项目的工作场所职业性有害因素强度及其职业危害后果等。

预先危险性分析法 根据工艺特点，列出系统基本单元（原料、中间物、催化剂、三废、最终产品的危险特性及其反应活性；装置设备；设备布置；操作环境；操作及其操作规程；各单元之间的联系；防火及安全设备等）的危险性和状态，编制危险、一般性危险情况及风险的清单，对系统中存在的危险性类别、出现条件、导致不良事项结果及其可能性可进行定性预测。

危险与可操作性研究法 由专业分析团队通过使用合适的引导词，对于设计、过程、程序或系统的各个部分关键参数变化的反应方式进行系统性分析，找出系统中工艺过程或状态的变化（即偏差），然后再继续分析造成偏差的原因，预测偏差可能造成的不良结果。

半定量预测法 根据系统特点、实际经验、理论知识、有关数据等将评价指标数量化或等级化，通过一定的数值计算，得到比较合理准确的预测结果。常用的方法有定量分级法、作业条件危险性评价法、危险指数法等。

定量分级法 通过对工作场所职业性有害因素浓度（强度）的测定，结合影响职业危害产生的主要接触条件，综合考虑职业性有害因素的固有危害性，计算危害指数，确定评价项目作业工人作业危害程度等级。有高温作业分级、职业性接触毒物危害程度分级、生产性粉尘危害程度分级等。

作业条件危险性预测法 利用与系统危险率有关的三种因素指标值之积来预测系统人员发生事故或危险事件可能性。这三个因素分别是事故或危险事件发生的可能性（L）、暴露危险环境的频率（E）和危险严重程度（C）。L、E、C 的科学准确数据获得相当繁琐，因而采取半定量计值法，通过对此三因素进行等级化，再分别确定不同等级的分值，建立作用条件的危险性（D）与 L、E、C 的函数关系，即 $D = L$ 关系，即根据 D 来评价作业环境的危险性。D 值越大，说明该系统危险性越大。

危险指数法 以生产工艺过程中的物质潜在化学能数据为基础，再考虑工艺过程中操作方式、工艺条件、设备状况、物料处理、物质毒性、安全装置情况等因素的影响，计算每个工艺单元的危险度（事故或危险事件发生频率及严重程度）数值，然后按数值大小划分危险级别。主要有美国陶氏（DOW）化学公司的火灾爆炸指数法和英国化学工业公司（Imperial Chemical Industries）的蒙德法。

定量预测法 运用统计方法和数学模型对职业性有害因素造成职业危害的条件和程度进行预测。常用的方法有时间序列分析法、回归分析法、灰色模型预测法、人工神经网络法等。在实际预测工作中，定性预测和定量预测相结合，不同的定量预测方法之间相结合，使预测更为科学、准确。

时间序列分析法 设定既往职业危害相关的历史数据可反映职业危害的发展过程和规律性，进行引申外推，预测其发展趋势的方法。常用的方法有：移动平均法、指数平滑法、趋势外推法等。

回归分析法 根据职业危害历史数据的变化规律，寻找自变量与因变量之间相关关系的基础上，建立变量之间的回归方程，确定模型参数，根据自变量在预测期的数量变化来预测因变量。根据自变量的多少可分为一元、二元和多元回归；按回归方程类型可分为线性和非线性回归。

灰色模型预测法 根据灰色系统理论，将职业危害和导致职业危害的各种因素和条件作为一定范围内变化的灰色变量，通过对原始数据的处理和灰色模型的建立，发现、掌握系统发展规律，对系统的未来状态做出科学的定量预测。

人工神经网络法 在大量处理单元互联组成的非线性、自适应信息处理系统中，通过调整内部大量节点之间相互连接的关系，分析掌握预先提供的一批相互对应的输入 - 输出数据之间潜在规律，预测新输入数据的输出结果。具有模拟大脑神经网络学习、记忆、处理信息的方式。在职业危害预测中，可用收集到的粉尘、毒物、噪声等职业危害因素的历史数据作为网络输入，职业危害综合值作为网络输出，不需考虑各因素对职业危害程度的作用关系，实现对职业危害程度的预测。

（范广勤）

zhíyè gōngxiàoxué

职业工效学（occupational ergonomics）

从职业卫生的角度研究人 - 机器 - 设备环境之间相互关系，旨在实现人在工作中的健康、安全、舒适，同时提高工作效率的综合应用性学科。人类工效学的重要分支。

发展简史 学科研究发端于人类工效学，是人类工效学在职业卫生领域的应用。以解剖学、心理学、生理学、人体测量学、工程学、社会学等多学科理论为基础。学科发展过程包括 3 个主要时期。

学科孕育期——人适机 19

世纪末，随着工业革命的推进，机械化的产生效率越来越高，不断加速运转的机器加剧了人与机器的矛盾，尖锐的矛盾孕育了人机关系的研究。从 1881 年起，美国工程师泰勒开始研究人机系统的效率问题，通过"铁锹铲煤实验"等一系列的时间与动作分析、工作流程与工作方法研究、设备和装置的布局实验，他制订了一套以提高工作效率为目的的作业管理方法，即"泰勒制"劳动作业制度。"泰勒制"的产生是职业工效学孕育期的标志事件。职业工效学在该阶段的主要研究思路是充分利用人体机能，使之适应于机器，重点在于选择、培训人员和改善劳动环境、减轻疲劳等方面。一般认为这一阶段的"人机关系"研究是人类功效学的开端。虽然从指导思想上看，这段时期的工作与现代人类工效学理念几乎南辕北辙，但是其研究成果不仅奠定了人类工效学的基石，而且至今仍是学科知识体系中的组成部分。

学科形成期——机适人　第二次世界大战爆发后，各国出于战争的需要，致力于发展高性能、大威力的武器和装备。由于在研发过程中只注重性能的研究、忽略了对"人的因素"方面的考虑，使得机器性能与人的能力之间出现矛盾，在实用过程中引发了一系列的人身伤害事故，特别是在战斗机的发展中，军方逐渐发现即使经过反复筛选和训练的人员也常因难于胜任过于复杂的机械操作要求而出现事故。这一现实直接导致了职业工效学研究方向的转型。研究者们开始把人的因素放在整个人机系统的首位来考虑问题，亨利·德雷夫斯就明确强调：适应于人的机器才是最有效率的机器。1955 年他出版了《为人的设计》，书中收集了大量的人体工程学资料，1961 年又出版了《人体度量》一书，为设计界奠定了人类工效学的基础，从此，工效学的研究重心由"人适机"转变为"机适人"。

完善期——整体优化人 - 机 - 环境系统　20 世纪后期，职业工效学工作者认识到除了改善人与机器的关系以外，环境因素，包括自然环境和社会环境，对生产的影响也很重要。同时逐渐明确人、机器和环境是一个完整的系统，且在这一系统中人是最重要的因素，此后职业工效学进入"人 - 机 - 环境整体优化"的时代，学科任务转为使机器、设备、工具、环境和任务等适应于人的生理特点和心理特点。其后，职业工效学不断发展，广泛应用在各行各业的生产劳动中。

职业工效学研究劳动过程中人、机器和环境之间的相互关系，内容涉及动作时间分析、职业生物力学、人 - 机 - 环境系统、人体测量学以及肌肉骨骼疾病等方面。

时间动作分析　主要研究作业人员在各种操作中的身体动作及花费的时间，以消除多余动作，减轻劳动强度，缩短劳动时间，使操作简便有效，制订出最佳的动作程序和操作方法，以达到提高工作效率，减少工人疲劳的目的，是职业工效学研究的重要部分。

职业生物力学　用力学方法研究作业过程中人和机器设备（包括工具）之间的力学关系的科学，目的在于提高人的作业能力、减少肌肉骨骼损伤，主要包括肌肉骨骼的力学特性，合理用力等方面内容。

人 - 机器 - 环境系统　在作业场所内，劳动者、劳动工具、劳动环境共同构成的体系，劳动任务的完成取决于系统内各要素的相互作用，是职业工效学研究的重要内容。

职业工效学同样重视提高系统效率和改善个人健康。为提高和保持系统的协调性，职业工效学一方面通过不断优化、改进工具和周围环境来适应劳动者，另一方面通过正确选择和培训使劳动者能较好地适应机器和环境，力求最大程度地完善这些因素之间的相互作用（图1）。

人体测量学　用测量的方法研究人体的特质，通过对人体的整体测量和局部测量，探讨人体的类型、特征、变异和发展规律，以服务于生活、生产需要。人体测量学信息可用于研究人机界面、人类进化、生长发育、体育、教育等多个方面，在日常生活亦有应用。人体测量学的研究范围包括测量类型、测量内容、测量方法和测量仪器。在工业生产中，机器、工具、工作场所等都要参照人体尺寸进行设计。不同的设计要求和不同的使用对象，对人体尺寸的使用方法也不相同。人体测量学数据有 3 种常见的应用策略：①适合于 90% 的人群。②单值设计。③一般设计。人体测量学的研究有利于了解人类进化过程中不同时期和不同人种的骨骼发展情况以及相互关系，不仅对人类进化和人体特征的理论研究有重要意义，而且对法医等医学部门具有实际用处。另外，通过活体测量，确定人体的各部位标准尺寸（如头面部标准系列和体型标准系列），可以为国防、工业、医疗卫生和体育部门提供参考数据。

肌肉骨骼疾病 由于各种原因，生产劳动过程中，有时需要劳动者长时间保持某种特定姿势或处于强迫体位，或劳动负荷过大或工作节奏过快，机体某些部位出现损伤或产生疾病；此外，牵拉、压迫或磨擦等原因也可使机体某些器官或组织发生功能性或器质性变化，甚至形成职业性疾患，包括肌肉骨骼疾病（如下背痛、颈、肩、腕损伤），个别器官紧张（常累及视觉器官和听觉器官），以及压迫和摩擦引起的滑囊炎等（图2）。与工效学因素相关的损伤和疾病可采用流行病学调查及工效学分析等方法探寻该类疾病的潜在致病因素，再通过改善人机界面，培训工作人员，减少不良体位，减轻负重、加强劳动管理、改善工作环境和个人防护等方法来预防该类疾病。

学科方法和内容 职业工效学属于交叉学科，其研究方法多样，包括资料分析、现场调查、实验室研究、现场实测法、模拟实验法、系统分析法等，研究者可根据自己的研究目的领域进行选择。

意义和应用 职业工效学通过更好地协调工作中人与工具、工作环境之间的关系，为劳动者创造最优化的工作条件，减少体力与脑力的工作负担，改善工作姿势，避免多余信息回忆、帮助调配劳动者的工作岗位，实现在实际工作中改善工作、生活质量，最大程度地提高生产操作者的效率，尽量减少人为差错的目的。职业工效学在近50年的发展中取得了丰硕的成果，特别是在航空、航天、国防、军事等高科技领域。在发达国家，职业工效学在电子、能源、交通、电力、煤炭、冶金等领域对提高经济效益、维护劳动者的健康都做出了巨大贡献。

存在问题 在世界范围内，职业工效学的发展极不均衡，发达国家和发展中国家的差异较大，尤其在民用领域；大多数发展中国家急需建立完善的研究机制，普及相关知识，扩展实践领域，以促进经济增长、制定可持续发展的规划；此外，各国间应加强学术交流、信息传播以及各种形式的合作。促进人类工效学的全球均衡发展是当代职业工效学的重要任务。

（兰亚佳 崔鹏）

rénjī xìtǒng

人机系统（man-machine system）

生产劳动过程中的人和机器（包括设备和工具）组成统一整体。人机系统是人类工效学研究的主要对象。在现代生产管理和工效学设计中，合理地设计人机系统，使机器与人的身体结构和生理心理功能特性相适应，实现人机间的最佳匹配，实现劳动生产的高效、安全、舒适、健康是人类工效学的中心课题之一。对

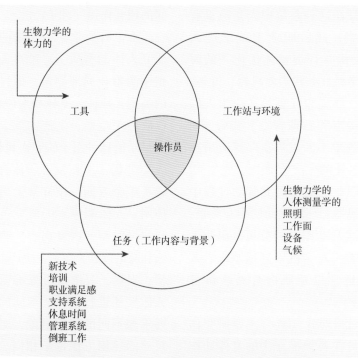

图1 操作者、工具、作业场所与工作环境的相互作用
（来源：Choon-Nam Ong. 职业工效学与卫生）

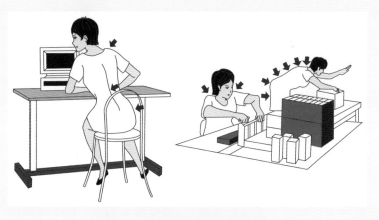

图2 不同工作姿势的强迫体位
（来源 choon－Nam Ong. 职业工效学与卫生）

人机系统的研究始于第二次世界大战。在设计和使用高度复杂的军事装备中人们逐步认识到必须把人和机器作为一个整体,在系统设计中必须考虑人的因素。人机系统概念的确立标志人类工效学的学科思想由"人适机"全面转为"机适人"。

组成和功能 人机系统由人、机器以及人机界面三部分组成(图1)。人机功能分配是人机系统设计的一个重要环节,其目的是根据系统工作要求,使人机系统可靠、有效地发挥作用,达到人与机器的最佳配合。人机界面指把人与机器(工具)间的相互作用紧密联系起来的接口,通过人机界面,人机之间信息得以传递,系统得以正常运行,所以人机界面的设计也是整个系统构建的重要环节。

人机分工 人机功能分配,必须参照人和机器各自的功能特点。人具有知识,可以进行思维、综合分析、判断以及创造,所以适合承担指令、监控、维修、设计、故障处理以及应付突发事件等工作;机器在物理力、耐力、速度以及准确性等方面的优点比较突出,且不受生理和心理的影响,因此,机器适宜承担笨重、快速、单调、重复、操作复杂、精密以及危险的工作。

人机界面 人机界面主要包括显示器和控制器,机器的信息通过显示器向人传递,人的信息(包括指令)通过控制器向机器传递。

显示器即人机系统中用来向人表达机械性能和状态的部分。按照人体接收信息器官的不同,分为视觉显示器、听觉显示器、触觉显示器、动觉显示器等,其中使用最为广泛的是视觉显示器,

其次是听觉显示器。

视觉显示器要求容易判读;在保证精度的情况下,尽可能使显示方式简单明了;一个显示器传递的信息不宜过多。数字显示器要符合阅读习惯;此外,还应具有可见度高、阐明能力强等特点并确保使用安全。数字式仪表的特点是显示简单、准确,可显示各种参数和状态的具体数值,具有认读速度快、精度高、不易产生视觉疲劳等优点;刻度式仪表则形象、直观,对于监控工作效果较好(图2)。

听觉显示器是靠声音传递信

息的装置,主要有音响及报警装置和言语传示装置,如铃、哨、汽笛、喇叭等,在生产劳动中常用于指示或报警。采用听觉显示器需选用人耳敏感的频率范围,需要传输很远的信号,使用低频声音;紧急报警采用间断的声音信号或改变频率和强度以引起人们的注意。信号持续时间应适当,持续时间太短,不利于分辨;持续时间过长,容易令人烦躁。

控制器是操作者用以改变机械运动状态的装置或部件,常见的有开关、按钮、旋钮、驾驶盘、操纵杆和闸把等。控制器通常是

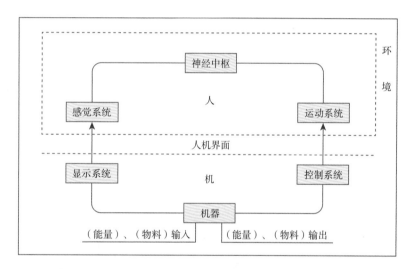

图1 人机系统模式图

(来源:项英华.人类工效学)

显示器	30 ⟨40⟩ 50	30 ⟨40⟩ 50	789
容易读数	一般	一般	很好
变化显示	很好	一般	很好
变化过程控制	很好	一般	一般

图2 几种不同类型的视觉显示器

(来源 牛侨.职业卫生与职业医学)

通过人体四肢的活动来操纵，据此分为手控制器、脚控制器、膝控制器等，其中手控制器应用最为广泛。此外，随着科学技术的发展，还出现了声（包括语言）控制器、光控制器等。

控制器常见有按压式操纵器、旋转式操纵器、移动式操纵器、轮盘形式的手动控制器。按压式操纵器主要是各种各样的按钮、按键等，具有占用空间小、排列紧凑等特点。旋转式操纵器主要是各类手轮、旋钮、摇柄、十字把手等，适用于工作较多或连续变化的过程控制。移动式操纵器主要有操纵杆、手柄和手闸等，用于力度较大或角度较大的旋转。脚动控制器主要有脚踏板和脚踏钮，多用于精度要求不高或需要用力较大的场合。在有些情况下，操作人员需要同时操纵多个控制器时（如汽车驾驶员），为减轻上肢负担、节约时间，也采用脚控制器。对于用力较大、速度快和准确性高的操作，宜用右脚；对于操作频繁、易疲劳，不是非常重要的操作，应考虑两脚交替进行。

分类 按复杂程度可分为简单人机系统和复杂人机系统。简单人机系统包括木工用锯锯木等；复杂人机系统包括驾驶飞机等，常由多个简单人机系统组成。

按信息回路可分为开环式系统与闭环式系统。闭环式人机系统中，人可以根据机器工作的反馈信息，进一步调节和控制机器工作；开环式人机系统的信息传递呈链状，没有反馈和进一步调节控制的过程。

按自动化的程度分类，可以分为手工系统、机械系统和自动系统。手工系统由手工工具和人构成，主要动力来源于人，人既

做控制者又是动力源，系统的效率主要取决于人。机械系统由半自动化机器和人组成，人主要充当生产过程的控制者或操作者，动力一般由机械系统提供。这种系统中，人与机械之间信息交换频繁复杂，人通过感知生产过程中来自机械、产品的信息，经大脑加工处理，用控制手柄、开关等装置实施对机械的控制。自动系统由全自动机器和人组成，机器常带有计算机或智能装置，可自动进行工作，人是系统的监视者，只有在发生意外情况时人才采取强制控制措施。

（兰亚佳 崔 鹏）

zhíyè wèishēngxué
职业卫生学（occupational health）

见职业卫生学与职业医学。

（孙贵范）

zhíyè shēnglǐxué
职业生理学（work physiology）

研究一定劳动条件下人体器官和系统的功能特征，揭示机体对劳动强度、职业种类、作业姿势等各种因素的适应、调节和耐受能力、作业能力变化的学科。职业生理学是人体生理学的分支学科，也是职业卫生和职业医学的组成部分，且与劳动组织乃至工程学都有密切的关系，故又称劳动生理学。

发展简史 职业生理学是职业卫生与生理学的交叉学科，对此方面的研究由来已久，早在公元前 40 年塞尔苏斯（B. Aulus. Cornelius Celsus）就提出不劳动有害身体，常劳动有益身体，前者引发衰老，后者保持年轻的观点。19 至 20 世纪，随着生理学飞跃发展和职业卫生逐步建立，职业生理学也得到很大的发展，早期的工作主要集中在能量代谢，肌肉做功，氧需氧耗，后来逐步扩展，

至 20 世纪 80 年代学科逐渐完善，研究的重点也逐渐由对体力劳动的探讨转向对脑力劳动的探讨。

研究对象 该学科以劳动条件（劳动任务、劳动场所、劳动对象、工作设备及工作环境等）对劳动者器官和系统产生的作用（或效应），这种作用对劳动者劳动能力的影响，及二者之间的相互关系作为核心研究对象。

研究方法 职业生理学的方法学核心是劳动过程中的劳动负荷评价和机体功能状态测量，涉及测定 - 归纳 - 评价 - 应用一系列技术环节。一般从机体反应强度和持续时间来测定劳动条件对机体的作用，然后进行归纳和评价，最终用于劳动设计。

职业生理学的常用评价方法和指标较多，一般分为体力劳动和脑力劳动。在体力劳动中常用的客观指标有最大摄氧量、心率、PWC_{170}（劳动过程中心率达到 170 次/分钟相对稳定状态下，单位时间内机体所做的功）、手工搬运提举限值、劳动强度分级等，分别反映体力劳动能力的大小、静态劳动负荷、循环系统 - 呼吸系统生理负荷、搬举重物等劳动负荷等，以判断劳动强度的安全性及采取改进措施的必要性。此外，还有一些通过主观评定或观察得到的指标，如博格（Borg）量表的各项指标是通过让受试者就其感受到的负荷参照该量表做出的主观评判，欧沃克劳动姿势分析系统（Ovako working posture analysis system，OWAS）法则是通过观察评定劳动负荷。

相比体力劳动，脑力劳动负荷评价方法较少，有瞳孔测量术、脑诱发电位、心率变异率等客观指标以及库伯 - 哈伯（Cooper-Harper）量表，态势分析法（strengths，weaknesses，opprotunitiers & threats，SWOT），美国国家航空航天局任务负荷指数等主观评价法。

交叉学科的关系　包括与生理学、职业卫生和职业医学以及职业工效学的关系。

与生理学的关系　生理学是生物科学的分支，以生物机体的生命活动现象和机体各组成部分的功能为研究对象，研究活机体的正常生命活动规律。职业生理学是生理学在职业卫生领域的重要应用，生理学为职业生理学研究提供基础理论和指标、基本方法和思路，是职业生理学工作的基础，一定程度上决定了职业生理学研究的精度和深度。

与职业卫生和职业医学的关系　职业生理学是职业卫生与职业医学的基础子学科，职业生理学通过对一定劳动条件下机体各系统、器官的功能及其适应、调节和耐受能力的研究，协助职业卫生揭示工作条件对健康影响，并对这种影响的机制做深入探讨，寻找其生物学基础。通过劳动负荷评价和工作能力评价，职业生理学可协助制定劳动组织制度，确定任务量，改善工作环境，以减少各类职业性病损的发生，从而创造安全、卫生、满意、高效甚至舒适的工作环境，提高职业人群生命质量和劳动生产率。此外，职业生理学的研究也有助于解释各种职业性病损的致病机制，从而服务于疾病的诊断、治疗和康复。

与职业工效学的关系　职业工效学是以多学科的理论知识为基础，以职业人员为中心，研究人－机器－设备环境之间的相互关系，旨在保证劳动者在工作中的健康、安全、舒适，同时提高工作效率的综合应用性学科。职业工效学以人为中心的思想决定了其与职业生理学的紧密关系。一方面，只有充分了解人体因素对劳动的影响才可能正确地调整、改进工作环境以达到其工效学目的；另一方面，工效学的各种手段可以使劳动条件与劳动者的能力更好地匹配，以减少职业性病伤损，提高劳动效率。

存在的问题　有以下几个方面的问题。

脑力劳动的评价　随着社会进步和科学发展，职业活动中许多繁重的体力劳动正在逐步被机器取代，使得脑力劳动者不断增加，故研究脑力劳动过程中心理、生理的变化和适应就成了当下和未来职业生理学研究的重要任务。由于脑力劳动的复杂性，针对脑力劳动的评价指标尚存在很多问题，难以定量测量劳动的性质和强度，并且灵敏度和特异度普遍欠佳，所以寻找更加适合的脑力劳动评价指标是亟待深入的工作之一。

生理紧张和心理紧张的相互关系的探讨　近几十年，国内外学者从生理和心理的角度对职业紧张做了多方面探讨，已取得一定的成就，但在生理紧张和心理紧张的相互关系和影响方式方面还有许多值得探讨的问题。一方面，生理因素、心理因素与其他因素一起是引起职业紧张的原因之一；另一方面，生理紧张、心理紧张又是两种类型的紧张反应。揭示生理紧张和心理紧张的相互关系，不仅有利于理清两者的因果关系，也有利于更加准确地对两种紧张进行评价，有助于从身心两方面立体地开展职业紧张的控制和预防工作。

分子生物学与职业生理学结合　职业生理学应该抓住人类基因组工程完成和后基因组时代到来的重大机遇，充分利用分子生物学的研究成果，建立新的评价技术和方法来深入探讨劳动过程中的各种生理变化和适应，寻找特异性、灵敏性俱佳的生物标志物以客观、定量地对劳动负荷和作业能力进行评价。

（兰亚佳　崔　鹏）

zhíyè bìnglǐxué

职业病理学（occupational pathology）　研究职业环境中物理、化学、生物等有害因素所致的机体损伤和疾病及其机制，是研究职业性病损的专门学科，是环境病理学的重要分支学科。

发展简史　中国的职业病理学起步于 20 世纪 50 年代，发展于 60 年代，逐步奠定了中国职业病理学以及环境病理学的基础，至 20 世纪 90 年代，已形成了一支全国从事职业病理学工作的专业化队伍，并且成立了专业化机构，为推动该学科的发展起到了积极的作用。20 世纪 50~60 年代只有极少数光镜水平下的尘肺、中毒尸检病例报告，从 20 世纪 70~80 年开始广泛采用新技术、新方法，实现了形态学与定位、定量分析结合起来，逐步深入到职业环境疾病的病因学、诊断、发病机制等方面的研究，形成了多学科交叉融合，并向分子病理学水平发展。完成了《毒理病理学》的专著的编写，对中国《尘肺病理诊断标准》的制定发挥重要作用。20 世纪 90 年代以后，实现了职业病理学向环境病理学的学科上的飞跃，完成了《环境病理学》专著的编写，为环境病理学学科的发展奠定了坚实的基础，也为中国预防医学的学科发展发挥积极作用。

研究对象 研究职业性有害因素及其所致职业病损的病理学改变及其发展规律，以探讨职业病损的病因学、诊断和发病机制。

研究任务 ①通过人体（着重于职业人群）观察或动物模型实验，研究职业病损的病理表现和演变过程，形态改变与机体变化的联系，职业病诊断与鉴别诊断的指标和标准。②借助于现代病理学的研究手段，定性定量分析，以及明确机体对职业性有害因素的早期反应和剂量－反应关系，为制定职业卫生标准和安全性评价及职业病的发病机制和临床诊断提供科学依据。

研究方法 主要通过形态学研究方法确定各种职业性有害因素引起全身器官、系统病变的性质、范围和程度，提示损伤的形态学特征、发生发展过程、转归规律及死亡原因等。职业病的准确病理学诊断除依靠从业史，对病损的大体、组织学和细胞学观察外，有时还依靠组织化学、细胞化学、免疫组织化学、超微结构观察等辅助检查方法。毒物分析在中毒医学鉴定和中毒病理诊断中是关键环节，它可为确定是否中毒或中毒死亡提供重要证据，检材可采用体液（如血、尿）和组织器官，分析毒物原形及其代谢产物，进行定性和定量测定。特别是可以对病损内毒物进行观察研究的技术，其在职业病病理诊断中的作用和价值也在探讨之中，如斯塔里（Warthin-Starry）银染色方法（简称 WS 银染色方法）、X 射线荧光光谱检测、拉曼光谱检测等。

WS 银染色方法 最初被应用于显示梅毒螺旋体，后来发现也可用于显示鼻硬结杆菌、真菌、淋病双球菌、猫抓病球菌和胃幽门螺杆菌及黑色素颗粒等。有人报道用 WS 银染色方法可以显示吞噬细胞内的尘粒－空气颗粒物，包括硅尘颗粒和在苏木素－伊红（HE）染色切片上不能被很好显示的 $PM_{2.5}$ 空气细颗粒物，从而可以更好地观察矽结节内的硅尘颗粒，探讨其在辅助矽结节早期病例诊断中的提示意义。

透射电镜及 X 射线能谱分析法 透射电镜可以观察颗粒物的超微结构，附带 X 射线能谱分析配置的还可以测量颗粒物的元素成分。特点是适应范围广，除氢、氦、锂、铍外，可对周期表中从 ^{5} 硼到 ^{92} 铀的元素做元素的常量、微量的定性和定量分析，操作快速方便，在短时间内可同时完成多种元素的分析，不受试样形状和大小的限制，不破坏试样，分析的试样应该均匀；但是灵敏度偏低，一般只能分析含量大于 0.01％的元素。

拉曼光谱分析 基于拉曼散射原理的分子振动光谱技术，可对物质组分和结构进行原位的无损分析，结合显微技术可进行原位微区分析，在生物学领域得到广泛应用。

学科交叉特点 现代病理学与临床医学、基础医学、预防医学学科各专业和亚专业相互渗透，形成了包括环境病理学在内的多个病理学分支，并已经成为预防医学与基础医学、临床医学之间的"桥梁"。职业病理学是环境病理学的重要组成部分。

（张正东）

zhíyè dúlǐxué

职业毒理学（occupational toxicology） 研究职业性有害因素（物理性因素、化学性因素和生物性因素）对机体的作用和机体对有害因素的抗损伤作用的学科。职业毒理学是职业卫生学和职业医学的重要理论基础，也是毒理学的一个重要分支。

学科简史 1956 年，中国国家科学研究规划中，列出工业毒理学研究是防治职业中毒的一个重要方面。由于当时职业医学的需要，职业毒理学主要围绕常见毒物进行毒性鉴定、实验治疗和测定毒作用阈浓度、推荐卫生标准等进行工作。20 世纪 70 年代以来，生物学和其他基础科学的发展，有力地推动了毒作用机制的研究，因此致力于把实验观察结果合理地外推到人，并结合人群流行病学的观察资料，科学地估测和评定环境毒物对人的潜在威胁及实际危险度，为制定安全接触水平等策略提供科学依据。该领域研究已逐渐接近国际水平，并成为职业卫生和职业医学中不可缺少的一门基础学科，在职业病危害的防治工作和保护作业人群健康、防治职业中毒等方面起到了积极作用。

研究范围 工业企业在生产过程中会产生化学毒物、粉尘、噪声、高温热辐射等对作业工人健康造成损害的职业性危害因素，而且机体与各种有毒有害因素之间的相互作用是一个复杂的过程，接触或暴露人群中毒后的表现也千变万化。职业毒理学的研究内容包括有害物质的毒性、毒效应、代谢、作用机制及试验治疗；针对作业场所中存在的化学物和新兴产业中不断出现的有害因素，进行安全性评价或危险性评价；结合作业场所监测毒物、工人健康监护及流行病学调查，确定无害作用水平、剂量－反应关系等；对接触面广和危害大的有毒物质进行作用机制的研究等（见工业毒理学）。

研究方法 已建立和完善了配套的职业有害物质毒性检测的方法。主要有以下几方面：①体外试验。②体内动物试验。③现场调查和职业人群流行病学调查等（见工业毒理学）。

与有关学科的关系 职业毒理学是毒理学的一个分支，是工业毒理学、农业毒理学和环境毒理学中某些重要内容的交融和发展，基础毒理学、职业流行病学和环境科学则是主要研究基础，职业毒理学的发展与生物化学、分子生物学与遗传学、免疫学、药代动力学等基础学科有关。

随着工业化进程中环境有害因素的日益增多，外源化学物的广泛应用，职业人群的暴露和接触以及由此导致的中毒机会增加。职业性有毒有害因素中毒在中国仍然高发和频发，如 1997 年 12 月 14 日江阴市某工厂发生急性二甲苯中毒（12 例），1997 年 9 月 23 日大连富华服装有限公司 14 名实习学生发生急性苯中毒，2000 年京郊某金矿十多位工人发生砷化物中毒等。职业毒理学主要用于识别、评价、预测和控制不良劳动条件对职业人群健康的影响，有助于对外源化学物的毒害作用进行早期预防、早期诊断和早期治疗提供线索和科学依据。

发展趋势及存在问题 随着现代生物学、分析技术与方法、信息科学的快速发展，以及生命科学领域多学科的相互渗透与结合，工业毒理学的研究领域、评价过程和相关管理正发生着变化。

工业毒理学对职业性有害因素毒性作用的研究内容也由早期的急性、亚急性毒性作用扩展到遗传毒性、致突变、致癌的毒性作用机制的研究；从急性死亡或急性多器官实质性损伤等直观的毒性作用现象扩展到亚慢性、蓄积性、慢性的功能损伤机制学研究；毒性机制的研究，正在从整体、器官、细胞及分子等多层次水平全面发展；研究对象已从局限于作业工人本身，扩展到着眼于远期效应，如化学毒物对接触工人后代的发育、智力、生殖影响等。

职业毒理学研究还存在着不确定性，在体外细胞试验和动物试验毒理学资料外推到职业人群暴露的安全性时，由于存在单一反应和活体系统的反应性差异、种属间差异，人体在对职业性有害因素的易感性和耐受性方面存在很大的差异，导致在外推时会有很大的不确定性。随着新化学物的不断出现，传统毒物的新用途也带来新的职业卫生问题，而已知具有明确毒性的化学物的比例很少，如何快速、准确、可靠地明确化学物的毒作用及其对职业人群的健康损害效应仍然是面临的一项迫切任务，尤其是低暴露水平下的潜在健康危害和对少数化合物过度暴露危险性的认识，都是急需弥补的重要内容。

（林忠宁）

gōngyè dúlǐxué

工业毒理学（industrial toxicology）

研究工业场所工业毒物对生命有机体有害作用的学科。毒理学的分支，职业卫生与职业医学范畴内的重要组成部分。

学科简史 公元 7 ～ 8 世纪时，中国劳动人民对人类环境中的有害因素与疾病的关系已有认识，对产生有毒气体的地点、浓度变动规律、测定方法和消除措施已开始观察。如公元 610 年隋代巢元方著《诸病源候论》中记载："凡古井塚及深坑井中多有毒气，不可辄入。"《本草纲目》中对铅的工业毒理和职业中毒也做了详细描述："铅生山穴石……其气毒人，若连月不出，则皮肤萎黄，腹胀不能食，多致疾而死。"工业毒理学作为一门独立的学科真正建立和发展始于第二次世界大战期间。1950 年中国制定了《工厂卫生暂行条例草案》，1956 年国务院颁布了《工厂安全卫生规程》和卫生部颁布了《工业企业设计暂行卫生标准》，后者于 1962 年被列为国家标准，并于 1972 ～ 1973 年再次修订。1954 年在原中央卫生实验院建立工业毒理实验室，并先后在多个省市建立劳动卫生职业病防治研究机构，是卫生毒理学最早开展的研究领域。中国工业毒理学最初始阶段主要采用现场调查和化学分析的方法，获得了常见毒物铅、苯、砷、铬和锰等职业中毒及其危害防治的首批资料。20 世纪 60 年代主要开展有机磷毒性和毒性试验治疗，以及石油化工、塑料和冶金工业中使用的有毒物质（溶剂和重金属）的毒理学研究，为制定车间空气中有毒物质最高容许浓度奠定了基础。1976 年卫生部公布了铅、汞、苯、苯的硝基化合物和有机磷五种职业中毒的《诊断标准及处理原则》；1976 年，由工业毒理学编写组出版了《工业毒理学（上、下）》（上海人民出版社）。20 世纪 80 年代以来工业毒理学得到迅速发展，建立并扩大与国外毒理学的合作与交流，引进毒理学新技术和新方法，全面开展毒理学研究工作。1986 年，苏联－联合国环境规划署/国际潜在有毒化学品等级中心翻译并用英文公开出版了《工业毒理学》专著，内容包括国际现有的有关毒理学领域的研究方法，并对互会各国的卫生法规和卫生标准研究程序提出建议，对有关工业毒理学的基本属性与定义进行了统一化和规范化。1987 年中国创建了《卫生毒理学杂志》，标志着中国毒理学进入新的历史阶段。中国的工业毒理学已逐渐接近国际水平，并成为职业卫生和职业医学中不可缺少的一门基础学科，在保护作业人群健康、防治工业有害物质的危害和中毒起积极作用。

研究目的与任务 研究目的在于认识生产中有毒物质的本质及其与人体之间的相互作用，以期改善劳动条件，防治职业病危害，保护作业人群健康，提高劳动效率。

工业毒理学的基本研究任务包括：①通过动物实验、临床观察或现场调查，获得生产环境中化学物质的毒性和基本资料，进入机体的途径、体内代谢过程和作用特征等，从而为制定卫生标准和防护措施提高依据。②检测作业环境中有毒物质的种类和浓度，暴露人群的血、尿、粪或其他生物材料中的毒物或其有关代谢产物的含量，明确毒物来源并掌握其分布规律，为消除或控制有害因素和改善作业环境而制定有效措施。③应用临床医学和实验室检测方法，观察工业有害因素对人体健康的影响，探究发病原因、发病机制、临床表现、诊断、治疗和预防措施，为防治工作提供理论依据，更好地保护接触者的安全和健康。

研究范围 工业毒理学的主要研究内容包括以下几方面。

职业性有害因素的基本特征 作业环境中存在的有害物质的职业危害及其危害程度取决于它在环境中的基本特性，主要包括有害因素的基本结构、理化性质、化合物的稳定性和浓度等。有害因素的化学结构决定了其理化性质和生物学活性，直接影响其在体内的吸收、分布、代谢转化和排泄，可能参与和干扰生化过程，从而决定了毒性的大小和作用的性质。如口服锆氧化物没有毒性，氢氧化物具有轻微毒性，氯化物具有中等毒性；口服钒毒性低，吸入毒性为中等，注入时毒性最高，且钒的毒性随化合价的增加而增加，其五价化合物（五氧化二钒，V_2O_5）的溶解性和毒性比三价化合物（三氧化二钒，V_2O_3）和二氧化钒（VO_2）强 3～5 倍；二氧化碳（CO_2）一般情况下不属于有毒物质，但高浓度 CO_2 可导致机体窒息缺氧、呼吸中枢麻痹而死亡；铝尘具有颗粒状和鳞片状两种类型，前者化学活性低，其表面覆有一层惰性的氧化铝，对肺组织的损害较轻，后者的活性较大，易引起组织纤维化和形成特殊的铝肺。

职业人群的健康状况和个体易感性 作业人群中个体间差异导致在同一作业环境中机体损害变异差异较大，一部分人容易发生中毒，而另一部分人不容易发生中毒；而中毒者中出现的症状也有轻重之分。这种差异不但和个体的健康状况、年龄、性别有关，还与不同个体相关基因多态性遗传因素决定的个体易感性有关，其中性别和年龄的差异影响个体对化学物毒作用的易感性，如邻苯二甲酸酯类与女童性早熟相关，基质 γ-羧基谷氨酸蛋白基因启动子区 −138T > C 多态性影响铅污染区中儿童的血铅水平，TT 基因型儿童的血铅水平显著高于 CC 基因型儿童；三氯乙烯诱导的急性职业中毒（主要表现为皮疹和肝损害）与三氯乙烯职业接触量无关，而人白细胞抗原 *HLA-DRB1 * 09*（*DR9*）和 *DQB1 * 03*（*DQ9*）等位基因可能是三氯乙烯职业中毒皮肤损害的保护因素。

环境因素 作业环境的优劣对化学物的毒性作用也有很大影响。环境温度不仅影响机体的生理、生化系统和内环境稳定，还影响化学物的吸收、分布和毒性。如金属汞在常温下即可蒸发，并随气温升高而加速，汞蒸气具有高度的弥散性和脂溶性，并以汞元素形式大部分或全部被吸收入血后迅速分布全身组织中而引起中毒。高气湿加高温使机体汗液挥发减少，化合物黏附在皮肤表面，延长接触时间，同时也增加了环境中挥发性有害因素的浓度，加速机体对毒物的吸收。作业环境通风条件差会导致有毒有害物质的滞留，增加中毒风险。

环境中多种有害物质的联合作用 在作业环境中，有害物质往往不是以单一成分存在，作业人员多同时或先后接触多种不同来源的大量化学物，导致复杂的毒性作用或毒作用加强。如苯和汞是两类性质、用途、毒作用机制迥然不同的毒物，但都可在常温下挥发成蒸气，都可经呼吸道吸入体内引起中毒；长期单独接触一定浓度的苯可致出现神经衰弱综合征和造血系统毒性；而同时接触苯和汞的作业人员症状检出率和红细胞下降率显著高于单独接苯工人，且伴随显著的食欲减退。铜矿中患过轻度二氧化硫（SO_2）急性中毒的凿岩工，易极早患矽肺；接触 SO_2 后，矽肺发展也更为严重。

研究方法或工具、材料 主要采用毒理学的体内动物试验和体外细胞试验进行检测，同时结合现场调查方法。主要有以下几方面。

体外细胞试验 具有简单、快捷等优点。自 20 世纪 70 年代以来，在对化学物致突变性、致癌性、致畸性和胚胎毒性的评价中，建立了反映不同毒性终点（基因突变、染色体畸变、DNA损伤等效应）的体外试验方法。常用的致突变性/致癌性筛选实验有：细菌回复突变试验（又称 A-mes 试验）、微核试验、染色体畸变实验、姐妹染色单体交换实验（SCE）、果蝇显性隐性致死试验、程序外 DNA 合成实验、单细胞凝胶电泳（SCGE），以及体外细胞转化试验等。原核细胞、真核细胞和生物体内的测试方法，结合基因转染、RNA 干扰等现代生物学新技术和方法，有利于阐明或了解职业性有害因素的作用机制，并为制定职业性有害因素的预防措施提供实验依据。

体内动物试验 体内试验具有完整的活化系统，更接近实际情况，更有利于全面观察有害因素的毒性作用和毒作用大小。在人类接触化学物前，必须先进行动物染毒试验，以了解新化学物的大致毒性程度，并暂定一个可接受的接触阈值，提高对化学物诱导人体毒性进行估计的程度。为尽可能减少毒作用误差，动物试验设计应尽可能与职业人群暴露途径相符，使试验结果更科学、合理地应用到职业卫生工作中。

现场调查和职业人群流行学调查 由于体外试验的局限性和动物试验的种属差异性，实验资料并不能完全代替或等同于职业人群中毒的发生情况，因此有必要开展作业环境中有害因素成分、存在形式和水平检测等的现场调查，职业人群健康效应观察，疾病谱调查等职业人群流行病学研究工作。职业流行学调查结果更直接、更正确地反映了职业性有害因素的暴露对作业人群造成的健康损害的因果关系，提供其损害人体健康的客观依据；阐明外暴露、内暴露和效应剂量间的关系，由此做到在职业人群中早发现、早诊断和早治疗；研究职业毒物引起的特异性疾病和职业相关疾病在暴露人群中的分布特征，为阐明职业性暴露与职业性疾病和个体间的联系、提出或验证职业性接触限值和针对性预防措施提供科学依据。

与有关学科的关系 工业毒理学是毒理学的一个分支，也是一门综合性学科，常需借助多个学科的成就和研究方法。基础毒理学、职业流行病学和环境科学是其主要研究基础，其发展与生物化学、分子生物学与遗传学、免疫学、药代动力学等基础学科有关，随着分子毒理学和分子流行病学的迅猛发展，工业毒理学的研究进入了新阶段。它借助生物学、化学、物理学、生理学、生物化学、病理学、卫生检验和数理统计等研究有害因素的毒性和作用条件；利用临床医学有关知识和流行病学的方法研究毒物对人体的优越性；还借助一些生产工艺和工程技术的基础知识提供预防措施的基本知识。此外，毒理学其他分支（如免疫毒理学、神经毒理学、行为毒理学、生化毒理学等）学科的理论和研究方法在工业毒理学中的应用，完善和促进了工业毒理学的发展，识别和鉴定作业环境中存在的化学物和新产业中不断出现的有害因素，为研究化学物质毒性作用、早期发现其对敏感器官的损害、阐明种属差异和毒作用机制以及外推等方面提供了可靠的依据。

此外，时间毒理学应用于工业毒理学有益于指导动物实验的毒性评价、职业卫生和毒理学现场研究，还可提供评价和检测毒性的灵敏指标，并根据昼夜节律性的毒物，科学安排工人工作时间，避开毒性最大的时段，最大可能降低有害因素的毒性作用。

意义 工业毒理学识别和研究作业场所中存在的有毒有害因素，评价、预测和控制其对职业人群健康的影响，主要研究目的和任务是改善作业环境，防止职业性有害因素对人体造成损伤，以保护职业人群的健康，为制定职业卫生标准，确定无害作用水平，生物监测，为那些接触面广、危害大的毒物的职业性中毒早期诊断、早期防治提供科学依据。因此，积极开展工业毒理学研究工作具有重大现实意义和长远利益。

（林忠宁）

zhíyè liúxíngbìngxué

职业流行病学（occupational epidemiology）

研究各类职业人群中健康与疾病的分布以及影响分布的因素，并研究其监测、控制与预防措施的科学。是应用流行病学方法研究劳动条件对职业人群健康影响的一门科学，是流行病学与劳动卫生学、职业医学相互渗透结合的边缘科学。

发展简史 18 世纪英国著名外科医生波特（Percival Pott）发现扫烟囱工作和阴囊癌相关，是职业流行病学史上第一个职业性癌症的案例报告，被认为是临床职业流行病学的首创者。1851 年法尔（William Farr）在英国进行的第六次人口普查时增加了职业一项，有人认为他是开展调查职业与死亡之间关系的第一人。1950 年左右多利（Doll）和希尔

(Hill) 首先设计了肺癌与吸烟关系的病例对照研究和队列研究。塞尔策 (Seltser) 采用队列研究调查 1951~1958 年间死亡的 3 521 名放射病人，发现职业暴露对放射人员白血病的死亡是五官科医师的 2.52 倍。中国采用职业流行病学方法开展调查研究在 20 世纪 50 年代就已开始；20 世纪 70 年代后期才开始比较系统地运用职业流行病学方法进行调查研究，大多侧重于非已知的职业性危害，特别是 8 种职业性肿瘤回顾性死亡率调查。在调查中，职业暴露的生物学梯度（剂量 - 反应关系）分析已成为评价因果关系不可缺少的依据。

研究对象 围绕职业人群、个人生活与居住环境及社会环境、工作环境（包括职业暴露的性质、强度、时间、防护等）、健康结局（疾病及有关健康指标）4 个方面收集资料，在控制有关因素的影响后，客观评价工作环境与健康的关系。

研究内容 ①研究职业病的发生分布规律，预测发病趋势，评价防治效果。②研究暴露和疾病之间的因果关系，识别新的职业性有害因素。③研究暴露和疾病的剂量 - 反应关系，为制定卫生标准提供依据。④研究特定人群中的多发病及与工作相关疾病。⑤评价健康监护资料。

调查内容 主要调查内容包括：①接触水平的观察与估计。通过对作业环境有害因素时空分布监测，估算个体或群体接触剂量。②职业人群健康状况。包括门诊记录、职业病档案、既往史、家族史、生育史、个人生活方式、嗜好等，利用现有记录或针对性检测分析职业人群的健康状况。③人口统计资料。包括厂矿、地区或全国的人口统计资料。④职业接触史资料。包括作业史记录、作业环境监测资料、生物监测资料等。⑤职业人群的健康效应资料。包括一系列生理、生化、生物学检查等各项指标。⑥相关危险因素资料。包括年龄、性别、遗传因素、吸烟、饮酒等生活习惯以及社会经济、自然环境条件等。

调查设计的基本要求 ①明确调查目的。根据调查目的选用合适的调查方法、内容，确定调查对象和样本含量。调查研究目的一般包括调查致病原因、阐明致病条件、寻找暴露 - 反应关系、评价预防措施效果等。②确定调查人群。研究对象是根据研究目的确定的。研究对象应该明确界定，明确"暴露"和"非暴露"的定义。③对照人群选择。对照包括内对照、外对照和自身对照三种类型。正确选择对照人群关系到调查结论的准确性，必须考虑职业人群存在的健康工人效应（见健康工人效应）。④确定暴露和疾病的含义。暴露和非暴露应该有明确的定量标准，对疾病也应有明确的疾病定义。⑤表格的设计。要根据调查目的设计调查表和分析表，并规定填表和分析的方法和要求。调查表应有较高的信度和效度。

研究设计类型 由于现场干扰因素极为复杂，职业流行病学调查需要搜集相当数量的资料，特别是在研究有害因素的慢性影响时，常需长期观察累积资料才能进行分析、评价。职业流行病学调查多为分析性流行病学调查，常用横断面调查、队列研究、病例对照研究。探讨剂量 - 反应关系，评价因果关系，检验病因假设，是职业流行病学的基础，其关键是对两组或两组以上的人群进行对照研究，用率或比的比较来解释和说明问题。包括描述性研究和分析性研究。

描述性研究 用于描述疾病在不同时间、空间、不同特征人群中的分布，还包括临床病例报告和临床"病例系列"。单纯描述性研究无法检验病因假设和评价因果关系，因为描述性研究的数据只是来自登记和自下而上报告、人口普查、疾病普查、企业的劳动统计等资料，所以，描述性研究无法肯定某物质是否是引起某病的原因。

分析性研究 为检验病因假设和评价因果关系提供根据。职业流行病学中常用以下 3 种形式的调查研究：①队列研究。对暴露于不同程度的可疑病因因素的队列成员进行随访，获得队列成员的发病、死亡或其他健康结局的信息后，并与标准（或参照）人群进行比较。队列研究更符合职业流行病学的目的要求。队列研究可分为前瞻性和回顾性两类。前瞻性队列研究中，在暴露人群确定时，疾病还未发生，必须经过相当长的时期，疾病才表现出来；而在回顾性队列研究开始时，疾病已经发生在暴露人群之中。实际工作中，较多采用回顾性队列研究。尽管回顾性队列研究存在一定的偏倚，但仍是国内外研究职业性有害因素致病作用的可行方法。②病例 - 对照研究。根据病例和对照的过去暴露情况，估计疾病与暴露之间的关系，是从已知疾病入手，研究引起疾病的可能暴露因素。病例 - 对照研究是评价和筛选职业危害因素的重要的职业流行病学方法。病例 - 对照研究通常局限于一种疾病或健康结局状态，难以满足实际工作中对职业性危害因素进行全面评价的要求。③横断面调查。通过对特定时间内的职业人群有关暴露因素与疾病或健康结局状况关系的描述，掌握职业人群中疾病或健康结局状况的分布，为病因研究提供线索。在职业医学历史上用横断面设计进行过大规模研究，获得不少具有实际价值的结论，对职业病的防制发挥重要作用。但是横断面研究只能获得病因线索，无法做出病因推断，不能得到具有普遍意义的因果关系结论。

与描述性研究相比，分析性研究似乎更重要，但在职业流行病学调查中，描述与分析常不可分开，分析性研究报告中也常包括人群发病状况的描述，描述性和分析性研究通常是结合起来使用的。

职业流行病学方法的优势

①职业流行病学调查的人群一般为有组织的人群，有统一的管理，其生活方式、饮食习惯较为一致。②管理规范的工作场所一般都有较为完整可靠的历史资料，这些资料都可以直接利用。调查的样本量容易取得，调查人群容易集中，节省人力物力，前瞻性研究的随访相对一般人群容易。③职业流行病调查可以与职业卫生日常检测工作结合起来，节省时间。④开展职业流行病学研究主要是在厂矿、机关团体，也可在社区一般人群中把职业作为一项独立变量来分析研究。

存在的主要问题

①职业流行病学调查不可避免地存在应答者偏倚，工人在得知调查目的后，会夸大职业危害对自身的影响。②多种职业性有害因素的联合作用的研究有待加强。③新化学物质以及新型产业存在的职业危害

需要给予足够的关注。④职业性有害因素（如有毒化学物质）的中间代谢产物对机体影响的研究亟待加强。④职业分子流行病学研究仍然较少。

（张正东）

jiànkāng gōngrén xiàoyìng
健康工人效应（healthy worker effect）

职业流行病学研究中，如采用一般人群作为参照，可观察到暴露于某种职业危害的工人的总死亡率较一般人群低的现象。这类职业工人多为年轻人和中年人，且都进行过体格检查才从事该职业，故他们比一般人群更健康，因此，工人群体的总发病率与死亡率低于一般人群；同时，患有严重疾病或缺陷的人不能从事某些职业。因此将工人死亡率与一般人群死亡率相比时必须考虑这一效应。

健康工人效应是典型的易感性偏倚（选择性偏倚）。当研究某种职业毒物对机体的危害时，常以接触毒物作业的工人为暴露组，以不接触毒物的工人或一般人群为非暴露组。鉴于工作性质的需要，许多对接触毒物不适应者已调离此类工种，同时由于招工的限定，接触毒物工人本来的健康水平就较高，对毒物的耐受性较强。因此，即使所研究的毒物对人体有害，在分析结果中会发现接触毒物工人的死亡率或某些疾病的发病率反而低于不接触毒物的工人或一般人群，因而得出该毒物对人体无害甚至有保护作用的错误结论。如调查喷漆的职业暴露与患支气管哮喘的关系时，那些对油漆气味过敏或耐受性差的人，可能一开始就不选择喷漆的职业，或虽然选择了这一职业但因不适应而很快调离该岗位，采用病例－对照研究方法，将会

低估暴露油漆后产生支气管哮喘的作用，甚至可能得出暴露油漆与支气管哮喘无关的相反结论。

健康工人效应是职业流行病学研究时常需考虑的因素之一，正是由于此效应的存在，降低了暴露因素与疾病之间的真实联系。在评估职业暴露对作业人群健康影响时，如果忽略了健康工人效应这个因素，得出的结果将无法真实反映职业暴露与职业病之间的联系。

（张正东）

zhíyè xīnlǐxué
职业心理学（occupational psychology）

从人与职业的自然和社会环境关系的角度，研究个体或群体在职业生涯中心理活动的特点、规律和职业适应性的一门学科。是应用心理学的分支学科。

学科简史 20世纪初，为适应现代工业化发展带来的劳动分工精细化以及对人－职匹配越来越高的要求，职业心理学应运而生并得以发展。其前身被称为技术心理学、工程心理学。相关学科包括人事心理学、工业心理学、劳动心理学、工程心理、动力心理学、管理心理学、环境心理学和职业社会心理学。

研究方法和领域 职业心理学的研究遵循客观性、发展性、联系性的原则。通过观察法、调查法、实验法、测验法及现代技术手段开展研究，同时运用国内外现有的心理测验，创建适合国情的心理测验方法。职业心理学研究领域主要包括：①通过工作和职业分析，研究构成职业的各种成分的性质、特点及所需专业知识、技能等。②以职业适应为中心，探讨职业活动中的心理适应性及其与职业活动的相互影响。③针对职业兴趣、能力、技能、

人格等与职业活动有关的个性心理特征，开展职业性研究。④根据职业要求和个人条件对求职者进行指导与职业咨询。⑤利用心理学原理，研究开展职工培训的理论、原则和方法。兴起的职业生涯规划、职业管理等其他研究进一步丰富了职业心理学的研究领域。然而，在职业卫生与职业医学领域，职业心理学的研究重点在于职业活动和职业环境对从业个体或群体心理的影响及其相互作用，旨在为采取相应的有效防治措施提供科学依据。

研究内容 职业心理学主要研究人们在选择、从事和改变职业方面的个体差异和特点。既包括职业选择、职业指导和职业教育等内容，又包括职业咨询。以人的能力为基础，利用各种心理测验工具为方法和手段，帮助人们选择适合自己个性和能力的职业。

心理状态 职业活动中的心理状态包括：①疲劳心理（tired psychology）。即疲劳时出现的无力感、注意失调、感觉失调、动觉紊乱、技艺和思维障碍、意志衰退及睡意等，疲劳达到一定程度会影响工作，使效率降低。②单调心理（monotonous psychology）。与总是进行单一枯燥和短时操作的工作有关。单调状态造成的主观影响包括倦怠、瞌睡感觉、情绪不佳、无聊、中立态度等。改变单调的方法包括使工作复杂多样、改变工作操作和作业节律、实行间隔和启用其他刺激。③紧张心理（stress psychology）。分为兴奋型和抑制型，改善紧张心理的方法包括进行具有科学依据的职业心理选择，对从业人员进行情绪意志和道德特性的教育，形成最为适宜的心理环境，以及

使工作条件最佳化等。

职业活动 作业的设备、过程和环境中存在诸多因素，不仅影响从业者的生理，而且可对其心理造成不良影响。职业性有害因素广泛存在，尤其是物理性因素，如轮班作业、单调作业、高空/高速作业、视屏终端作业、空调环境作业、超净环境作业、接触毒物作业和脑力劳动等。另外，现代工业发展带来的劳动分工精细化、对人－职匹配的要求升高以及就业竞争压力加大，导致特殊职业人群的心理问题日趋明显。①单调作业（monotonous work）。指重复不变又刻板简单的工作过程。在现代工业生产过程中极为常见，包括简单、刻板且重复的操作活动和从事观察、监视仪表的工作。单调作业可能导致不同程度的单调心理状态，长期单调作业违背了人追求新颖、寻找刺激的基本需要，容易引起抑制和疲劳，易使劳动者患失眠、抑郁症和肠胃疾病，还可能使劳动者身心健康水平、劳动和生产能力下降，缺勤率增高，工伤事故增多，甚至不想参加任何社会活动等。因此，单调作业作为可能危害劳动者心理健康的职业性有害因素，应该受到人们的关注。②夜班作业（night work）。指在一天中通常用于睡眠的时间里进行的职业活动。轮班工作（shift work）是对劳动者身心影响最大的作业。夜班作业的劳动者对复合信号刺激的反应时间明显延长，警惕性明显降低，对工业监督检查和自动化生产中仪表监视与调整的工作不利。现代流行病学的调查结果表明持续从事夜班作业者，其神经症状、心脏病的发病率均高于白班者。此外，变动频繁、无章可循的工作也会造成生活节律

紊乱、睡眠障碍、精神不安、食欲不振等。③工作紧张（job stress）。指工作环境或工作环境与个体特征间相互作用的结果会造成劳动者急性心理或生理的紊乱。这些急性反应或紊乱如果长期存在会导致各种疾病，主要包括高血压、冠心病、酒精中毒和精神疾患。工作紧张也会增加工作场所暴力事件发生的危险性。另外，在紧张、危险的工作过程中，注意力需要持续高度集中，导致心理过度紧张、压力与责任过重，易出现神经精神症状，可能增加罹患支气管哮喘、指震颤与痉挛，消化不良、消化性溃疡和慢性皮肤病的危险性。

职业环境 不良的工作环境（如理化环境、轮班工作、时差、长时间工作）和工作压力高（如工作要求高、报酬少）是一些职业心理风险的常见原因。①物理性因素。工作场所明亮充足的光线可以改善劳动者的心理状态。噪声破坏某些工作所需的宁静环境，妨碍注意力集中，使人产生烦躁情绪，其程度与噪声的强度、频率及持续时间等有关。工作场所的气温、气湿和气流均会影响劳动者的心情和工作效率，特别是高温环境可降低劳动者中枢神经系统的兴奋性和适应能力。在高温环境中，人体感到不适，产生疲倦感、厌烦情绪，出现无力与嗜睡等症状，使工作能力下降、错误率增加；随气温增加，对神经心理活动的影响会更加明显；此外，高温环境使机体体温调节功能减弱，热平衡失调，易促发中暑。②化学性因素。工作场所化学毒物急性暴露会导致脑组织损伤，影响人的认知能力和行为；中低剂量慢性暴露会引起焦虑与心理紊乱。铅暴露（血铅浓度升

高）会引起焦虑和抑郁，甚至低浓度铅暴露也会影响与情绪和行为失调相关的蛋白激酶 C，此被认为是许多精神疾病的特征之一；铅暴露对具有情绪失调遗传易感性者来说，是紧张刺激因素。高浓度有机汞急性暴露和慢性暴露的神经毒性，会导致焦虑和抑郁的发病率增高。有机磷农药广泛用于农业生产，其吸收快，继而产生毒作用；急性和中等程度的有机磷中毒诱发抑郁、焦虑和易怒。有机溶剂暴露易诱发抑郁和情绪紊乱。人造纤维制造工人由于慢性暴露于二硫化碳，可出现抑郁和其他神经功能紊乱。工作场所的气味也会改变人的情绪、认知能力和行为。一些气味能够增加情绪反应和活动能力，如令人厌恶的气味会使抑郁患者更加抑郁。劳动者可能暴露于工作场所的各种不同气味和刺激性气体，如酿酒业或屠宰车间的工人，可能长期暴露于刺激性气味；此外，浓度过高的香气也会造成刺激性。气味敏感的人易患多种化学物敏感症。必须指出，一些化学物质可能在低于气味检测值的浓度时产生刺激作用，因此有必要建立有气味的或刺激性化学物质的职业暴露限值，以促进职业安全与卫生。③生物性因素。日常工作环境中，感染因子（细菌、病毒、真菌等）、带有微生物内毒素的污染物和空气过敏原普遍存在，上呼吸道感染率高时，过敏率也非常高。当情绪失调患者暴露于高浓度过敏原环境时，过敏症状的严重性与抑郁症状的严重性相关。此外，生物性因素可诱发上呼吸道炎症，导致脑组织中细胞因子基因表达增加，实验动物抑郁样行为增加。因此，努力减少工作环境中细菌、病毒、污染物和过

敏原的暴露，有利于劳动者的心身健康。④生产性粉尘。在粉尘暴露的工作环境中，常存在多种职业性有害因素，可影响多种生理功能，出现心理紧张反应，使工作能力下降，最终可诱发尘肺、导致劳动能力丧失。⑤工作中人际关系。劳动者间存在互相支持、保持中立或充满矛盾三种基本关系。根据人际关系的好坏可以评估大部分职业人群中抑郁的发生率及其严重程度。一方面，得到社会支持和承认可以调整工作紧张对抑郁的影响；另一方面，工作时劳动者间的冲突可能与精神疾患危险性增加有关。工作中暴露于威胁和暴力，是引起男女劳动者出现抑郁和紧张相关疾病的危险因素。⑥性别。就工作相关的危险因素和刺激而言，男女心理疾病的诱因不同。加拿大的一项研究显示，工作高度紧张的男性和缺乏决定权的女性发生抑郁的可能性会增加，缺乏群体支持的环境与男女抑郁症的发生均有关。女性旷工比男性多，非常可能的解释是女性健康状况较差，容易出现各种体征、失眠、偏头痛等，并且女性较男性更易发生抑郁和焦虑。但是，一般女性有自杀企图的较男性多，而男性有杀人想法的较女性多。

特殊人群 不同种类且各具工作特点的职业人群，其心理状况及其变化规律也不尽相同。研究不同职业人群心理问题及其防治措施是职业心理学的重要组成部分，而阐述影响特殊职业人群心理的职业性因素是促进劳动者身心健康、提高劳动生产力和工作效率的必然要求。特殊职业人群心理问题尤其需要关注，包括驾驶员、警察、军人、海员、矿工、教师等。针对这些人群，应

采取针对性的防治措施，才能真正有效地维护特殊职业人群的心理健康。

健康促进措施 首先，可以尝试改变产生心理问题的职业环境，如消除工作中的繁重部分或减轻工作负担，使工作时间安排更具弹性、更合理，听取别人的意见与建议，参加培训和积累工作经验来提高工作技能，设法解决与上级、同事或下属的矛盾与冲突，承担多样化的工作，适度调整工作等。其次，对职业环境进行再认识，与他人的有利条件进行比较，多体会环境中的积极因素，少考虑消极因素，改变工作中的优先事项并使其与工作环境更加一致。第三，一方面解决好心理问题本身，采用各种放松方法，如"入静"或意念反馈，参加瑜伽、体操和娱乐等健身活动，这有利于与心理紧张密切相关的心动过速和高血压等防治。此外，要正确认识职业对心理健康的客观影响；从健康的角度正确对待自己从事的职业；善于运用自我激励法；注意心情调适、维持心理平衡；了解自己的生物节律周期；积极做好职业心理保健，包括提倡积极的休息、适宜的工作紧张度、调节工作节奏等。另一方面，企业应努力创造良好的工作环境，减少和控制各种不利于身心健康的有害因素，使作业人员在工作时处于最佳心理状态，从而维护从业人员身心健康、提高劳动生产力。

（金永堂）

zhíyè jǐnzhāng

职业紧张（occupational stress）

个人素质（体力、知识、经验、技能等）与职业环境因素对人提出的要求（工作负荷、复杂性）和职责等不相适应，导致工作需

求超过个体应对能力而个体又无力控制或更改时造成的心理紧张状态。

模式 为明确紧张是如何产生的，以及如何应对紧张，首先需要探讨职业紧张模式。理想的职业紧张模式阐明了产生紧张的源头（作业环境）、易感者（个体特征）和影响或制约应激反应因素（家庭及社会支持）间的交互作用、过程及紧张效应后果。职业紧张与健康模式即 NIOSH 模式（美国国家职业安全与卫生研究所，National Institute of Occupational Safety and Health，NIOSH）

（图1）和生态学模式（图2）是有一定代表性的职业紧张模式。

NIOSH 模式将职业紧张视为作业条件或作业环境存在的职业紧张因素和个体特征的交互作用，并考虑相关制约因素导致的急性心理或生理学状态的紊乱。这些急性反应或心理、生理状态的失衡可导致一系列和紧张有关的心身疾病的产生，如高血压、冠心病、心理障碍等。

生态学模式是运用人类生态学理论，着眼于人类发展需要的微观和宏观环境提出的。职业紧张应激源包括4个层次。①微观

环境体系。指与作业者直接联系的环境，包括作业场所的具体环境、作业结构、作业内容、作业条件等，以及作业与工人技能的适应性。②相关环境体系。指工会及班组管理系统的组织结构、服务功能、文化政策取向。③周边环境体系。指影响工人的区域内经济情况、政治气候、社会风尚，以及直接相关的社区状况。④宏观环境体系。指直接或间接影响工人利益的文化、社会规范、传统，以及政治和经济政策。

来源 即紧张因素，对紧张的发生及程度有重要意义。紧张因素包括个体特征和职业性因素。

个体特征 包括性别、A 型性格特征（或 A 型行为）和职业经历。

性别 不同性别的生活方式包括家庭责任与工作责任的相继发生和家庭与工作责任的同时发生，后者正经历着多重任务的紧张状态。

A 型性格特征（或 A 型行为） A 型性格特征有如下特点：①时间紧迫感，这类人欲望很高，常感时间紧迫，做事极不耐心，言谈举止也快速伶俐。②竞争性，个人奋斗的心理表现得十分充分，具有高度的竞争力。③敌对性，这类人常表现出明显的敌对性格。这些性格特征决定了 A 型行为者更容易产生职业紧张。

职业经历 工作缺乏保障、担心失业、退休、过度地赞誉、过快地提升和达到事业顶峰都可导致紧张。

职业性因素 包括角色特征因素、工作因素、组织因素、人际关系因素和工作环境因素。

角色特征因素 角色特征因素包括：①模糊，指工作量大或任务超重，前者由于无足够时间

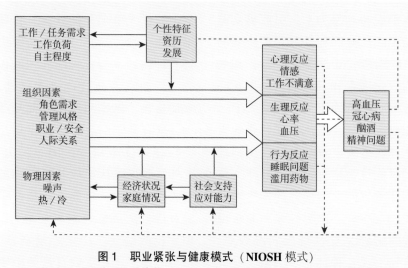

图1　职业紧张与健康模式（NIOSH 模式）

注：⟹ 表示主要效应； ⟶ 表示影响作用； ------ 表示反作用

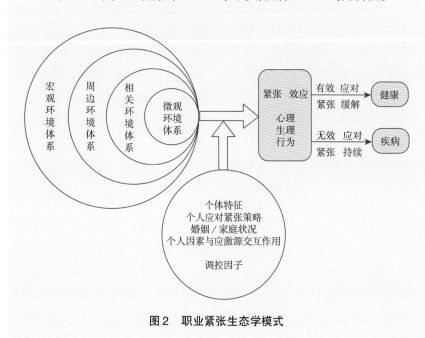

图2　职业紧张生态学模式

完成任务，后者由于个体能力或技能低下而不能完成任务。②任务冲突，即表现在两个体需求之间的冲突，个体同时接受的多个任务之间的冲突。③个体价值，如大材小用的冲突及角色间的冲突等。

工作因素　与职业紧张有关的工作特征表现在 4 个方面。①工作进度，包括机器的进度和人的进度，进度越快越紧张。②工作重复，重复越多、越单一，越易紧张。③轮班工作，指不合理的轮班制度可影响人的生物钟，导致紧张。④工作属性，指工作种类、工作所需知识和技巧不足引起的紧张。

组织因素　与职业紧张有关的组织关系特征包括各种管理体制，如有效协商、工人参与工作决策、工作安排缺乏有效协商、对工人行为限制过多等。

人际关系　因素个体间或上下级间关系较差会导致相互不信任、不支持，影响情感和工作兴趣，这些都是造成紧张的重要原因。

工作环境因素　工作场所的照明、噪声、温湿度、空间、环境卫生、空气污染等均直接与紧张发生及其程度有关。

表现　长期过度的职业紧张对个体不利，可产生心理、生理和行为等多方面的变化。

心理反应　主要表现在情感和认知方面。可出现工作满意度下降、抑郁、焦虑、易疲倦、感情淡漠、注意力不集中、记忆力下降、易怒、回避社会活动，个体应对能力下降等现象。

生理反应　引起神经内分泌功能紊乱，可致肾上腺素和去甲肾上腺素分泌增加，导致血中游离酸和高血糖素增加。可出现血

压升高，心率加快，血凝加速，皮肤生理电反应增强，血和尿中儿茶酚胺和 17-羟类固醇增多，尿酸增加。

行为表现　行为异常主要表现在个体和组织两个方面。个体表现是吸烟、酗酒、逃避工作、怠工、频繁就医、滥用药物，食欲不振，敌对行为；组织上表现为旷工、缺勤、事故倾向、生产能力下降、工作效率低下等。

精疲力竭　职业紧张的直接后果，是个体不能应对职业紧张的最重要的表现之一。精疲力竭症状包括：①情绪耗竭。指个体的情绪资源过度消耗，表现为疲乏不堪、精力丧失、体力衰弱和疲劳。②人格解体。自我意识障碍，体验自身或外部世界的陌生感或不真实感（现实解体），体验情感的能力丧失（情感解体），表现为对他人消极、疏离的情绪反应，尤指对职业服务对象的麻木、冷淡、激惹的态度。③职业效能下降。职业活动的能力与效率降低，职业动机和热情下降，职业退缩（离职、缺勤）以及应付能力降低等。

控制与干预　包括国家立法、组织措施、健康促进和增强个体应对能力。

国家立法　立法明确生产技术、劳动组织、工作时间和福利待遇等制度都有利于促进生产、减少或避免个体产生心理、生理负面影响，保证个体的职业安全与卫生，获得自主决策权利，得到承认和尊重以及以主人翁态度参加生产计划、民主管理等。

组织措施　在工作方式和劳动组织结构的设计和安排上尽可能符合卫生学要求，以满足作业者心理需求，提高自主性和责任感，促进职业意识，充分发挥职

业技能。

健康促进　开展健康教育和健康促进活动，增强个体应对职业紧张的能力。

增强个体应对能力　增强个体应对能力的因素主要是社会支持，包括：①情感支持，在遇到困难时可从朋友处得到安慰。②社会经济上、技术、工具或任务等支持。③信息支持，获得有关任务的信息，并得到相应的指导和帮助。

（牛　侨）

jìshùxìng jǐnzhāng
技术性紧张（technological stress）　职业人群个人素质与新技术环境不相适应，导致职业人群产生的心理紧张。包括两个方面来源：①新技术如计算机技术、机器人自动化技术、电子化技术以及现代信息网络技术的产生和广泛应用，而职业人群无法及时掌握熟练该类技术，在从事作业过程中出现紧张。②新技术的应用使得职业人群的工作稳定性受到威胁，如自动化和机器人等的广泛应用导致企业需要的人员大量减少，大批职员因此被解雇。职业人群担心被解雇而形成职业紧张。

控制措施：①开展新技术培训，及时学习和不断掌握熟练新技术。②增强个体应对能力，如加强锻炼、提高个人身体和心理素质，或多方面寻求社会支持帮助。

（牛　侨）

zhíwùxìng jǐnzhāng
职务性紧张（job stress）　职业人群相关职位、职务提出的要求与个人能力行为之间的不平衡产生的心理紧张。来源为工作量过大、工作冲突、加班、从事不喜欢的职业、工作中大材小用，以

及由此引起的对上级不满、对工作地位不满意、与同事或上级之间关系紧张等。

控制措施：①在工作方式组织结构的设计和安排上尽可能满足作业者心理需求，提高自主性和责任感，促进职业意识，提高职业满意度。②开展职业健康教育和健康促进活动，提高个人身体和心理素质，或多方面寻求社会支持帮助。③通过各种途径获得各种社会支持，主要是社会情感支持，从而增强职业人群对职业紧张的应对能力。

(牛侨)

zhíyè wèishēng fúwù

职业卫生服务（occupational health service，OHS）

促进和保持作业工人身体、精神和社会活动的最高健康水平，改造和优化职业环境并使之适合工人生理和心理要求，增强和保护工人适应职业环境的能力和信心，控制和预防职业环境对工人健康的影响的卫生服务。1985 年国际劳工组织修订 OHS 定义为：OHS 基本上是预防性服务，要求雇主、职工及其代表，建立和维持能保证工人安全与健康的工作环境，使工作适合于保持工人体格和精神健康。同时，将初级卫生保健和治疗工作纳入 OHS 内容。2003 年国际劳工组织/世界卫生组织职业卫生委员会提出了基本职业卫生服务［essential（basic）occupational health service，EOHS］，即起码应达到的职业卫生服务。

基本内容 OHS 的核心是企业作业者的健康问题，一般包括：①职业安全卫生状况。包括分析生产工艺；收集生产过程中化学物质及相关资料；根据现有资料回顾职工卫生状况；了解新仪器设备的改变计划；总结劳动力特

征；职业卫生知识认识程度；个人防护用品的使用；工作场所安全措施；病伤造成的人力和经济损失；职业卫生与安全的经费预算。②工作环境监测。是 OHS 的关键之一，包括职业卫生条件和潜在有害因素监测；防护装置和防护用品的监测；工作组织情况与工人心理因素监测；人体工效学因素监测；暴露控制系统运行效果监测。③健康监护。包括开展健康体检（包括就业前体检、定期体检、更换工作前体检、离开时体检、病伤休假后复工前体检和意外事故者接触者体检等）；高危和易感人群体检；有关职业危害资料的收集、发布、上报和传播；急救设备的配置和应急救援组织建立；职业病伤的诊断、治疗、抢救和康复服务。④健康危险度评估（health risk assessment，HRA）。综合职业环境监测和健康监护资料，依次进行健康危险度评估；包括确定职业性有害因素；确定人体暴露的特定有害因素；确定有害因素危害健康的特征；确定暴露个体或群体的特征；评估工作事故和主要职业性有害因素的危险度；控制措施评估与建议。⑤健康教育（health education）与健康促进（health promotion）。OHS 机构应以适当的方式将职业环境监测结果和潜在危害提供给雇主、工人及其相关组织；雇主有义务知道职业危害并对工人进行安全卫生的教育培训；工人对职业危害有知情权，并接受有关预防和控制职业危害、保持身体健康的教育，提高自身防护意识。企业、工人、工会等应联合起来预防和控制职业危害，促进工人身心健康。⑥其他。实施与工人健康有关的初级卫生保健服务，包括预防接种、常见病

诊治、公共卫生教育等。另外，各行业应根据自身特点，针对性开展 EOHS 和 OHS 活动。

模式 世界各国或同一国家不同地区间或同一地区不同企业间职业卫生服务模式各异。一般有独立职业卫生服务、联合职业卫生服务、职业卫生与一般卫生保健相结合服务等模式。①独立职业卫生服务。很多国家规定职工人数超过指定数目的企业应设置自己的 OHS，承担 OHS，有些国家还规定在企业工作达到一定时间的医生必须参加 OHS 工作。一般大型企业或企业集团均有为自己服务的 OHS 机构和服务人员。这种服务模式的优点是，能较全面收集企业作业场所职业卫生与安全资料、有效控制和消除职业危害、及时对作业者进行健康监护和必要的救治。缺点是需要与外界卫生保健服务保持必要的联系，从而提高自己的服务水平；此外，卫生服务资源得不到充分利用，故这种服务模式正在逐步减少。②联合职业卫生服务。非营利性服务模式，具有一定的规模和服务质量。它由包括企业雇主和工人代表在内的人员共同管理，主要为中小企业提供 OHS。企业则根据为他们提供服务的情况来付费。优点是既减轻了中小企业自身设立 OHS 机构的负担，又使他们能够得到有效的灵活多样的职业卫生服务。缺点是 OHS 工作人员缺少与所服务工作场所和作业者的日常接触，难以获得全面的职业卫生信息。③职业卫生与一般卫生保健相结合。各种社会卫生保健机构充分利用各种社会卫生资源，共同承担 OHS 任务。既使作业者得到了企业无法提供的职业卫生服务，又提高了社会卫生保健服务机构的使用效

率与效益。但广泛的卫生保健服务可能会忽视 OHS 的特殊性，广泛的治疗工作可能会影响 OHS 的预防性工作。这就需要将 OHS 与一般卫生保健服务同等重要地结合起来，互相促进与提高。这种模式具有明显的优点，越来越受到人们的重视。

具体的服务机构又可分为以下几种。①国家卫生服务。以区域为基础的为大型工业企业和大规模人群服务提供 OHS。②社区卫生保健中心。向社区居民提供初级卫生保健的同时，向位于社区的小型企业或居住在社区的各种职业人员提供 OHS。③社会保健机构。由社会保险机构提供 OHS。雇主或作业者向社会保险机构交纳相关费用，社会保险机构向其委托的提供 OHS 服务的机构支付费用。受委托的服务机构可以是具有资质的卫生服务机构或个人。④私人卫生保健。由以营利为目的的私人开业医生提供 OHS，在一些西方国家多见。费用的提供者可以是国家、企业或雇主、作业者、自主经营者，或按比例联合提供经费。优点是灵活方便，一般高付费能得到高质量的 OHS。缺点是提供服务者关心营利，低付费时其服务质量可能会受到影响，而且服务者不参加管理，服务质量难以有效控制。

特点　随着中国经济体制改革的深入、市场经济的建立和产业结构的调整，中国的 OHS 管理模式在吸收世界先进职业卫生管理经验的基础上正在逐步加以调整，努力建立和完善适合中国国情的有中国特色的 OHS 服务体系。主要体现在：①2002 年 5 月 1 日，正式实施的《中华人民共和国职业病防治法》及其他配套相关法规，初步完善了中国的职业卫生法律法规体系。②职业卫生服务职能由疾病预防控制和其他卫生服务机构承担，而独立的综合性卫生监督机构承担职业卫生监督的工作，实现了职业卫生服务与职业卫生监督分离。③除督促企业参加社会医疗保险外，还着重落实企业参加工伤保险，确保职业病和工伤应有的医疗待遇。④OHS 对象调整为所有职业和职业人群，不仅强调对存在的旧职业危害的防治与控制，而且还要注意新产生的职业危害。⑤建立社会化 OHS 体系，根据"谁受益，谁付费"的原则，建立职业卫生补偿机制。⑥建立 OHS 资质认证制度和职业卫生服务评价体系。⑦建立"个性化"OHS 模式，为不同作业者提供卫生服务。⑧结合高新尖科学技术发展，建立新的职业危害因素评价体系；加强健康教育与促进，更好地开展 OHS；深入开展 OHS 研究，建立符合中国国情的 OHS 体系，保障劳动者健康，促进经济发展。

体系　中国建立了国家级、省（市）级、县级和乡镇级 4 级 OHS 机构。各级 OHS 机构任务和目标既互相衔接又互相补充，基本形成了完整的 OHS 体系，为防治职业危害、保证作业人员卫生安全提供了保障。各级 OHS 机构各司其职。①国家职业卫生服务与职业病预防控制机构主要职责是为国家职业卫生政策提供理论支持；为国家职业卫生和职业病防治提供技术支持；负责研究制定职业卫生有关法规、规章和标准等；组织实施职业病预防控制重大项目；组织编写国家职业卫生培训教材，承担国家级职业卫生教育与培训工作；组织实施职业卫生服务机构国家级资质认证工作；承担国家级职业卫生监测实验室质量管理工作；领导和开展相应的职业卫生服务工作。②省（市）职业卫生服务与职业病预防控制机构，主要在其辖区内开展工作：接受国家职业卫生服务与职业病预防控制机构的指导；承担职业卫生业务指导、咨询工作；领导和开展相应的职业卫生服务工作；组织实施重大职业卫生项目；负责职业卫生服务机构的资质认证和管理工作。③县级职业卫生服务与职业病预防控制机构，主要在其辖区内开展工作：接受上级职业卫生服务与职业病预防控制机构的指导；为企业和劳动者提供基础职业卫生服务；为企业和劳动者提供职业卫生服务指导；开展日常职业卫生知识宣传；指导并监督用人单位执行职业病防治法及相关法规。④乡镇及社区卫生服务机构，一般没有专门的职业卫生与职业病预防机构，由相关卫生服务机构在其辖区内履行 OHS 职能，主要包括：接受上级职业卫生服务与职业病预防控制机构的指导；为企业和劳动者提供职业危害和防护知识咨询；为企业和劳动者提供职业卫生服务咨询；督促企业执行职业病防治法及相关法规；面向劳动者开展基本职业卫生知识与法律法规的宣传普及工作。

（金永堂）

jīběn zhíyè wèishēng fúwù
基本职业卫生服务（essential occupational health services, EOHS）　以初级卫生保健的形式，向劳动者提供科学合理的且能被社会所接受的政府服务，包括制定相关政策以及加强安全、卫生和相关基础设施的建设等多方面的服务工作。EOHS 强调的是相关政策、基础设施建设、恰当的服务内容以及相应的专业服务人员四方面要素的协同作用。为实现职业卫生服务（occupational health services，OHS）的全球发展计划，2003 年 12 月，国际劳工组织（International Labor Organization，ILO）/世界卫生组织（World Health Organization，WHO）第 13 届联合会议，在总结以往经验的基础上，提出了基本职业卫生服务 EOHS，并由世界卫生组织、ILO 及国际职业卫生委员会（International Commission on Occupational Health，ICOH）共同推动并实施。

内容 EOHS 的宗旨在于满足劳动者的基本健康与安全需求，包括保护、预防与促进三个基本要素，具体内容包括以下几方面。①信息收集。收集工作场所卫生防护及职业病危害因素监测资料，以及历年职业病、工伤和其他疾病的资料。②现场监测。对工作场所职业危害因素进行识别、检测和评价，为制定相应预防控制措施提供科学依据。③健康监护。积极开展健康监护工作，以便早期及时发现职业病患者、高危人群和职业禁忌证，以达到预防和控制职业危害的目的。④风险评估。根据职业危害因素毒理学、工作环境污染水平，分析暴露人群的健康效应及其流行病学特征，对各种职业危害的风险进行定性和定量评价，改变以往单纯进行职业毒理学的评价，使职业卫生评价得更为切合实际。⑤危害告知和知识培训。EOHS 的首要任务。建立职业危害告知制度，使企业管理人员和作业者了解企业的生产和工艺情况，以及工作场所职业危害因素监测结果，以便其采取相应的预防控制措施。同样，职业卫生知识培训是增强职业卫生防护意识，积极采取自我保护的有效措施。在中国，这对乡镇企业和个体经济单位、教育水平较低的劳动者显得更为重要。⑥预防控制措施。EOHS 强调消除或控制职业性有害因素，保护劳动者健康。日常工作中，通过开展工作场所职业病危害因素监测、劳动者健康监护、健康风险评估等，指导企业采取适宜和有效的预防控制措施。⑦其他。EOHS 还包括开展职业危害应急处理、职业病诊断与治疗等内容、全科医学服务和康复服务等，并在实施过程中建立相关档案，开展绩效评估等。

原则 因地制宜，结合本地实际情况和相关资源，争取社会各方面的支持，在社会公共卫生机构提供技术指导下开展工作。具体工作包括：①创建良好的基本职业卫生服务环境。根据实际情况制定相关的政策，并提供足够的经费。②提供各种职业病危害因素的预防信息。确保每位劳动者能够准确获得这些信息。③进一步完善对健康风险评估的管理。建立完善的职业病危害因素数据库，并对所采取的干预措施进行跟踪评估。④各国应建立 EOHS 标准。重点放在一级预防，使大多数的高危人群得到保护。⑤开创全新适宜的 OHS 模式。使小型工厂特别是小作坊的劳动者也能充分得到 OHS。

模式 由于各国或不同地区经济发展水平和体制的不同，企业的规模、生产性质和地理位置等存在差异，单一模式的 EOHS 不能满足不同层次劳动者的需要，有必要因地制宜针对性地选择适合本地区实际的职业卫生模式。EOHS 模式是以社区为单位，围绕着如何预防控制工作场所职业病危害因素而开展相关职业卫生服务。服务人员包括接受过 OHS 培训的全职或兼职全科医生和护士。2006 年 8 月至 2009 年 8 月，中国卫生部在全国 19 个地区开展了 EOHS 试点工作，以此探索建立中国 EOHS 体系和监督管理体系，提出适合中国不同经济发展地区开展 EOHS 的模式。此项工作实践与积累，对探索中国特色的 EOHS 具有重要意义。

（金永堂）

rénrén xiǎngyǒu zhíyè wèishēng

人人享有职业卫生（occupational health for all） 通过关照易发生职业危害的高危群体或易感群体、密切与联合国相关组织间的协作、改善专业人员教育培训、提高职业卫生服务水平，加强合作中心网络作用，将职业卫生服务送达所有服务对象的过程。

实践内容 职业病、工作相关疾病和职业伤害已对工业生产、社会经济、工人福利及其家庭产生广泛影响，迫切需要加强和发展职业卫生（occupational health），因此，1994 年世界卫生组织正式提出职业卫生全球策略"人人享有职业卫生"（global strategy on occupational health for all）。1996 年第 49 届世界卫生大会正式采纳这一策略的具体建议，强调：①将职业卫生服务（occupational health service，OHS）送达所有服务对象，即人人享有职业卫生服务。②关照易发生职业危害的高危群体或易感群体。③密切联合国相关组织间的协作，如国际劳工组织（international labor organization，ILO）、政府间组织、非政府组织（non-government organization，NGO）和成员国组织。④改善专业人员教育培训，提高职业卫生服务水平。⑤加强合作中心网络作用。

规划实施 世界卫生组织着

眼于在国际、区域和国家层次强化职业卫生服务意识、完善相关政策，鼓励国际共享，尤其让发展中国家共享 OHS 成就，主要包括资源、培训、干预行动等方面。需要指出的是，政府的参与并不是替代企业对 OHS 承担责任，而是加强对企业的领导和监督、规范企业行为。世界卫生组织理想的"人人享有职业卫生"的国家规划应该是：①更新和实施职业卫生法规与标准。②明确和强化 OHS 机构的职责和竞争力。③强调企业对 OHS 不可推卸的责任。④加强政府、企业和工会三方合作。⑤为企业和职工提供教育、培训和信息便利。⑥发展和完善职业卫生服务体系。⑦提供技术咨询服务。⑧开展职业卫生服务领域的研究。⑨完善职业病和工伤事故的报告与登记制度，建立和完善数据管理系统。⑩协调劳资双方合作，促使企业将作业场所职业卫生列入企业日常管理。

问题与困难　过去几十年间，职业卫生与安全的研究取得了长足进步，但世界上大多数工人不仅所处职业环境仍未达到 ILO 和世界卫生组织相关标准的最低要求，而且没能得到适宜的 OHS。发展中国家 OHS 面临的挑战更为严峻。具体表现在：①全球竞争加剧，一些企业尤其是中小型企业单纯追逐利润，淡化 OHS 现象突出，违法雇用廉价的"合同工""临时工""未成年工"从事有毒有害作业。缺乏防护措施、无视职工安全与健康。②高新技术发展迅速，就业岗位竞争激烈，职业性心理紧张成为新的职业性有害因素。③高科技工作平台对工效学的特殊要求引发的职业危害增多。④发达国家输出落后的生产技术，导致职业危害转嫁给发展中国家和地区。⑤一些企业法律意识淡薄、管理机制不健全及劳动力过度流动等不利 OHS 的因素。

优先领域　世界卫生组织职业卫生全球策略的优先研究领域为：①强化国际和国家职业卫生政策。②促进实施健康作业场所、方式和自我保健。③加强职业卫生服务。④建立适宜的职业卫生服务支撑体系。⑤加强作业场所职业危害因素监测，开展科学评估。⑥职业卫生人力资源发展。⑦促进建立职业危害报告、登记和信息支撑体系。⑧促进和加强职业卫生领域的科学研究。结合中国实际，进一步制定和完善中国实施"人人享有职业卫生"的国家规划、提高中国职业卫生服务水平、继续为实现世界卫生组织职业卫生的全球战略目标做出贡献。

（金永堂）

tūfā zhíyè wèishēng shìjiàn

突发职业卫生事件（emergency occupational health events）　在特定条件下，职业性有害因素在短时间内高强度（或浓度）作用于职业人群，导致群体性健康损害甚至死亡的事件。

常见突发职业卫生事件　设备泄漏和爆炸导致的群体急性化学性中毒、大型生产事故、核电装置泄漏、煤矿瓦斯中毒、瓦斯爆炸、煤尘爆炸等。突发职业卫生事件可在较短时间内造成大量人员职业性损伤、中毒甚至死亡。突发职业卫生事件也可酿成突发性公共卫生事件，危及周围居民生命财产安全、造成生态破坏，如油气田井喷、化学危险品运输过程的泄漏事故等，造成严重社会后果。突发职业卫生事件按引起的原因和性质，可分为化学性

突发职业卫生事件、物理性突发职业卫生事件和放射性突发职业卫生事件。如果突发职业卫生事件特别严重，或上述几种同时存在，造成非常大量的人员伤亡，又称为"灾害性突发职业卫生事件"。全球登记化学物总数超过 2000 万种，中国农药产量位居世界第二，部分化工产品产量已居世界前列，同时每年还进口大量的化学品。在这些生产和进口的化学品中存在大量的危险化学品。由于管理滞后，到处都可能存在管理的真空地带，化学品泄漏和群发性中毒事件屡有发生。因此，在中国预防突发职业卫生事件的任务更为艰巨。

特征　①一般带有偶然性和突发性，甚至没有任何征兆，难以预测。但在事件的调查中，总可发现职业性有害因素是事件的主要原因；而未按安全生产操作规程操作、管理不善、防范意识薄弱、设备陈旧、防护措施缺失等是辅助原因，又称动因。②后果严重，波及范围广，受害人员多，病情严重或死亡率高，给处理和救治带来很多困难。③具有不同的时效性，包括即时性、延迟性和潜在再现性。三种性质的危害既可以独立产生，也可以同时存在。一般化学性突发职业卫生事件发生时三种时效的危害都有，物理性突发职业卫生事件主要表现为即时性危害，放射性突发职业卫生事件表现为延迟性危害，灾害性突发职业卫生事件不但三种时效的危害都有，而且更表现出危害滞后性的特点。④事件的原因一般明确、可预防。职业性有害因素是主因，各种促发（触发）因素是辅因。只要将职业性有害因素和动因消除或严格控制在一定范围内，突发职业卫生

事件就可以避免。⑤严重突发职业事件波及范围大，涉及人群广，可酿成"突发性公共卫生事件"。非作业人员由于没有特定的防护知识，在突发职业事件发生时更容易受到伤害。⑥除职业卫生监督监测和卫生部门外，突发职业卫生事件的应急处理往往需要政府和社会上多部门和行业的通力合作，如生产部门、交通部门、公安部门、环保部门等，因此，重大的突发职业卫生事件的应急处理必须由政府统一指挥，统一调配。

(吴永会)

yìngjí jiùyuán yù'àn

应急救援预案 (emergency rescuingplan) 根据危险源、危险目标，预测可能发生事故的类别、危害程度，制定发生事故时的应急救援方案。救援预案要充分考虑现有物资、人员及危险源的具体情况，及时、有效地统筹指导事故应急救援行动。主要内容包括应急组成员、危险源来源、事故发生后的应急措施和应急演练。

应急救援预案要求：①确定应急救援的范围和体系，使应急管理有据可依、有章可循，应急人员应具有整体协调性。应急人员应熟悉自己的任务，具备完成指定任务所需的相应能力，通过预案培训和演练，检验预案和行动程序的可行性。②预案应有利于做出及时的应急响应，降低事故后果。应急行动对时间要求十分敏感，应急预案预先明确各方职责和响应程序，在应急资源等方面进行先期准备，可以指导应急救援迅速、高效、有序地开展，将事故造成的人员伤亡、财产损失和环境破坏减少和协调。⑤预案应有利于提高风险防范意识，应急预案的编制、评审、发布、

宣传、演练、教育和培训，应有利于各方了解面临的重大事故及其相应的应急措施，应有利于促进各方提高风险防范意识和能力。

(吴永会)

xiànchǎng jíjiù

现场急救 (first-aid on spot) 工作人员因发生意外事故或急症，在未获得医疗救助之前，为防止病情恶化，而对伤病员采取的一系列急救措施。现场急救主要任务：①维持、抢救伤病员的生命。②改善病情，减轻病员痛苦。③尽可能防治并发症和后遗症。

参与现场急救人员和用人单位需做到：①迅速进入事发现场，尽快确定突发事件的性质和类别，确定处理方法。②迅速开展对伤员的检查，掌握受累人群发病、伤害的人数等信息。③果断采取措施，保证受累人群脱离伤害区，并设立防护警戒，有效控制伤害源。④迅速采取针对性措施，对症、对因治疗患者，并有效隔离危害源。⑤了解卫生防病资源损失情况。

(吴永会)

jǐnjí yīliáo jiùhù

紧急医疗救护 (emergency medical rescuing) 在突发事故时，抢救伤员生命、减少伤员痛苦、减少和预防伤情加重及并发症发生，正确而迅速地把伤员转送到医院，进行医疗救治的过程。急救处理步骤主要包括以下两方面。

报警 一旦发生人员伤亡，不要惊慌失措，立刻拨打120急救电话报警。报警同时做现场处理主要包括：①迅速排除致命和致伤因素。如搬开压在身上的重物；撤离中毒现场；如果是意外触电，立即切断电源；清除伤员口鼻内的泥沙、呕吐物、血块或其他异物，保持呼吸道通畅等。

②检查伤员的生命特征。检查伤员呼吸、心搏、脉搏情况，如无呼吸或心搏停止，应就地立刻开展心肺复苏。③止血。有创伤出血者，应迅速包扎止血。止血材料宜就地取材，可用加压包扎、上止血带或指压止血等。然后将伤员尽快送往医院。④如有腹腔脏器脱出或颅脑组织膨出，可用干净毛巾、软布料或搪瓷碗等加以保护。⑤骨折者用木板等临时固定。⑥神志昏迷者，未明了病因前，注意心搏、呼吸、两侧瞳孔大小。有舌后坠者，应将舌头拉出或用别针穿刺固定在口外，防止窒息。

转运伤员 按病情的轻重缓急选择适当的工具进行转运。运送途中应随时关注伤员的病情变化。

(吴永会)

tèshū rénqún zhíyè wèishēng

特殊人群职业卫生 (occupational health of specific populations) 随着社会进步和科技飞速发展，工业行业不断发生变化，新兴行业和职业不断涌现，出现了众多从事特定职业工作的人群，主要包括现代化办公人员、视屏终端操作人员、计算机操作人员、科技人员、艺术表演人员、驾驶员、交通警察、医务人员等。这些人群的职业卫生问题及相应的卫生防护措施是现代职业卫生与职业医学面临的重要挑战之一。

现代化办公人员 主要通过现代设备和手段在现代化办公场所从事行政和业务管理的人员如秘书、会计、银行职员、股市交易员等。其面临的职业卫生问题包括以下几点。①现代化办公场所建筑装修材料（如各种人造板材、各种胶、涂料、油漆、石材、合成纤维地毯等）导致的室内环

境污染，常见污染物有甲醛、丙酮、乙醇、醋酸酯、苯乙烯、丙烯腈、一氧化碳、2-氯丁二烯、甲基丙烯酸甲酯等。轻者感到不适，易感者可出现不良建筑物综合征（sick building syndrome，SBS），即经常感到头痛、头晕、恶心、呕吐、疲倦，甚至出现打喷嚏、咽喉干燥、咳嗽、气喘、皮肤过敏等症状，这种情况尤其易发生于密闭但开有中央空调系统的办公楼中。SBS 不是疾病，而是长期待在有污染的室内，身体对不良环境的反应。SBS 在每个人身上的症状不一。脱离此工作环境，症状即可减轻或消失。②现代化办公设备的使用。复印机电晕放电（corona discharge）产生的臭氧可损伤肺功能，出现头痛、呼吸道和眼睛刺激症状。加强室内通风即可减少臭氧的影响；无碳复印纸（carbonless copy paper）是办公人员经常接触的办公用品，其油质组成和颜色乳胶组分中含有刺激性的化学物，可引起手部皮肤、眼睛和鼻黏膜刺激症状，甚至出现接触性荨麻疹等；计算机已成为现代办公的重要组成部分，像其他视频终端（video display terminal，VDT）一样，相关职业卫生问题一直引人关注。③现代办公人员工作压力大、责任重，易造成过度心理紧张，诱发工作相关的精神与心理疾病、增加胃肠道溃疡和心脑血管疾病的危险性。另一突出工作特点是长时间坐位作业，容易引发痔疮、腰背痛、颈椎病等。注意工作间休息、颈部活动等，可减少发病。④长期使用空调，不仅使新风量和负离子减少，而且使空气中细菌等微生物增多、污染加重，导致过冷刺激等，长时间在空调环境下工作的人，会出现鼻塞、头晕、打喷嚏、耳鸣、乏力、记忆力减退等症状，以及皮肤过敏、眼睛干涩等，有人甚至出现肘、膝、肩和腰关节疼痛，这就是"空调综合征"或"空调病"。加强室内通风以增加室内新风量，保持室内温度（夏天 24 ~ 28℃、冬天 19 ~ 22℃），可减少空调相关的不适和疾病。⑤良好的人际关系也是减轻办公人员工作心理压力、提高工作效率的关键之一。

视频终端操作员 1973 年，赫尔特格伦（Hultgren）和克纳弗（Knave）首次提出视频终端操作员的潜在健康风险问题。VDTs 几乎遍布各种工作场所，关于它对从业人员的健康影响，人们进行了大量研究。①视觉系统损害。主要包括眼痛、刺激、疲劳（eye-strain）、视物模糊或重影、头痛等。有些常被归为弱视、视力疲劳或简单称为眼疲劳等。视觉不适感是最常见的问题，50% 以上的操作员至少出现过暂时性的某种典型的眼疲劳症状。据美国职业安全卫生研究所（national institute for occupational safe and health，NIOSH）报道，75% 的操作员工作时出现过暂时性的眼痛或眼刺激症状，而 39% 的人发生过视物模糊（经常发生者为 27%，持续发生者为 5%）。对 20 000 名意大利工人的流行病学调查结果表明，眼刺激是最常见的症状（>30%），其中半数有视物模糊症状。然而，眼疲劳并不仅是 VDTs 工作引起，在古代就有报道，但是现代工业文明带来的危害与古代有所差别。②肌肉骨骼危害。也是视频终端操作人员面临的主要职业卫生问题。75% 的人出现背、颈、肩部不适。颈、背和臂是操作员出现肌肉骨骼不适的主要部位。先颈痛后肩痛是最常出现的肌肉骨骼症状。也有报道认为背痛和颈痛是 VDTs 操作员最常见的症状，发生在手和腕的疼痛也很常见。上肢出现的问题主要是腕管综合征（carpal tunnel syndrome），但发生率很低。③工作紧张。计算机化推动了职业工作的转变。VDTs 使个体更容易建立、修改、储存、找回、传递或处理信息，完成本来需要几个人才能完成的任务。然而，为提高生产力水平，计算机化使操作员的工作处于电子监控之下，增加操作员的工作紧张、减少自主性，增加工作过程的管理控制，甚至增加 VDTs 操作员与管理人员之间的工作矛盾。其他与 VDTs 工作相关的紧张因素包括担心计算机故障及维护困难、缺乏身体活动、工作过度重复等。④生殖影响。1980 年，当发现 VDTs 女性操作员小孩出生缺陷比较多时，第一次报道了视频终端与不良生殖结局有关。究其原因可能与身体紧张、心理紧张和电磁场暴露有关，而且认为电磁场暴露是 VDTs 产生生殖效应最可能的机制。VDTs 产生两类电磁场：低频电磁场（very low frequency，VLF）和极低频电磁场（extremery low frequency，ELF）。尽管人们进行了大量研究，但大部分研究结果都没有显示出使用 VDTs 与不良妊娠结局有关。这一职业卫生问题有待进一步深入研究。

计算机操作人员 随着电子工业的迅速发展和现代工作的需要，计算机已经成为各行业人们工作的常用工具。成千上万的计算机操作人员形成了一个特殊的职业人群，其职业卫生问题也逐渐被人们认识。

职业性有害因素 计算机不仅有电磁辐射，还有 X 线、可视线、红外线、紫外线、高频、极高频、超高频、特高频、极低频、甚低频、低频、中频等辐射，但剂量都很低，不超过现行卫生标准，故一般认为计算机辐射不构成人体危害。但是，计算机操作人员长时间坐位作业，两臂半曲前伸形成强迫体位，而且头、眼、肩，尤其手指细小频繁反复的运动，会对人体健康造成危害。

职业危害 计算机产生的很低水平的电磁辐射不会对人体健康产生明显的危害，但世界卫生组织认为计算机产生的极低频电磁辐射可能与不良妊娠结局有关。计算机操作员最常见的症状为眼疲劳、肩酸腰痛、头痛和食欲不振等。长期使用计算机，最容易受损害的是眼睛，表现为视力下降、眼睛干涩、眼红；其次是计算机静电导致的皮肤病，静电会吸附大量悬浮灰尘，使面部皮肤受到刺激，产生过敏症状且易显衰老；长期重复的在键盘上打字或按动鼠标，手腕关节长期、反复和过度活动，逐渐诱发腕关节损伤，造成腕管综合征，俗称"鼠标手"，出现示指或中指疼痛、麻木和拇指肌肉无力感，发展下去可能导致手部肌肉萎缩，而且女性比男性容易患病，因为女性的手腕比男性小，腕部正中神经更容易受到压迫。久坐计算机前，两臂半弯前屈的强迫体位容易导致颈肩腰背疼痛，引起肩、腕酸胀，腰背疼痛，精神萎靡，头晕、头痛，即"计算机综合征"。不仅如此，计算机对操作员还有一些潜伏危害，如精神心理压力相关疾患，表现为失眠多梦、抑郁症甚至心理精神疾患等；有些表现出兼具生理和心理特征的心身疾病，如胃肠道消化不良、自主神经功能紊乱、肥胖等。

防治措施 劳逸结合，避免长时间连续操作计算机，每隔30分钟休息一会；保持皮肤清洁；办公室保持通风干燥；眼睛与屏幕的距离应在40~50cm，双眼平视或轻度向下注视荧光屏，使颈部肌肉轻松；调整身心、纠正错位的思维定式，处理好各种人际关系；加强自我保健意识，采取必要的预防措施。

科技人员 从事科学技术研究的人员面临的职业性有害因素及其危害，随研究领域的不同而多种多样。总体上讲，科学分为社会科学和自然科学。尽管社会科学以社会调查为主，但仍具有现代化办公人员职业卫生的特征。自然科学的研究领域众多，各研究领域的职业卫生问题迥异。自然科学研究基本均涉及实验研究和研究成果转化为技术或产品等。在这些过程中，科技人员会接触到有毒有害因素，其一方面来自研究过程用到的物理、化学和生物因子，另一方面来自研究过程（实验研究和成果转化）中新产生的各种有毒有害因素。就整个科技人员群体而言，所接触到的有毒有害因素数量虽少但品种多，有时对研究过程中尤其是原创性或探索性研究中出现的有害因素不甚了解。这就是广大科技人员面临的潜在威胁。因此，在投身科研过程中，不能忽视职业卫生问题，应加强科研过程中有毒有害物质的管理，提高个人和研究团队的保健意识、加强个人防护。

表演与视觉艺术人员 近20年来，人们对职业危害的关心，已经扩展到工业生产领域之外。①视觉艺术。职业艺术家、艺术教师、特殊爱好者以及儿童广泛暴露于各种有害化学物质，但经常忽视其危害。由于部分艺术家在家工作，其配偶和孩子也成为暴露人群。艺术家暴露于艺术创作材料而引发疾病，如彩色玻璃艺术家发生铅中毒、纤维艺术家发生铬敏感、丝印艺术家发生神经病、家具表面修复人员因二氯甲烷诱发心脏病、摄影师发生呼吸道危害、宝石匠发生间皮瘤等。视觉艺术领域的其他职业危害还有紫外线和红外线（焊接、铸造、干燥炉干燥、碳弧光灯）引起的眼睛损伤；机械噪声导致的听力损失；未采取适当保护措施导致的损伤；振动引起的手和手指损伤即雷诺现象；重复动作导致的人类工效学问题（肌肉、肌腱、关节和神经的损伤）。②表演艺术。各类表演从业人员，如演员、舞蹈和音乐从业人员、歌手，都容易发生职业病和职业伤害。舞台化妆会引起皮肤刺激和过敏症状；舞台和动作背景使用的烟雾会导致呼吸道症状；怯场导致表演焦虑症；灯光引起电气危害；道具可能导致意外事故；特效烟火导致消防隐患；跌落、表演绝招和其他危险状态也会引起伤害。许多伤害发生在特殊的表演群体。即使很小的身体问题都会影响到表演者的表演水平，造成时间浪费甚至工作丢失。近20年随着对表演艺术从业人员伤害的诊断与治疗，艺术医学这个新领域，已经成为运动医学的一个分支。③防制措施。加强职业卫生的教育与培训，开展定期体检，采取个人防护措施，提高个人劳动保护意识，以减少和控制职业危害。

驾驶员 随着社会经济的飞速发展，人民生活水平提高，各种机动车辆大量进入人们的工作与生活环境，尤其在中国，私家车进入千家万户，因此机动车驾驶员的职业危害倍受关注。机动车内是微小相对密闭的工作环境，存在多种职业性有害因素。除需要集中精力专心驾车外，主要有害因素包括长期接触发动机产生的噪声、机动行驶时和发动机工作时产生的全身振动、坐位作业时间长、长时间注意力高度集中形成的心理紧张与疲劳、车内装饰产生的化学污染物和人体呼吸气形成的车内污染等。这些有害因素引发的职业卫生问题可能主要表现在：①下背痛主要与腰椎骨质增生有关。骨质增生多发生在第1腰椎至第5腰椎，除小型汽车外，可累及第11胸椎和第12胸椎；骨质增生椎体数随工龄增加而增加。②听力下降。③脊椎唇样增生、脊柱生理弧度消失且髓核突出、椎间隙变窄和椎间盘退行性变，出现软骨硬化及关节面粗糙。④其他。胃溃疡、高血压、痔疮、肾下垂、出现疲劳蓄积现象、心电图变化等。预防驾驶员职业卫生问题，关键在于加强教育与培训，提高安全意识，同时提高自我保健意识，确保行车安全和身体健康。

交通警察　在各种气象条件下，常年暴露于交通噪声和机动车尾气污染的特殊职业人群。职业环境的突出特点是有害污染物种类较多，不仅有与汽车尾气排放相关的颗粒物、一氧化碳（CO）和二氧化碳（CO_2）、氮氧化物（NO_x）、臭氧（O_3）、多环芳烃（PAHs），还有噪声、太阳辐射、高温和严寒天气等；执勤时指挥手势形成的强迫体位，造成身体紧张；工作时由于严格执法、长时间注意力高度集中，导致心理紧张与疲劳。这些因素通常联合作用，对机体造成潜在危害。①噪声危害。研究发现外勤警高频听损的检出率几乎是内勤警的2倍，而且可引起尿中肾上腺素和环腺苷酸等增高，使细胞中钠含量和血中血管紧张肽原酶活性显著下降。交通噪声可能危害机体的细胞和体液免疫，长期作用可引起血压的变化。但这些结果及机制有待进一步研究。②车辆尾气对人体健康的影响。一氧化碳由呼吸道进入血液循环与血红蛋白（Hb）结合形成难以解析的一氧化碳血红蛋白（CO-Hb），影响机体组织对氧的摄入和利用，导致机体缺氧，诱发冠心病和心率、心电图异常等。③其他职业危害可能包括精神心理改变如紧张、忧郁、疲劳等；眼睛、鼻和呼吸道黏膜的刺激症状，咽炎、鼻炎、支气管炎、扁桃体肿大，以及下肢静脉曲张、跟骨滑囊炎和下背痛等。④改善职业卫生的措施。采取经常、短时轮换制，以减轻长时间暴露可能导致的潜在危害；加强个人劳动保护和身体锻炼，增强自身的适应能力和抵抗能力。

医务人员　医务人员直接或间接地接触患者，在诊断、治疗、预防保健，以及在处理公共卫生突发事件等的过程中，经常暴露于各种物理性、化学性、生物性和心理性等职业性有害因素，潜在地威胁自身健康。提供医疗卫生保健服务的特殊人群，其面临的职业卫生问题，研究报道很少，中国尚未进行全面系统的调查与研究。①物理性有害因素，中国调查发现从事X线工作者患皮肤癌、白血病、乳腺癌和甲状腺癌的危险性增高；白细胞总数、中性粒细胞和淋巴细胞绝对数及血小板数等偏低；细胞微核率、染色体畸变率等明显增高；相关的还有晶状体混浊、白内障、慢性放射性皮炎并诱发癌变等。B超从业人员中视疲劳、视力异常、眼晶状体混浊的发生比例比较高。还有视屏终端引起的职业卫生问题。另外，手术时间过长、站立过久、高度紧张等会引起腰酸背痛。从事理疗、美容的人员，容易引起皮肤炎与眼结膜炎等。②化学性职业性有害因素中，经常接触消毒剂、麻醉剂和清洁剂等，会引起皮肤腐蚀、眼部损伤和肝损害等急性危害。化疗与麻醉气体会增加自然流产危险性，甲醛或乙醛、显影液和定影液中的戊二醛可诱发哮喘等过敏性症状与疾病。肿瘤科护士因经常接触抗肿瘤药物，发生染色体畸变、姐妹染色体交换以及自然流产的危险性明显增加。面对以化学有毒物质泄漏为主的公共卫生突发事件，参与医疗救护的人员加强自身防护非常关键。③生物性职业性有害因素中，乙型肝炎病毒的感染率与发病率明显高于一般人群。应加强血品管理，防止交叉污染，加强防护。2003年SARS暴发流行时，SARS作为突发的新型传染病，造成大批医护人员感染甚至死亡，是典型的公共卫生突发事件引起的生物性职业危害。④其他，心理性因素包括精神压力、轮班等职业危害。主要表现为睡眠紊乱和饮食习惯改变，影响工作情绪与效率。另外，轮班可加重节律性比较强的癫痫和糖尿病患者病情。应采取针对性措施，预防职业危害的发生。

（金永堂）

nǚgōng zhíyè wèishēng

女工职业卫生（occupational health of working women）

从事劳动生产活动的女性职工的职业卫生问题及相应的卫生防护措施。随着社会发展，女性同男性一样，从事各种职业活动。由于女性具有不同于男性的解剖生理特点，工作环境与职业特点对男女工的影响不同，尤其在劳动生产过程中，女工接触到的多种职业性因素，不仅与女工健康有关，而且还对女工孕期胎儿和哺乳期婴幼儿的生长发育产生影响，因此，研究女工职业卫生与预防保健，是职业卫生与职业医学的重要组成部分，具有重要的公共卫生学意义。过去几十年，职业暴露在不断增加，职业性有害因素对生殖影响的研究也在不断深入。20世纪60年代末，职业暴露对生殖健康的影响开始引起人们的关注；70年代，重点研究孕妊结局，主要是自然流产与出生缺陷，研究的暴露主要为基本化学性及物理性因素；80年代，研究扩展到男性调节发育的影响和更广泛的不良妊娠结局，包括胎儿的生长、早熟、出生体重，并且生理紧张已经成为新的暴露因素；90年代，生殖力引起了人们的关注，职业暴露扩展到工作心理紧张；21世纪以来，随着分子生物学的迅猛发展，人们更关注孕妊早期暴露对成年期多种复杂疾病发病的影响。

生殖力损害　评价生殖力的指标包括人一生中生产或妊娠数、妊娠时间。妊娠时间指一对夫妇在不采取避孕措施的提前下，妊娠所需要的月经周期数，它有助于判断职业暴露的有害效应，广泛用于估算职业人群的生殖力。研究结果表明每天暴露于有机溶剂或暴露于高浓度有机溶剂女工的孕妊时间延长。以妊娠时间作为判断指标，引起女工生殖力降低的职业暴露包括氮氧化物、汞、轮班作业和工作时高强度身体活动。造成女工临床上无生殖力的职业性有害因素可能包括有机溶

剂、粉尘、农药和视频终端工作。另外，噪声、纺织染料和某些金属也可能与女工临床无生殖力有关。

月经异常　通常分为三类，经期长、经量多和痛经。女工暴露于某些有机溶剂、激素、抗肿瘤药物、从事理发工作、轮班作业、晚班工作、时间变化、寒冷、艰苦的工作可能均与月经周期不规则和异常流血发生率增高有关；暴露于四氯乙烯、从事理发工作、轮班作业、寒冷和工作紧张，可能与痛经有关；由于离子皮下植入过程提供了暴露于某些掺杂物（如砷化物）的机会，从事薄层离子皮下植入工作的女性有更长的月经周期和更大的周期变异；从事平版照相的女性有较大的周期变化且月经周期变短的危险性增加；同样情况还见于暴露于有机溶剂的妇女。但是，这些观点有待更多的相关研究来证实。每天激素分析结果可以判断职业暴露与内分泌功能变化、不排卵、排卵时间错误，或其他内分泌异常有关，但有待进一步研究。

早早孕丢失　指精子与卵子结合，但在妇女知觉妊娠前就发生流产，临床上称为早早孕流产或亚临床自然流产。根据跟踪监测尿中孕妊激素即人绒毛膜促性腺激素（human chorionic gonadotropin, hCG）的变化来判断。从事半导体制造业的女工进行的早早孕丢失和临床上自然流产的监测研究，通过检测403位女工连续六个月每天尿样本中hCG水平来获取妊娠信息。跟踪调查期间，52名女工妊娠；6名自然流产；尿中孕妊激素水平表明21名女工发生早早孕丢失。制造业女工临床自然流产率和早早孕丢失率均比非制造业女工稍高，但未见显

著意义。同时分析了特异暴露，尤其是缩乙二醇类物质，这些是已知的对动物具有生殖毒性的物质。暴露的4名女工中，均因为临床自然流产而终止妊娠。接触高浓度的缩乙二醇类物质，与半导体制造业女工自然流产率增加和生殖力降低有关，也与先天畸形有关。流行病学与实验研究的结果均表明了缩乙二醇类物质是人类的生殖毒物。

自然流产　职业性有害因素影响女工妊娠结果的主要表现之一。自然流产率增加的主要职业性有害因素包括铅、苯系物、氯丁二烯、二硫化碳、抗癌药物、噪声和振动等；孕期接触铅、抗癌药物和噪声可能使早产率的危险增加。国外研究表明制药、四氯乙烯作为干洗店的干洗剂、接触有机溶剂及抗癌药物等，与女工的自然流产率有关。

胎儿及婴幼儿危害　已知具有神经毒性的工业化学物质有1000多种，其中201种是人类神经毒性物质。人们研究最多的人类神经发育毒性的物质主要有砷、铅、甲基汞、甲苯和三氯乙烯等，但是对成人没有明显神经毒性作用的物质仍然可能危害胎儿的神经发育。在中国，女工接近社会劳动力的一半，而且女工妊娠中大部分时间仍在工作，因此胎儿有机会暴露于有害化学物质污染的职业环境中。尽管胎盘可以提供保护，但某些工作场所的化学物质如农药、有机溶剂、金属如铅和汞，都能通过胎盘屏障并聚集于胎儿神经系统，有时甚至比母体组织器官中的浓度还高。一些脂溶性化学物质可能贮存在脂肪多的器官内如脑组织。胎儿血脑屏障不能阻止某些工业化学物质进入体内，其未成熟的脱毒系

统也不能处理进入体内的这些化学毒物，所以，胎儿期成为职业性有害因素易感的窗口期。职业性有害因素可能影响胎儿大脑发育，导致行为和功能障碍，影响青少年时期的认知能力和社会能力的进一步发展和调整。有机溶剂主要影响视觉功能、运动与语言功能，引起注意缺陷/多动行为，如母亲妊娠期间吸入甲苯会导致胎儿神经毒性；从事干洗工作的女工与其子女发生精神分裂症的危险性增加有关；女工有机溶剂暴露可能与成年子女精神病发病有关；最近研究表明妊娠期苯并芘暴露，引起表观遗传异常，导致子女患哮喘的危险性增加。故女工暴露于职业性有害因素，可导致多种极其复杂的危害。

妇科疾病　中国研究显示，接触职业性有害因素的女工，妇科病患病率显著增加，如阴道炎、宫颈炎、附件炎及妇科肿瘤等。长期坐位作业和全身振动的女工，可能易患生殖器官炎症和慢性泌尿道感染；长期从事重体力劳动尤其是负重作业，可能与女工的子宫移位和生殖器官下垂有关，随负重程度的增加，负重作业女工子宫移位的发生率有逐渐增加的趋势。另外，中国的调查结果表明，中国女工子宫脱垂患病率的地区分布特征为农村高于城市、山区高于平原，职业人群的发病率由高到低依次为农民、工人、家庭妇女、机关干部。这些都说明负重作业可能危害生殖器官，产后过早参加重体力劳动可能带来更严重的危害。负重作业使女工腹压增加，一方面有碍盆腔血液循环，诱发甚至加重盆腔炎症；另一方面压迫子宫周围感觉神经末梢，引发腰痛症状。对孕期女工的危害会更大。

预防措施　针对女性特殊的生理和心理特征，相关部门应对女工实行特殊劳动保护，维护职业妇女的健康。①按照中国《女职工禁忌劳动范围的规定》，合理安排女工劳动。②加强女工经期、孕前期及孕期、产前和产后期、哺乳期和围绝经期的职业卫生，按相关规定做好工作安排，维护女工特殊时期的健康。③定期开展女工体检，开展职业卫生健康教育、促进孕期、哺乳期女工保健，确保女工健康、胎儿正常发育和婴幼儿健康成长。

（金永堂）

wèichéngniángōng zhíyè wèishēng

未成年工职业卫生（occupational health of child labor）　未成年工（child labor）指年龄未满18周岁，与单位或个人发生劳动关系，从事有经济收入工作的劳动者。

发展形势　随着经济快速发展和社会不断进步，未成年工，尤其是童工（未满16岁）现象，已经成为中国社会的一种客观存在，在中国乃至世界，是一个不可忽视的经济社会问题，也是引人关注的公共卫生问题。这一问题在中国社会相关数据库中并没有确切的数字，也没有对于这一问题深入研究的报道。据一份国际劳工组织提供的资料，全世界有2亿多未成年工，仅发展中国家可能就有1亿2千多万的5～14岁全时未成年工，其中，61%在亚洲、32%在非洲、剩余7%在拉丁美洲。虽然亚洲人数最多，但非洲未成年工占未成年人的比例最高（40%）。在某些国家，未成年工占到全部劳动力的15%～20%，如未成年人在中东被雇为地毯编织工（rug weaver），在南美为地下锡矿矿工，还有金属加

工工、焰火制造工、纺织工、玻璃工等。在世界范围内，至少还有100万未成年人被迫卖淫（forced prostitution）。未成年人处于生长发育最旺盛时期，无论是生理还是心理均未发育成熟，对环境的变化或刺激特别敏感，故生产环境中有害因素对未成年工较成年人具有更大的危害性。

危害　未成年工从事劳动的危害，主要有两方面。①生长发育危害。包括对其接受教育和自身发展的威胁。②健康危害。包括伤害、疾病和有毒物质暴露的危害。

生长发育危害（developmental risk）　主要危害之一是影响其在学校的表现。未成年工没有时间完成学校布置的作业，并在学校学习时显得特别疲劳；未成年工普遍的地方，学生的学习表现也较差。他们即使勉强维持学习，也很少参加课后活动和体育锻炼，对整个正常生长发育过程非常重要的玩耍也会受到影响。放松自己和摆脱疲劳对未成年人的成长与学习都是必要的。另外，工作也会增加未成年人吸毒和酗酒的危险性。

健康伤害（health risk）　伤害是1岁以上孩子死亡的首位死因，占5～14岁孩子死亡的45%。美国每年约1万小孩死于伤害。伤害是美国潜在寿命年损失（potential years of life lost，YPLL）的首位原因。未成年工相关的伤害是明显的公共卫生问题。1993年美国未成年工发生了21 620例相关工作伤害。1992年至1995年间，平均每年180名未成年工死于工作相关伤害，且年轻农民工死亡最多。16～17岁未成年工的伤害率仅次于18～19岁的工人。医院急救室里7%～13%是工作引

起伤害的 14～17 岁未成年工急救患者，说明工作场所是主要作为未成年工伤害源的地点。非法用工更加危险，所造成的工作伤害占所有受伤未成年工的 70%。

农业未成年工非常普遍。与农业工作相关的健康伤害包括农业机械造成的皮肤损伤、截肢、粉碎性伤害；大动物造成的钝伤；公路上摩托车事故；扬谷机导致的窒息危险；农药暴露。体格小又缺乏工作经验的未成年工危险性更大。农业潜在的危害（尤其是机械和大动物造成），外加农业历来缺乏管理，容易造成伤病问题，危及未成年工的健康。

慢性疾病（chronic illness）对有害职业暴露造成的未成年工疾病的发病率或严重性相关研究报道很少。然而，未成年工工作时经历的各种有害暴露基本明确。这些暴露包括服装工业的甲醛和各种染料、油漆店的各种溶剂、农业和草坪维护工作中接触的有机磷农药和其他农药、建筑业中的石棉、无铅汽油中的苯等，广泛存在。未成年工哮喘可能与粉尘或甲醛有关；未成年工白血病可能是暴露于无铅汽油中苯的结果；早期暴露于石棉的工人，后期可能发生恶性肿瘤，如间皮瘤；青少年时期暴露于噪声可能损害听力系统，导致成人期噪声诱发的听力损失。

预防措施 未成年工的客观存在是社会现实，严重危害未成年工身体健康，成为职业卫生的突出问题之一。未成年工的伤害与疾病预防可能有以下几个方面：①收集详细真实的相关数据并进行分析与研究，明确未成年工问题及相关伤害与疾病的范围和严重性，辨别对未成年工特别危险的行业和职业，实现目标预防。②开展有关未成年工危害的宣传教育，对象主要包括未成年人、父母、教师等。③建立和完善法律法规，使其更适合于现时的情况，达到有效保护未成年人的目的。

（金永堂）

zhíyè wèishēng jiāndū guǎnlǐ
职业卫生监督管理（occupational health supervision and management） 卫生行政部门依据国家职业卫生和职业病防治有关法律、法规，运用行政管理手段和医学技术方法，对企事业单位的职业卫生和职业病防治工作进行的监督检查及管理。职业卫生监督是国家行政监督的一部分，是带有强制性的管理工作，是保证职业卫生和职业病法规贯彻实施的重要手段。《职业病防治法》第八条明确规定："国家实行职业卫生监督制度。国务院卫生行政部门统一负责全国职业病防治的监督管理工作。国务院有关部门在各自的职责范围内负责职业病防治的有关监督管理工作。县级以上地方人民政府卫生行政部门负责本行政区域内职业病防治的监督管理工作。县级以上地方人民政府有关部门在各自的职责范围内负责职业病防治的有关监督管理工作。"政府行政部门实施的职业卫生监督的主要目的是检查监督用人单位在预防、控制、消除职业病危害和保护劳动者健康相关权益等方面履行法律义务情况。

历史背景 包括以下几方面。

职业病危害形势严峻 职业病防治工作关系数亿劳动者的身体健康和生命安全，关系国家的经济、社会持续稳定发展。据卫生部公布的数据，中国有毒有害企业超过 1600 万家，受到职业危害的人数超过 2 亿，截至 2006 年底，各种职业病累计报告人数近 70 万例，特别是累积发生尘肺病的人数相当于世界其他国家尘肺病人数的总和。职业病防治形势相当严峻。

职业病危害防治工作面临诸多问题 职业病危害防治工作是一项需要全社会共同参与的庞大工程，是由国家、用人单位、劳动者、其他公民和社会团体组成的四位一体综合防治体系来完成的工程。但职业卫生立法还不够完善，职业卫生法律法规同相关的法律法规不相协调，给安全生产监管部门执法和用人单位守法带来一定困难；职业卫生人才培养、使用有效机制尚未形成，职业卫生专业人才短缺；职业卫生监管体制不够完善，执法力度不够，执法装备不足，勘验手段落后；职业卫生法律法规和职业卫生知识宣传普及不够，用人单位履行职业卫生管理不到位，劳动者享有的职业卫生权利很难得到保障，技术鉴定结论出具不及时；职业卫生技术服务系统尚不完善等。

用人单位职业卫生法制观念不强 无职业卫生管理机构和无职业病危害防护设施的问题在中小型用人单位普遍存在，劳动者相关权益在用人单位层面上得不到保护；职业卫生管理人员的职业卫生知识匮乏，职业病危害防治管理手段、技术手段与职业病危害的严峻形势、生产力的发展水平不相匹配。劳动者职业卫生知识和法律法规知识总体水平低下，自我防护意识不强、维权意识差。此外，职业卫生技术服务严重短缺，职业卫生社会监督力度不足。

管理体制 分为国家职业卫生监督管理和用人单位职业卫生监督管理。

国家职业卫生监督管理　职业卫生监督行政主体，对不特定用人单位（企业、事业单位和个体经济组织）制定、发布规范性文件，对用人单位职业健康监护情况进行监督检查，规范职业病的预防、保健，查处违法行为；负责职业卫生技术服务机构资质认定和监督管理；审批承担职业健康检查、职业病诊断的医疗卫生机构并进行监督管理，规范职业病的检查和救治及伤残鉴定；负责化学品毒性鉴定管理工作；负责对建设项目进行职业病危害预评价审核、职业病防护设施设计审查和竣工验收；以及根据用人单位申请依法做出行政许可决定的活动。

特征　①依据国家职业卫生有关的法律法规、标准进行的管理活动，具有从属性，没有法律的规定或授权，任何组织和个人不得实施职业卫生监督。②国家职业卫生监督行政主体实施职业卫生监督时，具有单方意志性，不必与用人单位协商或征得其同意，即可进行监督管理。③国家职业卫生监督管理带有国家的强制性，用人单位必须服从和配合，否则职业卫生监督管理行政主体将予以制裁或强制执行。

分工　根据国务院有关文件精神，国家安监总局和卫生部通过协商就调整后的职业卫生监管职能进行详细的分工，明确各自的职责。

用人单位职业卫生监督管理　用人单位为了全面履行政府职业卫生法规，根据各自单位的不同工作性质和特点，依法制定出职业病防治责任制、职业卫生管理制度、职业卫生操作规程，依据制定的各项制度和操作规程对本单位进行监督检查，发现违反职业卫生管理制度、操作规程和不履行职责行为及时处理。

特征　①贯彻执行本单位的职业病防治责任制、职业卫生管理制度和职业卫生操作规程的活动。②用人单位的职业卫生监督管理主体实施职业卫生监督管理时，单方意志性不强。③用人单位职业卫生监督管理，以单位的强制力作为保障。

卫生部门职责　①拟订职业卫生法律、法规和标准。②负责对用人单位职业健康监护情况进行监督检查，规范职业病的预防、保健，并查处违法行为。③负责职业卫生技术服务机构资质认定和监督管理；审批承担职业健康检查、职业病诊断的医疗卫生机构并进行监督管理，规范职业病的检查和救治；负责化学品毒性鉴定管理工作。④负责对建设项目进行职业病危害预评价审核、职业病防护设施设计卫生审查和竣工验收。

安全监管部门职责　①负责制定作业场所职业卫生监督检查、职业危害事故调查和有关违法、违规行为处罚的法规、标准，并监督实施。②负责作业场所职业卫生的监督检查，依照《使用有毒物品作业场所劳动保护条例》发放职业卫生安全许可证；负责职业危害申报，依法监督生产经营单位贯彻执行国家有关职业卫生法律、法规、规定和标准情况。③组织查处职业危害事故和有关违法、违规行为。④组织指导、监督检查生产经营单位职业安全培训工作。各级煤矿安全监察机构依据上述内容负责煤矿企业作业场所的职业卫生监督管理工作。

职业卫生监督管理分类　按工作内容分为预防性卫生监督（建设项目职业卫生监督、职业病诊断与鉴定的监督）和经常性卫生监督（职业病危害事故调查处理、职业卫生行政处罚等）。

预防性职业卫生监督　依据职业卫生法律法规、卫生规章以及相关卫生标准，对用人单位新建、扩建、改建建设项目和技术改造、技术引进项目（统称建设项目）中可能产生的职业病危害因素，在项目设计、施工和投产前进行卫生监督，从而预防职业病危害因素在项目正式投产后，造成生产作业场所的污染和劳动者的健康损害。

监督内容包括以下几点。①可行性研究阶段。审查建设项目的可行性研究报告，掌握建设项目的概况、卫生特征、拟采取的防护措施等。审查厂址选择是否合理，有害因素是否影响居民和其他企业，不同卫生特征的企业，应避免互相干扰。②设计阶段。审查建设项目的设计说明书及图纸，特别是工业卫生专业篇。工艺过程是否符合清洁生产要求，可能产生的有害因素，影响范围及程度，防护措施及预期效果，厂房、设备的布置是否合理，有关生活、卫生设施是否齐全。③施工阶段。以设计阶段的图纸资料和卫生要求为依据，着重检查其落实情况。施工中涉及卫生布局、卫生防护等需要变动时，由涉及部门提出，经卫生部门复审同意后方可施工。④竣工阶段。建设项目的土建工程和设备安装已经完工，经运转测试具备正式投产的条件时，对建设项目进行职业卫生学调查，包括测定作业场所有害因素的浓度（强度），卫生防护设施的卫生学评价与鉴定，以此作为工程项目能否竣工的依据，按照竣工验收标准经鉴定合格者签发验收合格认可书。

经常性职业卫生监督 对现有厂矿企业贯彻执行卫生法规和卫生标准的情况定期或随时进行的卫生监督，根据监督检查结果，对检查出的职业卫生问题做出相应的处理，目的在于及时发现并消除职业性有害因素的影响，保证作业者的健康，促进生产力的发展。

监督内容包括以下几点：①对职业病防治组织管理的监督。各级用人单位的主管部门应设立专门机构或指定机构和专兼职人员，负责本系统企业的职业卫生管理工作。有职业病危害作业的用人单位应按规定做好自身的职业卫生监测与健康监护工作。用人单位必须执行职业病报告制度，建立健全的各项职业卫生档案，以便掌握职业卫生基本情况和职业危害现状，并努力改善作业条件。职业卫生监督部门有权对上述内容的执行情况进行监督检查。②对职业病危害因素防护措施的监督。用人单位有努力改善劳动者工作条件的义务。应按有关规定每年在固定资产更新和技术改造资金中提取专项经费，用于加强职业病防护措施；有职业病危害因素，并可能造成人体危害的作业场所，必须采取个人防护、应急救助及其他辅助保健措施，如有毒作业场所要配备解毒剂、氧气等急救药品；切实保护妇女和儿童的身心健康，严禁不满18岁的未成年人参加有职业危害的作业，严格执行国家关于女工保健的有关规定；按照中国职业卫生标准中的职业接触限值，采取措施控制或消除职业病危害因素，并提供监（检）测数据。③劳动者健康监护。主要包括对职业健康检查和职业健康监护档案管理的监督。职业健康检查包括上岗

前、在岗期间、离岗时和应急健康检查以及离岗后的医学随访等。卫生行政部门依法实施监督的内容：用人单位执行接触职业病危害因素劳动者上岗前需进行健康检查的情况；落实职业禁忌证者不许上岗的规定情况；在岗健康检查发现劳动者受到与职业病危害因素相关健康损害后调离原工作岗位情况；不得安排未成年人或孕妇、哺乳期妇女接触相关职业病危害因素情况；以及受到职业病危害因素急性损伤后的医学救治，健康检查及医学观察情况。劳动者健康检查应由省级卫生行政部门所认证的医疗卫生机构承担。

（孙贵范）

zhíyè wèishēng fǎlǜ fǎguī

职业卫生法律法规（occupational health laws and regulations）

根据中国宪法和有关法律的基本原则所制定的涉及职业卫生的法律法规。职业卫生立法是为保护劳动者在生产过程中获得安全与健康的法律或规范，也是国家用法律形式管理具体职业卫生问题的直接依据。职业卫生立法是用来调整国家、用人单位和劳动者三者之间的行政法律关系，以保证劳动者的健康权利和切身利益。除此之外还有为监督这些法律或规范实施的组织、制度等的规定。

国际上，职业卫生法规的制定和颁布与每个国家的历史及体制有关，因此各国的情况差异很大。随着欧洲工业化的进程，德国在19世纪即开始建立社会保障系统，为职工的疾病、养老和工伤事故保险，并于1894年7月6日出台世界上第一部包括工伤和职业病在内的事故保险法。然而在1960年以前，各国公布的职业

卫生立法极少，美国联邦政府直到1970年才颁布全国性的职业安全与卫生法。1970年以后，职业卫生立法的国家数量迅速增加，内容亦日趋完善。综合各国颁布的主要立法有：劳动安全法或安全卫生法、劳动保护法或职业卫生安全管理法、劳动基准法或职业卫生安全监督（察）检查法、劳动保险法或疾病保险法、职业病法、职业卫生服务法、职业补偿法等。有些国家还制定了一系列单法或专项规程，如尘肺法、有机溶剂、铅、特定化学物质等危害的预防规程等。

随着全球经济一体化，职业卫生法规与管理正成为世界范围的问题。发达国家的工业约在20世纪70年代开始向发展中国家转移，工业化给这些国家的经济和社会带来好处，但也使环境恶化、工人健康受损。许多国家没有劳动保护的法规，即使有也缺乏监督管理。他们忽视职业病，不承认工人获赔偿的权利。世界劳工组织估计，每年全世界有22万工人死亡，1.25亿例工伤。根据世界卫生组织报告，世界每年发生1千万例职业病，几乎全在发展中国家。因此，发展中国家应加速和完善职业卫生立法的速度。

中国职业卫生的法制化建设 中国对劳动保护一贯重视。早在1931年中华苏维埃共和国时期就颁布了《劳动法》。当时工业生产很少，环境、条件十分困难，但该法对安全卫生设施、工作时间与休息时间，女工和未成年工的保护等都已做出了具体规定。新中国成立初期，中央人民政府颁布的《中国人民政治协商会议共同纲领》中第32条，就规定了"实行工矿检查制度，以改进工矿的安全和卫生设备"。1950年5

月 31 日，颁布了《工厂卫生暂行条例草案（试行）》，规定："工作时散放有害健康的蒸气、气体与灰尘之机器，应经常检查及修理，以保持密闭状态"。1956 年 3 月 20 日卫生部和国家建设委员会颁布了《工业企业设计暂行卫生标准》，并于 1962 年、1979 年和 2002 年进行了 3 次修订，改为《工业企业设计卫生标准（TJ36 - 79)》。为改变旧中国遗留下来的恶劣劳动条件，1956 年 5 月 25 日国务院还颁布了《工厂安全卫生规程》，并发布了《关于防止厂矿企业中矽尘危害的决定》，同年 10 月 5 日卫生部又发布了《职业中毒与职业病报告试行办法》，该办法于 1983 年 12 月 5 日被修订为《职业病报告办法》。1957 年 2 月 28 日卫生部发布的《职业病范围和职业病患者处理办法的规定》，首次将 14 种病因明确、危害较大的职业性疾患列为法定职业病。此规定于 1987 年 11 月进行了修订，法定职业病名单扩大到 9 大类 99 种。2011 年 12 月 31 日十一届人大常委会第 24 次会议审议通过了《关于修改〈职业病防治法〉的决定》，卫生部等四个部门研究决定对 2002 年公布的《职业病目录》进行调整，调整后的〈职业病分类和目录〉中包括 10 大类、130 种职业病。

以后历届全国人民代表大会通过颁布的宪法，也都有相应的劳动保护内容。根据共同纲领和宪法的规定，国家在不同时期，结合当时的具体情况还制定了许多综合的和专项的劳动保护或劳动卫生法规。

改革开放以来，国家经济发展速度举世瞩目，但由于经济发展不平衡，高新技术和传统工业带来的职业病危害及其所造成的后果也日益凸现。职业病问题已成为威胁中国劳动力资源可持续发展、制约企业和社会经济发展的因素之一。高度重视职业病防治，保护劳动者健康已成为各级政府职责。在深入调查研究的基础上，特别是随着法制化建设不断推进，职业卫生法制化管理和建设的力度也得以进一步加强，已初步形成了具有中国特色并与国际接轨的，符合依法治国和社会主义市场经济建设要求的，由职业卫生法律、法规、相关技术标准与规范组成的职业卫生法律体系框架。1984 年国务院专门下发了《关于加强防尘防毒工作的决定》，要求"对那些工艺落后、尘毒危害严重、经济效益低，在近期又无力进行技术改造的企业，应当下决心关、停、并、转"。鉴于 20 世纪 80 年代全国乡镇企业职业卫生的严峻形势，卫生部和农牧渔业部联合发布了《乡镇企业劳动卫生管理办法》。为加强防尘工作，国务院于 1987 年 12 月 3 日颁布了《中华人民共和国尘肺病防治条例》，此"条例"成为新中国成立以后中国职业卫生管理法律地位最高的专项法规。1989 年 10 月 24 日国务院又颁布了《放射性同位素与射线装置放射防护条例》，使放射防护卫生监督有了法律依据。与此同时，各省、市和自治区的人大常委会也先后颁布了多项职业卫生管理条例和职业卫生管理法规，这些地方性卫生法规对加强当地职业卫生工作和推动全国职业卫生管理的法制化建设都发挥了很大作用。

职业卫生标准和职业病诊断标准是职业卫生法律体系的有机组成部分，也是执行国家职业卫生法律法规的基础文件。国家自 1979 年颁布施行《工业企业设计卫生标准》以来，已发布有关化学毒物、粉尘及物理性因素的国家职业卫生标准 200 余个，职业病诊断标准 70 余种，逐步形成了中国特有的职业卫生和职业病诊断标准系列。为贯彻实施《职业病防治法》，保护劳动者健康，2002 年 4 月，《工业企业设计卫生标准》被修订为《工业企业设计卫生标准》（GBZ1-2002）和《工作场所有害因素职业接触限值》（GBZ2-2002），后者包含有害物质接触容许浓度 330 项，粉尘容许浓度 47 项，生物性因素容许浓度 1 项。此外，国家还制定了高温作业场所气象条件，激光及其他电离、非电离辐射、噪声等卫生标准。这些卫生标准的制定有力地推动了职业卫生监督与管理工作的开展。

2001 年 10 月 27 日在第九届全国人大常委会第二十四次会议上，全国职业病防治专家和全国人民代表大会常务委员会法制工作委员会的法律专家们，经过十余年的调查研究拟定的《中华人民共和国职业病防治法》获得通过，并于 2002 年 5 月 1 日起实施。2011 年 12 月 31 日十一届人大常委会第 24 次会议审议通过了《关于修改〈职业病防治法〉的决定》，自 2011 年 12 月 31 日起施行。这一单行法律是中国职业病防治方面的第一部法律，标志着以《职业病防治法》为基础法的国家职业卫生的法律法规体系已基本形成，中国职业卫生事业正进入全面法制管理新阶段，也将为劳动者创造安全舒适的劳动条件，提高工作生命质量，维护劳动者的健康权利。

中国现行的职业卫生法规的类别　包括以下几方面。

专项法律法规　分为 4 个层次。

法律　由全国人民代表大会常务委员会通过的职业卫生单行法律，如《职业病防治法》。

法规　由国务院制定的职业卫生行政法规，如《使用有毒物品作业场所劳动保护条例》《中华人民共和国尘肺病防治条例》。

部门规章　国务院有关部门建立健全职业病防治法的配套规章，如《职业病目录》《职业病危害因素分类目录》《全国职业病防治院所工作实行条例》等。

地方性法规及规章　由地方人大常委会或政府制定的法规及规章，如北京市人大常委会颁布的《北京市职业病防治卫生监督条例》、广东省人大常委会颁布的《广东省劳动安全卫生条例》、上海市人民政府颁布的《上海市工业企业有毒有害作业卫生监督办法》等。

非专项法律法规　其中含有和职业卫生相关的条款，如全国人大常委会颁布的《中华人民共和国劳动法》中列有"劳动安全卫生"有关的条款；《中华人民共和国乡镇企业法》中含有乡镇企业必须遵循的法规和采取的职业卫生技术措施和管理措施的条款等。

国务院及有关部委发布的各种规范性文件　可作为卫生法律、法规和行政规章的重要补充。这些规范性文件常以决定、办法、规定、意见、通知等形式出现，如《国务院关于加强防尘防毒工作的决定》、卫生部《关于建立职业卫生职业病防治中心的通知》等。

职业卫生标准　国家的一项技术法规，是劳动卫生立法的组成部分，是进行预防性和经常性卫生监督的重要依据。主要包括职业卫生专业基础标准；工作场所作业条件卫生标准；工业毒物、生产性粉尘、物理性因素职业接触限值；职业病诊断标准；职业照射放射防护标准；职业防护用品卫生标准；职业危害防护导则；职业生理卫生、职业工效学标准；职业性有害因素检测、检验方法标准等9方面。

职业卫生标准分为国家标准、部门标准、地方标准三类。国家标准指对保障人民健康、促进生产发展有重大意义，而且必须在全国范围内各部门、各地区统一执行的标准。部门标准指全国卫生系统专业范围内应统一执行的标准。尚未制定国家标准和部门标准，但根据地区特殊需要而由地区制定的标准，称为地方标准。从适用的对象来看，又可分为两类：一是适于新建、改建、扩建的工业企业必须执行的设计卫生标准；一是要求现有企业执行的卫生标准（见职业卫生标准）。

《职业病防治法》　中国的《职业病防治法》是2001年10月27日第九届全国人民代表大会常务委员会第二十四次会议正式通过，并于2011年12月31日十一届人大常委会第24次会议审议通过《关于修改〈职业病防治法〉的决定》，于2011年12月31日起施行。这部《中华人民共和国职业病防治法》是21世纪国家颁布的第一部卫生单行法律。共七章76条，分总则、前期预防、劳动过程中的防护与管理、职业病诊断与职业病病人保障、监督检查、法律责任、附则。以保护广大劳动者健康权益为宗旨，规定了中国在预防、控制和消除职业病危害、防治职业病中的各种法律制度。该法律确定的职业防治法律关系主体有：政府卫生及相关行政部门、产生职业病危害的用人单位、接触职业病危害因素的劳动者以及承担职业卫生检测、体检和职业病诊断的职业卫生技术服务单位等。法律明确了上述四方之间的行政和民事法律关系，并分别规定了各自的权利义务、法律地位、法律责任。《职业病防治法》确立了中国职业病防治所采取的"控制职业病危害源头、预防为主、防治结合、分类管理、综合治理"的策略；明确了用人单位在职业病防治中的职责和义务；突出了劳动者健康权益受到法律保护；规定了政府卫生行政部门在职业病防治监管中的职责；以及职业卫生技术服务机构的职能和各法律关系主体违反《职业病防治法》的法律责任。

《职业病防治法》立法宗旨是预防、控制和消除职业病危害，保护劳动者健康及其相关权益，保障劳动力资源的可持续发展，促进社会经济发展。《职业病防治法》规定了国家职业病防治工作总体运行制度，即政府监管与指导、用人单位实施与保障、劳动者权益维护和自律、社会监督与参与，以及职业卫生服务技术保障等。

《职业病防治法》明确了中国职业病防治基本法律制度是职业卫生监督制度；用人单位职业病防治责任制度；按职业病目录和职业卫生标准管理制度；劳动者职业卫生权利受到保护制度；职业病病人保障制度；职业卫生技术服务、职业病事故应急救援、职业病事故调查处理、职业病事故责任追究制度；鼓励科学防治，淘汰落后的职业危害严重的技术、工艺和材料以及职业卫生监督和技术服务机构及其队伍管理制度等。

《职业病防治法》的颁布，是中国职业安全卫生管理与国际接轨的重要步骤，也是中国政府在职业卫生与安全管理方面，履行与国际劳工组织、国际标准化组织、世界贸易组织和世界卫生组织所签署的公约或承诺的重要体现。

（孙贵范）

zhíyè ānquán

职业安全（occupational safety）

人们进行生产过程中没有人员伤亡、职业病、设备损坏或财产损失发生的状态，是一种带有特定含义和范畴的"安全"，又称劳动安全。职业安全以防止职工在职业活动过程中发生各种伤亡事故为目的的工作领域及在法律、技术、设备、组织制度和教育等方面所采取的相应措施，是研究预防和控制职业伤害事故的一门专业。

在美国、澳大利亚、日本等发达国家，将"职业安全"与"职业卫生"合二为一，形成"职业安全与卫生"的综合概念。由于历史的原因，中国的职业安全和职业卫生工作，自新中国成立后一直分属国家劳动部和卫生部管辖。国务院机构改革后，职业安全归国家安全生产监督管理总局、职业卫生与职业病由卫生部管辖，而且教育、培训、科研和管理也相互独立。这虽有其历史渊源和继续沿袭的现实性，但安全与卫生专业的互相融合、渗透和互补，将有助于学科的发展，更有利于生产环境的改善和劳动者的健康。因此，要加强安全生产监督管理部门、劳动卫生与职业病防治机构、医疗康复机构和工会等各部门的相互沟通与合作，调动各方面的积极性，共同做好职业病和职业伤害的预防和康复工作，保障生产的发展和顺应国际潮流。中国职业安全的指导方针是："生产必须安全，安全促进生产"，即企业法人在"管生产"的同时，必须"管安全"，生产和安全两者是统一的，不能有所偏废。新中国成立以来，在这一方针指导下，制定并颁布了一系列劳动保护和技术安全的法规、规程和标准，特别是近年来相继颁布了《职业病防治法》《安全生产法》。这些法律、法规，保障了"职业安全与卫生"任务的顺利执行。包括：①消除生产中的不安全因素，消灭或减少职业伤害事故，保障职工安全。②控制职业危害，预防职业性病损，保护和促进职工健康。③按《劳动法》，规定合理的工作时间和休息时间，保证劳逸结合。④按有关规定，实行女职工和未成年工的特殊保护等。

（吴永会）

zhíyè wèishēng biāozhǔn

职业卫生标准（occupational health standards）

对劳动条件各种卫生要求做出的技术规定。可视作技术尺度，可被政府采用，成为实施职业卫生法规的技术规范，卫生监督和管理的法定依据。职业卫生标准的制定、颁布和实施，是改善个人作业环境，促进工人健康的重要保证，因此，标准一经批准发布，各级生产、建设、科研、设计管理部门和企业事业单位都必须严格贯彻执行，任何单位不得擅自更改或降低标准。

中国职业卫生标准的制定原则是"在保障健康的前提下，做到经济合理，技术可行"，即安全性与可行性相结合。1956年原国家建设委员会、卫生部批准发布的《工业企业设计暂行卫生标准》（标准－101-56）是中国第一部与职业卫生有关的国家标准，其中规定了85种有害物质的最高容许浓度，这个标准经多次修订后成为《工业企业设计卫生标准》（TJ36-79）。1981年，中国成立了包括劳动卫生标准技术委员会在内的全国性卫生标准组织，卫生标准工作取得长足的进步。中国于2002年将《工业企业设计卫生标准》（TJ36-1979）修订为两个标准：《工业企业设计卫生标准》和《工作场所有害因素职业接触限值》，2010年再次修订了《工业企业设计卫生标准》，2007年修订了《工作场所有害因素职业接触限值》。《工业企业设计卫生标准》规定了对工业企业的一般职业卫生学要求，其中包括物理性有害因素的限值。《工作场所有害因素职业接触限值》则重点规定了化学物的接触限值。

职业卫生标准是专业人员在控制工作场所有害因素实际工作中使用的技术尺度，是实施卫生监督的依据之一。但它不是安全与有害的绝对界限，只是判断化学物在一定浓度下的安全性的基本依据，某化学物是否损害了健康必须以医学检查结果为基础结合实际接触情况来判定，因此，即使符合职业卫生标准，也有必要对接触人员进行健康检查。此外，它只是限量标准，应尽量降低空气中有害物质的浓度，而不应仅满足于达到卫生标准。在实际工作中可以借鉴国外职业接触限值作为参考标准，这对于实施职业卫生监督、监测工作大有益处，但应该明确借鉴的是哪个国家或学术团体的职业卫生标准。

（吴永会）

zhíyè jiēchù xiànzhí

职业接触限值（occupational exposure limits，OELs）

劳动者在职业活动过程中长期反复接触职

业性有害因素，对绝大多数人的健康不引起有害作用的容许接触浓度（permissible concentration，PC）或接触水平。

在从事职业活动过程中，劳动者或多或少地接触有害因素（化学性、物理性或生物性），甚至因为过量接触而导致各种职业病。OELs 作为衡量作业场所职业卫生状况的尺度、改善劳动条件的奋斗目标以及实施职业卫生监督的依据，为职业性有害因素的危险评价和管理提供了重要的依据，为职业安全和职业健康活动提供了有价值的信息。

分类 包括化学性有害因素（金属、类金属类、有机溶剂类、农药类、有毒气体类、粉尘类等）OELs、物理性有害因素（噪声、振动、高温、非电离辐射等）OELs 和生物性有害因素（白僵蚕孢子和枯草杆菌蛋白酶）OELs。不同国家和地区在不同年代根据暴露现状及经济、技术水平颁布不同的 OELs。中国现行的 OELs 是卫生部在 2007 年颁布的《工作场所有害因素职业接触限值 第 1 部分：化学有害因素》（GBZ2.1-2007）、《工作场所有害因素职业接触限值 第 2 部分：物理因素》（GBZ 2.2-2007）和不同年代颁布的职业生物接触限值。

化学性有害因素 OELs 可分为 4 类：时间加权平均容许浓度、最高容许浓度、短时间接触容许浓度和超限倍数。

时间加权平均容许浓度（permissible concentration-time weighted average，PC-TWA）以时间为权数规定的 8 小时工作日、40 小时工作周的平均容许接触浓度。PC-TWA 是从长远角度考虑的限值，如果长期超过会造成后患。PC-TWA 类似于美国政府工业卫生学家会议（American Conference of Governmental Industrial Hygienists，ACGIH）制定的时间加权平均阈限值（threshold limit value-time weighted average，TLV-TWA）和德国的最大工作场所浓度。

最高容许浓度（maximum allowable concentration，MAC）工作地点有毒化学物一个工作日内的任何时间均不应超过的浓度。主要针对刺激、腐蚀、麻醉、窒息及引起急性中毒的化学物制定，如超过限值而不采取防护措施，轻则影响工人的操作情绪和反应能力，易造成工伤事故、影响产品质量，重则发生急性中毒事故。MAC 与美国政府工业卫生学家会议（American Conference of Governmental Industrial Hygienists，ACGIH）制定的上限值（TLV-C）基本类似。

短时间接触容许浓度（permissible concentration-short term exposure limit，PC-STEL）在遵守 PC-TWA 前提下容许短时间（15 分钟）接触的浓度。PC-STEL 是与 PC-TWA 同时使用的限值，是 PC-TWA 的补充。在遵守 PC-TWA 的前提下，PC-STEL 水平的接触不引起：①刺激作用。②慢性或不可逆组织损伤。③存在剂量－接触次数依赖关系的毒效应。④足以导致事故率升高、影响逃生和降低工作效率的麻醉作用。因此即使当日的 TWA 符合要求时，所测定的短时间接触浓度也不应超过 PC-STEL。当接触浓度超过 PC-TWA，达到 PC-STEL 水平时，一次接触时间不应超过 4 次，每次接触的间隔至少为 60 分钟。PC-STEL 类似于 ACGIH 制定的短时间接触阈限值（TLV-STEL）。

超限倍数（excursion limits，EL）未制定 PC-STEL 的生产性毒物，在符合 8 小时 PC-TWA 的情况下，任何一次短时间（15 分钟）接触的浓度均不应超过 PC-TWA 的倍数值。EL 用以控制短时间接触水平的过高波动。即使其 8 小时 TWA 没有超过 PC-TWA，STEL 也应该低于超限倍数。换句话说，对于工作场所的某种毒物来说，其实测所得 TWA 和 EL 均不得高于 OELs 所规定的 PC-TWA 和 EL。

不同国家、机构或团体对采用的 OELs 的名称和含义有不同的理解，但一般都包括 PC-TWA 和 PC-STEL，因此大体上是一致的。

物理性有害因素 OELs 包括时间加权平均容许限值（permissible limit-time weighted average，PL-TWA）和最高容许限值（permissible limit-ceiling，PL-C）。PL-C 则指瞬间不能超过的接触限值。《工作场所有害因素职业接触限值 第 2 部分：物理因素》（GBZ2.2-2007）对物理性因素（噪声、振动、高温、局部振动、气象条件、非电离辐射等）的暴露限值做出明确规定，此外，对这些物理性因素的测量方法也做出具体规定。

生物性因素 OELs 较少，在《工作场所有害因素职业接触限值》（2007）中没有单列，而是并入化学性有害因素部分，只对白僵蚕孢子和枯草杆菌蛋白酶两种生物性因素的作业场所暴露浓度进行了规定。

化学致癌物职业接触限值 在中国已颁布的职业卫生标准中，尚未涉及致癌物接触限值问题。在中国《职业病范围和职业病患者处理办法的规定》中，已将 8 种职业肿瘤列入职业病名单。随着职业卫生监督工作的深入发展，致癌物卫生标准的研制必将纳入议事日程。虽然对致癌物有无阈值问题尚有争议，但从卫生法规上对致癌物加强管理，努力探求可供实际工作遵循的控制办法和接触限值，不失为一种可取的折中方案。这种卫生标准的内涵更为广泛，除接触限值本身外，还应包括工程技术措施、个体防护、环境监测、健康监护档案工作及其他卫生要求，以及该致癌物质是否属于禁止生产、禁止使用或限制使用等有关问题，在卫生标准中也应有所体现。

国外致癌物的接触限值，大体可以分为两类：一类是以其致癌特征为依据，以控制职业肿瘤发生为目标而制定的接触限值；另一类是为控制接触量等目的而在防护措施等方面规定的一系列要求。对化学致癌物接触限值的处理办法，可归纳为以下 4 种：①致癌物与非致癌物同样制定接触限值，不加标记，也不另作说明。②在化学物接触限值表中对致癌物不作明确规定，但另行颁布卫生法规。③将致癌性化学物分类列出名单，在接触限值表中分别做出标记，其中有些规定接触限值，有些不规定接触限值。④在接触限值表的附录中分类列出致癌物名单，原则上不对致癌物制定接触限值，但另附致癌性化学物的技术参考浓度。

生物接触限值（biological exposure limit，BEL）　对接触者生物材料中有毒物质或其代谢、效应产物等规定的最高容许量。BEL是衡量有毒物质接触程度或健康效应的一个尺度，属卫生标准的范畴。世界上只有为数不多的国家公布了生物接触限值，以美国政府工业卫生学家会议（ACGIH）和德国科学基金会公布的数量最多，前者称为生物接触指数（biologic exposure indices，BEI），后者称工业物质生物耐受限值（BAT）。按照 ACGIH 解释，BEI代表工人经呼吸道吸入处在阈限值浓度的毒物，其体内可监测到的内剂量水平，并不表示有害与无害接触的界限。德国工业物质生物耐受限值指接触者体内某化学物或其代谢产物的最高容许量，或偏离正常指标的最大容许值。根据现有认识，该容许值一般可保证工人长期反复的接触，健康不受损害。BAT 根据职业医学和毒理学保护健康的原则，既考虑化学物的健康效应，又考虑适宜的安全界限而制定的健康个体的上限值，制定 BAT 的目的在于保护健康。显然，BEI 强调的是内剂量水平，反映接触情况；BAT则强调健康效应，是健康个体的上限值。是制定生物接触限值的两种不同的观点，应该引起注意。总之，生物接触限值：①依据生物材料检测值与工作环境空气中毒物浓度相关关系。②生物材料中毒物或其代谢产物含量与生物效应的相关关系而提出的。

生产环境中可能接触到的有毒物质并非都能制定生物限值，而需具备下述条件：①有毒物质本身或其代谢产物可出现在生物材料中。②可使某些机体组成成分在种类和数量上发生变动。③能使生物学上有重要意义的酶活性发生变动。④能使容易定量测定的某些生理功能发生变动。中国首批职业接触生物限值（有毒物质 6 种，监测指标 8 个）由卫生部于 1999 年颁布，他们的标准代号与编号为 WS/T110-1999 ~ WS/T115-1999，这 6 种化学物包括甲苯、三氯乙烯、铅、镉、一氧化碳、有机磷农药。标准不仅对 6 种毒物的生物限值做了具体限定，而且对采样时间也做了详细规定。2004 年卫生部又颁布了5 种毒物（二硫化碳、氟及其无机化合物、苯乙烯、三硝基甲苯、正己烷）的生物限值，其标准代号与编号为 WS/T239-2004 ~ WS/T243-2004。2006 年又新颁布了 4种毒物（五氯酚、汞、可溶性铬盐、酚）的生物限值，其标准代号与编号为 WS/T264-2006 ~ WS/T267-2006。

发展史　中国首部职业卫生标准是 1956 年试行的《工业企业设计暂行卫生标准》。经过实践检验不断修改完善，陆续颁布了《工业企业设计卫生标准》（GBJ1-1962）、《工业企业设计卫生标准》（TJ36-1979）。1979 年标准包括车间空气中有害物质的 MAC120 项（有毒物质 111 项，生产性粉尘 9项）。2002 年颁布的《工作场所有害因素职业接触限值》（GBZ2-2002）与《工业企业设计卫生标准》（GBZ1-2002）并列，是《中华人民共和国职业病防治法》出台后与之相配套的国家职业卫生标准。新标准改变了单一用 MAC作为 OELs。同时采用 PC-TWA、PC-STEL 和 MAC 三个限值概念。中国现行的工作场所有害因素OELs 分为《工作场所有害因素职业接触限值 第 1 部分：化学有害因素》（GBZ2.1-2007）和《工作场所有害因素职业接触限值第 2 部分：物理因素》（GBZ2.2-2007），对 GBZ2-2002 进行了较大修改。

特点　中国现行的《工作场所有害因素职业接触限值 第 1 部分：化学有害因素》（GBZ2.1-2007）对工作场所空气中常见的化学物质、粉尘和生物性因素的OELs 进行明确的规定。其中包括工作场所空气中 339 种化学物质的 OELs、47 种粉尘的 OELs 和 2种生物性因素的 OELs，另外还就生产性毒物、粉尘的超限倍数做出了明确规定。

化学有害因素方面 GBZ2.1-2007 是对旧版的 GBZ2-2002《工作场所有害因素职业接触限值》的修订版本，也是最新有效版本。新版 GBZ2.1-2007 中对生产性毒物 OELs 主要修改变化内容有：①进一步明确了 OELs、PC-TWA、PC-STEL、MAC、工作场所、工作地点、化学性有害因素的概念及其定义，增加了 EL 定义。②增加化学物质标识。如化学物质的致癌性参考分类标识 59 项、致敏性物质的标识 9 项，新增经皮标识 10 项。③对某些 OELs 进行调整，修订了乙腈、乙酸甲酯的 OELs。乙腈的 PC-TWA 原为 $10mg/m^3$、PC-STEL 原为 $25mg/m^3$，修订后乙腈的 PC-TWA 为 $30mg/m^3$ 并增加（皮）的标识；乙酸甲酯的 PC-TWA 原为 $100mg/m^3$，PC-STEL 原为 $200mg/m^3$，修订后乙酸甲酯的 PC-TWA 为 $200mg/m^3$，PC-STEL 为 $500mg/m^3$。④增订了国内需要的少量 OELs。增订了百草枯、毒死蜱、氯乙酸、钡及其可溶性化合物的 OELs。⑤删除了原 GBZ2-2002 中 164 种带 * 号化学物质的 PC-STEL 值。

物理有害因素方面 《工作场所有害因素职业接触限值 第 2 部分：物理因素》（GBZ2.2-2007）主要对作业场所常见的物理性因素，如高温、噪声、振动、非电离辐射（超高频辐射、高频电磁场、工频电场、激光辐射、微波辐射、紫外辐射）、煤矿井下采掘作业地点气象条件等的暴露限值制定标准，并规定了物理性因素 OELs 类型、参数及其参数的测定方法。

OELs 的制定 属于卫生标准的一个主要组成部分，一般由国家主管部门或其他相关研究机构为保护作业人员健康而制定。许多组织机构研究有害因素的职业接触问题并制定 OELs，如美国政府工业卫生学家会议（American conference of governmental industrial Hygienists，ACGIH）、国家职业安全健康研究所（National Institute for Occupational Safety and Health，NIOSH）、联邦职业安全健康管理局（Occupational Safety And Health Administration，OSHA）、英国的健康安全局所属有毒物质顾问委员会，德国的研究共同体工作场所健康危害物质检验委员会（MAK-Kommission）、欧盟的 OELs 科学委员会等。中国的工作场所有害因素 OELs 由卫生部委托全国卫生标准技术委员会、劳动卫生标准专业委员会等相关单位根据职业性有害因素的理化特性、国内外毒理学及现场劳动卫生学或职业流行病学调查资料，参考国外的 OELs 及其制定依据而起草、修订和制定的，作为工业企业设计、预防性和经常性职业卫生监督、职业卫生监测评价等使用的卫生标准。

制定 OELs 涉及有害效应和保护水平等科学性问题，此外还要考虑可行性问题，即对社会和经济发展的影响。中国制定 OELs 的原则是"在保障健康的前提下，做到经济合理、技术可行"，即安全性与可行性相结合。中国制定 OELs 主要采取现场调查与实验室研究相结合的方法。要了解毒物的生产、使用情况及人群的职业接触特点，做好文献调研工作，充分利用国内外已有的实验与现场资料，进行必要的补充性和复核性调查或实验，通过对有害物质的定性定量分析，努力寻找无观察有害效应水平，推论出针对

中国劳动者实际作业情况较为合理的 OELs。

适用范围 OELs 标准适用于工业企业卫生设计及存在或产生生产性毒物的各类工作场所，适用于工作场所卫生状况、劳动条件、劳动者接触职业性有害因素程度的监测、评价、管理及职业卫生监督检查等，不适用于非职业性接触。工作场所职业性有害因素 OELs 是用人单位监测工作场所环境污染情况，评价工作场所卫生状况和劳动条件以及劳动者接触生产性毒物的程度的重要技术依据，也可用于评估生产装置泄漏情况，评价防护措施效果等。

注意事项 专业人员在控制工作场所有害因素实际工作中使用的技术尺度，是实施职业卫生监督的依据之一，但不是安全与有害的绝对界限，只是判断化学物在一定浓度下的安全性的基本依据，是否损害健康必须以医学检查结果为基础，结合实际接触情况来判定，因此，即使低于 OELs 也有可能损害健康，因此有必要对接触人员进行健康检查。另外 OELs 只是限量标准，应采取各项措施，尽量降低工作场所有害因素的污染水平，而不应以达到 OELs 为目标。

当两种或两种以上生产性毒物共同作用于同一器官、系统或具有相似的毒性作用（如刺激作用等），或已知这些生产性毒物可以产生相加作用时，应按下列公式计算结果，进行评价：$C1/L1 + C2/L2 + \cdots\cdots + Cn/Ln = $ 比值，式：C1，C2，Cn——各化学物质所测得的浓度；L1，L2，Ln——各化学物质相应的容许浓度限值。据此算出的比值 ≤1 时，表示未超过接触限值，符合卫生要求；反之，当比值 >1 时，表示超过

接触限值，不符合卫生要求。

（于素芳）

zhíyèbìng wēihài xiàngmù shēnbào

职业病危害项目申报（occupational-disease-inductive project declaration）

依据《中华人民共和国职业病防治法》的规定及《职业病危害项目申报管理办法》的要求，中华人民共和国领域内凡存在或产生依法公布的职业病目录所列的职业病危害项目的用人单位，必须将其职业病危害项目如实、及时地向卫生行政部门进行申报。申报意义：①建立职业病危害项目申报制度是法律赋予监管部门的职能，是《中华人民共和国职业病防治法》颁布实施后实行的一项行政管理措施。②使有关行政部门能够及时地掌握本辖区内职业病危害项目的情况，以便制订计划、抓住重点，针对性地进行监督管理，提高本辖区的职业卫生水平。③职业病预防控制机构还可以利用这些信息进行职业病危害评估、建立预警哨点网络。

职业病危害项目　工作场所存在或产生放射性物质和其他有毒、有害物质等的职业病危害因素的项目，职业病危害因素按照卫生部发布的《职业病危害因素目录》确定。从项目形式上讲，职业病危害项目包括用人单位原有的职业病危害项目及其涉及职业病危害的新建、扩建、改建建设项目和技术改造、技术引进项目。以上存在或产生职业病危害项目的作业场所的用人单位均应在规定的时限内统一向所在地县级以上卫生行政部门申报。

申报依据　《中华人民共和国职业病防治法》在第一章的第三条例里明确规定职业病危害项目申报制度是坚持预防为主的主要措施之一，并列为职业病危害因素分类管理的主要内容之一。在第二章的第十四条就申报的项目范围、责任人、申请时限和申请内容等均做出明确规定。《中华人民共和国职业病防治法》的颁布实施意味着中国建立了职业病危害项目申报管理制度，且通过法律手段明确了用人单位、卫生行政部门和其他有关单位在职业病危害项目申报管理工作中的权利、义务和应承担的法律责任，实现了职业病危害项目申报的法制化管理。在第六章法律责任第64条里就用人单位如不按规定如实申报应承担的法律责任进行了详细而明确的规定。为了规范职业病危害项目的申报工作，加强职业病危害项目的监督管理，作为《中华人民共和国职业病防治法》的配套法规，《职业病危害项目申报管理办法》由卫生部颁布并自2002年5月1日起施行。《职业病危害项目申报管理办法》在第二条中规定"存在或产生职业病危害项目的用人单位，应按照《中华人民共和国职业病防治法》及本办法规定申报职业病危害项目"。

申报的主要内容　《职业病危害项目申报管理办法》在第三条中对申报的主要内容做了明确规定。申报的主要内容包括4部分：①用人单位的基本情况。②工作场所职业病危害因素的种类、浓度或强度。③产生职业病危害因素的生产技术、工艺和材料。④职业病危害防护设施、应急救援措施。

申报时限　《职业病危害项目申报管理办法》在第四条中对申报的时限做了明确规定。①用人单位应向所在地县级卫生行政部门申报职业病危害项目，申报时应提交《职业病危害项目申报表》及有关材料。②新建、改建、扩建、技术改造、技术引进项目，应在竣工验收之日起30日内申报职业病危害项目。

申报变更及注销　《职业病危害项目申报管理办法》在第五条中对申报的变更做出规定。用人单位申报后，因采用的生产技术、工艺、材料等变更导致所申报的职业病危害因素及其相关内容发生改变的，应在规定的时限内向原申报机关申报变更内容。《职业病危害项目申报管理办法》在第六条中对申报的注销做出专门规定。用人单位终止生产经营时，应向原申报机关办理申报注销手续。

项目申报管理　①卫生行政部门应在收到申报材料后5个工作日之内，出具《职业病危害项目申报回执》。②受理申报的卫生行政部门应建立职业病危害项目管理档案。县级以上卫生行政部门应按有关规定逐级汇总上报。③卫生行政部门应对用人单位申报的情况进行抽查，并对职业病危害项目实施监督管理。

申报单位责任　用人单位违反《职业病防治法》及本办法的规定，未申报职业病危害项目或申报不实的，责令限期改正，给予警告，并可以处2万元以上5万元以下罚款。

建立职业病危害项目申报制度充分体现了"预防为主、防治结合"的卫生工作方针，通过法制手段强化用人单位职业病防治的责任，实现职业病危害项目申报的法制化管理；通过用人单位对职业病危害项目的申报，可以使用人单位及卫生行政部门采取积极有效的措施预防、控制和消除职业病危害，防治职业病，保护劳动者健康及其相关权益，促进经济和社会的健康发展。

（于素芳）

zhíyè ānquán wèishēng guǎnlǐ tǐxì
职业安全卫生管理体系（occupational health and safety management system, OHSMS）

对企业职业安全卫生进行管理的一整套做法和程序。又称职业安全健康管理体系。表达了对企业职业安全卫生进行管理的思想和规范，是一套标准体系，其科学、有效、可行，而且与企业的其他活动及整体的管理相关，因此OHSMS是从总体上科学化、规范化地对企业职业安全卫生进行控制的战略及方法。OHSMS的基本思想是实现体系持续改进，通过周而复始地进行"计划、实施、监测、评审"活动，使体系功能不断加强。要求组织在实施OHSMS时始终保持持续改进意识，对体系进行不断修正和完善，最终实现预防和控制工伤事故、职业病及其他损失的目标。

发展史 职业安全卫生管理体系是20世纪80年代后期在国际上兴起的现代安全生产管理模式，它与ISO9000和ISO4000等被称为后工业化时代的管理方法。1999年英国标准协会、挪威船级社等13个组织提出了职业安全卫生评价系列，即OHSAS18001《职业安全卫生管理体系规范》、OHSAS18002《职业安全卫生管理体系———安全卫生管理体系规范实施指南》。1999年10月，中国政府有关部门制定并颁布了国家《职业安全卫生管理体系试行标准》（简称国政府有试行标准）。该标准是一个动态的、自我调整和完善的管理系统，涉及组织职业安全卫生的一切活动，与组织的全面管理职能实现有机结合。2001年11月12日国家质量监督检验检疫总局批准发布了国家标准GB/T28001《职业健康安全管理体系规范》，此标准自2002年1月1日正式实施。

使用范围 为提高组织控制职业安全卫生风险的能力、改善运行情况，职业安全卫生评估系列规范提出了职业安全卫生管理体系的要求。

OHSAS规范对于想达到如下目的的任何组织均适用：①建立职业安全卫生管理体系，以消除或减少雇员及其他相关团体与其活动相关的职业安全风险。②应用、保持及持续改进职业安全卫生管理体系。③确保组织明确其活动符合既定的职业安全卫生方针。④向外部证明组织活动符合既定方针。⑤寻求外部对组织职业安全卫生管理体系的认证/注册，或做出组织OHSAS规范的自我声明，以表明决心。

OHSAS规范中的所有要求要与所有职业安全卫生管理体系结合。其应用程度取决于组织的职业安全卫生方针、活动性质以及操作风险和复杂程度。OHSAS规范的目的在于阐述职业安全卫生而不是产品和服务的安全。

核心要素 OHSMS的五项核心要素构成了OHSMS的完整要求，是组织建立、实施、保持、改进OHSMS的原则与要求。

要素一 建立职业卫生安全方针。职业卫生安全方针是组织在职业卫生安全方面的宗旨和方向，是组织总体方针中的组成部分，它体现了组织对待职业卫生安全问题的指导思想和承诺。一个组织无论是建立、实施OHSMS还是保持、改进OHSMS都应随时关注职业卫生安全方针，一个组织的OHSMS的运行，应始终围绕职业卫生安全方针进行。

要素二 实施有效的策划。不同区域的组织，在日常运作过程中，为达到其预期的职业卫生安全绩效，需要进行策划工作。它是一项非常重要的步骤，是建立OHSMS的启动阶段，策划工作主要体现在：①对危险源辨识、风险评价和风险控制的策划。②对相关法律、法规和其他要求的识别、获得、使用、更新的策划。③针对职业卫生安全方针，对职业卫生安全目标及分目标进行建立的策划。④为实现职业卫生安全目标/分目标，进行职业健康安全管理方案的策划。

要素三 实施必要的控制活动并运行对风险进行控制的措施。①健全的职业卫生安全管理组织结构及明确的分工是组织成功运行OHSMS的必要前提。②相关人员，特别是其工作可能影响组织工作场所内职业卫生安全的人员的意识和能力是组织开展OHSMS的保证。③建立良好的内外部沟通渠道和方法使组织的OHSMS持续适宜、充分、有效。④必要的、适宜的文件化建立及对其实施有效的控制。⑤对组织存在的危险源带来的风险，通过目标、管理方案进行持续改进，并通过文件化的运行控制程序或应急准备与响应程序进行控制，以保证组织全面的风险控制，取得良好的职业卫生安全绩效。组织应全面实施上述五点的要求，使给组织带来风险、可能导致事故的危险源始终处于受控状态，为避免事故发生提供保障条件，使组织的OHSMS成功运行。

要素四 开展检查和纠正措施活动。OHSMS倡导组织建立的OHSMS应具有自我调节、自我完善的功能。其监控机制具有实施检查、纠错、验证、评审和提高的能力。①对组织的职业卫生安全行为保持经常化监测，包括对组织遵守法律、法规情况的监测，以及对职业卫生安全绩效的监测。②对产生的事故、事件不符合，组织应及时纠正并采取相应措施。③实施良好的职业卫生安全记录和记录管理，为组织职业卫生安全管理体系有效运行提供证据。④定期检查OHSMS是否得到了正确的实施和保持，为进一步改进OHSMS提供依据。

要素五　实施最高管理者的定期评审。组织内OHSMS中的一些问题由决策层加以解决，如对组织内外部变化的情况，体系的持续适宜性、有效性和充分性做出判断，并做出相应的调整。

建立方法与步骤　职业安全卫生管理体系与环境、质量管理体系有共同的管理原则，所以在体系建立上也有许多相似之处。由于组织特性和原有基础的差异，不同组织建立职业安全卫生管理体系的过程不完全相同，但总体而言，组织建立职业安全卫生管理体系应采取如下步骤：

领导决策　组织建立职业安全卫生管理体系需要领导者的决策，特别是最高管理者的决策。只有在最高管理者认识到建立职业安全卫生管理体系必要性的基础上，组织才有可能在其决策下开展这方面的工作。另外，职业安全卫生管理体系的建立，需要资源的投入，这就需要最高管理者对改善组织的职业卫生行为做出承诺，从而使职业安全卫生管理体系的实施与运行得到充足的资源。

成立工作组　当组织的最高管理者决定建立职业安全卫生管理体系后，首先要从组织上给予

落实和保证，通常需要成立一个工作组。工作组的主要任务是负责建立职业安全卫生管理体系。工作组的成员来自组织内部各个部门，工作组的成员将成为组织今后职业安全卫生管理体系运行的骨干力量，工作组组长最好是将来的管理者代表，或管理者代表之一。根据组织的规模，管理水平及人员素质，工作组的规模可大可小，可专职或兼职，可以是一个独立的机构，也可挂靠在某个部门。

人员培训　工作组在开展工作之前，应接受职业安全卫生管理体系标准及相关知识的培训。同时，组织体系运行需要的内审人员也要进行相应的培训。

初始状态评审　初始状态评审是建立职业安全卫生管理体系的基础。组织应为此建立一个评审组，评审组可由组织的员工组成，也可外请咨询人员，或是两者兼而有之。评审组应对组织过去和现在的职业安全卫生信息、状态进行收集，调查与分析，识别和获取现有的适用于组织的职业安全卫生法律、法规和其他要求，进行危险源辨识和风险评价。这些结果将作为建立和评审组织的职业安全卫生方针，制定职业安全卫生目标和职业安全卫生管理方案，确定体系的优先项，编制体系文件和建立体系的基础。

体系策划与设计　体系策划阶段主要是依据初始状态评审的结论，制定职业安全卫生方针，制定组织的职业安全卫生目标、指标和相应的职业安全卫生管理方案，确定组织机构和职责，筹划各种运行程序等。

职业安全卫生管理体系文件编制　职业安全卫生管理体系具有文件化管理的特征。编制体系

文件是组织实施职业安全卫生管理体系标准，建立与保持职业安全卫生管理体系并保证其有效运行的重要基础工作，也是组织达到预定的职业安全卫生目标，评价与改进体系，实现持续改进和风险控制必不可少的依据和见证。体系文件还需要在体系运行过程中定期、不定期的评审和修改，以保证它的完善和持续有效。

体系试运行　体系试运行与正式运行无本质区别，都是按所建立的职业安全卫生管理体系手册、程序文件及作业规程等文件的要求，整体协调地运行。试运行的目的是在实践中检验体系的充分性、适用性和有效性。组织应加强运作力度，并努力发挥体系本身具有的各项功能，及时发现问题，找出问题的根源，纠正不符合项并对体系给予修订，以尽快渡过磨合期。

内部审核　职业安全卫生管理体系的内部审核是体系运行必不可少的环节。体系经过一段时间的试运行，组织应具备了检验职业安全卫生管理体系是否符合职业安全卫生管理体系标准要求的条件，应开展内部审核。职业安全卫生管理者代表应亲自组织内审。内审员应经过专门知识的培训。如果需要，组织可聘请外部专家参与或主持审核。内审员在文件预审时，应重点关注和判断体系文件的完整性、符合性及一致性；在现场审核时，应重点关注体系功能的适用性和有效性，检查是否按体系文件要求去运作。

管理评审　职业安全卫生管理体系整体运行的重要组成部分。管理者代表应收集各方面的信息供最高管理者评审。最高管理者应对试运行阶段的体系整体状态做出全面的评判，对体系的适用

性、充分性和有效性做出评价。依据管理评审的结论，可以对是否需要调整、修改体系做出决定，也可以做出是否实施第三方认证的决定。

总之，职业安全卫生管理体系的运行模式可称为"戴明模型（Deming model）"，或称为"PDCA［计划（plan）、执行（do）、检查（check/study）、处理（act）]模型"，可将职业安全卫生管理工作分为"计划、实施与运行、检查与纠正措施、管理评审"四个相互联系的环节。可以用下图概括（图）。

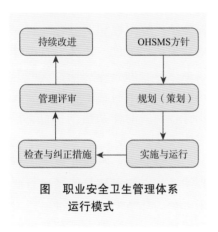

图 职业安全卫生管理体系运行模式

意义 OHSAS18000 管理体系认证给企业带来的利益，具体表现在以下几个方面：①提升公司的企业形象。②增强公司凝聚力。③减少企业经营的职业安全卫生风险。④改善内部管理。⑤避免职业安全卫生问题所造成的直接/间接损失。⑥善尽企业的国际/社会责任。⑦顺应国际贸易的新潮流。

(牛 侨)

zhíyèbìng

职业病（occupational disease）用人单位的劳动者在职业活动中，因接触职业性有害因素而引起的疾病。生产环境和劳动过程中存在多种对人体健康有害的因素，如粉尘、放射性有害因素和物理

性有害因素等，这些因素统称为职业性有害因素，在一定条件下可作用于人体。健康人体对职业性有害因素的作用有一定的抵抗和代偿能力，当职业性有害因素作用于人体的强度和时间未超出人体的代偿能力时，仅表现为亚临床的有害作用；当人体不能代偿时，导致功能性或器质性病理改变，出现相应临床症状，影响劳动能力，该类疾病统称为职业病。

范围 除医学上的含义外，许多国家由政府立法明文规定了职业病的范围，将列于职业病名单上的疾病称为法定职业病或规定职业病。有些国家还按照法规对职业病患者进行补偿，因而这些疾病又称需补偿疾病。

中国 2002 年 5 月实施的《中华人民共和国职业病防治法》纳入的职业病分为 10 类、共 115 种。2011 年 12 月 31 日十一届人大常委会第 24 次会议审议通过了《关于修改〈职业病防治法〉的决定》，卫生和计划生育委员会（原卫生部）等 4 部门研究决定对 2002 年公布的〈职业病目录〉进行调整，调整后的〈职业病分类和目录〉中包括 10 大类、132 种职业病。包括职业性尘肺病及其他呼吸系统疾病 19 种、职业性皮肤病 9 种、职业性眼病 3 种、职业性耳鼻喉口腔疾病 4 种、职业性化学中毒 60 种、物理因素所致职业病 7 种、职业性放射性疾病 11 种、职业性传染病 5 种、职业性肿瘤 11 种、其他职业病 3 种。职业病名单会根据国家经济发展水平和对职业病认识的发展而不断更新。中国政府规定职业病患者在治疗休息期间、确定为伤残或治疗无效死亡时，享受工伤保险待遇或职业病待遇。

发生条件 职业病的发病过程决定于下列主要条件。①接触机会或频率。在生产工艺过程中，经常接触或使用某些有害因素，如油漆工长期接触并使用含苯、甲苯、二甲苯的油漆，容易引起相应的职业性中毒。②接触方式。有害因素可经呼吸道、消化道或皮肤等途径进入体内或由于意外事故造成损伤，其接触方式与职业病发生密切相关。粉尘经呼吸道进入人体，引起尘肺病；苯的氨基硝基化合物经皮肤进入人体，引起中毒；玻璃制品的磨工，卫生条件差时，玻璃中的铅可经消化道进入人体，引起铅中毒。③有害因素的理化性质。毒物的理化性质与组织的亲和性及毒性作用有直接关系，如汽油和二硫化碳有显著的脂溶性，对神经组织有密切亲和作用，因此首先毒害神经系统。物理性因素常在接触时有作用，脱离接触后作用不再存在；化学性因素在脱离接触后，作用还会持续一段时间或持续存在。④接触时间。物理性和化学性因素对人的危害都与量有关，有些有害物质能在体内蓄积，长期吸收会引起发病；有些物质虽本身不能在体内蓄积，但其所引起的功能性改变可以累积，如大多数物理性有害因素长期接触会产生不良影响。在无法估计接触量时，可用接触时间粗略估计作用强度。⑤接触强度。即接触浓度和水平，是决定机体接受危害剂量的主要因素，常用接触水平来表示，与实际接受量有所区别；实际接受量指进入机体的量，即生物接触水平，与接触水平成正比。⑥管理和防护水平。严格的管理制度和防护措施可有效降低职业性有害因素的接触和危害，尤其可明显减少急性中毒事故和

工伤事故的发生。⑦个人健康状况。人体对有害因素的防御能力是多方面的，主要体现在肝脏的解毒和排毒过程；也有些毒物先经过转化使毒性增加，然后再解毒而被排出；有机毒物可被体内的酶转化，经过水解、氧化、还原和结合等方式，大多成为低毒或无毒物而排泄。如果接触工人先天性缺乏某些代谢酶或由于代谢酶的多态性而导致酶活性降低，就会形成对某些毒物的易感性；如果肝脏功能有损害，这种解毒过程会受到阻碍；肾功能不全会影响毒物排泄，不仅可能加剧工人的原有疾病，还可能发生职业病。此外，职业病的发生还与个体的遗传因素、年龄和性别差异、患其他疾病（肝病、皮肤病等）、文化水平、营养不良、心理和行为因素、社会经济因素以及与职业有关的生活方式等有关。

特点　①病因特异，病因即职业性有害因素，发病需一定的作用条件，在控制病因或作用条件后，可消除或减少发病。②所接触的病因大多是可检测和识别的，其强度（浓度或剂量）需达到一定的程度，才能使劳动者致病，一般可有接触水平（剂量）-效应（反应）关系，即接触强度越大，机体反应越明显，降低或控制接触强度，可减少发病。但是某些职业肿瘤（如接触石棉引起的胸膜间皮瘤）不存在接触水平（剂量）-效应（反应）关系。③在接触同一有害因素的人群中常有一定数量的发病，很少只出现个别患者。④如能早期诊断、及时治疗、妥善处理，部分职业病预后较好。但有些职业病（如尘肺），所有的治疗方法均无明显效果，只能对症综合处理，减缓进程，故发现越晚，疗效越差。

⑤除职业性传染病外，治疗个体无助于控制人群发病，必须对存在有害因素的工作环境进行治理，达到卫生要求。

诊断　一项政策性和科学性很强的工作，关系到患者的健康和福利，并涉及劳动保障待遇，也涉及国家和企业的利益。主要依据 2011 年修订的《中华人民共和国职业病防治法》和 2013 年 4 月 10 日起实施的《职业病诊断与鉴定管理办法》的有关规定和诊断标准，力求诊断准确，防止漏诊、误诊、冒诊等情况。

诊断依据　包括以下几个方面。

明确的职业接触史　职业人群受到职业性有害因素损害的病史，是诊断职业病的最基本条件。首先应按时间顺序记录以往的职业史，包括所在单位、工种、接触有害因素的剂量、时间长短、生产流程、操作方法以及相同工作环境工人的同样疾病发生情况等。

临床症状与体征　职业病的临床表现复杂多样，同一职业性有害因素在不同致病条件下可导致性质和程度不同的临床表现，不同职业性有害因素可引起同一症状或体征，因此在分析时要注意不同职业病的共同点、各种特殊的和非典型的临床表现、与其他非职业病的鉴别诊断等。询问病史时，要了解患者参加工作前后的健康情况，各种症状出现的时间、发展顺序、严重程度及其与接触有害因素的时间关系，并根据所接触的有害因素的作用特点，注意早期症状和典型症状。体格检查时，要在一般全面检查的基础上，做针对性的重点检查，关注特有体征。

实验室检查　主要包括接触指标和效应指标。接触指标指测

定生物材料或排出物中职业性有害因素及其代谢产物的量，如血铅、尿铅等。效应指标包括毒物在机体内代谢或反映毒作用的指标（如有机磷农药中毒者检测血液胆碱酯酶活性等）、反映职业性有害因素所致组织器官病损的指标；此外，还包括一般检查（血、尿常规，肝肾功能），以及心电图、X 线、脑电图、肺功能、放射免疫、放射性核素等检查。

工作场所职业性危害因素监测资料　①广泛座谈收集资料。②对现场做详细观察。③测定分析有害因素。

职业史是诊断职业病的先决条件，临床检查和工作场所职业性有害因素监测资料收集及职业流行病学调查是诊断职业病的重要依据。

诊断机构　即具有诊断权的机构，根据中国《职业病防治法》和《职业病诊断与鉴定管理办法》的规定，医疗卫生机构承担职业病诊断，应经省、自治区、直辖市人民政府卫生行政部门批准。省、自治区、直辖市人民政府卫生行政部门应向社会公布本行政区域内承担职业病诊断的医疗卫生机构的名单。承担职业病诊断的医疗卫生机构应具备下列条件：①持有《医疗机构执业许可证》。②具有相应的诊疗科目与开展职业病诊断相适应的职业病诊断医师等相关医疗卫生技术人员。③具有与开展职业病诊断相适应的仪器、设备。④具有健全的职业病诊断质量管理制度。

诊断证明书　职业病确诊后，诊断机构必须出具《职业病诊断证明书》一式三份，患者及其所在单位各一份，存档一份。与此同时，负责诊治的医生要填写职业病报告单，向所在地区卫生行

政部门和负责工作场所职业卫生监督管理的部门报告。诊断证明书必须注明复查日期，到期未复查者，原诊断证明作废。

治疗　职业病的病因明确，也使其治疗具有明显特色。

治疗原则　①病因治疗。尽可能消除或减少致病的物质基础，并针对有害因素致病的机制进行处理。②早期治疗。职业病的早期病理生理变化往往可逆，故应及早进行合理治疗。对于矽肺、局部振动病、噪声性耳聋等进行性疾病来说，早期治疗更为重要。③整体治疗原则。职业性有害因素常对某一靶器官的损害较突出，但常引起多器官系统功能性或器质性改变。除消除病因及针对靶器官损害治疗外，也应重视对症和支持疗法，尤其对于尚无特效病因治疗的职业病，对症和支持疗法不可忽视。④个体化治疗原则。即使是同一作业环境下引发的同一职业病，由于个体差异的存在，不同患者的病情和对药物的疗效等仍有较大差异。

治疗方法　包括病因治疗、对症治疗和支持治疗。

病因治疗　①去除致病因素。中断与致病因素的接触，防止有害因素继续吸收或持续作用，应用针对病因的治疗药物是病因治疗的基本方法。②特殊解毒药物治疗。特效药是各种中毒治疗的首选药物，如胺羧类络合剂、巯基类解毒药等治疗金属中毒，美蓝治疗高铁血红蛋白血症，亚硝酸盐治疗氰化物中毒等，阿托品治疗有机磷中毒等。③通用解毒药物。特效解毒药物应用有限，及时适当的应用非特效通用解毒药物也可发挥较好疗效。通用解毒药主要有葡萄糖酸钙、硫酸钠、普鲁士蓝、葡萄糖醛酸内酯、谷

胱甘肽、硫代硫酸钠、乙醇、氧等。可在适当时机选择适当的药物进行治疗。

对症治疗　对于急性职业中毒或高温中暑、急性高原病等随时出现的临床现象，如昏迷、肺水肿、休克、心脏骤停、急性肾衰竭、酸中毒、低钾血症、高钾血症、高热等症状进行对症治疗。对于慢性职业病常见的症状，如神经衰弱综合征、精神障碍、震颤麻痹综合征、周围神经病、慢性呼吸衰竭、慢性肝或肾功能损害、白细胞减少、再生障碍性贫血、接触性皮炎、雷诺现象等，均应给予及时合理的对症治疗。

支持治疗　目的是提高机体整体抗病能力、促进受损组织器官功能恢复。对于慢性职业病和急性职业病恢复期的患者，支持治疗极为重要。

预防　对职业性有害因素进行评价、控制和管理，对从业人员实施职业性健康监护的过程。职业性有害因素种类繁多，实际生产环境中，往往多种有害因素同时存在，这决定了职业病防治工作的复杂性。但是在职业病病因明确，控制措施有效时，职业病可以预防。

一级预防，又称病因预防，是从根本上杜绝危害因素对人的作用，消除职业危害因素，或将其减少到最低限度，筛查高危人群，凡有该职业禁忌证者，不得参加该工作。一级预防是最主动、最有效的预防，是理想的方法，但实现所需费用较大。二级预防，主要手段是定期进行环境中职业危害因素的监测和对接触者开展定期体格检查及健康监护，及时发现异常或临床变化，早期检测出职业性危害因素所致的疾病，及时处理，促进恢复。二级预防

比较主动且容易实现，可以弥补一级预防的不足。三级预防，对已患职业病者及时的诊断和治疗，促进康复，防止病情进展，延缓寿命，虽属被动，但对促进已患职业病者的康复具有重要意义。

预防措施　需采取以下综合措施，才能达到三级预防的目的。①实施劳动卫生监督。是依法预防和管理职业病的政府行为，也是控制职业性有害因素的根本措施。包括预防性和经常性卫生监督以及事故性处理。预防性卫生监督指对新建、改建和扩建工程项目中与主体工程同时设计、同时施工、同时投产（简称"三同时"）的卫生防护设施所进行的劳动卫生监督，从根本上消除职业性有害因素对劳动者健康产生的影响。②降低有害因素浓（强）度，使劳动者接触职业性有害因素的水平低于最高容许浓度。革新技术，改造工艺，最大限度地减少工人在生产工艺流程中接触有毒有害物质的机会；采用卫生技术措施，如用通风方法将逸散于空气中的毒物排出及应用个人防护用品等。当劳动条件不能从改变卫生防护设施上得到理想的改善时，个人防护用品的正确使用则是主要的防护措施。③健康监护。对作业工人的健康监护包括就业前职业性体检和定期职业性体检以及离岗或调岗的体检。就业健康检查的目的在于筛选有就业禁忌证者。定期职业性体检，是从已接触有害因素人群中鉴别高危者和职业病患者，达到早期发现、早期脱离接触的目的，是"二级预防"的核心。

（贾　光）

zhíyèshǐ

职业史（occupational history）对受检者曾经和现在从事何种工

作、职业变动、工作性质、工作环境、生产方式、劳动条件等的详细时间记录。国家安全生产监督管理总局对职业史的具体内容规定为：按时间先后顺序列出的全部职业情况，主要包括工种，起止日期，操作岗位，操作过程，所接触的职业危害因素的品种及其浓度（强度）、实际接触时间，防护设施，上岗前和定期健康检查结果，以及职业活动中所发生的事故和伤害等情况。职业史是了解职业危害情况、分析接触水平和诊断职业病的重要依据。对农村居民而言，从事家禽、家畜和水产的养殖、运输、销售、屠宰等也属于职业史，因为从事此类职业的人员可能接触染病动物及其污染物，是人畜共患疾病的高暴露人群。

获得途径　具体包括：①当事人提供的自述材料。②相关工作单位及人员的证明材料。③卫生监督机构所提供的有关材料。④职业卫生技术服务机构提供的有关材料。

采集　美国南卡罗来纳州家庭医学住院医师环境医学课程委员会提出了一种采集职业史的方法，即 WHACS 法，该法已在整个美国南卡罗来纳州家庭医学实践中得到广泛应用。WHACS 法由五个问题组成，即你做什么工作（What do you do?）；你怎么样工作（How do you do work?）；上下班时你是否关注你的接触情况（Are you concerned about any of your exposures on and off the job?）；你同事和周围其他人是否也有同样的暴露（Coworkers or others exposed?）；你对你的工作是否满意（Satisfied with your job?）。在职业史采集过程中可以按以下几点进行：①对于出现的相关疾病或症状，询问受检者从事相关工作前有无相关症状或疾病。②询问工龄，工作性质，经常接触哪些可致病的因素及接触方式和时间。③发病时间与进厂工作或接触某些物质的关系。如工作几个月或几年后发病，要了解发病前生产工艺及所用原料有无变化。④同工种工作的人数和发生同类疾病或出现类似症状的人数。⑤脱离车间或停止接触某些物质后疾病或症状的变化（无变化、减轻或痊愈）。

重要性　许多疾病是职业性有害因素引起的，而职业性有害因素引起的疾病在诊断途径和治疗方法上与其他原因导致的疾病差别很大，因而职业史的采集对临床诊断和治疗相当重要，如重症铅中毒产生的急性腹痛易被误诊为阑尾炎或其他急腹症而施行手术；慢性氟中毒引起的氟骨症所出现的关节疼痛、畸形和运动障碍可能会被误诊为类风湿关节炎，以致长期治疗无效；镀锌、电焊、铸铜、轧钢工人在接触锌、铜、锰、铁等金属数小时后，发生怕冷、发热、出汗、咳嗽等"金属烟尘热"症状，若忽视职业史的采集，往往会被误诊为感冒或上呼吸道感染，导致用药不当；此外，有机溶剂苯、汞、汽油、二硫化碳等可引起神经和精神症状；苯、放射性物质可致白细胞、血小板减少或贫血；煤矿工人、救火员吸入一氧化碳引起昏迷；氨、氯气所引起窒息昏迷；光气、氮氧化物、硫酸二甲酯引起中毒性肺炎和肺水肿；乙二胺、甲苯二异氰酸酯导致支气管哮喘；磷、砷、四氯化碳、三硝基甲苯等引起中毒性肝病等。以上疾病都应注意与其他因素导致的相关疾病的鉴别。

随着经济发展及产业结构模式的变化，人们在工作中接触有毒、有害物质的机会增多，更换工作和流动性也大大增加，因此，在发生各种疾病时不应忽略职业史的采集。临床医师应详细询问并记录职业史，患者也应主动提供职业、工种、接触有害物质的种类及时间等情况，以提高诊疗质量。

（贾　光）

zhíyèbìng jiàndìng
职业病鉴定（identification of occupational diseases）　当事人对职业病诊断机构做出的职业病诊断结论有异议的，可在接到职业病诊断证明书之日起三十日内，向职业病诊断机构所在地设区的市级卫生行政部门申请鉴定。设区的市级职业病诊断鉴定委员会负责职业病诊断争议的首次鉴定；若当事人对设区的市级职业病鉴定结论不服，可在接到职业病鉴定书之日起十五日内，向原鉴定组织所在地省级卫生行政部门申请再鉴定。职业病鉴定实行两级鉴定制，省级职业病鉴定结论为最终鉴定。

鉴定依据　主要为《中华人民共和国职业病防治法》与《职业病诊断与鉴定管理办法》。

鉴定流程　当事人提交《职业病鉴定申请书》、职业病诊断证明书等卫生行政部门要求提供的申请资料→职业病鉴定办事机构收到齐全的申请资料后受理申请并组织鉴定、形成鉴定结论、出具职业病鉴定书→职业病鉴定办事机构将职业病鉴定书送达当事人。

鉴定相关要求　包括以下几方面。

材料要求　当事人申请职业病鉴定时，应当提供以下资料：

①职业病鉴定申请书。②职业病诊断证明书，申请省级鉴定的还应当提供市级职业病鉴定书。③卫生行政部门要求提供的其他有关资料。

时间要求 在接到职业病诊断证明书之日起三十日内，可申请鉴定。在接到职业病鉴定书之日起十五日内，可申请再鉴定。

职业病鉴定办事机构应自收到申请资料之日起五个工作日内完成资料审核，对资料齐全的发给受理通知书；资料不全的，应当书面通知当事人补充；资料补充齐全的，应当受理申请并组织鉴定。

职业病鉴定办事机构收到当事人鉴定申请后，根据需要可以向原职业病诊断机构或首次职业病鉴定的办事机构调阅有关诊断、鉴定资料。原职业病诊断机构或首次职业病鉴定办事机构应当在接到通知之日起十五日内提交。

职业病鉴定办事机构应在受理鉴定申请之日起六十日内组织鉴定、形成鉴定结论，并在鉴定结论形成后十五日内出具职业病鉴定书。职业病鉴定书应当于鉴定结论做出之日起二十日内由职业病鉴定办事机构送达当事人。

机构要求 卫生行政部门可以指定办事机构，具体承担职业病鉴定的组织和日常性工作。职业病诊断机构不能作为职业病鉴定办事机构。职业病鉴定办事机构的职责是：①接受当事人申请。②组织当事人或接受当事人委托抽取职业病鉴定专家。③组织职业病鉴定会议，负责会议记录、职业病鉴定相关文书的收发及其他事务性工作。④建立并管理职业病鉴定档案。⑤承担卫生行政部门委托的有关职业病鉴定的其他工作。设区的市级以上地方卫生行政部门应当向社会公布本行政区域内依法承担职业病鉴定工作的办事机构的名称、工作时间、地点和鉴定工作程序。

需要了解被鉴定人的工作场所职业病危害因素情况时，职业病鉴定办事机构根据职业病鉴定专家组的意见可以对工作场所进行现场调查，或依法提请安全生产监督管理部门组织现场调查。依法提请安全生产监督管理部门组织现场调查的，在现场调查结论或判定做出前，职业病鉴定应当中止。

鉴定专家要求 省级卫生行政部门应设立职业病鉴定专家库（以下简称专家库），并根据实际工作需要及时调整其成员。专家库可以按照专业类别进行分组。专家库应当以取得各类职业病诊断资格的医师为主要成员，吸收临床相关学科、职业卫生、放射卫生等相关专业的专家组成。专家应当具备下列条件：①具有良好的业务素质和职业道德。②具有相关专业的高级卫生技术职务任职资格。③熟悉职业病防治法律法规和职业病诊断标准。④身体健康，能够胜任职业病鉴定工作。

参加职业病鉴定的专家，应当由申请鉴定的当事人或当事人委托的职业病鉴定办事机构从专家库中按照专业类别以随机抽取的方式确定。抽取的专家组成职业病鉴定专家组（以下简称专家组）。经当事人同意，职业病鉴定办事机构可以根据鉴定需要聘请本省、自治区、直辖市以外的相关专业专家作为专家组成员，并有表决权。专家组人数为五人以上单数，其中相关专业职业病诊断医师应当为本次专家人数的半数以上。疑难病例应增加专家组人数，充分听取意见。专家组设组长一名，由专家组成员推举产生。职业病鉴定会议由专家组组长主持。

参加职业病鉴定的专家有下列情形之一的，应当回避：①职业病鉴定当事人或当事人近亲属的。②已参加当事人职业病诊断或首次鉴定的。③与职业病鉴定当事人有利害关系的。④与职业病鉴定当事人有其他关系，可能影响鉴定公正的。

专家组应当听取当事人的陈述和申辩，必要时可以组织进行医学检查。职业病鉴定应当遵循客观、公正的原则，专家组进行职业病鉴定时，可以邀请有关单位人员旁听职业病鉴定会。所有参与职业病鉴定的人员应当依法保护被鉴定人的个人隐私。

专家组应当认真审阅鉴定资料，依照有关规定和职业病诊断标准，经充分合议后，根据专业知识独立进行鉴定。在事实清楚的基础上，进行综合分析，做出鉴定结论，并制作鉴定书。

鉴定结论要求 职业病鉴定办事机构应当如实记录职业病鉴定过程，内容应包括：①专家组的组成。②鉴定时间。③鉴定所用资料。④鉴定专家的发言及其鉴定意见。⑤表决情况。⑥经鉴定专家签字的鉴定结论。⑦与鉴定有关的其他资料。有当事人陈述和申辩的，应当如实记录。

鉴定结论应当经专家组三分之二以上成员通过。职业病鉴定书应当包括以下内容：①劳动者、用人单位的基本信息及鉴定事由。②鉴定结论及其依据，如果为职业病，应当注明职业病名称、程度（期别）。③鉴定时间。鉴定书加盖职业病诊断鉴定委员会印章。

首次鉴定的职业病鉴定书一

式四份，劳动者、用人单位、原诊断机构各一份，职业病鉴定办事机构存档一份；再次鉴定的职业病鉴定书一式五份，劳动者、用人单位、原诊断机构、首次职业病鉴定办事机构各一份，再次职业病鉴定办事机构存档一份。职业病鉴定书的格式由中国卫生和计划生育委员会统一规定。鉴定结束后，鉴定记录与职业病鉴定书一并由职业病鉴定办事机构存档，永久保存。

其他　职业病诊断、鉴定的费用由用人单位承担。

（贾　光）

zhíyèbìng bàogào

职业病报告 [occupational diseases report（notification）]

职业病防治的基础性工作之一，用人单位和医疗卫生机构及时报告职业病，有利于职业卫生监督管理部门准确掌握职业病发病情况，有针对性地制定防治措施，保障劳动者健康权益。医疗卫生机构将发现的职业病患者告知用人单位，并通过卫生行政部门向安全生产监督管理部门通报，有利于加强作业场所监管，在源头预防职业病；用人单位将确诊的职业病病人报告给劳动保障行政部门，有利于落实劳动者工伤保险待遇，保障劳动者的健康及其相关权益。

依据　依据中华人民共和国颁布的《中华人民共和国职业病防治法》《职业病诊断与鉴定管理办法》《职业健康检查管理办法》《职业病分类和目录》《国家卫生和计划生育统计调查制度》《职业病危害事故调查处理办法》《生产安全事故报告和调查处理条例》等法律、法规和规范性文件的规定，实行职业病报告。

组织机构与职责　职业病报告实行属地管理、逐级上报的办法，用人单位和医疗卫生机构发现职业病病人或疑似职业病病人时，应当及时向所在地卫生行政部门和安全生产监督管理部门报告。确诊为职业病的，用人单位还应当向所在地劳动保障行政部门报告。接到报告的部门应当依法做出处理。县级以上地方人民政府卫生行政部门负责本行政区域内的职业病统计报告的管理工作，并按照规定上报。地方各级卫生行政部门指定同级职业病防治院（所）或疾病预防控制机构具体承办职业病报告工作，被指定的单位应设专职或兼职人员负责具体工作。全国职业病（除职业性放射性疾病外）报告的数据管理、业务指导、技术培训、质量控制以及汇总分析由中国疾病预防控制中心职业卫生与中毒控制所负责；职业性放射性疾病则由中国疾病预防控制中心辐射防护与核安全医学所统一管理。根据职能分工，职业病危害事故由安全生产监督管理部门进行报告和调查处理。

报告办法及时限　各类职业病报告卡均实行网络直报。尘肺病新病例、近期病例由依法承担职业病诊断的医疗卫生机构在做出诊断15天内填报《职业性尘肺病报告卡》；尘肺病死亡病例由用人单位或死亡者近亲属向本行政区域内职业病防治机构报告，并由职业病防治机构进行网络报告；疑难转诊病例一律由确诊单位进行报告。急性职业病病例确诊1天内，慢性职业中毒和其他职业病确诊15天内，由承担职业病诊断的医疗卫生机构填报《职业病报告卡》（不含职业性尘肺病、放射性疾病）。疑似职业病的报告由相关医疗卫生机构填报《疑似职业病报告卡》，其中职业健康检查

机构在健康检查中发现的健康损害，怀疑为职业病需提交职业病诊断机构进一步确诊的，在出具职业健康检查报告后30天内填报；职业病诊断机构在诊断过程中，无法明确职业病诊断，又无法排除与职业接触有关的，在15天内填报；医疗卫生机构在门诊或住院诊疗过程中，发现的健康损害可能与职业接触有关，并排除其他原因的，在15天内报告此卡；在职业性事故中，劳动者短时间接触大量职业性有害因素，导致急性健康损害的，由救治的医疗卫生机构在1天内报告此卡。在农、林业等生产活动中使用农药或生活中误用农药而发生中毒者（不包括使用农药残留超标和属于刑事案件中的中毒患者），由最初接诊的医疗卫生机构在患者确诊后24小时内填报《农药中毒报告卡》；生产农药而发生中毒的按《职业病报告卡》（不含职业性尘肺病、放射性疾病）的要求填报。纳入报告范围的还有用于业务汇总统计的《职业病诊断、鉴定相关信息报告卡》和《职业健康检查汇总表》。各类报告卡数据的产出分析报告均实行季报，在同年度4月、7月、10月和下一年度1月10日之前完成对上一个季度的汇总统计分析和上报。

报告内容及要求　报告病种以国家卫生与计划生育委员会、人力资源社会保障部、安全监管管理总局和全国总工会公布的《职业病分类和目录》为准。分别编制了《职业性尘肺病报告卡》《职业性放射性疾病报告卡》《职业病报告卡》（不含职业性尘肺病、放射性疾病）。①职业性尘肺病报告卡，适用于中国境内一切有尘粉作业的用人单位，在统计年度内有首次被诊断为尘肺病的

劳动者，或尘肺近期病例和尘肺死亡者均应填写本卡报告。在岗的非编制职工患有尘肺病时也应填报。报告卡内容包括：用人单位基本信息、报告类别、尘肺病患者的基本信息（姓名、性别、出生日期、身份证号、联系电话）、开始接尘日期、工种、实际接尘工龄、尘肺种类、诊断结论、死亡日期、死因、诊断单位、填表人及填表日期等。②职业病报告卡，适用于中国境内一切有职业病危害的用人单位，除尘肺病、放射性疾病、农林业生产活动中使用农药或生活中误用各类农药而发生中毒以外的一切职业病的报告。本报告卡适用于确诊新病例和死亡病例的报告。报告卡内容包括：用人单位基本信息、职业病患者的基本信息（姓名、性别、出生日期、身份证号、联系电话）、职业病种类、具体病名、中毒事故编码、同时临床中毒人数、职业中毒确诊人数、接触时间、统计工种、专业工龄、发生日期、诊断日期、死亡日期、诊断单位、报告单位、填表人及填表日期等。③农药中毒报告卡，仅限于生产性自用和生产性受雇引起的农药中毒。报告卡内容包括：农药中毒人员基本信息（姓名、性别、年龄、身份证号、联系电话）、中毒原因、中毒农药名称、职业安全卫生知识的培训、施药方式、危险行为、转归、诊断日期、死亡日期、报告单位、填表人及填表日期等。④疑似职业病报告卡，具体内容包括用人单位基本信息、疑似职业病患者的基本信息（姓名、性别、出生日期、身份证号、联系电话）、疑似职业病名称、可能接触的主要职业性有害因素、统计工种、专业工龄、发现日期、信息来源、报告单位、填表人及填表日期等。

监督与管理 职业病报告工作是国家统计工作的一部分，各级负责职业病报告工作的单位和人员，必须树立法制观念，不得虚报、漏报、拒报、迟报、伪造和篡改。任何单位和个人不得以任何借口干扰职业病报告人员依据相关规定执行任务。职业病报告由各级卫生行政部门组织实施，并督促检查执行情况。对于执行好的单位和个人，应予奖励。对于违反者，应根据情节轻重，给予批评、行政处分，直至追究法律责任。

职业病危害事故报告 发生或可能发生急性职业病危害事故时，用人单位应当立即采取应急救援和控制措施，并及时报告所在地安全生产监督管理部门和有关部门。安全生产监督管理部门接到报告后，应当及时会同有关部门组织调查处理；必要时，可以采取临时控制措施。卫生行政部门应当组织做好医疗救治工作。具体包括：①发生职业病危害事故后，用人单位应当于1小时内向事故发生地县级以上人民政府安全生产监督管理部门和负有安全生产监督管理职责的有关部门报告。②特别重大事故、重大事故逐级上报至国务院安全生产监督管理部门和负有安全生产监督管理职责的有关部门。③较大事故逐级上报至省、自治区、直辖市人民政府安全生产监督管理部门和负有安全生产监督管理职责的有关部门。④一般事故上报至设区的市级人民政府安全生产监督管理部门和负有安全生产监督管理职责的有关部门。⑤安全生产监督管理部门和负有安全生产监督管理职责的有关部门逐级上报事故情况，每级上报的时间不得超过2小时。⑥职业病危害事故报告的内容应包括事故发生单位概况、事故发生的时间、地点及事故现场情况、事故的简要经过、事故已经造成或可能造成的伤亡人数（包括下落不明的人数）和初步估计的直接经济损失、已经采取的措施和其他应当报告的情况等。⑦自事故发生之日起30日内，事故造成的伤亡人数发生变化的，应当及时补报。

职业性放射性疾病报告 职业性放射性疾病的报告由取得职业性放射性疾病诊断资质的医疗机构，通过填写《职业性放射性疾病报告卡》报至中国疾病预防控制中心辐射防护与核安全医学所。职业性放射性疾病的产出分析报告实行半年报，各单位于同年度7月10日和次年1月10日前完成汇总统计分析和上报。《职业性放射性疾病报告卡》的内容包括：用人单位基本信息、患者信息（姓名、性别、出生日期、身份证号、住址、职业类别、放射工龄、从事放射工作时间）、诊断信息（受照日期、累积受照时间、受照原因、受照剂量、估算方法、受照史）、诊断信息列表（诊断疾病名称、分期/分度、主要诊断依据、诊断医师、诊断日期、操作等）、目前情况及处理、诊断机构信息（诊断机构、单位负责人）、报告填表。

（贾 光）

zhíyèbìng guǎnlǐ

职业病管理（occupational diseases management） 应用各种医学手段进行健康检查和诊断治疗的管理。职业病管理是一项政策性很强的行政管理活动，是职业健康监护的主要内容之一，是国家赋予职业卫生机构对职业病进行科学管理的一项职责和权力。

职业病管理的本质意义在于经常或定期动态观察职业性有害因素引起的损害，按照国家规定的诊断标准做出诊断，及时正确地进行治疗和预防。其根本目的是为了预防、控制和消除职业病危害，预防和控制职业病，保护劳动者身体健康及相关权益，促进社会企业健康发展。

主要依据　中华人民共和国颁布的有关职业卫生法规，国务院卫生行政部门或国务院安全生产监督管理部门及有关部门联合颁布的规章及各地方相关规章制度等，如《中华人民共和国职业病防治法》《职业病诊断与鉴定管理办法》《职业病分类和目录》《职业健康检查管理办法》《职业病危害事故调查处理办法》《劳动能力鉴定—职工工伤与职业病致残等级分级》和《生产安全事故报告和调查处理条例》等法律法规的规定，实行职业病报告。

管理内容　职业病范围的规定、前期预防、诊断与鉴定、患者待遇、报告等。

范围　《中华人民共和国职业病防治法》规定职业病的分类和目录由国务院卫生行政部门会同国务院安全生产监督管理部门、劳动保障行政部门制定、调整并公布。2013 年 12 月 23 日，国家卫生计生委、人力资源社会保障部、安全监管总局、全国总工会 4 部门联合印发《职业病分类和目录》。该《分类和目录》将职业病分为职业性尘肺病及其他呼吸系统疾病、职业性皮肤病、职业性眼病、职业性耳鼻喉口腔疾病、职业性化学中毒、物理因素所致职业病、职业性放射性疾病、职业性传染病、职业性肿瘤、其他职业病 10 类 132 种。《职业病分类和目录》自印发之日起施行。

前期预防　职业病是病因明确的疾病，控制措施可行且有效，完全或在一定程度上可以减少职业病的发生。用人单位应当依照法律、法规要求，严格遵守国家职业卫生标准，落实职业病预防措施，从源头上控制和消除职业病危害。新建、扩建、改建建设项目和技术改造、技术引进项目（以下统称建设项目）可能产生职业病危害的，建设单位在可行性论证阶段应当向安全生产监督管理部门提交职业病危害预评价报告。职业病前期预防主要包括三级预防原则和相应预防措施。三级预防的根本目的是防止劳动者职业损害发生，保证劳动者的健康。预防措施主要包括：①安全生产监督系统，依据相关法律实施职业卫生监督，包括预防性和经常性卫生监督及事故性处理。职业卫生法规和标准是实施职业卫生监督的主要依据。②降低有害因素浓（强）度，包括技术革新工艺改进，材料替代及采取防护措施，可通过职业场所定期环境监测的职业卫生服务开展评价。③职业健康体检包括就业前职业性体检、定期职业性体检和离岗时的职业性体检。

诊断与鉴定　包括对诊断及鉴定组织机构的管理；职业病诊断及鉴定程序规定；职业病患者管理（见职业病和职业病鉴定）。

患者待遇　用人单位应当及时安排对疑似职业病患者进行诊断；在疑似职业病患者诊断或医学观察期间，不得解除或终止与其订立的劳动合同。用人单位应当保障职业病患者依法享受国家规定的职业病待遇。用人单位根据职业病诊断机构意见，安排患者进行医治或疗养。在医治或疗养后被确认不宜继续从事原有害

作业或工作的，应在确诊之日起的 2 个月内将其调离工作岗位，另安排工作；因工作需要暂时不能离开工作岗位者等待调离工作岗位的时间最多不超过半年；从事有害作业的职工按规定接受职业性健康检查所占用的劳动时间应按正常出勤处理，若职业病防治机构认为需要住院做进一步检查时，无论最后是否诊断为职业病，住院期间可享受职业病待遇；职业病患者在变动工作单位时应和新单位共同协商，并应同时移交健康档案和诊断证明及有关材料；职工调入新单位后，新发现的职业病无论与现在工作是否有关，其职业病待遇均由新单位负责；合同制工人、临时工终止或解除合同后，在待业期间若新发现的职业病与上一个劳动合同单位有关时，其职业病待遇由原合同单位负责，若原合同单位合并或撤销，则应由合并单位或原单位的上级主管机构负责。用人单位已经不存在或无法确认劳动关系的职业病患者，可以向地方人民政府民政部门申请医疗救助和生活等方面的救助。职业病患者除依法享有工伤保险外，依照有关民事法律，尚有获得赔偿的权利，有权向用人单位提出赔偿要求。

报告　各地卫生监督机构对企事业单位及职业病防治结构和诊断组织汇总后逐级上报，上报的职业病为《职业病分类和目录》中所指的职业病，系国家现行职业病范围内所列病种。另外，根据引发职业病的有害物质类别不同，分别编制了《尘肺病报告卡》《农药中毒报告卡》和《职业病报告卡》，按规定上报（见职业病报告）。

（贾　光）

gōngshāng

工伤 (occupational injuries)

在生产劳动过程中，由于外部因素直接作用引起机体组织的突发性意外损伤。又称职业伤害。是工作伤害的简称，如因职业性事故导致的伤亡或急性化学物中毒。工伤是劳动人群中重要的安全和健康问题，也是在发达国家和发展中国家都存在的重要公共卫生问题之一。工伤轻者可引起缺勤，重者可导致残疾或死亡，且涉及的大多是18～64岁的青壮年劳动力。1921年国际劳工大会通过的公约中对工伤的定义是"由于工作直接或间接引起的事故"。1964年第48届国际劳工大会将职业病和上下班交通事故包括在内。因此，国际上比较规范的"工伤"定义包括两个方面，即由工作引起并在工作过程中发生的事故伤害和职业病伤害。

《工伤保险条例》第十四条规定了应认定为工伤的7种情形，第十五条规定了视为工伤的3种情形。区分工伤应掌握4个界限。①时间界限。一般情况下，只限于工作时间内；特殊情况下，尽管发生在工作时间外，也属工伤。②空间界限。一般情况下，只限于工作场所内。③职业或业务界限。只要伤害因执行职务或业务而发生，即使发生在工作时间、工作场所外，也属于工伤。相反，伤害虽然发生在工作时间、工作场所内，但不是由于执行职务或业务而发生的，也不属于工伤。④主观过错界限。除职工本人蓄意造成的事故伤害不属于工伤外，即使职工有过失也属于工伤。

有下列情形之一的应认定为工伤：①在工作时间和工作场所内，因工作原因受到事故伤害的。②工作时间前后在工作场所内，从事与工作有关的预备性或收尾性工作受到事故伤害的。③在工作时间和工作场所内，因履行工作职责受到暴力等意外伤害的。④有职业病的患者。⑤因公外出期间，由于工作原因受到伤害或发生事故下落不明的，在下班途中受到机动车事故伤害的。⑥法律、行政法规规定应认定为工伤的其他情形。

(贾 光)

gōngshāng lèibié

工伤类别 (category of occupational injuries)

目前尚无统一的分类方法，一般按不同目的进行的分类。按受伤程度：一般分为轻伤和重伤。有些分为轻伤、中度伤、无生命危险的重伤、有生命危险的重伤、危重、存活和不明五大类。按致伤因素：①机械性损伤，如锐器造成的切割伤和刺伤、钝器造成的挫伤、建筑物倒塌造成的挤压伤、高处坠落引起的骨折等。②物理性损伤，如烫伤、烧伤、烧伤、冻伤、电损伤、电离辐射损伤等。③化学性损伤，如强酸、强碱、磷和氢氟酸等造成的灼伤。按受伤部位：分为颅脑伤、面部伤、胸部伤、腹部伤和肢体伤等。按皮肤或黏膜表面有无伤口：分为闭口性和开放性损伤两大类。按受伤组织或器官多寡：分为单个伤和多发伤；多发伤指两个系统或脏器以上的损伤。

《工伤保险条例》第十五条规定，职工有下列情形之一的，视同工伤：①在工作时间和工作岗位，突发疾病死亡或在48小时之内经抢救无效死亡的。②在抢险救灾等维护国家利益、公共利益活动中受到伤害的。③职工原在军队服役，因战、因公负伤致残，已取得革命伤残军人证，到用人单位后旧伤复发的。但是如果有下列情形之一的，不得认定为工伤或视同工伤：①因犯罪或违反治安管理伤亡的。②醉酒导致伤亡的。③自残或自杀的。

(吴永会)

gōngshāng shìgù bàogào

工伤事故报告 [report (notification) of accident occupational injuries]

发生工伤事故时，立即向劳动保障部门和医保中心汇报工伤事故发生的具体情况。报告时需详细说明工伤发生的时间、地点、伤亡人数、抢救医院等有关情况。接听报告人要记录事故报告单位、报告人、报告时间、报告内容并签字，同时组织相关人员进行现场调查，医保中心及时处理工伤医疗事宜。工伤事故报告系统应满足下列要求：①表现出不同类型的事故和伤害的重要性。②对生产过程中存在的致害危险性提出警告。③存在的职业性伤害对工人健康和社会造成的危害。④有利于识别职业伤害事故的高危人群，并对潜在的灾难事故提出预告。

除一般的职业伤害事故报告外，还有以下几种特殊事故报告：①死亡事故。死亡报告可以获得全面深入的调查研究资料，此资料的完整性和信息的全面性，对于死亡事故的流行病学调查非常有价值。对于死亡事故应收集下列资料：人口统计资料；职业分类资料，经济获得工业分类资料；伤亡原因与部位等资料。②危险事件。通常指会引起重大伤亡事故的事件。积累此类信息资料，经过分析，可以得到许多危险事件怎样导致职业伤害事故有价值的预兆性信息。③预兆事故。事故的危险识别中，时间是最重要的因素，最好在事故发生之前识别出危险。收集全面可靠的预兆事故资料要讲究方法，可采用研究人员现场观察、与工人交谈及工人自我报告等方法，在轻微事故、预兆事故以及在危险识别的基础上预测出个体及群体发生事故的更为严重的危险性。

（吴永会）

gōngshāng jǐnjí jiùhù cuòshī

工伤紧急救护措施（emergency care and first-aid for occupational injuries）

在工伤事故发生时，尽早进行就地及入院前的紧急救护。又称第一时间的紧急救护。工伤紧急救护是减少死亡和伤残的关键。具体步骤包括以下几方面。

现场急救 查明危害来源是化学性还是物理性的污染源或危害源。查明事件扩展途径，如果事件是化学原性的，化学物质如何进入人体，是通过空气、皮肤，还是通过食物、饮水，以及进入体内的剂量；如果事件是物理性的，其对人体作用的方式以及作用的剂量。判定危害程度，估计持续时间。分出受累人群和高危人群，进行留验、医学观察和监测。消除原因，控制动因。提出消除事件原因、动因和切断传播环节的措施，并组织实施。具体步骤：①迅速进入现场，尽快确定突发事件的性质和类别，确定调查处理的方向。②开展调查和检查，迅速掌握受累人群和发病、伤害人数。③果断采取措施，保证受累人群脱离伤害区，并设立警戒防护，控制伤害源。④迅速采取针对性措施，对症、对因治疗患者，并有效隔离危害源。⑤了解卫生防病资源损失情况。

调查采样，确定原因 ①开展现场职业卫生学调查，查找事件原因和危险因素。②根据流行病学危险因素调查线索，进行现场检测，并采集环境样品和患者生物样本。③及时进行理化、生物或其他类型有害因素的实验室检验分析和分离鉴定。

控制处理 ①根据工伤突发事件的性质，设立不同功能的卫生防护分区，包括保护区、隔离区、污染区、缓冲区、净化区等。②对不同区域实施不同的现场处理，包括清除能产生污染伤害的垃圾物品、污染源，中和有毒有害物质，屏蔽物理创伤源。③开展健康教育工作，改善个人防护知识，提高群众自身保护能力。

（吴永会）

nóngyè zhíyè wèishēng

农业职业卫生（occupational health in agriculture）

对农业生产劳动场所产生或存在的职业性有害因素及其健康损害的识别、评价、预测和控制。又称农村职业卫生。中国农村劳动人口占总人口80%，其中有半数以上全部或部分从事农业生产，而在农业生产过程中存在许多职业性有害因素，影响广大农民的身体健康，因此对这些职业性有害因素的识别、评价、预测和控制，是职业卫生学的主要任务。常见的农业劳动相关疾病如化学物中毒、皮肤损害、恶性肿瘤、高温中暑等，已经列入中国法定职业病范畴。农业生产中的职业性有害因素虽与工业生产有相似之处，但在作业方式方面也存在很大差异。其在来源、种类、存在场合，以及所致损害方面，均有自身特点，增加了农业职业卫生问题的复杂性。

行业概述 狭义的农业指种植业，包括粮食作物、经济作物、饲料作物和绿肥等的生产，具体可用"十二个字"概括，即粮、棉、油、麻、丝（桑）、茶、糖、菜、烟、果、药、杂，其中粮食生产占主要地位。广义的农业除种植业外，还包括林业、牧业、渔业和副业。农业以土地资源为生产对象，是国民经济中的一个重要产业，属于第一产业。农业生产劳动的目的不同，导致生产工艺各异。犁地、开渠、浇水、播种、移栽、除草、施肥、喷药除虫、收割、采摘、嫁接、修枝、打谷、晒干等都是传统的农业生产劳动，而现代化农业生产劳动又增加了农业机械的使用和维护。

农业生产劳动的特点 包括以下几个方面。

作业场所不固定 生产环境、劳动条件不如工矿企业稳定，劳动者所处环境、劳动条件、劳动强度、作业方式、个人的经济文化水平等都有很大差别。

受自然条件影响大 ①与工业生产的"人工环境"不同，农业生产的作业环境绝大多数是自然露天环境。外界不良因素如寒冷、潮湿、炎热、日晒及自然界其他物理、化学、生物因子可以直接作用于劳动者，而且这些不良因素难以人为消除。②农业生产受农时的影响较大，因此农业生产劳动常忙闲不均。

工种繁多 ①受季节影响大，农业劳动者经常变换工作性质，因此难以做到合理分工、劳逸结合。②农业生产劳动包括手工劳动和机械劳动，由于频繁的转换作业类型、作业方式和劳动条件，其接触的职业性有害因素的种类也频繁转换。

劳动者分散 劳动者缺乏统一组织，分散劳动，导致劳动场所、劳动时间、作息时间间隔不同，给作业场所的卫生学评价及卫生措施的实施增加了困难。

缺乏劳动卫生服务 农业劳

动缺乏专门的劳动卫生服务，没有职业健康监护，不能及早发现病损，而且即使发现罹患职业病也通常不能及时得到诊断和治疗。也没有专门的劳动卫生管理机构与针对农村劳动卫生和劳动保护的法规。

防护意识淡漠 农业劳动者没有机会接受职业安全和卫生宣传培训，缺乏防护意识和相关知识，对所面临的危害识别不足。

职业性有害因素 主要有物理性因素、化学性因素、生物性因素，以及高强度体力劳动等。

物理性因素 农业劳动多暴露在野外，易受自然环境影响，多暴露高温、高湿或低湿、紫外线辐射、寒冷等物理性因素。如夏季田间劳动时，常受到高温和太阳辐射的影响，特别是南方炎热地区，白天室外气温常在35℃以上，有时可在40℃以上，太阳辐射也较强；旱地作业环境的气温和热辐射较湿地高，而且地面二次辐射也可在人体周围产生影响，且持续时间长；在气温和相对湿度高、风速小的密植高秆作物（如玉米、高粱、甘蔗等）的田地劳动时，由于蒸发散热困难，热应激极为突出。

化学性因素 不同的农业劳动过程暴露的化学性因素不同。来自于农田作业和畜牧业作业；氮氧化物、硫化氢、氮氧化物、甲烷等有害气体，以及粉尘、农药、氨等来自于传统农业手工作业；沙尘、粮草尘（谷尘、棉尘、茶尘、烟草尘、蘑菇尘、饲料尘）、有机粪便尘等来自一氧化碳等有害气体来自于农业机械作业；氨和氮氧化物可来源于化肥；硫化氢和甲烷可来源于饲草贮仓、牲口圈、沼气池、化粪池、地窖等。农业生产劳动暴露的农药包

括：①预防、消灭或控制危害农业、林业的病、虫（包括昆虫、蜱、螨）、草和鼠、软体动物等有害生物的农药。②预防、消灭或控制仓储病、虫、鼠和其他有害生物的农药。③调节植物、昆虫生长的调节剂。④用于农业、林业等产品防腐或保鲜的抗腐剂。⑤预防、消灭或控制蚊、蝇、蜚蠊（蟑螂）、鼠和其他有害生物的农药。⑥预防、消灭或控制危害河流堤坝、建筑物等有害生物的农药。

生物性因素 野外作业还会受到毒蛇、牲畜、蚊、蜈蚣、马蜂、蚂蟥、松（桑）毛虫的侵袭。林、牧民及兽医易暴露炭疽杆菌、布氏杆菌、类丹毒杆菌、钩端螺旋体、沙门菌、破伤风杆菌、狂犬病毒、出血热病毒、森林脑炎病毒、丝虫、血吸虫等。被真菌、细菌血清蛋白污染，或霉变的有机粉尘如枯草、甘蔗、鸟粪、禽类羽毛和粪便等含有真菌孢子、内毒素或抗原蛋白等。

高强度体力劳动 传统农业劳动的强度高、负荷大，特别是在抢收、抢种季节，需短期突击，劳动量大，工作时间长、劳动负荷过高。

健康损害 不同的农业劳动所导致的健康损害不同。传统农业劳动的职业健康损害包括中暑、冻伤、农药中毒、生物性因素伤害、工效学问题等；现代农业机械劳动的职业健康损害包括中暑、职业性听力损伤、外伤等。

中暑 农忙季节劳动繁重，同时受夏季高温、热辐射影响，农民易发生中暑。农业机械操作时，由于太阳辐射、发动机散热，以及机械驾驶舱小，驾驶室内气温可达40℃以上，操作工人易发中暑（见职业性中暑）。

冻伤 北方冬春季节时，寒风低温可导致冻伤。

农业粉尘所致肺部疾病 农业生产环境中常存在不同类型的有机粉尘，吸入被真菌、细菌血清蛋白污染的有机粉尘可引起过敏性、刺激性和感染性肺部疾患，常见的有农民肺、甘蔗肺、蘑菇肺、养鸟者肺、农业性哮喘等。

农民肺 饲草未经充分晒干而堆贮，使植物细胞呼吸产热，促进干草小多芽胞菌与普通嗜热放线菌生长。作业时，这类菌的孢子随同饲料粉尘吸入肺内，可引起农民肺。本病多在青绿饲料脱节，需大量动用贮存饲草的冬春季节发病。

农业性哮喘 由于接触农业生产环境中的致病因素引起的间歇性气道阻塞性病变，伴有胸闷、喘鸣、咳嗽和呼吸困难。可因农业生产环境中的某些特殊物质，特别是有机粉尘引发或加剧。由于哮喘发作可发生于接触致敏原数小时至数十小时后，且又多为混合接触所致，故常难以确定真正的致敏原。一般认为，农业性哮喘的致敏原可来自植物性衍生物、动物性衍生物和刺激性化学物。①植物性衍生物。包括谷尘、棉尘、茶尘、烟草尘、蘑菇尘、饲料尘、植物胶等。这些粉尘多以混合物状态存在，如植物性颗粒和碎片常混杂有昆虫及其碎片、饲料添加物（包括鱼粉及抗生素）和农药等。其中，最可能诱发和加剧哮喘的特殊物质有可起抗原作用的植物蛋白质分子及真菌毒素、内毒素、花粉和昆虫碎片。②动物性衍生物。包括各种动物皮毛脱屑物、节肢动物（如谷螨等）及其碎片等动物蛋白。此类动物蛋白可与特异个体的免疫球蛋白 E（IgE）产生特异性免疫反

应；多见于饲养员、谷仓管理员中的易感人群。常伴有过敏性鼻炎及其他过敏症状。③刺激性化学物。包括溶剂、氨、杀虫剂、除草剂、化肥等。可引起气道的刺激性反应和炎性阻塞，从而诱发已存在的哮喘，称刺激剂诱发哮喘。此类哮喘常由于接触高浓度刺激性气体或烟雾（如氨），引起急性广泛性气道损伤，从而导致气道阻塞复发，所以本病常有明确接触史。

农药中毒 根据美国国家环境保护局估计，每年有 2 万 ~30 万的急性农药中毒事件，其中 70% 的急性农药中毒事件发生在发展中国家。中国农作物常年病虫害发生面积达 35 亿 ~40 亿亩，全国有 15 个以上省份在农业生产中大量使用农药。用药最多的农作物是水果和蔬菜，其他依次为水稻、麦类、棉花、玉米等。以小麦为主要农作物的北方干旱地区施药量小于南方水稻产区。随着农药产量及使用量的增长，接触农药的人数也呈逐渐递增趋势。据估计，中国有约 3.2 亿农、林、渔、牧业劳动者受到农药暴露的威胁。农药和其他农用化学品暴露主要引起急性中毒、皮肤和眼部损伤等急性反应，以及慢性神经毒性反应和恶性肿瘤等慢性反应。在农村，农药中毒的季节性明显，主要发生在 7~9 月份，此时正值施药高峰期，且气温高、药品易挥发，而施药者常因天气闷热不愿穿劳动防护服，故发生生产性农药中毒人数比例很高，占生产性农药中毒总人数的 73%~88%。中毒农药以甲胺磷等有机磷农药和除草剂（如百草枯）为主（见农药中毒）。

工效学问题 包括两种。①传统农田作业多是繁重体力劳动，易引起腰肌劳损，下肢静脉曲张。②农业劳动多是简单的重复动作，强迫体位和局部紧张可引起急慢性劳损。如在插秧时，腕伸肌的单一活动量骤然增加，可致腱周组织的急性劳损；在割麦、割稻、拾棉花、大棚菜种植劳动等时，由于经常弯腰，局部肌肉过度紧张，可致腰肌劳损，引起腰骶骨和腰腿痛。

生物性因素伤害 农民与家畜、植物密切接触，易患人畜共患疾病，也易受植物中毒素或致敏原的危害。①人畜共患疾病、虫媒疾病与寄生虫病。农、林、牧民及兽医在生产活动中常接触野生动物及饲养禽畜，因此易感染炭疽病、布氏杆菌病、类丹毒、钩端螺旋体病、沙门菌病、破伤风、狂犬病等人畜共患疾病。此外，由于生产及农村生活条件所限，容易罹患某些寄生虫病和虫媒疾病，如出血热、病毒性脑炎、麻疹、丝虫病、血吸虫病等。②农业皮炎。可由生物性因素（如尾蚴皮炎、毒毛皮炎）、物理性因素（如日光皮炎）或化学性因素（如农药和化肥所致化学性皮炎）引起。

农业机械操作的健康损害 科技的发展使农业机械被广泛使用，人与机械的接触机会增多，因此机械性损伤、噪声和振动损伤、触电、交通事故等也随之出现。①中暑。②噪声损伤。据调查，农业机械噪声强度一般在 80~106dB（A），可导致听力损伤（见职业性听力损伤）。③振动损伤。机械除可产生全身振动作用外，还可有局部振动作用，引起腰、背、肩酸痛，手腕肿胀，全身无力，以及脏器下垂。④外伤。由手扶拖拉机操作引起多见，脱粒机、收割机、播种机、割草机操作引起外伤也时有发生。损伤类型有闭合性软组织挫伤和开放性割伤、钝挫伤、穿刺伤、轧砸伤、烧伤、电击伤等。④使用电力设备水排灌、脱粒、黑光灯诱蛾，以及田间临时照明时，常因电缆破损或接头暴露而发生触电事故。⑤有害气体。以内燃机为动力的农机，如拖拉机和联合收割机，废气中含有一氧化碳。除此之外，柴油机废气中还可有氮氧化物、甲醛、丙烯醛等有害气体和含杂环烃的有害颗粒物。有害气体（如氨、硫化氢、氮氧化物、甲烷等）还可来源于饲草贮仓、牲畜圈、沼气池、地窖等处。如不加防护亦可造成刺激性气体中毒或窒息性气体中毒。

其他伤害 包括农具（镰刀等）所致的伤害、牛（羊）角顶撞伤、果农树上跌落、溺水等。

预防措施 农业劳动中存在的职业性有害因素较多，普遍性预防措施见职业危害的预防措施。其他个性预防措施包括：①建立和实施农业劳动者的职业卫生管理制度。②针对具体的农业生产劳动岗位进行职业卫生安全教育和培训。③熟练使用农业机械。④正确使用个人职业病防护用品，如手套、防护眼镜、工作服、雨靴、太阳帽等。⑤科学安排劳动作息，增加机械化操作，减少体力劳动负荷。

（于素芳）

línyè zhíyè wèishēng

林业职业卫生（occupational health in forestry） 在造林、森林经营、森林利用等职业活动中存在的职业性有害因素及其对人体造成的健康损害。

生产工艺过程 林业生产过程一般包括造林、森林经营、森林利用。造林是在林业用地上采用植苗、扦插或播种等方法营造或更新森林的生产活动。森林经营按经营目的可划分为两大类：①生产性经营，主要是为了生产木材、柴炭和各种林产品，如材林、薪炭林、竹林、经济林的经营。②生态性经营，主要是为了发挥森林的生态效益，改善人们的生产、生活环境条件，如防护林、水源涵养林、水土保持林、防风固沙林、风景林、自然保护区的森林经营。木材加工作业主要包括4个过程：①采伐，用链锯或大锯将树木锯倒。②造材，将锯倒的树木除去枝杈，然后断成圆木。③集材，将木材集中。④运输，将木材装车（或船）运出，或流运、排运等。

职业性有害因素 主要是恶劣的工作环境。在链锯广泛代替手锯采伐后，工人手臂接触振动。林业工人长期居住、生活、工作在林区，受硬蜱叮咬而感染。

健康损害 林业工人多在山野工作，住在工棚中，随作业地点的变更而移动。南方常遇阴雨连绵、高温酷暑天气；北方每年冰冻期可长达数月，冬季气温可降至 $-30℃$ 左右；高原林区气象条件变化更大，且有低气压影响。林业工人的健康状况与其劳动条件、生活情况及地区自然条件的特点密切相关。据东北林区调查，林业工人最常见的疾病有腰痛、胃炎、慢性支气管炎、关节肌肉疼痛等。腰痛多见于集材和装车工人，症状明显时，一般需休息 $1\sim2$ 日；胃病多由于工人常年在山野进餐，特别是冬季，经常冷餐、冷饮，有时暴饮暴食；慢性支气管炎发病率通常随工龄的增加而增高，可能与露天作业不良气象条件有关，同时，林业工人易患感冒、咽炎等，可促使本病

发病率增高；采伐工人的关节肌肉疼痛与寒冷地区冬季长、夏季多雨，工人常年在山区接触雨雪冰霜以及劳动时不良体位有关。

在链锯广泛代替手锯采伐后，工人可发生手臂振动病（即雷诺现象），手部出现麻、疼、胀、凉等感觉，疼痛迟钝，以及睡眠障碍、记忆力减退、头晕、疲劳等症状。据调查，链锯工人每日接振 2.5 小时，振动病检出率 55%，不足 2.5 小时，检出率下降到 21%。中国东北地区，伐木油锯工人"白指"发生率为 38%，电锯制材工发生率约为 12.5%。以往认为，振动病只发生在寒冷地区，如俄罗斯、波兰、挪威、芬兰、瑞典、英国、加拿大和日本等国，但在中国的热带和亚热带地区的作业工人中也发现了振动病患者，可能与工作环境的湿度有关。

林业工人长期居住、生活、工作在林区，受硬蜱叮咬而感染莱姆病该病由于发病率高、传播快和致残率高的多器官多系统受损性疾病，在美国称为第二"艾滋病"，被列为世界性公共卫生问题之一，迄今莱姆病在 30 多个国家均有报道。受硬蜱叮咬也可致森林脑炎又称蜱传脑炎（tick-bone encephalitis，TBE）由森林脑炎病毒所致，在其叮咬人血时将藏在消化道内森林脑炎病毒传给人体而致病，是中国法定职业性传染病之一。多发于春夏季，5月上旬开始，6月为流行高峰，7月后逐渐下降。应重视林区和广大山区农村蜱媒疾病知识的普及工作，做好宣传教育，提高当地人群的防护意识减少蜱暴露及受蜱的叮咬概率，预控蜱媒疾病的发生与流行。

预防措施 由于中国林业用

地绝大多数是山地和不能种植农作物的干旱沙地、戈壁，林业机械化的发展十分落后。从总体上看，中国林业装备达到国际水平的产品不是很多，约 70% 的产品相当于发达国家 20 世纪 $70\sim80$ 年代的水平。实现林业生产机械化，是预防林业工人多发病和外伤的根本措施。在这方面中国已创造了不少适于中国使用的新式工具和工作方法以及运输木材的机械化设备，从而减轻了劳动强度，减少了病伤发生率，提高了生产效率。此外，应不断改善工人生活条件，合理安排饮食制度，冬季供应热饭菜，配置防寒、防湿装备。南方亚热带林区中，需备有蛇药。

托运木材的拖拉机司机受到噪声影响的同时，还受到振动的作用。为了防止和减少拖拉机的噪声和振动，在发动机周围用橡皮衬垫作缓冲极，或增设特殊的缓冲装置。驾驶台上应设弹性软座垫及半软的靠背。排气管上应安装消声器，加强机器的日常检修维护。拖拉机司机还可戴防噪声耳塞，以减轻噪声的影响。预防伐木工的振动病，在北方冬季除加强防寒措施外，还应积极改革油锯的结构，以减轻对工人的局部振动危害。合理使用个人防护用品也是防止和减轻振动危害的一项重要措施，如戴双层衬垫无指手套或衬垫泡沫塑料手套，既可减振又可保暖。作业场所气温低、湿度大时，应先暖手后工作，可在工作间隙用热水（$40\sim60℃$）浸手，预防局部振动病发生。

（吴永会）

xùmùyè zhíyè wèishēng

畜牧业职业卫生（occupational health in animal husbandry） 在饲养家畜、蜂、貂、水獭、鹿、

兔及家禽，以及家畜的放牧、舍饲、配种、接羔、剪毛、抓绒、挤奶、打草、药浴、防疫和草场改良等职业活动中存在的职业性有害因素及其对人体造成的健康损害以及预防措施。

生产工艺过程　放牧是畜牧业最主要的生产方式，畜牧业使用的青饲料加工，动物的皮毛加工。

职业性有害因素　夏秋天气炎热放牧时高温天气，在蚊虻多的沼泽草场放牧蚊虫叮咬。使用的青饲料中谷尘、草尘的吸入。职业性传染（以布氏杆菌病感染率为最高）；由于手部持续紧张易引起指掌关节炎、腱鞘炎、胼胝和外伤等。

健康损害　夏秋天气炎热放牧时，晴天、热天要选择干燥通风的地方或在树林荫凉地方放牧，注意预防中暑，并携带含盐饮料；在蚊虻多的沼泽草场放牧，应带防蚊帽，避免蚊虫叮咬；在多蛇草场放牧，下肢宜穿防蛇长裤或用绑腿，并应携带蛇药，防止毒蛇咬伤；电闪雷鸣时不去陡坡放牧，防止被雷电击伤。冬春天气寒冷，放牧时要注意防寒，防冻伤，防雪盲以及接羔保育时防止职业性传染。此外，冬春严寒季节，毡房、居室和暖圈均应注意防止一氧化碳中毒。

畜牧业使用的青饲料，主要为禾秸及甘草等，在铡切、粉碎过程中应注意安全防护。草料工应穿工作服，戴防护口罩，以防止谷尘、草尘的吸入、感染放线菌病和职业变态反应性肺泡炎。配制生石灰水浸料时，应带胶质手套。牲畜应经常刷饰保洁，防止发生畜疫和皮肤病。刷饰畜体时要注意安全，防止被踢和咬伤。随时观察牲畜蹄质、鼻腔和皮肤，

防止畜疫传播。饲养员与清洁工应适时接种疫苗。

大牲畜配种应注意安全，人工采精和授精作业首先应将家畜保护固定，以免操作时被踢咬或撞伤。工作后及时用温水洗手和消毒。接羔时要遵守操作规则，注意安全卫生，彻底消毒。胎衣应深埋，接羔污染的器物应随时清洗、曝晒，或煮沸消毒，无经济价值者可焚毁。病畜接羔应严格隔离消毒。采用哪一种挤奶方法的主要依据是市场对生奶的卫生要求、一个饲养场畜群的大小及对挤奶器的使用和维护能力。机器挤奶分为桶式（提桶或奶车）和管道两种，桶式适应于比较小的或畜群分散的牧场，管道适应于牧业小区大型集约化饲养牧场。实现机械挤奶替代手工挤奶是确保奶原料安全的重要手段。手工挤奶的主要职业危害有：①不良体位和局部肌群的过度紧张（如手挤频率每分钟达 100～160 次），因而易致腰肌劳损、骨质增生、腕及手部关节炎、掌指肌肉痉挛疼痛、剑鞘囊肿和腱鞘炎等，以至肌萎缩引起功能障碍。②职业性传染，如病毒性挤奶工结节、口蹄疫、布氏杆菌病及牛型结核等。为避免手工挤奶的繁重劳动，应尽可能采用机械挤奶。挤奶员应注意随时注意母畜健康状况和乳房病变，及时发现疫情。被病乳污染的器物、地面，应及时清洗、消毒，以防止疫病传播和发展。挤奶员应定期健康检查和预防接种。

剪毛和抓绒分手工和电动机械两种作业方式，其主要职业危害有：职业性传染（以布氏杆菌病感染率为最高）；由于手部持续紧张易引起指掌关节炎、腱鞘炎、胼胝和外伤等。为改善手工作业

条件，所用的剪刀和绒抓，其柄应圆滑无棱，适应手型，以免摩擦指掌。作业过程应有适当间歇休息，工作完毕用温水及消毒液浸洗双手，既能促进手部功能的恢复，又可防止感染。

对动物电动剪毛所用动力发电机应安置在作业场地的下风向，以防有害气体污染生产环境。剪毛作业应注意安全操作，防轧伤和电剪戳伤。作业过程注意工间休息以防扶剪手臂持续受振动影响和腰肌过劳。剪毛、抓绒工人应按时接种疫苗，以提高对畜疫的抵抗力。

动物药浴和驱虫常用大量化学药剂，如管理使用不当，可对操作工人健康造成危害。工作人员应带好口罩和橡皮手套，以防中毒。药浴时，池浴应防止牲畜窜跳，喷雾淋浴要防止药液滴漏，污染衣服和皮肤。灌胃时，动作要稳、准、快，防止大牲畜咬、踢、踩或低撞伤。工作过程中应禁止吸烟和进餐。用药作业后，应及时清洗手、脸、衣物和器皿。牲畜灌胃后的排泄物常含有大量虫卵与虫体，应及时收集清理，进行深埋或高温发酵堆肥，用剩的药液应妥善处理。

随着畜牧业的发展，布鲁氏菌病仍是危害职业人群健康的职业病之一。病畜是本病的主要传染源，中国以羊为主，牛次之。人群对本病普遍易感。疫区从事家畜养殖，肉类、皮毛加工、兽医、检疫人员等均为易感人群。由于畜牧业及毛皮加工业的发展，炭疽暴发亦见于城市。患病的牛、马、羊是人类炭疽病的主要传染源。炭疽患者的分泌物和排泄物具有传染性。皮肤直接接触病畜及其皮毛最易受染；皮毛加工时吸入含炭疽芽胞的气溶胶；食入

病畜肉类奶类及被污染的食物等亦可传播炭疽病。使用未消毒的毛刷或被带菌昆虫叮咬，亦偶可致病。人群普遍易感。农民、牧民、兽医、屠宰、皮毛加工及实验室工作人员等接触机会较多，其发病率也较高。此外，应加强牧犬的卫生管理，及时给犬驱虫和疫苗注射，防止发生和传播囊虫病及狂犬病。忌在公路旁放牧，公路放羊容易引起羊痘等传染病。

预防措施 舍饲要注意畜舍卫生，主要为防止畜疫传染，保护牲畜和职工的健康。畜舍不仅是饲养家畜的场所，也是饲养工、挤奶员经常活动之处。因此，畜舍的建筑设计和日常管理必须符合卫生要求。无论冬季还是夏季，都要保持足够的通风换气满足畜舍新鲜空气的更新。自然通风系统需要精心设计，因为它们与家畜的生产工艺和畜舍的建筑设计关系紧密，必须周到地考虑以下方面：畜舍朝向和位置；顶窗和肩窗；屋顶倾斜度；侧窗和侧墙高度等。在极端炎热的夏季，风扇可以用来促进空气流通。使用喷雾降温系统也可以增加蒸发散热量。地基应高出地面，通风、采光要良好，畜床地面应稍向后倾斜1～2度，以利清除粪污和冲刷排水。畜舍定期用1%敌百虫、来苏水或10%石灰水进行喷洒消毒。饲养员、清扫工、挤奶员、剪毛抓绒工等所有从事畜牧业的人，都应定期健康检查，适时接种疫苗。

(吴永会)

yúyè zhíyè wèishēng

渔业职业卫生 (occupational health in fishery)

在从事鱼类捕捞、养殖或加工生产等职业活动中存在的职业有害因素及其对人体造成的健康损害。渔业一般分为海洋渔业和淡水渔业。江、河、湖、海是渔业生产的作业场所，渔网和渔船是渔业的主要生产工具。

职业性有害因素 物理性有害因素主要包括：①在户外进行的捕捞和养殖作业中可能存在的高温、强紫外线、低温。②鱼类冷藏作业中的室内低温。③水上机帆船发动机的噪声。④潜水作业时的高气压。化学性有害因素主要是密闭储鱼船舱中蛋白质等有机物厌氧腐败生成的硫化氢。此外，在长江流域进行的水产养殖和捕捞可能接触到血吸虫。

健康损害 包括以下几个方面。

中暑 夏季高温时进行户外水上捕捞和养殖作业可引起中暑(见职业性中暑)。

冻伤 冬季低温时进行户外水上捕捞和养殖作业可引起冻伤(见低温作业)。鱼类加工业中的冷藏作业是渔业生产的主要工种之一，水产品冷藏作业环境温度一般为0～-5℃，制冰和藏冰库为-10～-18℃，相对湿度为95%～100%，工人着棉工作服劳动时，脚、手和耳易发生冻伤。

减压病 海产品养殖或捕捞涉及潜水作业，水下为高气压环境，如果作业人员减压不当，容易患减压病(见潜涵作业与减压病)。

职业性听力损伤 机帆船的发动机为柴油发动机时，有噪声污染，可引起听阈下降，严重者可发生职业性听力损伤。

皮肤和眼部损害 在不良的气候环境中从事水产作业，还易受到强烈紫外线照射和水面水光反射，严重者可灼伤皮肤，或引起眼结膜炎、角膜炎。

硫化氢中毒 储鱼船舱硫化氢中毒，事故常年可发，多发于5～9月份。是因为渔舱内的鱼虾或流入渔舱底板内残留污水中的蛋白质在温度较高情况下易腐败分解，致使细菌滋生繁殖并代谢产生大量的硫化氢气体。硫化氢气体的比重大于空气，沉积在舱底，部分溶于水，由于渔舱密闭性较好，硫化氢气体不易散出，通常只有在外力作用下，舱底的硫化氢气体才能逸出，从而形成高浓度硫化氢中毒环境，接触高浓度硫化氢可引起"电击样"骤死。

血吸虫病 在长江流域血吸虫病流行区的渔船民因生产、生活需要，长期接触疫水，血吸虫感染率较高。血吸虫病是严重危害人体健康的传染病，人们因接触含有血吸虫尾蚴的水体而感染患病。

其他 水产养殖为水上作业，可能发生落水事故。

预防措施 包括以下几个方面。

中暑预防 按照高温作业卫生标准，采取综合防暑降温措施。

冻伤预防 ①应加强与改进冷藏作业人员的个人防护措施，重点加强手、脚、膝关节、腰、腹和耳面部的局部冷防护措施。②应依据冷藏作业环境低温、高湿和内外温差变化大的特点，穿着舒适、轻便、整体防寒防湿和保暖性能优越的冷藏作业防护工作服。③加强对冷藏作业工人劳动保护和卫生保健工作，提高工人的生活福利待遇，保护工人健康。

减压病预防 遵守安全操作规程，暴露异常气压后，需遵照安全减压时间表逐步返回到正常气压状态。必须做到潜水技术保证、潜水供气保证和潜水医务保证，三者相互密切协调配合。工作前防止过劳，严禁饮酒。

硫化氢中毒预防 ①广泛宣传、普及渔民职业病防治知识，提高安全意识。要利用媒体开展多种形式的防范硫化氢中毒和急救安全知识的宣传。渔政、卫生、安全监督等相关职能部门和地方政府要加强对渔船船主和渔民的安全教育和急救培训。②渔船船主要积极落实职业病防治责任。一要落实对船员的硫化氢中毒和急救知识的培训，增强自我防范意识；二要在渔舱和舱盖上标明防中毒警示标志，配备如防毒面罩、安全绳、硫化氢气体报警仪等安全防护用品，并要做好防护设施及用品的维修与保养，确保有效使用；三要建立防范急性硫化氢中毒安全制度，落实安全操作规范，特别是进渔舱前，要采取强制通风等有效措施降低硫化氢气体浓度，进渔舱时渔民一定要佩戴好防毒口罩，落实安全急救措施，确保操作安全。③加大对渔船的日常监管力度。渔政、安全监督、卫生等政府职能部门应各司其职，密切配合，加强对渔船的安全生产监督检查，对检查中发现的问题要限期整改，排查隐患。④各有关政府部门应完善应急救援体系。制订应急预案并开展应急演练，一旦出现中毒事故能及时开展现场急救和控制。救援者应佩戴专业防护面具实施救援，禁止不具备条件的盲目施救，避免伤亡扩大。

血吸虫病预防 长江流域的血吸虫病传染源可能主要是在长江水域生产（生活）的流动渔民，以及在上游重流行区从事运输工作的船员。因此，建议加强对水上流动人员的粪便的无害化处理，同时还要加强水上流动人员的血吸虫病查治工作。

（张正东）

nóng-fùshípǐn jiāgōngyè zhíyè wèishēng
农副食品加工业职业卫生（occupational health in agricultural and non-staple foodstuff products）

在农、林、牧、渔业产品为原料进行的谷物磨制、饲料加工、植物油和制糖加工、屠宰及肉类加工、水产品加工，以及蔬菜、水果和坚果等食品的加工活动中存在的职业性有害因素及其对人体造成的健康损害。

生产工艺过程 农副食品加工业的工艺包括原料的准备、运输、储存、提取、加工、保存及包装等环节。

职业性有害因素 存在的主要职业性有害因素主要有：粉尘、噪声、不良的气象条件（如高温、高湿和低温等）、化学毒物、射线、生物因素等。

健康损害 该行业主要职业性有害因素对健康的影响为：①粉尘。来源于食品加工企业中原料的筛选、研磨或粉碎等工序。如粮食加工业产生的粉尘、面粉、再制蛋加工产生的铅尘（如松花蛋、皮蛋配料中的黄丹粉产生氧化铅尘）、碾碎的各种植物粉尘等。暴露于各种气悬粉尘及化学物可导致肺气肿和哮喘。②噪声。来源于食品加工机械的运转。如粮食加工业中碾米、分级提碎、筛选、精磨、振动卸料、打包等工序。液体类饮料灌装工序也产生较大的噪声危害。③不良的气象条件。如高温、高湿和低温等。高温主要存在于食品的烘烤、蒸发、蒸煮、油炸、乳品灭菌、乳品浓缩及干燥等程序中；高湿主要存在于酱腌菜加工和乳制品发酵过程中；低温主要存在于食品的冷藏、冷冻饮品的加工和储存过程中。④化学毒物。主要来源于所用的提取剂、漂白剂、熏蒸剂等的挥发、氧化等，如正己烷用作植物油粗油浸出的提取剂，二硫化碳用于谷物的熏蒸，氨用于发酵、盐水降温的处理，硫化氢产生于味精精制、酒糟清理过程中，甲醛产生于麦芽糖化、麦汁发酵的过程中。⑤射线。主要存在于辐照食品生产企业的射线辐照加工、辐射灭菌、辐射食品保鲜等环节。⑥生物因素。炭疽杆菌、布氏杆菌病能引起人畜共患病，主要来源于屠宰厂的牲畜检疫；粮食加工等环节接触羌、蚤能引起职业性痒疹。

预防措施 作业场所执行国家职业卫生标准。采取技术措施，如遥控操纵、计算机控制、隔室监控等措施避免工人接触粉尘；采用风力运输，密闭抽风除尘。加强卫生保健措施，接尘工人健康检查，在作业现场防、降尘措施难以使粉尘浓度降至国家卫生标准所要求的水平时，可佩戴防尘护具作为辅助防护措施，加强个人防护。

（吴永会）

gǔwù jiāgōng zhíyè wèishēng
谷物加工职业卫生（occupational health in grain processing）

稻谷、小麦、玉米、高粱、粟、大麦、燕麦、荞麦等，主要是禾本科植物等加工中存在的职业性有害因素及其对人体造成的健康损害。

生产工艺过程 谷物加工是将原料谷物经除杂、调质、脱壳、碾制或研磨，最后加工成可以食用的、符合不同质量标准的粒状或粉状成品的过程。在中国占粮食总消费60%以上的口粮消费由谷物加工企业完成。谷物加工的产品、副产品是食品、酿造、制药、饲料等多种工业生产的原料。面粉和稻米加工最为常见，面粉加工包括粉碎、再制品整理、分级、同质合并及面粉后处理等过程。稻米加工分为稻米加工前的收割、清洁与储存、脱壳、碾白、分级和筛选。

职业性有害因素 谷物加工过程产生的谷物粉尘，机械运转过程中产生的噪声为主要职业性有害因素。

健康损害 干面粉有火灾和爆炸的危险，特别是在碾磨期间的旋风分离器中，以及贮仓里，最容易发生上述的事故。人身暴露在谷物粉尘中会引起呼吸失调和皮肤病，严重的皮肤病仅占少数。谷物加工职业危害主要是对呼吸系统的影响，包括：面粉过敏症，慢性鼻炎，慢性支气管气喘，磨粉工慢性的痉挛支气管炎和伊红易染的肺浸润。这些症状，有些是由于空气中粉粒的过敏作用和个人过敏性；有些则是由于沉积在黏膜上或进入呼吸道谷物粉尘颗粒的机械作用所引起的。磨粉工人慢性支气管炎的 X 线片显示扩散广泛和分布对称的支气管炎痕迹，职业性慢性支气管炎与一般支气管炎的区分就在于这些特征。面粉粉尘没有明显致纤维化作用，磨粉工肺尘病的特征是进展缓慢，早期为良性，但到晚期呼吸功能进一步变化。患者经常气喘并伴随阵咳，大量咳痰和呼吸困难。

预防措施 现代谷物加工厂由于设备多为自动控制，使事故发生的次数降低到最低限度。发生的事故大多出现在卸下谷物和产品装车期间。在维护和修理时，应采取措施保证进入贮仓的人员佩戴有安全带和救生索，在工作尚未就绪以前，不能开动机器。

干面粉加工场所在危险区域里应消除所有的火源。全部电力设备在可能条件下，均应装置在粉尘飞扬区域外部，或是采用防爆的设计，应消除各种摩擦源。谷物在进行加工前应用抽吸器和分离器清除石子、砂子和金属颗粒。在面粉粉尘飞扬的区域内禁止焊接、切割和吸烟。在某些情况下，可以要求设置完全的爆炸排除系统。为防止出现次要的爆炸危险，必须严格进行清洁工作，在一定的时间间隔内要清除沉积的面粉粉尘。

豆类和某些谷物可能引起寄生虫传染病和周身性丘疹病。最常见的是有谷物寄生虫，特别是蒲团虫引起的病症。但也发现黑色酒曲菌、谷球菌以及面粉羔虫引起的病症。

在谷物加工工业中防止呼吸系统疾病和皮肤病的基本措施是实现生产过程自动化，使大部分工人避免与谷物粉尘直接接触。虽然采用机械化搬运是最优的解决方案，但还应采取预防措施：穿着防护服装，使用设计合理的谷物包装袋，对到货谷物进行杀菌以及严格执行个人防护。面粉应在相对湿度 60% 和温度 15℃ 条件下保藏。湿度控制亦能阻止真菌生长。在贮藏区域里保持良好的通风，对减少真菌生成亦有帮助。在贮藏的花生、棉籽、小麦、大豆、高粱和大麦中，亦可能生长黄曲霉菌。这种真菌能够进入人体，聚积在肝内，可产生肝损伤。它在动物体内可能致癌，对人体的作用尚在研究中。

谷物作业工人应进行上岗前健康检查，要特别注意肺部和皮肤。对患有支气管炎、慢性鼻炎、过敏性气喘和湿疹或皮肤炎症的，不能暴露于谷物和面粉的作业环境中。要进行定期职业健康检查，以便发现各种肺病和皮肤病症状。

（吴永会）

túzǎi ròulèi jiāgōng zhíyè wèishēng

屠宰肉类加工职业卫生（occupational health of butchery trade and meat processing）

在屠宰和肉类加工过程中，待宰、淋浴、致昏、屠宰、脱毛、燎毛、检验、冷却排酸、分割、加工及储存等存在的职业性有害因素及其对人体造成的健康损害。

生产工艺流程 屠宰和肉类加工的生产工艺一般可分为待宰、淋浴、致昏、屠宰、脱毛、燎毛、检验、冷却排酸、分割、加工及储存等部分。

职业性有害因素与健康损害 肉类加工企业工作较为专业化，分工较细，通常使用生产线，往往一名工人长时间从事一种重复性工作会对肌腱、肌肉、神经和身体的其他软组织形成危害，临床称为颈肩腕综合征。屠宰及肉类加工工人还会患有皮炎，皮炎的发生与皮肤经常受油污衣服摩擦或浸泡在盐水溶液中有关。由于屠宰及肉类加工的生产过程以畜体为原料，工人必然与畜体接触较多，故屠宰及肉类加工工人患职业性传染病的报道较多。在牲畜的屠宰、肉类加工过程中，可以引起职业性传染。大牲畜待宰、放血工序容易发生抵撞伤，电晕工序则易发生电击伤，屠宰、刨毛、剥皮以及制罐作业，容易发生刀伤、钢锯割伤、擦伤与冲击伤。移动笨重的牲畜屠体经常会造成背部和肩部扭伤，使用挂杆和钩子以及设法把牲畜屠体捆好，能防止许多这类的扭伤事故。屠宰场内许多操作使用蒸气，高温高湿作业，可发生烫伤、中暑。屠宰房和装有水加热容器的车间温度高易发生中暑。冷藏库温度低易发生低温伤害。应针对上述情况采取必要的卫生防护措施，穿戴工作服。佩戴口罩以及防水靴、手套、围裙，减少外伤。注意职业卫生教育，严守操作规程，防止麻痹大意。潮湿和油腻的地面容易使人滑倒，为防止这一危害应采用防滑材料建造地面，严格做好地面清洁卫生工作，地面要求有斜度便于排水，鞋子具有防滑底。

预防措施　预防职业性传染病，建立严格的牲畜管理制度，加强牲畜检疫，购进畜饲养必须先隔离观察饲养，经当地兽医严格检验检疫，病畜、可疑病畜与健康牲畜不能混栏，应隔离观察、治疗或急宰后的消毒处理。屠宰工人应认真执行职业卫生防护措施，穿戴工作服，佩戴口罩以及防水靴、手套、围裙，作业过程中禁止摄食。凡皮肤有损伤的工人，应暂停从事屠宰、刨毛、剥皮、解体、肠衣洗制及病畜肉品的加工处理。

对屠宰和肉类加工业工人进行定期的职业健康检查，既保护工人身体健康又能维护公众安全避免传染病传播。作业场所配备完善洗涤、更衣、休息、淋浴等卫生辅助用室及卫生设施。

（吴永会）

méitàn kāicǎi hé xǐxuǎnyè zhíyè wèishēng

煤炭开采和洗选业职业卫生

（occupational health of coal mining and dressing）　煤炭开采和洗选过程中存在的职业性有害因素对工人健康的影响及其预防控制措施。在煤炭开发和利用过程中，为减少污染、提高利用效率，需要对煤炭在燃烧前、燃烧中、燃烧后进行一系列加工（包括加工、燃烧、转化和污染控制等技术）。燃烧前技术包括选洗、型煤、水煤浆3种。煤炭经过物理洗选加工可减少原煤中的黄铁矿硫分和灰分，从而减少燃烧中放出的二氧化硫，并可按要求加工成质量均匀的商品煤。在中国，由于产业技术和管理模式落后、经济发展不平衡和人员素质不高等诸多原因，煤炭行业职业病的发生率长期居高不下，其中尘肺病发病总人数约占中国报告尘肺病人数的58%，因尘肺病及其合并症致死的病死率约为20%，每年中国煤炭系统因尘肺病死亡四五千人，给矿工及其家属造成了很大损失。除粉尘、噪声、有害气体、生产性毒物、高温、高湿等职业性有害因素外，煤炭生产的全过程还存在超时和过强度劳动以及新工艺、新材料带来的新的职业危害等问题。

职业性有害因素　包括煤炭开采、洗选过程中存在的粉尘、噪声、振动、毒物、不良气象条件等。

粉尘　生产性粉尘是主要的职业性有害因素。许多生产过程和工序，如打眼、放炮、落煤、装岩、装煤、运输等都能产生大量的粉尘。岩石掘进过程中，使用风钻打眼、机械割煤和放炮产生的粉尘量最大，在无防护措施的情况下，空气中粉尘浓度在1000mg/m³以上；使用电钻打眼和装车时次之。露天开采在剥离岩层和采掘煤层过程中都会产生大量的粉尘，剥离岩层过程中产生的粉尘为岩尘，其游离二氧化硅含量较高，一般为30%~50%，对人体危害较大；煤的开采和运输过程中产生的粉尘为煤尘，游离二氧化硅含量在10%以下。煤的装卸、破碎、筛选/淘汰、水洗、浮选、设备维护过程中均产生粉尘。

噪声和振动　矿井中的噪声和振动主要产生于凿岩、采煤和运输过程。一般来说，风动工具比电动工具、振动式运输机比皮带运输机产生的噪声和振动更为严重。风动工具产生的噪声强度一般为90~92dB（A），频率为50~2300Hz；联合采煤机产生的噪声为100~104dB（A），频率为50~800Hz；风动工具的振动频率一般为16Hz，振幅为3.6mm；连合采煤机的振动频率为32~38Hz，振幅为0.6mm。露天采矿、运输过程中使用的主要大型设备如钻机、斗容电铲、载重自卸车、推土机、破碎机、胶带运输机等会产生不同强度的噪声和振动。

毒物　矿井空气中常存在瓦斯，其主要成分为甲烷。此外尚有一氧化碳、氮氧化物以及硫化氢等有害气体。瓦斯爆炸后所产生的高温、高压，引发的冒顶、坍塌以及一氧化碳中毒是造成伤亡的主要危害，可导致作业工人死亡、缺氧窒息和职业伤害。一氧化碳和氮氧化物的重要来源是放炮产生的炮烟；使用硝酸甘油炸药可产生大量一氧化碳，而使用硝酸铵炸药则常产生大量氮氧化物。煤矿中硫化氢少见，主要存在于一些散堆煤层内，在落煤时逸出；经久封闭的废巷道内亦能积存硫化氢。此外，煤矿还存在二氧化碳能突出的问题。露天作业环境中的有害气体来自爆破和煤炭自燃，爆破会产生大量粉尘和有害气体，爆破产生的有害气体与所用炸药有关，常见的有一氧化碳、二氧化氮、丙烯醛等，一定量的有害气体会长期保留在爆堆内，在装铲过程中逐渐逸出。煤炭自燃会产生大量煤烟，其中含有烟尘、一氧化碳、二氧化碳、二氧化硫、氮氧化物、碳氢化合物等有害气体。在煤炭洗选过程中可接触复选剂中的煤油、柴油、松节油、仲辛醇等成分，其毒性属于微毒和低毒类。

不良气象条件　矿井内气象条件的基本特点是气温高、气湿大、温差大、不同地点的气流大小不等。矿井气温升高主要来源相对热源和绝对热源，相对热源来自高温岩层和热水散热，绝对热源来自机电设备、化学反应和空气压缩等。矿井平均每深入 30～35m，岩层温度可增高 1℃；矿井每深入地下 100m 可升高 1℃；机械转动产生的热能也可使巷道内局部的气温增高；地下热水涌出和通风不良也是井下气温升高的原因之一。夏季露天作业工人可受到太阳辐射和高气温的作用而发生中暑；寒冷季节在野外作业易发生冻疮。

不良体位　在薄煤层作业时，整个工作日内工人不得不采取蹲位、弯腰或爬行等不良体位。

心理应激　煤矿工人会面临冒顶、偏帮、塌方、透水、瓦斯爆炸等各种矿难灾害，以及组织气氛、付出与回报不相称等各种心理应激源。

健康损害　煤炭开采及洗选过程中存在的职业性有害因素可致接触工人发生煤工尘肺、噪声性听力损失及职业性噪声聋、手臂振动病、中暑、各种毒物中毒等，其中不良工作体位可致煤矿井下工人出现滑囊炎、腰背痛、颈肩腕综合征等。煤矿工人的工作相关疾病主要有急慢性胃肠疾病、高血压、呼吸道感染、皮肤真菌病、应激所致相关疾病等。在卫生管理不良的煤矿还有钩虫病。

预防措施　根据煤炭开采存在的各种职业卫生问题，采取技术革新、通风排毒降低有害物质的浓度，加强作业过程或作业环境危害的检测、评价与治理，采取防噪和减振措施，采取合理的照明条件，降低意外伤害的发生。

地下开采　矿井通风是煤炭生产不可缺少的卫生技术措施。其主要作用是为井下各工作面供给足够量的新鲜空气，以满足井下工作人员正常呼吸生理的需要；稀释并排除在生产过程中产生的有害气体和粉尘；调节工作面的温度和湿度。通风方式有自然通风和机械通风。《煤矿安全生产规定》要求按井下同时工作的最多人数计算，每人每分钟的给风量不得少于 $4m^3$，入井空气中的粉尘浓度不得超过 $0.5mg/m^3$。

岩巷的综合防尘措施是以湿式凿岩为主，结合放炮喷雾、装岩洒水、冲洗岩帮、加强通风等。湿式凿岩可明显地降低钻眼时的粉尘浓度，如湿式钻眼并辅以其他综合防尘措施，可使粉尘浓度降低到 $2mg/m^3$ 左右。采煤过程防尘措施主要为煤壁（层）注水、水封爆破、落煤洒水、水力采煤等。在岩石、煤层爆破和装岩、装煤过程中，采用水封爆破和喷雾洒水可以收到良好的防尘效果，同时也可降低一些有害气体的浓度。

煤矿电机噪声控制采用隔声措施如隔音罩、隔音屏；风机噪声控制应设置隔音间；风道动力性噪声控制采用大消声量的阻抗复合式消声结构；巷道掘进噪声控制采用改进消音罩、推广液动凿岩机或凿岩车、湿式打眼、围岩上喷射吸声材料；采煤工作面噪声控制措施包括选择低噪声设备、隔声减振。为预防风钻产生的强烈振动，可在风钻上加设气动支架，并戴较厚的防振手套，缩短工作时间。

井下作业工人应戴安全帽，穿防水工作服和防水靴；在薄煤层工作的矿工应使用护膝和护肘，以防止滑囊炎的发生。在产生粉尘量较大作业地点的矿工应佩戴防尘口罩。

在矿井出入口应设置必要的生活卫生室，包括更衣室、浴室、厕所、漱洗室、衣服干燥室、洗衣室等。按时供应井下工人热菜热饭和清洁的饮用水，是预防矿工消化道疾病和提高劳动生产率的重要措施。井下应设置足够数量的厕所，并应经常清扫和消毒。

经常检测井下空气中粉尘及有害气体的浓度，在有瓦斯的矿井安装报警器。定期对工人进行健康监护，加强健康教育和健康促进，提高工人自身的保健意识。

露天开采　对产生粉尘的生产过程和设备，应尽量实现机械化和自动化，加强密闭，避免直接操作，并结合生产工艺采取通风措施，安装除尘、防毒设施。放散粉尘的生产过程应首先采用湿式作业；产生粉尘的车间应有冲洗地面、墙壁的设施，地面应平整光滑，易于清理，使工作地点有害物质浓度符合国家规定的接触限值的要求。

产生生产性噪声的车间应尽量远离其他非噪声作业车间、行政区和生活区；噪声较大的设备应尽量与操作人员隔开，工艺允许远距离控制的，可设置隔声操作（控制室）；产生强烈振动的车间应有防止振动传播的措施；对振幅大、功率大的生产设备应采取减振措施。当工作地点生产性噪声强度超过职业接触限值，而采取现代工程技术治理手段仍无法达到卫生标准时，可采取有效的个人防护手段。

露天开采最突出的危险因素是重型设备的使用，除事故外，还涉及暴露废弃、染料、润滑油和溶剂；气候条件如暴雨、雪、冰、能见度低、酷热、寒冷等，可能加重这些危害。当需用爆破破碎岩石时，应特别小心炸药的贮存、搬运和使用。

煤炭洗选　煤炭洗选粉尘的预防控制措施可参照中国的防尘八字方针。①提高设备的自动化程度。②浮选车间应设置通风排毒设施，经常检修和维护防护设施，保证其正常运转。③筛选过程中喷淋降尘是一项良好的降尘措施。④用水洗代替干洗，改进筛分岗位的喷洒龙头。⑤尽可能把选煤厂的运煤皮带改成封闭系统运行。⑥对装卸、破碎、筛分等难以有效降低粉尘浓度的场所，采用防尘口罩、送风头盔等进行防护。⑦经常清扫选煤厂室内外、各个角落的煤灰，以减少生产过程或风刮扬尘的产生。⑧设置相对密闭、干净的休息室，可减少粉尘、噪声及浮选剂的污染。选煤厂的粉尘浓度可降至 $5.0mg/m^3$ 以下。

对噪声采取相应的控制措施，以大型浮选柱代替浮选机，以传送带代替溜槽；跳汰机排气阀安装消音器或换用低噪声风机等。噪声强度应控制在 85dB（A）或 90dB（A）以内。

要加强浮选剂的筛选工作。浮选剂要求具有浮选速度快、选择性好、捕收能力强、用量低、精煤产率高、适用范围广等特点。选用低毒高效的煤用浮选剂，可减少对工人健康的影响，应尽量选用刺激作用弱、致敏性弱、远期影响小的物质做浮选剂。建议浮选车间空气中煤油的最大浓度为 $0.10 \sim 0.15g/m^3 \cdot h$；柴油为 $0.05 \sim 0.10g/m^3 \cdot h$；松节油为 $0.10 \sim 0.15g/m^3 \cdot h$；仲辛醇参照俄罗斯的车间卫生标准为 $0.10g/m^3 \cdot h$。此外，按照有关法律法规对生产环境进行监测和评价，对作业人员进行健康监护，以保护劳动者健康。

（姚三巧）

shíyóu kāicǎiyè zhíyè wèishēng
石油开采业职业卫生（occupational health in oil exploitation）
从事石油开采的劳动者出现的各种职业卫生问题，以及针对此采取的卫生防护措施。石油开采（exploitation of oil）大都在野外分散作业，整个开采过程具有机械化、密闭化和连续化的特点。原油不仅具有易燃、易爆、易挥发和易聚集静电等特点，而且有一定的毒性，一旦发生泄漏，将会造成作业工人等相关人员中毒和环境污染。同时，生产工艺的多样性和复杂性，决定了石油开采业是一个高危险性行业。采油作业常见的危害包括火灾、爆炸、触电、机械伤害、物体打击、高处跌落等。

生产过程中危险及有害性因素分为 6 大类：①物理性有害因素，如噪声、振动、电磁辐射、不良作业环境等。②化学性有害因素，如易燃易爆物质、自燃物质、腐蚀性物质和有毒物质等。③生物性有害因素，如致病微生物、传染病媒介物质、有害动植物等。④心理因素，如工作紧张、情绪异常、辨识能力异常等。⑤行为因素，如指挥错误、违章操作、监护失误等。⑥其他，如搬举重物、高空作业、强迫体位作业等。尽管如此，石油开采业最具有特征性的职业卫生问题是石油对人体的危害及防制措施。

石油（oil）是多种碳氢化合物混合组成的可燃性液体，含有大量的轻烃成分，属于麻醉性毒物（anesthetic toxicant），现场工作人员大量吸入石油气体就会立即失去知觉。石油气体的中毒阈值为 $350mg/m^3$。研究表明：当空气中的石油气体浓度达到 0.1% 时，人即可嗅到油气味；达到 0.7% 时，就会引起头晕；达到 1.0% 时，人就会头晕得难以站立住；达到 2.0% 以上时，人就会失去知觉，甚至死亡。原油也有皮肤毒性作用，接触部位的皮肤会脱脂，长期接触会发生皮肤病，如皮肤干燥、开裂、刺激性疼痛等。原油对人体口腔、眼睛黏膜具有刺激作用甚至引起出血。一般来讲，硫化氢多的毒性较大，不饱和碳氢化合物和芳香族的碳氢化合物比一般饱和碳氢化合物的毒性要大。因此，开采过程中工人应充分认识石油的毒性，明确其他可能的相关安全隐患，针对性采取相应防护措施，保证人身健康安全。

具体防护措施包括：①工作场所要通风良好。②安装可燃气体报警装置。③加强安全检查，保证油气管道设备严密不漏。④加强安全教育，按规定使用防毒面具和防护用品。⑤对开采工人定期进行健康体检，发现情况及时治疗处理。

（金永堂）

tiānránqì kāicǎiyè zhíyè wèishēng
天然气开采业职业卫生（occupational health in exploitation of natural-gas）
从事天然气开采的劳动者出现的各种职业卫生问题，以及针对此采取的卫生防护措施。天然气开采（exploitation of natural gas）大都在野外分散作业，整个开采过程具有机械化、密闭化和连续化的特点。天然气不仅具有易燃、易爆、易挥发和易聚集静电等特点，而且有一定的毒性，一旦发生泄漏，将会造成作业工人等相关人员中毒和环境污染。同时，生产工艺的多样性和复杂性，决定了天然气开采业是一个高危险性行业。采气作业常见的危害包括火灾、爆炸、触电、机械伤害、物体打击、高处跌落等。生产过程中危险及有害因素分为6大类：①物理性有害因素。如噪声、振动、电磁辐射、不良作业环境等。②化学性有害因素。如易燃易爆物质、自燃物质、腐蚀性物质和有毒物质等。③生物性有害因素。如致病微生物、传染病媒介物质、有害动植物等。④心理因素。如工作紧张、情绪异常、辨识能力异常等。⑤行为因素。如指挥错误、违章操作、监护失误等。⑥其他。如搬举重物、高空作业、强迫体位作业等。尽管如此，天然气开采业最具有特征性的职业卫生问题是天然气对人体的危害及防制措施。

天然气主要成分是气态烃类（主要是甲烷），还含有少量非烃气体。如进入空气中，主要集中在距地面 $1.5 \sim 2.0 \mathrm{m}$ 的高度，接近人体的呼吸带。含有硫化氢的天然气，要特别引起注意。一般来讲，硫化氢多的毒性较大，不饱和碳氢化合物和芳香族的碳氢化合物比一般饱和碳氢化合物的毒性要大。H_2S 的中毒阈值为 $10 \mathrm{mg/m^3}$。空气中 H_2S 浓度达到 $1 \mathrm{mg/m^3}$ 时，有明显难闻的臭鸡蛋气味；$150 \mathrm{mg/m^3}$ 时，出现头晕目眩、头痛恶心；$750 \mathrm{mg/m^3}$ 时，呼吸困难；$1\,050 \mathrm{mg/m^3}$ 时，神志不清、大小便失禁，如不立即抢救，就会死亡。因此，开采过程中工人充分认识天然气的可能毒性，明确其他可能的相关安全隐患，针对性采取相应防护措施，保证人身健康安全。

具体防护措施包括：①工作场所要通风良好。②安装可燃气体报警装置。③加强安全检查，保证油气管道严密不漏。④加强安全教育，按规定使用防毒面具和防护用品。⑤对开采工人定期进行健康体检，发现情况及时治疗处理。

（金永堂）

jīnshǔkuàng cǎixuǎnyè zhíyè wèishēng

金属矿采选业职业卫生 （occupational health in metals mining and dressing）

研究金属矿采选业作业过程中存在的职业有害因素及其对职业人群健康的影响，以及改善作业环境、保护劳动者健康，提高职业生命质量的卫生防护措施。金属矿采选业是金属矿开采业、金属选矿业的合称。矿石在开采后进行冶炼前大都先经过选矿，以便将贫矿石中的脉石剔除，将矿石中的有害成分除去，或从矿石中选出所需要的矿物质。

根据金属的种类金属矿采选业可分为黑色金属矿采选业和有色金属矿采选业。黑色金属矿采选业主要包括铁矿采选业、其他黑色金属矿采选业（锰、铬采选业）；有色金属矿采选业主要包括重有色（铜矿、铅锌矿、镍钴矿、锡矿、锑矿等）、轻有色、贵金属（金、银等）以及稀土金属矿采选业。

职业性有害因素 主要包括：粉尘（主要是金属粉尘）、噪声和振动、有害气体、电离辐射（放射性矿物）和伤害等。

粉尘 金属矿中多种元素共生，粉尘中含有多种化合物和杂质，除金属外，还有石英、云母、氧化镁和铝、锰铁化合物、硫化汞、氟化锑等。

噪声和振动 凿岩、爆破、原料破碎、研磨、运输等工艺流程往往伴有强度很高的噪声和一定频率的振动。

有害气体 岩石爆破，大型柴油机、内燃机的使用，可产生氮氧化物、一氧化碳、碳氢化合物等有害气体。选矿时使用的各种方法，如混汞法提取金、浸出法处理铀、氢氟酸处理锆石等，所用的化学物也往往具有毒性，可污染工作环境。

电离辐射 当矿石中有铀、镭、钍等天然放射性元素时，在开采和选矿过程中就有放射性危害问题。当使用的选矿方法涉及放射性物质使用时，也存在类似现象。

金属矿采选业主要的生产工艺过程及相应的职业性有害因素见表。

健康损害 露天采矿的劳动

表　金属矿采选业主要生产工艺过程及职业性有害因素

生产工艺流程	主要职业性有害因素
选矿药剂提取	磷及其化合物、氮氧化合物、硫化氢、甲苯等
打孔	矽尘、石棉尘、放射性物质类（电离辐射）、汞、砷及其化合物、局部振动、噪声等
炮采	矽尘、石棉尘、放射性物质类（电离辐射）、汞、砷及其化合物、一氧化碳、局部振动、噪声等
机采	矽尘、石棉尘、放射性物质类（电离辐射）、汞、砷及其化合物、氮氧化合物、局部振动、噪声等

者易受寒暑季节外界气象条件影响，夏季时易发生中暑，冬季过冷可发生冻伤。选矿作业由于采取湿式作业，相对湿度过高，可对机体产生不良影响。

劳动者在矿石的开采和选取过程中，由于接触生产性粉尘，可导致矽肺、硅酸盐肺、金属尘肺等疾病的发生，其中矽肺是金属矿采选业劳动者最主要的职业病，其发生主要取决于粉尘中游离二氧化硅含量。过量接触金属粉尘中含有的金属元素，可导致金属中毒甚至癌症，如镍、铬、砷，均有充分的流行病学资料证实对人有致癌作用。

长期接触一定强度的噪声，可引起听力下降和职业性噪声聋；而振动易导致骨骼肌疲劳、手臂振动病或全身性振动病。

生产过程中产生的有害气体，不仅污染作业环境，还可能使劳动者发生急性中毒。当矿石中有天然放射性元素或使用的选矿方法涉及放射性物质使用时，劳动者可能受到放射性危害。

预防措施 应采取综合性防治措施，见职业危害的预防措施。结合金属矿采选业，具体措施包括以下几个方面。

改革生产工艺流程 如用计算机自动控制代替人工操作、采取密闭吸尘措施、选矿时尽可能使用无毒或低毒的化学物代替高毒化学物等。

做好基础防护 包括为劳动者提供防尘、防毒、防噪声、防暑、防辐射等防护用品和设施，工作场所通风排毒设施应齐全，配备相应的辅助和急救用室，以及制定完善的管理和应急预案。露天矿区路面及作业面的防尘措施，可采取喷雾洒水方法；钻机工作时产生的粉尘可采用干式捕尘或湿式作业除尘、降尘。当露天矿深度过大，特别是超过200米时，应向深凹露天矿底部送入新鲜冷风，排出污染的热气流，恢复空气流动。机车废气的排放应配备净化措施。对于外照射，应采取屏蔽防护、距离防护、时间防护；对于内照射，应密闭生产设备、加强生产现场通风。

建立健全的健康监护制度 为劳动者建立职业卫生档案和健康监护档案，做好职业性有害因素监测；在岗期间应进行定期健康体检（必检项目：X线高千伏胸片），离岗后继续进行医学随访。对接触矽尘的劳动者，根据尘肺病健康监护要求，进行定期随访；尘肺患者在离岗（包括退职）或退休后每一年到两年进行一次医学检查。加强健康教育和安全教育，配备适宜的个体防护用品。

（贾　光）

tǔshāshí kāicǎi zhíyè wèishēng

土砂石开采职业卫生（occupational health in soil sand and gravel mining） 土砂石开采过程中存在的职业性有害因素及其对人体造成的健康损害。土砂石包括石灰石、石膏、建筑装饰用石、耐火土石、黏土及其他土砂石。石灰石、石膏开采指对石灰、石膏，以及石灰石助熔剂的开采活动，包括冶金用石灰石、水泥用石灰石、石灰用石灰石、化工用石灰石、其他用石灰石、白石膏、青石膏、石灰石助熔剂。建筑装饰用石开采指通常在采石场切制加工各种纪念碑及建筑用石料的活动，包括天然大理石荒料、天然花岗石荒料、建筑用石材、石料。耐火土石开采指对耐火黏土、白云石（岩）、铁铝矾土矿、硅石、萤石等的开采活动。黏土及其他土砂石开采指对用于建筑、陶瓷等的黏土，以及用于铺路和建筑的石料、石渣、砂的开采活动，包括球状黏土，高岭土（造纸、搪瓷、橡胶、塑料、石油工业用瓷土），膨润土、膨润土成品矿产品（包括钠基、钙基的膨润土成品矿），膨润土粉（包括钠基、钙基的膨润土粉），有机膨润土粉、活性膨润土粉（包括活性白土、颗粒活性白土），硅藻土、菱苦土、片石、料石、石渣、河卵石、砾石、石米、石粉、砂、河砂，以及其他土砂石矿产品。

生产工艺过程 石料生产线的基本配置是振动给料机、颚式破碎机、反击式破碎机、振动筛、胶带输送机、集中电控等设备。不同石料生产线的生产流程大致相同：凿岩、爆破后，大型石料被送入进料仓，缓慢进入振动给料机，经初步筛选，去除泥土、杂质后，物料进入一级破碎（颚式破碎机）进行粗破，粗破后，物料通过皮带输送机进入反击式破碎机（高效复合破碎机），进入二级破碎，从而达到理想的粒度要求，之后由反击式破碎机破碎后的物料经皮带输送机进入重型振动筛，被筛分成不同规格的石子，经皮带输送机输送到相应成品区；不合要求的物料，经皮带输送机返回到反击式破碎机（高效复合破碎机）进行再次破碎，从而形成一个闭路的石料生产线（图）。

职业性有害因素 主要为粉尘、噪声、振动及意外伤害。

健康损害 包括以下几方面。

粉尘、噪声和振动 凿岩工在凿岩过程中可接触粉尘、噪声和振动，巡检工在巡检过程中可接触到粉尘、噪声。粉尘中游离二氧化硅含量较大，对人体危害较大。长期暴露在高浓度矽尘的

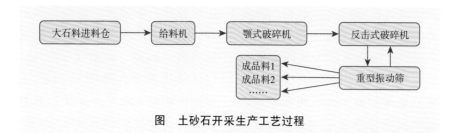

图 土砂石开采生产工艺过程

作业环境中会导致矽肺，噪声会导致职业性噪声聋，振动会导致振动病。

意外伤害 在开采过程中存在砸伤、摔伤、撞伤等危险。

预防措施 职业有害因素的预防主要集中在防尘（通风除尘、湿式作业）和防噪声（消声、隔声、吸声、隔振）上应改革生产工艺流程；做好基础防护；建立健全的健康监护制度等。

（陈 杰）

huàxuékuàng cǎixuǎn zhíyè wèishēng

化学矿采选职业卫生（occupational health in chemical mining）化学矿采选过程中产生的职业性有害因素对劳动者健康的影响以及防止相关职业性危害的措施。化学矿开采指对含有硫铁、明矾石、磷、芒硝、磷、钾盐等非金属矿石的开采。中国化学矿资源丰富，主要硫铁矿、自然硫、磷矿、钾盐、钾长石、明矾石、蛇纹石、化工用石灰岩、硼矿、芒硝、天然碱、石膏、钠硝石、镁盐、沸石岩、重晶石、碘、溴、砷、硅藻土、天青石等。化学矿用途十分广泛，除用作生产化肥、酸、碱、无机盐的原料外，还可用于国民经济其他工业部门。如磷矿除用来制造磷肥和磷酸外，还可制得黄磷和赤磷，黄磷做农药，赤磷做火柴，还用于冶炼青铜，含磷生铁等；钾盐矿除用来制造各种无机和有机盐外，还用于医药、建材等工业部门。化学矿洗选指从矿石中提炼浓缩有价值的矿物。

生产工艺过程 化学矿开采包括露天开采和井下开采两类。化学矿洗选方法有化学法和机械法，工艺流程为粉碎、研磨、重力选矿法、水选等，洗选后剩余部分为尾矿，需要抛弃（见煤炭开采和洗选业职业卫生）。具体生产工艺过程见图。

职业性有害因素 包括粉尘、噪声、振动。井下使用柴油机时，还会产生一氧化碳、二氧化碳、甲醛等有害物质。

健康损害 由于接触生产性粉尘，可导致矽肺、硅酸盐肺、金属尘肺等疾病的发生。

长期接触一定强度的噪声，可引起听力下降和职业性噪声聋；而振动易导致骨骼肌疲劳、手臂振动病或全身性振动病。

生产过程中产生的有害气体，不仅污染作业环境，还可能使劳动者发生急性中毒。当矿石中有天然放射性元素或使用的选矿方法涉及放射性物质使用时，劳动者可能受到放射性危害。

预防措施 职业性有害因素的预防主要集中在防尘、降噪两方面。应改革生产工艺流程；做好基础防护；建立健全的健康监护制度等具体措施。贯彻执行《工作场所空气中粉尘测定》（GBZ/T 192. 1-2007）标准，控制生产环境中的粉尘浓度；及《工作场所物理因素测量》（GBZ/T 189.8-2007）标准，减少生产性噪声暴露。

（陈 杰）

shímián cǎixuǎn zhíyè wèishēng

石棉采选职业卫生（occupational health in asbestos mining）石棉采选过程中产生的职业性有害因素，对劳动者健康的影响以及防止相关职业性危害的措施。石棉是具有高抗张强度、耐化学和热侵蚀、电绝缘、具有可纺性的天然纤维状硅酸盐类矿物质的总称。石棉由纤维束组成，而纤维束又由很长很细的能相互分离的纤维组成。石棉具有高度耐火性、电绝缘性和绝热性，是重要的防火、绝缘和保温材料。石棉的用途非常广泛，但70%的石棉用于建筑行业，如石棉板、石棉瓦等，因此，房屋拆毁时会引起一时性的石棉污染。在日常生活中也经常会用到石棉制品，如汽车刹车、烫衣板、水管、输气管、地板和墙壁等。

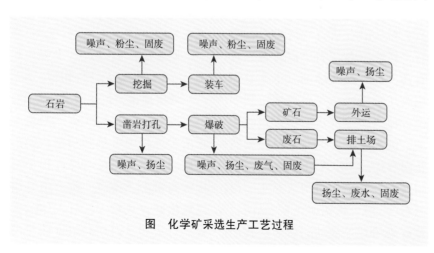

图 化学矿采选生产工艺过程

职业性有害因素 石棉采选过程中工人可接触石棉纤维粉尘；接触机械可暴露噪声及振动等。

噪声 运行大型机械设备时会产生机械性噪声，工人在作业时会受到机械性噪声的影响。

振动 凿岩工在凿岩过程中会接触到振动。

健康损害 石棉肺是从事石棉开采的工人在工作环境中长期接触石棉纤维引起的慢性、进行性、弥漫性、不可逆的表现为肺间质纤维化、胸膜斑形成和胸膜肥厚的疾病。其严重损害患者的肺功能，并可使肺、胸膜恶性肿瘤的发生率显著增高。

间皮瘤 间皮是包裹内脏器官的膜，如胸膜和心包膜。发生在这些间皮组织的恶性肿瘤称为间皮瘤。接触石棉是间皮瘤的唯一已确定的病因，70%~80%间皮瘤患者有工作期间接触石棉史。间皮瘤的潜伏期可长达20~50年，多数患者在确诊后1年内死亡。

癌症 世界卫生组织的国际癌症研究机构将石棉列为已知的人类致癌物，能引起肺、胸膜、胃、食管、结肠、直肠、喉和肾脏等部位的癌变，是最严重的职业性致癌物之一，所造成的死亡占职业性癌症所致死亡的一半左右。

预防措施 预防主要集中在防尘方面，遵守防尘八字方针，贯彻执行《工作场所空气中粉尘测定》（GBZ/T 192.5-2007）标准，控制生产环境中的石棉粉尘浓度；另外还应该参考国家标准石棉粉尘浓度 PC-TWA（mg/m³）应在0.8mg/m³以下。

（陈 杰）

bǎoshí kāicǎi zhíyè wèishēng

宝石开采职业卫生（occupational health in gemmining） 宝石开采过程中产生的职业性有害因素，对劳动者健康的影响以及防止相关职业性危害的措施。宝石指坚硬耐久、色彩瑰丽、数量稀少，并可琢磨、雕刻成首饰和工艺品的矿物或岩石，包括天然的和人工合成的，也包括部分有机材料。主要的宝石品种有钻石、蓝宝石、红宝石、石榴石、橄榄石等。各种宝石中，钻石为最昂贵的宝石品种，在世界珠宝贸易中钻石占80%以上。以钻石矿开采为例，简述在宝石开采过程中可能涉及的职业卫生问题以及相应的预防措施。

生产工艺过程 钻石经开采、打磨、切割而产生。钻石矿分两种：原生矿和砂矿（又称次生矿）。原生矿开采指在钻石的原出产地进行开采。原生矿开采比较困难，早期可进行露天开采，形成许多环绕岩筒的台阶，当太深不易操作时，挖竖井再打横井至矿脉。原生矿开采需经破碎、分选，才能将钻石选出。砂矿开采，像淘金一样，是在沙滩等地开采被雨水冲刷出来的钻石。砂矿开采程序比较繁琐，要先筑坝以阻挡水流冲刷，然后移去表层浮土，逐层水洗清理，以防遗漏，多由人工手选。

职业性有害因素 主要为粉尘和噪声。宝石矿的地质情况多有不同，工人在进行破碎、打磨、分选等作业时多接触混合性粉尘和机械性噪声。

健康损害 由于接触生产性粉尘，可导致矽肺、硅酸盐肺、金属尘肺等疾病的发生。长期接触一定强度的噪声，可引起听力下降和职业性噪声聋；而振动易导致骨骼肌疲劳、手臂振动病或全身性振动病。

预防措施 宝石加工企业应对整个生产过程中的职业性有害因素进行辨识和评估，明确所有产生职业性有害因素的作业场所、工艺过程、设备及原（辅）料、中间产品、副产品，并采取有针对性的防控措施，消除或降低职业危害因素，使生产条件符合国家相关职业卫生标准。相应的防控措施，可参阅国家卫计委最新发布的标准《珠宝玉石加工行业职业危害预防控制指南》（GBZ/T 285－2016）。

（陈 杰）

yùshí kāicǎi zhíyè wèishēng

玉石开采职业卫生（occupational hygiene in jade mining） 玉石开采过程中产生的职业性有害因素对劳动者健康的影响以及防止相关职业性危害的措施。

职业性有害因素 主要为粉尘及噪声。

粉尘 工人从事接尘作业的机会增多，同时，由于各种玉石矿的地质情况不尽相同，故工人接触的多为混合性粉尘。

噪声 大型机械设备运行时产生机械性噪声，所以工人在进行作业时也会受到机械性噪声的影响。

健康损害 由于接触生产性粉尘，可导致矽肺、硅酸盐肺、金属尘肺等疾病的发生。长期接触一定强度的噪声，可引起听力下降和职业性噪声聋；而振动易导致骨骼肌疲劳、手臂振动病或全身性振动病。

预防措施 玉石开采过程中，应对整个生产过程中的职业性有害因素进行辨识和评估，采取有针对性的防控措施，防尘、降噪、严格控制苯等化学性有害物的容许浓度，贯彻执行《工作场所有害因素职业接触限值》（GBZ/T 2.1-2007）。

（陈 杰）

shípǐn zhìzàoyè zhíyè wèishēng

食品制造业职业卫生 (occupational health in food manufacturing)

各类食品在其制造、生产加工、储运等过程中存在的职业性有害因素及其对人体造成的健康损害以及相关的预防措施。

职业性有害因素 主要是粉尘、噪声、不良气象条件、有毒有害物质、射线和生物性因素。

粉尘 主要来源于食品加工企业中原料的筛选、研磨或粉碎等工序，如粮食加工业产生的粉尘、再制蛋加工产生的铅尘（如松花蛋、皮蛋配料中的黄丹粉会产生氧化铅尘）等。

噪声 生产性噪声主要来源于食品加工机械的运转，如粮食加工业（碾米业、磨粉业、面、米制品业）中砻谷、碾米、擦米、分级提碎、筛麦、打麦、精选、皮磨、清粉、心磨、震动卸料、撞击杀虫、打包等各道工序；食用植物油加工业的油料筛分、轧坯等；乳品加工业的乳品浓缩等；啤酒、果酒、白酒、果汁、饮料等制造业中原料粉碎、米精白、制麦、麦芽糖化、加工果汁、酒类灌装等工序。

不良气象条件 ①高温。主要存在于食用植物油加工业中的油料软化、油料供榨、蒸发脱磷、毛油碱炼、毛油脱色脱臭等工序；制糖业中的蔗汁澄清、粗糖制浆、粗糖精制、冰糖制取等工序；肉制品加工业中的肉品烘烤、蒸煮、油炸、去脂、肉松制取等工序；乳制品业中的乳品灭菌、乳品浓缩、乳品干燥等工序；盐加工业中的卤水蒸发、食盐干燥等工序；饮料制造业中的醇料拌和、蒸酒、原料蒸煮、酒精糖化、冷饮烧料、饮料浓缩干燥、咖啡焙烤、茶叶初制等工序；另外在粮食蒸煮、柠檬酸钙制取、蜜饯浓缩干燥、糕点烘烤、糖浆熬制、水产品干制、食品油炸、煮浆、蔬菜漂烫、酶干燥等过程中都会产生高温。②高湿。主要存在于酱腌菜加工过程中。③低温。主要存在于食品的冷藏、冷冻饮品的加工和贮存过程中。

有毒有害物质 食品加工业产生的有毒有害物质主要来源于所用的提取剂、漂白剂、熏蒸剂等的挥发、氧化及一些加工工序的自然产生。如正己烷用作植物油厂浸出油车间植物油粗油浸出的提取剂；二硫化碳用作谷物的熏蒸剂；氯气用于井盐、矿盐加工中的卤水净化；二氧化硫用作甜味剂生产厂（甘蔗糖业）蔗汁澄清、果汁饮料厂果汁加工中以亚硫酸类化合物为主的还原型漂白剂；氨用于发酵、氨基酸制取、盐水降温；氮氧化合物用于咖啡焙烤；硫化氢用于味精精制、酒糟清理；甲醇用于固体酒精制取；甲醛用于麦芽糖化、麦汁发酵；嗅甲烷用于粮食进出口仓储；盐酸用于淀粉糖化、味精提取；乙醇用于蒸酒、麦汁发酵、酒精分馏、固体酒精制取；食盐用于制盐、腌渍。

射线 主要存在于辐照食品生产企业的γ射线辐照加工、电子束辐照加工、辐射灭菌、辐射食品保鲜、辐射聚合等环节，其加工用的辐照源主要有^{60}Co和^{137}Cs产生的γ射线及电子加速器产生的低于10兆电子伏的电子束。

生物性因素 炭疽杆菌、布氏杆菌能引起人畜共患传染病，主要产生于屠宰厂的牲畜检疫。蜡、姜、蚕能引起职业性痒疹，主要产生于粮食加工业的仓储运输、粮食粗加工等环节。嗜热性放线菌能引起职业性变态反应性肺泡炎，主要产生于制糖业的榨糖、仓储运输等环节。

健康损害 食品制造行业中职业病危害因素种类繁多，作业人员长期接触众多有害物质可引起各种职业性病损，视所涉及的职业有害因素而定。有的能危及工人的全身，对皮肤、呼吸和神经系统的影响明显；有的可损害特定的器官，如眼睛。吸入该行业生产过程中有害因素的蒸气或直接接触这些材料会引起刺激，导致皮炎、结膜炎、鼻炎、咽炎。食品制造业工作场所噪声作业人员，其耳鸣、失眠、头痛和记忆力下降等自觉症状明显；长期暴露于噪声对神经系统的影响主要表现为神经衰弱综合征。作业人员中还可因不良气象条件导致生理功能紊乱、中暑等；生物因素导致皮肤、黏膜炎症、瘙痒、变态反应等偶见。

预防措施 食品制造业存在的主要职业病危害评价，评价内容主要包括项目总体布局及设备布局的合理性、建筑卫生学、职业病危害因素及分布、职业病危害防护设施及效果、辅助用室、个人防护用品、职业健康监护、职业卫生管理措施及落实情况等。

评价方法如下：①现场调查方法。通过对项目的生产过程、作业环境和职业卫生管理措施等进行调查，了解建设项目生产工艺过程，确定生产过程中存在的职业性有害因素，检查职业病危害防护设施的落实及职业卫生管理措施的实施情况。②检测检验方法。依据国家相关技术规范和标准的要求，通过现场检测和实验室分析，对项目作业场所职业性有害因素的浓度和强度以及职业病危害防护设施的防护效果进行评定。

食品制造业的职业卫生监督：食品加工企业在新建、改建、扩建时应加强预防性卫生监督，除按照《食品安全法》及《食品企业通用卫生规范》的要求执行外，还要依据《职业病防治法》的要求对可能产生的职业病危害进行预评价，必须坚持"三同时"原则，即建设项目的职业病防护设施与主体工程同时设计、同时施工、同时运行或投产使用。在竣工验收时必须经卫生行政部门参加审查合格后方可投入生产。卫生行政部门还应对食品加工企业进行经常性食品卫生监督监测。同时，还应加大经常性职业卫生监督力度，重点加强对食品企业的职业病危害因素治理、卫生防护措施和效果、企业劳动组织及劳动者健康管理等环节的监督检查，控制和预防职业病的发生。提高监督覆盖率，进一步加强职业性健康监护工作，依法保护食品企业职工的健康权益。

（林忠宁）

yǐnliào zhìzàoyè zhíyè wèishēng

饮料制造业职业卫生（occupational health in beverage manufacturing）

各类饮料在其制造、生产加工等过程中存在的职业性有害因素及其对人体造成的健康损害以及相关的预防措施。其中，饮料指经加工制成的适于供人或牲畜饮用的液体，尤指用来解渴、提供营养或提神的液体，如茶、酒（酒精饮料）、啤酒、各种果汁和汽水等。

职业性有害因素主要有高温、噪声及其他有害因素：①高温。主要产生于饮料制造过程中的醅料拌和、蒸酒、蒸饭、原料蒸煮、酒精糖化、冷饮烧料、饮料浓缩干燥、咖啡焙炒、茶叶初制等过程，在这些生产过程中，可能引发的职业病是中暑。同时在蒸酒、麦芽发酵、酒精分馏、固体酒精制取过程中，又可能引发乙醇（酒精）中毒。②噪声。饮料制造过程中的很多工序如米精白、制麦、麦芽糖化、加工果汁、酒类灌装、原料粉碎等都会产生强烈的噪声，主要引起的职业病为职业性噪声聋。③其他。二氧化锰、电焊烟尘、活性炭粉尘、次氯酸钙粉尘、盐酸、氢氧化钠、丁酮、氨、二氧化碳。二氧化碳及氨主要以气体及蒸气形式存在于空气中，易聚集于工作人员的呼吸带引起刺激性危害。

健康损害和职业卫生防护 饮料制造业类属于食品制造业，见食品制造业职业卫生。

（林忠宁）

yāncǎo zhìpǐnyè zhíyè wèishēng

烟草制品业职业卫生（occupational health in tobacco manufacturing）

在卷烟生产加工过程中存在的职业性有害因素及其对人体造成的健康损害以及相关的预防措施。中国烟草生产量居世界首位，有170多家烟草工厂，从事卷烟生产工作有40多万人。

生产工艺过程 烟草制造业主要是成品卷烟生产加工，职业性有害因素主要存在于卷烟生产加工流程中。某卷烟厂主要生产工艺流程如下（图），包括制丝线工艺、卷包丝工艺、污水处理工艺等流程。

职业性有害因素 包括烟草尘、噪声、高温、毒物（一氧化碳、二氧化碳、二氧化硫）等，主要有：原料、配料、筛分、投料、切片及包装过程中产生的烟草粉尘；制浆工序配浆过程中产生的碳酸钙粉尘；纸机烘缸干燥、隧道烘干及滚筒干燥岗位存在的高温、热辐射；污水处理产生的硫化氢、氢氧化钠；生产过程中产生的噪声，主要是机械性噪声、空气动力学噪声，主要噪声源为振动筛、挤浆机、精浆机、双盘磨、浓缩机、分离机、造纸机、空压机、各种泵类和生产用风机等。其中主要的职业性有害因素是噪声、烟草尘。

粉尘 包括烟草尘、煤尘、混合尘，主要存在于大线翻梗、大线切片、试验线光电除杂、除尘室、储丝房、风力送丝、翻箱解包机、薄片来料收集、叶片回溯加料、锅炉储煤间等工作岗位或工作程序。

噪声 主要存在于试验线叶片回溯筒、膨胀烟丝热端、压缩机组、浸渍器操作位、卷烟机操作位、除尘室、薄片来料收集室、空压站房、污水处理站等。

微波 主要发生于微波松

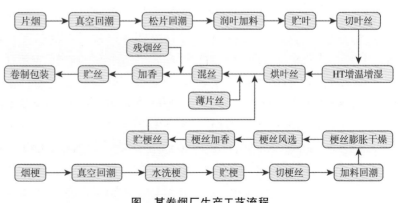

图 某卷烟厂生产工艺流程

散工。

电离辐射 主要为锶 - 90，卷烟机操作工、电工、维修工等工人可常接触电离辐射。

高温 在烟草制造过程中锅炉操作工、锅炉维修工可接触到此类职业危害。

其他 二氧化碳、盐酸、氯气、硫化氢等有毒有害气体可被浸渍器操作工、中水回收工、污水处理工等接触到。

健康损害 烟草制造行业作业人员长期接触众多有害物质可引起各种职业性病损，视作业的职业有害因素而定。包括粉尘暴露的职业危害；噪声作业人员的耳鸣、听力损伤，长期暴露于噪声影响神经系统的神经衰弱综合征表现；高温作业引起的中暑等。

预防措施 认真贯彻《职业病防治法》，进一步完善职业卫生管理制度，提高对职业病危害的认识，定期开展职业健康监护工作，加强职工健康教育，提高工人自我保护意识，有效预防、控制和消除职业病的发生。

设置职业卫生管理组织及机构，配备职业卫生管理人员，负责本单位的职业病防治工作。对建立健全职业卫生管理制度和操作规程、建立健全职业卫生档案和劳动者健康监护档案、定期健康检查、建立工作场所职业性有害因素监测及评价制度、个人防护用品的发放及开展职业卫生宣传教育和培训等方面进行详细规定。

做好职业卫生防护：①安装有薄片滚筒式烘干机除尘系统。②厂房结合工艺采取自然通风和机械通风措施；按照《工作场所空气中粉尘测定第1部分：总粉尘浓度》（GBZ/T 192.1-2007），在作业岗位工人呼吸带高度采集粉尘（烟草尘）样品，要求达到国家标准2mg/m³。③选择低噪声设备，设备配隔声罩，设减震基础；机房及泵类单独设置；站房建筑设计方面采取吸声墙体及设隔声门窗；进排气口设消声器；控制室设隔声门窗。④按照《工作场所物理因素测量第8部分：噪声》（GBZ/T 189.8-2007），进行噪声测试，以《工作场所有害因素职业接触限值第2部分：物理因素》作为判定标准，要求达到国家标准的85dB（A）。⑤所有高温设备、管道均予以保温。⑥做好个体防护。企业应按照国家标准——国经贸安全〔2000〕189号《劳动防护用品配备标准（试行）》，根据不同岗位配备各种个人使用的职业病防护用品。

（林忠宁）

fǎngzhīyè zhíyè wèishēng

纺织业职业卫生 （occupational health in textile industry）

对纺织业中存在的职业性有害因素及其健康损害的识别、评价、预测和控制。纺织业是用天然纤维及人造纤维进行加工生产的行业。天然纤维有棉、毛（主要为羊毛）、麻（主要有亚麻、黄麻和苎麻等）及丝；人造纤维有合成纤维及黏胶纤维。中国是世界上最大的纺织品服装生产和出口国。纺织业是劳动密集程度高的产业，也是高污染行业，存在的职业卫生问题很多。以棉纺织为例，叙述其生产工艺过程和主要的职业性有害因素。纺织品的原料主要有棉花、羊绒、羊毛、蚕茧丝、化学纤维、羽毛羽绒等，纺织业细分包括棉、化纤、麻、毛、丝的纺织及印染等。棉纺织工业主要分纺纱和织布两大类。纺纱工艺过程主要包括清棉、梳棉、精梳、并条、纺纱、络筒、捻线、摇线、成包等工序。织布工艺过程常见流程是：络筒→整经→上浆→穿经→织造。印染工艺过程可分为练漂、染色、印花、整理等。

职业性有害因素 种类繁多，如粉尘、噪声、高温、高湿、化学毒物、生物性因素，以及生产环境和劳动过程中的有害性因素如特殊体位、个别器官紧张等。

粉尘 主要存在于纺织生产的原料处理、纺纱和织布过程中，主要是植物性纤维（棉花、麻尘）和动物性纤维（毛、蚕丝尘）。如开棉、混棉、清棉及梳棉均可产生粉尘，粉尘除棉尘外，还夹杂砂土、种子壳等；梳棉机上的针布需定期清除残留的棉尘杂质（即抄针），抄针时有大量粉尘飞扬；针布上的针需要磨平针头，磨针时也能产生粉尘。

噪声 纺织噪声是该行业的主要职业性有害因素，而纺纱车间和织布车间是纺织厂噪声最大的车间，噪声性质属于高频噪声，噪声声级一般高于90dB（A）。主要噪声岗位有纺纱、织造、针织、络筒、整经、经编、梳毛、制条（球）、并条、精梳、纺纱、倒纱、拉毛起绒。

高温、高湿 在纺织印染行业，高温、高湿普遍存在。因产品质量需要，夏季纺织车间温度常达35℃以上，相对湿度60%左右，尤其是浆纱车间，夏季相对湿度可达80%以上。而印染为湿态加工过程，水洗、汽蒸、煮漂、烘燥等工艺温度参数均在100℃，焙烘、热溶、染色等温度参数在200℃，车间密布以蒸气和燃油为主的供热导管、网管和设备。因而纺织和印染车间是典型的高温、高湿作业。

化学毒物 主要是印染和印花工艺过程中使用的各种各样的

染料和助剂，有印染中的化工之称。如氢氧化钠、硫化氢、氯气、强酸、强碱、苯、苯的氨基硝基化合物、氮氧化合物、氨、硫酸、硫化氢、甲苯、二甲苯、四氯化碳、二甲基甲酰胺、乙醇、汽油、醋酸乙酯、环氧树脂、甲醛、铅化合物、锰化合物、一氧化碳、硝酸、盐酸和铬酸盐等。

染料　染色过程中可接触苯、苯的氨基硝基化合物、氮氧化合物、氨、硫酸、甲醛、硫化氢及其他有毒染化料。按性能分为直接染料、活性染料、酸性染料、阳离子染料、不溶性偶氮染料、分散染料、还原染料、硫化染料、缩聚染料和荧光增白剂等；按化学结构分为偶氮染料、蒽醌染料、靛族染料、芳甲烷染料等。纺织印染行业使用的染料约70%为偶氮染料，某些偶氮染料因有致癌性而被许多国家禁用。

助剂　除染料之外的另一大类化学物，品种近1000种，29大门类，其中80%是表面活性剂，20%是功能性助剂，包括前处理剂、染色助剂、印花助剂和后整理剂。在前处理工序中接触的强酸强碱。助剂中树脂整理剂、固色剂、防水剂、阻燃剂、柔软剂、黏合剂等含有游离甲醛；某些整理剂含有铅化合物、锰化合物、甲醛、氨、甲苯、二甲苯、四氯化碳、二甲基甲酰胺、硫酸、乙醇、汽油、醋酸乙酯、环氧树脂等；有些助剂又是强酸、强碱。在麻纺中脱胶、煮漂等工序接触氢氧化钠、硫化氢、氯气等化学毒物。

其他　皮辊修理和油漆工，可接触苯等有机溶剂；铸针、修梭、修筘、修焊针等岗位接触苯、铅；炭化、防缩整理会接触硫酸；选毛工序中会接触有机毛尘；印

染中的丝网制版工序会接触苯胺；烧毛岗位会接触汽油、一氧化碳；印花花筒腐蚀及镀铬岗位会接触硝酸、盐酸和铬酸盐。另外，印染磅料工会接触大量不明成分的染化料。

生物性因素　棉花中常混杂有昆虫及其碎片，霉变的棉花中含有真菌孢子，原毛中可能含有炭疽杆菌和布氏杆菌。

特殊体位　包括挡车工的长期站立体位，穿筘工的长期坐位等。

个别器官紧张　整经、穿筘、织布、验布、择补、修补等岗位操作工的视力紧张，如果照明不足可导致视力疲劳。

健康损害　过量暴露上述职业性有害因素可以引起各种健康损害，甚至导致职业病。

呼吸系统　生产性粉尘进入人体后主要可引起职业性呼吸系统疾患，长期接触粉尘可引起以肺组织纤维化为主的全身性疾病——尘肺病（见尘肺），如电焊烟尘可致电焊工尘肺；除此之外，粉尘还可引起慢性鼻炎、咽炎、慢性支气管炎、支气管哮喘等。棉尘可引起棉尘病。棉尘病又称"星期一热"，因从事棉纺织业的工人在休息（或缺勤）后第一日工作时出现胸闷、紧迫感、咳嗽等症状而命名，两肺可闻哮鸣音，以后逐渐减轻，伴有肺通气功能降低。

职业性噪声聋　对人体健康的危害主要是对听觉系统的特异性影响和听觉系统外的非特异性影响（见职业性听力损伤、生产性噪声）。

职业中毒　毒物可以引起各种职业中毒。如：①一氧化碳导致窒息中毒甚至死亡（见急性一氧化碳中毒）。②高浓度盐酸可引

起严重的灼伤，其蒸气或烟雾可引起急性中毒，长期接触可引起牙齿酸蚀症及皮肤损伤（见刺激性气体中毒、化学性皮肤灼伤、化学性眼部灼伤、职业性牙齿酸蚀病）。③氢氧化钠刺激眼和呼吸道，腐蚀鼻中隔，直接接触可引起灼伤；误服可造成消化道灼伤、黏膜糜烂、出血和休克（见刺激性气体中毒）。④吸入高浓度氯致氯气中毒（见氯气中毒）。⑤硫酸对皮肤和黏膜有强烈刺激和腐蚀作用，并引起中毒（见刺激性气体中毒、化学性皮肤灼伤、化学性眼部灼伤、职业性牙齿酸蚀病）。⑥二氧化硫中毒（见二氧化硫中毒）。⑦氮氧化物氮中毒（见刺激性气体中毒）。⑧苯的氨基硝基化合物可引起肿瘤（见职业性膀胱癌）、中毒（见苯的氨基化合物中毒、联苯胺中毒）。⑨苯、甲苯、二甲苯可引起中毒（见苯中毒、甲苯中毒、二甲苯中毒），苯还可以导致白血病（见职业性白血病）。

个别器官过度紧张　纺织厂中视力紧张的作业很多，易引起视力疲劳，视力减退，乃至形成近视；细纱车间的手工落纱工易患腱鞘炎；穿筘工长期保持坐位、屈肘、两腕下垂姿态，腕部和手指小肌肉经常处于紧张状态，此时坐位如不舒适，易发生腰痛。

下肢静脉曲张　纺织工人常需要来回走动或站立作业，因而扁平足、下肢静脉曲张、痔等发生率均高于其他作业工人。

预防措施　纺织印染行业职业性有害因素种类繁多，长期暴露可致各种职业性病损，因此必须采取各种措施有效预防，一般的预防措施见职业危害的预防措施。

选用无毒和低毒染化料　如

应用新型环保染化料和助剂，用无毒或低毒物质代替高毒物质，限制使用或禁用具有致癌作用和对人体产生有害作用的染料和助剂。

技术改造 通过技术革新和工艺改革，提高作业的自动化、机械化程度，有效减少暴露时间和降低污染水平。①加快纺织设备的更新改造。新型纺织设备的应用可有效地降低职业性有害因素的浓度和强度。如全封闭清梳联机组的应用使作业场所的粉尘浓度明显降低；无梭织机的应用可有效降低作业场所的噪声声级；应用自动缫丝机的职工职业性皮肤病的发病率明显低于应用立式缫丝机的职工。②染整设备的更新改造和高新技术的应用。如短流程前处理设备、超临界二氧化碳介质的无水染色技术、低温等离子体技术、纺织品酶处理技术和数字印花技术等，可缩短染色时间，减少助剂使用，减少工人接触机会，从根本上预防职业病。

加强作业场所通风 工业通风是防尘、排毒、防暑降温，控制车间粉尘、有害气体和改善劳动环境微小气候的重要卫生技术措施之一，依据生产工艺和有害因素的种类和性质，采取不同形式的通风，能有效地控制本行业生产过程中的粉尘、有害气体、高温和高湿。

个人防护用品 纺织工作环境中的强噪声往往难以消除或降低，因此正确使用个人防护用品是防护的关键，如操作者正确使用耳塞、耳罩。

（于素芳）

fúzhuāng zhìzàoyè zhíyè wèishēng

服装制造业职业卫生（occupational health in costume manufacturing） 各类服装及其相关产品在生产、制造、加工过程中存在的职业性有害因素及其对人体造成的健康损害进行识别和预防。服装制造业是以纺织面料为主要原料，经裁剪后缝制各种男、女服装以及儿童成衣的活动，包括非自产原料制作的服装以及固定生产地点的服装制作。服装制造业是中国的传统产业、重要的民生产业，同时也是中国具有强国际竞争力的产业。而在中国，服装制造业大多属劳动密集型行业，具有人员众多、劳动强度高、工作环境差等特点，存在的职业卫生问题较多，因此该行业中工人的职业卫生情况备受关注。

职业性有害因素 包括生产过程中的有害因素、劳动过程中的有害因素、与一般卫生条件和卫生技术措施不良有关的有害因素。

生产过程中的有害因素 主要为生产性毒物，即生产过程中应用或形成的各种对人体有害的物质。

生物性因素 主要指原料中含有的病原微生物和致病寄生虫，如炭疽杆菌、布氏杆菌、森林脑炎病毒、螨虫、真菌等。

化学性因素 ①生产性粉尘。主要包括棉尘、麻尘、亚麻尘、毛皮尘等有机粉尘。②各种染料和助剂。如氢氧化钠、硫化氢、氯气、强酸强碱、苯、苯的氨基硝基化合物、氮氧化合物、氨、硫酸、硫化氢、甲苯、二甲苯、四氯化碳、二甲基甲酰胺、乙醇、乙醚、汽油、醋酸乙酯、环氧树脂、甲醛、丙酮、铅化合物、锰化合物、硫酸、硝酸、盐酸等；染色过程中接触的苯、苯的氨基硝基化合物、氮氧化合物、氨、硫酸、甲醛、硫化氢及其他有毒染化染料等，其中约70%为偶氮染料；助剂含有的游离甲醛、含

铅化合物、锰化合物、甲醛、氨、甲苯、二甲苯、四氯化碳、二甲基甲酰胺、硫酸、乙醇、汽油、醋酸乙酯、环氧树脂、强酸、强碱等。

物理性因素 ①高温、高湿。纺织和印染是典型的高温、高湿作业，夏季车间温度常达35℃以上，相对湿度60%左右，有的车间在夏季相对湿度可达80%。②噪声。纺织噪声是该行业的主要职业性有害因素，噪声性质属于高频噪声，噪声声级一般高于90dB（A）。

劳动过程中的有害因素 具体包括劳动强度过大，或劳动安排与劳动者的生理状态不适应；劳动组织不合理，劳动时间过长或休息制度不合理；长时间处于某种不良体位，长时间重复某一种单调动作；个别器官或系统过度紧张。

与一般卫生条件和卫生技术措施不良有关的有害因素 具体包括作业场所设计不符合有关的职业卫生标准和要求（如厂房狭小，厂房建筑及车间布置不合理等）；缺乏必要的卫生技术设施（缺少通风换气设施、防尘防毒设施、防噪防振设施、防暑降温设施、照明亮度不足等）；安全防护设施不完善，使用个人防护用具方法不当或防护用具本身存在缺陷等。

健康损害 职业性有害因素对人体造成不良影响，必须具备一定的条件，它主要取决于职业性有害因素的强度（数量）、人体接触职业性有害因素的时间和程度，个体因素和环境因素等。服装制造业工人中常见的职业病主要是职业性变态反应性肺泡炎、有机粉尘毒性综合征、棉尘肺、苯中毒、职业性噪声聋、高温中

暑、职业中毒等。

职业性变态反应性肺泡炎 由于吸入真菌、细菌或动物蛋白污染的有机粉尘而引起的间质肉芽肿性肺炎。通过免疫介导，以肺组织间质细胞浸润和肉芽肿形成为特征。致病因子主要为嗜热性放线菌、鸟或家禽类蛋白、蘑菇孢子、烟曲霉菌等。表现为畏寒、发热、头痛、气短伴咳嗽、胸闷、气短等，应早期给予足量糖皮质激素、对症治疗。

有机粉尘毒性综合征 短时间暴露于高浓度的含有革兰阴性菌及其内毒素的有机粉尘而引起的非感染性呼吸系统炎症。通常于工作后 4~6 小时发病，表现为流感样症状，出现发热、发冷、干咳、关节痛、头痛等，又称"纱厂热"。在短期内可自愈，不需要抗生素和激素治疗。

棉尘肺 由于吸入棉尘、亚麻尘等引起支气管收缩和肺功能损害的呼吸道阻塞性疾病。由于长期接触棉、麻等植物性粉尘引起，具有特征性的胸部紧束感和（或）胸闷、气短等症状，并伴急性通气功能下降。纺织服装制造业的工人常在粗梳、细梳、粗纱、细纱等操作中吸入有机粉尘。常见的临床表现为胸部发紧和气短，一般出现在休假后或长时间脱离工作后，开始工作的第一天，离开作业环境后不适症状很快消失；但是随着病情的加重，上述症状可以恶化，并伴有气喘，且发病时间也逐渐延长。其他初期症状还包括可发展为持续咳痰的干咳，以及头晕、头痛、乏力和食欲不振等神经衰弱症状。以对症治疗为主。

苯中毒 有急性和慢性之分。急性苯中毒主要引起中枢神经系统麻醉和皮肤刺激，而慢性苯中毒主要引起神经衰弱症状和造血系统病变。纺织染色工人在使用黏胶等过程中常接触到苯及各类苯化合物。急性苯中毒者呈酒醉状，并伴恶心、呕吐、幻觉、哭笑失常等表现，随着中毒情况的加重，出现意识丧失、肌肉痉挛、抽搐、血压下降，最后可因呼吸麻痹而死亡。尽管急性苯中毒时有发生，但是纺织服装制造业工人由于长期低剂量接触含苯的染料制剂，所以发生慢性苯中毒更为常见。慢性苯中毒主要有头痛、头晕、乏力、失眠、记忆功能减退等神经衰弱症状，个别患者还可能出现肢端感觉障碍；造血系统损害是慢性苯中毒的主要特征，以白细胞和血小板减少最常见，并引起牙龈出血、皮肤黏膜出血倾向、女性月经过多等，严重的发生再生障碍性贫血。主要以对症治疗为主。

职业性噪声聋 噪声是服装制造业中主要的职业性有害因素之一，长期工作于噪声级较大的环境中会造成听觉损伤。职业性噪声聋是听觉长期遭受噪声影响而发生缓慢进行性的感音神经性耳聋，其早期的主要临床表现为听觉疲劳，但是离开噪声环境后可在短期内恢复，随着病情的发展，听觉疲劳恢复所需的时间越来越长，最终导致感音神经性耳聋。噪声除引起听觉损伤外，还能引起头痛、头晕、失眠、高血压、心电图改变、胃肠功能减退等症状。

高温中暑 服装制造的很多工序为高温、高湿作业，因此特别容易引起工人中暑。高温中暑是在气温高、湿度大的环境中从事重体力劳动，机体发生体温调节障碍，水、电解质平衡失调，心血管和神经系统功能紊乱的综合征。高温中暑的表现一般为，在高温环境下工作一段时间后，出现乏力、大量出汗、口渴、头晕、视物模糊、耳鸣、恶心、胸闷等症状，随后可能出现面色潮红、皮肤灼热、体温升高至 38℃以上，面色苍白、脉率增快、血压下降等早期周围循环衰竭表现；重度中暑还有热痉挛、高温晕厥、昏迷、虚脱或休克表现。

职业中毒 劳动者在生产劳动过程中，由于接触生产性毒物发生的中毒。职业中毒可分为急性、亚急性和慢性 3 种。在症状出现的快慢、病变程度及临床表现上存在差异。服装制造业中，劳动者长久接触化学试剂后可能产生慢性职业中毒。

神经系统慢性中毒早期常见神经衰弱综合征和精神症状，多属功能性改变，脱离毒物接触后可逐渐恢复，重症中毒时可发生中毒性脑病及脑水肿。

呼吸系统中毒长期吸入刺激性气体能引起慢性呼吸道炎症，可出现鼻炎、鼻中隔穿孔、咽炎、喉炎、气管炎、支气管炎等上呼吸道炎症。吸入大量刺激性气体可引起严重的呼吸道病变，如化学性肺水肿和化学性肺炎。

血液系统中毒许多毒物能对血液系统造成损害，常表现为贫血、出血、溶血、高铁血红蛋白血症等。苯及三硝基甲苯等毒物可抑制骨髓造血功能，表现为白细胞和血小板减少，甚至全血减少，发生再生障碍性贫血；苯还可导致白血病。砷化氢可引起急性溶血，出现血红蛋白尿。亚硝酸盐类及苯的氨基、硝基化合物可引起高铁血红蛋白血症；后者在红细胞内出现赫恩小体。

消化系统中毒毒物所致消化系统症状多种多样，口腔征象可表现为齿龈炎、酸蚀症、氟斑牙、色素沉着等。许多亲肝性毒物，如四氯化碳、三硝基甲苯等，根据进入体内量的多少，可引起急性或慢性肝病。

中毒性肾病汞、镉、铀、铅、四氯化碳、砷化氢等可能引起肾损害，常见的临床类型有急性肾衰竭，肾病综合征、肾小管综合征。

除上述常见职业病以外，还会出现皮肤损害、眼损害、骨骼病变及烟尘热等。此外，在纺织服装制造过程中，工人会受到苯化合物、汽油、甲醛等各种化学物和皮毛螨虫、真菌等微生物刺激，因此接触性皮炎也是服装制造业工人常见的职业病之一。职业性接触性皮炎分急性期和慢性期改变。急性皮炎多呈红斑、水肿、丘疹表现，或在水肿性红斑基础上密布丘疹、水疱或大疱，疱破以后糜烂、渗液、结痂，并伴自觉灼痛和瘙痒感。急性皮炎长期得不到有效治疗会出现慢性改变，此时患者患处会呈现不同程度的浸润、增厚、脱屑或皲裂。

预防措施 职业病应按照三级预防措施加以控制，以保护职业人群健康。职业危害的控制措施是多学科的研究成果，它涉及劳动安全卫生立法、卫生标准制定、安全生产卫生监察管理、卫生工程和劳动安全卫生教育方面的内容，并应与职业医学中的早期检测、早期诊断、早期治疗，以及高危人群的健康监护等，组成完整的劳动卫生三级预防体系，必须要做好以下几方面的工作：①首先要对生产环境进行监测，通过监测了解生产环境中职业性有害因素的水平及分布情况，初步估计工人接触水平，评价劳动条件是否符合卫生标准，检查预防措施是否达到效果，为进一步控制职业性有害因素和卫生标准的修订提供依据。②对工人进行健康监护，通过上岗前、在岗期间、离岗时和发生职业病危害事故时的健康检查，动态了解工人健康状况，达到早发现、早诊断、早处理的目的。同时建立完整的工人健康档案，为职业流行病学调查研究提供支持。③对生产环境做好经常性卫生监督，是管理工作的重要手段。经常性卫生监督工作的开展，可监督企业各项职业防护措施是否开展，有利于防止企业违规性操作，有利于保持生产环境的良好状态。④对卫生管理人员进行培训，对工人进行健康教育宣传，使人们正确认识到职业性有害因素的危害性和可防护性，提高自我保健意识，从而做好职业性有害因素的控制工作。

(林忠宁)

xiémào zhìzàoyè zhíyè wèishēng

鞋帽制造业职业卫生 (occupational health in textile, shoes and hat manufacturing)

鞋帽及其相关产品在生产、制造、加工等过程中存在的职业性有害因素及其对人体造成的健康损害进行识别和预防。鞋帽制造业是用各种纺织原料、皮革和毛皮原料，经剪裁、编织或压制各种鞋或帽子的制造行业，与服装制造业工艺程序上有很大的相似性，故合称为纺织服装、鞋帽制造业。鞋帽制造业属于纺织工业，是中国传统产业、重要的民生产业，同时也是中国具有国际竞争力的产业，在欧洲市场销售的服装和鞋帽约70%为中国制造。在中国，鞋帽制造企业中，中小企业占总数99.7%，大多属于劳动密集型，具有人员众多、劳动强度高、工作环境差等特点；鞋帽制造业也是高污染行业，存在的职业卫生问题很多，因此该行业中工人的职业卫生情况备受关注。

职业性有害因素 主要存在于原料生产、注塑模型、胶粘成型和染整（纺织品的后处理）等工业加工过程中；其中原料生产主要为纤维生产、皮毛和麻纺织等。传统的加工特征为：加工过程全、流程长、环节多、有分叉、影响因素复杂，工作场所常是高温、高湿状态，劳动强度和持续时间长，这些都会不同程度的影响工人的健康。鞋、帽制造业常见的职业性有害因素有以下几类。

噪声 该行业的主要职业性有害因素。纺纱、织布和皮革磨边是产生噪声的主要工艺过程，噪声性质属于高频噪声，噪声声级一般高于90dB（A）。

生产性粉尘 主要存在于原料处理、纺纱、织布和皮革磨边的过程中，主要包括棉尘、麻尘、亚麻尘、毛皮尘、有机粉尘等。

化学毒物 主要是在印染和印花（原料生产），以及注塑模型、胶粘成型和染整接触等工艺过程中使用的各种各样的染料和助剂，如强酸强碱、刺激性气体、苯及其化合物、聚氯乙烯等橡胶制剂和氯丁等胶粘剂等。

高温高湿 在纺织印染行业高温、高湿普遍存在，夏季原料生产车间温度常达35℃以上，印染为湿态加工过程，水洗、气蒸、煮漂、烘燥等工艺温度参数为100℃，焙烘、热溶、染色等温度参数为200℃，车间密布以蒸气和燃油为主的供热导管、网管和设备。

其他 ①存在于原料中的螨虫、真菌。②一氧化碳、氯气、过氧化氢。③劳动时间过长。但是纺织鞋帽生产中，工人常受到上述有害性因素的联合作用。

健康损害 鞋帽制造业工人中常见的职业病主要是职业性噪声聋、棉尘肺、苯中毒、高温中暑、接触性皮炎等。

职业性噪声聋 噪声是纺织制造业中主要的职业性有害因素之一，长期工作于噪声级较大的环境中造成听觉损伤。职业性噪声聋是听觉长期遭受噪声影响而发生缓慢进行性的感音神经性耳聋。其早期主要表现为听觉疲劳，但是离开噪声环境后可在短期内恢复，随着病情的发展，听觉疲劳恢复所需时间越来越长，最终导致感音神经性耳聋。研究发现，噪声不但增加了流产的危险性和自然流产率，而且增加了纺织女工的月经紊乱、痛经、腰风湿痛、妊娠高血压、胎儿早产、难产和新生儿低体重的发病率。噪声还能引起头痛、头晕、失眠、高血压、心电图改变、胃肠功能减退等症状。

棉尘肺 由于吸入合成纤维尘、棉尘、亚麻尘等引起支气管收缩和肺功能损害的呼吸道阻塞性疾病。其病理改变主要是以肺间质有结节性纤维病灶及肉芽肿形成为特征。

苯中毒 有急性和慢性之分。急性苯中毒主要引起中枢神经系统麻醉和皮肤刺激，而慢性苯中毒主要引起神经衰弱症状和造血系统病变。在染色、使用黏胶等过程中均会接触到苯及各类苯化合物。急性苯中毒者呈酒醉状，并伴恶心、呕吐、幻觉、哭笑失常等表现，随着中毒情况的加重，出现意识丧失、肌肉痉挛、抽搐、血压下降，最后可因呼吸麻痹而死亡。一般鞋帽制造业工人发生慢性苯中毒更为常见。慢性苯中毒主要有头痛、头晕、乏力、失眠、记忆功能减退等神经衰弱症状，个别患者还可能出现肢端感觉障碍。造血系统损害是慢性苯中毒的主要特征，以白细胞和血小板减少最常见，并引起牙龈出血、皮肤黏膜出血倾向、女性月经过多等，严重的发生再生障碍性贫血。

高温中暑 在鞋帽制造的很多工序中，如烧毛、漂白、染色、皮革整理等，需要高温、高湿环境，因此特别容易引起工人中暑。高温中暑是在气温高、湿度大的环境中，从事重体力劳动，机体发生体温调节障碍，水、电解质平衡失调，心血管和中枢神经系统功能紊乱的综合征。高温中暑的表现一般为，在高温环境下工作一段时间后，出现乏力、大量出汗、口渴、头晕、视物模糊、耳鸣、恶心、胸闷等症状，随后可能出现面色潮红、皮肤灼热、体温升高至38℃以上、面色苍白、脉率增快、血压下降等早期周围循环衰竭表现；重度中暑还有热痉挛、高温晕厥、昏迷、虚脱或休克表现。

其他损害 强酸、强碱及其他刺激性化学物和皮毛螨虫、真菌等微生物刺激产生接触性皮炎。

预防措施 鞋、帽制造业职业性有害因素种类繁多，同时劳动时间过长、作业环境设置不合理等均能加剧其作用，因此如何能有效减少职业性有害因素带来的损伤，保护工人职业健康，成为人们越来越关心的问题。职业卫生预防工作的开展需在遵循三级预防原则的前提下，做好以下几方面的工作：①加强监测监督和健康教育宣传。通过监测，了解生产环境中职业性有害因素的水平及分布情况，初步估计工人接触水平，评价劳动条件是否符合卫生标准，检查预防措施是否达到效果；提高职业人员自我保健和个人防护意识，从而做好职业性有害因素的控制工作。②健康监护。通过上岗前、在岗期间、离岗时和发生职业病危害事故时的健康检查，动态了解工人健康状况，达到早发现、早诊断、早处理的目的。③改革生产工艺和通风排毒。以无毒、低毒原料代替有毒、高毒原料，采用新工艺、新技术；车间合理布局；防止有毒气体和粉尘外逸，杜绝跑、冒、滴、漏现象；加强通风排毒措施，有粉尘、高温、振动、噪声的车间，需加强吸尘、降温、消声措施。

（林忠宁）

pígé jíqí zhìpǐnyè zhíyè wèishēng
皮革及其制品业职业卫生（occupational health in leather and its products processing） 皮革及其制品生产过程中产生的职业性有害因素对劳动者健康的影响以及防止相关职业性危害的措施。皮革及其制品业是全部或大部分以皮革、人造革、合成革为材料，加工制造各种皮革制品的行业，包括设计皮鞋制造业、皮革服装制造业、皮箱/包/袋制造业、皮手套及皮装饰制品制造业和其他皮革制品制造业等。

职业性有害因素 主要为铬化物、其他毒物、致病微生物、皮肤损伤及意外伤害等。

铬化物 铬鞣是被广泛使用的皮革鞣制技术，需使用重铬酸盐、铬矾及碱式硫酸铬等铬化合物，六价铬必须还原成三价铬才有鞣制功能，六价铬毒性较大，三价铬次之。

其他毒物 在准备阶段中常用硫酸苯汞、五氯酚、对硝基酚等防霉剂，其对人体产生危害。

致病微生物 在作业工程中原料皮有时由于检疫不严而带有炭疽杆菌或布氏杆菌，常可引起职业性传染病。

皮肤损伤 浸灰时接触生石灰、硫化钠、氢氧化钠等，脱灰、浸酸时接触硫酸、盐酸等，均可引起化学性灼伤；使用蒸气时可能发生烫伤；长期接触水和碱性溶液，易引起工人皮肤脱脂、干燥、皲裂、指甲变薄、失去光泽、甚至与甲床分离；常患湿疹样皮炎及手掌胼胝等。

意外伤害 皮革加工整理时使用的剖层机、去肉机、打光机、转鼓等机械设备，及刮刀、手钩等辅助工具，均可能引起机械外伤。

健康损害 皮革及其制品加工业主要存在有：铬化物中毒导致的接触性皮炎、皮肤溃疡、铬鼻病等；有多重致病微生物引起的炭疽。布氏杆菌病等；加工过程中使用各种机器可造成职业性外伤。

预防措施 加强个人防护，要求工人佩戴劳防用品，戴防毒面罩，穿防护服。严格检验疫原辅料，高危人群接种相关微生物疫苗。加强厂区通风，提高自身防护意识，如劳动者的自我安全素养、行为自律意识和安全操作技能等自我保护本领。

（陈 杰）

máopí jíqí zhìpǐnyè zhíyè wèishēng
毛皮及其制品业职业卫生（occupational health in fur and its products processing） 皮毛及其制品生产过程中产生的职业性有害因素对劳动者健康的影响以及防止相关职业性危害的措施。毛皮及其制品业是以各种动物毛皮和人造毛皮为原材料，加工制作各种

用途毛皮制品的行业，产品包括裘皮、皮褥以及毛皮工艺品等。

职业性有害因素 主要为致病微生物、铬化物、粉尘及皮肤损伤等。

致病微生物 从毛皮收购到加工生产，工人均需接触原毛、生皮，若消毒管理不善，劳动条件不良，可引起职业性传染病。原毛、生皮常含有尘土、粪渣及牲畜皮屑、血污等夹杂物。有时还可能含有畜疫病原体，可使工人感染各种传染病，最常见的有布氏杆菌病、鼻疽、口蹄疫，偶可见炭疽病。

铬化物 毛皮加工工人中肺癌发病率较高，可能与毛皮生产中广泛使用铬盐等化工原料有关。浸酸、铬鞣、烘干等车间，既多水潮湿，又存在多种有害气体。

粉尘 在毛皮加工的各工序中，均可产生大量粉尘，其中有机物含量在50%以上，泥沙等无机物亦较多，其中游离二氧化硅含量为10%~20%，可引起尘肺病，中国内蒙古、新疆等地均有"皮毛工尘肺"的报道。

皮肤损伤 在毛皮的消毒、漂洗、鞣制等工艺过程中，广泛使用各种化学制剂，如甲醛、含铬化合物、强酸、强碱、对苯二胺以及各种酸性颜料等，轻者出现皮肤瘙痒、过敏性红斑、皮疹、皮肤黏膜糜烂或溃疡；重者可出现职业中毒。

其他 毛皮工常见的多发病如支气管炎、风湿病、皮肤病等，与生产环境气象条件，以及所用化学物的刺激作用有关。

健康损害 毛皮及其制品业中可能出现由加工过程中产生的大量粉尘所导致的毛皮工尘肺；过量接触铬化物导致的接触性皮炎、皮肤溃疡、铬鼻病等；有复

杂致病微生物引起的布氏杆菌病、口蹄疫等。

预防措施 遵循八字方针防尘降尘，控制生产环境中粉尘浓度。严格贯彻执行《工作场所有害因素职业接触限值》（GBZ/T 2.1-2007），控制有害化学物质浓度，参考国家标准皮毛粉尘的浓度PC-TWA（mg/m^3）应在0.8mg/m^{3}以下。加强对生产所需的原辅料检验检疫力度。

（陈 杰）

yǔmáo jíqí zhìpǐnyè zhíyè wèishēng
羽毛及其制品业职业卫生（occupational health in feather and its products processing） 羽毛及其制品生产过程中产生的职业性有害因素对劳动者健康的影响以及防止相关职业性危害的措施。羽毛加工业是对鹅、鸭等禽类羽毛进行加工，成为标准毛的行业。羽毛制品业是用加工过的羽毛（绒）作为填充物制作各种用途的羽绒制品的行业。羽毛羽绒可作为体育用品、工艺品、服装以及寝具的填充物料和动物源性蛋白质饲料的原料，具有重要的经济价值。

职业性有害因素 主要为致病微生物、粉尘、皮肤损害及变态反应。

致病微生物 原料毛中含有可作为填充料的毛片、绒子，还混有大量的硬毛片、长毛片、未成熟毛（血管毛）、灰沙、皮屑、小血管及其他杂物，以及大量的细菌病毒等微生物，可使职工感染各种传染病。

粉尘 在羽毛加工的各个工序中，均可产生大量粉尘，羽毛尘成分复杂，除纯羽毛的化学成分角质蛋白，以及可能含有的微生物及螨类等有机物外，羽毛尘还混有多种杂质。

皮肤损害 在羽毛消毒等工艺过程中，广泛使用各种化学制剂，可引起多种职业危害。轻者出现皮肤瘙痒、过敏性红斑、皮疹、皮肤黏膜糜烂或溃疡；重者可出现职业中毒。

变态反应 接触羽毛尘可明显损害工人健康，引起变态反应，可累及呼吸系统、眼结膜及鼻咽部的黏膜。

健康损害 接触羽毛粉尘可引起肺间质肉芽肿性肺炎的发生，称为过敏性肺炎，此外也可诱导职业性哮喘等；在其制品加工过程中接触大量细菌病毒等致病微生物可引起多种传染病的发生；大量化学制剂的使用可导致职业性皮肤病，严重者可引起职业中毒。

预防措施 首先是改善劳动条件，保持生产环境清洁，减少作业场所变应原对皮肤及呼吸道的刺激。严格体检，有相关过敏史的工人应进行斑贴试验，阳性者应视为有职业禁忌证。同时严格贯彻《工作场所有害因素职业接触限值》（GBZ/T 2.1-2007），控制粉尘浓度。并加强原材料的检验检疫工作。

（陈 杰）

mùcái jiāgōngyè zhíyè wèishēng
木材加工业职业卫生（occupational health in wood processing）

木材加工过程中产生的职业性有害因素对劳动者健康的影响以及防止相关职业性危害的措施。木材加工业是以原木为原料，使用锯木机械或手工工具将原木锯成具有一定尺寸（长度、宽度、厚度）的加工业，用防腐剂和其他物质浸渍木料或对木料进行化学处理的行业，以及地板毛料的制造业，主要包括胶合板、纤维板、塑面板、木丝板、装箱板等

的加工，工业上应用较广泛。

职业性有害因素 主要为粉尘、噪声、有毒气体、高温、微波及皮肤损伤等。

粉尘 锯木为木材加工的首道工序，也是产生木粉尘的主要工序。短时间内大量接触发霉的木粉尘可引起有机粉尘毒性综合征（organic dust toxic syndrome, ODTS），暴露于松木、杉木、雪松等木粉尘的锯木厂工人可出现鼻、眼及咽喉部的刺激症状，存在真菌的木材在加工时产生的木粉尘还有可能诱发过敏性肺炎，木粉尘除可引起木材加工工人ODTS、上呼吸道刺激、过敏性肺炎外，也可致慢性上呼吸道炎症。

噪声 电锯木材时可产生噪声。噪声强度一般可达94～106dB（A），因锯料大小而异。工人在缺乏防护的情况下长期持续接触噪声可引起听觉疲劳，严重的可导致职业性噪声聋，同时也可能影响心血管系统、自主神经系统的功能。

有毒气体及高温 蒸煮、热压、干燥木材时，可产生高温以及一氧化碳，影响工人健康。涂胶过程中，三聚氰胺、酚醛树脂、脲醛树脂等胶料的配制和使用会导致甲醛、苯酚等逸散，引起工人眼、鼻、咽喉的刺激症状。

微波 采用微波干燥木材时，如果缺乏职业防护措施，可使工人出现头痛、头晕等神经衰弱综合征。

皮肤损害 化学防腐和粘接是木材处理必不可少的工序，在木材存储、加工和成品表面修饰时都需进行。广泛采用的方法是将木材用杀虫油剂、金属盐或有机化合物浸泡或喷涂，可用的化合物范围很广，其中很多会引起中毒、皮炎，或损害呼吸道黏膜，

甚至诱发癌症。

健康损害 木材加工过程中长期接触大量木粉尘会导致木尘肺的发生，使用切割工具可使劳动者出现听力损伤，严重者可至噪声聋。高温及其所带来的大量有毒气体会导致劳动者一氧化碳中毒、有机溶剂中毒。大量使用防腐剂，使劳动者易发生化学性皮肤灼伤。此外，利用微波进行加工作业可引发类神经症。

预防措施 采取综合治理措施，严格遵循"三级预防"的原则。防尘降尘，参考国家标准木粉尘的浓度 PC-TWA（mg/m³）应在 3mg/m³ 以下。降低生产性噪声的产生，阻断其传播及佩戴防护设备以达到降低生产性噪声的影响。同时通过革新技术，尽量减少皮肤接触化学性有机污染物，防止皮肤烧伤等。加强个人防护，健全职业卫生服务，规范安全卫生管理。

（陈 杰）

mùzhìpǐnyè zhíyè wèishēng
木制品业职业卫生（occupational health in wood products processing）

木制品生产过程中产生的职业性有害因素对劳动者健康的影响以及防止相关职业性危害的措施。木制品业指以木材为原料，经机械和（或）化学加工分离成单元材料，然后施加或不施加胶粘剂并加压后而加工成建筑用木料和木材组件、木容器、软木制品及其他木制品的行业。木制品业包括生产用木制品业及生活用木制品业，前者包括木制家具、木制门窗、小块地板、木制包装用品等的生产，后者包括木制炊事用具、盆、桶及其他日用木制品的生产。

职业性有害因素 主要为木粉尘、噪声和振动等。

木粉尘 家具业和其他木制品业生产方式通常为凿、锯、刨、钻、雕刻和机器或手工砂磨木制品表面等，都可产生木粉尘。木粉尘直径都小于 $10\mu m$，甚至小于 $5\mu m$，易被吸入肺内，而且砂磨时空气中木尘的平均浓度为锯、刨的 3 倍。很多种木粉尘能引起过敏性皮炎，多在接触木粉尘数天后发病，木粉尘可诱发哮喘，潜伏期为 6 周~3 年。木粉尘致鼻癌：英国医生哈德菲尔德（Hadfield）从 1960 年前后开始对木工的职业和鼻癌关系进行研究，发现木制品加工业工作者鼻癌发病率高于非木工工作者。

噪声和振动 工人在对木材进行凿、锯、刨、钻时，各种机床设备能产生较大噪声，长期暴露在超标噪声的环境中，又不正确佩戴防噪设备，容易罹患职业性噪声聋。工人在利用砂轮机对木材表面进行打磨处理时，可接触到振动，长期暴露在此环境中可患手臂振动病。

健康损害 长期暴露于木粉尘可导致木尘肺的发生，也可诱发哮喘，增加鼻咽癌的发病。此外，劳动者在加工木制品过程中同时暴露于生产性噪声及手传振动等危险因素中，可损伤其听觉系统及末梢神经系统，出现永久性听阈位移及振动性白指，严重者诱发生产性噪声聋。

预防措施 认真贯彻"防尘八字方针"，参考国家标准木粉尘的浓度 PC-TWA（mg/m^3）为 $3mg/m^3$，严格控制生产环境中粉尘浓度。控制噪声源及其传播，贯彻执行《工作场所有害因素职业接触限值》（GBZ 2.2-2007）。改善作业环境，加强个人防护，合理安排工作和休息。

（陈 杰）

zhúzhìpǐnyè zhíyè wèishēng
竹制品业职业卫生（occupational health in bamboo products processing） 竹制品生产过程中产生的职业性有害因素对劳动者健康的影响以及防止相关职业性危害的措施。竹制品业指以竹子为原料，经机械和（或）化学加工处理后生产相应产品的行业。

职业性有害因素 主要为粉尘、噪声、有机溶剂、挥发性有机物及有毒气体等。

木粉尘和噪声 锯、刨、开槽、打眼、打磨等过程会产生木粉尘和噪声。

有机溶剂及挥发性有机物 喷漆、刷漆、上光打蜡等工序会产生挥发性有机物，如苯、甲苯、二甲苯、酯类、酚类等。

有毒气体及高温 锅炉运行时会产生煤尘、一氧化碳、氮氧化物、二氧化硫、高温等。

健康损害 切割及打磨工艺中劳动者暴露于大量木粉尘及生产性噪声，可导致木尘肺及职业性听力损伤的发生。抛光、喷漆等工艺的劳动者接触高浓度的有机溶剂，可出现苯中毒导致的造血系统损伤，甲苯、二甲苯中毒可出现中枢神经系统功能障碍及皮肤黏膜损伤。锅炉作业工人暴露于大量有害气体，可引发职业性一氧化碳中毒，二硫化碳中毒损伤神经系统及心血管系统。

预防措施 积极推进技术革新，改善作业环境。贯彻执行《工作场所有害因素职业接触限值》（GBZ 2-2007）。参考国家标准工作场所空气中化学物质容许浓度 PC-TWA（mg/m^3）苯为 $6mg/m^3$，甲苯、二甲苯均为 $50mg/m^3$，一氧化碳为 $20mg/m^3$，二硫化碳为 $5mg/m^3$。注意管道设备的检修，防止跑、冒、滴、漏。做好劳动

者定期职业健康监护，提高其个人防护意识。

（陈 杰）

téngzhìpǐnyè zhíyè wèishēng
藤制品业职业卫生（occupational health in rattan products processing） 藤制品生产过程中产生的职业性有害因素对劳动者健康的影响以及防止相关职业性危害的措施。藤制品业指除木材以外，以藤类天然植物为原料，经机械和（或）化学加工分离成单元材料，继续施加或不施加胶粘剂并加压后生产相应产品的制造业，藤制品包括藤包、藤提篮、藤安全帽等日用品和包装用品和藤制农具。

职业性有害因素 主要为粉尘、噪声、有机溶剂、挥发性气体和有毒气体等。

木粉尘和噪声 锯、刨、开槽、打眼、打磨等过程会产生木粉尘和噪声。

有机溶剂及挥发性气体 喷漆、刷漆、上光打蜡等工序会产生挥发性有机溶剂，如苯、甲苯、二甲苯、酯类、酚类等。喷油环节是工人在手工编织成型的藤制品上喷涂高级聚酯油，此时可能产生含苯类、酯类等有机挥发气体。

有毒气体及高温 锅炉运行时会产生煤尘、一氧化碳、氮氧化物、二氧化硫、高温等。

健康损害 劳动者暴露于大量生产性粉尘可导致尘肺的发生。长期生产性噪声影响劳动者听觉系统，出现听力损伤，听阈位移，严重者可至噪声聋。锅炉运行带来的高温可诱发劳动者中暑，产生的煤尘可诱发煤肺导致呼吸系统损伤，释放的多种有害气体可出现职业性急性一氧化碳中毒二硫化碳中毒损伤神经系统及心血

管系统。同时，接触高浓度的有机溶剂，可出现苯中毒导致的造血系统损伤，甲苯、二甲苯中毒可出现中枢神经系统功能障碍及皮肤黏膜损伤。

预防措施　贯彻执行《工作场所有害因素职业接触限值》（GBZ 2-2007）。参考国家标准工作场所空气中化学物质容许浓度苯（6mg/m³，PC-TWA）甲苯、二甲苯（50mg/m³，PC-TWA），一氧化碳为（20mg/m³，PC-TWA）二硫化碳为（5mg/m³，PC-TWA）。遵循三级预防原则，防尘降噪防毒，同时提高劳动者的防护意识。

（陈　杰）

zōngzhìpǐnyè zhíyè wèishēng
棕制品业职业卫生（occupational health in palm coir products processing）

棕制品生产过程中产生的职业性有害因素对劳动者健康的影响以及防止相关职业性危害的措施。棕制品业指以棕为原料，经机械和（或）化学加工处理后生产相应产品的行业，棕制品包括棕席、棕衣、棕座垫等棕制日用品。棕树富有的高弹性纤维可加工成棕丝，用于生产地毯、高级轿车靠背垫、绳子、沙发填充料等，椰子等植物的外衣也被用来加工生产成棕丝、棕片，以编织、加工成相应的棕制品。棕制品业中以个体经营者居多，加工规模和加工能力较小，加工地点较为分散，生产大部分靠手工操作，工人的劳动强度较大。

职业性有害因素　主要为粉尘、噪声和有机溶剂。

粉尘和噪声　在棕丝制作过程中的打丝环节，以及棕片制作过程中的交织卷曲、碾压成片、裁剪叠合等环节均可逸散出大量粉尘；上述环节中机械设备的运转可产生机械性噪声。

有机溶剂　涂胶过程中，酚醛树脂、脲醛树脂等胶料的配制和使用会有甲醛、苯酚等逸散，可引起工人眼、鼻、咽喉的刺激症状。

健康损害　棕制品业对健康的损害主要集中在其加工过程中使用机械设备产生的生产性噪声，可导致劳动者出现听阈位移，累及神经系统。棕片，棕丝制作过程中逸散出大量粉尘会影响呼吸系统，出现局部炎症，哮喘甚至是尘肺。利用胶料涂胶接触大量有机物，可引起黏膜及呼吸道的刺激症状，出现甲醛中毒，苯酚中毒等。

预防措施　认真贯彻防尘八字方针"革、水、密、风、护、管、教、查"，做好防尘降尘工作。控制噪声源及噪声传播，降低生产性噪声对劳动者的影响。参考国家标准工作场所空气中化学物质容许浓度甲醛为（0.5mg/m³，PC-TWA），苯酚为（30mg/m³，PC-TWA），注意设备的检修，防止跑、冒、滴、漏。做好劳动者定期职业健康监护，提高其个人防护意识。

（陈　杰）

cǎozhìpǐnyè zhíyè wèishēng
草制品业职业卫生（occupational health in straw products processing）

草制品生产过程中产生的职业性有害因素对劳动者健康的影响以及防止相关职业性危害的措施。草制品业是以各种柔韧草本植物为原料，经机械和（或）手工加工、编制产生相应产品的行业，常见的草制品有草袋、草箱、草篮、草垫等。地域不同，草编所用原料也不同，长江流域的草编原料多用野生黄草、苏草、席草（水毛花）、金丝草、蒲草、龙须草等，也有用人工栽培的农

作物稻草为原料；河北、河南、山东的草编多为麦草；另外还有东莞的黄草、浙江的金丝草、湖南的柳絮草等。适于草编的用草，草茎光滑、节少、窒息而柔韧，有较强的拉力和耐折性；刚割的草料先要挑选、梳理整齐，进行初加工后，方可编制。

职业性有害因素　主要为粉尘、一氧化碳及高温等。

草制品制作过程以手工作业居多，选料、编织等环节均可接触到粉尘。熏蒸过程中，熏室内可能存在一氧化碳、高温等。

健康损害　手工业生产为主的草制品业劳动者接触粉尘可引起呼吸系统刺激及尘肺的发生，熏蒸加工工艺过程的高温环境可诱导中暑，熏蒸过程中燃烧不完全易产生一氧化碳，出现职业性急性一氧化碳中毒。

预防措施　改进工艺及加工过程，采取湿式作业，做好个人防护措施，减少粉尘的暴露。增加通风及降温设施，改善工作环境，避免中暑的发生，贯彻执行《工作场所有害因素职业接触限值》（GBZ 2-2007）。参考国家标准工作场所空气中化学物质容许浓度一氧化碳为（20mg/m³，PC-TWA）。改进工艺，促进熏蒸过程燃烧完全，避免一氧化碳中毒。

（陈　杰）

jiājù zhìzàoyè zhíyè wèishēng
家具制造业职业卫生（occupational health in furniture manufacturing）

家具制造业生产过程中产生的职业性有害因素对劳动者的健康损害以及相关的预防措施。家具制造业指以木材、金属、塑料、竹、藤等为材料，制作具有坐卧、凭倚、储藏、间隔等功能，可用于住宅、旅馆、办公室、学校、餐馆、医院、剧场、公园、

船舰、飞机、机动车等任何场所的各种产品。依据使用的主要材料不同，家具可分为实木家具、竹藤家具、人造板家具、弯曲木家具、软体家具、金属家具、聚氨酯发泡家具和玻璃钢家具等。不同种类的家具制造工艺不尽相同，甚至相差很大。

职业性有害因素　主要为木尘、噪声和毒物。

木尘　在配料、加工和打磨三道生产工艺中会产生大量木尘。

噪声　在配料、加工、涂装和组装三道生产工艺中会产生噪声。

毒物　木质家具制造的作业现场一般存在30余种化学毒物，多产生于胶合板中的黏胶剂、喷漆、晾漆工序中的油漆，其中高毒物质主要是苯、甲醛、苯胺和二异氰酸甲苯酯；一般毒物主要是甲苯、二甲苯、正己烷、乙酸丁酯、氯甲烷、甲醇、丙酮、乙酸乙烯酯、乙酸乙酯等。

健康损害　①长期接触木尘可致有机粉尘毒性综合征、黏膜刺激综合征、过敏性肺炎、哮喘、慢性呼吸道炎症等疾病。②在配料、加工、涂装和组装三道生产工艺中会产生噪声。噪声可引起听觉疲劳、听力损伤，甚至职业性听力损伤。③苯属于致癌物质，主要损害神经系统和造血系统，能够引起头晕头痛、昏迷抽搐、再生障碍性贫血、白血病、甚至死亡等（见苯中毒）。④甲醛属于致癌和致畸物质，对人体各细胞均有损害作用，能够引起头痛、心悸、支气管哮喘、肺水肿、口鼻腔糜烂、鼻咽癌等（见甲醛中毒）。⑤苯胺主要损害造血系统、泌尿系统，能够引起溶血性贫血、膀胱炎、肝炎、尿道癌、前列腺癌等（见苯胺中毒）。⑥二异氰酸

甲苯酯主要损害呼吸系统，能够引起发绀、哮喘、支气管炎、肺炎、肺水肿等。

预防措施　包括以下几方面。

通风净化　家具企业应对生产过程中产生的尘毒危害，采取局部排风、全面通风或混合通风等措施，降低作业场所尘毒浓度。①锯、刨、铣、磨床、砂轮机等生产设备的产尘部位，应设局部排风除尘装置。②干法打磨工作台（室）应设置下排风或侧排风的吸尘装置，打磨位置不固定时应采用移动式除尘装置。③喷漆作业应在一个完全封闭或半封闭的、具有良好机械通风的专门区域内进行。④涂胶、擦色、调漆、手工涂漆、晾漆等作业场所应设置通风装置，并划定作业区域。

规范现场操作　涂装作业开始时应先开风机，后启动涂装设备。作业结束时，应先关闭涂装设备，后关风机。

正确使用个人防护用品　家具企业应按照国家有关法律法规和标准的规定，为劳动者提供个人防护用品，并督促指导劳动者正确使用。家具企业应随时检查防护用品是否损坏或失效，发现问题，及时更换。①锯、刨、铣、磨作业时，劳动者应佩戴防尘口罩、塞栓式耳塞或耳罩。②干式手工打磨作业时，劳动者应佩戴防尘口罩和护发帽。③擦色、调漆、喷漆作业时，劳动者应穿着液态化学品防护服，佩戴防渗透手套、护发帽和防毒面具。

危害源隔离　木质家具企业的手工打磨、涂胶、擦色、调漆、喷漆工序应隔离。

设置公告栏　家具企业应当在醒目位置设置公告栏，公布有关职业危害防治的规章制度、操作规程、职业危害事故应急救援

措施和工作场所职业性有害因素检测结果。

设置警示标识　家具企业应在可产生职业危害的工作场所和设备上设置职业危害警示标识。

保持作业卫生　家具企业的作业场所不得住人。劳动者不得在尘毒作业区饮水、进食和休息。作业现场、生产设备、工件及劳动者身上的粉尘应使用吸尘设备清扫，严禁使用压缩空气吹扫。喷漆作业中所用溶剂或稀释剂不得当作皮肤清洁剂使用。

设置辅助设施　家具企业的涂装、打磨作业场所应设置更衣室，便服与防护服可以同室但须分柜分别存放。涂装作业场所还应设置淋浴室和盥洗室。

规范物料存放　家具企业作业场所盛放油漆、稀料的容器应密闭。在开启使用后应加盖密闭或存放在通风柜中。

设置应急设施　接触酸碱等腐蚀性液体的作业场所应设置事故应急喷淋、洗眼设备。

（张正东）

zàozhǐ jí zhǐzhìpǐnyè zhíyè wèishēng
造纸及纸制品业职业卫生（occupational health in paper and its products manufacturing）　造纸及其纸制品业生产过程中存在的职业性有害因素及其这些因素对劳动者健康损害的职业卫生。造纸业及纸制品业主要有不同纸张的生产和广泛使用纸张如文化印刷、生活用纸、商品包装等行业，其职业性有害因素的产生主要在造纸生产过程。

生产工艺过程　一般印刷纸的生产分为制浆和造纸两个基本过程。制浆是用机械方法和（或）化学方法把植物纤维原料离解变成本色纸浆或漂白纸浆。造纸是把悬浮在水中的纸浆纤维，经过

各种加工结合成符合各种要求的纸张。

职业性有害因素　主要为生产性毒物、粉尘、放射性物质类电离辐射、噪声（图）。

生产性毒物　铊和甲醇来源于玻璃纸制取的作业，钡来源于涂料配制的作业，氯气来源于纸浆漂白的作业，氨来源于化学制浆、黑液蒸发的作业，二硫化碳来源于碱纤维制备、玻璃纸制取的作业，硫化氢来源于化学制浆、黑液蒸发、黑液燃烧、清浆、玻璃纸制取的作业，甲醛和酚来源于原纸涂布的作业。

生产性粉尘　涂料配制、色浆制取等作业会产生大量的炭黑尘和滑石尘。

放射性物质类电离辐射　源于原纸涂布等作业。

噪声　来源于造纸机、锅炉等运转。

健康损害　造纸业主要存在生产性毒物危害，严重时会产生职业性铊及其化合物中毒、职业性钡及其化合物中毒、氯气中毒、氨中毒、二硫化碳中毒、硫化氢中毒、甲醇中毒、甲醛中毒、酚中毒。长期进行涂布、制浆等作业，可能会引起炭黑尘肺、滑石尘肺。原纸涂布作业中释放的放射性物质可能会引起外照射急性放射病、亚急性放射病、慢性放射病、内照射放射病、放射性皮肤病、放射性肿瘤、放射性骨损伤、放射性甲状腺疾病、放射性性腺疾病、放射复合伤及根据《放射性疾病诊断总则》可以诊断的其他放射性损伤。造纸机、锅炉产生的噪声，会对工人的健康造成不同程度的影响。

预防措施　在尽可能密闭有害物逸散点的前提下，车间应采用空气调节、局部机械通风、自然通风相结合的形式通风排毒。由于易产生硫化氢气体，应做好急性硫化氢中毒的预防工作。加强工人的个体防护，佩戴防尘口罩。降低噪声应采取综合措施如消声、吸声、阻断噪声等。使用绿色环保的检查仪器，逐渐淘汰含放射源的检查技术，从源头上阻断放射危害。

（邬堂春）

yìnshuāyè hé jìlù méijiè de fùzhì zhíyè wèishēng

印刷业和记录媒介的复制职业卫生（occupational health in printing and reproduction of recorded media）

印刷业和记录媒介的复制环境中存在的职业性有害因素及其这些因素对劳动者健康影响的职业卫生。教育的普及与发展、人类知识的传播，都离不开印刷。全世界以各种文字印刷的书籍，从教科书、参考手册到小说，每年达数百万种。印刷业是一个综合性行业，从排字到装订成书包括了许多工序，经历了急速的现代化改革，无论工艺和印刷设备都有很大的提高，尽管工作环境普遍得到较大改善，生产安全性也显著提高，但其印刷业仍潜在着不同危害，如有机溶剂及其他化学物质可以通过呼吸道、消化道和皮肤进入人体，危害工人健康；还有，印刷机械产生的噪声等。

生产工艺过程　印刷过程可分为3个主要步骤：印前、印刷和印后。印前指印刷前期的工作，一般包括摄影、设计、制作、排版、输出菲林、打样等；印刷指通过印刷机印刷出成品的过程；印后指印刷品的后加工，包括过胶（覆膜）、过紫外线、过油、啤、烫金、击凸、装裱、装订、裁切等，多用于宣传类和包装类印刷品。印前业务包括组成和排版，图形艺术摄影，图片集和形象载体的准备。新闻是实际印刷业务，基础流程为：原稿→分色稿→出菲林→制版→印刷，这些生产过程中会产生一些毒物和噪声。

职业性有害因素　主要为生产性毒物和噪声。

生产性毒物　铅及其化合物来源于活字排版、凸版制型、铅板制板等过程；铬、锌、锰、水银、苯、甲苯、异丙醇、甲醛、酚在油墨调配时产生。

噪声　来源于印刷机、空气压缩机、干燥设备及各种成型机等运转。

健康损害　印刷业主要存在生产性毒物的健康危害，严重时会产生职业性铅及其化合物中毒、锰中毒、汞中毒、苯中毒、甲苯中毒、甲醛中毒、酚中毒等。长期接触印刷机、空气压缩机、干燥设备及各种成型机等发出的噪声会对工人的听觉系统产生危害，如暂时性听阈位移、永久性听阈

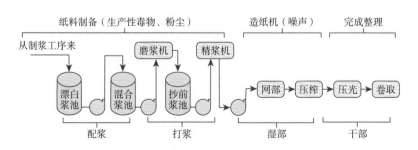

图　造纸及纸制品业生产工艺过程及其职业有害因素

位移等，严重时可能导致职业性噪声聋。

预防措施 ①根除毒物。用毒性低的溶剂或油墨代替高毒性的溶剂。②降低毒物浓度。装溶剂的容器要盖好或密封，染有溶剂的碎布及纸张应存于金属容器内并盖好。加强空气流通，增加空气流动和更换，尽可能多开窗户通气或多加抽气设备。降低使用溶剂清洗的次数，要用时尽量把使用的分量减少，或改用自动清洗。③注意个人防护。在使用油墨或溶剂时，一定要戴上手套及穿着工作服。如果身体或手部沾到化学品要立刻用肥皂水冲洗干净。④与铅接触较多的工作人员应多食富含酸、钙、铁的食物，减少铅蓄积。⑤健全现场职业病危害检测制度。做好日常检测与评价工作，尽量提供安全的工作环境。⑥定期进行健康检查，全面评价与分析体检报告。对于体检结果异常的人员优先轮岗，减少与有毒物质的接触机会和接触时间。

(邬堂春)

shíyóu jiāgōngyè zhíyè wèishēng

石油加工业职业卫生 (occupational health in petroleum processing)

在石油加工业的生产活动中存在的职业性有害因素及其对人体的健康损害。石油加工业是对石油进行炼制或以石油为原料通过化学过程生产化工产品的企业。石油加工过程中产生多种化学毒物和物理性职业性有害因素，属危害较严重的化工行业之一。把原油或原油馏分加工（或精制）成目的产品的过程称为原油炼制。原油炼制工业是国民经济最重要的支柱产业之一，是提供能量尤其是交通运输燃料和有机化工原料的最重要的工业。下面以原油炼制为例叙述工艺流程和主要的职业性有害因素。

生产工艺过程 现代原油炼制工艺大体可分为 3 类。①原油蒸馏。通过常压和减压蒸馏，把原油中固有的不同沸点范围的组分分离成各种馏分。②二次加工。从原油中直接得到的轻馏分有限，大量的重馏分和渣油需要进一步加工，以得到更多的轻质油品，包括催化裂化、加氢裂化、重整、焦化等，是以化学反应为主的加工过程。③油品精制和与提高质量的有关工艺，包括加氢精制、脱硫醇等。

职业性有害因素 化学毒物普遍存在，主要有硫化氢、苯、甲苯、二甲苯、氨、甲醇、乙醇、丙酮、汽油、柴油、氮氧化物、一氧化碳等；此外，还存在粉尘、噪声、高温、工频电场等。

硫化氢 原油电脱盐、分馏时向分馏塔中注入氨水和缓蚀剂时，以及延迟焦化、催化重整、加氢裂化、硫磺回收、酸性水汽提等装置产生硫化氢最大，裂化原料、生产过程和产品中也存在硫化氢。

苯系化合物 主要为苯、甲苯、二甲苯等芳香烃化合物。催化重整中产生最多，但加氢精制、原油蒸馏、延迟裂化等产生汽油馏分的装置也可产生。

氨 主要存在于原油蒸馏、催化原料加氢、加氢裂化及氨制冷系统中。

汽油、柴油 原油蒸馏中常减压蒸馏塔、减黏裂化的高温裂解、延迟焦化、催化重整过程中都会产生汽油和柴油。

硫醇 主要产生于延迟焦化的脱硫过程和催化裂化阶段，以甲醇、乙醇及丙酮为主。

一氧化碳、氢氧化钠 延迟焦化过程中会产生加热炉会产生一氧化碳；液化气脱硫醇工段存在氢氧化钠碱雾。

噪声 该行业的主要职业性有害因素之一，贯穿于整个工艺流程，各种工业泵、压缩机均产生高强度噪声。一般噪声强度在 $80 \sim 100dB$（A）之间。各类工业泵、搅拌机产生机械性噪声；物料在管道及塔中高速流动及气体排空等产生流体动力性噪声。

高温、热辐射 多数装置配备有加热炉或反应塔，在生产过程中产生一定强度的高温和热辐射。此外，多数炼油装置为露天布置，夏日巡检与维修人员系露天高温作业，直接受太阳光辐射。

工频电场 石油炼制系耗能大户，配套建设有大功率的送变电装置。该装置可产生极低频电磁场，其中以工频电场的危害最引人关注。

粉尘 石油炼制生产过程中粉尘类职业性有害因素较少，主要是催化剂类和电焊维修时产生的电焊尘等，接触机会也相对较少。

健康损害 过量暴露上述职业性有害因素可以引起各种健康损害，甚至导致职业病。

呼吸系统 生产性粉尘进入人体后主要可引起职业性呼吸系统疾患，长期接触粉尘可引起以肺组织纤维化为主的全身性疾病——尘肺病（见尘肺），电焊烟尘可致电焊工尘肺。除此之外，还可引起慢性鼻炎、咽炎、慢性支气管炎、支气管哮喘等。

职业性噪声聋 对人体健康的危害主要是对听觉系统的特异性影响和听觉系统外的非特异性影响（见职业性噪声聋、生产性噪声）。

中毒 ①一氧化碳导致窒息

中毒甚至死亡（见一氧化碳中毒）。②氢氧化钠刺激眼和呼吸道，腐蚀鼻中隔，直接接触可引起灼伤；误服可造成消化道灼伤，黏膜糜烂、出血和休克。③轻度吸入氨中毒表现为鼻炎、咽炎、喉痛、声音嘶哑；氨进入气管、支气管会引起咳嗽、咳痰、痰内有血；严重时可咯血及肺水肿、呼吸困难、咳白色或血性泡沫痰、双肺布满大、中水泡音；患者有咽灼痛、咳嗽、咳痰或咯血、胸闷和胸骨后疼痛等表现。④苯、甲苯、二甲苯可引起中毒（见苯中毒、甲苯中毒、二甲苯中毒），还可导致白血病（见职业性白血病）。⑤硫化氢中毒。硫化氢是一种神经毒物，通过呼吸系统进入人体，与人体细胞色素氧化酶中的三价铁以及各种酶起作用，使代谢降低。硫化氢在空气中浓度不高时，即能使人出现眩晕、心悸、恶心等症状，当空气中硫化氢浓度达到0.1%以上时，可立即发生昏迷和呼吸麻痹，呈"闪电式"死亡。⑥正己烷对眼和上呼吸道有刺激性。吸入高浓度正己烷会出现头痛、头晕、恶心、共济失调等症状；长期接触可致周围神经炎，四肢远端出现感觉异常，麻木、触、痛、震动和位置等感觉减退症状，甚至进一步发展为下肢无力、肌肉疼痛、肌肉萎缩及运动障碍。

预防措施 石油加工行业职业性有害因素种类繁多，长期暴露可致各种职业性病损，必须采取各种有效措施进行预防。

选用无毒和低毒物料 优先选择使用或产生毒性程度低的物料。

技术改造 通过技术革新和工艺改革，选择温度低、压力低、自动化程度高的工艺，选择设备密闭程度好的生产设备，以减少毒物泄漏的可能性。

加强作业场所通风 工业通风是作业场所通风、防尘、排毒、防暑降温，控制车间粉尘、有害气体和改善劳动环境微小气候的重要卫生技术措施之一。应依据生产工艺和有害因素的种类和性质，采取不同形式的通风，如设计高空排放管排放有毒气体，从而有效地控制生产过程中的粉尘、有害气体和高温。

噪声控制措施 应从声源、声的传播和接受者个人防护三方面着手。降低声源的最佳办法是采用低噪声的设备；在传播途径方面保持足够的防护距离、绿化带阻挡或吸收噪声等；个人方面应配备耳塞或耳罩。

高温防暑降温设施 巡检人员是夏日防暑降温工作的重点监护人群。应供应含盐清凉饮料，可采取轮换作业的工作制度，在生产人员较集中的集控室和各岗位操作室安装空调。

（夏昭林）

liànjiāoyè zhíyè wèishēng

炼焦业职业卫生（occupational health in coking）

对炼焦作业中存在的职业性有害因素及健康损害的识别、评价、预测和控制。炼焦业指将硬煤和褐煤经高温干馏后制得供炼铁用的焦炭的生产作业。其产品除焦炭外，还有煤气、煤焦油及苯系物等副产品。从煤焦油中可继续加工分离出多种化学毒物，其中某些化合物具有致癌作用。

职业性有害因素 主要为煤尘、焦尘、一氧化碳、二氧化硫、氨、氰化氢、硫化氢、硫酸、焦炉逸散物、煤焦油沥青挥发物、酚类（苯酚、甲苯酚、间苯二酚、萘酚等）、芳香烃类［苯、甲苯、二甲苯以及萘、苯并（a）芘等多环芳香烃等］、高温、噪声、电离辐射等。不同工段接触的职业性有害因素各异。

备煤 在翻车卸煤、受煤坑、配煤室、粉碎机室、带式输送机等部位可产生煤尘污染。粉碎机和带式输送机运转可产生噪声。核子秤在工作过程中会产生γ射线，可产生电离辐射危害。

炼焦熄焦 装煤作业可接触到煤尘和噪声；焦炉逸散的烟气中含有种类较多的化学物质，如焦炉逸散物、煤焦油、一氧化碳、硫化氢、氰化氢等，尤其是在装煤、除焦时，烟气逸散量较大；炽热的焦炭也会逸散焦炉逸散物等有害因素；上升管、桥管和集气管泄漏可产生大量一氧化碳和氨等化学物质；焦炉加热煤气管道位于焦炉地下室，煤气管道泄漏可产生一氧化碳，如地下室通风较差，可发生一氧化碳积聚。焦炭在输送、筛分时可产生焦炭粉尘和噪声。焦炭在凉焦时，由于初始温度较高，也会逸散焦炉逸散物等有害物质。在干熄焦炉中部设有料位计，可产生γ射线，产生电离辐射危害。

煤气净化 ①鼓风冷凝工段。气液分离器、初冷器、电捕焦油器、煤气鼓风机等设备及其管道泄漏可产生一氧化碳、二氧化硫、氰化氢、硫化氢、氨、焦炉逸散物、酚类（苯酚、甲苯酚、间苯二酚、萘酚等）、芳香烃类［苯、甲苯、二甲苯、萘、苯并（a）芘等多环芳香烃等］、煤焦油沥青挥发物等化学物质。氨水澄清槽的泄漏可产生氨、煤焦油沥青挥发物、焦炉逸散物；焦油泵和焦油槽可泄漏焦油；氨水泵、循环氨水槽和剩余氨水槽泄漏氨。②脱硫工段。除去焦油后的煤气含有硫化氢，脱硫后的煤气仍含有一定量的硫化氢，脱硫装置的煤气管道、脱硫塔等部位物料泄漏不仅产生一氧化碳，还有一定量的硫化氢。硫化氢在生成硫磺时，可产生二氧化硫。③脱硫工段。除硫后的煤气仍含有一定量的硫化氢，但含量明显减少。煤气预热器、饱和器、除酸器可泄漏一氧化碳和硫化氢。氨水过滤器、换热器、蒸氨塔、饱和器可泄漏氨；饱和器和硫酸储槽可泄漏发烟硫酸。硫酸铵结晶、离心、干燥时未反应完全的氨可逸散入工作场所，因结晶、离心、干燥等工序均在厂房内，通风较差，易形成积聚。机泵、离心机等设备运转可产生噪声。④脱苯工段。脱硫、脱氨后的煤气含有一定量的硫化氢，但含量较少。煤气中含有一氧化碳和硫化氢，因此终冷器、洗脱苯塔泄漏可产生一氧化碳、硫化氢；洗苯塔、脱苯塔、管式炉、加热炉、油汽换热器、冷凝冷却器、粗苯回流槽、粗苯泵等泄漏可产生酚类（苯酚、甲苯酚、间苯二酚、萘酚等）、芳香烃类［苯、甲苯、二甲苯以及萘、苯并（a）芘等多环芳香烃等］；循环使用的洗油中含有大量多环芳香烃类物质。

检维修 装置检维修作业不仅接触到各单元职工接触的职业性有害因素，还可接触到电焊烟尘、锰及其化合物、臭氧、紫外线、油漆中的有机溶剂等职业性有害因素。

健康损害 炼焦业暴露许多职业性有害因素，可能导致各种法定职业病（表）。

预防措施 炼焦业暴露许多职业性有害因素，导致各种职业病，需要采取综合措施，控制职业性有害因素暴露机会和水平。

认真贯彻《职业病防治法》等有关法律法规，建立健全职业卫生管理制度；定期进行职业性有害因素监测、职业健康监护、职业卫生培训；将车间职业性有害因素控制在职业接触限值范围内；及时分析职业健康监护结果，早期发现，早期处理；及时就可能暴露的职业性有害因素进行职业病危害的告知。

防尘、防毒、防噪声设施 针对工艺流程中职业病危害污染较高的部分设置必要的防尘、防毒、防噪声设施，如通风除尘、通风降温、通风排毒、湿式作业、减振消声及防止跑、冒、滴、漏等措施。炼焦车间炉顶炉盖、炉侧炉门应加强密闭，装煤车与炉盖之间在装煤过程中应安装通风除尘设备，尽量采用自动化密闭操作；熄焦过程、备煤过程应加强湿式作业；皮带运煤或运焦过程中具有落差的皮带交接处应安装通风除尘设备或采取湿式作业；产生毒物的回收车间、焦油车间、精制车间等作业场所，应安装通风、排毒设施；完善副产回收利用，发展生态型焦化工厂。

工艺改革 提高机械化自动化作业，尽量选择低害或无害的生产工艺和设备，如应用程序装煤和干法熄焦工艺技术。减少工人直接接触职业性有害因素的机会和暴露时间，从根本上预防职业病。

个人职业病防护用品 制定《劳动防护用品发放、使用制度》，对职工劳动防护用品的使用和佩戴情况进行督查。

应急救援措施 针对职业病危害事故制定应急救援预案并定期演练，配备应急救援设施定期进行督查。

(于素芳)

表　职业性有害因素引起的职业病

类别	职业性有害因素		引起的职业病
粉尘	煤尘		煤工尘肺
	焦尘		尘肺
	电焊烟尘		电焊工尘肺
化学毒物	一氧化碳		一氧化碳中毒
	氨		氨中毒
	二氧化硫		二氧化硫中毒
	氰化氢		氰化氢中毒
	硫化氢		硫化氢中毒
	氮氧化物		氮氧化物中毒
	焦炉逸散物、煤焦油、蒽醌、沥青、3,4-苯并（a）芘等		焦炉工人肺癌、黑变病、痤疮、光敏性皮炎
	酚类		酚中毒
	苯		苯中毒、苯所致白血病
	甲苯		甲苯中毒
	二甲苯		二甲苯中毒
	硫酸		化学性眼部灼伤、化学性皮肤灼伤
物理因素	高温、热辐射		中暑
	噪声		噪声聋
	电离辐射		职业性放射性疾病

huàxué yuánliào jí huàxué zhìpǐn zhì-zàoyè zhíyè wèishēng

化学原料及化学制品制造业职业卫生（occupational health in raw chemical materials and their products manufacturing）

在化学原料及化学制品制造业的加工活动中存在的职业性有害因素及其对人体的健康损害。化学原料及化学制品制造业简称化工行业，根据《国民经济行业分类》（GB/T 4754-2002）对化学原料及化学制品制造业的描述，具体可分为：基础化学原料制造、肥料制造、农药制造、涂料、油墨、颜料及类似产品制造、合成材料制造、专用化学品制造、日用化学产品制造等众多与民众生活息息相关的产业。主要产品有：硫酸、硝酸、盐酸、氢氧化钠、合成橡胶、合成纤维、塑料、化学染料、化肥、农药、乙烯、丙烯、苯及同系物、轮胎等。

生产工艺过程 化工行业种类繁多，达数万种，一般可分为无机化工和有机化工两类，化工生产可归纳为以下几个基本操作过程：原料的装运和贮藏、原料的加工和配制、加料及化学反应、成品精制和包装。

职业性有害因素 化学原料及化学制品制造业由于不同子行业的原料和产品不一致，工艺流程千差万别，危害因素复杂多样。其职业性有害因素按性质可分为三类。①化学性有害因素。包括生产性毒物和生产性粉尘，如金属与类金属、刺激性气体、窒息性气体、有机溶剂和农药等。②物理性有害因素。包括高温、高湿、低温、高低气压等异象气象条件；噪声、振动；非电离辐射，如可见光、紫外线、红外线、射频辐射、激光等；电离辐射，

如X射线、γ射线等。③生物性有害因素。如炭疽杆菌、布氏杆菌、森林脑炎病毒、真菌、寄生虫及某些植物性花粉等。

生产性毒物 生产过程中生产或使用的有毒物质。生产性毒物主要来源于原料、辅助材料、中间产品（中间体）、成品、副产品；夹杂物或废弃物；也可来自热分解产物及反应产物。一般以固态、液态、气态或气溶胶的形式存在于生产环境。在生产劳动过程中接触到生产性毒物后可引起职业中毒，如急性中毒、慢性中毒和亚急性中毒。生产性毒物还引起其他危害，如致突变、致癌、致畸、对生殖功能的影响等。生产性毒物包括基础化学原料制造业的三酸一碱、农药制造业的各类农药、各类烯烃、苯及同系物、一氧化碳、氮及其化合物等。

生产性粉尘 在生产过程中形成的，并能长时间飘浮在空气中的固体微粒。常见的生产性粉尘主要有矽尘、煤尘或煤矽尘、电焊烟尘、石棉尘等。化工行业尤其是无机化工基础材料行业生产中，由于大量使用各种矿石作原料，其破碎、磨粉、传输等环节中产生的粉尘以及生产过程中产生的尾气烟尘等成为化工企业生产性粉尘的主要来源。如固体物质的机械加工、粉碎，金属的研磨、切削，矿石或岩石的钻孔、爆破、破碎等产生的粉尘；物质加热时产生的蒸气、有机物的不完全燃烧所产生的烟尘。此外，还有粉尘状物质在混合、过筛、包装、搬运等操作时产生的粉尘，以及沉积的粉尘二次扬尘等。粉尘主要引起各类尘肺，即矽肺、煤工尘肺、石墨尘肺、碳黑尘肺、石棉肺、滑石尘肺、水泥尘肺、云母尘肺、陶工尘肺、铝尘肺、

电焊工尘肺、铸工尘肺，以及其他尘肺。

生产性噪声 生产过程中产生的频率和强度没有规律，听起来使人感到厌烦的声音，又称工业噪声。工业中由于机器转动、气体排放、工件撞击与磨擦等产生，并广泛存在，如冲压、打磨、空气压缩等发出的声音。噪声会影响人的情绪和健康，干扰工作、学习和正常生活，已成为社会公害之一，长期接触高强度的噪声可导致职业性噪声聋。

高温作业 在有生产型热源，气温高于本地区夏季室外平均温度2℃或2℃以上的工作地点进行的生产劳动，可伴高湿度或热辐射。如印染行业中，液体加热室外或蒸煮车间气温可达35℃以上，相对湿度达90%以上。

低温作业 生产过程中，在平均气温等于或低于5℃的工作地点进行的作业。主要包括寒冷季节室外或室内无采暖设备的作业，以及工作场所有冷暖装置的作业。这些作业人员在接触低于0℃的环境或介质（如制冷剂、液态气体等）时，均有可能发生冻伤。

振动 一个质点或物体在外力作用下沿直线或弧线围绕平衡位置来回重复的运动。有引风动工具的作业、电动工具的作业等都存在振动。

非电离辐射 主要包括紫外线、可见光线、红外线、射频及激光等。熔炉、电焊作业中可产生红外线和紫外线，激光器切割、打孔可产生激光。

电离辐射 使受作用物质发生电离现象的辐射，如α射线、β射线、中子、质子；X射线、γ射线和宇宙射线等。工业生产中由于放射性核素和射线装置广泛应用，接触电离辐射的人员也日

益增多。如氨合成冷冻单元使用钴-60氨液位仪，工人可能会接触电离辐射。

生物性有害因素 生产原料或生产环境中存在的危害职业人群健康的致病微生物、寄生虫及动植物、昆虫等及其所产生的生物活性物质。如炭疽杆菌、布氏杆菌、真菌；钩虫、节肢动物；动物和植物等。在动物性明胶的制作中，可能会有炭疽杆菌等；一些增添中草药的化妆品和护肤品可能含有对人体有害的植物草药以及粉尘螨。

健康损害 过量暴露上述职业性有害因素可以引起各种健康损害，甚至导致职业病。

职业中毒 根据生产性毒物的毒性、接触浓度和时间、个体差异等因素，职业中毒可分为三种类型：急性中毒、慢性中毒和亚急性中毒。化学工业中的刺激性毒物常引起呼吸系统损害，如氯气、光气、氮氧化物、二氧化硫等可以引起呼吸道病变，严重时，可产生化学性肺炎、化学性肺水肿；金属及类金属及其合金类，如在油漆和涂料中大量使用的铅、汞、镉、锰等可引起等易引起中毒，如血铅中毒；一氧化碳（CO）、氢氰酸（HCN）、硫化氢（H_2S）和甲烷（CH_4）等吸入可使机体产生缺氧，引起窒息，如中毒性休克；作为原料以制备其他化学品，用于清洗、去油污、稀释和提取剂的有机溶剂，如苯慢性接触可造成血液系统损害，表现为白细胞、血小板减少及贫血，严重时出现再生障碍性贫血。此外橡胶行业、石油行业、印染行业、油漆涂料行业还多发职业性肿瘤。

呼吸系统 生产性粉尘进入人体后主要可引起职业性呼吸系统疾患，长期接触粉尘可引起以肺组织纤维化为主的全身性疾病——尘肺病。尘肺病是中国职业病中对工人健康危害非常严重的一类疾病，包括长期吸入游离二氧化硅含量较高的粉尘引起的矽肺；长期吸入含有结合二氧化硅的粉尘如石棉、滑石、云母等引起的硅酸盐肺；长期吸入煤、石墨、碳黑、活性炭等粉尘引起的炭尘肺；长期吸入含游离二氧化硅粉尘和其他粉尘引起的混合性尘肺；长期吸入某些致纤维化得金属粉尘引起的金属尘肺；吸入电焊烟尘导致的电焊工尘肺。除此之外，粉尘还可引起慢性鼻炎、咽炎、慢性支气管炎、支气管哮喘等。生物性粉尘和尘螨可以引起作业工人过敏性哮喘。接触氯气、氨气和二氧化硫可能导致职业性中毒，以及呼吸道灼伤。

职业性噪声聋 长期接触一定强度的噪声，可以对人体产生不良影响。主要表现为听觉系统的特异性影响（噪声性耳聋）和听觉系统外的非特异性影响。

中暑 高温环境下发生的急性疾病。高温使体温调节产生障碍、水盐代谢失调、循环系统负荷增加、消化系统疾病增多、神经系统兴奋性降低、肾脏负担加重。当作业场所气温超过34℃时，可能有中暑发生。

放射病 机体接受一定剂量的电离辐射可产生全身性或局部性的放射损伤。主要表现为骨髓等造血系统损伤，临床表现为白细胞数减少、造血系统再生障碍、骨髓纤维化等。

预防措施 化学原料及化学制品制造业职业性有害因素种类繁多，长期暴露可致各种职业性病损，必须采取各种有效措施进行预防。通过技术革新和工艺改革，提高自动化机械化水平，可有效减少暴露时间和降低污染水平。

粉尘防护措施 通过工程技术措施消除或降低粉尘危害，是最有效的措施。①改革工艺过程、革新生产设备。如采用遥控操纵、计算机控制、隔室监控等措施避免工人接触粉尘；采用风力运输、负压吸砂等措施减少粉尘外溢。②湿式作业。粉尘场所设喷洒设施，采用湿式碾磨等措施可有效防止粉尘飞扬。③密闭抽风除尘。采用密闭尘源和局部通风相结合，可防止粉尘外溢。④注意个人防护和个人卫生。如佩戴防尘/送风口罩、防尘安全帽等。

防噪减振措施 选用低噪声、少振动的设备。对产生较大噪声和振动的设备，采用消声、吸声、隔声及减振、防振措施；各鼓风机设置单独基础，并露天布置；噪声超标的工作场所设置隔声室；单元控制室宜采用双门双窗及顶、墙面采用吸音材料装修等建筑隔声措施。

防毒措施 根除或降低毒物浓度，采用无毒或低毒原料代替有毒或高毒原料，如使用苯作为溶剂或稀释剂的油漆，其稀料改用二甲苯等。通过技术革新、通风排毒将环境空气中毒物浓度控制在最高容许浓度以内，如采取排毒柜、排毒罩及槽边吸风局部通风措施。佩戴呼吸防护器、防护帽、防护眼镜、防护服等加强个体防护。工作场所设置毒物自动报警装置和机械通风排风装置。在配制和使用腐蚀性、刺激性物质的岗位和场所安装淋洗器、洗眼器等防护设施。生产过程中加强密闭，对管道、阀门、容器、设备进行定期检修，及时更换老化设备，进一步加强管道、设备的密闭化，减少跑、冒、滴、漏。

应急救援 制定应急救援预案，并定期进行演练，针对应急演练中出现的问题进行评估；各工作场所放置事故柜，配备防一氧化碳、防氨、防甲醇的防毒面具，并配备空气呼吸器，以保证40分钟的给氧；醇烃化车间配备有洗眼设施和淋浴设施；安装一氧化碳、氨、甲醇等有毒物质的现场检测报警装置，定期进行自救互救培训。

(夏昭林 谭红汕)

jīchǔ huàxué yuánliàozhìzàoyè zhíyè wèishēng

基础化学原料制造业职业卫生

(occupational health in basic raw chemical materials manufacturing)

在基础化学原料制造业的加工活动中存在的职业性有害因素及其对人体造成的健康损害。基础化学原料制造业主要是三酸一碱（硫酸、硝酸、盐酸和氢氧化钠）的化学原料制造工业。职业卫生特点是：①生产过程复杂，每一工段都有其特有的生产工艺过程和化学反应，从原料、中间产物、成品、副产品、夹杂物以及废弃物都有可能是有害物质。②易燃易爆物品多，可燃气体、液体和固体物质分散到空气中达到一定浓度时都会引起爆炸。③三废（废气、废水、废渣）多，既存在职业卫生问题又有环境污染问题。

职业性有害因素 主要为有害气体、粉尘及高温。所发生的工段具体如下。

第一阶段逸出的有害气体主要是二氧化硫，在焙烧净化设备的缝隙及清除炉渣时逸出。炉气中尚有少量二氧化硫及粉尘中砷、硒、氟等杂质，其在高温下形成烟。第二阶段的生产一般都在密闭设备中进行，但常因炉内高压，

以及在含二氧化硫的热硫酸经管道运输及包装时，有二氧化硫、三氧化硫及氮氧化物和硫酸雾逸出，故应注意。在矿石粉碎、传送、过筛和焙烧炉的投料出料口及除尘器周围都有大量粉尘飞扬。焙烧炉在正常操作情况下，炉温控制在 800～1 100℃，由炉壁、炉口、烟道散发的热量很大。从炉内刚清出的炉渣达 500℃，如处理不当也将成为车间内的热源。

硝酸 生产过程全部在密闭容器和管道内进行。小规模生产用硝石（硝酸钠）与硫酸反应制得硝酸和副产品硫酸钠。浓硝酸在空气中放出五氧化二氮与空气中水汽形成酸雾，不久即分解，其中最主要的是二氧化氮。在密闭不良的情况下，特别是在出料装罐时有一氧化氮及二氧化氮外逸。

氢氧化钠（烧碱）和盐酸 烧碱有腐蚀和刺激作用，皮肤接触高浓度氢氧化钠，引起比酸更深而广泛的灼伤。氯气是强烈的刺激性气体，高浓度氯吸入可出现"电击样死亡"。采用汞电解槽法生产氯碱，将引起汞对环境的污染。可能遭受污染的几个环节为：①电解槽不密闭，逸出汞蒸气和氯，在空气中形成氯化汞。②电解槽表面常浮有的高汞齐要经常清除，取出的浮渣经蒸馏可回收汞。③清除电解槽中汞泥（汞渣）或修槽时，都有大量汞蒸气污染。④在精制盐水工段，部分循环用的淡盐水含汞达 6～10mg/L，并常随污水放流。由此途径流失的汞约占全部汞流失量的一半。⑤从电解槽中泄出的氯，需先用水洗涤再用浓硫酸吸收水汽加以干燥。经洗涤用的水中汞含量可达 10mg/L，干燥用的硫酸

中含汞达 10～20mg/L。⑥从钠汞齐解汞室中出来的氢气中有汞蒸气，冷却氢气用的水中含汞量可达 1mg/L。⑦车间地面经水冲洗后的污水含汞量可达 3～5mg/L，在污水排出口的污泥中汞含量可达 600mg/kg。在用汞电极电解槽法的工厂，如管理不善，每生产一吨氢氧化钠，可损失汞 330～550g，这是空气及水受氯碱工业污染的一个重要方面。生产盐酸时生产在密闭容器中进行，在管道缝隙或浓盐酸装罐子时有氯化氢烟雾弥散。对眼和呼吸道黏膜有较强的刺激作用，应做好局部排风。

健康损害 基础化学原料工业暴露许多职业性有害因素，可能导致的职业病或重要工作有关疾病见下表。

预防措施 基础化学原料工业暴露许多职业性有害因素，导致各种职业病，需要采取综合措施，控制职业有害因素暴露机会和水平，加强工人职业健康防护。

职业卫生管理 认真贯彻《职业病防治法》等有关法律法规，建立健全职业卫生管理制度。

工艺改革 提高机械化自动化作业，尽量选择低害或无害的生产工艺和设备，如硫酸生产从卫生学观点看，采用气体原料比固态原料好，接触法比硝化法好，因生产过程在密闭设备中进行，且无氮氧化物。

职业卫生服务 定期进行职业性有害因素监测、职业健康监护、职业卫生培训；将车间职业性有害因素控制在职业接触限值范围内；及时分析职业健康监护结果，早期发现，早期处理。及时就可能暴露的职业性有害因素进行职业健康损害的告知。

个人职业病防护用品 制定

《劳动防护用品发放、使用制度》，对职工劳动防护用品的使用和佩戴情况进行督查。

应急救援措施 针对职业健康损害事故制定应急救援预案并定期演练，配备应急救援设施。

防尘、防毒、防噪声设施 针对工艺流程中有严重的职业健康损害部分设置防尘、防毒、防噪声设施，如通风除尘、通风降温、通风排毒、湿式作业、减振消声及防止跑、冒、滴、漏等措施。在制造和应用硝酸的生产场所应有充足的抽风排气设备。

(夏昭林 焦 洁)

féiliào zhìzàoyè zhíyè wèishēng

肥料制造业职业卫生 (occupational health in chemical fertilizer manufacturing) 从事肥料制造业的生产活动中存在的职业性有害因素及其对人体造成的健康损害。肥料是农业生产中重要的物质基础，一般施入土壤或池塘中，以改善土壤、水质，提高植物产量和品质；或喷洒在植株上，直接或间接供给植物所需养分。化肥可分为单元肥料和复合肥料，前者指仅含有一种养分元素的肥料，包括氮肥、磷肥、钾肥及微量元素肥料；后者指含两种或两种以上养分元素的肥料，包括氮磷、氮钾和磷钾的二元复合肥以及氮磷钾三元复合肥等。微量元素肥料为含有硼、锰、铜、锌、钴、钼、碘，以及其他微量元素的化合物，易被植物同化。

化学肥料生产过程的主要特点包括高温、高压、易燃、易爆、易中毒、强腐蚀、高转速、高度连续性等，生产环境中存在煤尘、噪声、一氧化碳、氨、硫化氢及放射线等多种有害因素，严重威胁化肥生产工人的健康。

生产工艺过程 包括造气、半水煤气的净化、气体的压缩、双甲工艺、氨合成、尿素生产。

职业性有害因素 肥料制造业的职业性有害因素种类繁多，如粉尘、噪声、振动、高温、化学毒物、电离辐射以及工频场强等（表）。

粉尘 主要有煤尘、石灰石尘、矽尘、焊尘等。煤尘和石灰石尘主要在原料焦炭运输、装载、振动筛选煤、破碎时产生；矽尘主要在静电除尘器出灰时、造气炉出灰除渣时产生；焊尘主要是在维修时产生。

噪声及振动 主要在各个生产设备，如引风机、鼓风机、给水水泵、压缩机、空压机、贫液泵、溶液泵、半贫液泵等运转时

表 职业性有害因素可引起的职业病或重要工作有关疾病

类 别	职业性有害因素	职业病或重要工作有关疾病
粉尘	粉尘	尘肺
化学毒物	二氧化硫	二氧化硫中毒
	三氧化硫	三氧化硫中毒
	硫化氢	硫化氢中毒
	氮氧化物	氮氧化物中毒
	氢氧化钠	化学性皮肤灼伤
	汞蒸气	汞中毒
	氯气	化学性眼部灼伤、氯气中毒
	盐酸	化学性眼部灼伤、化学性皮肤灼伤
	硝酸	化学性眼部灼伤、化学性皮肤灼伤
	硫酸	化学性眼部灼伤、化学性皮肤灼伤
物理性因素	高温、热辐射	中暑
	噪声	职业性噪声聋

表 某化肥厂各生产单元职业性有害因素分布

生产单元	职业性有害因素类别和名称
原料制备	粉尘：煤尘、石灰石尘等 毒物：O_2、液 O_2、H_2、氩（argon，Ar）、液 Ar、N_2、液 N_2 等 物理性因素：噪声、振动
水煤气气化	毒物：CO、H_2、CO_2、SO_2、氮氧化物、CH_4、H_2S、氯化氢、氢氧化钠等 物理性因素：噪声、高温、振动
耐硫变换	毒物：CO、H_2S 等 物理性因素：噪声、高温、振动
甲烷化	毒物：N_2、CO、CO_2 等 物理性因素：高温
氨合成冷冻	毒物：H_2、N_2 等 物理性因素：噪声、高温、振动及电离辐射
尿素合成	毒物：液 NH_3、CO_2 等 物理性因素：噪声、高温、振动
电气系统	物理性因素：噪声及工频磁场
维修	粉尘：焊尘 毒物：反应塔、贮罐、管道等残留液 O_2、液 N_2、液 Ar、CO、H_2S、NH_3 等 物理性因素：噪声、紫外辐射等

产生。产生噪声及振动的生产环节主要有原料煤准备、空气分离、水煤浆气化、耐硫变换、低温甲醇洗脱硫脱碳、氨合成、尿素合成、维修等。

高温 主要来源于固定床气化炉、余热锅炉、燃烧炉等高温设备和管道。

化学毒物 常以气体或蒸气形式存在,种类及其产生环节分述如下。一氧化碳、二氧化碳、一氧化氮、二氧化氮、二氧化硫等主要在固定床气化炉造气和锅炉用煤燃烧时产生;苯并芘、苯酚、硫氧化碳、二硫化碳、硫化氢等主要在固定床气化炉造气时产生;氨在氨合成、尿素生产过程中产生;甲醇、甲醛等主要在醇烃化过程中产生;碳酸钠主要在甲醇精馏时使用;在制造的最后阶段及包装运送时可能产生浓厚尘雾。

电离辐射 氨合成冷冻单元时需使用钴-60氨液位仪,工人可能会接触电离辐射。

工频场强 主要发生在维修时。

健康损害 过量暴露上述职业性有害因素会引起各种健康损害,甚至导致职业病。

呼吸系统 生产性粉尘进入人体后主要引起职业性呼吸系统疾患,长期接触粉尘可以引起以肺组织纤维化为主的全身性疾病——尘肺病(见尘肺),电焊烟尘可致电焊工尘肺。除此之外还可引起慢性鼻炎、咽炎、慢性支气管炎、支气管哮喘等。

职业性噪声聋 主要是对听觉系统的特异性影响和听觉系统外的非特异性影响(见职业性噪声聋、生产性噪声)。

中暑 高温环境下发生的急性疾病(见职业性中暑)。高温使体温调节产生障碍、水盐代谢失调、循环系统负荷增加、消化系统疾病增多、神经系统兴奋性降低、肾脏负担加重,当工作场所气温超过34℃时,即可能有中暑病例发生。

职业中毒 化学毒物可以引起各种职业中毒。如:①一氧化碳导致窒息中毒甚至死亡(见一氧化碳中毒)。②盐酸主要对皮肤、眼及呼吸道黏膜产生腐蚀和刺激作用,高浓度可引起严重灼伤。其蒸气或烟雾可引起急性中毒,长期接触可引起牙齿酸蚀症及皮肤损伤(见刺激性气体中毒、化学性皮肤灼伤、化学性眼部灼伤、职业性牙齿酸蚀病)。③二氧化硫等中毒主要由于其生成的亚硫酸和硫酸在黏膜上的强烈刺激作用所致(见二氧化硫中毒)。④氮氧化物氮的氧化物包括 NO、NO_2、一氧化二氮(nitrogen monoxide,N_2O)、三氧化二氮(nitrogen trioxide,N_2O_3)、四氧化二氮(nitrogen tetroxide,N_2O_4)、五氧化二氮(nitrogen pentoxide,N_2O_5)等。除二氧化氮以外,其他氮氧化物极不稳定,遇光、湿或热变成二氧化氮或一氧化氮,一氧化氮又变为二氧化氮。职业环境接触的主要是二氧化氮和一氧化氮。二氧化氮属高毒类,不易溶解于水,对眼黏膜和上呼吸道作用较小,到达深呼吸道后形成硝酸及亚硝酸,对肺组织产生剧烈的刺激和腐蚀作用,导致肺水肿。一氧化氮可引起高铁血红蛋白血症和中枢神经系统损害。一般情况下,一氧化氮很快被氧化成二氧化氮,故氮氧化物中毒实际上是二氧化氮毒性的表现(见刺激性气体中毒)。⑤苯的氨基硝基化合物可引起肿瘤(见职业性膀胱癌)、苯的氨基及硝基化合物中毒(见苯的氨基化合物中毒、联苯胺中毒)。⑥苯、甲苯、二甲苯可引起中毒(见苯中毒、甲苯中毒、二甲苯中毒),苯还可导致白血病(见职业性白血病)。

职业性放射性疾病 接触 X 射线、γ 射线或中子源过程中,由于长期受到超剂量当量限值的照射,累积剂量达到一定程度后可引起外照射放射病。多数患者有乏力、头晕、头痛、睡眠障碍、记忆力减退与心悸等自主神经系统功能紊乱的表现。有的出现牙龈渗血、鼻出血、皮下淤点、淤斑等出血倾向。部分男性患者有性欲减退、阳痿,女性患者出现月经失调、痛经、闭经等。早期无特殊体征,仅出现一些神经反射和血管神经调节方面的变化。病情明显时可伴有出血倾向,毛细血管脆性增加。

局部振动病 以末梢循环障碍为主的疾病,亦可累及肢体神经及运动功能。发病部位一般多在上肢末端,典型表现为发作性手指变白(简称白指)。

预防措施 肥料制造业职业性有害因素种类繁多,长期暴露可致各种职业性病损,必须采取相应有效措施进行预防,生产采用自动化、密闭化、机械化操作。

粉尘防护措施 煤场设喷洒设施;维持煤制粉系统负压;所有落煤管之间、落煤管与煤斗之间及其与设备之间的法兰、接头处以及在管壁上开设的检查口处均应填料密封;煤输送带式输送机转载点安装整体密闭罩,出口处安装双层橡胶挡帘;造气炉给煤采用自动加焦机给煤;造气炉采用旋风除尘器除灰、锅炉除灰采用静电除尘器除灰以及封闭式气力输送系统输灰、排灰;锅炉、造气炉为湿式落渣、除渣;尿素造粒系统设置收尘装置。

防噪减振措施 选用低噪声、少振动的设备。对产生较大噪声和振动的设备，采用消声、吸声、隔声及减振、防振措施；各鼓风机设置单独基础，并露天布置；噪声超标的工作场所设置隔声室；单元控制室宜采用双门双窗及顶、墙面采用吸音材料装修等建筑隔声措施。氨压缩机平台的基础与主厂房分开，防振动传递；在管道适当位置设固定支架；碎煤机与楼板之间设减振装置，磨煤机基础设隔振弹簧。

防毒措施 脱硫、压缩、脱碳、变换、氨合成循环机工作场所设置一氧化碳自动报警装置和机械通风，氨合成、冰机、液氨灌区、尿素等工作场所设置氨自动报警装置和机械通风排风装置。在配制和使用腐蚀性、刺激性物质的岗位和场所安装淋洗器、洗眼器等防护设施，其服务半径≤15m，并安装在与疏散撤离方向一致的相对安全处。生产过程中加强密闭，对管道、阀门、容器、设备进行定期检修，及时更换老化设备，进一步加强管道、设备的密闭化，减少跑、冒、滴、漏。

应急救援 制定有应急救援预案，并定期进行演练，针对应急演练中出现的问题进行评估；各工作场所放置事故柜，配备有防一氧化碳、防氨、防甲醇的防毒面具，并配备有空气呼吸器，可保证40分钟给氧；醇烃化车间配备有洗眼设施和淋浴设施；安装一氧化碳、氨、甲醇等有毒物质的现场检测报警装置，定期进行自救互救培训。

个人防护 应根据作业人员所在岗位特点，配备必要的防尘口罩、防噪声耳塞、防护服、防护手套、防护眼镜等劳动安全防护用品。

(夏昭林 冯楠楠)

nóngyào zhìzàoyè zhíyè wèishēng

农药制造业职业卫生（occupational health in pestcides manufacturing） 在农药制造业的生产活动中存在的职业性有害因素及其对人体造成的健康损害。农药指用于消灭、控制危害农作物的害虫、病菌、鼠类、杂草及其他损害动、植物的物质，以及调节植物生长的各种药物，包括提高药物效力的辅助剂、增效剂等。农药制造业指上述各种农药的制造生产，中国使用的农药有近千种，制剂产品近3000种，其中一半以上为两种活性成分的混剂。

生产工艺过程 包括农药原药制造、配剂和包装。

职业性有害因素 事故统计表明，中毒、火灾、爆炸是其主要危害。农药门类品种较多，生产过程所涉及的单元反应和单元操作十分广泛，化工单元反应，如氯化、氧化、还原、硝化、氨化、磺化、歧化，以及单元操作，如反应操作、抽提、萃取、蒸馏、分离、冷凝、干燥等均有涉及，既有连续性生产（如光气生产），又有间断性生产，而且农药生产所用原料、中间体大都有毒易燃，所以具有较高的危险性。

健康损害 农药进入人体的主要有3条途径：皮肤、消化道和呼吸道。不同的农药进入人体的途径可能相同，也可能不同；同一种农药也可以有多种进入人体的途径。①皮肤：是农药进入人体最常见的途径。大部分农药都可以通过完好的皮肤吸收，而且吸收后在皮肤表面不留任何痕迹，所以皮肤吸收通常也最易被人们忽视。当皮肤有伤口时，其吸收量要明显大于完整皮肤的吸收量。农药制剂为液体或油剂、浓缩型制剂时皮肤吸收速度更快。②消化道：各种农药都可以通过消化道吸收进入人体，主要的吸收部位是胃和小肠，而且吸收大多较为完全。经消化道吸收进入体内的农药剂量一般较大，中毒病情相对严重。③呼吸道：一些易挥发的农药可以经过呼吸道吸入进入人体。直径较大的农药粒子不能直接进入肺内，被阻留在鼻、口腔、咽喉或气管内，并通过这些表面黏膜吸收；只有直径为$1\sim8\mu m$的农药粒子才能直接进入肺内，并且被快速而完全地吸收进入体内。农药生产工人长期过量暴露上述职业性有害因素可以引起各种健康损害，甚至导致职业病。

农药生产工人发生职业性农药中毒的原因有很多，如农药生产车间设备工艺落后，出现跑、冒、漏、滴，通风排毒措施欠佳；包装农药时，徒手操作，缺少个人防护等；运输或储存农药时发生包装破损，药液溢漏；衣服及皮肤污染农药后未及时清洗；违反安全操作规程等。农药对人体的主要危害表现为三种形式：急性中毒、慢性危害和"三致"危害（致癌、致畸、致突变）。

急性中毒 农药经口、呼吸道或接触而大量进入人体内，在短时间内表现出的急性病理反应。急性中毒主要取决于农药的急性毒性大小和作业工人短时间内可能的接触剂量，有时农药的活性成分毒性不大，但所使用的溶剂和助剂成为罪魁祸首。急性中毒往往导致神经麻痹乃至死亡，甚至造成大面积死亡，成为最明显的农药危害。

有机磷农药急性中毒 ①毒蕈碱样症状（轻度中毒）。主要表现为食欲减退、恶心、呕吐、腹痛、腹泻、多汗、流涎、视物模糊、瞳孔缩小、支气管痉挛、呼吸道分泌增多，严重时可以出现呼吸困难、肺水肿、大小便失禁等。②烟碱样症状（中度中毒）。患者出现全身紧束感、动作不灵活、发音含糊、胸部压迫感等，进而可有肌肉震颤、痉挛，多见于胸部、上肢和面颈部，严重时可因呼吸肌麻痹而死亡。③中枢神经系统症状（重度中毒）。常见有头痛、头晕、倦怠、乏力、失眠或嗜睡、多梦，严重时可出现烦躁不安、意识模糊、惊厥、昏迷等，甚至出现呼吸中枢麻痹而危及生命。④有少数重症患者在症状消失后 48 ～ 96 小时，个别在 7 天后出现中间型综合征；有少数患者在中毒恢复后，经 4 ～ 45 天潜伏期，出现迟发性周围神经病；个别患者，在急性有机磷中毒抢救好转、已进入恢复期时，因心脏毒作用而发生"电击样"死亡。

拟除虫菊脂类农药急性中毒常因经皮吸收和经呼吸道吸入引起。①皮肤、黏膜刺激症状：多在接触后 4 ～ 6 小时出现流泪、眼痛、畏光、眼睑红肿、球结膜充血和水肿等症状，有的患者还可有呼吸道刺激症状。面部皮肤或其他暴露位瘙痒感，并有蚁走、烧灼或紧麻感，亦可有粟粒样丘疹或疱疹。②全身症状：头晕、头痛、恶心、食欲不振、乏力等，并可出现流涎、多汗、胸闷、精神萎靡等。较重者可出现呕吐、烦躁、视物模糊、四肢肌束颤动等。有些患者可有瞳孔缩小，但程度较急性有机磷农药中毒轻。部分患者体温轻度升高。严重中毒者可因呼吸、循环衰竭死亡。据世界卫生组织和联合国环境署报告，全世界每年有 300 多万人

农药中毒，其中 20 万人死亡。美国每年发生 6.7 万起农药中毒事故，在发展中国家情况更为严重。中国每年农药中毒事故达 50 万人，死亡约 10 万多人。

慢性危害 农药生产工人长期接触农药，可使农药在体内不断蓄积，短时间内虽不会出现明显急性中毒症状，但可产生慢性危害，对人体健康构成潜在威胁。慢性农药中毒工人可出现习惯性头痛、头晕、乏力、多汗、抑郁、记忆力减退、脱发、体弱等症状。有些农药慢性蓄积还会影响神经系统，破坏肝脏功能，造成生理障碍，影响生殖系统，产生畸形怪胎，导致癌症。

有机磷类农药慢性中毒 长期少量接触有机磷类农药可抑制胆碱酯酶活性，破坏神经系统的正常功能。有机磷类农药作为神经毒物，会引起神经功能紊乱、震颤、精神错乱、语言失常等表现。部分患者会出现毒蕈碱样症状。有些有机磷农药具有致敏作用，长期接触可引起支气管哮喘、接触性皮炎或过敏性皮炎。

拟除虫菊脂类农药慢性中毒 一般毒性较大、有蓄积性，中毒表现症状为神经系统症状和皮肤刺激症状。溴氰菊酯还可引起类似枯草热的症状，也可诱发过敏性哮喘等。

有机氯农药慢性中毒 有机氯农药包括六六六、滴滴涕等。其进入人体后，主要蓄积于脂肪中，诱导肝脏酶类，是肝硬化、肿大原因之一；其次，其可蓄积在肝、肾、脾、脑中，通过人乳传给胎儿引发下一代病变。

农药慢性危害虽不能直接危及生命，但可降低人体免疫力，影响人体健康，致使其他疾病的患病率及死亡率上升。

致癌、致畸、致突变 国际癌症研究机构根据动物实验确认，18 种广泛使用的农药具有明显的致癌性，还有 16 种显示潜在的致癌危险性。据估计，美国与农药有关的癌症患者约占全国癌症患者总数的 10%。其中二溴氯丙烷可引发男性不育，对动物有致癌、致突变作用；三环锡、特普丹对动物有致畸作用；二溴乙烷可使人畜致畸、致突变；杀虫脒对人有潜在的致癌威胁，对动物有致癌作用。

预防措施 为加强对农药生产、经营和使用的监督管理，保证农药质量，保护农业、林业生产和生态环境，维护人畜安全，中国制定了《中华人民共和国农药管理条例》，自 1997 年 5 月 8 日起施行。

具体规定如下：①农药生产应当符合国家农药工业的产业政策。②开办农药生产企业（包括联营、设立分厂和非农药生产企业设立农药生产车间）、应当具备下列条件，并经企业所在地的省、自治区、直辖市化学工业行政管理部门审核同意后，报国务院化学工业行政管理部门批准；但是，法律、行政法规对企业设立的条件和审核或批准机关另有规定的，从其规定：有与其生产的农药相适应的技术人员和技术工人；有与其生产的农药相适应的厂房、生产设施和卫生环境；有符合国家劳动安全、卫生标准的设施和相应的劳动安全、卫生管理制度；有产品质量标准和产品质量保证体系；所生产的农药是依法取得农药登记的农药；有符合国家环境保护要求的污染防治设施和措施，并且污染物排放不超过国家和地方规定的排放标准。农药生产企业经批准后，方可依法向工

商行政管理机关申请领取营业执照。③国家实行农药生产许可制度。生产有国家标准或行业标准的农药的，应当向国务院化学工业行政管理部门申请农药生产许可证；生产尚未制定国家标准、行业标准但已有企业标准的农药的，应当经省、自治区、直辖市化学工业行政管理部门审核同意后，报国务院化学工业行政管理部门批准，发给农药生产批准文件。④农药生产企业应当按照农药产品质量标准、技术规程进行生产，生产记录必须完整、准确。⑤农药产品包装必须贴有标签或附具说明书。标签应当紧贴或印制在农药包装物上。标签或说明书上应当注明农药名称、企业名称、产品批号和农药登记证号或农药临时登记证号、农药生产许可证号或农药生产批准文件号以及农药有有效成分、含量、重量、产品性能、毒性、用途、使用技术、使用方法、生产日期、有效期和注意事项等；农药分装的，还应当注明分装单位。⑥农药产品出厂前，应当经过质量检验并附具产品质量检验合格证；不符合产品质量标准的，不得出厂。

呼吸防护 所有农药原料、中间体和成品大多有不同程度的毒性。生产过程中，急性中毒都由泄漏引起，有的则是检修失措或个人防护不当造成的。中毒类型可分为：有机磷类农药中毒、氨基甲酸酯类农药中毒、拟除虫菊酯类农药中毒、黄磷中毒、光气中毒、甲基异氰酸酯中毒，为防止中毒现象发生，作业时必须佩戴防毒装备。

手部防护 农药厂的工人工作时应戴橡皮手套，禁止吸烟或进食，不要用手擦脸或揉眼；皮肤污染时，立即用肥皂洗净，工作服和手套需用碱水浸泡，再用清水洗净。

其他 农药生产工人要进行就业前体检和定期体检，通常一年一次，除常规项目外，可针对接触相应的农药增加有关指标，如有机磷接触工人检查全血胆碱酯酶活性。患有神经系统疾病、明显肝肾疾病以及其他不适宜从事这类作业的患病者，要调离接触农药的岗位。妊娠期和哺乳期的妇女也不适宜继续从事接触农药的作业。另外，农药制造工厂应积极改进农药生产工艺，防止跑、冒、漏、滴，加强通风排毒措施，使用机械化包装代替手工包装，以降低工人农药接触剂量。

发生农药中毒后的急救措施 发生农药中毒后，不要惊慌失措，应及时采取急救措施，这对于中毒者的预后至关重要。①如果发生农药中毒，要尽快将中毒者从污染现场移至阴凉通风的场所。同时，立即脱去其被污染的衣物，用肥皂水或流动清水反复清洗被污染的皮肤、毛发等部位。②如果中毒者神志清醒，可立即催吐（将示指或中指尽可能伸入患者喉咙深部，可达到催吐目的）。③对于神志不清的中毒者，要将其头部偏向一侧，防止呕吐后发生误吸，并注意保暖。④将中毒者尽快送到附近医院，以免延误时机。

农药中毒的解毒药物 大多数农药没有解毒药物，而且很多农药中毒后，不能仅依靠解毒药物，各种对症支持治疗方法往往是更重要的救治措施。发生中毒后可以使用解毒药物救治的有以下几类农药。①有机磷酸酯类杀虫剂中毒：可使用抗胆碱药物（阿托品、长托宁等）和胆碱酯酶复能剂（氯解磷定、碘解磷定等）。②氨基甲酸酯类杀虫剂中毒：可使用抗胆碱药物（阿托品）。③有机氟类杀鼠剂中毒：可使用乙酰胺。④抗凝血类杀鼠剂中毒：可使用维生素 K_1。

（夏昭林　张　静）

túliào、yóumò、yánliào jí lèisì chǎnpǐn zhìzàoyè zhíyè wèishēng

涂料、油墨、颜料及类似产品制造业职业卫生（occupational health in coating, printing ink, pigment and analogous products manufacturing）

在从事涂料、油墨、颜料及类似产品制造业的生产活动中存在的职业有害因素及其对人体造成的健康损害。涂料、油墨、颜料及类似产品制造业是化学工业的一部分。涂料指涂覆在材料和制品表面，能够与表面材料很好的粘在一起并形成完整的涂抹，用以装饰和保护基体的材料，通常包括工业涂料、建筑涂料和特种涂料；油墨是用于书写和印刷的液体或黏稠材料；颜料是引起入射光反射或选择性传递，以把颜色转移到其所涂的物料的产品。这些制造业的生产流程和生产原料存在相似性，下面以油墨制造业为例介绍。

生产工艺过程 涂料、油墨、颜料等的制造是复杂的化工工程，其生产工艺主要为搅拌预分散和研磨细分散。

职业性有害因素 主要来自于危险物料和危险环境。

易燃或易爆物质 生产中使用的许多溶剂均系易燃或易爆物质，因而火灾危险始终存在。如易燃的载色剂或溶剂在使用时存在严重的起火和爆炸危险，从贮藏阶段直至废物处理都必须把安全问题放在首位。

搅拌机 生产中要使用各式各样的搅拌机，如果不做适当防护，便会发生事故。此外溅沫伤眼的事故常有发生，在灌注作业中危害尤其严重。

有毒有害配料 油墨生产中的配料很多，有的极易挥发，有的在使用时呈微粒状态，如果这些物质的某一种在空气中的浓度很高而被吸入，则有中毒的危险。溶剂危害在石版印刷中同样存在，石版印刷采购的油墨是黏稠的混合料，在使用时再添加溶剂调配。混合工序中使用的微粒状颜料是高浓度悬浮粉尘的来源，许多染料、颜料、清漆、蜡、干燥剂以及次要添加剂都可能既是原发刺激物，又是潜在的皮肤致敏物。生产中使用的某些特殊材料也对呼吸系统具有原发刺激作用。大多数颜料是化学活性较低的粉末，可导致轻度的肺组织反应，但不会影响肺功能。

健康损害 油墨制造业接触的有害物质众多，其主要危害视其所涉及的化学物而定。这些危害有的能危及工人全身，对呼吸、皮肤和神经系统的影响尤大，有的则危及特定器官，如眼睛。生产过程中危险物料包括氯代烃、酸、抗氧化剂、丙烯酸酯、光引发剂、偶氮染料以及许多腐蚀性添加剂。吸入蒸气或直接接触这些材料会引起刺激，导致结膜炎、鼻炎、皮炎、头晕和头痛。芳香烃浓度高时具有急性麻醉作用，如果剂量很大，能使人在几分钟内立即死亡。长期暴露于氯代烃气体中会在肝肾和其他器官内产生毒性反应。

预防措施 该行业中包括了众多的易燃易爆品，可导致火灾或爆炸等重大事故，造成人员伤亡。同时职业性有害因素种类繁多，长期暴露可致各种职业性病损，必须采取各种有效措施进行预防。

降低火灾等事故隐患 载色剂应放在室外，最好储存在地下贮罐内，通过管道输入特殊的车间，将易燃的载色剂混入油墨。所有的电气装置设备均应是防爆型，通风应充足，以防止易燃蒸气聚集。通常最好在混合槽上面安装排气装置，以便将易燃蒸气引至室外。混合车间本身应通风良好。如果废料数量较多，就应存放在地下储罐内，因为把废料排入普通的下水管道系统几乎肯定要导致水质污染。同时，合适的畅通无阻的安全出口与通道、火灾报警装置、灭火器和对职工的消防训练均必不可少。

减少生产事故 油墨生产中机械操作工序需特别注意安全的机械防护。搅拌机上的搅拌杆应加链锁罩，捏练机上的钳口应有效的加以防护，离心机上的旋转箱应装有联锁盖。

选用无毒和低毒原料 如应用新型环保颜料和溶剂，用无毒或低毒物质代替高毒物质，限制使用或禁用具有致癌作用和对人体产生有害作用的物质。

加强作业场所通风 必要时应安装排气通风设备。尤其是原材料混合车间，通常最好在混合槽上面安装排气装置，灌注和包装作业也需要有排气通风。工业通风可以控制车间粉尘、有害气体和改善劳动环境微小气候。如采取其他措施仍不能使作业场所有害因素的浓度和强度达到国家职业接触限值时，加强作业场所的通风不失为一种很好的预防措施。

加强个人防护用品 正确使用个人防护用品是防护的关键。由于溅沫伤眼的事故常有发生，在灌注作业中危害尤其严重，因此洗眼设备和洗眼液应放在近旁，必要时向从事某些作业的工人提供呼吸防护用品和护目镜。对于接触某些皮肤刺激性毒物的车间，应设置良好的卫生与洗涤设施，并提供护肤膏和润肤霜，供工人洗涤后使用，同时向工人详细说明其使用方法。

合理进行工厂规划 油墨工业中主要危害的预防与工厂的规划密切相关，需做到下列几点：设计特殊的输送设备，以便输送挥发性溶剂和载色剂；车间应具有防火性能；安排高标准的通风，以确保空气中有毒物质的浓度保持在最高容许浓度之下。

(夏昭林 孙 原)

héchéng cáiliào zhìzàoyè zhíyè wèishēng
合成材料制造业职业卫生（occupational health in synthetic materials manufacturing） 在合成材料制造业的生产活动中存在的职业性有害因素及其对人体造成的健康损害。合成材料制造业又称人造材料制造业，即把不同物质通过化学方法或聚合作用加工而成的高聚物的过程。合成材料广泛应用于日常生活中，塑料、涂料、黏合剂等都是合成材料。主要的三大合成材料是塑料、合成纤维和合成橡胶。塑料主要由合成树脂（主要成分）和添加剂组成，其中添加剂包括增塑剂、防老化剂、防腐剂、稳定剂、润滑剂等。常见的塑料有：聚乙烯、聚氯乙烯、聚丙烯、聚苯乙烯、聚甲基丙烯酸甲酯（有机玻璃）、酚醛树脂（电木）、聚四氟乙烯等。合成纤维是石油化学工业中取得的化学元素或化合物合成生产的聚合物，它是以石油、天然气等为原料制成的单体，再经聚合制成纤维（如"六大纶"、碳纤维、光导纤维、耐辐射纤维和防火纤维等）。主要用于制造纤维的物质有：聚酰胺、聚酯、聚乙烯、聚丙烯及四氟乙烯。合成橡胶包括通用橡胶和特种橡胶，其中通用橡胶包括氯丁橡胶、丁苯橡胶和顺丁橡胶；特种橡胶包括聚硫橡胶和硅橡胶。三大合成材料的主体是树脂，它是以煤、天然气和农副产品为主要原料，先制成单体，通过加聚或缩聚反应，生成高聚物（称合成树脂），再加入添加剂（如强固剂、填充剂、增塑剂、发泡剂、稳定剂、色料等）而成。这种通过人工方法，由低分子化合物合成的高分子化合物又称高聚物，相对分子量可在 10000 以上。

合成材料既是化工产品，又是化工产品重要的基础原材料，在国民经济生产和社会生活中扮演极其重要的角色，从日常生活到农业、工业和国防等各个领域，都离不开合成材料。

职业性有害因素 包括氮氧化物、一氧化碳、臭氧、锰及其无机化合物、电焊烟尘、氧化锌、其他粉尘、盐酸、硫酸、氢氟酸三氧化铬、可溶性镍化物、氨、硝酸、磷酸、硼酸、氰化物、甲苯、二甲苯、三氯乙烯、环己酮、丙酮、乙酸丁酯、氢氧化钠、碳酸钠、噪声、高温紫外线等。其中合成橡胶制造业涉及高温、电离辐射、氯气、氟及其化合物、丙烯腈、苯、有机氟、聚合物单体及其热裂解物、四氯化碳、氯丁二烯、盐酸和氟化氢等有害因素。合成纤维制造业涉及高温、电离辐射、石棉尘、氯气、氨、硫化氢、氰化氢、氰化物、丙烯腈、苯、甲苯、二甲苯、有机氟、盐酸、硫酸、聚合物单体及其热裂解物等有害因素。

在橡胶工序中，经常产生 85

或 90 分贝以上的噪声。噪声强度越大，对人体的损害越大，调查显示在 80 分贝以上的噪声下工作，职业性噪声聋发生率随噪声级别的增高而成指数增加，而在合成材料的多数车间，噪声分贝多大于 80 分贝；合成纤维工业中使用大量有毒的易燃物料，在梳理、纺纱、整理、经编等机器设备中加强职业防护。可能接触的原料为植物性粉尘。长期接触粉尘可引起以肺组织纤维化为主的全身性疾病－尘肺病。粉尘的颗粒物沉积于呼吸道，产生黏膜分泌功能亢进等保护性反应、继而一起一系列的呼吸道炎症；在合成材料工艺中高温车间内存在多种热源，在高温环境下作业，工人从高温环境中接受热流与辐射热量，加上高温劳动产生代谢产生的热量远大于散热量。当体温调节系统失调，会出现头晕、恶心、皮肤干燥、体温上升等症状。合成材料制造业中的电离辐射可在人体组织内释放能量，导致细胞死亡和损伤。在少量剂量下，并不会造成伤害。大剂量的照射将引起大范围的细胞死亡。慢性照射产生的作用，只有在照射一段时间后，才能被察觉，产生很多症状，如染色体损伤、皮肤癌、肿瘤等疾病。大剂量的急性照射可引起贫血、出血、感染等症状。

健康损害 过量暴露上述职业性有害因素可以引起各种健康损害，导致职业病，引起神经系统、呼吸系统、消化系统等多系统症状。

呼吸系统症状 在观察聚合过程取样或在维修过程调换和打开管道时，会暴露有毒物质。暴露于低浓度的二异氰酸酯，会引起呼吸系统的过敏反应和呼吸功能衰退，长时间暴露会导致过敏，

发生突发性急性哮喘；有机溶剂对呼吸道有刺激作用，如长时间暴露高浓度醇类、醛类会导致慢性支气管炎。

神经系统症状 正己烷用于塑料制造业中丙烯溶液的回收，短时间高浓度吸入正己烷，会出现头晕、头痛、眼及上呼吸道黏膜刺激及麻醉症状，并影响中枢神经系统导致畸形呼吸损害，严重者可发生肺水肿；在含有正己烷溶剂混合物的蒸气熏蒸下，工人的神经系统会受到损伤，导致多发性神经炎。链改良剂，如叔十二烷硫醇，会导致皮肤过敏并影响中枢神经系统，刺激皮肤和眼。高浓度的氯丁二烯会导致中枢神经系统抑制和肺、肝、肾损伤。急性有机溶剂中毒会导致中枢神经系统抑制；有机溶剂的慢性接触可导致慢性神经行为障碍。

噪声损害 噪声已经成为合成材料制造业中的主要有害因素，严重影响工人健康，在生产环境中广泛存在，可造成听觉系统、心血管系统、神经系统等多系统的功能失调，从事作业工人工龄越长，职业性噪声聋发生概率越大；噪声强度越大，出现听力损失的时间越短。来自橡胶车间的高频噪声、强度和频率经常变化的噪声、脉冲噪声对听力的伤害最大，这种噪声已经成为制造业常见的主要有害因素。

其他 纤维工艺中的刺激性气体，如光气、二氧化氮、氯等，会导致眼和呼吸道炎症（包括气管炎、支气管炎及肺炎），浓度较高时可引起喉痉挛和肺水肿；窒息性气体可导致智力减退、注意力不集中，严重时会引起头痛、耳鸣、呕吐，甚至昏迷、脑水肿。工艺中常见的窒息气体包括一氧化碳、氰化氢等。

预防措施 应改革生产工艺、通风排毒，包括生产过程密闭化、自动化和程序化；安装有效的局部排毒设备，定期维修；对工程进行管理控制，最大限度降低噪声源的噪声，对工人进行定期的听力测定、听力图评定，工艺中进行有效的听力保护，并合理使用听力保护器。

完善管理 根据国家相关规定和实际情况，制订切实可行的职业卫生管理制度和规章制度；加强对员工进行职业卫生培训，提高防患意识。完善职业卫生管理监督，充分认识职业病危害的严重性和可预防性，加强健康教育。

卫生保健措施 在合成橡胶工艺中，涉及挥发性单体和溶剂，因此必须安装全面的通风装置和局部排气通风装置，工人个体需要佩戴防毒面罩。纤维工艺中可能会有皮肤和眼接触，一旦发生，用水迅速进行冲洗，然后进行必要的医疗处理；同时，纤维工艺生产中有许多有毒化学品，包括苯、醋酸、硫化氢等，为确保这些有毒化学品在安全极限范围内，要保持良好通风，工人使用物料时，要给予充分的指导和预防，接触有毒及腐蚀性物料时必须穿防护服，设备、机器尽可能封闭。对工人进行就业前和定期体格检查。

（夏昭林　李　勇）

zhuānyòng huàxué chǎnpǐn zhìzàoyè zhíyè wèishēng

专用化学产品制造业职业卫生

（occupational health in specialized chemical products manufacturing）

在专用化学产品制造业的生产活动中存在的职业性有害因素及其对人体造成的健康损害。专用化学产品制造业属于技术密集型产业，各个环节需要复杂的生化合成反应，进行生产的原料、中间产物和成品大都涉及有机物、金属元素和各种无机盐等。在生产过程中，尤其是以有毒物质为原料或合成的化学物对人体健康有危害的环节，需要采取积极卫生防护措施，保证劳动者的健康不受到威胁。

行业概述 一般把产量小，经过改性或复配加工，具有多功能或专用功能，既按其规格说明书，又根据其使用效果进行小批量生产和小包装销售的化学品称为专用化学品。中国指水处理化学品、造纸化学品、皮革化学品、油脂化学品、油田化学品、生物工程化学品、日化产品专用化学品、化学陶瓷纤维等特种纤维及高功能化工产品，以及其他各种用途的专项化学用品的制造。专用化学品及其生产方法（精细化工）具有技术密集度高、保密性和商品性强、市场竞争激烈的特点。

生产工艺过程 专用化学品主要由化学合成或生物合成，生产流程包括从物质中分离、提取，制剂加工和商品化三个阶段。大多数采用灵活机动的多功能装置和间歇方式进行生产。

职业性有害因素 生产性毒物主要存在如下生产过程：原料的提炼与加工，加料和出料，材料的加工、搬运、储藏以及出品的处理、包装等。在生产环节，有许多因素也可导致作业人员接触毒物，如化学管道的渗漏，化学物的包装或储存气态化学物钢瓶的泄漏，作业人员进入反应釜出料和清釜，物料输送管道或出料口发生故障，废料的回收再利用，化学物的采样和分析，设备的保养和修检等环节。包括化学性因素和物理性因素。

化学性因素 专用化学产品制造业的生产过程中运用多种化学物且涉及很多新的化学物的制备，因此主要对作业者健康造成危害的是化学物。化学物以固、液、气三种形式存在，人体暴露任何一种形式都可能会对健康造成损害。从事化学物生产的工人，主要由暴露部位和局部皮肤接触，以及呼吸道吸入两种形式接触到有毒有害化学物。在化工原料的生产过程中，每个环节均可能发生化学物经皮吸收进而引起全身毒性。职业环境中的多种因素可增加化学物经皮毒性的危险，如岗前健康教育环节的缺失、工作时粗心大意、不使用防护手套、工作服污染或不合适的防护服等都可使皮肤接触有害化学物的时间延长。

物理性因素 包括气象条件，如气温、气湿；噪声和振动，如机械的撞击、摩擦、转动产生的噪声，以及生产性振动的接触，如进行风钻、除锈剂、造型机、振动破碎机和抛光机等操作。

健康损害 在化学物制造工序中，作业者可能接触到各种化学物，包括无机矿物质、有机化学物、催化剂、引发剂、调聚剂和凝聚剂等。化学工业中所处理许多的物质具有化学反应活性，而且往往同时还具有生物活性，暴露于这些物质的作业者有特殊的危险性。

皮肤损伤 化学性因素是职业性皮肤病的主要致病原因，约占职业性皮肤病病因的90%以上，其种类繁多，涉及多个工种。按其作用机制分为原发性刺激物、皮肤致敏物及光感性物质，每一类物质中既有无机性化学物，亦有有机性化学物。皮肤接触刺激物会引发的各种皮肤不适甚至皮肤病。如许多工业化学物可渗透皮肤进入血液循环，在一个或多个靶器官引起全身毒性，或诱发全身过敏反应。皮肤接触化学物的反应，决定于化学物的性质和剂量。按皮肤损伤的不同程度可分为：①皮肤局部出现轻到严重的刺激。②腐蚀性化学物对皮肤引起严重损害，随后出现全身毒作用。③出现变应性接触性皮炎。④皮肤作为化学物的贮存库，延缓释放化学物。⑤化学物经皮吸收引起全身毒作用。专用化学产品制造业常见皮肤病有接触性皮炎和职业性痤疮等。

呼吸系统损伤　低浓度的化学物，如刺激性气体、氯乙烯等逸散在空气中对呼吸道黏膜有刺激作用，短时间高浓度接触一般多发生于意外事故，其主要危害是肺水肿和急性呼吸窘迫综合征；作业场所中金属和类金属通常以气溶胶形式存在，在涂料染料中存在的特细金属颗粒，特别是在金属溅镀过程中弥散在空气中的金属微粒，短时间大量接触会出现金属热急性发作，在接触4~8小时后开始出现症状。通常首先口感异味，其后上呼吸道刺激伴有咳嗽和黏膜干燥、肌痛、突发寒战、乏力、疲倦以及全身不适。在生产环境中呼吸道是主要的接触途径，但经口摄入也是很重要的接触途径。金属和类金属对人体的作用，可以涉及不同水平，如器官或组织、细胞、分子水平，产生的毒作用也涉及人体多个系统，可以是局部刺激作用，也可能产生全身反应。金属与大多数有机溶剂不同的是，在人体组织中代谢降解缓慢，作为一种元素容易在体内蓄积，导致慢性毒作用。

血液系统损伤　许多毒物对血液系统有毒性作用，引发贫血、溶血、造血障碍、出血甚至白血病。众所周知的血液系统毒物——有机溶剂苯所致白血病是明确规定的职业性肿瘤之一。国际癌症研究机构（international agency for research on cancer, IARC）已确认苯为人类致癌物。

消化系统损伤　毒物可以通过整个消化道的黏膜吸收，但在生产过程中，毒物经消化道摄入所致的职业中毒较为少见。职业危害造成的影响主要集中在肝脏损害，肝脏作为体内生物转化作用的主要器官，是毒物代谢和排出的主要负荷器官，四氯化碳、氯仿、砷化氢等中毒可引起急性或慢性中毒性肝病。

中枢神经系统损伤　长时间暴露有毒有害化学物会导致作业者出现失眠、多梦、嗜睡等神经衰弱综合征，可伴情绪精神失调，如情绪不稳定、易怒等。进一步发展可导致中枢及周围神经出现器质性病变。

预防措施　专用化学产品制造业暴露许多职业性有害因素，导致各种职业病，需要采取综合措施，控制职业性有害因素暴露机会和水平，加强工人职业健康防护。

职业卫生管理　认真贯彻《职业病防治法》等有关法律法规，建立健全职业卫生管理制度。

工艺改革　提高机械化、自动化作业水平，尽量选择无毒或低毒的生产工艺和设备，如使用无毒或低毒材料，改进生产工艺技术。减少工人直接暴露于有毒有害化学物的机会和暴露时间，从根本上预防职业病。

职业卫生服务　定期进行职业病性有害因素监测、职业健康监护、职业卫生培训；将车间职业性有害因素控制在职业接触限值范围内；及时分析职业健康监护结果，早期发现、早期处理；及时就可能暴露的职业性有害因素进行职业病危害的告知。

个人职业病防护用品　制定《劳动防护用品发放、使用制度》，对职工劳动防护用品的使用和佩戴情况进行督查。对特殊敏感个体要妥善安排，以减少个体因素的影响。患有严重的全身性皮肤病、多发性周围神经病、中枢神经系统器质性疾病、精神病、慢性肾病等疾病的人员及时安置从事其他非有毒有害化学物接触岗位。

应急救援措施　针对职业病危害事故制定应急救援预案并定期演练，配备应急救援设施。

防尘、防毒设施　有机物很容易在空气中挥发弥散，造成整个工作环境的污染，因此在主要有毒有害的生产环节应该注意隔离，强化工人的防范意识；工艺流程中职业病危害污染较高的部分需采取必要的防尘、防毒、防噪声设施，如通风除尘、通风降温、通风排毒、进行湿式作业、减振消声及采取防止跑、冒、滴、漏等措施。

（夏昭林　郝延慧）

rìyòng huàxuépǐn zhìzàoyè zhíyè wèishēng

日用化学品制造业职业卫生

（occupational health in household chemical products manufacturing）

在日用化学制造业的生产活动中存在的职业性有害因素及其对人体的健康损害。日用化学品制造业，又称日用化学工业，简称日用化工业、日化行业，指生产日常生活中需要的精细化学产品的工业。日用化学品又称日用化工产品。日用化学品制造业列入中国化学工业年鉴、单独统计产量（产值）的日用化工产品主要有合成洗涤剂、肥皂、香精、香料、化妆品、牙膏、油墨、火柴、干电池、烷基苯、五钠、骨胶、明胶、皮胶、甘油、硬脂酸、感光胶片、感光纸等。根据国民经济统计分类，日用化学品行业分为肥皂及合成洗涤剂、化妆品、口腔清洁护理用品、香料香精以及家用其他化工制品5个子行业。从产品的生产工艺上看，除表面活性剂和合成香料等品种的生产多为原始的化学反应合成外，其他大量日用化工产品主要是采用各种化学原料按确定的配方混合调配制得。各个门类的产品的生产方式存在较多的相似之处，表现在洗衣粉、液态洗涤剂、多种形式的化妆品、口腔清洁用品（主要为牙膏）和香精的生产中。鉴于本行业产量占绝大多数的产品品种在生产中基本没有污染物排放，因此日化行业总体上对环境的污染较小，历史上受到业内人士和环境保护部门关注的程度较低。

生产工艺流程 各类日用化学品的生产涉及诸多的化学反应步骤，但均属于精细化工类，不同种类的工艺流程存在差异。

表面活性剂生产工艺 其工艺流程包括预处理、磺化、分酸、中和等步骤。

合成香料生产工艺 合成香料品种按照其化学结构可分为：烃类及卤代烷类、醇类、醚类、酚类、酯类、醛类、酮类以及含氮化合物。主要工艺流程为离析法、合成法。

物料的处理工艺 常见的有：蒸发、结晶、干燥、粉碎、混合、乳化、悬浮液分离。

物料的精制工艺 常见的精制纯化方法有：重结晶、沉淀、离子交换、分离工艺。

职业性有害因素 种类繁多，包括粉尘、放射性物质、化学毒物、生物性因素等，但以化学物为主，由于日用化学品制造业属于技术密集型产业，工效学方面的危害相对较少。

粉尘 主要存在于物料的运输和处理中。在物料的粉碎和干燥中，会产生大量粉尘。在一些产品的制作过程中，也会有粉尘产生，如在爽身粉和牙膏的制造中，会产生大量滑石粉尘；在墨水制造中，会产生煤烟尘；火柴制浆业中，会产生炭黑尘。

放射性物质 在个别日用化学品行业中有使用。在摄影材料如胶卷的制作，感光材料的检验和片基的制备中都需要接触到放射性物质。

激光 主要见于产品的处理阶段，如肥皂的成型、皂基的处理、粉剂的制备和铝管的压制和切割。

化学物 是这个行业主要的职业性有害因素，由于日用化学品的种类繁多，因此接触的化学物品种类繁多，其中大部分都对人体有毒有害。常见的化学物按照分类，大致可以分为以下几类。

重金属 日用化学品生产中涉及各种重金属，如在火柴制浆过程中会产生锰烟和锰尘，同时会使用到铬及其相关化合物；在三氧化硫的制备中需要使用钒及其化合物进行催化作用；另外化妆品及医用化学品制造业，氧化锌用于粉剂的成型和稳定，因此粉剂的制备、香饼压制和粉剂灌装操作会不可避免地接触到该物质。

酸碱 在各种日用化学品的生产中都有重要作用，用于调整物料产品的酸碱度，保持产品的稳定性，维持适宜的反应环境。在表面活性剂十二烷基苯磺酸的制备中，需要大量的发烟硫酸对烷基苯进行磺化；反应后苯磺酸的分离和中和需要使用大量的烧碱；另外在照相乳剂制备、照相乳剂溶化、感光材料涂布、照相明胶制备、液氯气化、醛类香料合成、酮类香料合成、酯类香料合成、氮类香料合成、多环麝香合成中，需要使用盐酸。

有毒有害气体 主要是一氧化碳、氯气等。其中醛类香料的合成过程中会产生一氧化碳；液氯气化和磺氯酰化中产生大量的氯气；鞋油的制造中会挥发出氨；二氧化硫则在照相明胶制备、二氧化硫制备、三氧化硫制备、磺化中和、液氯气化、磺氯酰化、醛类香料合成、骨胶熏洗等环节中存在。

有机化学物 包括作为反应介质的有机溶剂，以及各种有机原料和反应的中间产物，是化学危害中主要的类型。苯、甲苯和二甲苯在各种香料的合成以及材料涂布中均有应用；鞋油的制备中会使用汽油和正己烷；天然香精制备中，花香溶剂的萃取使用到大量的四氯化碳；此外，甲醇和硫酸二甲酯用于照相乳剂制备、照相乳剂溶化、感光材料涂布、片基制备、醚类香料合成、醛类香料合成、酯类香料合成、氮类香料合成中；甲醛参与铝管印刷、火柴制浆、烃类香料合成、醇类香料合成、醛类香料合成、多环麝香合成。

生物性因素 在动物性明胶的制作中，可能会有炭疽等病毒；另外在一些增添中草药的化妆品和护肤用品的生产中，可能有对人体有害的植物草药以及粉尘螨。

特殊体位 见于产品的包装和灌注流程,如包装工人的长期站立体位。

健康损害 包括以下几方面。

呼吸系统损害 主要在接触有毒有害气体和粉尘的行业中多见。在火柴和墨水制造中,接触煤烟尘或炭黑尘,可导致职业性尘肺病。除此之外还可引起慢性鼻炎、咽炎、慢性支气管炎、支气管哮喘等。生物性粉尘和尘螨可以引起作业工人过敏性哮喘。接触氯气、氨气和二氧化硫可能导致职业性中毒,以及呼吸道灼伤。

皮肤损害 主要是由于强酸强碱和有机溶剂导致损伤。苯磺酸制造中的硫酸、烧碱,会造成皮肤组织的脱水和灼伤,盐酸也会造成同样的损伤,主要是引起局部组织红肿、炎症以及溃烂。个别大面积的灼伤可能影响机体电解质平衡,进而威胁生命。长期接触有机溶剂,如苯、汽油、正己烷等,会损伤皮肤的角质层,引发各种各样的皮炎。香精提取中长期接触四氯化碳,导致脱脂皮肤而出现干燥、脱屑和皲裂,可引起接触性皮炎;其对黏膜也有刺激作用,接触眼可引起暂时性的刺激感,不引起严重损害,但中毒者可有视觉损害。硫酸二甲酯可以引发过敏性皮炎,导致皮肤红肿和出疹。

中毒 毒物可以引起各种职业中毒。如:①一氧化碳导致窒息中毒甚至死亡(见一氧化碳中毒)。②盐酸除对皮肤、眼及呼吸道黏膜产生腐蚀和刺激作用,高浓度可引起严重的灼伤。其蒸气或烟雾可引起急性中毒,长期接触可引起牙齿酸蚀症及皮肤损伤。③氢氧化钠刺激眼和呼吸道,腐蚀鼻中隔,直接接触可引起灼伤;误服可造成消化道灼伤,黏膜糜烂、出血和休克。④氯气被吸收后,与湿润的黏膜接触,形成盐酸和次氯酸,又分解为盐酸和新生态氧,引起上呼吸道黏膜肿胀、充血或刺激眼结膜。新生态氯具有强氧化作用,引起脂质过氧化而损害细胞膜。吸入高浓度氯,常致深部呼吸道病变,有时由于局部平滑肌痉挛而窒息,或通过迷走神经的反射作用导致心脏骤停。⑤硫酸属中等毒类,经黏膜和皮肤迅速吸收,对皮肤和黏膜有强烈刺激和腐蚀作用,并引起中毒。⑥二氧化硫的中毒症状主要由于其生成的亚硫酸和硫酸对黏膜的强烈刺激作用所致。⑦四氯化碳等有机溶剂长期接触可能引发多种神经系统综合征,如头晕、眩晕、倦怠无力、记忆力减退、胃肠功能紊乱等症状。同时常伴有肝肾损害。⑧铬及其化合物、铬酸盐可引起铬鼻病。⑨氧化锌可以导致金属烟热。⑩锰可以导致金属烟热和的呼吸系统损害,高锰酸钾误食可导致口腔消化道腐蚀,引发口腔炎部肿胀,严重者可因休克循环衰竭死亡。

致癌 放射性物质的长期接触可以导致肿瘤的发病率上升,另外苯、甲苯、二甲苯及其相关的氨基、硝基化合物可引发相关的职业性肿瘤,苯可以导致职业性白血病。

个别器官过度紧张 见于产品包装工人,由于长时间单纯反复性的包装动作,可引起腱鞘炎。

预防措施 日用化工行业职业性有害因素种类繁多,长期暴露可致各种职业性病损,必须采取各种有效措施进行预防。

选用无毒和低毒染化料 应用新型原料和添加剂,用无毒或低毒物质代替高毒物质,限制使用或禁用具有致癌作用和对人体产生有害作用的原料和添加剂。

技术改造 通过技术革新和工艺改革,提高自动化机械化作业水平,有效减少暴露时间和降低污染水平。①增加工艺流程中密闭反应容器中进行的时间,减少职业性有害因素的排放,如采用密闭管道输送原料。②采用自动灌注和包装机械,可以减少作业工人的作业紧张,减少由于工效学因素引起的职业病。

加强作业场所通风 工业通风是作业场所通风、防尘、排毒、防暑降温,控制车间粉尘、有害气体和改善劳动环境微小气候的重要卫生技术措施之一。如采取其他措施仍不能使作业场所有害因素的浓度和强度达到国家职业接触限值时,加强作业场所的通风不失为一种很好的预防措施。另外,依据生产工艺和有害因素的种类和性质,采取不同形式的通风,能有效地控制本行业生产过程中的粉尘、有害气体、高温和余湿。

个人防护用品 如不能消除或有效降低工作环境中的职业性有害因素时,正确使用个人防护用品是防护的关键。如在化工合成中,以及物料运输和加工中,操作者正确使用隔离衣和隔离手套是保护自己的有效手段。

(夏昭林 叶云杰)

yīyào zhìzàoyè zhíyè wèishēng

医药制造业职业卫生(occupational health in medicinal and pharmaceutical manufacturing)

各类医疗、药剂用品及其相关产品在制造、生产、加工等过程中存在的职业性有害因素及对人体造成的健康损害进行识别和预防。医药制造业是与人类生活休戚相关、长盛不衰、长期高速发展的工业。随着社会经济、科技的进步，中国医药制造业得到大力发展，主要门类包括：化学原料药及制剂、中药材、中药饮片、中成药、抗生素、生物制品、生化药品、放射性药品、医疗器械、卫生材料、制药器械、药用包装材料及医药商业。医药制造业生产工艺复杂，一般分为原药和制剂两大类。原药按生产工艺过程分为发酵提取、生物制剂和化学合成；制剂分为西药制剂和中药制剂。同时，医药制造业生产工艺中接触的化学物繁多，这些都使得对医药制造业工人健康的关注成为职业卫生中的重要环节。

职业性有害因素　主要有以下几种。①各种化学毒物。不同药物合成所需原料不同，且这些原料中多数为有毒化学物。这些有毒化学物包括金属类（如钒、锰、汞、钡等）、有机溶剂类（如苯、甲苯、二甲苯、汽油、二氯乙烷、三氯乙烯、甲醇等）、苯的氨基硝基化合物（如苯胺、硝基氯苯、苯肼等）、刺激性气体（如氯气、二氧化硫、氮氧化物等）、窒息性气体（如一氧化碳、硫化氢等）、高分子化合物和其他一些毒物（如氯乙烯、酚等）。②粉尘。化学合成制药工业可接触矽尘、煤尘、锰尘等，但医药制造业中主要的粉尘危害为药物性粉尘。③物理性有害因素。高温、噪声和振动是医药制造业中最主要的物理性有害因素。④其他。医药制造业工人劳动时间安排不合理，劳动强度过大也是危害其健康的常见因素之一。

健康损害　常见的职业病主要为以下几种。

职业性中毒　由于生产性毒物通过呼吸道、消化道、皮肤进入人体内造成。①刺激性气体（如氯气、二氧化硫、氮氧化物等）容易引起急性中毒、死亡事件。刺激性气体其主要对人体皮肤黏膜产生刺激作用，刺激性气体中毒会出现局部刺激症状，如流泪、畏光、结膜充血、流涕、喷嚏、咽痛、呛咳等；若接触的浓度过高，可引起喉痉挛、水肿、气管和支气管炎，甚至肺炎、肺水肿。②窒息性气体（如一氧化碳、硫化氢等）中毒后表现为多个系统受损，但首先是神经系统受损，且最为突出；缺氧是窒息性气体的共同致病环节，而人的大脑对缺氧极为敏感，轻度缺氧即可引起智力下降、注意力不集中、定向能力障碍；较重时出现头痛、耳鸣、恶心、呕吐、乏力、嗜睡、甚至昏迷；进一步发展可出现脑水肿危及生命。③职业环境中的有机溶剂（如苯、甲醛、硝基苯）的危害是一个较为普遍的问题。在制药工业中均大量接触各种有机溶剂。有机溶剂对皮肤、呼吸道黏膜、眼结膜等具有强烈的刺激作用，可引起接触性皮炎、咳嗽、流泪等。有机溶剂长期接触后常引起慢性中毒，能对多系统、器官造成特殊损害，甚至具有致癌或潜在的致癌作用，引起接触人群心理、认知功能和人格改变、老龄化、神经衰弱综合征、自主神经功能紊乱、视觉功能障碍、中毒性脑病、肝癌、肝血管肉瘤、乳腺癌等疾病。

职业性皮肤病　医药制造业生产过程中接触的各类毒性物质常对皮肤黏膜有刺激性，因此引起职业性皮肤病，包括接触性皮炎和过敏性皮炎，小面积化学烧伤也很多见。①接触性皮炎主要是皮肤黏膜受到外界化学物（包括各种酸、碱、有机溶剂等）刺激而发生的炎性反应，急性皮炎在接触局部形成境界清楚的红斑、水肿、丘疹或在水肿性红斑基础上密布丘疹、水疱或大疱，疱破后呈现糜烂、渗液、结痂，自觉灼痛或瘙痒，积极治疗后在短期内可痊愈。慢性改变者，呈现不同程度的浸润、增厚、脱屑或皲裂。②过敏性皮炎则是在长期接触刺激源后，继发的迟发型过敏反应，主要表现为多种多样的皮炎、湿疹和荨麻疹，且反复发作不易痊愈。

尘肺　长期吸入粉尘所致的以肺组织纤维性病变为主的疾病。医药制造业工人在原料药的配料、包装、粉碎、成品药制作胶囊、片剂、颗粒、药丸等生成过程中均能接触到生产性粉尘。药物粉尘除能与其他粉尘一样危害肺组织以外，由于其本身的化学性质还可能导致相应器官的病变。职业性尘肺由于其迟发性的特点，严重威胁职业工人健康。

职业性噪声聋　医药制造业中的常见职业病。长期工作于噪声级较大的环境中造成工人听觉损伤。职业性噪声聋是听觉长期遭受噪声影响而发生缓慢进行性的感音神经性耳聋，其早期主要表现为听觉疲劳，但是离开噪声环境后可在短期内恢复，随着病情的发展，听觉疲劳恢复所需时间越来越长，最终导致感音神经性耳聋。噪声除能影响听力以外，还对神经系统、心血管系统、内分泌系统和免疫系统、消化系统、生殖功能及胚胎发育造成影响，引起头痛、头晕、心悸、睡眠障碍等神经衰弱综合征，自主神经功能紊乱、心律失常、高血压、胃肠功能紊乱、食欲不振、胃液分泌减少、胃紧张度降低、胃蠕动减慢等。女性长久接触噪声以后常出现月经不调现象，表现为月经周期异常、经期延长、血量增多及痛经等。

局部振动病　长期接触较强的局部振动，可以引起外周和中枢神经系统的功能改变，表现为条件反射抑制，潜伏时间延长，神经传导速度降低和肢端感觉障碍，如感觉迟钝、痛觉减退等。检查可见神经传导速度减慢、反应潜伏期延长。自主神经功能紊乱表现为组织营养障碍，手掌多汗等。局部振动还可以引起周围循环功能改变，外周血管痉挛，表现为皮肤温度降低，冷水负荷试验时皮温恢复时间延长，出现典型的雷诺现象；同时，振幅大、冲击力强的振动还能引起骨、关节的损害，主要改变在上肢，出现手、腕、肘、肩关节局限性骨质增生，骨关节病，骨刺形成，囊样变和无菌性骨坏死，手部肌肉萎缩、掌挛缩病等。此外，局部振动对听觉可以产生影响，引起听力下降；还可以影响消化系统、内分泌系统、免疫系统以及生殖系统功能。

其他　生产激素类药物的工人常接触促肾上腺皮质激素粉状原料从而引起激素综合征。生产雌激素类药物的工人常接触雌激素粉状原料从而引起雌激素相关症状，如阴道不规则出血、乳腺肿大等。化学性眼病多见于制药操作工，接触氯喹的工人会导致眼球色素沉着。在无菌灭菌车间攻坚的工人由于长期接触甲醛，因此可能患各种职业性癌症。同时各种原药、成品粉尘和蒸气长期少量进入体内，可因药物本身的药理作用而引起相应的症状或体征，从而危害作业工人的身体健康。

预防措施　针对医药制造业工人在生产过程中可能接触的各种有害因素，必须采取有效的预防措施。①首先尽量以无毒、低毒化工原料或生物原料代替有毒、严重污染环境的原料；化学反应、催化剂或溶剂绿色化；积极采用新工艺、新技术，加强生产线自动化进程，减少人工直接操作。②工厂厂房设计要加强通风排毒措施，有粉尘、高温、振动、噪声的车间要加强吸尘、降温和消声措施，定期检测车间空气中尘毒浓度，并定期检测各项防护措施的效果。③加强职工职业健康宣传教育，提高职工的自我保护意识，重视职工个人防护，坚持让工人配戴有效的防尘、防毒口罩进行作业。注意饭前洗手，班后洗澡、更衣，可以防止毒物和药尘经消化道和皮肤侵入机体。④对工人进行健康监护，坚持职工就业前体检和定期健康检查，动态了解工人健康状况，做到早发现、早诊断、早处理；同时建立完整的工人健康档案，为职业流行病学调查研究提供支持。

(林忠宁)

huàxué yàopǐn yuányào zhìzàoyè zhíyè wèishēng

化学药品原药制造业职业卫生

（occupational health in raw chemical medicinal materials manufacturing industry）　主要指各类化学药品原药在其制造、生产加工等过程中存在的职业性有害因素及其对人体造成的健康损害进行识别和预防。化学药品原药制造业指对药品制剂所需的原料药进一步加工的过程。如抗生素、内分泌品、基本维生素、磺胺类药物、水杨酸盐、水杨酸酯、葡萄糖和生物碱等原料药，特别注意与生物制品（biological product）原料相区别，后者为各种微生物、细胞、动物、人源组织和液体等生物材料。

职业性有害因素　主要包括粉尘及有毒化学物、噪声、高温、微波等。其中粉尘及有毒化学物的职业危害较大，有毒化学物主要有苯、甲醛、丙酮、醋酸乙酯、吡啶、乙酸、三氯甲烷、氨、二甲基甲酰胺和盐酸等。在其主要的生产工艺流程中，如原材料的磨碎、配料、混合、制粒、干燥、筛选、包装和成品等均可接触。

生产过程中作业人员接触有毒化学物的机会主要是因为设备和管道密闭不严、锈蚀渗漏，上道工序来料、检验分析取样及出料、废弃物料排出，清洗或检修设备及管道中残存的有毒化学物有可能污染作业环境。有毒化学物可经过呼吸道和皮肤吸收，但由于在生产过程中，原材药有大量的有害气体或蒸气逸出，操作工人接触液态、蒸气态有毒物质时间较长，所以呼吸道是其主要的吸入途径，其次是经皮肤吸收。

健康损害　包括以下几方面。

噪声危害　噪声对神经系统的影响主要表现为神经衰弱综合征，有调查显示，暴露在化学药品原药制造工作场所噪声中的作业人员，其耳鸣、失眠、头痛和记忆力下降等自觉症状较对照组高；作业环境中的噪声还对心血管系统有影响，主要是引起自主神经功能紊乱而导致心律失常、高血压等心血管系统异常。

有毒化学物危害　在工艺过程中，甩干物料中含有盐酸时，有可能发生化学灼伤事故，主要是眼睛和皮肤的化学性损伤。当发生吡啶、氨气等刺激性气体泄漏时，吸入高浓度气体会引起以中毒性咽喉炎和肺泡内及肺间质过量的体液潴留为特征的中毒性肺水肿（toxic pulmonary edema），最终可导致急性呼吸衰竭。

预防措施 包括以下几方面。

生产工艺改革 生产过程密闭化、自动化和程序化，减少作业工人与化学物接触机会；选用新型低噪声设备，并对主要产生噪声的设备加装基础减振垫、隔声罩、安装消声设备，使作业场所的噪声强度符合《工业企业噪声控制设计规范》。

通风排毒 如果通风排毒系统设计不合理或排毒口排毒效果不佳，可造成工作场所空气中有害物质浓度增高甚至超过国家卫生标准，工人长期接触毒物有可能受到职业性有害因素的影响，也加大了职业病危害事故的风险；采取密闭尘源和局部抽风相结合，防止粉尘外逸和减少有毒化学物的浓度，使其符合国家的卫生标准。

设备布局 封闭和隔离产生有害气体或蒸气的车间；对产生噪声的车间，设立隔声值班室；有良好生产规范要求的精烘包，包括洁净生产区中的设备应设立独立房间。

个人防护 接触吡啶、盐酸等刺激性、腐蚀性有毒化学物的作业人员应配备符合要求的工作服、靴、手套、口罩和防护眼镜，防止或减轻其对眼睛和皮肤的化学性损伤；按照《工业企业职工听力保护规范》规定，对工作场所噪声接触卫生限值超标和有可能每班接触噪声 $L_{Aeq,8} \geq 85dB$ 的工人配置 3 种以上声衰值足够、舒适有效的护耳器（耳塞或耳罩），并经常维护、检修，定期检测其性能和效果。注意个人卫生，杜绝将粉尘或被有毒化学物污染的工作服带回家。

（林忠宁）

huàxué yàopǐn zhìjì zhìzàoyè zhíyè wèishēng

化学药品制剂制造业职业卫生

（occupational health in chemical medicinal preparation manufacturing industry） 直接用于人体疾病的防治、诊断的化学制剂在制造、生产加工等过程中存在的职业性有害因素及其对人体造成的健康损害进行识别和预防。中成药制造、动物用药制造、生物制品和生化药品制造不属于化学药品制剂制造业的范畴，与化学药品原药制造业的区别是，后者人工提取或合成具有药物作用的化学物质，简单说就是制药企业制造化学药物，再加辅料（淀粉、葡萄糖等）加工的过程，即制剂（制成药剂）。经过制剂工序后，原料药就成为胶囊、注射液等，即药品制剂。

职业性有害因素 主要有以下几方面。

毒物 不同药物合成所需原料不同，其原料、中间体、半成品、成品均有一定毒性，有的甚至属于高毒物质。①金属类。如锰、铬、汞、铅等。②有机溶剂。如苯、甲苯、二甲苯、氯仿、四氯化碳、甲醇等。③苯的氨基硝基化合物。如苯胺、硝基氯苯、苯肼等。④刺激性气体。如氯、硫酸二甲酯、氮氧化物、甲醛等。⑤窒息性气体。如氰化氢、一氧化碳、硫化氢等。⑥高分子化合物。如氯乙烯、丙烯腈等。⑦其他。如溴乙烷、酚、吡啶等。

粉尘 包括矽尘、煤尘、锰尘和药物性粉尘等，其中危害最严重的是药物性粉尘。

物理性有害因素 主要是高温、噪声、振动，也可产生高频、紫外线、X 线等职业危害。

其他 劳动时间安排不合理，劳动强度过大，强迫体位以及其他因素，也不同程度地存在于化学药品制剂制造业。

化学药品制剂制造业主要职业性有害因素的暴露途径：化学药品制剂不同剂型的工艺过程有所差异，以普通片剂为例，其关键生产环节通常包括原料药和辅料粉碎、混合、制粒、湿颗粒干燥以及压片等过程。在原料药的配料、包装、成品压片等生产过程，可接触药物性粉尘，如氨基比林药尘、磺胺药尘、巴比妥药尘等；在包衣，透皮制剂制备过程中可接触有机溶剂。

健康损害 包括以下几方面。

职业中毒 以刺激性气体中毒和各种有机溶剂中毒最常见。前者多因事故所致，呈急性中毒过程；后者多为慢性中毒，主要表现为呼吸系统和神经系统症状。对于所加辅料的危害的研究显示，辅料具有一定的毒性或刺激性，如苯甲酸和苯甲酸钠的过敏反应和风疹样反应，羟苯甲酯、羟苯丙酯的刺激性和过敏反应，焦亚硫酸钠等亚硫酸盐的过敏反应和可能引起的支气管痉挛等反应，通过对辅料用量的控制，可将毒性或刺激性控制在可接受范围内。

职业性皮肤病 除原料、中间品可引起皮肤损害外，原药、成品也是常见病因。常见者为接触性皮炎和过敏性皮炎，小面积化学烧伤亦不少见。

其他 尘肺、局部振动病、职业性噪声聋，在某些制药行业中偶有发生；化学性眼病多见于制药操作工，接触氯喹可引起眼球色素沉着；生产激素易引起激素综合征；各种原药、成品的粉尘和蒸气长期少量进入体内，可因药物本身的药理作用而引起相应的症状或体征。

预防措施 包括以下几方面。

改革生产工艺和通风排毒 以无毒、低毒原料代替有毒、高毒原料；采用新工艺、新技术；加强生产设备密闭化、管道化和自动化，防止有毒气体和粉尘外逸，杜绝跑、冒、滴、漏现象；加强通风排毒措施，有粉尘、高温、振动、噪声的车间，需加强吸尘、降温、消声措施；实行隔离操作、仪表控制和自动调节。

加强个人防护 坚持佩戴有效的防尘、防毒口罩或面具和皮肤防护用品；强化生活卫生设施，注意饭前洗手，班后洗澡更衣，防止毒物和药物性粉尘经消化道和皮肤侵入机体。

卫生管理和职业卫生服务 完善设备维修制度和岗位责任制，严格操作规范，杜绝违章操作。坚持职工就业前体检和定期健康检查，定期监测车间空气中尘毒浓度，严格执行化工企业健康监护制度。

(林忠宁)

zhōngyào yǐnpiàn jiāgōngyè zhíyè wèishēng

中药饮片加工业职业卫生 (occupational health in Chinese patent drugs troche processing industry)

各类中药饮片加工、生产等过程中存在的职业性有害因素及对人体造成的健康损害进行识别和预防。在中医理论指导下应用的药物称为中药，主要包括中药材、中药饮片和中成药等。其中中药饮片是在中医药理论指导下，根据辨证施治及调剂、制剂的需要，对中药材进行特殊加工炮制后的成品，加工中药饮片的作用在于清洁药材，便于配方煎煮，消除或降低毒副作用，保证用药安全；调整和改善药物性能，适应医疗需要；引药归经，

提高治疗效果。中药制药工艺较复杂，品种繁多，制药企业生产条件简陋，技术薄弱，标准散在，水平较低，制药工序中存在的职业病危害隐患往往也比较多。

职业性有害因素 ①刺激性气体，如二氧化硫、氨气，主要来源于炮制和浸提工序。②有机溶剂，如苯、甲苯、四氯化碳，主要来源于炮制工序和浸提工序。③药物性粉尘，主要来源于中药的粉碎、筛分、制粒、压片、包装、填充工序。④高温、高湿环境，主要来源于炮制、干燥等工序。⑤噪声环境，主要来源于中药的粉碎、干燥、筛分、压片工序。⑥超声环境，主要来源于中药提取分离工序。

中药饮片加工生产过程中在以下操作或生产环节有机会接触到毒物：①原料的开采与提炼，加料和出料。②成品的处理、包装。③材料的加工、搬运、储藏。④废料的处理和回收。⑤化学物的采样和分析。⑥设备的保养、检修等。加工生产过程中，职业性有害因素主要通过呼吸道和皮肤、黏膜吸收进入人体，其中化学性因素对人体健康的影响主要取决于其性质（毒性、溶解性、挥发性等）、作业场所化学性有害因素的浓度和暴露时间及进入体内的途径；毒性大、浓度高的有害物质，短时间暴露可引起急性中毒；毒性小、浓度低的有害物质，长时间接触可引起慢性中毒；长期接触低浓度的致癌物可导致癌症。物理性有害因素对人体健康的影响主要取决于物理性因素参数的强度，如温度高低、噪声的连续性和强度；且其对人体的危害程度与物理参数不呈直线相关关系，表现为在某一范围内无害，高于或低于这一范围则对人

体产生不利影响。

健康损害 中药饮片加工过程中，经常会产生有毒有害气体，造成高温、高湿环境，对作业人员造成职业危害。

有毒化学物危害 根据现代实际炮制经验，中药的炮制法大致可分为五类，即净制、切制、火制、水火共制、其他制法等。炮制过程可产生对作业人员造成危害的化学物。如硫的升华物或有毒的二氧化硫气体；氢氧化物等有害物质在原生药材炒制加热超温过程中伴随油脂氧化而形成；用硫磺或明矾炮制的中药会挥发出相当量的硫化物或铝元素化合物；用化学熏蒸剂如硫磺、氯化苦、磷化铝等有害物，锻造含朱砂（主含硫化氢）、雄黄（主含二硫化砷）矿物药，如锻制方法不当，可能产生游离汞和砒霜的剧毒成分。常用的中药浸提用水、醇、醚、酯、苯、氨水、酸等作为溶剂，可产生如氨、苯、甲苯等有毒挥发物质，不仅引发急性毒性损害如呼吸道刺激反应，中枢神经系统抑制作用；长期接触也可诱发慢性毒性损害，如慢性苯中毒引起的骨髓造血抑制严重时可发展成为白血病。医药企业引入一些新的浸提工艺，如超临界流体萃取技术、超声提取技术等，仍不能避免产生一些职业性有害因素，如超临界流体萃取可产生氯仿等有毒物质。

高温、高湿环境的危害 中药炮制和药物干燥工序中产生的高温、高湿环境对也对作业人员产生不良影响。长期处于高温、高湿的环境下，机体产吸热、产热量大，而散热困难，容易导致体温调节机制失调，出现突然的意识障碍、昏迷等中枢神经系统症状。同时，长期大量出汗使体

内钠、钾等元素过量丢失，极易诱发作业人员出现热痉挛。高温、高湿环境中，人体皮肤血流增加，但不伴有内脏血管收缩或血容量的相应增加，因此没有足够的代偿血液供给脑部，使作业人员出现头晕、头痛、心悸、出汗、恶心、呕吐、皮肤湿冷、面色苍白等症状，继而可能发生晕厥。

粉尘的危害 中药饮片加工制备过程中产生的粉尘不可避免地会被制备工人吸入而产生不良影响。工序中产生的粉尘主要是原药材中的有机成分，称药物性粉尘。吸入这种粉尘不仅对作业人员产生非特异性损伤（包括呼吸系统急慢性炎症、慢性阻塞性肺疾病、支气管哮喘、变态反应性肺泡炎、有机粉尘毒性综合征等），而且也会产生出现药物的毒性反应，对人体有较大危害一般因药物种类和剂量的不同，药物性粉尘的中毒症状表现也各异，主要表现为对中枢神经系统、消化系统、血液系统和循环系统以及对肝、肾造成功能性或器质性损害，严重者可危及生命。长期接触药物性粉尘，还可引起头痛、头晕、失眠、记忆减退等中枢神经系统症状；对内分泌系统的影响，主要表现为性功能减低、月经不调；对消化系统影响，表现为恶心、食欲减退、腹痛、腹胀等。当中药原材料中含有砷、铬等重金属或一些放射性物质时，还会引发呼吸道肿瘤。长期吸入某种中药中的有效成分，机体也将逐渐对其产生耐受性，这将使机体对今后可能的医疗救治产生一定抵触。片剂压制、片剂包衣和制丸过程中可产生滑石尘，可在作业人员中引发滑石尘肺，主要表现为慢性肺组织纤维增生。

药物性粉尘对机体的作用与其被吸入后停留的部位和直径大小有关。微粒直径越小，对机体呼吸道的损害作用越大。按照生产规格，药物粉碎颗粒应达到 $0.1 \sim 75 \ \mu m$，且微粒直径越小，药物制剂的有效成分越高。但随着中药颗粒的超微化，同时也会产生超微粉尘，制备工人长期吸入超微粉尘，必将在呼吸道内达到一定的蓄积，从而引起一系列不良影响。

噪声危害 中药机械粉碎过程中和某些干燥设备转动时可产生噪声和振动危害。在噪声的干扰下，作业人员会感到烦躁，注意力不集中，反应迟钝，不仅影响工作效率，而且降低工作质量。长期处于噪声下，机体听觉系统可从听觉适应发展到不可逆的永久性听阈位移，甚至发展为职业性噪声聋。噪声也对神经系统、心血管系统、内分泌系统、消化系统和生殖系统造成影响，使机体整体功能下降。

微波辐射的危害 中药饮片超声提取工艺中产生的微波辐射会对人的神经系统、心血管系统及眼、生殖系统等造成伤害。远红外辐射干燥技术中的红外线电磁波则对人体有辐射损害。

意外事故 中药饮片加工制备过程中，也经常出现一些意外事故，特别是在作业人员不遵守规章制度、违规操作过程时。

预防措施 包括以下几方面。

合理规划厂房 应结合炮制工艺的要求进行厂房建设、选型。在厂房、设备、设施的选择上，强调注重中药饮片生产的传统加工特点，结合对生产能力、产品质量、员工安全和身心健康的考虑，同时应结合操作空间、生产工艺流程、生产环境、设备的设计、选型等因素。如厂房与设施应按生产工艺流程合理布局，并设置与生产规模相适应的净制、切制、炮炙等操作间。

革新中药饮片加工工艺 改善原有的中药炮制工艺，引入新的中药发酵工艺，以达到降低或消除药物的毒副作用，改变药物的性能或功效，增强药物作用的目的。相对于中药炮制，中药发酵主要在发酵罐中进行反应，因此能有效减少生产加工过程中有毒有害气体逸散，利于终产物和毒副产物的回收，既能有效节约药材资源，又能保护作业环境。由于中药发酵工艺主要依赖微生物的生物转化作用，对生产加工车间的温度、湿度一般无特殊要求，因此避免了中药炮制过程中的高温高湿环境对作业人员的影响。

预防有毒有害气体 中药炮制、浸提等工序中不可避免地会产生一些挥发性的有毒有害气体，这些气体既来源于溶剂，也来源于生产过程中的副产物，并且在高温环境下这些气体更容易挥发。为减少这些气体的产生及危害，应该尽量减少毒性溶剂的使用，用无毒溶剂代替有毒溶剂，低毒溶剂代替高毒溶剂，如甲苯或二甲苯代替苯充当浸提工序中的溶剂；加强生产过程中的密闭化、自动化、程序化；安装局部通风系统，加强作业环境中的通风排毒。作业人员应养成良好的职业卫生习惯，按照规定佩戴防护面罩、穿防护服；应定期检测车间中有毒有害气体的浓度，控制其在规定浓度以下。

预防高温、高湿环境 加强防范和保护意识，特别是在高温季节来临前要对高温作业工人进行职业健康检查；对作业人员要加强宣传防暑降温知识，备好防暑降温用品，制定中暑等急性职业损害的救治预案；提高生产工艺；提高作业岗位的通风效率；给高温作业岗位的职工提供含盐量0.1%～0.2%的清凉饮料；发生中暑时，应立即将患者移到通风、阴凉、干燥的地方，让患者仰卧，解开衣扣，脱去或松开衣服以尽快散热；意识清醒的患者或经过降温清醒的患者可饮淡盐水等解暑；对于重症中暑患者，要立即求助医务人员紧急救治。

预防粉尘环境　应尽量使生产过程连续化、自动化、密闭化，尽可能减少作业工人接触药物性粉尘的机会和接触量。选用不产生或少产生粉尘的工艺，如用湿法生产工艺代替干法生产工艺。对于不能完全密闭的尘源，尽可能采用半封闭罩、隔离室等设施来隔绝、减少粉尘与工作场所空气的接触，将粉尘限制在局部范围内；并采取适当通风措施，减缓粉尘的扩散。对于粉碎、制粒、压片、包装、填充等存在药物性粉尘危害的工序，一般需要采取局部通风措施以降低作业岗位附近的粉尘浓度。做好作业员工的卫生保健工作，加强个体防护意识；药物性粉尘较多的车间，员工可佩戴防尘护具如送风口罩、送风头盔等。定期进行体检并积极监控厂房中药物性粉尘浓度。

预防噪声环境　控制噪声源是降低噪声最根本的途径。如工艺允许，粉碎和干燥等极易产生大量噪声的工序应在单独的车间内完成，同时可用吸声材料装修车间内表面；在干燥机、粉碎机上安置消声器也能很好地降低噪声；作业人员应佩戴防声耳塞、帽盔等；定期进行听力检测，以便尽早发现听力损害。

（林忠宁）

zhōngchéngyào zhìzàoyè zhíyè wèi-shēng

中成药制造业职业卫生（occupational health in Chinese traditional patent medicine manufacturing industry）

各类中成药等加工、生产等过程中存在的职业性有害因素及其对人体造成的健康损害进行识别和预防。中成药制造业是以中草药为原料，经制剂加工制成的各种剂型的中药制品的进程。包括丸、散、膏、丹剂。

职业性有害因素　①接触炮制工序和浸提工序中产生的刺激性气体。②炮制工序和浸提工序中接触的有机溶剂。③贮存及制备、加工过程中接触因处理不当，发生真菌感染而产生真菌毒素的药材。④接触农药含量超标的原药材及其废料的处理、回收工艺中分离的农药。⑤接触药材加料、出料和废料的处理、回收工序中原药材中分离出的重金属元素。⑥接触中药中原有的有害物质。⑦中药的干燥、筛分、压片工序中产生的高温、高湿环境和噪声环境。⑧由中成药成品包装问题引起的药物溢散。

中成药加工生产过程中在以下操作或生产环节有机会接触到毒物：①原料的开采与提炼，加料和出料。②成品的处理、包装。③材料加工、搬运、储藏。④废料的处理和回收。⑤化学物的采样和分析。⑥设备的保养、检修等。加工生产过程中，职业性有害因素主要通过呼吸道和皮肤、黏膜吸收进入人体，其中化学性因素对人体健康的影响主要取决于其性质（毒性、溶解性、挥发性等）、作业场所化学性有害因素的浓度和暴露时间及进入体内的途径；毒性大、浓度高的有害物质，短时间暴露可引起急性中毒；

毒性小、浓度低的有害物质，长时间接触可引起慢性中毒；长期接触低浓度的致癌物可导致癌。物理性有害因素对人体健康的影响主要取决于物理性因素参数的强度，如温度高低、噪声的连续性和强度；且其对人体的危害程度与物理参数不呈直线相关关系，表现为在某一范围内无害，高于或低于这一范围则对人体产生不良影响。

健康损害　中成药的制造过程中，发生职业危害主要由于接触中药材中原有毒有害物质和制备工序中产生或分离出的毒物。中药原材料中的有毒、有害成分分为内源性和外源性两方面。内源性有害成分是中药本身含有的一些有毒化学成分，如乌头碱、小檗碱、大麻酚、斑蝥素等；外源性有害成分包括中药材中从环境中长期吸收而富集的重金属物质、农药和真菌毒素。

内源性危害　由于中药材成分复杂，在中成药的制备过程中，作业人员不可避免地接触到中药材中的毒副成分，如乌头碱、大麻酚、斑蝥素等。乌头碱是存在于川乌、草乌、附子等植物中的主要有毒成分，口服纯乌头碱0.2mg即可中毒，3～5mg可致死，长期接触低浓度的乌头碱可致心脏毒性；大麻酚是大麻叶中提取的具有镇咳、解痉、镇痛、镇静、安眠等作用的成分，但长期接触可表现出一定的成瘾性；斑蝥素存在于多种昆虫中，长期接触或大量误服可能导致呕吐、腹泻等症状，严重者会出现心脏、肾衰竭现象。

外源性危害　包括以下几方面。

重金属污染　中成药的原材料主要来源于植物药材，其可由于种植过程中长期接触重金属含量超标的土壤和水体而发生重金属污染。在中药材的处理过程中，重金属成分易经处理而分离，黏附于容器壁或药物废渣中，作业人员在处理废渣和气息容器时易接触到各种重金属离子，而发生各种重金属相关疾病，主要以慢性中毒为主。如铅离子可通过呼吸道或皮肤黏膜吸收，长期接触极易发生铅的慢性中毒，表现为作业人员出现一系列神经系统症状，如类神经症和周围神经病，消化系统症状如恶心、腹痛、腹泻，血液和造血系统症状如低色素正常细胞性贫血。长期慢性砷接触除表现为类神经症外，作业人员还会出现砷相关性皮肤黏膜病变和多发性神经炎；且砷是确认的人类致癌物，长期职业暴露主要导致作业人员发生肺癌和皮肤癌。长期的镉接触易致肾脏的慢性损害，呈现特征性的肾小管重吸收功能障碍，进一步引发肾石症和骨软化症。其他重金属元素如锰、锌、铊等长期接触也可导致作业人员出现相应疾病症状。

农药污染　中药种植过程农药长期的喷洒使用也会使药材因富集农药而出现农药含量超标现象。作业人员操作时不注重防护工作，长期使呼吸道、皮肤黏膜处于暴露状态，易受农药的侵袭，如有机磷农药能经呼吸道及完整的皮肤黏膜吸收，其中皮肤吸收是职业中毒的主要途径。中成药制造业中作业人员长期接触低浓度农药最可能引起慢性中毒，其表现的症状一般较轻，主要有类神经症，部分出现毒蕈碱样症状，偶有肌束震颤、瞳孔变化、神经肌电图和脑电图变化；长期接触对健康的影响，虽然报告不多，但已经有报道其可能对免疫系统功能、生殖功能产生一定的不良影响。

真菌毒素污染　中成药因微生物感染产生的真菌毒素问题备受关注。据报道，药用植物采集后如干燥不及时、贮存不当及制备、加工过程中处理不当，均可能感染各种真菌，并产生真菌毒素。中成药生产加工人员作业过程中接触该药物也易受真菌毒素的侵袭。其中对人体影响最严重的有：黄曲霉毒素、赭曲霉毒素、HT-2毒素、T-2毒素、伏马毒素、玉米赤霉烯酮等。长期接触真菌毒素会导致作业人员免疫功能降低，出现慢性中毒，如产生肝毒性、肾毒性、神经毒性、光敏感性皮炎，甚至诱发癌症。黄曲霉毒素具有较强的肝毒性，与肝脏有特殊亲和力并有致癌作用而诱发肝癌；T-2毒素是白细胞缺乏症的病原物质；玉米赤霉烯酮具有生殖毒性、免疫毒性，对肿瘤发生也有一定的影响。

制备工序接触　包括以下几方面。

炮制过程　中药材炮制过程中，经常会产生有毒有害气体，造成高温、高湿环境，对作业人员造成职业危害。

炮制过程可产生对作业人员造成危害的化学物。如硫的升华物或有毒的二氧化硫气体，主要在煅制含自然铜等的矿物药的过程中产生；氢氧化物等有害物质在原生药材炒制加热超温过程中伴随油脂氧化而形成；用硫磺或明矾炮制的中药会挥发出相当量的硫化物或铝元素化合物；用化学熏蒸剂如硫磺、氯化苦、磷化铝等有害物，锻造含朱砂（主要含硫化汞）、雄黄（主要含二硫化砷）矿物药，如锻制方法不当，可能产生游离汞和砒霜的剧毒成分。

中药的炮制中产生的高温、高湿环境对也对作业人员产生不良影响。长期处于高温、高湿的环境下，机体产吸热、产热量大，而散热困难，容易导致体温调节机制失调，出现突然的意识障碍、昏迷等中枢神经系统症状。同时，长期大量出汗使体内钠、钾等元素过量丢失，极易诱发作业人员出现热痉挛。高温、高湿环境中，人体皮肤血流增加，但不伴有内脏血管收缩或血容量的相应增加，因此没有足够的代偿血液供给脑部，使作业人员出现头晕、头痛、心悸、出汗、恶心、呕吐、皮肤湿冷、面色苍白等症状，继而可能发生晕厥。

中药浸提工艺　常用的浸提溶剂有水、醇、醚、酯、苯、氨水、酸等物质。因此，中药浸提过程可产生如氨、苯、甲苯等有毒挥发物质，这些毒性物质不仅引发急性毒性损害如呼吸道刺激反应，中枢神经系统抑制作用；长期接触也可诱发慢性毒性损害，如慢性苯中毒引起的骨髓造血抑制严重时可发展成为白血病。医药企业也引入一些新的浸提工艺，如超临界流体萃取技术、超声提取技术等，但这些工艺仍不能避免产生一些职业性有害因素，如超临界流体萃取可产生氯仿等有毒物质；超声提取工艺中产生的微波辐射会对人的神经系统、心血管系统及眼、生殖系统等造成伤害。

干燥、筛分、压片工艺　药物干燥对与药物贮存、运输、加工和使用，对提高药物的稳定性，保证药物质量等有重要意义，但也存在很多职业性有害因素。高温蒸发器可产生高温危害；远红外辐射干燥技术中的红外线电磁波则对人体有辐射损害；药材筛分时设备转动可产生噪声和振动危害，在噪声的干扰下，作业人员会感到烦躁，注意力不集中，反应迟钝，不仅影响工作效率，而且降低工作质量。长期处于噪声下，机体听觉系统可从听觉适应发展到不可逆的永久性听阈位移，甚至发展为职业性噪声性耳聋。同样，噪声也将对神经系统、心血管系统、内分泌系统、消化系统和生殖系统造成影响，使机体整体功能下降。片剂压制、片剂包衣和制丸过程中可产生滑石尘和一氧化碳，前者可在作业人员中引发滑石尘肺，其主要表现为慢性肺组织纤维增生；后者使工作人员血氧饱和度降低、甚至出现一氧化碳化学性窒息。包装工序中产生噪声危害；硬胶囊剂填充过程中产生药物性粉尘和噪声；丸剂起膜、成型、盖面、制丸块过程产生药物性粉尘和噪声；丸剂制丸条、丸粒工序易产生噪声危害等。

成品包装工艺 中成药制品在与其包装的长期接触中，包装所含成分很可能被所接触的药品溶出，或与药品互相作用，或被药品长期浸泡而腐蚀脱片而直接影响药品质量，甚至在运输、储藏过程中，药品发生逸散，使包装中原有的其他化合物释放而影响工作人员的安全健康。有关资料表明，天然橡胶塞中溶出的异性蛋白对人体可能是致热源，溶出的吡啶类化合物是肯定的致癌、致畸、致突变化合物；细微的玻璃脱片是堵塞血管形成血栓或肺肉芽肿的隐患，溶出的某些高分子化合物如氯乙烯是肝血管肉瘤致癌剂等。

其他 中成药加工制备过程中，也经常出现一些意外事故，如在中成药提取过程中，蒸煮提取罐因压缩空气气源压力不稳定引起脱钩事故，或锁紧后需排渣时却无法打开排渣门而需用铁棒碰击方能打开，在这些情况下，往往容易发生一些工伤事故。

预防措施 包括以下几方面。

合理规划厂房 应结合炮制工艺的要求进行厂房建设、选型。在厂房、设备、设施的选择上，强调注重中药饮片、中成药生产的传统加工特点，结合对生产能力、产品质量、员工安全和身心健康的考虑，同时应结合操作空间、生产工艺流程、生产环境、设备的设计、选型等因素。如厂房与设施应按生产工艺流程合理布局，并设置与生产规模相适应的净制、切制、炮炙等操作间。

革新中药饮片加工工艺 改善原有的中药炮制工艺，引入新的中药发酵工艺，以达到降低或消除药物的毒副作用，改变药物的性能或功效，增强药物作用的目的。相对于中药炮制，中药发酵主要在发酵罐中进行反应，因此能有效减少生产加工过程中毒有害气体逸散，利于终产物和毒副产物的回收，既能有效节约药材资源又保护了作业环境。由于中药发酵工艺主要依赖微生物的生物转化作用，对生产加工车间的工作温度、湿度一般无特殊要求，因此避免了中药炮制过程中的高温高湿环境对作业人员的影响。

预防有毒有害气体 中药炮制、浸提等工序中不可避免地会产生一些挥发性的有毒有害气体，这些气体既来源于溶剂，也来源于生产过程中的副产物，并且在高温环境下这些气体更容易挥发。为减少这些气体的产生及危害，应该尽量减少毒性溶剂的使用，用无毒溶剂代替有毒溶剂，低毒溶剂代替高毒溶剂，如甲苯或二甲苯代替苯充当浸提工序中的溶剂；加强生产过程中的密闭化、自动化、程序化；安装局部通风系统，加强作业环境中的通风排毒。作业人员应养成良好的职业卫生习惯，按照规定佩戴防护面罩、穿防护服；应定期检测车间中有毒有害气体的浓度，控制其在规定浓度以下。

预防高温、高湿 加强防范和保护意识，特别是在高温季节来临前要对高温作业工人进行职业健康检查；对作业人员要加强宣传防暑降温知识，备好防暑降温用品，制订中暑等急性职业损害的救治预案；提高生产工艺；提高作业岗位的通风效率；给高温作业岗位的职工提供含盐量 0.1% ~ 0.2% 的清凉饮料；发生中暑时，应立即将患者移到通风、阴凉、干燥的地方，让患者仰卧，解开衣扣，脱去或松开衣服以尽快散热；意识清醒的患者或经过降温清醒的患者可饮淡盐水等解暑；对于重症中暑患者，要立即求助医务人员紧急救治。

预防噪声环境 控制噪声源是降低噪声最根本的途径。如工艺允许，粉碎和干燥等极易产生大量噪声的工序应在单独的车间内完成，同时可用吸声材料装修车间内表面；在干燥机、粉碎机上安置消声器也能很好的降低噪声；作业人员应佩戴防声耳塞、帽盔等；定期进行听力检测，以便尽早发现听力损害。

加强成品包装工艺 在保证中成药内在质量的前提下，要不断研究和改善中成药的包装条件，逐步用现代化包装材料取代传统的纸盒、塑料袋包装，用现代化包装机械取代传统的手工包装，

尽量减少操作者与药品的接触频率，降低污染程度。

（林忠宁）

shēngwù zhìpǐn zhìzàoyè zhíyè wèi-shēng

生物制品制造业职业卫生（occupational health in biological products manufacturing）

各类利用生物技术生产生物制品的生产活动、加工制造等过程中存在的职业性有害因素及其对人体造成的健康损害进行识别和预防。中国生物制品行业的创新能力不足、企业经济规模小、行业集中度较低，但扩张速度较快，行业规模不断扩大，从业人员数量持续增长。据报道，2009年1月到11月，中国生物制品行业的企业单位数和全部从业人员年平均人数分别为768个和11.34万人，因此生物制品制造业的职业卫生不容忽视。

在生产劳动过程中主要在操作或生产环节中有机会接触到毒物：①原料的开采与提炼，加料和出料。②成品的处理、包装。③材料的加工、搬运、储藏。④废料的处理和回收。⑤化学物的采样和分析。⑥设备的保养、检修等。有害化学试剂，或病原微生物和病原体主要经皮肤接触暴露；而粉尘、气溶胶和一些刺激性气体主要经呼吸道暴露。

职业性有害因素　不同的生物制品有不同的工序，且工艺过程比较复杂。生物制品的生产中经常使用各种病原性生物材料或有毒、剧毒化学品，并且人工操作的环节比较多。在生产过程中，容易产生粉尘、气溶胶等。一般而言，生物制品职业暴露途径主要为有害溶剂或原料等化学品的接触暴露。

一般毒物　生产性毒物主要来源于原料、辅助原料、中间产品（中间体）、成品、副产品、夹杂物或废弃物；有时也可来自热分解产物和反应产物。

酸碱化学物　如盐酸、硝酸、硫化氢、二氧化硫、氰氢酸、氨等气体，对人的呼吸系统和眼有强烈的刺激性，大量吸入甚至会引起呼吸麻痹；强酸、强碱等强腐蚀性物质，能引起严重的皮肤灼伤。

病原体及微生物　从事生物制品生产，需要长期反复接触各种生物材料，感染来源指病原体来自感染者体外，包括患者、带菌者、带菌动物及外界环境，一般可以笼统的分为细菌性感染、病毒性感染、真菌及其他微生物感染和寄生虫感染。

粉尘及气溶胶　生产性粉尘指在生产活动中产生的能够较长时间飘浮于生产环境中的固体微粒。它是污染作业环境、损害劳动者健康的重要职业性有害因素，可引起包括尘肺病在内的多种职业性肺部疾患。气溶胶是飘浮在空气中的粉尘、烟和雾的统称。生物制品制作时容易产生气溶胶，而微生物或有害化学物容易附着于气溶胶中，经呼吸道进入工作人员体内，造成感染或毒害作用。

健康损害　主要包括以下几方面。

职业性接触性皮炎　指在劳动或作业环境中直接或间接具有刺激和（或）致敏作用的职业性有害因素引起的急、慢性皮肤炎症性改变。主要职业性刺激原有酸碱、金属工作液、有机溶剂、氧化剂、还原剂、动物产品、某些植物、粉尘及物理性因素等。急性皮炎表现为红斑、水肿、丘疹，或在水肿性红斑基础上密布丘疹，水疱或大疱，疱破后显现糜烂、渗液、结痂；自觉灼痛或瘙痒。慢性改变者出现不同程度的浸润、增厚、脱屑或皲裂。

肝损伤　使用消毒、防腐剂对生产车间的空气、工作台面、器皿等进行消毒、杀菌、防腐是生物制品生产研究过程中非常重要的环节，长期少量接触此类物质可损伤肝细胞的内质网，使脂蛋白合成减少，同时脂蛋白可携甘油三酯排出，导致甘油三酯由肝脏排出减少，引起脂质代谢紊乱、血脂增高。

其他　①感染，如细菌性感染、病毒性感染、真菌及其他微生物感染和寄生虫感染。②中毒性肺水肿，指吸入高浓度刺激性气体后引起的以肺泡内及肺间质过量的体液潴留为特征的病理过程，最终可导致急性呼吸衰竭，是刺激性气体所致的最严重的危害和职业病常见的急症之一。

预防措施　有以下几个方面。

根除毒物和降低毒物浓度　可用无毒或低毒物质代替有毒或高毒物质，因工艺要求必须使用高毒原料时，应强化通风排毒措施，施行特殊管理；降低毒物浓度的中心环节是加强技术革新和通风排毒措施，将环境空气中毒物浓度控制在最高容许浓度以下。

改善工艺、建筑布局　生产工序的布局不仅要满足生产需求，而且应符合职业卫生要求。地址选择：设置必须充分考虑周围环境的安全，一般可设在建筑物底层的一端或一层，有单独出入口。工作配置室：一般采用"三区配置法"，将工作室分为：非活性区、低活性区、高活性区。室内设施：室内应有良好的通风设备，放射性废水应有专门的下水系统。

个体防护　是预防职业中毒的重要辅助措施，防护用品包括

呼吸防护器、防护帽、防护眼镜、防护面罩、防护服和皮肤防护用品等，某些生物制品制造要求工作人员穿戴特殊类型的实验防护衣，以防感染；同时，还要健全职业卫生服务和安全卫生管理等。

（林忠宁）

shēnghuà zhìpǐn zhìzàoyè zhíyè wèi-shēng

生化制品制造业职业卫生 （occupational health in biochemical products manufacturing） 各类利用生物技术生产生物、生化制品的生产活动、加工制造等过程中存在的职业性有害因素及其对人体造成的健康损害进行识别和预防。

职业性有害因素 有以下3类。

生产过程中的有害因素 主要为生产性毒物，即生产过程中应用或形成的各种对人体有害的物质。

生物性因素 主要指原料中含有的病原微生物和致病寄生虫。

化学性因素 主要来源于原料、辅助原料、中间产品（中间体）、成品、副产品、夹杂物或废弃物；有时也可来自热分解产物和反应产物。生产性粉尘指在生产活动中产生的能够较长时间漂浮于生产环境中的固体微粒，它是污染作业环境、损害劳动者健康的重要职业性危害因素，分为无机粉尘、有机粉尘和混合性粉尘。作业场所空气中粉尘的化学成分和浓度是直接决定其对人体危害性质和严重程度的重要因素。

物理性因素 包括噪声、高温、高湿、低温等。

劳动过程中的有害因素 ①劳动强度过大，或劳动安排与劳动者生理状态不适应。②劳动组织不合理，劳动时间过长或休息制度不合理。③长时间处于某种不良体位，长时间重复某一单调动作。④个别器官或系统过度紧张。

与一般卫生条件和卫生技术措施不良有关的有害因素 作业场所设计不符合有关卫生标准和要求（厂房狭小，厂房建筑及车间布置不合理等）；缺乏必要的卫生技术设施（缺少通风换气设施、防尘防毒设施、防噪防振设施、防暑降温设施、照明亮度不足等）；安全防护设施不完善，使用个人防护用具方法不当或防护用具本身存在缺陷等。

健康损害 常见职业病为职业性变态反应性肺泡炎、职业性噪声聋、高温中暑、体温过低与冻伤、职业中毒等。

职业性变态反应性肺泡炎 由于吸入真菌、细菌或被动物蛋白污染的有机粉尘引起，通过免疫介导，以肺组织间质细胞浸润和肉芽肿形成为特征的间质肉芽肿性肺炎。致病因子主要为嗜热性放线菌、鸟或家禽类蛋白、蘑菇孢子、烟曲霉菌等。表现为畏寒、发热、头痛、气短伴咳嗽、胸闷、气短等。

职业性噪声聋 噪声引起听觉器官的损伤变化一般从暂时性听阈位移逐渐发展为永久性听阈位移。暂时性听阈位移指人或动物接触噪声后引起听阈变化，但脱离噪声环境后经过一段时间听力可以恢复到原来水平；永久性听阈位移指噪声或其他因素引起的不能恢复到正常水平的听阈升高。职业性噪声聋指劳动者在工作场所中，由于长期接触噪声而发生的渐进性的感音性听觉损害。噪声除主要引起听觉损伤外，还能引起头痛、头晕、失眠、高血压、心电图改变、胃肠功能减退等症状。生化制品制造业的工人长期处于噪声环境中，易发生职业性噪声聋。

高温中暑 在气温高、湿度大的环境中从事重体力劳动，机体发生体温调节障碍，导致水、电解质平衡失调，心血管和中枢神经系统功能紊乱的综合征。表现一般为在高温环境下工作一段时间后，出现乏力、大量出汗、口渴、头晕、视物模糊、耳鸣、恶心、胸闷等症状，随后可能出现面色潮红、皮肤灼热、体温升高至38℃以上，面色苍白、脉率增快、血压下降等早期周围循环衰竭表现；重度中暑还有热痉挛、高温晕厥、昏迷、虚脱或休克表现。生化制品制造业中存在高温、高湿环境，因此，高温中暑也是常见病之一。

体温过低与冻伤 一般将中心体温35℃或以下称为体温过低。体温达到35℃时，会出现寒战；当低于35℃时，寒战停止，逐渐出现血压、脉搏及瞳孔对光反射消失，甚至出现肺水肿、心室纤颤和肺水肿。在寒冷环境中，大量血液从外周流向内脏器官，中心和外周形成很大的温度梯度，所以中心体温尚未过低时，易出现四肢和面部的局部冻伤。

其他 接触生产原料和生产环境中存在的致病微生物、寄生虫及动植物、昆虫及其所产生的生物活性物质，可引发哮喘、外源性过敏性肺泡炎和职业性皮肤病等。

预防措施 职业病应按照三级预防措施加以控制，以保护职业人群健康。职业危害的控制措施是多学科的研究成果，涉及劳动安全卫生立法、卫生标准制订、安全生产卫生监察管理、卫生工程和劳动安全卫生教育方面的内容，并与职业医学中的早期检测、早期诊断、早期治疗，以及高危人群的健康监护等，组成完整的劳动卫生三级预防体系。

防止噪声危害的措施包括：①控制噪声源。根据具体情况采取技术措施，控制或消除噪声源，是从根本上解决噪声危害的方法。采用无声或低声设备代替发出噪声的设备，可收到较好效果。②控制噪声的传播。在噪声传播过程中，应用吸声和消声技术，可以获得较好效果。③制定工业企业卫生标准。生产中要完全消除噪声，既不经济，也不可能，因此，制订合理的卫生标准、将噪声强度限制在一定范围之内，是防止噪声危害的重要措施之一。④加强个体防护。如果因为各种原因，生产场所的噪声强度暂时不能得到有效控制，那么在高噪声条件下工作时，需要佩戴个人防护用品。⑤进行健康监护。定期对接触噪声的工人进行健康检查，特别是听力检查，观察听力变化情况，可以版主早期发现听力损伤，及时采取有效的防护措施。⑥合理安排劳动和休息。噪声作业工人可适当安排工间休息，休息时应离开噪声环境，使听觉疲劳得以恢复。

（林忠宁）

huàxué xiānwéi zhìzàoyè zhíyè wèishēng

化学纤维制造业职业卫生（occupational health in chemical fiber manufacture）

在化学纤维制造原料生产、化学纤维制造过程中工人所接触的职业性有害因素对工人健康的影响及其预防控制措施。化学纤维行业指生产天然高分子化合物或人工合成的高分子化合物，以及用天然高分子化合物或人工合成的高分子化合物为原料，制造具有纺织性能的纤维的行业。按照原料来源可将化学纤维制造业分为再生纤维制造和合成纤维制造。中国已成为化学纤维生产大国，2009 年 1 月至 11 月中国全行业化学纤维产量达到 2 500.77 万吨，其中黏胶纤维 146 万吨，合成纤维 2 264.48 万吨。化学纤维生产过程中存在的各种职业危害对工人健康造成严重损害。

职业性有害因素 再生纤维制造过程中，原液车间的浸压粉工序可能存在的职业性有害因素有噪声、高温、高湿、氢氧化钠、有机（浆粕）粉尘、二硫化碳、硫化氢等；纺练车间可能存在的主要职业性有害因素包括噪声、硫酸、二硫化碳、硫化氢等；酸浴车间可能存在的职业性有害因素为噪声、二硫化碳、硫化氢等；废气处理车间可能存在职业性有害因素为氢氧化钠、硫酸、二硫化碳、硫化氢、噪声等。

合成纤维生产中所使用的原料（如苯、苯酚、环己烷、萘苯酐、甲苯、对二甲苯、乙炔、乙烯、丙烯等）、中间品（如环己酮、对苯二甲酸、己内酰胺、丙烯腈等）、成品以及载热体，大都属于有毒有害物质。有的物质（如苯、苯酚、己二胺）毒性较大，丙烯腈是剧毒致癌物质。在生产过程中，有些工序设在室外，有些是全封闭式生产，一般对人体危害不大，但由于设备管道腐蚀穿孔，密封不严，有跑、冒、滴、漏意外事故，或转运过程中，这些有毒物质以蒸气或粉尘形式扩散，会污染作业环境。在生产中，有的反应过程本身会产热，有的在高温、压力下操作，有的（如丙烯氨氧化）在接近爆炸极限的条件下进行生产，如果仪表失灵，控温控压不当，加料错误，

停水停电使冷却和搅拌中断，都可能导致物料爆炸和冲料起火。此外，在生产中，如锦纶、涤纶和腈纶生产的各工序部位（氧化、裂解、聚合等）既有可燃、可爆介质，又有电源、热源，容易发生火灾爆炸危害。纺丝及后处理工序，电器、传动设备多、生产连续、高速、自动化，厂房封闭、潮湿、噪声、作业环境差，操作者要及时处理断丝、废丝卷绕等故障，很易发生机械挤伤、勾刀刺割、电梯伤人等机械伤害事故。

健康损害 化学纤维制造业因接触毒物种类多，因此可导致各种职业中毒及其他职业病，如酸碱灼伤、硫化氢、二硫化碳、合成纤维原料、中间产品及成品中毒，高温中暑，职业性噪声聋，以及其他职业伤害等。

预防措施 化学纤维生产过程中以减少毒物危害为主。

加强生产工艺技术措施 生产场所应加强对通风设备的维护管理，在满足工艺要求的条件下，加大轴流风机抽风量，以降低空气中的二硫化碳、硫化氢浓度。对现有通风设备做好维护管理，保证设备正常运转。提高作业自动化水平。

加强作业环境毒物浓度检测 定期检测二硫化碳、硫化氢浓度，发现超标要采取措施。

加强教育和培训 加强对工人的安全教育和培训，提高对二硫化碳、硫化氢危害和防治的认识，增强自我保护意识。

定期发放个体防护用品并监督工人佩戴 接尘工人要按规定正确佩戴个人防尘用品。接触二硫化碳、硫化氢者必须佩戴具有足够声衰减值的护耳器（如弹性耳塞或耳罩等），并按有关规定严

格监督、检查；在产生毒物的作业场所应配备防毒口罩、防毒面具和防毒衣，设置洗眼器和淋浴器。应建立应急救援预案并进行定期演练。

设置警示标识和警示牌 在生产场所设置"注意防毒""噪声有害"警告标识和"戴防毒口罩或面具""戴护耳器"等警示标识。使用有毒物品作业场所应当设置黄色区域警示线、警示标识和中文警示说明。警示说明应当载明产生职业中毒危害的种类、后果、预防以及应急救援措施等内容。

预防易燃易爆气体发生火灾或爆炸 凡有氢气、乙炔、乙烯、丙烯、苯、二甲苯、环己烷、丙烯腈等易燃气体和易燃液体的设备、管线，均应接有导除静电的接地装置；用空气干燥、掺和输送可燃性粉状、粒状树脂的设备系统应良好接地。对于物料自聚放热、分解而造成超温、超压，有可能引起火灾爆炸危险的反应设备，除应有自动和手动紧急泄压排放设施（如放空管、事故泄压等）外，还应设置自动联锁报警系统。对可燃气体容易泄漏扩散处应设置可燃气体浓度检测报警仪；此区域的电气设备，开关应用防爆型。聚合物熔融纺丝时其热源采用高压蒸气、热载体间接加热，不宜采用电感性加热。

（姚三巧）

xiàngjiāo zhìpǐnyè zhíyè wèishēng
橡胶制品业职业卫生 （occupational health in rubber products manufacturing） 在橡胶制品业的生产活动中产生的职业性有害因素对人体的健康损害及预防措施。《职业病危害因素分类目录》中指出橡胶制品业包括橡胶配料、混炼、硫化、压延、切片、制管、模压、切制、成型、包装、医用乳胶制品制造等。橡胶制品业是国民经济的重要基础产业之一，不仅为人们提供日常生活不可或缺的日用、医用等轻工橡胶产品，而且为采掘、交通、建筑、机械、电子等重工业和新兴产业提供各种橡胶制生产设备或橡胶部件。

橡胶分为天然橡胶和合成橡胶。天然橡胶主要来源于三叶橡胶树，其结构是异戊二烯高聚物，以橡胶烃（聚异戊二烯）为主，含少量蛋白质、水分、树脂酸、糖类和无机盐等。在综合性能方面优于多数合成橡胶；缺点是在空气中易老化、遇热变黏，在矿物油或汽油中易膨胀和溶解，耐碱但不耐强酸。天然橡胶用于制作轮胎、胶鞋、胶管、胶带、电线电缆的绝缘层和护套以及其他通用制品，特别适用于制造扭振消除器、发动机减振器、机器支座、橡胶－金属悬挂元件、膜片、模压制品。合成橡胶由人工合成，采用不同的原料（单体）可以合成出不同种类的橡胶，如顺丁橡胶、氯丁橡胶、丁苯橡胶等。合成橡胶大多是用来代替天然橡胶或与天然橡胶并用。合成橡胶在性能上一般不如天然橡胶全面，但它具有高弹性、绝缘性、气密性、耐油、耐高温或低温等性能，因而广泛应用于工农业、国防、交通及日常生活中。

生产工艺过程 橡胶的加工工艺过程主要是解决塑性和弹性矛盾的过程。通过各种加工手段，使具有弹性的橡胶变成具有塑性的塑炼胶，再加入各种配合剂制成半成品，然后通过硫化得到弹性高、物理机械性能好的橡胶制品。橡胶制品基本工艺如下：塑炼工艺、混炼工艺、压延工艺、压出工艺、成型工艺、硫化工艺和其他生产工艺。

职业性有害因素 主要有粉尘、有机溶剂、重金属和物理性因素等，具体如下所述。

粉尘 是橡胶制品加工业的主要职业性有害因素之一。在生产加工过程中，各种化学原料的运输、粉碎、干燥、筛选、配料、塑混炼等岗位中都有大量的粉尘飞扬。主要产尘作业岗位有破碎、配料、开炼、密炼等。从粉尘成分来看，橡胶制品加工业的粉尘多以混合性粉尘形式存在，其中，破碎岗位粉尘有古马隆、石蜡、再生胶、硫磺等；配料岗位粉尘有炭黑、碳酸钙、促进剂、防老剂等；开炼、密炼岗位粉尘几乎包括上述各类成分。除混合性粉尘外，橡胶制品加工业的粉尘以矽尘、炭黑和滑石粉居多，对人体造成的危害较大。橡胶制品生产过程中大量应用无机盐作填充剂和隔离剂，滑石粉主要运用在"打粉"（涂隔离剂）工序中，炭黑作为橡胶制品的填充剂和补强剂，用量仅次于橡胶居第二位。

有机溶剂 主要有汽油、苯、甲苯、二甲苯、丙酮、丁酮、醋酸乙酯和氯苯等，在半成品或成品干燥过程中挥发。

重金属 混炼工艺中需要的许多配合剂含铅、铬、镍、砷等重金属，均对人体有不同程度损害。

物理性因素 橡胶加工整个过程中，都可能由机械摩擦、振动、撞击产生噪声，长期在高噪声环境中作业的工人身体健康会受到影响。噪声超标岗位多集中在泵房、动力站、压缩机房、热合岗位、塑胶机岗位及26寸以上压胶机岗位。此外，橡胶加工生产过程中的高温、振动、微波、X

线、β射线、γ射线等，也是不容忽视的有害因素。

健康损害 橡胶制品业生产过程中主要接触各类毒物、粉尘、噪声和高温等，常发生慢性职业中毒、尘肺病和中暑，恶性肿瘤也是橡胶制品业高发的疾病。橡胶制品业常见的健康损害如下。

呼吸系统疾病 粉尘不仅对上呼吸道有影响，而且能引起矽肺、炭黑尘肺、滑石尘肺等尘肺病，其中以滑石尘肺和炭黑尘肺为主。此外，由于粉尘粒直径小，在空气中能长期滞留，吸附空气中水蒸气和各种有害气体，形成烟尘、飘尘，其中还含有多种重金属及其氧化物，可引起呼吸道和肺部疾病。

滑石尘肺 由于长期吸入滑石粉尘引起肺部弥漫性纤维化的疾病。其潜伏期长，病程进展缓慢，不断发展，病变不会逆转，易合并肺结核，并有癌变可能。滑石尘肺早期无特殊改变，晚期可出现不同程度的呼吸道症状，如气短、胸痛、咳嗽等，但较矽肺、石棉肺轻。用于橡胶制品生产的工业滑石因含石英、透闪石等杂质多、纯度低，游离二氧化硅含量较高，因此对人体危害大。

炭黑尘肺 作业环境中产生的炭黑尘引起炭黑尘肺早已被确定为法定职业病，以咳嗽、咳痰为主要症状，其次是胸痛、气短。在炭黑造粒、包装、输送等生产过程及使用过程中，均有可能发生炭黑尘肺，成为危害工人健康的重要因素。炭黑尘肺以炭黑工、密炼工、轧出工、硫化工多见。

矽肺 主要由白炭黑等含硅的粉尘引起，有的粉尘吸入体内后不易排出，长期积累后可引起矽肺。

其他 橡胶制品加工业的粉尘还可引起混合尘肺。

中毒 橡胶加工过程中使用的一些有机溶剂在半成品或成品干燥过程中挥发，可能引起急慢性有机溶剂中毒。急性有机溶剂中毒患者会出现头晕、头痛、恶心、呕吐、步态不稳、神志恍惚等症状；长期接触有机溶剂可能会出现头晕、嗜睡、乏力、记忆力减退、视物模糊、手指麻木和关节酸疼等慢性有机溶剂中毒症状。文献也有关于橡胶加工企业工人由于长期接触苯导致再生障碍性贫血的报道。此外，含铅、铬、镍、砷等重金属的配合剂，也会对人体有不同程度损害。

恶性肿瘤 橡胶制品业工人患胃癌、肺癌、肝癌、肠癌、白血病、膀胱癌的可能性增加，发病率由高到低的工种依次为配料、炼胶、硫化、成型。

职业性皮肤病 橡胶加工中使用的配合剂有致敏作用或原发刺激作用，造成黑变病、皮肤色素沉着、接触性皮炎和皮肤皲裂等。

神经系统损害 许多研究认为，橡胶工业有害因素对神经系统有明显影响，如神经衰弱综合征是橡胶作业工人易患疾病。有研究者对硫化工人进行神经行为功能测试，发现其会出现紧张、焦虑、抑郁、易怒、疲劳等情绪改变，注意力/反应速度、感知－运行速度、视感知/记忆和运动稳定性功能受到不同程度的影响。说明长期接触硫化烟气可致中枢神经系统功能改变。

生殖系统损害 对于橡胶制品业生殖系统危害方面的研究多限于女性，所有资料一致认为橡胶工业某些有害因素可引起月经异常（周期、经量、经血异常，闭经、痛经）和妊娠结局异常（自然流产、早产、死胎、死产、子代先天畸形）。以成型、硫化工种较突出；推测可能与接触有毒化学物苯及苯系物、汽油添加剂有关。

职业性噪声聋 橡胶加工过程中，机械摩擦、振动、撞击产生噪声，长期处于高噪声环境中会导致听力受损甚至耳聋。

其他 心血管系统和消化系统等也是橡胶作业工人最易受损的系统和器官，出现高血压、慢性胃炎和溃疡病等。长期接触橡胶粉尘还可能损害机体免疫功能，主要表现在 IgA、IgM 升高和 T-淋巴细胞百分率改变。此外，硫化车间属于高温车间，可能引起中暑。

预防措施 橡胶制品加工厂星罗棋布，且多为小规模、劳动密集型的生产企业。生产以手工操作为主，机械化、自动化水平较低，作业强度大，劳动条件较为恶劣，加上橡胶加工生产工序多，机械设备繁杂，从业人员大多素质较低，而且上岗前均未经过培训，缺乏职业卫生知识等。结合以上工业卫生特点，有以下几点预防措施。

工艺改革和设备改造 解决橡胶制品业职业危害的根本方法，包括密闭硫化、自动称量、粉料造粒等，逐步提高橡胶制品生产工艺流程的自动化和密闭化，减少有机溶剂的使用，尽量使用无毒、低毒的物质代替高毒物质。对粉尘的控制方面，在炼胶工段母炼胶称量岗位的正上方加设吸风罩，确保将生产中产生的粉尘吸入罩内，以保证有效的除尘效果；炼胶工段粉计量岗位除尘装置的侧面吸风口应适当上移，保证计量时产生的粉尘不经过操作人员的呼吸带；投料操作岗位的正上方应安装吸风罩，以便能及时排除投料时因反冲而飞逸的炭黑粉尘。还应注意降温和减轻劳动强度，尽量避免车间内职业危害的联合作用。蒸发溶剂蒸气的车间，每名工人应保持适当的作业面积，避免拥挤；涂胶浆后的成品和半成品，不应放在车间内干燥，如因特殊原因必须在车间内干燥时，应集中隔离堆放，并在堆放地点安装吸气和密闭设备。硫化等高温车间要合理设计，尽量将热源布置在天窗下，并且在夏季主导风向的下风侧，如自然通风不能满足降温需要时，加强机械通风和隔热措施。对生产设备及防护设施定期检查、维修保养，保证生产车间吸风排毒装置、通风设施的正常运转，并达到良好的吸风排毒、通风效果，将作业场所空气中有毒物质的浓度控制到最低限度。

应急救援设施与措施 建立应急救援预案；建立应急组织机构，明确各关键人员及其职责；建立紧急系统，包括警报系统、广播系统、对讲机、电话、火灾警报系统等；建立应急预案启动程序；建立撤离程序，包括风向标、撤离路线等内容；制定有毒物品泄漏应急计划，内容包括有毒物质的危害、预防措施、泄漏应急措施等；设置事故通风设施；设置应急撤离通道和必要的泄险区；配备应急救援人员；配备必要的应急救援器材和设备，并经常进行维修。

加强个人防护 对接触毒物和粉尘的工人提供工作服和口罩（必要时发给活性炭口罩）；接触噪声的工人提供防噪声耳塞等个人防护用品；给硫化车间工人提供饮料和补充营养，并且配备耐热、导热系数小而透气性能好的高温工作服和手套等用品。

加强职业健康教育 一方面是教育职工，只有广大职工真正理解工业卫生工作的重要性，了解职业性有害因素对人体健康的威胁，尤其是慢性危害的严重后果，掌握个体预防知识和方法，主动参与和执行各项预防规定，才能真正达到预期的目的。另一方面，企业的工业卫生专业人员和医务人员需提高专业水平，扩大知识面，能提出有针对性、切合实际的预防措施和整改建议，能识别和治疗职业有关疾病，保证健康监护工作的开展。

职业卫生管理措施 ①应当设立职业卫生管理组织机构，配备专职或兼职的职业卫生专业人员负责本企业职业病防治工作。②企业负责人应当接受职业卫生培训，遵守职业病防治法律、法规，依法组织本企业的职业病防治工作。③制定本企业职业病防治年度计划及实施方案。④结合本企业的具体情况建立、健全职业卫生管理制度和操作规程，并定期组织检查实施情况。⑤建立、健全职业卫生档案和劳动者健康监护档案。⑥对从事接触职业性有害因素的劳动者进行上岗前、在岗期间和离岗进行职业健康检查，并将检查结果如实告知劳动者。⑦企业不得安排未经上岗前职业健康体检的劳动者从事接触职业病的危害作业；不得安排有职业禁忌证的劳动者从事其所禁忌的作业。⑧建立、健全工作场所职业性有害因素监测及评价制度，按照有关法律、法规的要求对职业病危害作业现场进行定期监测及评价。⑨建立、健全职业病危害事故应急救援预案。⑩对可能产生职业病危害的建设项目应当按照《建设项目职业病危害分类的管理办法》向卫生行政部门申报。

（夏昭林　周莉芳）

sùliào zhìpǐnyè zhíyè wèishēng
塑料制品业职业卫生（occupational health in plastic products manufacturing） 在塑料制品业的生产活动中产生的职业性有害因素对人体的健康损害及其预防控制措施。塑料制品业是轻工业中最重要的产业之一，塑料制品广泛应用于工业、农业生产生活以及军事工业中。多数塑料制品生产企业属于劳动密集型企业，大量人员从事这一行业，塑料制品业存在物理、化学等许多职业性有害因素。

行业概述 塑料是化学工业发展的产物，由多种化工材料配制、聚合而成，是一类物质的总称。以高分子聚合物（又称合成树脂）为主，如聚乙烯、聚丙烯、聚氯乙烯、聚甲醛、聚碳酸酯、聚苯乙烯塑料等，为改进塑料性能，还要在聚合物中添加各种辅助材料，如填料、增塑剂、润滑剂、稳定剂、着色剂等。

生产工艺过程 在塑料生产、制造和加工过程中主要有以原油和天然气为原料制取的热塑性塑料和热固性塑料。首先进行原油蒸馏，得到石脑油，其次可用裂解法或重整法制成各种中间体，如乙烯、丙烯、丁烯和甲烷，最后合成一系列塑料。乙烯可以直接制造聚乙烯，还可以加工合成制造聚氯乙烯；丙烯可按异丙基苯或异丙苯醇路线生产聚甲基丙烯酸甲酯所需的丙酮，也可生成聚酯和聚醚树脂的原料环氧丙烷，也可直接聚合成聚丙烷；丁烯可用于增塑剂的生产，也可生产合成橡胶。

职业性有害因素 种类繁多，

包括有毒气体（氯乙烯、乙烯、硫化氢以及有毒液体的挥发气体等）、有毒液体（苯、甲苯、二甲苯、二异氰酸树酯、甲醛、丙酮、糠醛、苯酚、甲酚、汽油、柴油等）、高分子化合物单体、粉尘（塑料粉尘、铅尘）、物理性有害因素（噪声、高温等）等，可以导致机体皮肤、呼吸、消化、精神、神经等多系统、多脏器损伤。

原料的装运、运输、加工和废物回收等工序中暴露的职业性有害因素有原料单体，以及各种添加辅助材料，如填料、增塑剂、润滑剂、稳定剂、着色剂等。许多化工原料具有腐蚀性强、易燃、易爆、易挥发等特性，极容易造成突发事故和慢性中毒。

生产过程中所用原料、单体、助剂绝大多数具有一定毒性、变应原性和致癌性，对人体的健康危害程度主要取决于所用原料、单体及助剂的种类和数量。原料苯、甲苯、二甲苯、单体氯乙烯、丙烯腈等可引起急、慢性职业中毒；助剂氯化汞、无机铅盐、磷酸三甲苯酯、二月桂酸丁二锡也可引起急慢性职业中毒；有的助剂如有机铝、有机硅等有强烈的刺激作用。

塑料在加工、受热过程中，产生裂解气、残液等，含有多种有毒有害物质如一氧化碳、氯化氢、氰化氢、光气、氯气、氟化氢等。在原材料的聚合过程中，在高温高压下原材料在聚合时产生一些副产品化学物，很多以气体的形式逸散，对呼吸系统和神经系统等造成一定危害。其中氯乙烯、丙烯腈、氯丁二烯和苯具有致癌作用，需要高度重视。

在塑料加工工业中，很多企业使用的有机溶剂不同程度地含有苯、甲苯、二甲苯。在作业环境中，长期接触低浓度苯不仅影响血象变化，还可影响骨髓造血功能，并且已确定会引起白血病和再生障碍性贫血。其中以有机溶剂作业工人接触最高，其次为注塑工和装配工。

健康损害　塑料制品业的危险性与石油化工工业的危险性有密切联系，并且在很大程度上取决于所使用的原料。火灾和爆炸是主要危险，产生的多种职业性有害因素可以导致机体多系统、多器官损害。其中有机溶剂可导致皮肤腐蚀作用、变应原反应；有毒气体如氯乙烯、硫化氢、苯、甲醛等可导致呼吸道损伤，也可导致消化系统腹痛、厌食、肝脏损伤等；粉尘可导致尘肺；高温、噪声都影响身体健康；氯乙烯、苯、丙烯腈具有致癌作用。

预防措施　包括以下几方面。

设置企业辅助用室　厂前设置行政办公室，生产区内只设置生产车间和辅助用房，产生有毒物质的车间要设有更衣室、浴池，以便于工人在下班后清洁。

合理布局　①坚持将污染严重的设施远离非污染设施，高噪声车间与低噪声车间分开，产生职业危害的车间与其他车间及食堂之间有较宽的卫生防护绿化隔离带。②生产线功能分区明确：生产区选在大气污染本底浓度低和扩散条件好的地段，布置在当地夏季最小频率风向的上风侧；散发有害物质和产生有害因素的车间，位于相邻车间全年最小频率风向的上风侧，自然通风与机器通风相结合；办公室及食堂布置在当地最小频率风向的下风侧。

生产线的防护设施　生产过程中存在有毒气体、粉尘、高温和噪声等职业性有害因素，为减少和防止气对人体的危害，应采取水帘式抽风排毒系统，主要设备包括下吸式洗净机、水帘系统、给风机、给风管、给风整流层、抽风机、排风管；在涂装线进出门处设自动化吹风装置，各操作室、更衣室都有密封性能好的门窗，以达到隔音效果。

设置应急救援设施　设有相应事故防范和应急救援设施、设备，并留有应急通道，喷涂室内均设有两扇门。加强作业环境有毒有害化学性因素、物理性因素的监测。定期对容易产生职业危害的车间进行环境监测，及时检查、维修通风、除尘、照明设备。对毒物浓度超标的作业点进行技术改造，增加通途排毒设备。

应用个人防护用品　从事具有粉尘、有毒气体、雾胶和液体作业的工人均配有防毒口罩、隔离工作服、工作帽及手套，防毒口罩要经常清洗、更换。

进行职业健康体检　接触职业危害的工人均应进行上岗前职业健康检查，以发现急慢性职业病和职业禁忌证；还应进行定期体检，发现健康损害要及时治疗，严重者应调离现有岗位。

进行职业卫生安全培训　职业病服务机构、公司工程部、人事部应每年对员工进行培训，主要培训职业卫生安全知识、职业危害个人防护、应急救援知识等，以及《中华人民共和国职业病防治法》《使用有毒物品作业场所劳动保护条例》《安全生产法》等法律法规。

建立管理制度　建立职业卫生管理制度、应急救援的规章制度，建立职业卫生档案和健康监护档案，制定职业病防治计划和方案、职业卫生安全操作规程和应急救援预案。

（夏昭林　张光辉）

水泥制造业职业卫生（occupational health in cement manufacturing）

水泥生产过程中产生的职业性有害因素对劳动者健康的影响以及防止相关职业性危害的对策。水泥制造业是用石灰石（碳酸钙，约占80%）、黏土（硅酸铝，约占15%）、砂石（二氧化硅）和铁矿砂构成的原料，生产出熟料，然后加入石膏、石灰石等一起研磨，生产出水泥的过程。水泥的种类很多，最常用的是硅酸盐水泥（普通水泥），此外还有快硬水泥、高强水泥、膨胀水泥、耐酸水泥和白水泥等。

职业性有害因素 主要为粉尘、有毒气体、噪声、高温等。

粉尘 水泥工业的主要污染物，从事水泥制造的工人的主要职业病是水泥尘肺。在水泥生产过程中，需要经过石灰石开采、原料破碎、黏土烘干、生料粉磨、熟料煅烧、熟料冷却、水泥粉磨及成品包装等多道工序，每道工序都存在不同程度的粉尘外逸，其中石灰石开采工序以接触石灰石粉尘为主，石膏破碎工序以接触石膏粉尘为主，水泥粉磨等工序以接触水泥粉尘为主。粉尘进入眼内，可使结膜和角膜发炎，还可引起鼻黏膜红肿、溃疡以及慢性咽喉炎等。

有毒气体 水泥原料在窑炉中高温煅烧时可产生一氧化碳、二氧化碳、二氧化硫、硫化氢和氨等气体，在通风设施未正常运行、窑顶密闭不严或下料口开启等情况下，烟气常可逸入作业地带，若不加注意可能引起急性一氧化碳中毒。

噪声 在破碎机、选粉机、水泥磨、辊压机、提升机、输送皮带等机械设备运行时，可产生机械性噪声。

高温 在原料（黏土、矿渣和煤矿等）烘干、生料煅烧（1 450℃）或其他高温设备的操作和维护等作业地带，有高温及热辐射。

健康损害 劳动者长期暴露于水泥粉尘可发生水泥尘肺，属硅酸盐尘肺的一种。原材料锻造过程中如操作不当可导致有害气体中毒，如一氧化碳中毒、二氧化碳中毒、二氧化硫中毒、硫化氢中毒、氨中毒等。同时大量机械设备的运行会产生生产性噪声，影响劳动者的听觉系统及神经系统，严重者可导致听阈位移甚至是噪声聋。高温煅烧车间还会引起劳动者中暑及化学性皮肤灼伤。

预防措施 在易产生或易漏粉尘的作业地点，如提升机的密闭管道转弯处等，应经常维修堵漏；在加料口和出料口应装置局部通风排尘设备；使用粉尘分离回收系统去除工作区域的粉尘，特别是在研磨机工区。在水泥窑煅烧时，应注意改进排烟道使水泥窑顶部经常保持负压状态，以提高其抽吸效果；如自然通风达不到排烟要求，则应增设机械抽风，以防烟气漏溢。在水泥窑顶部加料或检查时，应站在上风侧，尽量采用机械加料，当烟道发生故障或因气象条件变化、有大量烟气溢出时，工人必须佩戴携气式全面罩正压式呼吸防护用品进行检修。水泥窑外壁应采用导热系数小的材料，如岩棉、草灰泥、石棉混合耐火水泥等涂敷，以提高隔热效果。噪声与振动较大的辊压机、水泥磨、粉碎机等生产设备应安装在单层厂房内，如设计需要将这些生产设备安置在多层厂房内时，则应将其安装在多层厂房的底层。

(陈 杰)

石灰制造业职业卫生（occupational health in lime manufacturing）

石灰生产过程中产生的职业性有害因素对劳动者健康的影响以及防止相关职业性危害的对策。石灰包括生石灰和熟石灰。生石灰吸潮或加水就成为消石灰，又称熟石灰，经调配成为石灰浆、石灰膏、石灰砂浆等，可用作涂装材料和砖瓦粘合剂。石灰石可直接加工成石料和烧制成生石灰。石灰和石灰石大量用作建筑材料，也是许多工业的重要原料。此外，石灰也用于冶金工业、化工石油、轻工食品、农林牧渔、环保卫生等。

职业性有害因素 主要为粉尘、高温、噪声等。

粉尘 在石灰的制造中，工人在大多数产生粉尘的阶段都会接触到细微颗粒，但最严重的是采石作业和搬运等阶段，以接触石灰石粉尘为主；在转运、包装和运输生石灰的过程中，工人以接触氧化钙为主；在转运、包装和运输熟石灰的过程中，工人以接触氢氧化钙为主。石灰石粉尘的职业接触限值：总尘时间加权平均容许浓度（PC-TWA）为$8mg/m^3$，呼尘PC-TWA为$4mg/m^3$，最大超限倍数为2；氧化钙的职业接触限值：PC-TWA为$2mg/m^3$，最大超限倍数为2.5；氢氧化钙的职业接触限值：PC-TWA为$1mg/m^3$，最大超限倍数为2.5。

高温 在窑炉或其他高温设备的操作和维护，以及石灰水合工艺的放热反应等作业地带，有高温及热辐射。

噪声 在操作或巡视生产设备的活动中，粉碎机、磨机、选粉机、风机、冷却机和皮带运输机等设备的运行可产生机械性噪声，因此可对工人身体造成损害。

皮肤损伤　在石灰生产厂，可能发生皮肤、眼睛、黏膜与一氧化钙/氢氧化钙意外接触的事故，水分的存在可能造成灼伤。

健康损害　石灰制造业生产过程中产生大量的石灰粉尘，劳动者长期吸入石灰粉尘可导致尘肺的发生。高温设备操作维护过程中可引起劳动者中暑。皮肤黏膜接触可诱发意外化学性灼伤。此外各种机械设备的持续运行产生大量生产性噪声，严重影响劳动者的听觉系统及神经系统。

预防措施　预防和控制粉尘接触的方法包括：通过良好的内务管理和维护来控制粉尘；使用带空调的封闭式操作空间；使用粉尘分离回收系统去除工作区域的粉尘，特别是在研磨机工区；在包装区使用通风设备（维持负压）；使用适当的个人防护装备（如口罩和呼吸器），以防接触采取上述工艺及工程控制措施后剩余的粉尘；使用移动或真空清洁系统，防止粉尘在铺面的区域内累积。预防控制高温建议的防控手段包括：在工人可能靠近和近距离接触高温设备的地方采取屏蔽措施，使用必要的个人防护装备（如绝热手套和绝热鞋）；缩短高温工区的换班间隔，最大限度缩短在高温环境下的工作时间；必要时提供和使用自给供应空气或氧气的呼吸器；对石灰水合工艺实施具体的个人防护安全规定，避免工人受放热反应的伤害。

（陈　杰）

shígāo zhìzàoyè zhíyè wèishēng

石膏制造业职业卫生（occupational health in gypsum manufacturing）　石膏生产过程中产生的职业性有害因素对劳动者健康的

影响以及防止相关职业性危害的对策。

职业性有害因素　主要为砷化物、粉尘、高温及磷化物等。

砷化物　作为石膏生产原料的石膏矿石中常含有砷矿物或含砷氧化物。这些含砷物质遇热易分解成剧毒的三氧化二砷，也就是砒霜。

粉尘　在石膏开采和磨细过程中，工人可接触到石膏粉尘。

高温　在窑炉或其他高温设备操作和维护等作业地带，存在高温及热辐射。

磷化物　磷石膏是生产湿法磷酸所产生的废弃物，磷石膏中所含氟化物、游离磷酸、五氧化二磷、磷酸盐等杂质是导致磷石膏在堆存过程中造成环境污染的主要因素。磷石膏的大量堆存，不仅侵占土地资源，而且由于风蚀、雨蚀，会造成大气、水系及土壤污染。

健康损害　石膏制造业原材料开采中含砷化合物易引起砒霜中毒，磷石膏的大量不当堆积可是劳动者发生磷中毒。劳动者长期接触石膏粉尘易罹患尘肺，影响呼吸系统。长期在高温强热辐射车间作业，劳动者防护不当易中暑。

预防措施　工艺上防尘和降尘措施，可以概括为"革、水、密、风、护、管、教、查"八字方针，对控制粉尘危害具有指导意义。具体地说，①革，即工艺改革和技术革新，这是消除粉尘危害的根本途径。②水，即湿式作业，可降低环境粉尘浓度。③风，加强通风及抽风措施。④密，将尘源密闭。⑤护，即个人防护。⑥管，经常性地维修和管理工作。⑦查，定期检查环境空气中粉尘浓度和接触者的定期体格检查。

⑧教，加强宣传教育。防暑降温措施，合理设计工艺流程，隔热、通风降温。个人防尘措施，使用个人防尘用品、防辐射热工作服等。粉尘接触作业人员还应注意个人卫生，作业点不吸烟，杜绝将粉尘污染的工作服带回家，经常进行体育锻炼，加强营养，增强个人体质。卫生保健措施开展健康监护，落实卫生保健措施包括粉尘就业人员就业前和定期的医学检查，脱离粉尘作业时还应做脱尘检查。石膏粉尘的职业接触限值：总尘 PC-TWA 为 $8mg/m^3$，呼尘 PC-TWA 为 $4mg/m^3$。

（陈　杰）

zhuān-wǎ zhìzàoyè zhíyè wèishēng

砖瓦制造业职业卫生（occupational health in bricks and tiles manufacturing）　砖瓦生产制造过程中产生的职业性有害因素对劳动者健康的影响以及防止相关职业性危害的对策。砖瓦生产的原料以易熔黏土为主，其成分中二氧化硅的含量较高（55.5%~71.6%），其次为三氧化二铝（7%~20%）、三氧化二铁（3%~15%），还有少量的氧化钙、氧化镁等。但随砖瓦生产的发展，其制作原料已不仅限于黏土，页岩、煤矸石、粉煤灰等也日渐被开发使用。

职业性有害因素　主要为粉尘、有毒气体、高温、噪声等。

粉尘　在原料破碎、过筛直至焙烧出窑等过程中可产生较高浓度的含二氧化硅粉尘，长期大量吸入可致以肺部纤维化为主要改变的尘肺病。

有毒气体　在砖瓦焙烧和干燥过程中可产生一氧化碳。窑顶加料看火工和砖瓦人工干燥码架工，在烟道抽吸作用不足、窑顶密闭不严，下料口开启情况下，以及人工干燥砖坯时卸砖和码转过程中，可接触到大量有害气体。

高温 砖瓦制造过程中工人可接触到高温、强热辐射。焙烧窑的温度可达 1050℃，码窑和出窑时，气温最高可达 50～80℃，热辐射强度 1.26～3.35J/（cm² · min）；人工干燥室所用的热风温度可达 130℃，码架时气温也在 40℃左右。出窑或人工干燥码架前应经过一定时间冷却，但为缩短生产周期，常不到完全冷却即行出窑或码架，因此工人可受到高温和强热辐射的作用。

噪声 在机械化砖瓦成型、切砖和运输砖瓦坯等过程中产生强烈的机械性噪声，一般在 85～95dB（A）之间。

皮肤损伤 轮窑出窑工由于手指和掌面长时间接触灼热的砖瓦，可能引起上皮角化，甚至手掌挛缩。由于窑内外温差大，在冬季易患感冒。

意外伤害 砖瓦生产中外伤事故也较常见，如采掘原料时可发生塌方砸伤；成型切砖机钢丝断落可引起眼、面外伤。

健康损害 砖瓦制造业劳动者可罹患由不完全燃烧所产生的一氧化碳导致的一氧化碳中毒。长期暴露于生产性噪声中劳动者听觉系统易出现损伤如听阈位移。劳动者长期暴露于生产性粉尘可出现呼吸道刺激、哮喘、矽肺等呼吸系统疾病。此外，高温作业是劳动者中暑的风险增加，生产过程中意外工伤也是砖瓦制造业劳动者常见的健康损害。

预防措施 隧道窑焙烧砖瓦的劳动条件较好，码窑和出窑均可在窑外进行，不仅减轻劳动强度，工人接触高温、粉尘的机会也大为减少。在轮窑、竖窑出窑作业点可设置局部送风；实行轮流出窑和工间休息制。窑顶加料及检查时，应站在上风向。

（陈 杰）

shícái zhìzàoyè zhíyè wèishēng
石材制造业职业卫生（occupational health in stone materials manufacturing） 石材生产制造过程中产生的职业性有害因素对劳动者健康的影响以及防止相关职业性危害的对策。石材制造业指以天然石材为原料，不经热处理或化学变化，直接以机械切割、雕刻或研磨等使原料石材成为石材成品或半成品（如石碑、石材建筑材料、石材家具等）的加工产业。常用的石材主要包括大理石类（大理石、化石、蛇纹石等）、花岗石类及其他建筑用石。

职业性有害因素 主要为粉尘、噪声、振动和意外伤害等。

粉尘、噪声和振动 工人在进行原料石材下料、裁切、锯切和细加工时，均可接触到大理石粉尘、矽尘或其他粉尘和噪声。

意外伤害 工人接近拉锯碎石机、输送带、圆锯机等机械设备时，如不注意容易发生切割伤等危险。当工人在石料输送带、配料斗下方及吊车回转半径内时，易发生掉落砂石的撞击伤。

健康损害 劳动者在生产加工过程中长期暴露于矽尘、大理石粉尘等多种粉尘，可罹患包括矽肺等在内的多种尘肺病，发生肺纤维化。制造过程使用大量机械设备可产生生产性噪声，易使劳动者出现听力下降，甚至是永久性的听阈位移。同时在石料运输加工过程中出现一发生意外掉落可使劳动者罹患多种职业性外伤。

预防措施 企业及劳动者都应做到提高防尘意识，贯彻"防尘八字方针"做到自觉除尘、按时清扫以降低二次扬尘。劳动者应自觉佩戴防尘面罩等相关防尘用具。另一方面，要积极改革石材加工工艺设备和工作方式，减少机器剧烈振动，避免寒冷和振动的协同刺激。更新设备，选用噪声小的研磨机械，劳动者要佩戴耳塞、耳罩等必要设施。

（陈 杰）

bōli zhìzàoyè zhíyè wèishēng
玻璃制造业职业卫生（occupational health in glass manufacturing） 玻璃制造过程中产生的职业性有害因素对劳动者健康的影响以及防止相关职业性危害的对策。玻璃制造指以酸性、碱金属、碱土金属氧化物为主要原料制成玻璃的过程。玻璃的种类繁多，根据基本结构可分为硅酸盐玻璃、硼硅酸盐玻璃、硼酸盐玻璃和磷酸盐玻璃等。制造玻璃的主要原料是石英石、长石、石灰石等。石英石是制造玻璃最主要的原料，二氧化硅含量达 98%，在玻璃的组成中占 69%～81%，经熔炼后成为硅酸盐化合物。碎玻璃常称为熟料，也是一种主要原料，能够在较低的温度下熔融，有助于玻璃配合料的熔化。辅助原料一般包括澄清剂、着色剂、脱色剂、乳浊剂、助熔剂等。

职业性有害因素 主要为粉尘、高温、噪声、红外线和意外伤害等。

粉尘 玻璃生产过程中，在原料的破碎、研磨、过筛、配料、搅拌和熔炉加料等工序中，均可逸散不同程度的矽尘。工人长期吸入高浓度矽尘常可引起矽肺。设备条件差的干式玻璃配料作业，矽尘浓度更高，工龄短者三五年，长者十余年，即可发生矽肺。

高温 玻璃制造的熔化、成型和退火等工序均存在高温和热辐射。玻璃熔炉温度达 1 560 ～ 1 580℃，池炉表面温度在 150 ～ 395℃。熔融的玻璃温度为 1080 ～ 1290℃。平板玻璃生产中，垂直引上玻璃的机器外壳表面温度在 150℃以上；中间平台地面温度为 113～120℃；玻璃自动成型可被加热到 350～400℃。此外车间的地面和墙壁由于气温和热辐射的加热，其温度最高可达 60℃以上。多数平板玻璃厂的切片、裁板及修边过程都已机械化，但有些生产窗玻璃的工厂，裁板工序仍为手工操作。另外，器皿玻璃自动成形操作工及其助手和给料工的工作地点，仍处于高温环境。

噪声 玻璃制造中，工作人员可能会暴露于噪声，听力减退是该行业特别是容器玻璃制造业典型的职业病。噪声性质为稳定连续性噪声；声压级可达 86～95dB（A），为高频噪声。长期在高噪声环境工作，可对听觉器官造成损害，并对神经系统和心血管系统有危害。

红外线 熔融玻璃可射出可视红外线。玻璃工在红外线长时间反复作用下，有可能发生职业性白内障。

意外伤害 在玻璃生产中，脚和手的刺伤、割伤、烫伤等多见于玻璃熔制成型工。

健康损害 劳动者长期吸入大量二氧化硅粉尘，可导致矽肺肺组织纤维化。玻璃制造业劳动者长期在噪声环境中作业，可出现听力损伤，听阈位移等听觉系统障碍。熔融玻璃过程中劳动者如长期高温作业易出现中暑等神经系统症状。长期红外线照射也会导致玻璃工人出现白内障的病理改变。

预防措施 预防粉尘吸入，要全面贯彻落实八字防尘方针

"革、水、密、风、护、管、教、查"。在粉碎、配料车间安装除尘收尘设备，原材料输送采用密闭管道负压输送，职工要戴防尘口罩、帽，穿紧口工作服等。为避免大量的辐射热和眩光对人体皮肤及眼睛造成损伤，操作工应该尽量远离熔化炉，并以吸热玻璃隔离炉和操作间。为预防生产性噪声带来的不良影响，应设置控制噪声的设备和加强个体听力保护，合理安排玻璃纤维生产工艺流程。

（陈 杰）

bōli zhìpǐn zhìzàoyè zhíyè wèishēng

玻璃制品制造业职业卫生（occupational health in glassware manufacturing）

玻璃制品生产制造过程中产生的职业性有害因素对劳动者健康的影响以及防止相关职业性危害的对策。玻璃制品制造业包括各种形态的玻璃制品、玻璃纤维及其制品的生产行业，以及利用废玻璃、废玻璃纤维再生产玻璃制品的行业。

职业性有害因素 主要为铅烟、铅尘、砷化物和其他毒物、高温、噪声和红外线等。

生产性毒物 生产防护射线用的铅玻璃以及部分光学玻璃、晶质器皿玻璃、人造宝石等，常在原料中加入铅丹（Pb_3O_4），故在此类玻璃生产的配料、拌料和熔制过程中可接触到氧化铅尘和氧化铅烟，长时间吸入一定浓度的铅尘或铅烟可能发生铅中毒。为了消除熔融玻璃中的气泡、结石和条纹，提高玻璃质量，需加入澄清剂，常用者为砒霜（As_2O_3），用氟化钙和冰晶石（Na_3AlF_6）作为加速剂。进行此项作业的工人如长期接触上述毒物时，有引起相应毒物中毒的可能。制造保温瓶胆、灯泡等和用煤气灯封口时，

可接触一氧化碳。此外，玻璃生产中还用少量的辅助材料或着色剂，如氢氧化镍、硫化镉等，在加温过程中逸出的镉、镍离子对人均可产生有害作用。

高温 生产过程中玻璃制品温度可达 450℃；进行退火的成品温度为 350～400℃。由于艺术玻璃制品体积小，故车间热辐射较平板或窗玻璃车间小，其排列工、制型工、吹制工、修饰工、搬运工等又根据其操作地点距熔炉的远近不同，受高温、热辐射的危害程度亦有所差异，其中吹制工受热辐射影响较强。机体散热困难时，易发生中暑，工伤发生率也相应增高。

噪声 在整个生产过程中一般玻璃熔窑以重油为燃料，喷枪的噪声高达 90～100dB（A），助燃风机噪声也有 90～96dB（A）。

红外线 熔融玻璃可射出红外线。玻璃工在红外线长时间反复作用下，有可能发生职业性白内障。

健康损害 玻璃器皿在加工过程中会产生铅烟及砷化物，易引起劳动者铅中毒，出现血红蛋白合成障碍以及砷中毒，从而影响劳动者神经系统。高温环境作业中劳动者不仅易中暑，且工伤事故也更容易发生。红外线长期照射也容易使操作者患上职业性白内障。

预防措施 企业应加大监督宣传力度，提供全方位的职业卫生服务，提高企业对职业卫生工作的重视程度。贯彻三级预防原则，积极防尘降尘，改进工艺，预防有毒有害烟气泄漏、逸散，以防止铅中毒，砷中毒等职业性中毒的发生。控制噪声源及噪声的传播，降低对劳动者的影响。

（陈 杰）

táocí zhìpǐn zhìzàoyè zhíyè wèishēng

陶瓷制品制造业职业卫生 (occupational health in ceramic products manufacturing)

陶瓷制品生产过程中存在的职业危害因素对工人健康的影响及其预防控制措施。陶瓷制品制造是把石英、黏土、长石、石膏等粉碎后，经配料、制坯、成型、干燥、修坯、施釉、烧制等制成器皿或材料的生产过程。制造陶瓷的原料主要包括各种黏土、高岭土、石英、长石、长石、伟晶花岗岩、霞石、正长石等。各种原料中，石英中游离二氧化硅含量最高，可达90%以上；各种黏土游离二氧化硅含量在45%~55%；石膏、白云石等二氧化硅含量在15%~50%；釉料二氧化硅含量也在59%以上。釉料的主要化工原料有锂、钙、镁、锶、锌、铅、硼、磷、锡、钛以及氧化铝等化合物。最常用的为铅化合物，主要有硫化铅、氧化铅、铅丹、铅白、硅酸铅等。彩色釉是由基础釉和各种着色的氧化金属（如钴、锰、铬、镍、铁、钛等）或加入着色的金属矿石等制成。此外，为瓷器装饰而涂描的彩光釉料（如金水等）中，常含有机溶剂如硝基苯、氯仿、苯等。在生产过程中，这些化工原料均可以对人体的健康造成职业损害。

职业性有害因素 陶瓷生产过程中存在粉尘、噪声、高温、热辐射、毒物等。

生产性粉尘 在原料制备中各种矿石的粗碎、中碎、细碎过程有大量扬尘逸出。所制成的泥浆，经喷雾干燥，或经真空练泥做成泥饼后再由打粉机进行粉碎，都有粉尘飞扬。成型车间的压型、修坯、搬运放置各种坯体的木板以及焙烧车间等，积尘较多，易

造成二次扬尘。除矽尘外，还有各种硅酸盐及氧化铝粉尘。

毒物 陶坯做好后，在煅烧前还要上釉（也有经过煅烧后才上釉的），陶釉的颜料中大都含铅、镉、镍、铬、铝、镁、铁、铜、钴、锰、锑等重金属化合物，在给陶坯上釉以及在釉粉的配料、混料、运输或储藏过程中，如果防护不当，这些重金属会随釉粉通过呼吸道和消化道进入人体。

噪声 在陶瓷原料开采时的爆破，陶瓷制造中的混料、成型，产品处理过程中的切边、抛光、打磨等工序中，都会产生噪声。

高温 陶坯在窑炉里进行高温煅烧，炉温高达1100℃，工人受到高温和强热辐射的作用。

不良体位 在陶瓷行业的诸多岗位上，工人需长期站立、负重、弯腰、重复同样动作等。

健康损害 主要职业病是尘肺、噪声性听力损伤、高温中暑、毒物中毒、呼吸道疾病及颈椎、腰椎增生、下肢静脉曲张、过度负重所致背部肌肉拉伤、腰椎间盘突出。

预防措施 主要包括以下几个方面。

防尘 在陶瓷原料、陶釉矿物的开采、粉碎、抛光、打磨时，采用喷水湿式作业，减少粉尘的扩散；运输、储藏时，采用自动装载、机械联动运输，减少人员接触；采用机械自动操作，或在密闭的环境下处理原料，以减少粉尘扩散；保持作业环境良好的通风；佩戴防尘口罩。

防噪 在产生噪声的车间，应采用隔音板、隔音室，或安装吸音材料，以降低噪声。此外还可选购低噪声设备，或安装吸收噪声装置；接触噪声的工人，应佩戴防噪声耳塞、耳罩等。

防高温 应尽量将高温窑炉与工人隔离；保持作业环境通风；窑炉高温处工作的工人，提供含盐的清凉饮料，供给、补充膳食中其他营养成分。另外，可在高温处采用轮换工作，1~2小时轮换一次，避免长期在高温处工作。

改善作业体位 应尽量以升降机、叉车、小推车等机器代替人工作业；为工人配置、安装符合人体姿势、高度等的辅助工具。

制定合理的作息制度 增加工人工休频率和时间，让肌肉、神经、骨骼、关节得以充分舒缓，减少疲劳，减轻对人体的伤害。

健康监护 按国家规定安排上岗前、在岗期间以及离岗前的健康体检。

(姚三巧)

nàihuǒ cáiliào zhìpǐn zhìzàoyè zhíyè wèishēng

耐火材料制品制造业职业卫生 (occupational health in refractory products manufacturing)

耐火材料制品原料加工及产品制造过程中存在的职业危害因素对工人健康的影响及其预防控制措施。耐火材料纸品制造是采用一定原料生产具有耐高温（1000~1800℃）作用的建筑结构材料的过程，以耐火砖为主，其次是耐火泥和不定形耐火材料，广泛用于冶金、化工、石油、机械制造、硅酸盐、动力等工业领域，其中在冶金工业中的使用量最大，占总产量的50%~60%。

职业性有害因素 主要有粉尘、噪声、振动、高温、热辐射、毒物等。粉尘浓度以原料破碎、碾磨、筛选最高，其次是拌料、粉料运输、干燥和装出窑等岗位。除矽尘外，生产过程中还存在三氧化二铝尘、白云石尘、石灰石尘、石棉尘、碳化硅尘等。如使

用煤或重油作燃料，存在燃烧废气如二氧化硫、一氧化碳、二氧化碳、氮氧化物和烟尘等污染。如生产沥青砖时，在加热沥青过程中可产生沥青烟气，引起沥青性皮炎等。皮带维修工可接触黏胶剂中的苯系物等有机溶剂。在煅烧过程中产生高温、强热辐射；在干燥过程中存在高温、高湿，干燥、炉窑看火、装出窑等工种可接触高温、强热辐射。在原料破碎、粉碎、筛分、压制成型、运输等过程中均产生程度不同的噪声和振动，噪声是耐火材料生产过程中的第二大职业危害。此外，还存在微波辐射和红外辐射。

健康损害 主要职业性有害因素是矽尘，因此矽肺是耐火材料工业中的主要职业病，其次是职业性噪声聋和高温中暑，见尘肺、职业性噪声聋和职业性中暑。

预防措施 耐火材料生产中应采取合理的生产工艺，以减少粉尘的产生；实现操作机械化、生产自动化，改善劳动条件；采取物料加湿可以显著减少粉尘的产生；加强设备密闭，将粉尘限制在局部范围内，为通风除尘创造条件，通常采用局部密闭罩、半密闭罩、整体密闭罩和水密闭室等。对窑炉烟气应给予净化处理，避免对工作场所污染。使用煤气的窑炉应做好防止煤气泄漏的安全措施，如安装报警器、设备连锁装置和应急救援措施等。生产沥青砖时应对沥青烟给予净化治理。对于产生高强度噪声的设备（如球磨机、振动筛、轮碾机等）和场所应采取隔声措施。做好个人防护，看火工佩戴红外线防护眼镜，噪声作业者佩戴防噪声耳塞，高温作业者发放热辐射工作服和清凉饮料等。

（姚三巧）

shímò zhìzàoyè zhíyè wèishēng
石墨制造业职业卫生（occupational health in graphite manufacturing） 石墨制造过程中产生的职业性有害因素对劳动者健康的影响以及防止相关职业性危害的对策。石墨制造过程包括石墨矿的开采粉碎和选矿工序中的烘干、筛粉、包装等，石墨主要用于电力、钢铁、国防、原子能、日用和化学染料等工业。

职业性有害因素 主要为粉尘及有毒气体等。

粉尘 采矿和加工天然石墨时都会接触到石墨粉尘。采矿工人接触的是围岩和石墨矿石的混合粉尘，对健康有较大危害。粉碎、过筛和包装的加工过程中粉尘浓度也较大。人造石墨成品包装工序中的粉尘几乎是呼吸性粉尘，人体受其危害较大。石墨粉尘进入呼吸性细支气管和肺泡后会大量滞留，含尘巨噬细胞进入肺间质，形成石墨粉尘细胞灶，进一步发展可形成灶性肺气肿。

有毒气体 生产高纯石墨时，需要向石墨化炉通入氟利昂气体和氯气，过剩的氟利昂排放到工作场所及大气中，会对人体及周围环境构成严重危害。由于中国大部分生产厂设备简陋，手工操作较多，生产环境与操作污染较严重等原因，作为理想密封材料的柔性石墨（膨胀石墨）中硫、氯含量较高，具有很大的腐蚀性。

健康损害 长期接触石墨粉尘可是劳动者罹患肺间质肉芽肿及石墨尘肺，出现明显的阻塞性通气障碍。生产过程中过量的氯气使用可使劳动者出现氯气中毒的症状，包括急性气管炎、肺水肿，重度可出现呼吸窒迫。此外，过剩的氟利昂泄漏可使劳动者出现氟利昂中毒，主要表现为中枢神经系统症状，大量接触可抑制呼吸功能，导致昏迷，甚至死亡。

预防措施 认真贯彻落实八字防尘方针"革、水、密、风、护、管、教、查"。做到主动防尘降尘。同时建立经常性的设备检查、维修制度和严格执行安全操作规程，防止生产过程中的"跑、冒、滴、漏"，杜绝意外事故发生。做好个人防护措施。

（陈杰）

tànsù zhìpǐn zhìzàoyè zhíyè wèishēng
碳素制品制造业职业卫生（occupational health in carbon element manufacturing） 碳素制造过程中产生的职业性有害因素对劳动者健康的影响以及防止相关职业性危害的对策。碳素制造业是以碳素为原料，经过一系列的加工处理后得到的具有一定形状和物理、化学性能的产品（如炭质电极、石墨电极、碳纤维）的行业。

职业性有害因素 主要为粉尘、有毒气体和噪声等。

粉尘 生产碳素制品过程中，碳素材料在筛分、煅烧、粉碎、运输及产品加工等工序中会产生一定量粉尘，而且在使用燃煤锅炉或以燃煤为热源的焙烧炉时也会排放粉尘。

有毒气体 沥青熔化、混捏、压型、半成品焙烧等工段能产生沥青烟、二氧化硫、一氧化碳等污染物。

噪声 筛分机械及粉碎机、混捏机械、压型设备以及空压机、鼓风机和排烟机等机械运转时产生的噪声也是危害工人的因素之一。

健康损害 长期暴露于碳素加工过程中产生的生产性粉尘可引起尘肺的发生，严重影响劳动者呼吸系统功能。粉碎机及压型设备的长期工作产生生产性噪声，可损伤劳动者听觉系统，出现暂时性或永久性的听阈位移。同时大量排放的沥青烟、一氧化碳、二氧化硫等有毒有害气体可使劳动者罹患职业中毒。

预防措施 改进工艺及加工过程，采取湿式作业，做好个人防护措施，减少粉尘的暴露。控制噪声源及其传播，减少生产性噪声对劳动者的影响。贯彻执行《工作场所有害因素职业接触限值》（GBZ 2-2007）。参考国家标准工作场所空气中化学物质容许浓度一氧化碳为（20mg/m³，PC-TWA），二氧化硫为（5mg/m³，PC-TWA）。

（陈 杰）

liàntiěyè zhíyè wèishēng

炼铁业职业卫生 [occupational health in ferrous metallurgical (iron-making、iron-smelting) industry]

在炼铁作业中存在的职业性有害因素对作业人群造成的健康损害及其预防控制措施。从而改善炼铁作业的工作条件、保护作业人群身心健康、提高作业能力。炼铁业是将金属铁从其自然形态即含铁矿石（主要为铁的氧化物）中还原出来的行业，方法主要有高炉法、直接还原法、熔融还原法等。高炉法炼铁是利用还原剂（碳、一氧化碳、氢气）将铁矿石中的铁氧化物（三氧化二铁、四氧化三铁、氧化铁）还原成金属铁（Fe）的连续生产过程；直接还原法炼铁是在低于溶化温度状态下，将铁矿石还原成海绵铁的生产过程；熔融还原法炼铁是不用高炉而在高温熔融状态下还原铁矿石的生产过程。虽然直接还原法、熔融还原法等非高炉炼铁法是21世纪全世界炼铁业的技术发展方向，但因仍存在较多技术问题而未得到广泛应用，全世界90%~95%以上的生铁仍是采用具有数千年历史的高炉炼铁法冶炼。

职业性有害因素 主要是高温、热辐射、噪声、粉尘和一氧化碳。

高温、热辐射 炼铁作业属高温、强热辐射作业。绝大多数作业岗位室内外温差超过了车间内工作地点的夏季空气温度规定（GBZ1-2002）。出渣、出铁时作业环境温度可超过40℃，辐射热高达1.8kW/m²。

噪声 炼铁生产的噪声主要来源于振动筛皮带传动鼓风机、热风机及助燃机的转动及泵房等发出的声音。由于作业人员以巡检方式作业为主，实际接触噪声强度常在职业接触限值以下。

粉尘 主要来源于原燃料输送系统各转运站、供料和上料系统，焦炭皮带头、高炉前出铁场平台区域粉尘浓度较高。

一氧化碳 高炉炼铁工程中应重点防范的职业性有害因素。出铁、出渣时均可产生一氧化碳，高炉煤气系统的煤气管道检修、管道泄漏或发生其他事故时，也可接触到一氧化碳。

其他 有时作业环境中有少量二氧化硫和硫化氢存在。原燃料入料称量时，在炉前分级送料的焦炭料斗有电离辐射存在。

健康损害 炼铁作业主要存在的高温、热辐射对人体造成损害，严重时可引起中暑（见职业性中暑）；当管道漏气或因其他事故接触一氧化碳时，引起一氧化碳中毒（见一氧化碳中毒）；炼铁粉尘可引起尘肺，但病程较长、进展慢。由于炼铁过程中粉尘属低含矽量，同时含有多种金属及其化合物的混合性粉尘，故其所引起的尘肺在X线或病理改变所见与矽肺有所不同，炼铁尘肺致纤维化弱，以间质性改变为主，不形成典型的矽结节。

预防措施 以隔热、防尘、一氧化碳监测为主。炼铁过程是高温、热辐射作业，应在作业现场设置隔热挡板，使炉前工人在出铁、出渣或巡检时减少接触高温和热辐射；加强炉前及出铁场平台区域通风，尽可能配备喷雾风扇或水幕；出铁场顶部应采取必要的隔热措施。在原燃料输送系统和高炉出铁场应设置除尘设施，且吸尘罩安装要做到位置正确、风量适中，并捕集到全部烟尘。在皮带通廊和各转运站地面、出铁场平台定期洒水，防止二次扬尘。同时，铁沟、渣沟及水冲渣沟尽可能设活动封盖和除尘装置，渣沟和铁、渣罐上面应设排烟罩。在出铁口、风口平台等部位一氧化碳浓度较高的作业区域，设置固定式一氧化碳监测报警装置，巡检、检修人员应佩戴适合的呼吸防护器和报警仪。一氧化碳和空气形成混合气体有爆炸危险，严禁管道加热到一氧化碳的燃点温度（650℃），要禁止与明火接触。在安装放射源的地点进行屏蔽防护，设置明显的放射性标志。

（范广勤）

liàngāngyè zhíyè wèishēng

炼钢业职业卫生（occupational health in ferrous metallurgical steel-making、steel-smelting industry） 在炼钢作业中存在的职业性有害因素对作业人群造成的健康损害及其预防控制措施。从而改善炼钢作业的工作条件、保护作业人群身心健康、提高作业能力。炼钢业是通过氧化反应对生铁重新冶炼以调整其成分的行业。其反应原理是在高温下，用氧化剂将生铁中过多的碳和硅、硫、磷等元素氧化成气体或炉渣，达到降碳、去硫磷、调硅锰的目的。根据在冶炼过程中所需的氧和热能来源不同，所用的设备和操作方法也不同，炼钢方法主要有平炉、转炉和电炉三种。平炉炼钢燃料消耗大、冶炼时间长、生产费用高，逐步被淘汰。生铁水炼钢主要用转炉，废钢炼钢主要用电炉。

职业性有害因素　主要是噪声、生产性粉尘、高温热辐射。

噪声　特点是产生噪声的设备数量多、分布广、声压级高。坯料修磨机、振动给料机、钢包拆除机、连铸切割器等产生间断噪声，噪声值一般在 85 ~ 105dB（A）。炼钢炉在溶化、氧化过程中产生强噪声。如在电炉炼钢时，电极下的金属受到高温而发生爆裂，造成很大的噪声，在溶化期的噪声高达 110dB（A），氧化期为 100dB（A），均为低中频噪声。鼓风机、空压机、液压设备等都产生噪声。

生产性粉尘　特点是产生量大、分布面广、组成复杂。生产过程中废钢的切割、原辅料的配备与运送、生铁和废钢的冶炼以及炼钢炉的开盖、装料、投放添加剂、出钢时都会产生烟尘、粉尘，其主要成分有三氧化二铁（Fe_2O_3）、氧化钙（CaO）、氧化锰（MnO）、氧化镁（MgO）、氧化铁（FeO），还有少量的氧化硅（SiO），粒径较小，60% 以上为 3 ~ 11μm。

高温、热辐射　特点是高温、热辐射源较分散，如炼钢炉冶炼、出钢、出渣以及电炉炉衬修砌烘烤、连铸等都可产生高温、热辐射，其中热辐射强度最高的作业岗位是冶炼炉前区。

电磁辐射　冶炼炉、电焊、切割等作业岗位均受到短波紫外线辐射，波长为 250 ~ 300nm。在连铸时应采用 ^{60}Co 控制液面，有放射性。

毒物　冶炼过程中添加一定比例的焦炭、萤石等，在冶炼炉泄漏烟气中含有少量的一氧化碳、二硫化碳、氟化物气体等。

健康损害　炼钢作业噪声、高温、热辐射可引起神经、心血管、消化、听力等系统异常，表现为神经症样症状，心血管疾病发生率增高，胃肠功能紊乱，听力下降等，严重者可导致耳聋（见生产性噪声），中暑（见职业性中暑）；炉后出钢、浇铸等可产生大量金属烟尘，长期吸入可致金属尘肺（见尘肺）；一氧化碳危害亦属常见，当煤气管道密闭不严或从事检修、清扫时，不注意防护可引起一氧化碳中毒（见一氧化碳中毒）。

预防措施　以噪声控制、隔热、防尘、一氧化碳监测为主。电炉噪声可采用加密闭罩的方式降低噪声值，对钢水精炼、连铸、铸坯拉矫等岗位以及工作人员多、操作范围不大和较为重要的岗位设置隔音控制室，并配休息室；炉前操作工应配备耳罩或耳塞。炼钢作业的强热辐射岗位，尽量采用机械化，作业场所的主控室、操作室、车间办公室可配备空调；铁水脱硫区、炉前操作区、钢包精炼、连铸机大包平台和拉钢平台等处应设置移动式轴流风机进行通风降温；高温季节应发放含盐清凉饮料等进行降温防暑。在吹氧、出钢、出渣、脱硫扒渣、倒铁水等产生大量粉尘的工序可配套通风除尘处理系统，同时采用自动化程度较高的生产工艺，减少作业工人单位时间内接触粉尘量。在产生有毒有害物质的工作场所设置通风排毒装置，加强个人防护，配备防毒面具；在煤气作业区或产生一氧化碳的作业岗位应设置一氧化碳自动报警装置，并定期检修设备。

（范广勤）

gāngyāyán jiāgōngyè zhíyè wèishēng

钢压延加工业职业卫生（occupational hygiene in steel rolling processing industry）　在钢压延加工业中存在的职业性有害因素（见职业性有害因素）及其对作业人群造成的健康损害及其预防控制措施。从而改善钢压延加工工业的工作条件、保护作业人群身心健康、提高作业能力。钢压延加工业是国家行业统计分类的名称，指钢铁轧钢行业。轧钢是用轧钢机的旋转轧辊改变钢锭、钢坯的形状，制成各种钢材的压力加工过程，按轧制温度不同分为热轧和冷轧，二者的生产过程基本相同。

职业危害因素　轧钢行业的生产工艺过程不是十分复杂，主要的职业危害是高温热辐射、噪声、一氧化碳、电离辐射等，但由于表面处理技术的发展，给轧钢行业的生产环境带来了许多的职业卫生问题。

高温热辐射　热源分散，散热面积大，主要来源于各种均热炉、加热炉、退火炉等加热过程、热处理和热钢坯、钢材的传送过程。

噪声　声源多、分布面广，主要来源于轧钢机组的轧钢、钢坯及钢材的剪切以及表面处理时钢带开卷、卷曲、焊接等。有调查表明，冷轧厂上述工艺过程工人平均噪声个体暴露值在 85dB（A）以上。

电离辐射　主要来源于用放

射性检测设备测定钢坯、板材等厚度以及检测钢材分子物理性状等。

毒物 主要来源于加热燃料的泄漏,钢坯、钢材的表面处理过程中使用的有毒物质,轧钢机械润滑等使用的各种有机溶剂等。轧制钢坯在均热、加热、淬火、钢材表面热处理等过程中有一氧化碳逸出。冷轧钢坯、拉丝的焊接操作有锰及其化合物。钢材不同表面处理产生的毒物不同,如酸洗过程有盐酸、硫酸;镀锌过程有氢氧化钠、氢氧化钾(碱洗预处理)、铬酸、铬酸盐(钝化处理)、锌及其氧化物;彩涂过程有氟化物(封闭处理槽)、甲苯、二甲苯、丙烯酸(烘烤、喷漆)、热处理的淬火操作、钢丝拉拔有铅及其化合物等。

健康损害 在煤气发生炉、加热炉加热和轧制等过程中产生的高温热辐射可引起人体体温调节、水盐代谢、循环、泌尿、消化系统等生理功能的改变,长期处于此高温环境下可导致中暑。轧制、剪切、收集、包装以及振动筛、通风机组和鼓风机等产生的机械噪声和空气动力噪声除了引起听力衰退、噪声性耳聋以外,还可引起头晕、头痛、注意力不集中等神经衰弱症状,脑电图异常,心律失常,血压不稳,食欲下降、性功能改变,月经不调等。金属表面处理过程中产生的锌、铅、铬及铬酸盐、酸碱和轧钢原料或半成品处理过程中产生的锰及电焊烟尘等可引起相应的职业中毒,如金属(锌)烟热(见金属烟热)、铅中毒(见铅中毒)、铬中毒(见铬中毒)、酸中毒(刺激性气体)、锰中毒(见锰中毒)及电焊工尘肺(见尘肺)等。

预防措施 对加热炉、均热炉、淬火炉等高温热源应设局部送风降温装置;在受热金属直接辐射侧的操作室等处安装隔热设施。对轧钢机、矫直机、精整机以及各种鼓风机、空压机等噪声源应采取消声器、吸声装置、隔声罩等噪声防护措施。产生粉尘的加热、轧钢等车间应加强密闭,安装除尘装置或采取湿式作业。产生毒物的加热、金属钢材表面处理(包括酸洗、镀锌、铅锌锅、彩涂层、钝化)等作业,应安装通风排毒设施。

(范广勤)

yǒusèjīnshǔ yěliànyè zhíyè wèishēng
有色金属冶炼业职业卫生(occupational health in nonferrous metallurgical industry)

在有色金属冶炼中存在的职业性有害因素(见职业性有害因素)及其对作业人群造成的健康损害及预防控制措施。从而改善有色金属冶炼业的工作条件、保护作业人群身心健康、提高作业能力。有色金属冶炼业指采用焙烧、熔炼、电解以及使用化学试剂等方法提取矿石中的有色金属出的生产过程。除铁、铬、锰三种黑色金属以外的所有金属称为有色金属,在自然界中常以硫化物、氧化物、砷化物、碳酸盐、硅酸盐等化合物形式存在于矿石中,常多种有色金属矿物天然共生,因此,可以从一种矿源的矿石中提炼出多种有色金属。

职业性有害因素 有色金属冶炼过程通常职业危害比较严重,整个生产过程从原料到成品都可产生各种各样的职业性有害因素。

有色金属烟尘 在烧结、熔炼、精炼等工艺过程中可产生多种金属化合物的混合性烟尘。如铅锌冶炼中可产生铅、锌、锑、锡等烟尘;铜镍冶炼中可产生铁、镍、铜、钴、锰等;锑冶炼可产生锑、铅、砷、锰、锡等烟尘;锡矿冶炼可产生锡、铜、锌、铋、锑、铅、砷、硅、钙等烟尘。

刺激性气体 铅锌、铜镍、锡等矿石在烧结、熔炼时排出二氧化硫烟尘;硫化精矿除排出二氧化硫外,还可产生少量三氧化硫;以氯气作为氧化剂冶炼铜镍时,如跑、冒、滴、漏,车间中会产生较高浓度的氯气;锡冶炼的焙烧、粗炼、精炼等工序或以炉渣为原料回收某些金属的生产过程中还可产生硫化氢、砷化氢;锌电解时电解槽内排出硫酸雾、氢氧化钠、氨;电解铝时电解槽可排出氟化氢以及四氟化碳、四氟化硅等氟化物粉尘。

一氧化碳 有色金属原料和溶剂燃烧时亦可产生一氧化碳。

粉尘 冶炼过程中产生的粉尘中除含有铅、砷、镉、铍、镍等毒性较大的有色金属成分以外,还有一定含量的游离二氧化硅。

高温热辐射 在焙烧、熔炼、精炼以及电解等生产工序中均存在高温、热辐射,厂房内气温可超过外界气温 $5 \sim 10 \, ^\circ\text{C}$,生产岗位的热辐射强度有时候可达到 $7.32 \sim 31.80 \text{J}/(\text{cm}^2 \cdot \text{min})$。

噪声 加料机、振动筛、吹炼炉、电解炉、切割机、空压机、鼓风机、抽排风机等生产设备在工作时是主要的噪声源,噪声强度一般为 $58 \sim 118 \text{dB (A)}$。

有调查表明,不同企业在采用不同冶炼方法进行锌、铟、锰、铜等有色金属冶炼过程中,在使用先进、自动化的生产线,并进行预防性职业危害监督的条件下,47%的监测点的铅烟时间加权浓度 $> 0.03 \text{mg/m}^3$,最高为 1.2mg/m^3;17%的监测点的铅尘加权浓

度 >0.05mg/m³，最高1.4 mg/m³；37%的监测点的锰及其化合物时间加权浓度 > 0.15mg/m³，最高为3.1mg/m³；30%的监测点的砷及其化合物时间加权浓度为 > 0.01mg/m³，最高为0.05mg/m³；18%的监测点的镉及其化合物时间加权浓度 > 0.01mg/m³，最高为0.03 mg/m³；36%的监测点一氧化碳时间加权浓度 > 20mg/m³，最高为51mg/m³；14%的监测点的粉尘时间加权浓度 > 8mg/m³，最高为32.4 mg/m³。

健康损害 有色金属及其化合物本身大多具有毒性，因而铅、铜、锌、锡、锑、铍等有色金属在熔炼、精炼等过程中可产生大量的毒物烟尘，如不注意防护，可引起相应的职业中毒，如铅中毒、铍中毒；铜锌冶炼中因吸入氧化锌而引起金属烟热；在铅锌烧结、熔炼、羰基镍制取、锌镉熔炼等过程中产生一氧化碳，可能导致一氧化碳中毒（见一氧化碳中毒）。冶炼过程中产生的大量二氧化硫烟尘，可造成眼、鼻及呼吸道黏膜损伤（见刺激性气体）。锡、锑等冶炼过程中产生的高浓度烟尘，作业工人长期吸入可导致锡尘肺、锑尘肺等（见尘肺）。生产过程中的高温、热辐射、噪声、振动等不良物理性因素会对人体的神经、心血管、消化、内分泌等系统造成危害（见高温作业、生产性噪声）。

预防措施 淘汰落后技术、设备，对产生尘毒的设备或工序采取密闭措施，实现生产过程自动化，尽可能减少人工操作，安装通风除尘排毒装置，在生产工艺流程中采取相应的防暑降温、控制噪声、振动以及个人防护等措施（见职业危害的预防措施）。

（范广勤）

yǒusèjīnshǔ héjīn zhìzàoyè zhíyè wèishēng

有色金属合金制造业职业卫生（occupational health in nonferrous metal alloy manufacturing） 在有色金属合金制造过程中存在的职业性有害因素及其对作业人群造成的健康损害及其预防控制措施从而改善有色金属合金制造行业的工作条件、保护作业人群身心健康、提高作业能力。有色金属合金制造业是以有色金属为基体，加入一种或几种其他元素经过一定方法合成具有金属特性的物质的行业，包括熔炼和铸造。常见的有色金属合金有铜合金、铝合金、铅基合金、镍合金、锌合金、镁合金、钛合金、锡基合金等，是机械制造业、建筑业、电子工业、航空航天、核能等领域不可缺少的结构材料和功能材料。

职业性有害因素 有色金属合金制造主要包括熔炼和铸造生产过程，职业危害严重，有害因素复杂，整个生产过程从原料到成品都可产生各种各样的职业性有害因素，其主要特点是粉尘、毒物和噪声等物理性因素共存。其中熔炼工艺过程与有色金属火法冶炼相似，产生或存在的职业性有害因素见有色金属冶炼业职业卫生。

游离二氧化硅（SiO_2）粉尘及其他矿物性粉尘 型砂原料中含有一定量的游离 SiO_2，在造型材料配制、铸型、落砂、清理过程中均产生大量的游离 SiO_2 粉尘，各工序的粉尘浓度从高到低依次为：配砂（2.0 ~ 30.4mg/m³），清理、落砂、造型、熔化（1.3 ~ 12.5mg/m³），制芯（1.1 ~ 2.0mg/m³），粉尘中 SiO_2 含量27.8%~93.0%。如缺乏综合防尘措施，粉尘浓度可达到126.9mg/m³；如呋喃树脂锆砂浇注铸造生产线粉尘平均浓度（1.3 ± 0.8 mg/m³），粉尘中 SiO_2 含量为59.8%~76.7%。一些矿石中可含有石棉纤维，如橄榄石和铬铁石中均发现温石棉，熔炼和铸造过程中会产生石棉粉尘。锆砂中含有放射性粉尘，其氡的放射性估计为2Pci/g。

金属烟雾和金属尘 熔化的金属在空气中蒸发、凝结、氧化形成金属烟雾，在溶化、扒渣、精炼、浇注、铸造等工序中均可产生，在金属部件磨光、抛光、焊接、火焰切割等作业中也可产生。因熔炼和铸造的有色金属合金不同，产生的金属烟尘成分有所不同。如在制造铝合金时，可产生铝、锌、铜、镁等金属烟尘；在制造黄铜、青铜等铜基合金时，可产生铅、镉、锑等金属烟尘。

有毒气体 ①刺激性气体：有色金属合金熔炼过程中用精炼剂如氯气、四氯化碳、四氯化锑、氯化锌、氯化锰等除气精炼时，可产生氯气、四氯化碳等有毒气体。镁合金必须在溶剂覆盖下或保护气氛中熔炼，保护剂氯盐和氟盐在高温下易挥发产生氯气、氯化氢、氟化氢等；气体保护（干燥的氮气、二氧化碳、二氧化硫、六氟化硫等混合气体）以及用硫磺粉末作为芯砂的阻化剂时，有二氧化硫气体产生。②一氧化碳（CO）：熔炉熔化和铸造时含碳物不完全燃烧可释放 CO，炉料与长勺预热的石油燃料、熔炉退火和炭化、成型作业的焊接、火焰切割等也都可产生 CO。③有机溶剂：制芯和造型中使用的呋喃、酚醛、尿素甲醛、尿烷树脂以及石油树脂等有机黏合剂，在混合、吹风、撞击、干燥或烘烤作业以及浇注和清壳处理和热分解时，这些成分可能挥发到作业场所空气中，如乙烷、乙烯、苯、甲苯、二甲苯、萘和各种多环芳烃；此外，高温热裂解也会产生一些气体和烟雾，如呋喃和酚树脂在挥发或加热分解过程中可释出甲醛、酚和其他衍生物；在造型和浇注条件下尿烷树脂可释出游离异氰酸盐；石油芯和烃基异氰酸盐树脂部分由天然干石油组成，加热这些物质可释出丙烯醛、各种醛、酮、酸、酯以及脂肪烃；铸造型砂含碳物在热分解过程中产生多环芳烃。

噪声 熔炼和铸造作业中普遍存在强噪声污染，以脉冲噪声为主。砂型捣固机，清砂用风动工具，铸造时使用的各种锻锤及机械加工中的磨光和抛光等，可产生强噪声。在铸造作业中，噪声源以射芯机、振动机、滚动和风铲清理最明显，噪声强度分别为 111、104、97 和 97dB（A）；缸体磨床、锻压机和悬链的噪声强度也均超过 95dB（A）；抛丸机噪声为 94.5dB（A）；浇注平台和落砂机噪声均超过 90dB（A）；热气流烘砂噪声为 89dB（A）。

高温、热辐射 在熔化、扒渣、精炼、浇注和清炉等工序中，以及熔炼炉、加热炉、熔化的金属、热铸件均可产生强烈的热辐射，并可使车间形成高气温。

健康损害 有色金属合金制造过程中的职业性有害因素复杂、多样，粉尘、多种毒物与高温热辐射、高噪声强度共存，致使作业工人健康损害结局多变。常见的健康危害有矽肺、铁尘肺、职业性噪声聋、中暑、金属中毒（如锰中毒）等。铸造制芯和造型中使用的有机粘合物及其热分解物可引起接触性皮炎和职业性哮喘。此外，有色金属合金制造可致慢性支气管炎、心脏病、高血压、消化系统疾病和肿瘤的患病率增高。

预防措施 应采取综合性防治措施，见职业危害的预防措施。预防重点是在卫生工程推行无害化生产工艺，广泛采用自动控制、机械化操作，密闭或远距离操作，以及湿式作业；对产生尘毒的设备或作业点安装通风除尘排毒设施；还应考虑防暑降温、防止噪声和振动的措施，同时加强个人防护。如铸造型砂的制备、铸件的清理等应在密闭抽风装置（或室）内进行；型砂原料应运用气力输送；铸件清砂应采用水力、水爆清砂等湿式作业。

（范广勤）

jīnshǔ jiégòu zhìzàoyè zhíyè wèishēng
金属结构制造业职业卫生（occupational health in metal structure manufacturing） 在通过铆、焊、胀、热套和螺栓等将金属材料联接成一定结构的相关工艺中涉及的职业性有害因素和职业性健康损害的识别、预防和控制等相关职业卫生问题。

金属结构制造业是以铁、钢或铝等金属为主要材料，制造金属构件、金属构件零件、建筑用钢制品及类似品的生产活动。金属结构按形式大致分为钢制结构、有色金属结构、钢材和有色金属及铸锻件混合制成的混合结构。金属结构制造过程涉及多种生产工艺，如备料过程的切割，组装过程的焊接、铆接、胀接、热套等多类联接工艺，其中焊接应用最广泛，以熔化焊接为主。由于金属结构性能稳定、制造方便、质量可靠等优点及相应生产技术的提高，已被广泛应用于采矿、冶炼、石油、化工、交通运输、房屋建筑和机器制造等各个领域。

职业性有害因素 主要为粉尘（主要是金属粉尘）、噪声、振动、高温、热辐射、有害气体和伤害等。

粉尘 由于焊接结构的广泛应用以及其工艺技术的特点，焊接是金属结构制造业中职业卫生问题的主要来源。焊尘是电焊作业时，在电弧高温（2 000～8 000℃）作用下，焊芯、药皮、焊接母材发生复杂的冶金反应，生成主要成分为氧化铁，并可含二氧化硅、氧化锰、氟化物、臭氧、各种微量金属和氮氧化物的混合物烟尘或气溶胶，逸散在作业环境中。电焊时产生的烟尘取决于焊条种类、金属母材及被焊金属。在锅炉、油罐或船体装备等通风不良以及密闭的容器内进行电焊作业时，电焊烟尘浓度会较高。电焊烟尘总粉尘时间加权平均容许浓度（PC-TWA）为 4mg/m^3（GBZ2.1-2007《工作场所有害因素职业接触限值》），短时间接触容许浓度（PC-STEL）为 6mg/m^3。在金属结构制造业中，焊药制备、焊条配粉、金属喷砂等工艺可以接触到矽尘；焊药制备、焊条配粉时会接触铝尘（铝、铝合金、氧化铝粉尘）；焊药制备、焊条配粉、焊条烘焙等作业可接触锰尘；金属结构制造业中还接触铬及其化合物，主要发生在焊药制备、焊粉制备、焊条配粉等焊接作业中。

噪声 金属结构生产中噪声主要是机械性噪声。焊接作业，如焊药制备、焊芯制备、焊条涂药等，以及金属喷砂，金属加工，滚压，金属构件修整、铆接，金属锻打等过程中噪声污染严重。

高温 金属结构制造业中常见的高温作业类型是高温、强热辐射作业。产生高温、强热辐射的工种主要是焊粉筛选、焊丝制备等焊接作业，金属退火，金属材料切割、构件修整，金属锻打等。这些场所的气象条件是气温高、热辐射强度大，而相对湿度较低，形成干热环境。

酸雾　在焊丝酸洗、焊芯酸洗、金属酸洗时容易产生各种酸雾，如盐酸酸雾、硫酸酸雾、硝酸酸雾、铬酸雾等。

其他　焊接作业可产生强烈的紫外线，打磨等作业可以发生金属碎屑飞溅，金属构件铆接、金属锻打可产生局部振动。

健康损害　长期吸入高浓度的电焊烟尘可引起以慢性肺组织纤维增生损害为主的电焊工尘肺。接触矽尘的焊药制备、焊条配粉、金属喷砂等工艺可能产生矽肺。长期吸入铝尘，沉积在肺组织可导致肺纤维化，称为铝尘肺。1987年中国已将铝尘肺正式列入卫生部颁布的法定职业病名单。焊药制备、焊条配粉、焊条烘焙等作业接触锰尘，可经呼吸道吸入、皮肤吸收而发生锰中毒，受损伤的主要是神经系统。六价铬化合物的长期接触可致肺癌和职业性铬鼻病（见铬中毒）。长期接触噪声而又得不到适当休息，可导致听力损伤，甚至造成职业性噪声聋（见生产性噪声）。长时间的高温、强热辐射工作可以引起职业性中暑。酸雾主要对工人的皮肤、黏膜产生腐蚀作用。此外，金属碎屑飞溅可引起眼、手等外伤，局部振动可导致以手部症状和神经衰弱为特征的局部振动病。长期暴露于紫外线可引起职业性电光性眼炎、皮肤老化，严重的可诱发皮肤癌。

预防措施　①要做好基础防护，包括建立健全职业卫生档案和健康监护档案，进行职业性有害因素监测，同时做好建设项目职业病危害预评价和建设项目职业病危害控制效果评价，以及做好材料和设备管理等。②针对本行业的特殊性，还需注意以下几点。一是要有防尘、降尘的技术保证和政策支持；二是工人要做好相应的个体防护，如戴防尘口罩、头盔、耳塞，卫生保健等健康监护措施；三是控制噪声源；四是隔热降温以加强对高温、热辐射的防护；最后要有足够的休息和必要的职业卫生宣教，保证工人的身心健康。

（贾　光）

jīnshǔ gōngjù zhìzàoyè zhíyè wèishēng
金属工具制造业职业卫生（occupational health in metal tool manufacturing）　使用机械加工的方法将金属原料或半成品加工成所需的成品工具的过程中涉及的职业性有害因素和职业性健康损害的识别、预防和控制等相关职业卫生问题。

金属工具制造业主要包括切削工具、手工具、农用及园林用金属工具、刀剪及类似日用金属工具制造等。相较金属结构制造，金属工具制造会遇到形状多种多样的工件，加工中由于工具的精密性要求，需要抛光、研磨、磨削、车削、精细磨等工艺过程。打磨是最常用的工艺之一。

职业性有害因素　主要为粉尘（主要是金属粉尘）、噪声、高温、铬酸雾、伤害等。

粉尘　在金属工具制造中接触的粉尘主要是金属粉尘，根据金属工具的原料不同，产生的金属粉尘不同，造成的伤害亦不同，但以铁（钢）制品为主。相应的职业损害以粉尘沉着症为主。

噪声　在一些金属工具的抛光、削磨等过程中会产生噪声。本行业中产生噪声的工段或工艺主要有铰链冲制、铰链甩光、金属构件修整、金属锻打、抛光、坯饼制作以及原料热轧、冷轧等。

高温　金属的制造，无论是结构制造还是工具制造，都会涉及高温，如利用高温塑形、金属锻打、坯饼浇铸、原料热轧、表面热处理等。相对于金属结构制造，金属工具制造从原料到成品相对较小，所产生的二次辐射强度较低，危害相对较小。该类场所的气象条件同样是气温高、热辐射强度大、相对湿度较低，易形成干热环境。

铬酸雾　因金属工具要求不同，有些表面需要镀铬特殊处理，会有铬酸雾产生。

健康损害　焊接产生的电焊烟尘可导致电焊工尘肺。长期接触噪声而又得不到适当休息和防护，可导致听力损伤，甚至职业性噪声聋（见生产性噪声）。长时间的高温、强热辐射易引起职业性中暑。铬酸雾可以侵蚀皮肤黏膜，尤其是浅表的黏膜，可导致鼻黏膜溃疡甚至穿孔。另外，长时间接触六价铬酸雾还能产生遗传毒性，甚至肺癌等。金属工具制造业易发生伤害，高温环境可以造成烫伤和蒸气伤；机床作业易导致机械伤（主要是手部伤害）；在精密度要求较高的一些金属工具制造中，伤害的发生率更高。

防护措施　见金属结构制造业职业卫生。

（贾　光）

jīnshǔ róngqì zhìzàoyè zhíyè wèishēng
金属容器制造业职业卫生（occupational health in metal container manufacturing）　对金属容器制造过程中不良劳动条件可能产生

的职业人群健康的影响进行预测、识别、评价和控制。旨在创造安全、健康的金属容器制造作业环境，从而保护劳动者的健康，提高职业者的生命质量。金属容器按材料大体可分为钢制、铝制；按结构可分为二片罐、三片罐、单片式喷雾罐；按大小可分为桶和罐；按外表装潢可分为贴标罐和印铁罐；按内部承压情况可分为常压罐、正压罐、负压罐。金属容器制造过程中可涉及电弧气刨、焊接、打磨等过程，存在高温、噪声、金属烟尘等多种职业危害。

职业性有害因素 在金属容器制造与安装过程中，很多工艺，如焊接、喷涂、打磨、烘干、电弧气刨等都会产生职业性有害因素。

粉尘 在焊接、电弧气刨、打磨等工艺中，会有不同种类粉尘产生。利用电流将焊条和金属板材熔结在一起，焊口处温度可高达1500℃，焊接过程中产生大量烟尘，烟尘成分与焊条的焊芯及药皮有关。一般烟尘含有铁、锰、镍及其他有害化学物（见金属结构制造业职业卫生）。电弧气刨是利用碳棒产生的高热电弧处理焊缝，可产生大量灰尘。焊接产生的烟尘若不用轴流风机及时抽出，几分钟之内就可弥漫整个空间，能见度明显降低。为将高出焊缝的金属部分磨平，需要对金属容器进行打磨作业，这个过程可产生含有二氧化硅和少量金属的粉尘，金属容器制造前期和后期的表面除锈也需要打磨，也有粉尘产生。

噪声 金属容器制造全部为机械操作，几乎所有工艺都有噪声产生，如电弧气刨、打磨、冲拔拉伸、修边、各种焊接等。焊接时可产生80～90dB（A）噪声，打磨和电弧气刨时噪声可达90dB（A）以上。部分工艺还有局部振动产生。

一氧化碳 在电弧气刨中，可产生大量的一氧化碳。

高温 焊接操作本身就是将局部金属熔融而进行金属结合，因此容器内会产生高温，且温度升高很快，短时间可达35℃左右，夏季可超过50℃。随着容器内气温升高，相对湿度会明显降低，可降至20%左右。

电焊弧光 焊接作业会产生对人体有害的电焊弧光。电焊弧光区主要包括红外区、可见光区和紫外区，这些都属于热线谱。焊接电弧温度在3000℃时，其辐射波长小于290nm；温度在3200℃时，其辐射波长小于230nm。

重金属 焊条药皮中含有许多有毒物质，电阻焊、激光焊也可产生重金属污染，如铅、铬、锡、锰、镍等。

健康损害 长时间接触由焊接产生的焊尘可导致工人电焊工尘肺（见金属结构制造业职业卫生）。长期接触噪声而又得不到适当的休息和防护，可导致听力损伤，甚至产生职业性噪声聋（见生产性噪声）。高温可导致劳动者中暑，和（或）水盐代谢失调、热痉挛。当电焊弧辐射作用于人体时，机体组织吸收后可引起组织热作用、光化学作用或电离作用，致使机体发生急性或慢性损伤，如视觉紧张和疲劳，出现视觉模糊和明显的视力下降，甚至导致电光性眼炎。长时间接触重金属会导致急慢性中毒。在印铁、制罐等设备使用过程中，以及切角修边等操作过程中，缺乏防护时会发生伤害。

预防措施 首先，要做好基础防护，包括建立健全职业卫生档案和健康监护档案，进行职业性有害因素监测，同时做好建设项目职业病危害预评价和建设项目职业病危害控制效果评价，以及做好材料和设备管理等。其次，要做好劳动者的健康监护，应注意以下几点：①严格掌握职业禁忌证，如明显肝脏、肾脏、心血管系统、呼吸系统、眼部、神经系统疾病损伤，以及熔渣所致的皮肤烧伤的职业者应调离岗位。②做好定期体检，包括血常规、尿常规、肝功、尿氟、血锰、心电图、X线胸片、肺功能等检测，以及做好电焊时烟尘、铁、镍、锰、噪声的监测。③采取工作环境及个人防护措施，在容器内进行焊接时，要安装机械抽风机（轴流风机的风量较大），并穿工作服、工作鞋、戴防尘或防紫外线眼镜、防尘口罩、送风式多功能头盔，防止意外伤害。

（贾 光）

jīnshǔ biǎomiàn chǔlǐ jiāgōng zhíyè wèishēng

金属表面处理加工职业卫生 (occupational health in metal surface treatment and processing)

在金属表面处理加工过程中存在的职业有害因素对职业人群健康的影响以及预防控制措施。金属表面处理加工指通过一些物理、化学、机械或复合方法使金属表面具有与基体不同的组织结构、化学成分和物理状态，从而使经过处理后的表面具有与基体不同的性质，以达到增加涂层与金属的结合强度即加大附着力，增加涂层的功能如防腐蚀、防磨损及润滑等特殊功能的目的。按工艺过程特点可分为电镀技术、高能束处理、热喷涂与热浸镀、气相沉积、热扩散渗入等。覆被金属有很多种，有银、铜、镍、铬、镉等，另外被覆材料还有油漆等。

职业性有害因素 通电中电镀液的挥发是最主要的职业性有害因素，覆被金属不同，有害因素的种类不同。

酸雾 为增加电镀溶液的导电性或提高某种金属的氧化性，通常添加一些酸类，如盐酸、硫酸等。镀铬是电镀中用途最广泛的类型之一，因此铬酸雾是最常见的酸雾。接触酸雾的工艺有：镀件浸蚀、镀件钝化、镀铜、镀银、镀镍、镀铬、镀锡、淬火、化学除油、工件酸洗、腐蚀粗糙等。

六价铬 镀铬行业中电镀溶液的主要成分是铬酸，属于六价铬。

金属粉尘 因为电镀行业中金属粉尘的接触主要集中在磨光、抛光等工段，因此其危害与其他行业中金属粉尘类似（见金属结构制造业职业卫生、金属工具制造业职业卫生）。

噪声 为使金属制品表面光滑便于覆镀、电镀后构件感官精美而采取的抛光、磨光等工艺会产生强烈噪声。本行业中涉及的噪声工段或工艺主要有：镀件磨光、抛光、刷滚光，镀件喷砂、等离子喷涂、抛丸除锈、机加工粗糙、镍拉毛粗糙、喷砂粗糙等。

氰化物 在镀镉、镀锌、镀铜、镀青铜、镀黄铜时，都会接触氰化物。氰化氢（氢氰酸）是氰化物中毒中最主要的一种。

其他 电镀槽、电解去油等作业中可能涉及因漏电等原因造成的电击问题。磨光、抛光等作业中有金属屑飞溅、研磨轮或抛光轮安装不平衡导致的磨轮崩裂等问题。

健康损害 ①挥发性酸类气溶胶溶解度较好，其侵入劳动者的呼吸道可立即在接触的黏膜局部溶解，侵蚀上呼吸道（鼻、咽、气管等），使鼻咽部红肿热痛，形成溃疡，严重者可造成穿孔。②铬酸的腐蚀性很大，侵入呼吸道后可造成局部炎症、溃疡和穿孔，职业性铬鼻病是中国法定职业病（见铬鼻病）。六价铬对机体有多种损害，如鼻中隔穿孔。长期吸入六价铬可导致肺癌；皮肤接触镀铬溶液可以引起接触性皮炎或过敏性皮炎（见铬中毒）。③职业场所中，氰化氢主要由呼吸道吸入或经皮肤吸收，其进入血液后迅速解离出氰离子（CN^-），该离子是氰化物毒性的主要来源，其与细胞色素氧化酶中的 Fe^{3+} 结合，使酶活性丧失，阻断呼吸链的电子传递和细胞对氧的利用，导致细胞内呼吸中断，形成"细胞内窒息"，此时，即使血液中有充足的氧供应，但由于组织对氧的摄取和利用发生障碍，无氧代谢迅速加强，乳酸生成增多，导致代谢性酸中毒。由于中枢神经系统对缺氧最敏感，氰化物中毒可引起以中枢神经系统为主，兼有心、肝、肺、肾等重要器官损伤的多系统中毒性损害。④人体受电击时会发生电震，引起感觉不适、麻木等震感，湿式作业（湿衣服、湿鞋或湿手）会使后果更加严重，可导致灼伤、肌肉痉挛、心脏停止、呼吸停止等。⑤金属屑的飞溅可导致眼角膜划伤等眼部伤害；研磨轮、抛光轮的崩裂会导致严重的人身伤害。

预防措施 电镀槽中含有酸性电镀溶液，为防止金属制品浸入或捞出时酸液溅出，要特别注意戴耐酸胶皮手套和防护眼镜。电镀时会有酸雾挥发，为防止吸入酸雾，要配戴口罩，且要勤换滤芯。由于挥发性有害气体或粉尘较多，因此戴口罩还能防止磨光、抛光时吸入金属尘屑、氢氰酸以及氰化物挥发物。下班后一定要洗澡，换掉工作服。因为镀铬会有接触六价铬，而六价铬可对身体多系统产生损害，因此要严格按照铬及铬化合物的健康监护要求进行上岗前、在岗期间（1次/年）、离岗后的健康检查。

（贾 光）

jīnshǔ rèchǔlǐ jiāgōng zhíyè wèishēng

金属热处理加工职业卫生（occupational health in metal heat treatment and processing） 在金属热处理加工过程中的职业有害因素对人体的健康损害及其预防控制措施。金属热处理是机械制造业中的重要工艺，将金属工件放在一定介质中加热到适宜温度，并保温一定时间，然后以不同速度冷却。通过改变工件内部显微结构或表面化学成分，赋予或改变工件的使用性能。金属热处理可分为整体热处理、表面热处理和化学热处理3大类，每一大类又可分为若干不同小类。

职业性有害因素 工业上应用最广泛的金属材料为钢铁，常用热源有氢、氧乙炔、氧丙烷、感应电流、激光和电子束等。在金属加热过程中可释放大量的对流热和辐射热，因此高温、热辐射是金属热处理加工工艺中的主要有害因素。此外，常见的有害因素还包括电磁辐射、噪声、粉尘、火苗、火花、有害气体（如一氧化碳）、烟尘、电流以及其他化学毒物等。

高温、热辐射 可来源于高温炉、炽热工件、夹具和吊具等，是金属热处理加工过程中最主要的职业性有害因素，尤其在加热、保温过程中，由于技术要求，局部温度可达 1 000℃以上，工件、保护介质等散发出大量热，造成车间高温和热辐射聚集。

电磁辐射　主要来源于高频电源。

噪声　来源广泛，包括加热炉的燃烧器、喷砂、喷丸、真空泵、压缩机和通风机，中频发电机等。

粉尘　在金属热处理加工时，可产生多种粉尘。如喷砂时的石英砂、喷丸时的粉尘，浮动粒子炉的石墨和氧化铝粉和固体渗剂等。

火苗、火花　燃料燃烧时可能从火炉中喷出火苗、迸溅火花。

有害气体　包括盐浴炉烟雾、甲醇、乙醇蒸气、氨气、丙烷、丁烷、甲烷、一氧化碳等泄漏气体，强酸、强碱的挥发物，油蒸气，氟利昂、三氯乙烯、四氯化碳等挥发物等。

烟尘　各种燃料在燃烧炉中燃烧时可产生大量烟尘，若通风不佳可导致烟雾弥漫，可视度降低，使人精神萎靡，增加事故发生的可能性。

电流　在诸多热源中，电的使用所占比例越来越高，如果未严格遵守使用规则，易发生漏电、触电等事故。

化学毒物　在化学热处理中将工件浸润在碳、氮或其他合金元素的介质（气体、液体、固体）中进行加热，保温较长时间，从而使工件表层渗入碳、氮、硼、铬等元素。在这项工艺中不可避免地使用到化学原料，其中可能有某些化学毒物，如不同价态的铬及其化合物等。

健康损害　高温、热辐射易造成劳动者疲劳，导致中暑，可表现为热射病、热痉挛、热衰竭（见职业性中暑）。电磁辐射可造

成劳动者中枢神经系统功能障碍和自主神经失调。长期处于高强度噪声（＞90dB）可能会造成听力下降。长期高浓度粉尘作业可能会引起矽肺。火苗、迸溅火花易引起烧伤。因热源中氧乙炔、氧丙烷等气体燃料的原因，若氧气供给不充分，可导致燃料不完全燃烧释放一氧化碳，此时若空气流通不佳，过多的一氧化碳聚集可导致一氧化碳中毒；此外，其他有害气体接触也可造成各种慢性伤害、引发慢性疾病。其他化学毒物也可能造成相应健康损害，如铬，其毒性见金属表面处理加工职业卫生。

防护措施　首先，要做好基础防护，包括进行职业性有害因素监测，做好建设项目职业病危害预评价和建设项目职业病危害控制效果评价，以及材料和设备管理等。具体包括：①厂房要有足够的高度，并合理设置天窗和通风口，做好车间的通风和换气，降低一氧化碳浓度，以及空气中粉尘的含量。②对有烟气排放的设备，应设置专门的排烟管道或油烟处理装置，烟气要达标排放。③优先采用无危害的生产物料，严格限制使用有剧毒的氰盐、钡盐作为热处理生产物料。④有害的生产物料应按该产品的安全要求使用和保管；有害的剩余物料应进行无害化处理，没有处理条件的企业，应定期送往当地有相应资质和能力的机构进行处理。⑤金属热处理车间使用的生产装置应符合《生产设备安全卫生设计总则》（GB5083）要求。⑥严格按照规章制度用电，防止漏电、触电发生。其次，要做好劳动者的个体防护和健康监护，包括建立健全职业卫生档案和健康监护档案，应注意以下几点：①操作

人员应穿戴适宜的个体防护用品。按《个体防护装备选用规范》（GB11651）和有关规定，定期向热处理操作人员发放劳动防护用品，防护用品的质量和性能均应符合有关标准规定。②做好隔热降温以提高对高温、热辐射的防护。③对在粉尘、有毒环境中的作业人员，应严格执行防护、休息、就餐、洗漱及污染衣物洗涤管理制度。④要有合理的劳动制度，必要的休息和职业卫生宣教，保证劳动者身心健康。⑤劳动者上岗前，均应经过安全、卫生知识培训和考核，合格后持证上岗；使其熟悉金属热处理生产过程中可能存在和产生的危险和有害因素，了解导致事故的条件，并能根据其危害性质和途径采取防范措施。⑥对劳动者应定期进行体检，其健康状况必须符合工作性质的要求。

（贾　光）

jīnshǔ zhùzào jiāgōngyè zhíyè wèishēng

金属铸造加工业职业卫生（occupational health in metal casting）　在金属铸造加工业的生产活动中存在的职业性有害因素对人体的健康损害及其预防措施。金属铸造加工业是将金属熔炼成符合一定要求的液体并浇进铸型里，经冷却凝固、清整处理后得到有预定形状、尺寸和性能的铸件的工艺过程。铸造是现代机械制造工业的基础工艺之一。按铸件所用的金属种类，铸造生产可分为黑色金属铸造（铸铁、铸钢）和有色金属铸造（铜、铝合金、镁合金等）。按工艺过程特点可分为砂型铸造、泥模铸造、金属型铸造、蜡型铸造和真空铸造等，其中以砂型、蜡型和泥型最常用。金属铸造过程中存在生产性粉尘、

高温、噪声等多种职业危害，需预防尘肺、听力损伤等。

职业性有害因素 铸造车间因有熔炼、打磨、铸件等多个工种，故存在多种职业性有害因素，主要有以下几种。

生产性粉尘 铸造所用的原料（砂、陶土、黏土、煤粉等）均含有游离二氧化硅，在砂型调制、造型、打箱和清理过程中均有粉尘产生。

高温和热辐射 车间的加热炉、干燥炉、熔化的金属盒铸件都是热源，在熔炼和浇铸过程中均可产生强烈的热辐射。

有害气体 在金属熔炼和浇铸过程中，可以产生一氧化碳、二氧化硫；在熔模铸造时，可以产生大量氨；此外，还可能产生甲醛、锌蒸气等。

噪声和振动 压力铸造时使用的造型机和捣固机，清砂时使用的风动工具和砂轮，均可产生强烈的噪声和振动。

其他 在机械化程度较差的车间还存在繁重体力劳动。

健康损害 因在砂型调制、造型、打箱和清理等生产工艺过程中均有粉尘产生，铸工尘肺是主要的职业病危害。在熔炼和浇铸过程中产生的热辐射可引起中暑。一氧化碳中毒可以引起机体缺氧、窒息；二氧化硫和氨对眼、呼吸道黏膜和皮肤有刺激作用，中毒时可以出现气管炎、支气管炎甚至肺水肿。压力铸造和清砂时产生的噪声和振动可引起劳动者听力损伤和手臂振动病。

预防措施 应采取综合性防治措施，见职业危害的预防措施。针对金属铸造车间的典型有害因素，可逐一进行防护。

防尘措施 ①用铁砂代替硅砂清理铸件。②应用水爆清砂和水力清砂。③提高机械化，减少人工操作。④密闭除尘。

防暑降温 应给高温工作者提供足量的饮水，车间应加强通风，在加热炉炉壁外面围上隔热材料，利用循环水围屏、水冷式炉门和水幕等降温和防止热辐射。

防止有害气体中毒 加强通风、配备合理的通风装置，干燥砂芯时，设立合理的干燥室等。

防振减噪措施 控制振动源和噪声源；高噪声条件下工作时，劳动者应佩戴合适的耳塞。

其他 还应加强劳动者的健康教育及个体防护，配备基础的防护设施，并建立健康监护档案，对接触粉尘时间较长或浓度较高的劳动者应在离岗后进行相应的随访。

（贾 光）

jīnshǔ duànzào jiāgōngyè zhíyè wèishēng

金属锻造加工业职业卫生（occupational health in metal forging）

在金属锻造加工业的生产活动中存在的职业性有害因素对人体的健康损害及其预防措施。金属锻造加工业是从事金属锻造加工作业，利用锻压机械对金属坯料施加压力，使其产生塑性变形，以获得具有一定机械性能、形状和尺寸的锻件。不同的锻造方法有不同的流程，其中以热模锻的工艺流程最常见。金属锻造加工业的生产工艺过程包括：将材料切割成所需尺寸、加热、锻造、热处理、清理和检验。在作业场所中，劳动者面临的主要职业卫生问题，如干热小气候环境、噪声和振动，烟雾污染，中等强度的体力劳动等，需要预防相应的职业损伤。

职业性有害因素 锻造车间存在多种职业性有害因素，主要有以下几种。

高温和热辐射 锻造车间最主要的职业性有害因素。

有害气体 工作场所的空气中可能含有金属烟尘、一氧化碳、二氧化碳、二氧化硫、丙烯醛，其浓度取决于加热炉燃料的种类和所含杂质，以及燃烧效率、气流和通风状况。

噪声和振动 使用各种锻锤都可产生强烈的噪声和振动，噪声声压级在 95～115dB（A）。

其他 机械伤、烫伤、电触伤等职业伤害多见。在机械化程序较差的车间还存在繁重体力劳动。

健康损害 劳动者同时暴露于高温和热辐射下，导致热量在体内积累，会造成散热失调和病理变化。在大型锻造车间，靠近加热炉或落锤机的工作点更易引起缺盐和热痉挛。在寒冷季节，暴露于小气候环境的变化可能在一定程度上促进其适应性，但迅速且过于频繁的变化可以产生健康危害。吸入有害气体可引起窒息或中毒。工作人员暴露于锻造噪声、振动可能造成噪声性听力损失、振动性白指等损害，会降低工作能力和影响安全。

预防措施 应采取综合性防治措施，见职业危害的预防措施。针对金属锻造车间存在的多种职业性有害因素，可进行一些具体的防护措施。

防暑降温 车间应加强通风，使用新式密闭加热炉代替旧式敞开式锻炉，在加热炉炉壁外面围上隔热材料，利用循环水围屏、水冷式炉门和水幕等降温和防止热辐射，应给高温工作者提供足量的饮水和适量电解质。

防止有害气体中毒 加强通风，配备合理的通风装置，劳动者佩戴防护口罩。

防振减噪措施 控制振动源和噪声源；高噪声条件下工作时，劳动者应佩戴合适的耳塞。

其他 还应加强劳动者的个体防护及职业安全教育，配备基础防护设施，并建立健康监护档案。

(贾 光)

jīnshǔ jiāgōng jīxiè zhìzàoyè zhíyè wèishēng

金属加工机械制造业职业卫生
(occupational health in metal processing machinery manufacturing)

在金属加工机械制造业的生产活动中存在的职业性有害因素对人体的健康损害及其预防措施。金属加工机械制造业包括从事金属切削机床制造、锻压设备制造、铸造机械制造、机械附件制造和其他金属加工机械制造作业。不同的制造作业有不同的生产过程，其中铸造、锻造、热处理、机械加工、装配为常见作业。此外，还可包括冷作、焊接、切割、电镀和油漆等作业。在作业场所中，劳动者面临的主要职业卫生问题，如生产性粉尘、高温、噪声、振动、有害气体、非电离辐射（紫外线和强光）、金属等，需采取必要的预防措施。

职业性有害因素 包括以下几个方面。

铸锻生产工艺 见金属铸加工业职业卫生和金属锻加工业职业卫生。

其他生产工艺 ①粉尘。与铸锻工艺不同，后续的金属机械加工产生的粉尘主要是切削和打磨过程中产生的铁屑，二氧化硅的含量极少，因而劳动者尘肺主要以金属尘肺为主。根据所用焊条的不同，焊接时产生的主要粉尘可能包括氧化铁、氧化锰、氟

化物等。②高温。热处理阶段使用的加热炉和盐浴槽等，均可产生大量的热辐射。③有害气体。在电镀作业中，有铬酸雾、硫酸雾逸出。喷漆时，可接触苯、甲苯、二甲苯等有害物质，电焊时可产生臭氧、氮化物等有害气体，以及大量紫外线和强光。④噪声和振动。在机械制造的过程中，对金属的锻压、切削、焊接等均会产生强烈的噪声和振动。⑤金属中毒。在金属切削过程中使用的矿物油及切削液还易污染劳动者皮肤。⑥工伤。机械加工易发生外伤。

健康损害 电焊工尘肺是机械制造的主要职业病。电镀作业中逸出的铬酸雾、硫酸雾可引起鼻黏膜炎症和鼻中隔穿孔，长期接触还可以引起肺癌。苯、甲苯、二甲苯等有机溶剂会对神经系统、造血系统产生损伤。矿物油及切削液污染劳动者皮肤，可引起毛囊炎、粉刺和皮炎等。

预防措施 金属加工机械制造，对零部件的切削主要是以自动化生产为主，因而职业防护主要在铸锻车间以及后续的装配流程。①铸锻车间。见金属铸加工业职业卫生和金属锻加工业职业卫生。②焊接岗位。配置防尘防毒和护眼的个体防护用品。③电镀车间。于电镀槽与酸洗槽处安装抽风装置，并以铬酸雾抑制剂或泡沫塑料碎片等覆盖电镀槽液，提供橡胶手套。④切削岗位。于机床处设置防护挡板，防止冷却液飞溅，建议使用水乳剂或肥皂水代替矿物油为切削液。⑤磨光与抛光岗位。设置局部通风装置，推荐密闭作业或采用湿式研磨法。⑥机械加工车间。合理设置照明，严格执行防暑降温与减振防噪措施。⑦其他。设立辅助和急救用

室，落实健康教育、个体防护及职业健康监护。

(贾 光)

tángcí zhìpǐn zhìzàoyè zhíyè wèishēng

搪瓷制品制造业职业卫生
(occupational health in enamelled products manufacturing)

搪瓷制品生产过程中存在的职业危害因素对工人健康的影响及其预防控制措施。搪瓷制品制造业是在金属表面涂覆一层或数层瓷釉，通过烧成与金属发生理化反应而牢固结合的复合材料的过程。搪瓷生产过程中所用的矿物原料、化工原料和釉料均会对机体健康造成危害。

职业性有害因素 主要为粉尘、铅和其他金属氧化物、高温和热辐射。瓷釉的主要原料有石英、长石等，在运输、粉碎、称量、混合、熔融炉上料、表面洁净等过程中均可扬尘；此外，从事湿法涂搪作业的工人，在喷涂时或在釉浆干燥后可接触到粉尘；在原料的过筛、称量、混合、加料等过程中，可产生铅及其他金属氧化物粉尘。瓷釉制造、湿涂烘干、进出窑炉、成品冷却过程中，均可接触高温及强热辐射。此外，瓷釉的研磨和制坯的机械冲压可产生噪声，并可造成手外伤。熔融的瓷釉倾入冷水池骤冷时，也可能发生烫伤。

健康损害 搪瓷制品制造的主要健康损害是粉尘引起的尘肺、毒物所致职业中毒，其他还有职业性中暑、职业性噪声聋、工伤。

预防措施 原料的粉碎、配料、拌料过程除用湿式操作、密闭、通风除尘外，辅以车间喷雾和地面洒水冲洗，可控制扬尘。高温及强热辐射的防护见高温作业。外伤的预防和控制见工伤。

(姚三巧)

guōlú zhìzàoyè zhíyè wèishēng
锅炉制造业职业卫生 （occupational health in boiler manufacturing）

在锅炉制造业的生产活动中存在的职业性有害因素对人体的健康损害及其预防控制措施。制造锅炉的主要过程是根据锅炉用途，将材质不同的钢材通过切割、焊接、热处理等方式，制得满足工业需求的锅炉。锅炉制造的工艺流程主要包括管板制造、筒节制造、人孔装置制造、锅筒制造、锅炉受压部件总装和锅炉各部件总装。

职业性有害因素 主要为噪声、高温、粉尘和烟尘危害。

噪声 制造锅炉过程中噪声主要来源于钢材切割、部件焊接以及动力设备等发出的声音。工人作业时接触的噪声较大，常在职业接触限值以上。

高温 对锅炉进行热处理时，室内外温差超过了车间内工作地点的夏季空气温度规定（GBZ1-2002）。出炉时作业环境温度可超过40℃。

粉尘 主要来源于锅炉制造过程中的切割和焊接工序。在切割及焊接钢材时粉尘浓度较高。产生的粉尘为金属粉尘，多以锰、镍、铬等为主。

其他 有时作业环境中还有少量臭氧和氮氧化物存在。

健康损害 锅炉制造过程主要存在噪声对人体健康的影响，该噪声为非稳态噪声（脉冲噪声），长时间接触可导致听觉系统受损，引起听阈下降，严重可导致职业性噪声聋（见职业性听力损伤）；同时噪声会对工人的神经系统、心血管系统、内分泌及免疫系统等造成严重危害。热处理过程中，出炉时钢材温度较高，严重时可引起中暑（见职业性中

暑）。金属粉尘可引起急、慢性中毒和金属烟雾热，亦可引起眼、鼻、呼吸道黏膜的刺激症状以及皮肤炎症；长时间吸入高浓度的电焊烟尘可导致电焊工尘肺，但其病程较长，进展慢，X线胸片已有改变时可无明显自觉症状和体征。

预防措施 以防噪、防尘、隔热为主。锅炉制造过程中产生的噪声较为严重，噪声的防制应采取综合措施，用隔声、消声的新工艺降低工作环境的噪声声压级和噪声回声；定期对接触噪声作业的工人进行听力检查，参照《职业性噪声聋诊断标准》（GBZ 49-2014）进行工人听力判定；加强安全教育，增强工人的自我防护意识，配戴防噪声耳塞，不定期巡检个人防护用具使用情况等。焊接和切割工序产生的金属粉尘较高，工人应配戴有效的防尘护具，并根据设备需要，设置除尘设施，加强局部通风，有效减少工人接触粉尘浓度。热处理过程是高温作业，应在钢材出炉现场设置隔热挡板，使炉前工人减少接触高温；加强炉前及出炉区域通风，尽可能配备喷雾风扇；出炉顶部应采取必要的隔热措施。

（张正东）

yuándòngjī zhìzàoyè zhíyè wèishēng
原动机制造业职业卫生 （occupational health in prime mover manufactuirng）

在原动机制造业的生产活动中存在的职业性有害因素对人体的健康损害及其预防控制措施。原动机制造业属机械制造业，其基本的生产过程为铸造、机械加工和装配。原动机泛指利用能源产生原动力的一切机械，是现代生产、生活领域中所需动力的主要来源。原动机可以提供机组的有功功率和各种损

耗，包括机械损耗、电磁损耗等。原动机的主要生产过程是将金属用熔化炉熔化，浇注到铸型中，冷却凝固后获得铸件，再利用各种机床对铸件进行车、刨、钻、磨、洗等冷加工，最后根据产品设计技术要求，将零部件进行配合和连接、涂密封剂等作业装配成原动机。

职业性有害因素 主要是毒物、粉尘、噪声、振动、高温、热辐射。

毒物 熔化炉采用煤或煤气作燃料时会产生氮氧化物、硫氧化物等。熔炼金属和浇注过程可产生金属烟尘、一氧化碳和二氧化硫气体。砂芯制芯线造型机、砂芯组装过程中可能会有三乙胺、苯酚、二异氰酸甲苯酯胺逸散。酚醛树脂或尿醛树脂做型芯黏结剂可产生甲醛和氨，蜡型铸造时也产生大量氨。使用各类电焊也会产生一氧化碳、氮氧化物等有害气体和金属烟尘。

粉尘 主要来源于型砂配制、造型、铸件落砂与清砂等工序。在机械加工过程中，金属零件的磨光和抛光过程可产生金属粉尘。

噪声、振动 砂型捣固机、清砂用风动工具、铸造时使用的各种锻锤，以及机械加工中的磨光和抛光可产生噪声和振动。装配车间的铸铆作业也可产生强烈噪声。

高温、热辐射 砂型与砂芯的烘干、金属熔炼、浇注均产生高温和热辐射。

其他 焊接时可产生强烈紫外线，热处理时采用高频电炉可产生高频电磁场。

健康损害 原动机制造过程主要存在毒物、粉尘、噪声、振动、高温、热辐射等有害因素。有害气体可造成各种急慢性中毒。

金属烟尘可引起急慢性中毒和金属烟雾热，亦可引起眼、鼻、呼吸道黏膜的刺激症状以及皮肤性炎症；长时间吸入高浓度的电焊烟尘可导致电焊工尘肺，吸入游离二氧化硅含量高的粉尘可引起矽肺，X线可见典型矽结节。噪声可引起听阈下降，严重者导致职业性噪声聋（见职业性听力损伤）；同时噪声会对工人神经系统、心血管系统、内分泌及免疫系统等造成危害。高温和强的热辐射严重时可引起中暑。

预防措施　注意防毒、隔热、防尘、防噪声。①对有毒物产生的铸造或装配车间和岗位采取密闭措施或安装局部通风排毒装置。加强有害气体和粉尘浓度监测。对产生高浓度一氧化碳等毒物的岗位，制订急性职业中毒事故应急救援预案，设置警示标识，配备防毒面具或防毒口罩等。②对造型、清砂等产生矿物粉尘的岗位，尽量选择游离二氧化硅含量低的型砂，减少手工造型和清砂作业。安装大功率的通风除尘系统，实行喷雾湿式作业，并做好个人防护，佩戴防尘口罩。③焊接和切割工序产生的金属类粉尘较高，应配戴防尘护具，并根据设备需要，设置除尘设施，加强局部通风，有效减少工人接触粉尘浓度。④铸造过程是高温作业，应做好防暑降温工作，合理布置热源、轮换作业、配备喷雾风扇等。对高强度噪声可集中布置，设置隔声屏蔽，噪声强度超过85dB（A）的工作场所工人应佩戴防噪声耳塞或耳罩；定期对接触噪声作业工人进行听力检查，参照《职业性噪声聋诊断标准》（GBZ 49-2014）进行工人听力判定；加强安全教育，增强工人的自我防护意识，不定期巡检个人防护用具使用情况等。⑤对铆接、型砂捣固机、落砂、清砂等振动设备采取减振措施或轮换操作。

（张正东）

qìchē zhìzàoyè zhíyè wèishēng
汽车制造业职业卫生（occupational health in automobile manufacturing）
在汽车制造业的生产活动中存在的职业性有害因素对人体的健康损害及其预防措施。汽车制造业指将原材料转变为汽车产品的过程。广义的汽车制造包括汽车覆盖件、发动机、转向器、制动器、变速器、仪表盘、车桥、塑料件等的专业制造及装配。由于汽车零部件种类繁多，一般汽车制造厂都将大部分零部件交由下设的零部件子公司或其他专业汽车配件厂生产，而汽车制造母厂生产线主要进行汽车覆盖件冲压、焊装、涂装和所有零部件的总装。

职业性有害因素　主要有电焊烟尘、毒物、噪声、高温等。

生产性毒物　从工艺过程中的物料和产品分析来看，存在的有毒物质有硫化氢、氨、臭氧、二氧化硫、氯气、盐酸、氢氧化钠、六氟化硫、一氧化碳、二氧化碳、一氧化氮、二氧化氮、二氧化锰、甲醛、正己烷、丙酮、乙醇、苯、甲苯、二甲苯、醋酸丁酯、醋酸乙酯等。

电焊烟尘　使用焊机过程中产生的生产性粉尘，主要存在于焊装车间焊接操作中。涂装车间擦净工位存在铝合金粉尘。

噪声　主要噪声源包括两种：①冲压机、空压机、打号机、焊机、各类泵等产生的机械动力性噪声，其中冲压车间多台冲压机平行排列，工作时噪声表现为连续性噪声。②各类风机产生的气体动力性噪声。

高温　涂装车间的燃烧炉能够产生高温。

健康损害　汽车制造业主要存在电焊烟尘、锰尘等生产性粉尘，以及二甲苯、乙酸丁酯等生产性毒物和噪声、高温等有害因素。电焊烟尘可引起电焊烟热、电焊工尘肺；锰尘可以引起锰中毒；二甲苯和乙酸丁酯等毒物可引起急慢性中毒（见二甲苯中毒）；高温可引起中暑（见职业性中暑）。

预防措施　包括以下几方面。

改革生产工艺　用低锰焊丝取代锰含量较高的焊丝。增加自动化焊接设备和自动化喷涂设备，减少手工作业。焊接设备在选型上应考虑自带烟气吸风装置，减少有毒烟气排放，达到根本治理的目的。

有效防护　应根据各生产车间职业性有害因素的特点，针对性地设置防护设施。冲压车间以治理噪声为主，冲压线两侧设置隔声墙阻断噪声在车间内传播，降低车间噪声强度，冲床两旁悬挂吸声板，降低作业岗位的噪声强度。在焊接件小且焊接相对固定的作业场所，不影响焊接操作的前提下，焊线两侧可设置侧吸风罩口或下吸式吸风罩，侧吸风罩口只要吸风量和罩面风速设计合理，即可保证工作台的最不利点风速大于控制风速，使散发的烟尘得到有效控制；下吸式吸风罩罩口在焊点正下方，而且距焊点很近，焊烟刚产生即可被下吸罩有效捕集；在焊接件大且需翻转焊接的作业场所设置可移动式的吸风罩口，罩口可随焊接点一起移动，以提高烟尘的捕集效果；设置的通风设施应定期维修保养，使其处于良好运行状况，并定期评价其防护效果。油漆车间的喷

漆室和调漆室空间大，现有的全室抽排风系统不能将工人呼吸带周围空气中的有毒气体及时抽出，应在人工喷漆或调漆作业点增加吹风式局部通风设施，利用吹风口射流的输送能力，推动被污染空气向吸风口方向流动。此外，还增加全室通风的换气次数。油漆车间手工补漆作业点应增加局部排风装置，改善作业环境空气质量。

防护用品的监督与检查 根据岗位接触的职业性有害因素，配备有效的个人防护用品。产生有毒烟气的焊接岗位，除配备防尘毒口罩或面罩外，还应配备防噪声耳塞；喷漆作业接触苯类和乙酸酯类等多种化学品，应优先考虑为毒性大的岗位配备防护用品，手工喷漆在做好呼吸防护的同时还应注意皮肤防护，防止毒物经皮肤吸收引起慢性中毒。指导个人防护用品的正确佩戴，监督与检查应做到经常化、制度化，使岗位工人养成良好的佩戴习惯并且做好监督工作。

健康监护 做好岗前职业性体检工作，杜绝上岗前体检过于简单和体检项目不全的现象。做好在岗工人的健康检查，尤其是接触多种职业性有害因素的在岗工人如果出现体检指标异常的情况应引起重视，严重者应调离原工作岗位。建立职工职业性健康监护档案。

定期检测 高毒物品或职业性有害因素超标的作业场所或岗位应定期进行检测，尤其是检测结果出现波动或接近职业接触限值的应引起关注，及时查找原因并进行整改。锰及其化合物至少每月检测 1 次，每半年至少进行 1 次控制效果评价。

（张正东）

hángkōng-hángtiānqì zhìzàoyè zhíyè wèishēng

航空航天器制造业职业卫生

（occupational health in aerocraft and spacecraft manufacturing）在航空航天器制造业的生产活动中存在的职业有害因素对人体的健康损害及其预防控制措施。航空航天器制造业由飞机制造及修理、航天器制造、其他飞行器制造 3 部分构成。航空技术主要是研制军用飞机、民用飞机及吸气发动机的技术，航天技术主要是研制无人航天器、载人航天器、运载火箭和导弹武器的技术。航空航天制造业主要生产骨架、发动机和控制系统（电子导航、通信和飞行控制设备）。航空航天器制造业是典型的知识与技术密集、附加产值很高的工业、高度精密的综合性工业、军用与民用密切结合的工业，航空工业与航天工业紧密相关。航天工业在航空工业的基础上发展起来，而航天技术的发展又促进航空工业的进步。

职业性有害因素 主要为噪声和有机溶剂危害。

噪声 制造航空航天器过程中噪声主要来源于部件焊接以及动力设备等发出的声音。工人作业时接触的噪声较大，常在职业接触限值以上。

有机溶剂 ①环氧树脂是使用最普遍的复合材料，约占所有材料的 65%，已成为制造飞机、导弹、火箭、卫星及航天飞机的关键性材料。聚酰亚胺树脂系用于要求耐高温的部件。其他被采用的树脂系统有酚醛树脂、聚酯树脂和聚硅氧烷树脂。其他树脂系统包括饱和非饱和聚酯树脂、聚氨酯和乙烯树脂、丙烯酸树脂、脲和含氟聚合物。底漆、清漆、瓷器用以防止表面受极端温度影响和腐蚀。最常用的底漆由合成树脂组成，用铬酸辛和补充颜料着色。飞机瓷器由干性油、天然和合成树脂、颜料和适当的溶剂制成。环氧树脂生产过程中的废物对环境造成污染，给人体健康带来危害。这些废物中的双酚 A（BPA）是会导致内分泌失调，威胁着胎儿和儿童的健康。②橡胶混合物常用作油漆、燃料箱衬层材料、润滑剂和防腐剂、发动机配件、防护服、软管、衬垫和密封。橡胶的生产过程中有很多添加剂：硫化剂、防化剂、增强剂、润滑剂等，有些都有毒副作用，加工过程气味散出，长时间接触危害呼吸系统，并对其他器官、系统也会造成影响。橡胶本身无毒，但橡胶中添加的硫磺、催化剂等在硫化过程中会对人体产生一定的影响，对呼吸系统影响较大。③天然和合成油料用于发动机、液压系统和机械工具的冷却、润滑和减少摩擦。天然和合成油料接触皮肤有致癌性，此外油料外溅易引起火灾。④航空汽油和喷气式发动机燃料是石油基碳氢化合物。高能液态和固态燃料用于航天飞行，含有危险性材料，如液氧、联氧、过氧化物和多种氟化物等。

（张正东）

chuánbó jí fúdòng zhuāngzhì zhìzàoyè zhíyè wèishēng

船舶及浮动装置制造业职业卫生

（occupational health in watercraft and floating installation manufacturing） 在船舶及浮动装置制造业的生产活动中存在的职业性有害因素对人体的健康损害及其预防控制措施。船舶制造业是通过焊接等过程造船的工业。除特有的船体建造技术外，造船还涉及机械、电气、冶金、建筑、化学以至工艺美术等领域。造船用的材料以钢材的使用量最大。小型舰艇还采用铝合金、玻璃钢或钛合金作为船体材料。造船厂内设有的生产车间有以下几种。①船体加工车间。担负船体放样及船体零件的加工。②船体装备焊接车间。完成船体零件、部件、分段、总段的装焊和船体总装工作。③安装车间。负责船上机械设备及其附件的安装和调试。④管子加工车间。进行管子及其附件的加工和安装。⑤电工车间。负责电器和无线电设备的安装和调试。⑥木工车间。负责木质家具、舱室的制作和安装，以及绝缘工作。⑦油漆帆缆车间。负责除锈、涂漆和帆缆索具的制作和安装。⑧起重运输车间。负责船舶的上墩、下水、进出坞以及船台、滑道、码头区的起重运输作业。此外还有各种辅助车间，主要有机修车间、工具车间、动力车间和中央试验室等。

生产工艺过程　一般包括钢材预处理、放样和号料、船体零件加工、船体装配和焊接、船舶下水、码头舾装、系泊试验和航行试验。

职业性有害因素　主要为热源、辐射、噪声、超声、毒物和粉尘等。

热源　铸造车间的热炉、干燥炉、熔化的金属，以及热锻造车间的加热炉、热锻化热处理车间的加热炉等均为热源。

辐射　在加热炉看火的工人可接触红外线；电焊工直接接触强紫外线；发生事故时可引起射线病等。

噪声及超声　木模车间使用电锯，铸造车间压力造型使用造型时，宿砂过程中使用风动工具和砂轮时，以及锻造车间使用各种锤锻压时，均可产生强烈的噪声和振动。长期使用凿岩机、链锯、油锯等机器操作可受到噪声影响。

毒物　①机械制造业各车间的作业中，均可不同程度地接触有机溶剂（如甲苯、甲醇等）、高分子化合物（如有机氟、丙烯醇等）、苯的硝基和氨基化合物、窒息性或刺激性气体，如铸造车间在熔炼、浇铸、烤型和干燥等过程中均可产生一氧化碳和三氧化硫；锻造炉也可产生一氧化碳和二氧化硫（如硫化氢、氰化氢、二氧化硫等）。②电镀时，电解槽周围的空气易被组成电解质的各种成分污染，尤其当增加电流密度、电解液浓度和温度时，可促使各种有毒物质逸出，如各种金属盐的酸雾、氰化氢等。

粉尘　电焊时产生粉尘的主要成分是氧化钛，其他成分视所用焊条的品种而异。因组合金中含有铝和锌，故在熔炼过程中可产生氧化铝或氧化锌的烟尘，弧焊产生臭氧和各种氮氧化物。使用锰焊条时，空气中可产生氧化锰等。

健康损害　包括以下几方面。

中暑　高温、强烈热辐射的单作用或与高湿结合的作用，可能引起中暑。

辐射　可产生皮肤灼伤，视网膜灼伤或白内障，发生电光性眼炎；接触沥青的工人在紫外线的作用发生下使光感性皮炎；在高频及微波辐射作用下，可出现神经衰弱综合征；激光可引起视网膜灼伤、眼炎及皮炎；发生事故时可致急性射线病及皮肤溃疡等，长期性影响可出现白细胞减少、再生障碍性贫血等，还可见骨坏死及其他辐射损伤。

噪声及超声　长期接触时，可出现手指和前肺部末梢血液循环、末梢神经或运动器官障碍等局部振动病症状，在寒冷条件下更为明显；全身振动影响前庭器官功能，可出现以胃肠及心血管系统症状为主的全身振动病。

毒物　刺激性和致敏性物质虽对人体不产生明显的中毒现象，但可对皮肤黏膜产生明显的刺激现象（如可引起结膜炎、上呼吸道炎及肺部炎症）或致敏（变态反应现象如过敏性皮炎、异支气管哮喘等）。电镀时各种有毒物质逸出，可损害工人的皮肤、脑膜，；长期接触后，致使工人的鼻黏膜受到损害，甚至造成鼻中隔穿孔，有的可见手部皮炎和溃疡。镀镍工人常接触硫酸，可引起接触性皮炎或过敏性湿疹，引起神经、血液、消化等系统的病变等；当进行出光、钝化时，酸液易溅于皮肤和黏膜，造成损害。

粉尘　使用锰焊条时，空气中可混有氧化锰，等除对皮肤黏膜有机械性刺激、阻塞作用外，某些粉尘尚有一定的致敏作用，更重要的是进入呼吸道深部的某些粉尘可以引起尘肺病。无机粉尘中以游离二氧化硅含量高的矽尘危害最大，该类粉尘引起的尘肺称矽肺；硅酸盐中石棉粉尘引起的尘肺称石棉肺；滑石粉尘引起的尘肺称滑石肺；某些金属粉尘进入机体后 X 线片虽有改变，且脱离该粉尘作业若干年后，沉积的粉尘似有排出的可能（X 线片有明显好转），一般称此类变化为"沉着症"。

其他　与劳动操作过程有关的生产性有害因素。①由于作业时间过长、作业强度过大，劳动组织（工作的节律性和秩序）安排的不合理，造成过重的体力劳动，可引起身体各部位的肌肉、肌膜、骨骼、关节乃至内脏器官的损伤和疾病；搬运重物、长期保持紧张和采取极不自然的作业姿势等，可使腰部承受过度负担，引起腰痛或腰腿痛等。②过度脑力劳动可引起失眠、神经衰弱等全身性疾病。③劳动安排不当，如未成年工使用成人工具，工作台或机床高低与使用操作者的身材不符，分配与劳动者本身不相适宜（如年龄、性别、健康或生理状况、技术熟练程度等）的工作时，均可造成各种有损于健康的影响。

预防措施 包括以下几方面。

通风措施 需要选用不同的通风方式。生产中凡有热源存在时，应有组织地加强全面自然通风，并可根据需要结合使用排气罩式送入式局部机械通风，以达到防暑降温的目的。毒物和粉尘发生源应予以密闭，并结合使用抽出式局部运风。密闭系统的开口处或排气罩口的控制风速应达到规定要求，使之有效地控制毒物或粉尘的逸散。

个体防护措施 个体防护用品主要包括工作服、帽、鞋、手套、口罩、面具、眼镜、耳塞、耳罩等。根据接触有害因素的不同而有不同要求。当工人工作的车间或地点空气中存在职业性有害物质（毒物或粉尘）且暂不能达到标准要求，或在某些特殊条件下必须进行检修操作时，工人应佩戴有效的呼吸防护器，口罩要求过滤效率高，透气性能好，应与面部紧贴，不漏气，不影响视野，佩戴方便，易于清洗。当作业环境空气中粉尘或毒物浓度很高，或进入缺氧的场所，或发生意外事故时，应使用供氧式或蛇管送风防毒面具或头盔。所有呼吸防护器均应定期检查，防止失效。

卫生保健措施 尽量以密闭式电镀代替敞开式电镀。电镀采用双边抽风装置，并加强自然通风：一般先开抽风机，后向镀槽通电。槽内可用酸雾抑制剂，也可放泡沫塑料小球、液体石蜡等，以减少酸雾逸出。

（夏昭林　许艳丹）

diànjī zhìzàoyè zhíyè wèishēng

电机制造业职业卫生（occupational health in electric motor manufacturing） 在电机制造业的生产活动中存在的职业性有害因素对人体的健康损害及其预防措施。电机制造业主要从事发电机及发电机组、电动机、微电机及其他电机等的生产制造。随着生产总值持续稳定的增长，作为支撑经济发展的能源的电力行业以及电力设备制造业获得了较大的发展空间，电机制造业也随之蓬勃发展。电机制造业的作业人员在工作过程中可能接触来自制造原料[如乙炔、氧气、二氧化碳、焊丝焊条（含锰）、油漆、热喷涂粉、润滑油等]和生产工艺过程（如定子绕组嵌接线、转子铁心叠压、转子绕组安放和焊接、调节器及电机的总组装制造）的职业有害因素，从而对健康造成损害。

职业性有害因素 主要有化学性有害因素（粉尘和毒物）和物理性有害因素（噪声、高温、紫外辐射、手传振动等）（表）。粉尘包括电焊烟尘及其他粉尘。常见毒物有金属镍及难溶性镍化合物、锰及其无机化合物、苯、甲苯、二甲苯、一氧化碳、二氧化氮、臭氧等。

健康损害 电机制造业职业人群可能发生的健康损害包括职业性呼吸系统疾患、各种职业中毒、职业性噪声聋、职业性中暑等。

职业性呼吸系统疾患 在下料剪板、焊接、喷丸工艺环节中存在生产性粉尘，进入人体后主要引起职业性呼吸系统疾患，长期接触高浓度粉尘可引起以肺组织纤维化为主的全身性疾病——尘肺病（见尘肺）。在焊接工艺环节中存在电焊烟尘，可致电焊工尘肺。在防磨工艺环节中存在金属镍，是已被确认为可致肺部肿瘤的粉尘。

职业中毒 在焊接工艺环节中存在锰，可引起类神经症和自主神经功能障碍，出现四肢肌张力增高，手指震颤，严重者表现为帕金森病样症状；在下料剪板、焊接工艺环节中存在一氧化碳，

表　生产中职业性有害因素产生环节

产生环节	职业性有害因素
下料剪板	噪声、粉尘、二氧化氮、一氧化碳、臭氧等
车削	噪声
喷漆	苯、甲苯、二甲苯、噪声
防磨（热喷涂）	金属镍及难溶性化合物
焊接	电焊烟尘、锰、二氧化氮、一氧化碳、二氧化碳、臭氧、紫外辐射、噪声、粉尘、噪声、手传振动
喷丸	噪声、粉尘
平衡试验	噪声
总装	噪声（使用电动扳手时）
热处理	高温（工件出炉时）

可导致窒息中毒甚至死亡（见职业性急性一氧化碳中毒）；在下料剪板、焊接工艺环节中存在二氧化氮，其属高毒类，不易溶于水，对眼黏膜和上呼吸道作用较小，但到达深呼吸道后形成硝酸及亚硝酸，对肺组织产生剧烈的刺激和腐蚀作用，导致肺水肿；严重者有亚硝酸盐中毒出现（见刺激性气体中毒）；在喷漆工艺环节中，存在苯、甲苯、二甲苯，可引起中毒（见苯中毒、甲苯中毒、二甲苯中毒），苯还可导致白血病（见职业性白血病）。

职业性噪声聋　在下料剪板、车削、喷漆、焊接、喷丸、平衡试验、总装等工艺环节中存在机械性噪声，可造成听觉系统的特异性损害（见职业性噪声聋、生产性噪声），以及听觉系统外的非特异性影响，如引起神经衰弱综合征、血压不稳定、女性月经不调等。

职业性中暑　在热处理工艺环节中存在高温，导致体温调节障碍、水盐代谢失调、循环系统负荷增加、消化不良及其他胃肠道疾病增加、肾脏负担加重、中枢神经系统抑制；当作业场所气温超过34℃时，可能有中暑发生。中暑是高温环境下发生的急性疾病（见职业性中暑）。

预防措施　加强企业的法制意识及对电机制造业职业卫生的监督管理，健全职业病防护设施和个人防护用品配备，对作业人员定期进行健康体检，建立职业卫生档案和劳动者健康监护档案。

防尘措施　焊接和打磨、喷丸是产生粉尘的主要工序。应尽量考虑采用机械化和自动化设备加强密闭，避免直接操作并且采取通风措施。作业者应佩戴防尘安全帽、送风头盔等。

防化学毒物措施　厂房设置抽排风设备，以保障毒物被及时抽出，降低车间内毒物浓度，减少工人接触。可在车间内安装轴流风机加速空气流动，利于毒物扩散，降低局部空气中毒物的浓度。

防噪措施　产生噪声、振动的设备应采取消声、吸声、隔声及隔振、减振措施，如空压机自带隔声罩。机械加工设备安装时尽量保证机械的精度，减少机器部件的撞击和磨擦，使用润滑剂进行加工，能有效降低噪声强度。

高温防护措施　热处理为高温作业点。应采用不同厚度的防火隔热材料隔热降温，加强车间内的通风可有效降低局部温度。

（兰亚佳　王小瞥）

shū-pèidiàn jí kòngzhì shèbèi zhìzàoyè zhíyè wèishēng

输配电及控制设备制造业职业卫生（occupational health in power transmission, distribution and control installation manufacturing）

在输配电及控制设备制造业的生产活动中存在的职业性有害因素对人体的健康损害及预防控制措施。输配电及控制设备制造业主要是以变压器、整流器和电感器，电容器及其配套设备，配电开关控制设备，电力电子元器件，其他输配电及控制等设备和生产制造。输配电及控制设备制造产业是与电力工业密切相关的行业，是国民经济发展重要的装备工业，担负着为国民经济、国防事业以及人民生活电气化提供所需的各种各样的电气设备的重任。输配电及控制设备广泛应用在电力系统、轨道交通、汽车制造、冶金化工等领域，用电量的持续增长为输配电及控制设备业提供了广阔的发展空间，电力需求增长直接驱动配电网的建设，带动对输配电及控制设备的需求。中国输配电及控制设备行业内企业数量众多，截至2013年6月底，全国该企业数达到6 800多家。

职业性有害因素　主要为粉尘、毒物和物理性有害因素等（表1）。粉尘有矽尘、金属尘、烟尘、木粉尘、电焊烟尘；毒物主要有苯、甲苯、二甲苯及变压器油；物理性有害因素主要为噪声、高温。

集成电路生产是现代电子控制设备业中的关键领域，生产中接触新型化学品的机会大，其中可能包括致癌和高毒化学物；此外，生产者还可能接触窒息性和

表1　电容器生产中职业性有害因素产生环节

产生环节	职业性有害因素
卷绕	噪声
喷金	粉尘、氧化锌、噪声
芯组焊接、盖组板装	铅烟、噪声
封口	噪声
涂硅油	苯、甲苯、二甲苯、苯乙烯
浸渍包封	苯、甲苯、二甲苯、苯乙烯、环氧树脂、环氧氯丙烷、高温
粉末包封	粉尘
灌注	苯、甲苯、二甲苯、苯乙烯、环氧树脂、环氧氯丙烷
分选	噪声
配料	苯、甲苯、二甲苯、苯乙烯、环氧树脂、环氧氯丙烷、噪声

刺激性气体、易燃易爆性气体和各类强酸强碱物质，以及噪声、X线、紫外线、激光、高频、微波等（表2）。

健康损害 输配电及控制设备制造业可能产生的职业病有急慢性中毒、化学性皮肤灼伤、化学性眼灼伤、职业性电光性皮炎、职业性电光性眼炎、噪声性耳聋、职业性中暑等。操作过程中有较大的接触危险性，设备和管道泄漏导致急性中毒和火灾的危险性较大。

健康损害 输配电及控制设备制造业可能产生的职业病有急慢性中毒、化学性皮肤灼伤、化学性眼灼伤、职业性电光性皮炎、职业性电光性眼炎、噪声性耳聋、职业性中暑等。操作过程中有较大的接触危险性，设备和管道泄漏导致急性中毒和火灾的危险性较大。

职业中毒 生产环境中存在着多种有害化学毒物，在硅片清洗、干法刻蚀中等工序中存在的一氧化碳、氯、氨、三氯化硼等有害物可能造成窒息性或刺激性有毒气体中毒；接触异丙醇、氟化碳、三氟甲烷等有机或无机化学也有导致急性或慢性中毒的风险。

化学性灼伤 在清洗、化学抛光、原料运输等生产环节如果意外接接触强酸，如盐酸、硫酸、硝酸、溴化氢、氟化氢等，可能造成化学性皮肤灼伤和化学性眼灼伤。

职业性电光性皮炎、职业性电光性眼炎 在曝光、显影、刻蚀等生产环节有接触紫外线的机会，防护不当时可能导致职业性电光性皮炎、职业性电光性眼炎。

噪声性耳聋 生产过程中，动力设施的操作维护人员有长期接触噪声的机会，可能导致职业性听力损伤。

职业性中暑 涂胶、曝光、显影、化学气相沉积等工序中存在高温作业环境，可能发生职业性中暑。

预防措施 引进防尘、降尘的先进工艺和设备，使用有效的个人防尘用品和耳塞，并积极地指导和监督个人防护用品的使用。①防化学毒物措施。严格控制毒物逸散，避免操作人员直接接触有毒化学物。②防尘措施。在工艺设计中对设备和管道采取有效的密封措施，粉尘浓度高的岗位尽量采用喷雾防尘或加强通风除尘。作业者应佩戴防尘安全帽、送风头盔等。③防噪措施。产生噪声、振动的设备应采取消声、吸声、隔声及隔振、减振措施。作业者应佩戴防噪声耳塞。④高温防护措施。应使操作人员远离热源，同时采取必要的隔热、通风降温措施。

（兰亚佳 王小晢）

diànxiàn zhìzàoyè zhíyè wèishēng

电线制造业职业卫生（occupational health in electric wire manufacturing） 见电缆制造业职业卫生。

（兰亚佳 崔 鹏）

diànlǎn zhìzàoyè zhíyè wèishēng

电缆制造业职业卫生（occupational health in electric cable manufacturing） 在电缆制造业的生产活动中存在的职业性有害因素对人体的健康损害及其预防控制措施。电缆制造业是生产各型各类电线、电缆及其附件的工业制造行业。行业生产的主要产品类型

表2 集成电路生产各工序的职业性有害因素及分布

产生环节	职业性有害因素
硅片清洗	异丙醇、氨、盐酸、硫酸、氢氟酸等
氧化	二氯氢硅和高温
涂胶、曝光、显影	光刻胶、六甲基二硅烷（HMDS）、显影液及激光、紫外线、高温等
湿法腐蚀	氢氟酸、磷酸、硫酸等
干法刻蚀	四氟化碳、三氟甲烷、六氟化硫、氯、溴化氢、六氟乙烷、三氯化硼、氨、硝酸、一氧化碳、紫外线等
扩散	三溴化磷和高温等
离子注入	三氟化硼、磷化氢、砷化氢以及X射线等
化学气相沉积（CVD）	硅烷、六氟化钨、四甲基联苯胺（TMB）（主要成分为硼酸三甲酯）、甲氧苄啶（TMP）（主要成分为磷酸三甲酯）、正硅酸乙酯（TEOS）、四氟乙烯以及高温、高频等
溅射	氩气、氮气等
化学机械抛光（CMP）	过氧化氢、氨、氟化氢等
化学危险品库	有毒危险化学品
动力设施	噪声
大宗气体储运、纯化及传输	二氧化碳、氮气、氩气、氢气、氦气等大量泄漏
纯水制备	噪声、酸碱
废水处理	石灰石粉尘、酸碱
变配电	工频电场

（来源 张金龙等．集成电路制造项目职业病危害因素的识别与分析）

包括射频电缆、同轴电缆，电子设备用电线电缆等，电缆附件包括电缆终端、电缆接头、电缆导体用接线端子、电缆导体用连接管等。这些产品作为输送电能、传递信息和制造各种电机、电器、仪表的基础器材，在电力、铁路、轨道交通、能源、建筑、通信、船舶、汽车等产业领域发展中具有举足轻重的作用。中国具有全球最大产业规模的电缆制造业，从业人数众多，在此行业的生产过程、工艺及生产环境中存在着种类繁多的职业危害因素，可能导致该职业人群的健康损害。

职业性有害因素　主要为物理性有害因素和化学性有害因素（表）。物理性有害因素主要有噪声、电焊弧光、高温。化学性有害因素包括苯、甲苯、二甲苯、丙酮、乙醇、乙酸乙酯、无机锡、氟硼酸（镀锡液）、氟化物、电焊烟尘、锰及其无机化合物、臭氧、铜尘、氯乙烯、聚全氟乙丙烯、聚氯乙烯粉尘、聚乙烯粉尘、甲烷、硫化氢、一氧化碳、二氧化碳（燃气锅炉燃烧）等。

健康损害　主要包括生产性毒物和生产性粉尘引起的健康损害。

职业中毒　电缆行业生产性毒物众多，可引起不同种类的职业中毒。①石墨是电缆生产过程中的主要原料，在使用石墨的过程中，作业工人易接触苯、甲苯、二甲苯等化合物，引起相应的急、慢性中毒（见苯中毒、二甲苯中毒）。②铜杆拉制是电缆生产过程的重要工艺，作业工人易接触铜尘，发生金属烟热、皮肤吸收铜中毒、急性胃肠炎等急性中毒，以及眼鼻刺激症状为主要表现的慢性中毒。③铜线镀锡是电缆行业重要的生产工艺，作业工人易

接触无机锡和镀锡液，引起消化道、皮肤黏膜、神经系统等急、慢性毒性。④氯乙烯是发泡、护套、绝缘工艺的重要生产性毒物，有肝毒性、神经系统毒性、血液系统毒性等并可致肝血管肉瘤，职业危害较大（见氯乙烯中毒）。

呼吸系统损害　电缆行业中也存在一定的生产性粉尘，如电焊烟尘等，长期接触高浓度粉尘可引起职业性呼吸系统疾患，如局部刺激、呼吸道炎症、尘肺等。

其他　电缆生产过程中普遍存在噪声、高温，可能产生相应的健康危害（见高温作业、生产性噪声）。

防护措施　电缆制造业职业危害较多，应采取防尘、防噪、防高温、减少化学毒物的综合处理措施（见职业危害的预防措施）。加强企业的法制意识及对电缆制造业职业卫生的监督管理，健全职业病防护设施和个人防护用品配备，对作业人员定期进行健康体检，建立职业卫生档案和劳动者健康监护档案。其中特别需要注意的防护包括以下几方面。

①防尘措施。拉杆和电焊操作是电缆制造业产生粉尘的主要工序。应尽量考虑采用机械化和自动化设备，加强密闭，避免直接操作，并且采取通风措施。作业者必须佩戴防尘安全帽、送风头盔等。②防化学毒物措施。该行业化学毒物众多，故厂房应设置足够的抽排风设备，以保障毒物被及时抽出，降低车间内毒物浓度，减少工人接触。可在车间内安装轴流风机加速空气流动，利于毒物扩散，降低局部空气中毒物的浓度。③防噪措施。产生噪声、振动的设备应要适当采取消声、吸声、隔声及隔振、减振措施，如空压机自带隔声罩。机械加工设备安装时尽量保证机械的精度，减少机器部件的撞击和磨擦，使用润滑剂进行加工，能有效降低噪声强度。④高温防护措施。护套、挤塑、塑料发泡、复膜、燃气锅炉等环节中存在高温作业点，应采用不同厚度的防火隔热材料隔热降温，加强车间内的通风可有效降低局部温度。

（兰亚佳　崔　鹏）

表　生产中职业性有害因素产生环节

有害因素	主要产生环节、原料
物理性因素	
噪声	电缆制造的各个主要及辅助生产环节
高温	护套、挤塑、塑料发泡、覆膜、燃气锅炉
电焊弧光	机械维修（电焊）
化学性因素	
苯、甲苯、二甲苯	油墨
丙酮、乙醇、乙酸乙酯	油墨
无机锡及镀锡液	铜线镀锡
电焊烟尘、锰及其无机化合物、臭氧	机械维修（电焊）
铜尘	铜杆拉制
氯乙烯	发泡、护套、绝缘
聚氯乙烯、聚乙烯粉尘	发泡、护套、绝缘
氟塑料（FEP）	绝缘
甲烷、硫化氢、一氧化碳、二氧化碳	天然气中成分及燃烧产物

guānglǎn zhìzàoyè zhíyè wèishēng

光缆制造业职业卫生（occupational health in optical cable manufacturing）　在光缆制造业的生产活动中存在的职业性有害因素对人体的健康损害及其预防控制措施。光缆制造业是生产各型各类光纤、光缆及其附件的工业制造行业。行业生产的主要产品类型单模光纤、多模光纤、塑料光纤，光缆涉及特种光缆、普通光缆、带状光缆；光缆附件包括光缆连接器、光缆气密头、光缆终端分线盒。光缆制造业是现代通信的主要支柱之一，随着"宽带中国""4G建设""中国制造2025"及"互联网＋"等一系列国家发展政策的颁布实施，该行业在中国呈现不断上升的发展趋势。截至2015年，中国的光纤光缆国内市需求突破2亿芯公里，占到全球需求的55%。在此行业的生产过程中，劳动者有较多机会接触有害的物理因素及多种有毒的化学因素，从而造成健康的损害。

职业性有害因素　主要为物理性有害因素和化学性有害因素（表）。物理性有害因素有噪声、高温、低温等；化学性有害因素有丙酮、乙醇、异丙醇、丙烯酸树脂涂料、氮气等。

健康损害　光缆行业生产性毒物较多，可引起不同种类的职业中毒，如光缆设备清洗时常使用丙酮、乙醇等化学物，可引起相应的职业中毒。（见丙酮中毒、乙醇中毒）。在拉丝设备及动力厂房中普遍存在噪声污染，可能对听觉系统以及神经系统、心血管系统、内分泌等产生影响（见生产性噪声）。石墨炉作业是高温作业点，高温会对作业工人的体温调节系统、水盐代谢过程及循环、

消化、泌尿等系统造成影响，并导致中暑（见高温作业）。氮气保护环节中需使用液氮，存在低温，可导致中枢神经系统抑制、体温过低，并对心血管系统有先兴奋再抑制的影响（见低温作业）。

防护措施　光缆制造业职业危害较多，应采取防尘、防噪、防高温、减少化学毒物的综合处理措施（见职业危害的预防措施）。加强企业的法制意识及对光缆制造业职业卫生的监督管理，健全职业病防护设施和个人防护用品配备，对作业人员定期进行健康体检，建立职业卫生档案和劳动者健康监护档案。其中特别需要注意的防护包括以下几方面：①防化学毒物措施。厂房设置抽排风设备，保障毒物被及时抽出，降低车间内毒物浓度，减少工人接触。可在车间内安装轴流风机加速空气流动，利于毒物扩散，降低局部空气中毒物的浓度。②防噪措施。产生噪声、振动的设备应采取消声、吸声、隔声及隔振、减振措施，如空压机自带隔声罩。机械加工设备安装时尽量保证机械的精度，减少机器部件的撞击和磨擦，使用润滑剂进行加工，能有效降低噪声强度。③高温防护措施。石墨炉为高温作业点。应采用不同厚度的防火隔热材料隔热降温，同时加强车间

内的通风可有效降低局部温度。④低温防护措施。氮气保护环节中需使用液氮，存在低温作业，设置必要的采暖措施，使低温作业地点保持适合的温度。为低温作业人员提供御寒服装，提供富含脂肪、蛋白质和维生素的食物。

（兰亚佳　崔　鹏）

diàngōng qìcái zhìzàoyè zhíyè wèishēng

电工器材制造业职业卫生（occupational health in electrical materials manufacturing）　在电工器材制造业中存在的职业性有害因素对人体的健康损害及其预防控制措施。电工器材并不特指有共同特性的器材，而是指电机制造业中各种常见配件的总称。电工器材一般可分为以下六类：电动风档刮水器、去雾器和去霜器，火花塞、分电器、点火线圈、热线点火塞、断流器等，电磁铁、电磁或永磁卡盘、夹紧器或提吊磁铁和类似工件夹具，电磁离合器、电磁起重吸盘，接线装置（包括机动车、飞机、轮船或其他机械用点火接线装置），以及上述器械的零件。

电工器材种类繁多，且均为细小配件，缺乏统一特性，生产常散落于其他机械制造业中，缺乏该行业的职业卫生资料。

（兰亚佳）

表　生产中职业性有害因素产生环节

有害因素	主要产生环节、原料
物理性因素	
噪声	拉丝设备及动力厂房中辅助设备的运行
高温	石墨炉
低温	液氮
化学性因素	
丙酮、乙醇、异丙醇	设备清洗
丙烯酸树脂涂料	对光纤进行涂覆
氮气	保护性气体

juéyuán zhìpǐn zhìzàoyè zhíyè wèishēng

绝缘制品制造业职业卫生 （occupational health in insulating products manufacturing）

在绝缘制品制造业生产过程中存在的职业性有害因素对作业人员产生的健康危害和预防措施。按国家标准（GB2900.5-2002）规定，绝缘材料的定义是用来使器件在电气上绝缘的材料。具体包括：①电气绝缘子，包括高压线路绝缘子、低压线路绝缘子、布线绝缘子、通信绝缘子、高压支柱绝缘子、高压穿墙套管、电器套管等。②电机或电气设备用的绝缘零件。③带有绝缘材料的金属制电导管及接头。

电工常用的绝缘材料按化学性质不同，可分为无机绝缘材料、有机绝缘材料和混合绝缘材料。常用的无机绝缘材料有：云母、石棉、大理石、瓷器、玻璃、硫黄等，主要用作电机、电器的绕组绝缘、开关的底板和绝缘子等；有机绝缘材料有：虫胶、树脂、橡胶、棉纱、纸、麻、人造丝等，大多用以制造绝缘漆、绕组导线的被覆绝缘物等；混合绝缘材料为由以上两种材料经过加工制成的各种成型绝缘材料，用作电器的底座、外壳等。

绝缘材料种类繁多，且均为细小配件，缺乏统一特性，缺乏该行业的职业卫生资料。

（兰亚佳）

diànchí zhìzàoyè zhíyè wèishēng

电池制造业职业卫生 （occupational health in battery manufacturing）

在电池制造业生产过程中存在的职业性有害因素对作业人员产生的健康危害和预防措施。电池制造业指用正极活性材料和负极活性材料，配合电解质，以密封式结构制成的具有一定公称电压和额定容量的化学电源的制造。电池的种类非常繁多，包括干电池、蓄电池、燃料电池和太阳能电池。干电池包括锌锰电池、锂锰电池、锌汞电池、镉汞电池等；蓄电池包括铅蓄电池、镍镉蓄电池、镍氢蓄电池等。鉴于电池行业的复杂性，下面仅以较常见的几种电池行业为代表对电池制造业职业卫生做简单介绍。

职业性有害因素 不同生产企业的职业性有害因素不同，主要为粉尘、毒物和物理性因素等。

镍镉电池生产企业 存在的职业性有害因素有以下几种：镍、镉、钴、氢氧化钠、氢氧化钾、苯、甲苯、二甲苯、环己酮、二氯乙烷、噪声和射频辐射等，其中以镉、镍、甲苯、二甲苯和噪声为主。镉主要分布于氧化镉生产和电池生产中除正极拌料、合浆、拉浆、浸渍、制片以外的全部生产过程；镍主要分布于亚镍、硫酸镍生产和除负极拌料、合浆、拉浆、制片以外的全部生产过程；甲苯、二甲苯主要分布于电池装配的涂蜡工序；噪声主要分布于封口工段。该行业各工序或设备的主要职业病危害情况（表1）。

铅酸蓄电池生产企业 生产设备主要有铅粉机、合膏机和涂板机、固化炉、充放电机、分片机、焊组机、热封机等。生产过程中的职业性有害因素主要有铅尘、铅烟、硫酸、石墨尘、煤尘、锰尘、噪声等。某蓄电池生产企业主要职业性有害因素及产生部位（表2）。

锂电池生产企业 主要职业性有害因素为甲苯等有机溶剂、氟及其无机化合物、激光、粉尘、噪声、工频等。具体产生环节及分布见表3。

健康损害 主要包括以下几个方面。

呼吸系统疾病 生产性粉尘进入人体后主要可引起职业性呼吸系统疾患，长期接触高浓度粉尘可引起以肺组织纤维化为主的全身性疾病——尘肺病（见尘肺）。另外，粉尘对上呼吸道黏膜、皮肤等部位产生局部刺激作用，可引起呼吸系统肿瘤、粉尘性炎症等。金属镍已被确认为可致肺部肿瘤的粉尘。

职业中毒 不同毒物可以引

表1 某镍镉电池企业主要职业病危害因素及其分布部位

评价单元	工位	主要职业病危害因素
制片车间	搅拌	镍、镉、钴、噪声
	拉浆	
	分片	
	切片	
装配车间	卷绕	镍、镉、钴、噪声
	冲槽	
	注液	
	点焊	
	封口	
包装车间	丝印	苯、甲苯、二甲苯、环己酮、二氯乙烷、
	点胶	
检测车间	充放电	射频辐射

（来源：徐晓荣等，某电子公司彩电生产基地建设项目职业病危害控制效果评价）

起不同的职业中毒。镍镉电池生产企业存在的毒物以镉的危害最严重。镉具有明显的慢性毒性，可致肾脏近曲小管发生病变，呈现具特征性的肾小管重吸收功能障碍，肾小球亦可受累；生殖系统损害也十分明显；另外，镉还被认为是高度可疑的环境内分泌干扰物（见镉中毒）。苯、二甲苯也可引起中毒（见苯中毒、二甲苯中毒）；苯还可导致白血病（见职业性白血病）。铅酸蓄电池生产企业中的各项生产性毒物以铅的危害最严重。生产过程中，铅及其化合物主要以粉尘、烟和蒸气的形式存在，所以呼吸道是主要吸入途径，其次是消化道。铅作用于全身各系统和器官，主要累及血液及造血系统、神经系统、消化系统、血管及肾脏（见铅中毒）。锂电池生产企业中的各项生产性毒物以甲苯等有机溶剂的危害最严重。生产过程中，高浓度甲苯、二甲苯主要对中枢神经系统产生麻醉作用；对皮肤黏膜的刺激作用较强，皮肤接触可引起皮肤红斑、干燥、脱脂及皲裂等，甚至出现结膜炎和角膜炎症状；纯甲苯、二甲苯对血液系统的影响不明显（见铅中毒）。

噪声影响 生产过程中产生的噪声，可造成听觉系统的特异性影响（见职业性噪声聋、生产性噪声），以及听觉系统外的非特异性影响，如引起神经衰弱综合征、血压不稳定、女性月经不调等。

诱发癌症 X线诱发癌症、白血病或其他遗传性疾病，射线照得越多，致癌的危险性越大。

预防措施 引进防尘、降尘的先进工艺和设备，使用有效的个人防尘用品和耳塞，并积极地指导和监督个人防护用品的使用。①防化学毒物措施。严格控制毒物逸散，避免操作人员直接接触毒物。②防尘措施。在工艺设计中对设备和管道采取有效的密封措施，粉尘浓度高的岗位尽量采用喷雾防尘或加强通风除尘。作业者应佩戴防尘安全帽、送风头盔等。③防噪措施。产生噪声、振动的设备应采取消声、吸声、隔声及隔振、减振措施。作业者应佩戴防噪声耳塞。④高温防护措施。应使操作人员远离热源，同时采取必要的隔热、通风降温。

（兰亚佳 黄承君）

表2 某蓄电池生产企业主要职业病危害因素及其分布部位

场所名称	职业性有害因素	产生地点及环节
铅粉区	铅尘、铅烟、高温、噪声	熔铅炉、铅粉机
铸板区	铅尘、铅烟、高温、噪声、石墨粉尘	人工铸板、自动铸板机、人工铸条
涂板区	铅尘、高温、噪声、粉尘、硫酸	涂板、固话干燥、速合膏机
化成区	铅尘、铅烟、高温、噪声、其他粉尘	硫酸化成、装板、点焊、水洗
分片区	铅尘、噪声、石墨粉尘	分片
装配区	铅尘、电焊烟尘	极组焊接、穿壁焊接、包装
锅炉房	煤尘、高温	加煤、装卸、巡视

（来源：张秀莲等，某公司阀控式密封铅酸蓄电池生产项目职业危害现状评价）

表3 某锂电池生产企业主要职业病有害因素及其分布

岗位	工序	危害因素	备注
卷绕	正极、负极材料、隔离纸和一定量引线经卷绕制成电池极芯	甲苯等有机溶剂、粉尘等	粉末状正负极活性物质与溶剂和黏结剂经制浆、涂膜制成正负极极片过程中使用甲苯等有机溶剂，正、负极材料中有残存
插入	将电池极芯插进电池壳	甲苯等有机溶剂	
护板插入	在引线端插入护板	甲苯等有机溶剂	
引线切断	将引线切断	甲苯等有机溶剂	
引线焊接	将引线分别与封口板上正、负极端子接合	激光、甲苯等有机溶剂	使用激光焊接
封口焊接	将封口和外壳焊接成一个整体	激光、甲苯等有机溶剂	
X线检查	检查电池有无缺陷	X线等	
电解液注入	在常温下把电解液注入电池内	氯化物、氰化物	电解液及空气中微量水与六氯磷酸锂发生水解反应
封栓焊接	通过激光电焊将封口栓封止	激光等	
印刷	在电池外壳印刷批号等	有机溶剂等	

（来源：张金龙等，某锂电池制造项目职业病危害控制效果评价）

tōngxìn shèbèi zhìzàoyè zhíyè wèishēng

通信设备制造业职业卫生（occupational health in communication appratus manufacturing）
见电子元器件制造业职业卫生。

（金永堂）

diànzǐ jìsuànjī zhìzàoyè zhíyè wèishēng

电子计算机制造业职业卫生（occupational health in electronic computer manufacturing）
见电子元器件制造业职业卫生。

（金永堂）

diànzǐyuánqìjiàn zhìzàoyè zhíyè wèi-shēng

电子元器件制造业职业卫生

（occupational health in electronic components manufacturing） 在电子元器件制造业的生产活动中存在的职业性有害因素对人体的健康损害及其预防控制措施。电子工业（electronic industry）是研制和生产电子设备、仪器、仪表、电子元器件的工业，由广播电视、通信导航、雷达、电子计算机、电子元器件、电子仪器仪表等设备生产行业组成。电子元件和电子器件总称电子元器件（electronic components）。电子元器件发展史其实就是浓缩的电子工业发展史。电子技术在19世纪末、20世纪初开始发展，发展迅速，广泛应用于国民经济、国防建设和人民日常生活中。

职业性有害因素 和许多其他行业一样，电子工业同样存在职业危害，而且比其他行业的职业危害更具有隐蔽性、麻痹性和伤害性。电子工业生产中存在有害因素的主要行业是电子元器件制造业。这些有害因素包括以下几种。①有毒有害化学物：金属、非金属、无机化合物、有机溶剂、刺激性气体、窒息性气体、高分子化合物等。根据不完全统计，电子工业生产中使用的化学物多达600~800种，仅电子器件制造业使用的化学物就达到300~400种。有害因素以气体、蒸气、烟雾等形式，通过呼吸道、消化道和皮肤进入人体，可对人体造成危害。②物理性有害因素：高频辐射、微波辐射、射线、激光等，比其他工业行业突出。其潜在危害引起人们关注。③密闭的生产环境：电子元器件的精密度和准确度的要求高，需要恒温和超净的生产环境，作业人员工作在空气不流通的密闭洁净的厂房或车间，一般存在照度不够、噪声偏高、新鲜空气不足、有毒有害因素难以及时清除等问题，对以女工为主的作业人员健康产生更严重的影响。④人类工效学因素：在操作过程中，强迫体位、长时间重复单调操作可造成身心紧张和疲劳等。

职业危害 电子工业引起的伤害比重工业少，且大部分作业人员是育龄女性。然而，职业性疾病（occupational illness）发生率比较高，尤其是作业人员占整个电子工业四分之一的半导体工业。1995年，美国制造业职业性伤害（occupational injury）和职业性疾病造成工作损失（work loss）平均为13.7%，而电子工业为22.3%，半导体制造业达到30.0%；整个制造业由于职业性疾病造成的作业人员工作损失平均为6.2%，而电子工业为9.7%，半导体制造业高达12.8%。这种趋势每年基本上一致，表明这些工厂的职业环境，以及预防作业人员职业性疾病的安全与卫生措施没有发生大的变化。作业人员职业性疾病与暴露有害物质有关，代表的是一种系统性中毒（systematic poisoning）。在美国加利福尼亚州，电子工业从业人员接触有毒物质导致的职业性疾病可能是其他制造业的2倍。整个美国的统计数据基本上也是如此。半导体工业作业人员发生的职业性疾病可能是广泛使用有毒有害物质的结果。集成电路（integrated circuits）制造业需要使用许多金属、化学物和有毒气体。大部分半导体生产设备相关的照相平版、干和湿蚀刻、薄膜工艺，包含有金属镀膜（metal deposition）和离子注入（ion implantation）。大部分生产设备使用光致抗蚀剂化学、化学气相淀积、薄膜溅射技术，而且这些技术也在不断发生变化。技术的不断变化和严格的安全保护，使建立和完善电子工业适宜的卫生安全措施面临挑战。在美国，尽管强调作业场所应该清除乙二醇醚，但是仍有63%的半导体生产企业使用乙二醇乙醚、75%使用芳香溶剂、67%使用胂气（arsine gas）、93%使用磷化氢、64%使用乙硼烷；68%的光掩膜作业工人暴露于乙二醇乙醚、72%暴露于二甲苯、83%暴露于电磁场。蚀刻硅晶圆的工人暴露于同样的化学性和物理性有害因素。电子工业职业性疾病高发生率与暴露于有毒有害因素有关，这显示了实施职业卫生安全措施必要性和迫切性，特别是半导体制造业。几乎还没有有效的职业卫生防护措施，大部分企业安全措施远比卫生措施好，提供相应的职业卫生服务是今后亟待解决的问题。

电子元件 在工厂生产加工时不改变分子成分的成品，因为它本身不产生电子，但对电流、电压有控制和变换作用，所以又称无源器件（passive devices）。如电容器、电阻器、电感器、变压器、三极管、二极管等，种类繁多。各种生产工艺过程中存在多种多样的有毒、有害因素。从原材料加工到电子元件成品，生产工人接触到的与人体健康密切相关的典型有害物质主要有：①尘肺、铍肺等有关的粉尘，如铍、铝、铁、锰、陶瓷尘等。②职业中毒有关的有机溶剂，如甲苯、二甲苯、三氯乙烯、汽油等，还有铅烟、铅尘。③具有刺激作用，可引起接触性皮炎和变态反应皮炎，如硫酸、盐酸、硝酸、硝酸银、正丁醇、正己烷、丙酮、环氧树脂、酚醛树脂、三乙醇胺、乙二胺、镍等。④振动、噪声、电磁辐射等物理性因素对人体健康的影响。主要预防措施是改革工艺、清洁生产、生产过程中采用无毒或低毒的替代物质，其次要加强产业工人的教育培训与个人防护。

电子器件 在工厂生产加工时改变了分子结构的成品，因为它本身能产生电子，对电压、电流有控制、变换作用（开关、放大、整流、振荡、检波和调制等），所以又称有源器件（active devices）。如电子管、晶体管、集成电路等。按分类标准，电子器件可分为12大类，归纳为真空电子器件和半导体器件。①电子管（electronic tube）：生产过程中的化学性与物理性有害因素主要包括硫酸、盐酸、硝酸、铬酸、氢氧化钠、氰化物、三氧化二砷、三氯乙烯、硫酸镍、硫酸铜硝酸钍、碳酸钾、甲醇、丙醇、汞、铈、锶、铅、石英粉、粉尘、噪声、振动、高温、电磁辐射等；不仅如此，电子管生产为精细作业，对长时间从业工人的视力有明显影响，甚至需要因此调换工作岗位。预防措施的重点是工作场所合理照明，注意护眼；加强教育培训与个人防护。②晶体管（transistor）：锗合金管生产过程中接触到的毒物品种比较多，有害因素主要包括苯系物（苯、甲苯、二甲苯）、四氯化碳、盐酸、硝酸、磷酸、氢氟酸、酮类及电磁辐射等；硅晶管生产过程中，清洁用的酸、碱、重铬酸钾和用作溶剂的乙醇、丙酮、四氯化碳等，量虽少，但均对皮肤黏膜有

刺激作用。此外，还有高温、辐射和超净环境对机体的影响；砷化镓单晶生产过程中，接触到的酸碱具有腐蚀作用和刺激作用，石英管因加热破裂产生的三氧化二砷可致砷中毒。主要预防措施就是通风排毒。③集成电路（integrated circuit）：电子元件通过蒸发形成金属条线连接，形成一个完整电路，即集成电路。与平面晶体管相比，只增加了隐埋和隔离工艺。生产过程中有害物质与预防措施与晶体管相同。

超净作业 工人在空气环境洁净到几乎无尘的生产场所（超净室）从事的作业活动。超净室无尘、无菌、恒温、恒湿。这项技术已广泛应用于电子元器件、通信设备和电子计算等生产中，以保证产品的高精度、高纯度和高合格率。这种作业环境中的从业人员，易出现头晕、头痛、胸闷、不安、无力、疲倦、嗜睡等症状，有些甚至出现失眠、多梦、心动过速、血压波动。这可能是由于高效过滤器使超净室内空气中阴离子减少、阴阳离子失衡。增加超净室的洁净新风量，可改善空气中阴阳离子的平衡状态。

防制措施 电子工业生产，尤其是电子元器件制造业，作业人员往往以女性居多，作业人员接触有毒有害物质的种类很多，且生产工艺和各种生产条件复杂，因此，必须采取综合性防制措施：①加强作业人员职业安全卫生方面的教育与培训。②跟踪监测有害因素突出的工艺过程或工种，对有害因素进行动态分析。③对作业人员进行定期健康体检，发现问题及时处理，并建立和完善作业人员接触有害因素与健康状况档案。④改进生产工艺，采用低毒无害物质生产，采用先进设

备以提高工作效率。改善作业环境，减少和控制潜在的职业性有害因素。⑤加强作业人员个人防护，提高自我保健意识。

（金永堂）

yíqìyíbiǎo zhìzàoyè zhíyè wèishēng

仪器仪表制造业职业卫生（occupational health in instrument manufacturing） 在仪器仪表制造过程中存在的职业性有害因素及其对人体造成的健康损害和预防措施。仪器仪表品种繁多，覆盖面很广，可归纳为工业自动化仪表和控制系统、科学测试仪器、常用仪器仪表和专用仪器仪表等4大类。

职业性有害因素 仪器仪表种类繁多，制造过程十分复杂，所以存在的职业性有害因素种类也较多，如生产性粉尘，重金属，有机溶剂等化学性毒物，高温与噪声等物理性因素。

生产性粉尘 仪器仪表制造需要大量玻璃制品，而且种类较多，根据基本结构的不同，可分为硅酸盐玻璃、硼硅酸盐玻璃、硼酸盐玻璃等。在其生产过程中，原料的破碎、研磨、过筛、配料、搅拌和熔炉加料等工序可产生不同程度的矽尘。电子元件的材料生产过程中，也会有粉尘的产生。

重金属、有机溶剂等化学性毒物 医疗卫生工作所使用的压力计如血压计、体温计等，充填有重金属汞，因此在制造过程中不免要接触到汞。电子元件生产及表面处理中常接触酸碱、重金属和甲苯、二甲苯、三氯乙烯、汽油等有机溶剂。此外，生产过程中还可能接触硝酸、硫酸、盐酸、正丁醇、硝酸银、丙酮、酚醛树脂、环氧树脂、三乙醇胺、乙二胺等。

高温与噪声等物理性因素

玻璃制造的熔化、成型和退火等工序均存在高温和热辐射，工人长期处于此类环境中，机体散热困难，易发生中暑，工伤发生率也相应增多。在自动或机制玻璃过程中多采用压缩空气，其气流噪声常是玻璃制作中的主要噪声源。长期在高噪声环境中工作，可对听觉器官带来损害，并对全身神经系统和心血管系统有所危害。

健康损害 包括生产性粉尘引起的尘肺病，汞等重金属中毒，有机溶剂中毒，接触性皮炎，中暑及噪声聋等。

预防措施 见生产性粉尘、矽肺、金属中毒、刺激性气体中毒、窒息性气体中毒、有机溶剂中毒、气象条件与职业危害、生产性噪声等。

(姚 武)

fèiqì zīyuán huíshōu jiāgōngyè zhíyè wèishēng

废弃资源回收加工业职业卫生

（occupational health in recycling and recovery of waste and discarded resources） 废弃资源回收加工业中存在的职业性有害因素及其对人体造成的健康损害和预防措施。废弃资源的回收加工指从各种废料（包括固体废料、废水或液、废气等）中回收，或经过分类，使其转化为新的原材料的过程，主要包括矿物开采和冶炼过程中废弃资源回收加工、固体废物的综合利用、废水（液）的综合利用和废气的综合利用。

职业性有害因素 废弃资源种类繁多，其回收加工过程中存在多种化学性毒物、生产性粉尘、物理性及生物性有害因素。

化学性毒物 在对废弃矿渣的回收冶炼和各种废物综合利用过程中，随生产工艺不同可接触一氧化碳、氰化氢、二氧化碳、二氧化硫、轻烃、氨、煤气、氯化氢、氟化氢、砷化氢、酸雾、甲醛、苯、焦炉逸散物等有毒有害气体，亦可接触铅、汞、锰、铬、铝、镍、砷等金属和类金属。

生产性粉尘 废弃资源的回收加工过程中，对矿物和其他固体废弃资源的分类挑选、冶炼、制成建筑材料、合成化工产品、金属加工、生产饲料或肥料等产生各种各样的生产性粉尘，包括矿物性粉尘、金属性粉尘、动物性粉尘和植物性粉尘等。

其他有害因素 在废弃资源的回收加工过程中还会接触辐射、高温、噪声等物理性有害因素，对植物、动物皮毛等废弃物进行回收加工，还可能会接触各种病原微生物和寄生虫。

健康损害 长期接触生产性粉尘有可能导致呼吸道炎症和尘肺病，接触化学性毒物可致刺激性气体中毒、窒息性气体中毒、重金属中毒等损害，接触高温、强热辐射可致中暑，长期强噪声暴露可致噪声聋，接触病原微生物则可能罹患职业性传染病。在电子废弃物或其他废弃物回收处理过程中，接触苯、焦炉逸散物、铬、砷等致癌因素，则存在诱发恶性肿瘤的风险。

预防措施 见生产性粉尘、矽肺、金属中毒、刺激性气体中毒、窒息性气体中毒、气象条件与职业危害、生产性噪声、生物性有害因素、职业肿瘤等。

(姚 武)

fèijiù cáiliào huíshōu jiāgōngyè zhíyè wèishēng

废旧材料回收加工业职业卫生

（occupational health in waste material recovery processing） 在废旧材料回收加工业中存在的职业性有害因素及其对人体造成的健康损害和预防措施。废旧材料指废弃的、陈旧的，以及生产过程中剩余的、对本生产过程无用的物资，包括陈旧、报废、二手、库存，以及生活中产生的物资。废旧材料的回收加工指将各种废旧材料（固态、液态、气态）经过分类挑选后进行回收加工，使其转化为新材料的过程。

职业性有害因素 废旧材料范围很广，其回收加工工艺涉及金属提炼和加工、油品生产、造纸、化工生产、塑料生产和加工、玻璃再生、饲料加工、木材纤维板生产、包装材料生产、电力和热力生产、养殖、建材生产和加工等，因而存在多种职业性有害因素。

化学性毒物 废旧金属提炼、加工以及废油、废橡胶、废旧纺织品、废塑料、废纸制品、废木料、废玻璃、废食材等废旧材料的回收加工中，可接触多种化学性毒物，包括一氧化碳、氰化氢、二氧化碳、二氧化硫、氯化氢、氟化氢、砷化氢、酸雾、甲醛、苯、焦炉逸散物等有毒有害气体，还可接触铅、汞、锰、铬、铝、镍、砷等金属和类金属。如废旧蓄电池回收加工，可接触大量的铅。

生产性粉尘 废旧金属回收后分拣、提炼和加工，利用垃圾生产肥料、饲料、建材产品等工艺过程，可产生各种生产性粉尘，包括矿物性粉尘、金属性粉尘、动物性粉尘和植物性粉尘等。

其他有害因素 回收加工废金属、废玻璃等废旧材料，利用工矿企业余热、城市垃圾、地热等生产电力、热力等过程中，还会接触辐射、高温、噪声等物理性有害因素。对废旧纺织品、废塑料、废纸制品、废食材、垃圾等进行回收加工，还可能会接触各种病原微生物和寄生虫。

健康损害 长期接触生产性粉尘有可能导致呼吸道炎症和尘肺病，接触化学性毒物可致刺激性气体中毒、窒息性气体中毒、重金属中毒等损害，接触高温、强热辐射可致中暑，长期强噪声暴露可致噪声聋，接触病原微生物则可能罹患职业性传染病。

预防措施 见生产性粉尘、矽肺、金属中毒、刺激性气体中毒、窒息性气体中毒、气象条件与职业危害、生产性噪声、生物性有害因素等。

（姚 武）

huǒlì fādiànchǎng zhíyè wèishēng

火力发电厂职业卫生 [occupational health in fueling (thermal) powerplant]

对火力发电厂存在的职业性有害因素对人体的健康损害及其预防控制措施。火力发电厂利用煤、石油、天然气或其他燃料（垃圾、稻壳、秸秆等）的化学能来生产电能，从能量转换的观点分析是化学能→热能→机械能→电能；其中燃煤火力发电厂最常见，基本上暴露火力发电厂的所有职业性有害因素，因此以燃煤火力发电厂职业性有害因素及危害为例叙述。

职业性有害因素 火力发电厂的主要职业性有害因素是粉尘、噪声、高温和化学毒物。

粉尘 一般包括煤尘、煤灰尘、电焊烟尘、玻璃棉尘、岩棉尘、硅酸铝棉尘、石棉尘、石膏尘、石灰尘等，常见毒物有一氧化碳（CO）、二氧化硫（SO_2）、氮氧化物（NO_x）、氨（NH_3）、联胺（肼）、硫酸（H_2SO_4）、盐酸（HCl）、氢氧化钠（NaOH）等。

煤尘 ①卸煤系统。卸煤站台、翻车机卸煤、给煤机给煤、皮带转运站输煤过程产生煤的扬尘。②煤场。露天煤场内产生干燥煤的扬尘。③输煤系统。煤经叶轮给煤机、皮带输送系统、环式碎煤机、除尘器、推煤机、滚筒筛等设备的粉碎输送过程中均可产生煤的扬尘。地下输煤栈桥及转运站的地下部分如果通风不畅，空气中易积聚较高浓度的煤尘。④燃烧制粉系统。输煤皮带送至锅炉原煤斗储存过程中产生煤的扬尘。煤经钢球磨煤机磨制、煤粉仓之间的输送、粗细分离器、排粉机、给煤机送至锅炉的过程中煤尘逸出。

煤灰尘 煤灰尘的游离二氧化硅含量较高，一般超过 10%，称为矽尘。煤灰尘的主要产生环节：①燃烧系统。煤灰尘从锅炉本体、空气预热器、吹灰器、送风机、引风机、静电除尘器等设备不严密处逸出；除尘器清灰过程中干灰逸散。②除灰系统。管道气力输送过程中煤灰尘逸出；干灰库、卸干灰操作过程中干灰逸散。③除渣系统。刮板捞渣机、渣仓内干煤灰的逸散。④烟囱排放。烟囱排放煤灰尘。⑤锅炉大修。锅炉大修作业时操作人员进入炉膛操作可接触到炉膛内残留的煤灰尘。

其他 除煤尘和煤灰尘外，脱硫会产生石膏尘、石灰尘，检修过程中也会产生电焊烟尘及管道保温所用石棉、岩棉、硅酸铝棉、玻璃棉等粉尘。石灰尘其来源有 3 种：①运输、卸料过程中石灰石的扬尘。②石灰石经螺旋给料机、斗式提升机进入贮仓过程中石灰石粉的扬尘。③石灰石经封闭式称重皮带给料机给料、湿磨、与水混合搅拌制浆过程中石灰石粉的扬尘。石膏为脱硫系统脱硫产物，石膏粉尘主要产生于石膏出料、运输过程中；石棉、岩棉、硅酸铝棉、玻璃棉尘主要产生在蒸气管道及锅炉保温材料检修拆卸过程中细小的保温棉的扬尘；日常维修作业电焊时可产生电焊烟尘。

噪声 ①空气动力学噪声。包括送风机、引风机、空压机、水泵、锅炉排气、漏气所产生的噪声，具有低、中、高各类频谱，其中锅炉排气噪声影响最大。②机械动力学噪声。包括碎煤机、碎石机、各类水泵等机械设备运转、摩擦、冲击振动所产生的噪声，这类噪声以中低频为主。③电磁性噪声。包括汽轮机、发电机、励磁机、变压器等电器设备的电磁交变运行产生的噪声，这类噪声多数为连续性，声频以中低频为主。

有毒有害化学物质 电厂生产过程中主要使用或产生的有毒有害原料有次氯酸钠、盐酸、碱、氨、联胺、六氟化硫，主要存在于化学水处理和电气岗位，产生的有害气体有酸雾、氨气等。锅炉燃烧过程中产生一氧化碳、二氧化硫、氮氧化物等。

高温和热辐射 生产过程中产生高温高压的部位有锅炉、汽轮机、除氧器、加热器、导汽管和蒸气管道等，同时包括露天煤场等室外作业人员夏季工作的某些时间段。但电厂锅炉一般安置在露天环境中，通风良好、散热快，且工人只是巡检时接触，故高温和热辐射的危害相对较小。

其他有害因素 ①工频电磁场。厂内高压输电设备可能产生工频电磁场，产生的地点主要为高压变压器、高压开关处。②电离辐射。静电除尘器灰斗中的料位计若是使用同位素式，则可能存在射线辐射危害；此外，可能有些电厂自备工业探伤设备，存在放射线辐射的危害。③振动。发电机组的设备和各类机械泵在运行时可产生振动。

健康损害 粉尘可引起尘肺病（见尘肺），如煤肺、矽肺、电焊工尘肺；噪声可引起职业性噪声聋；不同毒物可以引起不同的职业中毒：①一氧化碳中毒（见一氧化碳中毒）。②盐酸主要对皮肤、眼及呼吸道黏膜产生腐蚀和刺激作用，高浓度可引起严重的灼伤（见化学性皮肤灼伤、化学性眼部灼伤），其蒸气或烟雾可引起急性中毒，长期接触可引起牙齿酸蚀症及皮肤损伤（见刺激性气体中毒、职业性牙齿酸蚀病）。③氢氧化钠刺激眼和呼吸道，腐蚀鼻中隔，直接接触可引起皮肤灼伤（见化学性皮肤灼伤、化学性眼部灼伤）；误服可造成消化道灼伤、黏膜糜烂、出血和休克（见刺激性气体中毒）。④硫酸经黏膜和皮肤迅速吸收，对皮肤和黏膜有强烈刺激和腐蚀作用，并引起中毒（见刺激性气体中毒、化学性皮肤灼伤、化学性眼部灼伤、职业性牙齿酸蚀病）。⑤二氧化硫中毒。⑥氮氧化物中毒（见刺激性气体中毒）。⑦联胺中毒。⑧中暑（见职业性中暑）。

预防措施 火力发电厂的职业性有害因素较多，应采取防尘、防毒、降噪声、防高温的综合措施（见职业危害的预防措施）。加强职业卫生管理，设置职业卫生及职业病防治管理机构，制订切实可行的职业卫生管理制度和严格的规章制度；按规定按时发放和使用职业病防护用品，坚持"三同时"原则，定期进行作业场所有害因素监测和作业人员职业健康体检，及时发现职业禁忌证

和疑似患者，减少职业病的发生。

防尘 在工艺设计和施工中对设备和管道采取有效的密封措施和防磨材料，粉尘浓度高的岗位尽量采用喷雾（煤场、给煤机）、密闭（碎煤机室及各运转站）或加强通风除尘（煤仓间、锅炉烟气）。

防毒及防酸碱 在工艺设计中毒物的生产过程和设备机械化和自动化，加强密闭，避免直接操作，并应结合生产工艺采用通风措施。防毒、防碱措施主要包括：①对储酸碱氨库、酸碱泵房、酸碱计量间、加药间、化验间加强排风。②检修作业或辅助生产时，作业场所应采取现场通风，以减少对作业人员的危害。③特定岗位设置防毒面具等防护用品，对接触强酸强碱的作业人员应配备专用防护用品。

防噪声 尽量选用低噪声设备，对噪声较大的设备设置相关消音器，在噪声集中地区设置隔声操作室，实行远距离操作控制。防噪声措施主要包括：①送风机、空压机的入口设消音装置。②锅炉各阀门排气口设高效消音器。③汽轮发电机组设置隔音罩室，内衬吸音板，以达到隔音降噪的目的。④对高温高压蒸气管道，控制其流速在设计流速范围内，避免接近流速上限；并采用特殊保温材料，以降低高速气流产生的噪声。⑤在烟气管道设计时，努力做到布置合理，流道畅通，以减少空气动力噪声。⑥集中控制室周围布置环行走廊，并选用有较高隔声性能的隔声门窗及有较好吸声性能的墙面材料，能够起到防噪隔声作用。⑦各值班室应为单独的值班房间，均应采用适当的隔声措施。

防高温 在工艺设计中应尽

量使操作人员远离热源，同时根据其具体条件采取必要的隔热降温措施。隔热降温措施主要包括：①汽机在运行过程中产生的大量余热，可采用机房侧窗自然进风，屋顶机械排风。②对高温设备和管道应进行保温或加隔热套，保证其外表温度小于50℃。③集控楼应设置集中制冷、加热站，为机炉电集控室、计算机室、化学运行控制室、低温取样架间提供冷、热源。

（于素芳）

rèlì shēngchǎn hé gōngyìngyè zhíyè wèishēng

热力生产和供应业职业卫生

（occupational health in heat production and supply industry） 热力生产、运输、使用和相关维修过程中产生的职业有害因素及其对人体造成的健康损害和预防措施。热力生产和供应业指利用煤炭、油、燃气等能源，通过锅炉等装置生产蒸气和热水，或外购蒸气、热水进行供应销售、供热设施的维护和管理的行业。热力生产也有利用垃圾作燃料，工业余热、地热核能也可作热源。据不完全统计，中国供热产业热源总量中，热电联产占62.9%，区域锅炉房占35.75%，其他占1.35%，而热电联产和区域锅炉房的燃料多以煤为主。

热电联产的有关的职业卫生问题见火力发电厂职业卫生。在此主要阐述燃煤区域锅炉房集中供热方式的职业性有害因素及危害。燃油、燃气锅炉集中供热方式工艺类似，职业性有害因素较之燃煤锅炉为少。

生产工艺过程 外来燃煤运达煤场，经斗式提升机、埋刮板输送机送至锅炉，煤燃烧使锅炉内壁的循环水受热变成蒸气，通

过二级或一级换热战的换热器，将热水以合适的温度通过管网输送到用户。锅炉燃烧产生的烟气经省煤器再过除尘器后，排入大气，灰渣通过刮板出渣机排出，外运。

职业性有害因素　主要有化学性有害因素（粉尘和毒物）和物理性有害因素（噪声、高温、热辐射等）。

粉尘　一般包括煤尘、矽尘、电焊烟尘、石灰石尘等。

煤尘　煤在运输过程中，细小的煤尘飘浮在空气中被人体吸入，可引起呼吸系统病变。干燥的煤尘更易形成扬尘，引起二次污染。

矽尘　煤灰尘的游离二氧化硅含量较高，一般超过10%，对人体危害更大，容易导致法定职业病——矽肺。煤在锅炉中燃烧后形成炉渣和烟气，在排放和运输中形成接触，从而产生危害。

石灰石尘　包括运输、卸料过程中石灰石的扬尘，石灰石与水混合搅拌制浆过程中石灰石粉的扬尘。

其他粉尘　除煤尘和矽尘外，脱硫会产生石膏尘，检修过程中也会产生电焊烟尘，管道保温所用聚合物会产生其他粉尘。

噪声　锅炉的引风机、水泵等机械设备运转、摩擦、冲击振动时会产生噪声。

有毒有害化学物质　锅炉燃烧过程中产生一氧化碳、二氧化硫、氮氧化物等。

高温和热辐射　生产过程中产生高温高压的部位有锅炉、加热器和蒸气管道等。

健康损害　粉尘可引起尘肺病（见尘肺）：如煤肺、矽肺、其他尘肺、电焊工尘肺；噪声可以引起职业性耳聋；高温可引起职业性中暑。不同毒物可以引起不同的职业中毒：①一氧化碳中毒（见一氧化碳中毒）。②二氧化硫中毒。③氮氧化物中毒（见刺激性气体中毒）。

预防措施　燃煤区域锅炉房集中供热职业性有害因素较多，应采取综合措施（见职业危害的预防措施）。加强职业卫生管理，设置职业卫生及职业病防治管理机构，制订切实可行的职业卫生管理制度和规章制度；按规定发放和使用职业病防护用品，坚持"三同时"原则，定期进行作业场所有害因素监测和作业人员职业健康体检，及时发现职业禁忌证患者和疑似患者，减少职业病的发生。

防尘　煤场设覆盖整个煤堆面积的喷洒设施及围墙，以防煤尘飞扬。锅炉设置静电除尘器。石灰石粉运输采用密封罐车，同时采取防止漏灰的措施。石灰石粉库顶部设置布袋除尘器。锅炉烟囱高度足够。贮灰库、贮渣库顶部设置布袋除尘器；灰渣采用密闭式结构自卸车运输；为防止灰场扬尘，灰场设置碾压、蓄水池及喷洒水装置。

防噪声　尽量选用低噪声设备，对噪声较大的设备设置相关消音器，在噪声集中地区设置隔声操作室，实行远距离操作控制。

防毒　锅炉房采用自然进风、机械排风通风方式。在锅炉房设置一氧化碳自动报警装置及轴流风机。

防高温　一般仅在采暖期运行，对高温设备和管道应进行保温或加隔热套，保证其外表温度小于50℃。

个人防护　配备必要的防尘口罩、防噪声耳塞等劳动安全防护用品。

（牛侨）

ránqì shēngchǎn hé gōngyìngyè zhíyè wèishēng

燃气生产和供应业职业卫生

（occupational health in gas production and supply industry）　燃气生产和供应业职业卫生指燃气生产、运输、使用和相关维修过程中产生的职业有害因素及其对人体造成的健康损害和预防措施。燃气生产和供应业指利用煤炭、油、燃气等能源生产燃气，或外购液化石油气、天然气等燃气，进行输配，向用户销售燃气的活动，以及对煤气、液化石油气、天然气输配及使用过程中的维修和管理活动。包括：①自产可燃气体，如煤制气、油制气等。②过主干管道系统，对外购可燃气体燃料的输送和分配活动。③对人工煤气、液化石油气、天然气输配及使用过程的维修和管理；不包括专门从事罐装液化石油气零售业务的活动。

应用的燃气主要有天然气、液化石油气和煤气。天然气主要来源于自然气开采，液化石油气的主要供应来源是原油炼制的副产气、油田伴生气、天然气田伴生气、乙烯生产装置裂解气等，中国的液化石油气是石油炼制和石油化工过程的副产物。煤气是以煤为原料加工制得的含有可燃组分的气体，常见有焦炉煤气、高炉煤气、发生炉煤气、油煤气等。发生炉煤气在多种生产和城市煤气生产中都有应用，此处主要阐述发生炉煤气生产的职业性有害因素及其危害。

生产工艺过程　包括以下几方面。

原料运输和处理　煤通过带式输送机运至转运站，然后通过带式输送机运送至煤场；或直接通过带式输送机运到碎煤机室，经过破碎成为合适的燃煤，再由斗提机将煤提升至顶楼皮带输送机，间断地加入到煤气发生炉。

制气 工业上大多用蒸气和空气轮流吹风的间歇法，或用蒸气和氧一起吹风的连续法，将水蒸气通过炽热的煤层，制得比较洁净的水煤气（主要成分是 CO 和 H_2）。

煤气净化处理 包括除尘、除油、冷却、脱硫等工序，部分使用管式冷却器和洗涤塔的煤气工厂存在含酚废水处理过程。

储存和输送 经过净化处理，达到规定要求，通过计量室计量后，加压送入储气柜或煤气输配管网供用户使用。

职业性有害因素 煤气厂的主要职业性有害因素是有毒化学物、粉尘和高温。

粉尘 一般包括煤尘、矽尘、电焊烟尘、石膏尘、石灰尘等。

煤尘 在原料煤运输、装载、振动筛选煤、破碎时产生。

矽尘 煤灰尘的游离二氧化硅含量较高，一般超过 10%，对人体危害更大，容易导致法定职业病——矽肺。

其他粉尘 除煤尘和矽尘外，检修过程中也会产生电焊烟尘，管道保温所用聚合物会产生其他粉尘。

有毒有害化学物质 锅炉燃烧过程中产生一氧化碳、二氧化硫、氮氧化物等。①一氧化碳在发生炉造气、除尘、气柜、煤气脱硫、机修等生产过程中产生。②煤焦油沥青挥发物、苯并（a）芘、苯酚、硫氧化碳、二硫化碳、一氧化氮、二氧化氮、二氧化硫、硫化氢等毒物在发生炉造气、除尘、煤气净化处理过程、煤气压缩等生产过程中产生。

噪声 在煤运输、破碎、煤气旋转除尘、压缩中产生。

高温和热辐射 生产过程中产生的高温高压的部位有发生炉、加热器和蒸气管道等。

工频电场 主要在变压器变电的过程中产生。

健康损害 粉尘可引起尘肺病（见尘肺）：如煤肺、矽肺、其他尘肺、电焊工尘肺；噪声可引起职业性噪声聋；高温可引起职业性中暑。不同毒物可以引起不同的职业中毒：①一氧化碳中毒。②硫化氢中毒。③氮氧化物中毒。④煤焦油沥青挥发物以烟和粉尘的形式经呼吸道和皮肤进入引起中毒，发生皮肤损害（见职业性皮肤病）、视物模糊、眼结膜炎、胸闷、腹病、心悸、头痛等症状，也可引起接触人群肿瘤发病率增高。

预防措施 煤气生产过程职业病危害因素较多，应采取防尘、防毒、降噪声、防高温的综合措施（见职业危害的预防措施）。

职业卫生管理 认真贯彻《职业病防治法》等有关法律法规，建立健全职业卫生管理制度。

工艺改革 提高机械化自动化作业，尽量选择低害或无害的生产工艺和设备。减少工人直接接触职业性有害因素的机会和暴露时间，从根本上预防职业病。

职业卫生服务 定期进行职业性有害因素监测、职业健康监护、职业卫生培训；将车间职业性有害因素控制在职业接触限值范围内；及时分析职业健康监护结果，早期发现，早期处理。及时就可能暴露的职业性有害因素进行职业病危害的告知。

个人职业病防护用品 制定《劳动防护用品发放、使用制度》，对职工劳动防护用品的使用和佩戴情况进行督查。

应急救援措施 针对一氧化碳等职业病危害事故制定应急救援预案并定期演练，配备应急救援设施。

防尘、防毒、防噪声设施 针对工艺流程中职业病危害污染较高的部分设置必要的防尘、防毒、防噪声设施，如通风除尘、通风降温、通风排毒、湿式作业、减振消声及防止跑、冒、滴、漏等措施。

（牛侨）

fángwū hé tǔmù gōngchéng jiànzhùyè zhíyè wèishēng

房屋和土木工程建筑业职业卫生 （occupational health in house construction and civil engineering）

在房屋和土木工程建筑业的生产活动中存在的职业性有害因素对人体的健康损害及其预防控制措施。建筑业（construction industry）是国民经济的支柱产业之一。随着城市化进程加快，建筑业飞速发展。建筑业属于劳动密集型产业，解决了大量人员就业，尤其是吸纳了大量农村剩余劳动力，为社会经济发展进步做出了重要贡献。据 2010 年估计，中国建筑业从业人员达到 3 893 万人，占全国就业人员的 7.3%。但是，建筑工人在不良环境中工作，接触各种有毒有害物质，身体健康受到各种职业性有害因素的威胁，因此建筑业的职业危害越来越受到关注。美国研究表明，建筑业是最危险的行业之一，2002 年建筑业造成的死亡占全美所有职业死亡的 20.3%，与其他行业和其他发达国家相比，美国建筑业也是职业伤害与疾病发生率最高的行业之一。建筑业中工种不同，建筑工人暴露的类型和水平也不同（见表）。由于建筑工地和建筑工程是短期临时的，建筑工人经常更换雇主和工作地点；由于技术进步，建筑现场的大部分工作随先进工具和机械化而发生变化；由于面临不同法律、文化和经济压力，农民工和雇主都可能低估建筑业发生的职业伤害和职业病；另外，建筑业本身固有的变动性、短暂性和有害性对相关研究形成了挑战，使得建筑业职业卫生相关研究报道很少。

健康损害 建筑业不同工种的基本危害及有害因素（表）。

职业性有害因素 建筑工地存在多种危害和多种有害因素。①建筑业的工作场所一般都在户外，建筑工经常在高温、寒冷、潮湿等恶劣环境中作业，导致人体冻伤、中暑，甚至诱发关节炎、风湿病等。②建筑工人在施工现场接触到的粉尘，主要有含游离二氧化硅的粉尘、水泥尘（硅酸盐）、石棉尘、电焊烟尘和木尘等，主要危害的工种包括水泥上料工、混凝土搅拌工、石料工、风钻工和电焊工等；不同工种接触到的粉尘性质不同。当吸入肺部的粉尘达到一定数量后，可能危害肺组织，甚至逐渐发生纤维化，导致呼吸功能减退，诱发尘肺病。③建筑工人接触到施工现场产生的各种生产性毒物，常见的有铅、镉、苯、二甲苯、聚氯乙烯、一氧化碳、二氧化碳、亚硝酸盐等，可引起人体的急慢性中毒反应，不仅如此，施工场所产生的有毒有害物质，使大气、水、土壤和食物等环境受到污染，危害其他人群的身体健康。④建筑施工过程及构件生产加工过程中，产生多种不同性质的噪声，主要来源于搅拌机、空压机、电动机、打桩机等，通常在 95～100dB（要求 85dB 以下）。长期

在这种环境中工作，不仅会引起危害听力系统和精神心理，而且可能诱发高血压、心脏病、神经衰弱征，导致胃肠功能紊乱等。⑤振动是建筑现场常见的健康有害因素，常与噪声一起作用于人体，常见于打桩机、推土机、挖掘机、混凝土搅动棒及风钻的操作，引起工人出现手指麻木、无力、胀痛、振动性白指（vibration-induced white finger，VWF）甚至指端坏死等。除以上所述外，中国建筑业施工安全事故高居不下。⑥致死性伤害主要是由于高空坠落或高空坠物所致，非致死性伤害主要是滑到和跌到造成的

表 建筑业不同工种的基本危害及有害因素

职业/工种	危害及有害因素
砌砖工/泥水匠	黏合剂皮炎，强迫体位，工作压力
石匠	黏合剂皮炎，强迫体位，工作压力
木匠	木尘，工作压力，重复性动作
干式墙壁安装工	石膏灰，登高行走，工作压力，强迫体位
电工	焊烟重金属，强迫体位，工作压力，石棉尘
电源安装与维修工	焊烟重金属，工作压力，石棉尘
油漆工	溶剂挥发物，颜料中毒性金属，涂料添加剂
裱糊工	胶挥发物，强迫体位，
抹灰泥工	皮炎，强迫体位
水管工	铅烟和颗粒物，焊烟
管道安装工	铅烟和颗粒物，焊烟，石棉尘
铺地毯工	膝外伤，强迫体位，胶和胶挥发物
瓷砖安装工	黏合剂挥发物，皮炎，强迫体位
混凝土和磨石子地工	强迫体位
玻璃工	强迫体位
保温/隔热工	石棉，合成纤维，强迫体位
铺平夯实地面设备操作工	沥青散发物，汽油，柴油机尾气，高温
铁路和公工铺设设备操作工	矽尘，高温
盖屋顶的工人	焦油，高温，高空作业
结构金属安装工	强迫体位，工作压力，高空作业，噪声
焊接工	焊烟，铅，镉
打孔工	矽尘，全射振动，噪声
气锤操作工	噪声，全身振动，矽尘
打桩机操作工	噪声，全身振动
绞重机操作工	噪声，润滑油
起重机和塔吊操作工	紧张，中暑
挖掘及装载机械操作工	矽尘，组织胞浆菌病，全身振动，热胁迫，噪声
铲土机、推土机和搅拌机驾驶员	矽尘，全身振动，高温，噪声
公路和街道建筑工	沥青挥发物，高温，柴油机尾气
卡车和拖拉机驾驶员	全身振动，柴油尾气
拆建工	石棉，铅，灰尘，噪声
有害废弃物处理工	高温，紧张

肌肉骨骼损伤等。影响建筑业职业卫生问题的其他因素还包括建筑工生活环境、组织管理和社会心理等方面。

预防措施 充分认识建筑业职业卫生问题，减少和预防建筑业职业伤害和职业病，最关键的措施是建立和完善建筑业职业安全健康管理体系、广泛开展职业卫生与安全方面的教育培训。提高安全意识，加强个人防护，如配戴安全帽、防护口罩及手套等。建立定期健康体检制度，尽早发现健康问题，及时防治，确保从业人员身心健康。

（金永堂）

jiànzhù ānzhuāngyè zhíyè wèishēng

建筑安装业职业卫生（occupational health in construction and installation industry） 建筑物内的各种设备安装过程中产生的职业有害因素及其对人体造成的健康损害和预防措施。按照中国国民经济行业分类，建筑安装业指建筑物主体工程竣工后，建筑物内的各种设备的安装，包括建筑物主体施工中的线路敷设、管道的安装，以及铁路、机场、港口、隧道、地铁的照明和信号系统的安装。不包括工程收尾的装饰，如对墙面、地板、天花板、门窗等处理。职业危害随安装内容以及建筑环境不同而变化，建筑安装的工艺较为简单，其中较多涉及手工操作。

职业性有害因素 包括以下几方面。

粉尘 建筑安装中可接触多种粉尘，包括矽尘、水泥尘、电焊尘、石棉尘、其他粉尘等。①矽尘。筛沙、沙子运输、混料等，以及墙壁等应用钻孔机打洞穿孔时产生。②水泥尘。水泥运输、使用时产生。③电焊尘。设

备固定、金属焊接中的电焊作业时产生。④石棉尘。部分管道的保温、防腐，线路绝缘等作业可接触到。⑤其他粉尘。木材加工会接触木粉尘，钢精等金属切割产生金属尘等。

噪声 钻孔机打洞穿孔、钢精等金属切割会产生噪声。

高温 部分建筑活动在夏季露天作业，工人会接触高温。

振动 建筑安装中较多涉及手工操作，振动主要产生于手动工具，如电钻打洞穿孔、电锤的使用。

有毒有害化学物质 管道防腐涂漆、PVC电路管的连接使用黏合剂、PVC水管熔融连接等都会产生苯系物、四氯化碳、汽油等蒸气；应用沥青进行地下管道防腐作业，会产生沥青烟。电焊作业会产生锰、镁、镉、镍、铁等金属和臭氧等。空调安装会接触制冷剂氟利昂以及溴化锂。

其他 电焊作业会接触紫外线，很多安装作业是高处作业。

手工操作有关的工效学问题 ①建筑安装作业部分涉及重体力劳动，易引起腰肌劳损，下肢静脉曲张。②建筑安装作业多是简单的重复动作，强迫体位和局部紧张可致急慢性劳损。

健康损害 粉尘可引起尘肺病：如矽肺、其他尘肺、电焊工尘肺；噪声可引起职业性耳聋；手传振动可引起振动性白指；接触油漆等可引起苯中毒、甲苯中毒、二甲苯中毒、汽油中毒等；煤焦油沥青挥发物以烟和粉尘的形式经呼吸道和皮肤进入引起中毒，发生皮肤损害、视物模糊、眼结膜炎、胸闷、腹病、心悸、头痛等症状，也可引起接触人群肿瘤发病率增高。电焊作业接触紫外线可发生电光性眼炎。繁重

体力劳动，易引起腰肌劳损，下肢静脉曲张；强迫体位和局部紧张可导致急慢性劳损等工作有关疾病。

预防措施 建筑安装业职业性有害因素较多，应采取防尘、降噪声、防毒的综合措施（见职业危害的预防措施）。加强职业卫生管理，设置职业卫生及职业病防治管理机构，制订切实可行的职业卫生管理制度和规章制度；按规定发放和使用职业病防护用品，定期进行作业场所有害因素监测和作业人员职业健康体检，及时发现职业禁忌证患者和疑似患者，减少职业病的发生。

防护设备 选择不产生或少产生职业病危害的建筑材料、施工设备；配备有效的职业病危害防护设施。使工作场所职业性有害因素的浓度（或强度）符合职业卫生标准的要求。职业病防护设施应进行经常性的维护、检修，确保其处于正常状态。

个人防护 个人防护用品必须保证选型正确，维护得当。建立、健全个人防护用品的采购、验收、保管、发放、使用、更换、报废等管理制度，并建立发放台账。

劳动制度 加强施工过程职业卫生管理和教育培训。可能产生急性健康损害的施工现场设置检测报警装置、警示标识、紧急撤离通道和泄险区域等。

湿式作业 钻孔机湿式打洞；设置局部防尘设施和净化排放装置，焊机配置带有小型排气罩烟气净化装置，钻孔机设捕尘器。

其他 防腐涂漆或焊接过程应有特殊防护服、防护手套和防护眼镜；注意通风；配制挥发性涂料、试剂时尽量在露天环境中。手动工具安装防振手柄、劳动者

戴防振手套。防止强迫体位，减轻静力作业。

（牛侨）

jiànzhù zhuāngshìyè zhíyè wèishēng

建筑装饰业职业卫生 （occupational health in building decoration）

建筑工程后期的装饰、装修和清理活动以及对居室的装修产生的职业有害因素及其对人体造成的健康损害和预防措施。建筑装饰业指对建筑工程后期的装饰、装修和清理活动，以及对居室的装修活动。包括门窗、玻璃、防护门窗、防护栏、防盗栏的安装；地面、地板处理；墙面、墙板处理、粉刷；天花板的处理、粉刷；涂漆；室内其他木工、金属制作服务；室内装修与保养；房屋的一般维修、装修和保养；其他竣工活动。

由于装饰所用的材料差异很大，涉及范围很广，装修和清理的要求因建筑的用途不同差异非常大，因此接触有害因素的范围非常广。用于装饰装修的材料主要有塑料、橡胶、有机涂料、化学黏合剂、金属材料、陶瓷制品以及花岗岩、大理石等石质材料，不同装饰材料所含有害物质不尽相同（表）。

职业性有害因素 对装饰工人来讲，施工过程中有多种常见的职业性有害因素。

窗户安装 塑钢窗户安装前需按照预留尺寸进行组装，包括塑钢切割、焊接、玻璃切割、安装，安装时使用膨胀剂和玻璃胶，在此过程中会接触到噪声、粉尘和毒物。

护栏、防盗栏安装 护栏、防盗栏护栏、防盗栏多是钢筋结构，需将钢筋切割、弯曲、焊接成栅栏状，进而涂漆防锈，安装时需电钻打眼，安膨胀螺栓固定。钢筋切割时会产生噪声、金属粉尘；焊接时会产生电焊烟尘、金属毒物、臭氧、紫外线等，涂漆防锈会接触苯、甲苯、二甲苯等毒物；电钻打眼产生粉尘、手传振动和噪声。

外墙和地板装饰 外墙和地板多以石材装饰。外墙装饰是先以钢板焊成框架，固定于墙面，而后将石材装入框内。钢板焊成时会产生电焊烟尘、金属毒物、臭氧、紫外线等，钢板、石材加工切割时会产生噪声、矽尘、粉尘、手传振动，部分石材会产生电离辐射，地板铺设时需用水泥，会产生水泥尘。

天花板处理 多使用涂料，接触毒物取决于应用的涂料种类。

涂漆 油漆配置和使用中会接触苯系物、四氯化碳、汽油等蒸气。

室内木工、金属制作 有噪声、手传振动、木粉尘、金属粉尘的产生。

吊顶 一般将木质框架固定后，将吊顶材料固定于木框架。木料加工有噪声、木粉尘、手传振动产生。

手工操作有关的工效学问题 ①建筑装饰作业部分涉及重体力劳动，易引起腰肌劳损、下肢静脉曲张。②建筑装饰作业多是简单的重复动作，强迫体位和局部紧张可致急慢性劳损。

健康损害 粉尘可引起尘肺病：如矽肺、其他尘肺、电焊工尘肺；噪声可引起职业性耳聋；手传振动可引起振动性白指；接触油漆等可引起苯中毒、甲苯中毒、二甲苯中毒、汽油中毒等；电焊作业接触紫外线可发生电光性眼炎。繁重体力劳动，易引起腰肌劳损，下肢静脉曲张，强迫体位和局部紧张可致急慢性劳损等工作有关疾病。

预防措施 ①认真贯彻《职业病防治法》等有关法律法规，建立健全职业卫生管理机构和制度，按照职工比例设置职业卫生人员。②使用不产生职业危害的装饰材料。尽量选择无害或毒害低的绿色产品，如无苯油漆、低甲醛合成板等。③采取湿式作业，钻孔机湿式打洞；设置局部防尘设施和净化排放装置，焊机配置

表 几种主要装饰材料所含的主要毒害物质

名称	成分	名称	成分
醇酸调和漆	癸烷、二甲基癸烷、十一烷、二甲基十一烷	胶合板	甲醛、苯、甲苯、乙氧基乙酸
无光调和漆	乙苯、二甲苯、异丁烯苯、对甲基异丙苯、癸烷	地板砖（木）	甲醛、乙醛、癸烷、十一烷
地板背底胶	乙酸乙烯酯	绝缘材料	甲醛、甲苯、二甲苯、乙苯、四氯乙烯
地板蜡	癸烷、十一烷、十二烷	地板革	甲苯、二甲苯、乙苯、乙酸乙蜡
彩色涂料	甲苯、乙苯、二甲苯、壬烷、癸烷	石棉制品	石棉尘
墙壁纸	甲醛	大理石/花岗岩/瓷砖	放射性同位素
壁纸、壁布	甲醛、甲苯、二甲苯、乙苯		

［源自：王英．建筑装饰装修行业存在的职业卫生问题与防治对策．现代预防医学，2008，35 (8)］

带有小型排气罩烟气净化装置，钻孔机设捕尘器。④涂漆或焊接过程应有防护服、防护手套和防护眼镜；注意通风；配制挥发性涂料、试剂时尽量在露天环境中；在进行局限空间油漆作业过程中要佩戴防毒面具，以减少有害物质吸入。⑤手动工具安装防振手柄、劳动者戴防振手套。⑥防止强迫体位，减轻静力作业。

（牛侨）

tiělù yùnshūyè zhíyè wèishēng

铁路运输业职业卫生（occupational health in railway transportation）

在铁路运输业的生产活动中存在的职业性有害因素对人体的健康损害及其预防控制措施。铁路运输业是以两条平行的铁轨引导火车的陆上运输的行业。铁轨能提供光滑和坚硬的媒介让火车轮以最小的摩擦力滚动。如果配置得当，铁路运输可以比路面运输运载同一重量客货物时节省五至七成能量。而且铁轨能平均分散火车的重量，使火车的载重力大大提高。铁路运输是已知的陆上交通方式中最有效的一种。与公路、水运、航空、管道运输相比，铁路运输具有以下特点：①准确性和连续性很强，可以进行定期的、有规律的、准确的运转。②运输速度快，远高于海上运输。③运输量大，铁路一列货物列车一般能运送 3000～5000 吨货物。④成本较低。⑤安全可靠。⑥初期投资大，铁路运输需要铺设轨道、建造桥梁和隧道。

铁路运输业是由各个铁路运输部门综合协调运行组成的有机整体。铁路运输部门包括客货运部门、车务部门、机务部门、工务部门、电务部门、车辆部门、车站部门等。

职业性有害因素 铁路运输业的工种繁多，包括电工类、钳工类、司机类、木工、油漆工、机床工、线路工、巡道工、桥隧工、列车员、客运员等，因此接触职业性有害因素人数众多。铁路运输业的职业病性有害素分类主要包括粉尘（电焊烟尘、矽尘、木尘、其他粉尘）、化学物（铅、锰、苯系物、酸碱、有机溶剂）、物理性因素（噪声、振动、高温、电磁辐射）等，以噪声为主。有害作业主要包括电焊、喷漆、采石、烤砂、锻件、探伤、挂瓦、充电（酸碱）、整备等生产工艺。有害作业点主要分布于机务段、工务段、车辆段和供电段。

粉尘 矽尘是隧道开凿过程中最主要的职业危害，主要受影响的工种是线路工、铸工、铸清工和配砂工。开凿隧道的过程中，在打眼、放炮、清理碎石、衬砌等工序过程中均可产生大量的矽尘。粉尘中的游离二氧化硅含量可高达 30%～50%，如果防护不当，极易引起矽肺等职业病。电焊工、熔接工、钢轨喷焊、电焊氧焊等工种会接触高浓度的含有大量金属氧化物及其他物质的电焊烟尘，长期吸入可引起焊工尘肺。上煤工、上煤司机、铲车司机会接触大量煤尘，煤尘在高浓度和高分散度时极易发生爆炸等工伤事故。长期吸入会引起以肺部纤维化为主要特征的煤工尘肺。此外还有涂料等的职业接触可引起金属尘肺等其他尘肺。

化学毒物 锅炉煤炭在燃烧过程中，可产生大量的一氧化碳、二氧化碳、甲烷、氮氧化物、二氧化硫、硫化氢等刺激性和窒息性气体以及苯并[a]芘等有害化学物质。上述物质可通过锅炉、除尘器和烟道缝隙逸出，工人长期低浓度接触刺激性气体可致慢性结膜炎、鼻炎、咽炎、支气管炎，接触 3，4 苯并芘可致肺癌、膀胱癌和皮肤癌。在隧道掘进工序中，炸药爆破后会残留大量的一氧化碳、氮氧化物、二氧化硫等有害气体，如果隧道内通风条件不良，可使有害气体残留在作业面，对作业工人的眼和呼吸道产生刺激作用，严重时会引起中毒。此外，来往于隧道中的蒸汽机车和内燃机车排出的烟气中含有一氧化碳、氮氧化物、二氧化硫、醛类化合物、烃类化合物等有毒气体，线路维修工人接触这些有害气体后会产生头晕、呼吸困难和黏膜刺激等症状。铁路燃煤锅炉烟气脱硫多使用石灰石或氢氧化钠等碱性物质，作业工人的皮肤、眼可能会受到碱液侵袭。蓄电池充电工易发生酸灼伤碱灼伤等事故。

噪声 铁路运输系统的噪声来源主要是锅炉、风机、燃煤提升设备、除渣机、除尘器等设备运转产生的机械动力学噪声、烟道通风系统和排气装置排气等产生的空气动力学噪声，以及电机、变压器等电器设备产生的电磁性噪声。蒸汽机车运行时，稳态噪声高达 83～94dB（A），乘务人员往往会出现耳鸣、听力下降等听力损失现象和头痛、头晕、睡眠障碍等神经系统症状，以及食欲减退等消化系统症状。

高温 在夏季，蒸汽机车的乘务人员、发电车的乘务人员、锅炉司机等工种都极易受到高温和热辐射的损害，引起中暑。

其他物理性有害因素 大型线路机械司机、轨道车司机、打风司机、发电车乘务员、空压机司机长期接触全身振动，易发生晕动病。中捣车司机、煅工、铆工、车辆钳工长期接触手臂等部位的局部振动，易发生振动性白指、末梢神经炎等。红外线、紫外线等非电离辐射可引发熔接工、探伤工、电焊工皮肤灼伤、视网膜灼伤、白内障。探伤工接触电离辐射，可发生职业性放射性疾病。

健康损害　铁路运输业职业卫生具有职业性有害因素点多、线长，几乎涉及铁路每个部门，而且接触时间及浓度差异大等特点。职业性有害因素虽然种类不多，但危害程度大多为高度和极度危害（表）。

呼吸系统　生产性粉尘进入人体后主要可引起职业性呼吸系统疾患，长期接触粉尘可引起以肺组织纤维化为主的全身性疾病——尘肺病，含游离二氧化硅量较高的炉渣炉灰产生的粉尘可致矽肺，电焊烟尘可致电焊工尘肺，表现为通气功能和小气道功能受损，尤以小气道损伤为重。除此之外，生产性粉尘对上呼吸道黏膜、皮肤等部位产生局部刺激作用，还可引起慢性鼻炎、咽炎、慢性支气管炎、支气管哮喘、呼吸系统肿瘤等。

职业性噪声聋　主要是对听觉系统的特异性影响（职业性噪声聋）和听觉系统外的非特异性影响。工作环境中的噪声强度过大和接触时间过长，会引起高频段听力损伤和语频听阈升高。

中毒　毒物可以引起各种不同症状的职业中毒。①长期吸入含锰烟尘会引起慢性锰中毒，以锥体外系神经系统症状为主，且有神经行为功能障碍和精神失常。

表　铁路运输业接触职业病危害因素的工种和引起的职业病

类别	职业性有害因素	接触工种	引起的职业病
粉尘	矽尘	线路工、铸工、铸清工、配砂工	矽肺
	电焊烟尘	电焊工、熔接工、钢轨喷焊、电焊氧焊	电焊工尘肺
	煤尘	上煤工、上煤司机、铲车司机	煤工尘肺
	金属粉尘	喷涂抛丸工	金属尘肺
	其他粉尘	罐装工、电备吹扫、定电机吹扫	尘肺
毒物	二氧化锰	电焊工、电焊氧焊	锰中毒
	氮氧化物	熔接工	氮氧化物中毒
	二氧化碳	管道工	二氧化碳中毒
	柴油	清洗工	化学性肺炎
	一氧化碳	熔接工	一氧化碳中毒
	苯系物	喷漆工、油漆工、化验员	苯中毒、苯所致白血病、甲苯、二甲苯中毒
	汽油	车辆钳工	过敏性皮肤病
	酸	充电工、化验员	酸灼伤
	碱	充电工、煮洗	碱灼伤
	柴油机废气	大型线路机械司机、发电车乘务员	肺癌、膀胱癌
	化学洗涤剂	洗刷工	皮炎、湿疹
	煤油	减速箱修理工	化学性肺炎
	硫化氢	管道工	硫化氢中毒
物理性因素	噪声	大型线路机械司机、轨道车司机、中捣车司机、煅工、司炉工、电备吹扫、定电机吹扫、水阻、空压机司机、打风司机、铆工、车辆钳工、轮轴车工、发电车乘务员、喷涂抛丸工、轮轴旋修工	职业性噪声聋
	振动	大型线路机械司机、轨道车司机、水阻、打风司机、发电车乘务员、空压机司机、中捣车司机、煅工、铆工、车辆钳工	晕动病、胸椎和腰椎退行性改变、振动性白指、末梢神经炎
	高温	大型线路机械司机、煅工、熔化工、司炉工、洗灌工、发电车乘务员、锅炉司机	中暑
	非电离辐射	熔接工、探伤工、电焊工、电焊氧焊、空压机司机	皮肤灼伤、视网膜灼伤、白内障
	电离辐射	探伤工、超声探伤工	职业性放射性疾病

②氮氧化物包括一氧化氮、二氧化氮、一氧化二氮、三氧化二氮、四氧化二氮、五氧化二氮等，急性氮氧化物中毒主要损害呼吸系统，中毒初期仅有轻微的眼和上呼吸道刺激症状，经过 4~6 小时或更长的潜伏期后，出现肺水肿和高铁血红蛋白血症。氮氧化物的慢性作用主要为神经衰弱综合征及慢性上呼吸道或支气管炎症。③二氧化碳中毒多见于无防护进入局限空间，主要麻痹中枢神经系统。④长期接触柴油会刺激眼、皮肤和呼吸道，液体经吸入影响肺，严重者可产生化学性肺炎。⑤一氧化碳中毒是由于一氧化碳与血红蛋白结合形成碳氧血红蛋白，造成组织窒息引起的中毒。一氧化碳对全身的组织细胞均有毒性作用，对大脑皮质的影响最为严重。⑥急性苯中毒主要表现为中枢神经系统抑制症状。慢性苯中毒的主要特征是造血系统损害，以白细胞和血小板减少最常见，严重者发生全血细胞减少和再生障碍性贫血，苯还可引起骨髓增生异常综合征。甲苯、二甲苯可引起中毒，苯的氨基硝基化合物可引起中毒和肿瘤。⑦职业接触汽油可引起过敏性皮肤病和神经系统器质性疾病。⑧减速箱修理工由于职业接触吸入过量的煤油会造成呼吸道刺激症状，严重者发生渗出性出血性的支气管炎。⑨硫化氢中毒表现为中枢神经系统症状和窒息症状。

中暑 高温使机体的体温调节产生障碍、水盐代谢失调、循环系统负荷增加、消化系统疾病增多、神经系统兴奋性降低、肾脏负担加重，当作业场所气温超过 34℃时，即有可能发生中暑。

预防措施 铁路运输业的职业性有害因素较多，应采取综合措施，控制职业性有害因素的暴露机会和水平，同时加强工人的健康防护，有效预防职业病的发生。

职业安全卫生管理 将职业安全与卫生防护有机结合，建立起以铁路安全卫生管理部门为领导，疾病控制中心、安全部门、工会组织及基层单位共同参与、责任明确、互相协作的铁路运输业职业安全卫生管理体制。认真贯彻《职业病防治法》等有关法律法规，建立健全职业安全和卫生管理制度。

防尘 应针对工艺流程中职业病危害污染较高的部分设置必要的防尘措施，如湿式作业、通风除尘等措施。对于隧道施工等粉尘污染严重的作业环境，采用水封爆破、湿式凿岩、湿法喷射混凝土等湿式作业方法，可有效减少空气中的粉尘含量。此外，在粉尘浓度较高的地方安装除尘机，采用机械除尘，也可以达到降低粉尘浓度的目的。

防毒 主要包括以下三个方面：①尽量采用无毒、低毒的原材料和辅助材料来代替有毒、高毒材料，这是解决毒物对人体危害的根本方法。②加强工艺革新，对产生毒物的生产过程和设备实行密闭自动化和机械化，以机械化操作代替手工操作，可以防止毒物危害，降低劳动强度。③不能使有毒物质的浓度降低到国家卫生标准时，可以采用隔离操作和自动控制，最大限度地保护生产工人的健康。

防酸碱 主要包括呼吸道防护和皮肤眼睛防护。

呼吸道的防护 主要是防止呼吸道吸入酸雾、酸蒸气等酸性气体和碱性粉尘。根据酸性气体的性质和浓度可分别选用防酸口罩和防毒面具。在酸雾过高和同时有酸碱液体飞溅的场所要选用防酸面罩或防酸面罩连衣。根据碱性粉尘的性质和浓度选用不同的防尘口罩。

皮肤、眼睛的防护 主要是阻离、减少皮肤直接接触酸碱液体、酸雾、酸性气体和碱性粉尘等有害物质，避免酸碱液滴、酸雾、碱性粉尘危害眼。可根据生产条件和工作性质选用防酸碱液体用品、防酸性蒸气用品和防碱性粉尘用品。

防噪声 应从声源、传递途径和接收者三个方面来考虑。控制和消除噪声源是防止噪声危害的根本措施，采用无声或低声设备代替发出噪声的设备，如用液压代替高噪声的锻压，可有效降低生产环境的噪声；综合采取消声、吸声、隔声等措施，用吸声材料装饰车间的内表面，使用消音器将声源隔绝等方法；同时加强工人的个体防护，如戴耳罩、帽盔、耳塞等，可有效地改善作业环境的噪声污染。

控制高温 合理设计工艺流程，改进生产设备和操作方法是改善高温作业劳动条件的根本措施。热源应尽量布置在车间外面或通风良好处，同时加强隔热，如应用比热较大的水来吸收热辐射。保持良好的自然通风并加强机械通风，用局部或全面机械通风或强制送入冷风来降低作业环境温度。合理安排工人的工作时间，避开最高气温，轮换作业，缩短作业时间。

应用个人防护用品 在不能消除或有效降低工作环境中职业性有害因素的情况下，正确使用个人防护用品可以保护作业工人少受职业性有害因素的影响。应根据作业人员所在岗位的特点，配备必要的防尘口罩、防噪声耳塞、防护服、防护手套等。

应急救援措施 铁路各部门应严格按照安全生产要求配备应急救援设施，针对常见的职业病危害事故制订应急救援预案，并定期进行培训和演练。

（夏昭林）

dàolù yùnshūyè zhíyè wèishēng
道路运输业职业卫生（occupational health in road transportation）道路运输业中存在的职业性有害因素及其对人体造成的健康损害和预防措施。道路运输业包括铁路运输业和公路运输业。铁路运输业职业卫生已有专条述及。公路运输业指利用汽车在公路上运送客货及其配套的筑路和养护等活动，包括城市公共交通运输、公路旅客运输、道路货物运输和道路运输辅助活动，最主要的是筑路养护和汽车运输两部分。

职业性有害因素 包括以下几个方面。

生产性粉尘 筑路过程中施工准备、"土方"作业（包括挖方、运方、和填方）、石方作业（包括凿岩、打眼、放炮、清渣）、备料（包括采石、碎石）、铺路及修砌桥涵、隧道工程作业，养护工对路基、路面和桥涵的维护修理作业，均可接触多种生产性粉尘，包括黏土尘、岩石尘、石灰尘、水泥尘，电焊粉尘等，其中接触含游离二氧化硅粉尘是筑路工和养护工最主要的职业危害。

化学性毒物 筑路作业、养护作业、汽车运输过程以及收费等服务工作过程中，因作业环境狭小密闭或因汽车尾气排放、沥青加热等原因，可接触多种有毒有害气体，包括一氧化碳、碳氢化物、氮氧化物、二氧化硫、沥青烟气（主要成分为多环芳烃）、铅及光化学烟雾等。

物理性有害因素 筑路作业、养护作业及汽车运输过程中，因凿岩、爆破、粉碎、施工机械以及车辆在公路上运行等，接触生产性噪声包括机械噪声、行驶噪声、排气噪声、加速噪声与刹车噪声等，噪声强度与施工类型和环境、施工机械、机动车流量、车型、燃料运转速度和行驶情况等有关。手持风动或电动工具的养、筑路工人接触手传振动，低频、全身性振动是汽车驾驶员接触的特征性职业危害，道路上行驶车辆的冲击力作用在路基上产生的振动对养路工也有一定的损害。筑路、养护多为露天野外流水作业，高温、强热辐射、低温、高低气湿、强紫外线等不良气象条件和风霜雨雪等恶劣天气可直接影响其健康和安全。在高原、高山从事筑路、养护及汽车运输作业，还受到低气压、低氧环境的影响。

其他职业性有害因素 危险化学品在公路运输过程中，如果发生交通事故或泄漏事故，不仅损害运输人员的生命安全，还会危及公共安全。筑路及养护作业有时需要高处作业，长时间处于不良体位工作，尤以电焊工较为突出。汽车运输驾驶员多存在无规律轮班，固定坐姿工作，长期处于精神紧张状态，长途载货卡车驾驶员饮食经常无规律且部分有饮酒嗜好，均有可能对健康产生一定不良影响。

健康损害 不同作业人员所受健康损害不同，主要有以下几方面：

生产性粉尘所致肺部疾病主要见于隧道作业人员、筑路工和养护工等由于长期吸入高浓度粉尘尤其是高游离二氧化硅含量的粉尘，可致尘肺病或其他慢性肺部疾病。

化学性中毒 隧道工作人员因防护不当，可发生一氧化碳中毒。筑路作业、养护作业工人在特殊环境条件下可发生光化学烟雾中毒。部分汽车驾驶员、装卸工及养路工体内铅含量较高，甚至可出现铅中毒。

物理因素所致职业病 隧道工作人员、公路养护工人及卡车运输驾驶员，因长期接触高强度噪声可致听觉损伤、甚至噪声聋。手持风动或电动工具的养、筑路工人，接触手传振动可致局部振动病。筑路、养护夏季露天作业因高温、强热辐射或合并高气湿可致中暑，冬季低温或合并高气湿可致冻伤。长期在高原、高山从事筑路、养护及汽车运输作业，受到低气压、低氧环境的影响，可出现职业性高原病。

其他 筑路养护和汽车运输作业常见一些工作相关疾病高发，汽车运输驾驶员中常见胃肠功能紊乱、消化道溃疡、高血压、冠心病等，养、筑路工常见风湿性关节痛、腰酸腿痛等。部分养筑路工人因长期接触沥青烟气等，存在恶性肿瘤尤其是肺癌高发的风险。

预防措施 见职业性尘肺、职业性肿瘤、中暑、一氧化碳中毒、铅中毒、气象条件与职业危害、生产性噪声、生产性振动、高原病、工作相关疾病、职业性肺癌等。

（姚 武）

shuǐshàng yùnshūyè zhíyè wèishēng
水上运输业职业卫生（occupational health in waterway transportation）水上运输业中存在的职业性有害因素及其对人体造成的

健康损害和预防措施。水上运输业是利用船舶、排筏和其他浮运工具，在江、河、湖泊、人工水道以及海洋上运送旅客和货物的行业。运输船舶可分为客轮、货轮及油轮三种主要类型，其中以油轮作业的劳动条件最差，其作业过程为装油、航行、卸油、压舱、洗舱（更换油品品种）、挖舱（定期进行）。客货轮的作业过程较简单，即上下旅客或装卸货物及其有关的辅助作业。

职业性有害因素 包括以下几个方面。

高温等不良气象条件 各类船舶一年四季航行于江、河、湖、海，外界气象条件的变化及恶劣天气直接影响到船上露天操作人员的健康。轮机部为高温作业场所，炎热季节尤为突出，船舱气温可高达 35~37℃。

噪声、振动 轮机运转的动力为内燃机，可产生强噪声，以中低频为主，柴油为动力的船舶机舱内噪声强度可达 100 dB（A）以上，机舱作业船员所受噪声影响显著高于甲板作业船员。水上运输尤其是海洋运输船员，由于轮机运转、风浪颠簸，也会受到全身振动的影响。

化学性毒物 客货轮常由于装载的化学物品包装破损和货仓的通风不良，导致船员有可能发接触到化学性毒物。机舱空间狭小，完全封闭，通风效果较差，舱内机器摆放拥挤。水轮机转动时导致舱内室温过高，时而使用柴油、润滑油和机油等运转维护机器，可形成油烟雾，并且污染地面形成二次污染源。油轮作业在装卸原油时，必须让油温保持在 45℃ 左右（隔套蒸气加热），装油以正压灌注，船员在通过敞开油舱口的瞬间可接触较高浓度的原油蒸气（烃类化合物）。

其他职业性有害因素 船员虽然劳动强度不大，但是值班时需注意力高度集中，避免航行等事故发生，长期作业则易形成职业紧张。远洋船员出海时间较长，处于重复、单调乏味且封闭的工作与生活状态，造成了此作业特有的心理压力。远洋船员频繁在不同国家和地区往来，被传染病侵袭的风险增高。船舶雷达多属超高频、极高频微波辐射，且功率较大，亦可导致不良影响。

健康损害 水上运输从业者健康损害首要的是噪声的影响。长期接触强噪声，不仅造成船员听力损伤、甚至职业性噪声聋，亦可致其烦躁、注意力不集中、反应迟钝，影响工作效率和质量。且掩盖异常信号或声音而容易导致各种工伤事故发生。船员存在接触油烟气等化学性毒物的可能性，因而有出现职业性中毒的风险。

此外，由于职业紧张和心理压力较大，水上运输从业者，尤其是远洋船员中某些工作相关疾病呈高发病率，如高血压、心血管疾病、内分泌及免疫系统疾病、溃疡病和其他消化系统疾病、神经衰弱综合征、抑郁症等，同时也有生殖功能及胚胎发育影响的潜在风险。

预防措施 包括以下几个方面。

预防控制噪声危害 水上运输作业需加强噪声控制。如对主机采用有效的消声和隔声装置，应用吸声和消声材料等控制噪声的传播，按照卫生标准将噪声限制在一定范围之内，并提供良好的防噪耳塞、耳罩等个人防护用品。定期对噪声接触作业者进行健康体检，合理安排其劳动和休息，使得听觉疲劳得以恢复。此外，应严格监督检查防噪措施执行情况及效果。

预防中暑 炎热季节应对轮机采取有效的防暑降温措施，如对内燃机组采取隔热装置，在工作人员经常逗留处设置岗位送风、空调装置及休息场所，并应改善船舱内的通风换气，及时修理隔热、通风设备。对露天作业船员应加强防暑保健措施，如提供防止辐射热的工作服等。还应做好对高温作业工人的就业前及入暑前体格检查，给高温作业工人提供饮料和补充营养。

改善劳动条件 应积极采取措施，防止驾驶人员持续、过度的精神紧张。应制订合理的劳动与休息制度，并保证有足够的睡眠时间和安静的环境。

加强医疗保健措施 各类船舶均应配备必要的急救设备。对从业者应坚持进行就业前和定期健康检查，凡患有中枢神经器质性疾患、高血压、心脏病、活动性肺结核、急慢性肝肾疾患并伴有功能不良者，均不宜从事水上运输作业。

（姚 武）

hángkōng yùnshūyè zhíyè wèishēng
航空运输业职业卫生（occupational health in air transportation）

研究航空运输业中存在的职业性有害因素及其对人体造成的健康损害和预防措施。航空运输业指在国内和国际航线上使用大中型客机、货机和支线飞机以及直升机进行的商业性客货邮运输业。航空运输业从业人员主要分为空勤人员与地面航空人员，前者包括飞行人员（驾驶员、领航员、飞行通信员、飞行机械员）、空中乘务员及航空安全员；后者包括空中交通管制员、飞行签派员、机务人员等。

职业性有害因素 航空运输业接触的职业性有害因素主要是异常气压、噪声、非电离辐射等。

异常气压 航空器自地面迅速上升到 8 000 米以上高空，气压由 101.33kPa（1 个大气压）左右降至 35.99kPa，氧分压仅为 7.47kPa。大型飞机与载人航天器有密封舱，正常运行时舱内为常压环境，但在压力系统或密封系统出故障时，空勤人员即会遭遇低气压环境，此时肺泡气氧分压和动脉血氧饱和度仅为前者的一半，出现缺氧。而且由于环境空气中氮分压骤然下降，机体体液和组织中释放出的氮不能及时排出体外，而存留在组织和血液中形成气泡，导致相应的损伤。

噪声 飞机噪声危害较为严重。据监测，机场内单次飞行时发动机舱口的噪声强度最高可达 139 dB（A），平均强度约为 90dB（A）。机务、航空电子、维护等地勤人员工作时接触的环境噪声平均强度约为 81-96dB（A），其听力损伤与飞机噪声强度具有高度的相关性，听觉外器官也会受到一定损害。

非电离辐射 飞机场多气象雷达、通信雷达及其他通信设备，若部分设备老化，会出现微波等非电离辐射超标的现象。

其他职业性有害因素 空勤人员工作中既接触正加速度、振动及宇宙辐射等有害因素，还可能存在长时间航班飞行、工作时间不规律、夜航以及跨时区长途飞行等因素，均会对其健康造成不利影响。飞行员作业强度高、风险大，长时间处于精神高度紧张状态，心理压力大。空中交通管制员、飞行签派员等地勤人员在工作过程中不仅中枢神经系统负荷较大，而且心理压力也较重，也属典型的神经精神紧张作业。机务人员从事飞机维护工作，安全压力大，常常饮食不规律，有时要在狭小的空间里长时间采取弯腰等不良体位操作，还会因夏季高温导致航空煤油等油料挥发而吸入油气刺激呼吸道。

健康损害 包括以下几方面。

职业性航空病 减压过速或降压幅度过大而引起的全身性疾病，是减压病的一种类型，又称高空减压病。大部分发生在 9 000 米以上高度，这一高度被视为航空病的临界高度。航空病包括航空性中耳炎、航空性鼻窦炎、变压性眩晕、高空减压病、肺气压伤。

航空性中耳炎（aero-otitis media） 在飞行下降等气压变化过程中，出现耳压痛等症状，依据鼓膜及纯音测听、声导抗检查结果，必要时低压舱检查前后对比，可做出分级诊断。

航空性鼻窦炎（aerosinusitis） 在飞行下降等气压变化过程中出现鼻窦区疼痛等症状，依据低压舱检查前后的鼻窦影像学对比发现，可做出分级诊断。

变压性眩晕（alterobaric vertigo） 在飞行上升等气压变化过程中出现眩晕等症状，依据低压舱检查前后前庭功能眼震电图和纯音测试的对比检查，做出分级诊断。

高空减压病（altitude decompression sickness） 在高空暴露后出现特征性症状和体征：皮肤瘙痒、刺痛、蚁走感、斑疹、丘疹和肌肉关节轻度疼痛等，下降高度、返回地面后症状明显减轻或消失；肌肉关节疼痛明显，甚至出现屈肢症，返回地面后症状未完全消失；站立或步行困难、偏瘫、截瘫、大小便障碍、视觉障碍、听觉障碍、前庭功能紊乱、昏迷，或出现虚脱、休克、胸骨后吸气痛及呼吸困难、减压无菌性骨坏死、甚至猝死。依据临床和实验室检查，必要时低压舱检查，可做出分级诊断。

肺气压伤（pulmonary barotrauma） 在飞行等情况下发生意外迅速减压后，出现呼吸道症状：胸部不适、胸痛、咳嗽等呼吸道症状，经数小时或数天可以自愈。重度可能出现下列情况：咯血、呼吸困难、意识丧失、肺出血、肺间质气肿、气胸。依据临床检查和影像学资料可做出分级诊断。

听力损伤 航空运输从业人员，尤其是机务人员，长时间接触高强度噪声接触会导致听力损伤，早期主要为耳鸣、高频区听力下降，逐渐发展可影响语频听力，出现职业性噪声聋。

非电离辐射损害 除出现类神经症等功能性改变外，还会有局部器官的不可逆损伤，如微波辐射引起的眼晶状体浑浊，少数会出现白内障。长期接触会累及心血管系统、造血系统、生殖及内分泌系统及免疫系统等。

其他职业性损害 由于噪声、振动、劳动作息不规律、饮食不规律、夜航以及跨时区长途飞行等因素的影响，加上长时间职业紧张状态，航空运输从业人员中职业相关疾病如高血压、冠心病、心律失常、高脂血症、胃肠功能紊乱、内分泌失调等呈现高发趋势。机务人员长时间弯腰等不良体位操作，也可发生腰肌劳损、下背痛，还可因经常吸入油气而出现慢性咽炎。

预防措施 航空运输从业人员健康直接影响航空运输安全，其职业卫生应予以高度重视。

预防控制职业性航空病 应严格执行就业前体检和定期健康检查制度，注意减少和消除航空病易感因素的影响。肥胖对航空病的发生具有促进作用，故应强调空勤人员控制体重。女性对航空病较易感，应对其加强健康教育并重点保护。年龄过大、寒冷、升空过高、高空作业时间过长，对航空病的发生均有一定促发作用，应加以限制和控制。

常规预防职业性航空病，尤其是高空减压病的措施，除为座舱和服装加压等装备防护措施，主要是进行地面吸纯氧排氮、控制重复高空暴露的间隔时间和及时下降空中高度，其中以吸氧排氮最为重要。地面吸入纯氧或富氧气体虽不能完全杜绝高空减压病的发生，但可以大大降低其发病率。高空暴露后应在地面停留足够的时间方可再次进入高空作业，一般建议间隔时间为 2～3 小时直至 24 小时。

当前治疗高空减压病的方法主要有吸氧和加压治疗，而以加压治疗为主。对于轻症减压病可先用地面吸氧治疗；大多数患者被确认为减压病后立即采用高压氧治疗。加强对减压病人治疗期间的心理治疗及护理，有助于患者康复。

预防噪声、非电离辐射等损害 机务、维护等地勤人员不可避免接触强噪声，应按照卫生标准将其噪声暴露限制在一定范围之内，并提供防噪耳塞、耳罩等个人防护用品，合理安排其劳动和休息。应加强设备检测和维护，防止非电离辐射造成损害。

强化航空保健工作 空勤人员在从事相关职业前必须进行医学选拔。飞行人员选拔依据《民用航空招收飞行学生体格检查鉴定规范（MHT_ 7013-2006)》；空中乘务员、航空安全员等空勤人员及空中交通管制员、飞行签派员等地勤人员选拔依据《中国民用航空人员医学标准和体检合格证管理规则（CCAR-67FS)》进行。

目前，国内外主要采取定期体检的方式对航空运输业工作人员进行健康状况的监测，且已从单纯的"体检－选拔"模式，转为"体检－筛选－控制"的实践模式，最大限度地使其健康状况和操作技能达到最佳效果。通过开展健康教育，干预不良生活方式（如戒烟、禁酒），加强体育锻炼，合理安排劳动和作息时间，科学合理饮食，适度进行心理健康咨询和指导，加强个人防护等方法，减少慢性病危险因素的影响，可有效预防和控制职业性损害，延长工作年限。

（姚 武）

zhuāng-xiè bānyùnyè zhíyè wèishēng
装卸搬运业职业卫生（occupational health in loading and moving service industry） 装卸搬运业中存在的职业性有害因素及其对人体造成的健康损害和预防措施。装卸搬运指在同一区域范围内，以改变物资的存放状态和空间位置为主要内容和目的的活动。在交通运输部门，货物装卸搬运作业的特点为机械工具和体力劳动混合操作。虽然采用集装箱运输方式逐渐普及，但是装卸工人依靠体力的装卸方式依然广泛存在。

职业性有害因素 包括以下几个方面。

化学性毒物 在装卸搬运化学物品过程中，由于密封不严或包装破损、撒漏及溢出气体，可致作业者接触化学性毒物。若为易燃、易爆、易腐蚀化学性毒物，则有安全隐患。装卸机械在船舱、仓库内操作时，发动机燃料燃烧不完全可导致排放的废气中有一氧化碳、二氧化硫、氮氧化合物等毒物。如操作场所通风很差，毒物浓度会较高。其他货物表面和车厢、船舱污染后，未进行彻底洗消，可造成二次污染，使化学毒物经呼吸道、消化道后污染皮肤进入人体。

生产性粉尘 装卸煤炭、矿石、水泥、石灰、砂石等货物过程中，装卸搬运工人可接触多种生产性粉尘，其中接触含游离二氧化硅粉尘危害较大。

物理性有害因素 装卸机械动力发出的噪声及振动等，为装卸搬运工主要接触的物理性因素。装卸搬运若为露天作业，高温、强热辐射、低温、高低气湿、强紫外线等不良气象条件可对工人健康造成一定影响。

人力装卸主要以肩扛、肩负、手提等方式进行操作，长期过重负荷可引起肌肉骨骼系统损害。

健康损害 包括以下几个方面。

工伤 装卸搬运易燃、易爆、易腐蚀化学性毒物，若发生泄漏等未能及时采取控制措施，可因意外事故导致人员伤亡。装卸搬运重物，可因疏忽、机械故障、操作失误、用力不当等导致肌肉、骨骼等损伤发生。

化学性中毒 在装卸搬运化学性毒物时，可因操作违反危险货物运输规则，或包装破损，或散漏毒物及溢出有毒气体，致使毒物经呼吸道、消化道或皮肤吸收而引起急性中毒。如 2006 年 4 月，某市发生一起因交通事故致桶装液体苯胺泄漏，导致临时组织的 17 名搬运者急性苯胺中毒的事件。

其他 炎热季节，装卸搬运

作业的船舱、车间内通风不良或露天作业时受高温及烈日的影响，可引起中暑。冬季露天作业容易发生感冒、冻伤等。

人力装卸主要以肩扛、肩负、手提等方式进行操作。长期过重负荷可引起脊柱弯曲、骨关节和肌肉劳损、腰酸背痛、下肢静脉曲张、精索静脉曲张等急、慢性外伤性多发病。女工如果在立位、行走时进行重体力劳动，可使腹压增高，引起子宫前倾和后屈，导致子宫和阴道下垂、脱出。

预防措施 根本预防措施是加速实现装卸的机械化和智能化，严格遵守危险货物运输规则。

危险货物装卸前，应对车、船、库进行必要的通风和检查。发现包装破损时应随时在安全地点进行整修，并及时联系进行现场检测和处理。经常办理危险货物的港、站应适当固定货物运输人员及装卸班组，并对作业人员经常进行有关安全、卫生防护及合理搬运知识的宣传教育，配备必要的口罩、工作服、眼镜等个人防护用品。

对装运过剧毒物品、放射性物品的车、船，卸货后必须进行洗消，其污染的设备、工具也应及时洗消，车内、舱内不得留有任何残留物。对清除的残渣应妥善处理。

(姚　武)

qítā yùnshū fúwùyè zhíyè wèishēng
其他运输服务业职业卫生（occupational health in other transportation services）

在其他运输服务业中存在的职业性有害因素及其对人体造成的健康损害和预防措施。参照《国民经济行业分类》（GB/T 4754-2011）的划分，将交通运输服务业中的管道运输业和运输代理业归于其他运输服务业。管道运输业是用管道作为运输工具进行长距离输送液体和气体物资的运输行业，是专门由生产地向市场输送石油、煤和化学产品的运输方式，是统一运输网中干线运输的特殊组成部分。运输代理业系指从事与运输有关的代理及服务活动的行业，包括货物运输代理、旅客票务代理和其他运输代理。

职业性有害因素 油气输送管道及其输油场、加气站、贮存罐等主要生产场所，可能存在的危险、有害物质主要是原油、天然气、煤气、燃料柴油和导热油等，有害气体主要成分为甲烷、丙烷、乙烷、硫化氢、丁烷等。由于腐蚀、管材和施工质量等原因造成泄漏，从业人员则有可能接触这些化学性毒物。参与管道维护的工人多数在露天的条件下作业，易受不良气象条件的影响。外输泵、脱水塔、压缩机、循环水泵、空压机房等作业场所噪声作业点工作人员，接触一定强度的噪声。

运输代理服务业需要接触到各类人员，较易受到人群中各种病原微生物传播的影响。运输代理服务人员多在固定的办公室中坐姿进行重复且繁杂的工作，因此有可能受到室内空气污染的影响，并有产生职业紧张的风险。

健康损害 管道运输业运营过程中，由于石油、天然气、煤气等具有易燃、易爆和有毒性等特点，在油气输送管道长时间服役后，会因外部干扰、腐蚀、管材老化、操作不当等原因发生意外事故，导致火灾、爆炸、泄漏等，造成人员伤亡、中毒和环境污染。露天作业的管道维护工人，受到高温、寒冷等受不良气象条件的影响，有可能导致中暑、冻伤等损害。油气输送场、站等存在噪声的工作场所的工作人员，存在听力损伤的风险。

运输代理服务人员既是传染病的高危人群，也是办公室人员常见慢性病如心脑血管疾病等的高风险人群。

预防措施 石油、天然气、煤气等管道运输的特点决定了若发生事故，则危害大、影响大。因此，应完善油气管道应急响应体系，形成对突发管道事件的可靠预防、全方位监测监控、快速响应、准确预测与快速预警、高效处置的运行机制与能力，切实提高保障管道安全和处置突发事件的能力，预防和减少事故灾难造成的人员伤亡及中毒。平时也应严格遵守各项操作规范，预防油气泄漏造成的职业中毒。还应注意科学安排室外作业、严格控制接触高强度噪声的时间、配备必要的防护用品，预防和控制不良气象条件、噪声的损害。

运输代理服务人员在与不同人群交往或前往异地时，要注意疫区或传染病问题，做到及时防护。还要注意合理安排劳动作息、注意摄入平衡膳食、加强个人体育锻炼，预防和控制各种慢性病。

(姚　武)

kuàngshān jiùhù hángyè zhíyè wèishēng
矿山救护行业职业卫生（occupational health in mine rescuing）

在矿山重大事故救援过程中存在的职业性有害因素及其对救援人员的健康影响和预防措施。矿山应急救援业指在矿井发生火灾、瓦斯爆炸、煤尘爆炸、冒顶、煤与瓦斯突出和水灾等重大事故时，为及时营救人员、疏散撤离现场、减缓事故后果和控制灾情而采取的一系列抢救援助行动的行业。

矿山重大事故应急救援是国际社会极其关注的一项社会性减灾防灾工作。矿山救护队是处理矿井水、火、瓦斯、煤尘、顶板等灾害事故的职业性、技术性、军事化的专业队伍。其任务是抢救井下遇险遇难人员；处理井下火、瓦斯、煤尘和顶板等灾害事故；参加危及井下人员安全的地面灭火工作；参加排放瓦斯、振动性放炮、启封火区、反风演习和其他需要佩用氧气呼吸器的安全技术工作；审查矿井灾害的预防和处理计划，协助矿井搞好安全和消除事故隐患的工作；负责辅助救护队的培训和业务领导工作；协助矿山搞好职工救护知识的教育工作。

职业性有害因素　救护队员在救灾过程中通常受到粉尘、噪声、有毒气体、爆炸、火灾、心理应激等的威胁。在强排突水期间，漏出的井巷空间有可能存在有毒有害气体，排水后进行侦察、抢险时，存在冒顶、掉底和二次透水的威胁。矿井发生瓦斯爆炸事故后，灾区里充满了爆炸烟雾和有毒有害气体，救护队员暴露于二氧化硫、一氧化碳、甲烷、氨、硫化氢、二氧化碳、氮氧化物、氢气等。煤与瓦斯爆炸时救护队员除暴露于粉尘、有毒气体外，还受到突出的瓦斯的冲击气浪的威胁，面临二次煤尘爆炸和引爆瓦斯的危险。冒顶片帮时救护队员在抢险过程中会受到粉尘、噪声、有害气体、职业伤害等的威胁；后期在排水和清理期间可能接触腐烂的尸体，会受到病原微生物的威胁。矿井火灾救护过程中，救护队员会面临烧伤、烟雾、一氧化碳、瓦斯爆炸的威胁。在日常模拟训练中，救护队员经常处于高度精神紧张和躯体疲劳状态。

健康损害　矿山救护队员救灾过程中虽然接触各种毒物，但由于其佩戴正压氧气呼吸器，因此职业中毒鲜有发生。在抢救火灾、瓦斯爆炸、煤尘爆炸、一氧化碳和二氧化碳突出等灾情时，易发生爆炸伤、烧伤及其他意外伤害。由于矿山救援事发突然，救护队员救灾时神经精神紧张，可发生如高血压、应激性溃疡等紧张有关疾病；有的队员会发生急慢性创伤性应激障碍。模拟训练和大比武过程中，可出现肌肉、骨骼损伤以及休克等。

预防措施　矿山重大事故发生突然、扩散迅速、危害范围广，矿山应急救援工作制约因素多，情况复杂多变，与其他应急救援工作相比，具有更强的技术性、时效性和更大的危险性，因此为更好地保护救护队员的身心健康，应采取以下预防措施。

科学选拔和训练救护队员　中国矿山救护队员的选拔条件：热爱矿山救护工作，服从命令，听从指挥，具有勇敢、机敏、果断和献身精神；身体健康，符合矿山救护队员身体条件标准（身高不得低于1.7m，体重不得低于55kg，不得有残疾、不得有文身），能够胜任矿山救护工作需要。就业禁忌证：有传染性疾病者；色盲、近视（1.0以下）及耳聋者；心血管系统有疾病者；高血压、低血压、眩晕症者；脉搏不正常者；有呼吸系统疾病者；高度神经衰弱者；尿内有异常成分者；经医生检查认为不适合者；经实际考核身体不适应救护工作者。

科学训练是提高救护队员战斗力和保护自身生命安全与健康的重要措施之一。救护队员日常模拟训练内容包括力量训练、耐力训练、柔韧训练、速度训练和灵敏训练。中国制定的矿山救护队员体能达标标准为引体向上连续20次，60kg杠铃连续蹲起15次；助跑跳高1.3m，助跑跳远4.5m；爬绳高度4m；12分钟完成跑步2500m；佩戴氧气呼吸器，按火灾事故携带装备，8分钟行走1000m；佩用氧气呼吸器负重20kg，4小时行走8000m；高温浓烟恒温50℃的情况下，在30分钟内，拉检力器50次，锯直径为16cm的圆木1段。

定期维护救援装备　在矿山救援行动中，救援人员所处的环境非常恶劣，随时受到各种危险因素的威胁，在灾区侦察、探险、作业等环节中的个体保护、气体检测、通讯、灭火、救助遇险人员等都离不开救援设备和仪器，对这些救援设备和仪器应进行定期检修和维护，及时更换防毒呼吸器的滤料，使其保持完好状态，对保护救护队员生命安全及提高救护效率非常重要。

加强应急救援技能培训　为预防矿山救护队员在救人救灾过程中自身受到各种灾害因素的影响，要对救护队员进行专项培训、岗位培训和重复培训；规范对各类救援装备的操作行为，做到人–机的最佳结合，提高救援现场的应变能力和处置能力，保护自身健康。

定期健康监护　定期组织救护队员进行健康查体，检出健康损害并及时调离、安排其他工作或疗养、治疗，加强康复锻炼等。

(姚三巧)

xiāofáng hángyè zhíyè wèishēng
消防行业职业卫生（occupational health in firefighting）　从事消防行业的劳动者出现的各种职

业卫生问题，以及针对此采取的卫生防护措施。随着社会经济高速发展，消防部队的职责从仅限于火灾扑救扩展到抢险救援和社会救助等诸多方面。由于消防服务范围的逐步扩大，消防员的职业健康风险也在不断增加。消防员在执行任务的过程中不可避免地会有登高攀援作业，接触高温、有毒烟气和危险品、有坍塌危险的建筑物、爆炸危险物等，甚至还要承担各种心理压力，这些可能导致伤残，诱发各种职业病及其他职业危害。

职业性有害因素 ①化学性因素：火灾中的燃烧产物包括颗粒物和气体，是消防员暴露有毒化学物的主要来源。它们取决于燃烧物的种类、燃烧温度、有氧还是无氧燃烧。现代建筑中既有自然材料又有人工合成材料，一座典型城市建筑含有木材、油漆、胶、塑料、家具中的人工合成物质、地毯和绝缘材料，因此燃烧时会释放出数以百计的化学物。火灾产生的颗粒物是完全和不完全燃烧的复合物。一氧化碳（CO）是最具毒性的燃烧产物之一，在所有火灾中都存在，大约有10%的现场空气样本中CO超过1500ppm，这是可以立即危害生命的浓度。CO能替代人体血液中血红蛋白中的氧，明显与许多火灾相关死亡有关。因通风状态较好，所以森林火灾中CO浓度相对较低。氰氢酸来自于毛制品、纸张、丝绸和含氮高分子物质的燃烧，并且是吸入（烟）性死亡的重要原因。氰氢酸能够干扰细胞呼吸，从而危害消防员的健康。二氧化碳（CO_2）来自于有机物的燃烧。它可以取代环境中的氧，产生窒息作用。含氯塑料如聚氯乙烯、丙烯酸树脂，燃烧分解产

生刺激性气体如氯化氢。丙烯醛为高毒性醛类和呼吸道刺激物，在一半以上的家居火灾现场都能反复检测到。消防环境中，其他能够检测到的有害因素还有氮氧化物（NOx）、二氧化硫（SO_2）、硫酸、氟化氢、甲醛、金属如铅（Pb）、铬（Cr）和砷（As）以及各种挥发性有机化学物（VOCs）。值得注意的是，消防员暴露于成千上万种化学物，使消防的职业危险性增加。此外，消防员还暴露于广泛存在的潜在致癌物。在所有火灾现场都能检测到与白血病相关的苯、烟灰、焦油和柴油机尾气中的多环芳烃，木材防腐剂中的砷，木材燃烧烟中的甲醛；此外，建筑绝缘材料的石棉也是火灾现场空气中常见的污染物，还有少见的农药、多氯联苯和二恶英。由于消防员暴露的复杂性，对其暴露的致癌效应做出评价十分困难。②生物性因素：消防员参加救助和提供紧急医疗服务时，血液、呼吸道分泌物或其他传染性物质可使消防员处于感染传染病的危险之中，如乙型肝炎、丙型肝炎、结核和艾滋病。③物理性因素：消防员处于极度高温的环境中工作，人体调节体温机制受到严重影响，进一步可形成热胁迫。另外，消防员暴露于来自警报器、内燃机、喇叭和水泵等的噪声，短时可接近115dB（A）。听力测试结果一致表明消防员会出现听力减退，尤其是工作时间长者听力损失更明显。④心理因素：消防员由于长期处于应急状态和高风险的环境中，因此消防工作一直被认为是最紧张的职业。尽管这种紧张没有明显影响消防员的身体和情绪，但可能与消防员心血管疾病发生有关，不过这一观点仍存在争议。此外，消防

员完成救火或救助工作后，有的出现心理后遗症，需要心理适应与治疗。

健康损害 ①伤害。消防是所有职业中伤害发生率最高的职业之一，约有41%的消防员发生过与工作相关的伤害。消防员在搬运（水管或受害人）和爬梯等过程中，常需要抬举或用力搬移重物，经常或长时间弯腰与扭转、长时间站立，重复性工作，工作紧张，应激等，都是人类工效学明确的伤害危险因素。最常见的是肌肉骨骼的损伤，包括扭伤、损伤和背痛在内的肌肉痛。消防员加强身体锻炼是减少伤害的有效措施。不仅如此，破损和烧伤（物理性和化学性）也常见。这些伤害均影响到工作劳动能力。②相关疾病。消防员暴露于许多可能与心血管疾病、呼吸道疾病和癌症发病有关的有害因素，但是没有一致的研究结果。多个研究反复表明消防员全死因死亡率低于或等于对照人群，可能与健康工人效应有关。尽管如此，一直受到人们关注的与消防职业可能相关的疾病包括心血管疾病、急性和慢性呼吸道疾病、生殖系统疾病、癌症如脑癌、白血病、肺癌等，均有待进一步研究。

预防措施 完善消防职业安全与健康管理体系建设，加强消防员个人防护（使用防护服及防毒面罩等），开展职业卫生与安全教育与培训以增强防范意识。整个消防职业健康安全的精髓就是迅速识别危险源，开展风险控制与评估，努力实现预防为主。通过有效的消防措施，既控制事故的全过程又达到预防危险因素的目的，从而确保消防人员的健康安全。

（金永堂）

méizhìpǐn zhìzàoyè zhíyè wèishēng

煤制品制造业职业卫生 （occupational health in coal products manufacturing） 煤制品生产过程中存在的职业性有害因素及其对工人的健康影响和预防措施。煤制品制造业是以原煤为原料，经过炼化和脱硫处理而成的无烟煤和焦炭，以及以煤为原料，经过化学加工使煤转化为气体、液体、固体燃料以及化学品等生产过程的行业。煤制品生产过程中工人可接触粉尘、毒物、噪声、高温等，对机体健康会产生不良影响。

职业性有害因素 主要是煤尘、毒物（一氧化碳、二氧化硫、氮氧化物、甲烷、硫化氢）、噪声、振动、高温等。

粉尘 主要包括煤尘、石灰石尘、硫磺尘；煤焦化运焦工和除尘工主要接触粉尘；煤气化和焦化过程中备煤系统破碎机、筛分机、带式输送机头部落料处、各栈桥、转运站、煤仓层、锅炉房易产生扬尘；煤液化过程中粉尘主要来源于煤炭液化的备煤装置，如在油煤浆制备工序的干煤粉储罐、煤粉给料机、煤粉在线流量计、油煤浆混合罐。

毒物 煤气化过程中主要有毒气体有一氧化碳、硫化氢、甲烷、羰基硫（COS）、氰化氢、氨、二氧化硫、氮氧化物等，有机溶剂如苯、甲苯等，沥青、酚、甲醇、六氟化硫及其裂解物及各种焦炉逸散物如萘，蒽和3,4苯并芘，以及辅助生产中的辅料；煤气化生产中一氧化碳、硫化氢及二氧化硫主要来自煤气发生炉。煤焦化中主要毒物包括有毒气体（一氧化碳、二氧化硫、硫化氢、氨、氰化氢、二氧化氮）、苯并芘、苯系物、苯酚、萘、煤焦油沥青挥发物等；冷凝鼓风工主要

接触噪声、有毒气体（一氧化碳、硫化氢、氨、氰化氢）、苯并芘、苯系物、苯酚、萘、煤焦油沥青挥发物等；脱氨工主要接触噪声、一氧化碳、硫酸、苯并芘、苯系物、苯酚和萘；粗苯蒸馏工和脱萘工主要接触噪声、一氧化碳、氰化物、苯并芘、苯系物、苯酚和萘；炼焦各工种主要接触粉尘、噪声、高温热辐射、焦炉逸散物。煤液化生产过程中有毒物质主要是硫化氢、一氧化碳、二硫化碳、氨、苯、甲苯、二甲苯、二氧化碳、液化气、汽油、柴油、石蜡油、甲烷、氢氧化钠、氯化物、盐酸、硫酸、磷酸钠等。煤液化中硫化氢主要产生于煤液化和分馏各部分主要管线及加热炉、反应器、分离器、分馏塔的接口阀门等部位。在事故情况下，或管道阀门处跑、冒、滴、漏，会产生硫化氢泄漏。高温高压下原料储罐、进料泵、反应加热炉、分馏塔等设备中，苯系物会逸散。反应进料加热炉和分馏进料加热炉的主要燃料是燃料气，其主要成分是甲烷。

噪声 煤气化和焦化过程中各类泵房、输煤系统中转站、气化炉、煤气水分离、硫回收等设备运转时产生噪声。煤液化生产中的主要噪声源是各生产设备中的机泵、压缩机、加热炉、空冷器和气体放空及气体由于管径和流向的变化产生的噪声。机泵产生的主要是中高频噪声，加热炉、压缩机、风机产生的主要是低频噪声。

高温热辐射 工人在装置区内的加热炉、反应器、塔类、部分换热器及蒸气管线、热油泵房、压缩机房等岗位工作均接触高温和热辐射。

健康损害 煤制品生产过程

中各种职业危害主要导致尘肺病、各种职业中毒、高温中暑、职业性噪声聋等，见尘肺、职业中毒、职业性中暑、职业性噪声聋。

预防措施 煤制品行业属高毒企业，产生粉尘、毒物的生产过程和设备应尽量考虑机械化和自动化。尽可能将污染严重设施与非污染设施分开，产生高噪声的车间与低噪声车间分开，产生粉尘的车间与产生毒物的车间分开。接尘工人应佩戴防尘口罩并定期更换滤料；接噪工人应佩戴声衰减性能良好的耳塞；接毒工人应佩戴相应的防毒口罩，并保证正常安全使用。

粉尘防护 重点防护岗位是备煤系统，主要是破碎机、筛分机、带式输送机头部落料处易产生扬尘，可将破碎机和筛分及密闭，带式输送机头部落料处及尾部导煤槽出口加装水喷雾装置，各栈桥、转运站、煤仓层可用水利清扫地面，防止二次扬尘。锅炉系统采用静电除尘器，除尘系统应密闭运行。

噪声防护 在设备选型时应优先选择低噪声设备，同时向设备制造厂方提出设备噪声限值，并作为设备考核的一项重要指标。集控室采用隔音墙，双层隔音观察窗，隔音吊顶贴装吸音板，出入口处设缓冲小室。各泵类、风机、压缩机尽量设置在单独房间，减少噪声对周围环境的影响。风机在安装时配备橡胶减振垫以降低噪声和振动，并在部分风机的进出口安装消声器。各类泵房、输煤系统中转站、气化炉、煤气水分离、硫回收等需要值班的接噪场所应设隔音值班室。

毒物防护 生产过程尽量采用自动化和程序化控制，减少作业工人的接触机会；采用质量、

密闭性及连接良好的设备、管道、阀门及管件，防止毒物泄漏，为有效防止有害物的外逸，应尽量采用负压操作。有毒气体易泄漏或聚集的场所应设通风装置和可燃、有毒气体报警装置；在各车间设事故柜，配过滤式防毒面具、空气呼吸器、防毒衣、氧气充填泵、担架等，在有可能产生液体毒物泄漏的场所或岗位设置洗眼器、淋浴器，以供紧急情况下使用；酸碱储罐应用密闭容器储存，并设围堰和冲洗设备；在可能造成有毒化学物泄漏的场所设置警示标识，并设置有毒气体报警装置；各类有毒气体、可燃气体报警装置的安装位置宜选择在易泄漏点的最大频率风向的下风侧。厂区内应设气体防护站以及应急救援医疗队。

高温防护 对温度高的设备及管道采取保温隔热措施；在集控室、值班室设置空调；炎热夏季应合理安排露天作业时间和休息时间，并为工人提供清凉含盐饮料及解暑药品等。

职业卫生管理 设置职业卫生管理机构，配备专职或兼职的专业人员；建立职业病危害事故应急救援预案，并定期进行演练；对作业人员和管理人员进行职业卫生知识培训；定期进行作业场所有害因素的监测和评价，定期对作业工人进行健康监护；在有毒作业场所设警示标识及说明。

（姚三巧）

zhíyè yīxué

职业医学（occupational medicine） 见职业卫生学与职业医学。

（孙贵范）

zhíyèxìng wēihài

职业性危害（occupational hazards） 劳动者在劳动过程中因接触各种职业性因素、遇到多种不安全因素而遭受的有损于安全与健康的有害因素。可能导致劳动者中毒、疾病或伤亡。有毒有害物质主要为物理、化学和生物性因素。物理性因素是生产环境的构成要素，不良的物理性因素，如异常气象条件（高温、高湿、低温、高气压、低气压）、噪声、振动、非电离辐射、电离辐射可对人体产生危害；减压过程出现的机械压迫和血管内空气栓塞可引起组织病理变化致减压病；在生产中接触到的原料、中间产品和生产过程中的废气、废水、废渣等可对健康产生危害。少量摄入即对人体产生毒性的物质被称为毒物，毒物以粉尘、烟尘、雾、蒸气或气体的形态散布于车间空气中，主要经呼吸道和皮肤进入体内，其危害程度与毒物的挥发性、溶解性和固态物的颗粒大小等有关。毒物污染皮肤后，按其理化特性和毒性的不同，或引起腐蚀或刺激作用，或产生过敏反应，有些脂溶性毒物对局部皮肤虽无明显损害，但可经皮肤吸收引起全身中毒，生产环境中毒物经消化道进入人体而引起中毒较为少见，常为毒物污染食品或吸烟所致。生产原料和作业环境中存在的致病微生物或寄生虫，如炭疽杆菌、真菌孢子（吸入霉变草粉尘所致的外源性过敏性肺泡炎）、森林脑炎病毒，以及生物病原体对医务卫生人员可引起职业性的传染病。

社会经济以及与职业有关的生活方式也在不断影响着职业人群的健康，越来越受到人们的关注。经济全球化、国民生产总值、财富分配、文化教育水平、生态环境、劳动立法、医疗卫生制度，都可影响职业人群的健康，如生产水平管理低、厂房建筑或设备简陋、过重体力负荷、生产布局不合理，可致骨骼肌肉损伤性疾病；劳动组织不完善、工作节奏的变动、换班和夜班工作、工作过度紧张、吸烟或过量饮酒、个人缺乏健康和预防观念、违反安全操作规范和忽视自我保健、劳动强度过大或生产定额不当、安排的作业与劳动者生理状况不相适应、长时间处于不良体位或使用不合理的工具等都会对工人健康产生危害。在实际生产场所中，多种职业性有害因素的联合作用，加剧了对劳动者的健康危害。此外，同一种疾病也可由不同性质的有害因素引起，如稻田皮炎可由物理、化学和机械刺激引起。吸烟可加剧环境因素（如粉尘、有害气体或蒸气）对呼吸道的损害，增加诱发职业性肺癌的危险性。许多可能引起事故、导致劳动者伤亡的不安全因素，如触电、机械外伤、车祸、坠落、塌陷、爆炸、火灾等，大多为设备、技术和管理中存在的使用、检查、防护等问题。

（邬堂春）

gōngzuò xiāngguān jíbìng

工作相关疾病（work-related diseses，WRD） 工作因素或职业性因素直接或间接引起的疾病。既包括职业性有害因素直接导致的特异性疾病（如某些法定职业病），又包括职业性有害因素可能导致的非特异性疾病（如某些常见病）。

工作相关疾病由世界卫生组织（world health organization）于1973年在一次环境与健康专家会议上首次提出；1976年世界卫生组织在第29次世界保健会议上把已知职业性有害因素引起的疾病或相关的疾病均称为WRD；1985年在世界卫生组织专家会议上进

一步明确指出，职业病是职业性有害因素与疾病有直接因果关系的疾病。根据职业环境与职业特点，将多因素引起的疾病列入工作相关疾病，并且将职业与从业者健康的关系分为四个方面：①从业者工作/工作能力的适宜限度，抑制有害健康的因素，增进从业者的身心健康。②职业性有害因素，如物理性、化学性和生物性因素的卫生标准与超标引起的职业病。③多种因素引起的疾病，如多个职业环境因素（工作特性与工作环境）的共同效应；④不良职业环境下，从业者所患一般疾病，如肿瘤、胃十二指肠溃疡、高血压、缺血性心脏病等。美国职业安全卫生研究所（national institute for occupational safe and health，NIOSH）将 WRD 主要分为 10 类（表 1）。

由职业环境和从业过程中的职业性有害因素直接作用于人体引起的疾病称为职业病。中国政府通过立法明确了职业病的范围，即法定职业病。1957 年首次确认了 14 种职业病，1987 年修订为 9 类共 102 种职业病，2013 年进一步修订为 10 类共 132 种职业病。确诊为职业病的患者，根据相关法规，享有相应的劳保待遇；狭义的工作相关疾病，即法定职业病之外的、与工作有关的、职业性有害因素不是唯一的直接原因、而是疾病发生与发展中的多个因素之一或是诱发与加重病情的一个因素的疾病。尽管有些国家把若干工作相关疾病也纳入了补偿的疾病之列，但是中国尚未明确工作相关疾病，未将其列入补偿的疾病范围。尽管中国也陆续开展了一些工作相关疾病的调查与研究，但仅有 1999 年出版的《中华职业医学》首次介绍了工作相关疾病，包括神经肌肉骨骼疾病、工作中社会心理因素对健康的影响、工作有关的传染病三种（表 2）。另外，不同行业均有行业自身的工作相关疾病。

随着以高科技为主的知识经济时代的到来，职业环境和工作方式也在发生变化，新职业不断涌现，各种新的职业性有害因素进入人们的职业环境中，职业危害形式与内容也在随之发生变化，更多的工作相关疾病会出现。通过规范工作相关疾病的范围，开展工作相关疾病及防治措施的研究，新时代职业健康的概念将更加深入人心。改善职业环境，保障职工身心健康将成为各行业增强自身竞争力、改善行业形象的

表 1　美国 NIOSH 所列 10 类主要的 WRD 和损伤

类别		疾病及损伤名称
第 1 类	职业性肺部疾病	矽肺、石棉肺、尘肺、职业性哮喘
第 2 类	骨骼－肌肉损伤	腰痛
第 3 类	职业癌	
第 4 类	外伤性疾患	
第 5 类	循环疾病疾患	高血压、缺血性心脏病及其他心脏病、脑血管病等
第 6 类	生殖系统损害	不孕、自然流产、畸形等
第 7 类	神经毒引起的疾病	
第 8 类	噪声性听力损伤	
第 9 类	职业性皮肤病	
第 10 类	心理障碍	神经的、情绪的酒精中毒或药物依赖、睡眠障碍、心身障碍症等

表 2　《中华职业医学》所列工作相关疾病

类别	疾病名称	相关职业及有害因素
神经肌肉骨骼疾病	下背痛	常见长期弯腰工作，如建筑业、纺织业、电子工业、驾驶员、视屏作业、机械加工业等
	腕管综合征	多见于频繁用力作业；手及腕部直接用力压迫的工作；手用局部振动工具者
	颈肩腕综合征	视屏作业；缝纫作业；工作及银行出纳等人员
工作中社会心理因素对健康的影响	精神疾患	职业紧张效应，如紧张、焦虑、易怒、易激动、注意力不集中、情绪低落和抑郁等
	心血管疾病	职业紧张是一些心血管疾病的危险因素之一；工作负荷过重增加发生心肌梗死的危险性
	胃肠道疾病	溃疡病多见于干部、医师、飞行调度员、轮班工人等；轮班工人中常见食欲减退和便秘
	其他疾病	职业紧张可加重腰背痛、糖尿病、头痛、哮喘、甲状腺疾患等
工作有关的传染病	肝炎	经常且密切接触肝炎患者或肝炎病毒携带者的血液和分泌物的医务人员易患乙型和丙型肝炎
	结核	长期接触结核患者的医务人员，尤其是结核医院工作人员
	获得性免疫缺陷综合征	接触 HIV 感染者或获得性免疫缺陷综合征患者的血液和其他体液的医务人员，但职业感染率并不高

关键。

(金永堂)

zhíyè xiāngguān jíbìng

职业相关疾病（occupation-related diseases） 见工作相关疾病。

(金永堂)

zhíyèxìng bìngsǔn

职业性病损（occupational risk）

职业性有害因素对职业人群健康造成的所有健康损害。主要包括职业病、工作有关疾病和工伤。其损害程度，可以由轻微的健康影响到严重的损害，甚至伤残或死亡。职业性有害因素能否对接触者造成健康损害及其损害程度，除由有害因素的性质决定外，主要与接触方式、接触浓度和作用时间有关。一般情况下，作用于机体的有害因素累积达到一定量时，才可引起对人体健康的损害。在同一接触水平下，个体受损害的程度取决于个体遗传因素、年龄与性别、营养、健康状况、免疫功能、生活方式和个人习惯等。

职业病 主要从以下几方面进行介绍。

职业病的概念及特点 职业性有害因素作用于人体的强度与时间超过一定限度时，人体不能代偿，引起功能或器质性病理改变，从而出现相应的临床征象，影响劳动能力，这类疾病称为职业病。职业病具有如下特点：①病因明确，有效控制病因（即职业性有害因素）的接触和作用条件可消除或减少发病。②所接触的病因大多可以检测，具有明确的剂量或强度－反应关系。③在接触同一因素的人群中有一定的发病率。④大多数职业病如能早期诊断、处理，预后良好；但有些职业病尚无特效疗法，只能对症综合处理。

职业病范围 医学上泛指职业性有害因素引起的特定疾病；在立法意义上，法定职业病有一定范围，指政府法定的职业病。职业病是依据规定需要报告的一类疾病，职业病患者依法享受国家规定的职业病待遇。

职业病的分类变化 中国卫生部于1957年公布了《职业病范围和职业病患者处理办法的规定》，该规定将危害职工健康比较严重的14种职业病列为中国法定职业病。1987年又颁布了修改后的职业病名单，共有职业病9大类、99种。2002年4月，中国卫生部和劳动保障部联合发布了的职业病名单，职业病名单目录中包括尘肺（13种）、职业性放射性疾病（11种）、职业中毒（56种）、物理性因素所致职业病（5种）、生物性因素所致职业病（3种）、职业性皮肤病（8种）、职业性眼病（3种）、职业性耳鼻喉口腔病（3种）、职业性肿瘤（8种）及其他职业病（5种）在内的共10大类、115种职业病。2013年12月，国家卫生计生委、安全监管总局、人力资源社会保障部和全国总工会公布了新的《职业病分类和目录》，仍然将职业病分为10类，但对3类的分类名称做了调整，并从115种增加到132种：职业性尘肺病及其他呼吸系统疾病（19种）、职业性皮肤病（9种）、职业性眼病（3种）、职业性耳鼻喉口腔疾病（4种）、职业性化学中毒（60种）、物理性因素所致职业病（7种）、职业性放射性疾病（11种）、职业性传染病（5种）、职业性肿瘤（11种）及其他职业病（3种）。

职业病的诊断和处理 中国于2001年10月27日通过并颁布、于2011年12月31日修改的《中华人民共和国职业病防治法》对于职业病的诊断、鉴定、职业病患者的权利以及用人单位的责任和义务都进行了明确规定：职业病诊断应当由省级卫生行政部门批准的医疗卫生机构承担，承担职业病诊断的医疗卫生机构在进行职业病诊断时，应当组织3名以上取得职业病诊断资格的执业医师集体诊断，诊断应按照国务院卫生行政部门颁布的职业病诊断标准和职业病诊断办法进行，向当事人出具职业病诊断证明书。职业病诊断应当综合分析下列因素做出：①患者的职业史和职业危害接触史（这是诊断的前提条件）。②工作场所职业病危害因素的调查与评价。③临床表现以及辅助检查结果等。凡是没有证据否定职业病危害因素与患者临床表现之间必然联系的，在排除其他致病因素后，应当诊断为职业病。当事人对职业病诊断有异议的，可以向上级卫生行政部门申请鉴定，鉴定由5人以上的相关专业专家组成的职业病诊断鉴定委员会负责。职业病患者依法享受国家规定的待遇，除依法享有工伤社会保险外，尚有权依照有关民法，向用人单位提出赔偿要求，获得赔偿。

职业病的报告 用人单位和医疗卫生机构发现职业病患者或疑似职业病患者时，应当及时向所在地卫生行政部门报告。确诊为职业病的患者，用人单位还应当向所在地劳动保障行政部门报告。县级以上地方人民政府卫生行政部门负责本行政区域内的职业病统计报告的管理工作，并按照规定上报。

工作相关疾病 与职业病有所区别。职业病指与工作有关，并直接与职业性有害因素有因果联系的疾病；而工作相关疾病则具有以下含义：①职业性有害因素是该病发病的诸多因素之一，但不是唯一因素。②职业性有害因素促使潜在疾病暴露或病情加重。③通过控制职业性有害因素和改善作业环境，可减少工作相关疾病的发生。工作相关疾病不属于中国规定的职业病范围，但它对广大劳动者健康的影响不可忽视。随着传统的职业病逐渐得到控制，工作相关疾病日益增多。

关于工作相关疾病的定义及范围，国际上尚有不同的解释，如美国将职业病、由于工作而加重或由于工作条件恶劣而使发病率增高的疾病都认为是工作相关疾病，包括职业性哮喘、腰背痛、脑血管疾患在内共 10 类疾患；世界卫生组织认为工作相关疾病是多因素的，这类疾病与工作相关，也可以发生在一般人群中，主要包括肌肉骨骼肌疾病、心血管疾病、慢性非特异性呼吸系统疾病、胃溃疡、骨关节病等。中国对于工作相关疾病的定义与世界卫生组织相似，即工作相关疾病不像职业病那样病因明确，职业性有害因素虽为该病发生、发展中的致病因素之一，但不是直接的、主要的病因，常只是作为诱发因素。

工伤　工人在从事生产劳动过程中，外部因素直接作用引起的机体组织的突发性意外损伤。工伤可以造成缺勤及残疾，严重者可以导致死亡。导致工伤的主要原因有生产设备本身存在缺陷；防护设备缺乏或不全；劳动组织不合理或生产管理不善；此外还有个人因素，如患病或精神因素；工作环境条件的设置不当，如生产环境布局不合理、照明不良或不合理等。

（邬堂春）

zhòngdúxìng zhōuwéishénjīngbìng
中毒性周围神经病（toxic peripheral neuropathy）

毒物直接引起急慢性中毒所致周围神经系统结构或功能损害。主要表现为以远端为主的四肢对称性感觉和（或）运动障碍，也可伴有自主神经功能障碍。中毒性周围神经病发病率低于代谢、炎症和遗传等病因引起的周围神经病变，在中毒性神经系统疾病中，周围神经病变是化学毒物引起的最常见的神经系统反应之一。随着工业的发展和各种化学物的涌现，引起周围神经病的毒物也逐渐增多。

病因　以周围神经为主要靶器官的毒物有以下几种。①金属及类金属：砷、铅、铊、有机汞等。②有机溶剂：正己烷、二硫化碳、三氯乙烯、甲基正丁基甲酮、汽油、乙醇等。③有机磷农药：磷酸三邻甲苯酯、敌百虫、敌敌畏、甲胺磷、丙胺氟磷、对硫磷、马拉硫磷、乐果、氧化乐果等。④窒息性气体：一氧化碳等。⑤药物：异烟肼、吡哆醇、苯妥英、顺铂等。⑥生物毒素：河豚、石房蛤、雪卡等鱼、贝和海生软体动物毒素，响尾蛇、眼镜蛇等毒蛇的毒液。⑦其他化合物：丙烯酰胺、氯丙烯、环氧乙烷、二甲基氨基丙腈等。

发病机制　根据毒物损伤神经的部位及毒作用的效应，发病机制主要有以下几方面。

轴索病　毒物诱导的周围神经病中最常见的形式。病变原发于轴索，髓鞘相对完整，神经元无明显的病理改变，晚期可发展为沃勒（Wallerian）变性。可能的机制：①轴浆能量合成障碍。毒物抑制轴索能量代谢中某些酶，干扰轴浆的正常能量合成，离心

的轴浆运输被阻断，引起远端轴索发生变性。②轴索神经微丝蛋白共价交联。毒物或其代谢产物与蛋白亲核部分发生共价结合反应引起神经微丝蛋白的共价交联，或毒物使轴索内神经细丝有关蛋白激酶发生磷酸化，使神经微丝蛋白共价交联，大量聚集，阻碍轴浆运输，引起轴索变性。③神经病靶酯酶的抑制（neuropathy target esterase，NTE）。许多有机磷农药能与 NTE 结合，形成磷酰化 NTE，继之"老化"并失去活性，当轴索内的 TNE 活性抑制达 70% 以上时，轴浆内微丝、微管聚集等聚集成管囊状物，引起轴索变性。④钙稳态失调。有机磷农药可干扰轴索内的 Ca^{2+}/钙调蛋白酶 II，使轴索内钙稳态失调，加强了细胞骨架蛋白的磷酸化，骨架蛋白组合失常，微管及神经微丝聚集于轴索远端并阻碍轴浆运输，导致轴索变性。

脱髓鞘病　毒物选择性对施万细胞产生毒作用，使之细胞突起缺失、细胞形状改变，同一节段的髓鞘发生变性；或抑制施万细胞中蛋白合成，或使之失去与髓鞘类脂结合的能力，导致阶段性脱髓鞘的病理改变。

离子通道病　某些毒物引起的周围神经病既没有轴索变性也没有脱髓鞘，而是出现离子通道改变，如河豚毒素、石房蛤毒素、苯妥因、利多卡因等使钠离子通道失活，感觉、运动动作电位波幅降低，神经传导速度减慢，传导阻滞；某些鱼肉毒素可延长钠离子通道的激活，出现肌纤维搐搦放电；响尾蛇毒素可选择性地与钙通道上的双氢吡啶受体结合，干扰神经膜钙通道功能，引起多发性肌纤维阵挛性放电。有些毒物作用于运动神经的神经肌肉接

头的烟碱样乙酰胆碱受体通道，影响乙酰胆碱与受体结合。

神经元病　最严重的是毒物对神经元细胞胞体损害，如多柔比星（阿霉素）、吡哆醇。

临床表现　中毒性周围神经病在临床上多表现为感觉运动型多发性神经病，但因毒物对周围神经损害具有不同选择性，发病形式、临床类型和预后也不尽相同。

发病形式　包括急性中毒性周围神经病、急性中毒迟发性周围神经病和慢性中毒性周围神经病。急性中毒性周围神经病多在接触毒物 1～2 天内发病，并于数日内迅速加重，如急性铊中毒。急性中毒迟发性周围神经病常在接触毒物中毒后，经过一段时间的潜伏期后发病，如砷、有机磷农药、一氧化碳等急性中毒后，多经过 10～15 天的潜伏期发生迟发性周围神经病；磷酸三邻甲苯酯中毒者迟发性周围神经病潜伏期可达 2 个月。慢性中毒性周围神经病则起病隐匿，通常先出现下肢感觉、运动障碍及自主神经症状。

症状与体征　①感觉障碍：患者自觉四肢远端麻木、疼痛及感觉异常。检查常见四肢远端痛、触觉减退或消失，呈手套、袜套样分布。也可见振动觉、位置觉障碍，如二硫化碳、溴甲烷、氯丙烯、丙烯酰胺中毒引起以感觉障碍为主的周围神经病。②运动障碍：早期表现为肢体远端肌力减弱，下肢一般较上肢明显，故患者步行时不能走远，上下楼费力，两手精细动作困难。重者四肢远端肌肉肌力丧失，出现腕下垂、足下垂、肌肉萎缩。③腱反射减退或消失。④脑神经损伤：一些毒物如甲醇可影响脑神经，

视神经受损表现为视力减退、视野缩小，甚至失明；听神经受损表现为耳鸣、耳聋；三氯乙烯、铊等中毒可损害面神经，表现为同侧面肌麻痹等。⑤自主神经功能障碍。

实验室检查　①神经 - 肌电图。可见肌电图和神经传导速度改变，如轴索受损时，肌电图可见肌肉静止时自发的失神经电位如纤颤波；小力收缩时运动单位时限延长、多相波增多；大力收缩时混合相或单纯相；运动神经传导速度正常或轻度减慢。节段性脱髓鞘则肌电图无明显异常，而神经传导速度减慢。②脑脊液检查。中毒性周围神经病患者的脑脊液多属正常。累及神经根时出现"蛋白细胞分离现象"，即蛋白增高而细胞数正常。③血、尿、头发等生物材料中毒物或其代谢产物检测。④其他检查。周围神经活检，进行病理形态学诊断；脊髓诱发电位辅助检查神经根病变等。

诊断　根据明确的可导致周围神经病的神经毒物接触史，并在接触毒物一段时间后出现四肢远端对称性感觉异常和障碍，伴肢体远端对称性下运动神经元运动障碍为主的临床表现，参考实验室肌电图检查，血、尿等生物材料中毒物或其代谢产物测定结果，并排除其他病因所引起的周围神经病可诊断。

治疗　针对病因和病症采取综合治疗措施。①病因治疗。阻止毒物的吸收，使用解毒排毒药物，控制消除危险因素，积极进行针对性病因治疗。②支持治疗。可选用维生素 B_1、B_6、B_{12}、烟酰胺等维生素以及三磷酸腺苷（ATP）、辅酶 A 等肌内注射或口服以改善受损神经的营养和加强

其能量供给；急性中毒性周围神经病时可酌情应用糖皮质激素类治疗。危重伴有呼吸麻痹，应用心肺监测，根据病情进行加强监护治疗。③康复治疗。恢复期积极开展物理治疗、针灸治疗、按摩和运动功能锻炼等康复治疗。

（范广勤）

zhòngdúxìng rènzhī gōngnéng zhàng'ài
中毒性认知功能障碍（toxic cognitive impairment）　毒物引起脑神经结构和功能改变而产生不同程度的认知功能障碍。认知功能障碍是以精神神经功能多方面障碍为特点的临床综合征，其病因多且较为复杂。凡能直接或间接引起脑部疾病的病因都可引起认知功能障碍，毒物引起的慢性中毒性脑病是其病因之一，常见于慢性铅、汞、锰、二氧化硫等中毒。

病因　能引起机体神经系统结构或功能损害的外源性化合物多可引起认知功能损害，其在环境中的数量和种类繁多，按理化性质、用途分为以下几种。①金属及其化合物：铅、汞、锰、铝、铊等。②非金属元素及其化合物：一氧化碳、氰化物、硫化氢、二硫化碳等。③烃类化合物：乙烯、汽油、天然气。④卤代烃：溴甲烷、碘甲烷、二氯甲烷、三氯甲烷等。⑤醇类：乙醇、乙二醇苯醚。⑥农药类：有机氯、有机磷、拟除虫菊酯等。⑦药物类：镇静催眠药、抗癫痫、抗胆碱能、抗精神病等药物。

发病机制　中毒性认知功能障碍的确切机制不十分清楚，不同的毒物作用部位及其方式有所不同，机制不同。

临床表现　中毒性认知功能障碍可从轻度认知功能损害逐步发展到痴呆，主要症状有①注意

障碍：表现为注意力不集中，不能注意与任务相关的信息和加工过程，同时抑制无关信息。②记忆障碍：表现为对近期事件记忆、个人经历记忆、生活中重大事件的记忆力下降。③定向障碍：表现为对所处的时间、地点、人物以及自身状况的认识错误或认识能力丧失。④语言障碍：表现为掌握词汇量减少，找词困难，难以解释成语、谚语，不能理解抽象意义的词汇。⑤计算能力，判断和抽象概括能力以及解决问题能力明显减退。

实验室检查 ①神经心理学测试：是诊断认知功能障碍的重要依据，根据病情选择不同的量表进行评估，如简短精神状态检查（mini-mental state examination, MMSE）筛选量表；成人韦氏智力量表、临床痴呆评定量表（clinical dementia rating, CDR）、全面衰退量表（global deterioration scale, GDS）等综合评估量表；记忆、执行能力等特定的认知功能检查；神经精神问卷、汉密尔顿（Hamilton）抑郁量表、老年抑郁量表等精神行为量表。②神经影像学检查：可进行头颅磁共振成像（MRI）、单光子发射计算机断层图像（SPECT）、正电子发射断层显像（PET）等检查。③电生理检查：可进行脑电图、认知诱发电位等检查。④血、尿、头发等生物材料中毒物或其代谢产物检测。⑤脑脊液中 τ-（tau）蛋白、β-淀粉样肽等检查。

诊断 首先对认知功能障碍进行诊断，确定有无认知功能障碍，然后确定引起认知功能障碍的毒物，同时排除脑血管病、脑部感染性疾病、脑肿瘤、神经退行性疾病、营养性缺乏疾病等引起的认知功能障碍。

治疗 针对病因和病症采取综合治疗措施。①病因治疗：阻止毒物的吸收，使用解毒排毒药物，控制消除危险因素，积极进行针对性病因治疗。②对症治疗：胆碱酶抑制剂可用于增强胆碱能递质系统功能，可延缓疾病进程，改善临床症状，如多奈哌齐、加兰他敏和卡巴拉汀等；兴奋性氨基酸拮抗剂可用于拮抗 N-甲基-D-门冬氨酸受体，阻止谷氨酸盐释放，减少兴奋性毒性作用；抗氧化剂可用于降低毒物对大脑神经元的氧化损害等。③支持治疗：精神、行为异常干预，心理治疗、认知行为治疗，康复训练等。

（范广勤）

zhòngdúxìng nǎobìng
中毒性脑病（toxic encephalopathy） 化学毒物直接改变了脑神经的正常功能和结构而引起的脑部疾病。表现为神经精神的异常。脑是人体内结构和功能最复杂的器官，代谢旺盛，葡萄糖和氧的消耗量大，占体重2%的大脑所需要的血量占心输出量的15%，所消耗的氧量占人体总利用氧量的20%，易受毒物的干扰，引起脑部器质性和功能性改变。中毒性脑病具有急性或慢性两种类型。

急性中毒性脑病 短时间内大量毒物迅速进入体内引起中枢神经系统严重损害，表现为各种神经精神症状和体征，是急性中毒最严重的病变之一，常见于重度的急性中毒或急性中毒的迟发表现。急性中毒性脑病病情发展快且严重，若诊断不及时，处理不当，常可危及生命或留有严重的后遗症。

病因 引起急性中毒性脑病的毒物很多，按其发病机制大体分为两类。①以神经系统为主要靶器官的毒物，即神经毒物。这类毒物损害中枢神经系统，直接影响脑组织细胞物质代谢，能量转换或信号传递等。主要有金属与类金属及其化合物，如铅、汞、锰以及其化合物，砷及其化合物；有机溶剂，如汽油、苯、甲苯、二甲苯、二氯乙烷、三氯乙烯、四氯化碳、甲醇、乙醇、甲酚、乙醚、乙酸丁酯、丙烯酰胺等；农药，如有机磷、氨基甲酸酯、拟除虫菊酯、有机汞、有机氯、有机砷、溴甲烷、氟乙酰胺、四亚甲基二砜四胺（毒鼠强）等。②导致脑组织缺氧的毒物。这类毒物使氧的供给、运输、摄取或利用发生障碍，脑细胞得不到或不能利用氧，间接影响脑组织结构和功能。主要有引起低氧性缺氧的惰性气体（如甲烷、二氧化碳、氮气等），这类气体本身无毒，但在环境空气中含量过高可使吸入的空气中氧含量降低，造成脑缺氧；引起呼吸性低氧血症性缺氧的刺激气体（如光气、氮氧化合物、氯气等），严重急性中毒损害呼吸系统，引起肺换气和通气功能障碍，出现低氧血症性脑血氧；引起血液供氧障碍性缺氧的毒物（如一氧化碳或苯的氨基、硝基化合物、亚硝酸盐等），形成碳氧血红蛋白或高铁血红蛋白，从而影响血红蛋白的携氧能力，造成血液供氧障碍性脑缺氧；引起缺血性缺氧的毒物，其急性中毒引起休克或循环衰竭，造成脑血灌流不足，产生缺血性脑缺氧；引起组织用氧障碍性缺氧（如氰化物、丙烯腈、硫化氢等抑制细胞色素氧化酶）的毒物，引起机体组织利用氧障碍性脑缺血。

发病机制 脑水肿是各种毒物所致急性中毒性脑病的共同病理生理改变，但形成和发生脑水肿的机制十分复杂，尚未完全阐明，可能与以下环节有关。①细胞内钙离子超载：毒物中毒引起细胞内钙离子浓度急剧增多，可触发一系列生化过程，如激活磷脂酶 A1、A2 和 C，水解膜磷脂，细胞膜破坏，同时钙离子与线粒体结合，细胞呼吸抑制，最终导致细胞死亡；此外，钙离子在引发生化反应过程中可产生大量自由基，进一步加重细胞损伤。钙离子还可引起花生四烯酸代谢障碍，生成过量的血栓烷和白三烯，导致脑微循环障碍。②自由基氧化损伤：活性氧、活性氮等自由基可攻击蛋白质、DNA、脂质等生物大分子，引起神经细胞功能障碍和结构改变，严重的可导致细胞死亡。③兴奋性氨基酸释放：脑内谷氨酸等兴奋性氨基酸释放可激动细胞的代谢型兴奋性氨基酸受体，启动钠、钙离子通道开放，引起钠离子、钙离子内流迅速增加，导致神经细胞肿胀或死亡。④脑细胞能量代谢障碍：当中毒缺氧后，脑中三磷酸腺苷（adenosine triphosphate，ATP）迅速消耗完毕，依赖 ATP 的钠-钾泵紊乱，致使大量钠、氯离子从细胞外进入细胞内，细胞内渗透压增高，导致细胞内水肿。同时无氧代谢引起乳酸性酸中毒，脑 pH 下降，膜离子转运酶受抑制，使细胞内钠离子增多，加剧细胞内水肿。⑤血脑屏障功能障碍：毒物直接或间接损害脑毛细血管内皮细胞，内皮细胞紧密连接处的通透性增加，血中大分子物质及水分子进入脑组织内，积聚在细胞外间隙，形成血管源性脑水肿。⑥活性物质介导继发损伤：毒物引起炎性反应释放白介素、肿瘤坏死因子等细胞因子，引起脑神经细胞肿胀和变性；机体在应激反应中释放的 β 内啡肽使正

常循环功能有关介质如儿茶酚胺等受到抑制，引起脑循环障碍；游离氨基酸、5-羟色胺等也可引发继发性脑伤损；一氧化氮（NO）产生增加可诱发血脑屏障等微血管通透性增加。

临床表现　急性中毒性脑病症状变化多样，因毒物种类、个体反应等不同而异。常见以下症状和体征。

意识障碍　指人们对自身和外界环境的感知发生障碍，或人们赖以感知环境的精神活动发生障碍的状态。意识障碍是急性中毒性脑病最为常见的症状。轻度意识障碍可见意识模糊、嗜睡、朦胧状态；中度意识障碍可见谵妄状态、精神错乱；重度意识障碍可见浅、中、深度昏迷，植物状态。

精神障碍　有些毒物急性中毒时，脑病以精神症状为主要表现，如二硫化碳、甲苯、汽油、四乙基铅、有机锡等可表现为精神病样症状，出现错觉、视幻觉、听幻觉、妄想、兴奋或躁狂状态、恐怖或抑郁状态、自知力与定向力不完整；也可表现为癔病样症状，发病个体具有做作、夸大或富有情感色彩和易受暗示等特点，如闭目流泪、无故哭笑喊叫、屏气不语、全身僵直、两手如鸡爪搐搦或手足不规则舞动等。

自主神经功能紊乱　苯、甲苯、二甲苯、汽油等某些有机溶剂、四乙基铅等急性中毒时，除出现精神神经异常外，可出现自主神经功能失调症状，表现为多汗、心动过速或心动过缓、血压不稳、体温升高、眩晕、唾液分泌增加等；亦有患者出现三低综合征：体温、脉搏和血压偏低。严重的急性中毒性脑病患者出现中枢性高热、大汗、大小便失禁、

瞳孔改变，甚至呼吸或循环中枢抑制。

颅内压增高　脑水肿是许多毒物引起急性中毒性脑病的主要病理过程，当中毒性脑水肿引起颅内压增高时，表现为：①头痛，其特点是阵发性跳痛、肿痛或爆裂性疼痛，部位不定，呈弥漫性。②呕吐，常在头痛加重时发生，多为喷射状呕吐，与进食无关。③呼吸、循环变化，早期脉搏加快，颅内压显著增高时脉搏变慢，同时血压升高，呼吸不规则，有潮式呼吸、间歇样呼吸、有的可出现呼吸间断等。④患者躁动不安，反复抽搐、昏迷、去大脑强直等。⑤眼部可见双侧瞳孔缩小、眼球结合膜水肿、眼球张力增高，有部分患者眼底出现视神经乳头水肿。当脑疝形成时，瞳孔不等大，呼吸不规则，呼吸突然停止。

中枢神经局限性体征　急性中毒性脑病属于弥漫性病变，通常缺乏特殊定位的局限性体征。如有脑局限性损害，多因继发或伴发脑血管病变，出现轻偏瘫、运动性失语、皮质性失明等局限性大脑皮质受损体征；或因一氧化碳、丙烯腈、锰、二硫化碳等急性中毒损害锥体外系，出现肌张力增高、震颤、运动迟缓等帕金森综合征表现；或因有机汞、碘甲烷、丙烯酰胺等急性中毒损及小脑，出现小脑共济失调的表现。

诊断与鉴别诊断　包括以下几点：①根据发病特点进行早期诊断，一般来说，发病急、潜伏期短。苯、汽油等有机溶剂导致急性中毒性脑病或以缺氧为主的急性中毒性脑病多无潜伏期；也有毒物（如四乙基铅、有机汞、有机锡、溴甲烷、甲醇等）急性中毒，往往经历时数小时、数日，

甚至 2~3 周的潜伏期后，才出现急性中毒性脑病症状，且病情迅速发展；急性一氧化碳、氰化物等中毒有假愈期。在潜伏期和假愈期中进行密切观察，详细检查，早期诊断具有重要意义。②根据脑部弥漫性受损的症状和体征进行定性、定位诊断。根据患者中枢神经系统症状，进行详细的神经精神检查及有关实验室检查，确定中枢神经系统受损的性质和部位。③根据职业史，以及该毒物所致的其他临床表现和实验室检查进行鉴别诊断。患者具有短时间内过量或高浓度的神经毒物或致缺氧性毒物的接触史，且在出现脑部受损的症状和体征的同时，出现该毒物急性中毒的其他临床表现。当临床诊断有困难时，应进行现场调查。测定生物材料中有关毒物及其代谢产物有助于明确诊断和鉴别诊断。④通过一定时间的观察，对所获资料进行综合分析，排除其他病因（如癫痫、癔病、脑血管意外、脑炎、颅脑外伤、心因性精神病、尿毒症等）所致中枢神经系统疾病，明确病因诊断。

治疗 ①积极尽快排毒解毒。立即脱离中毒现场，停止毒物接触；阻止毒物的吸收，促使已吸收毒物的排出，如毒物污染皮肤或经口中毒时，立即彻底清洗皮肤、酌情催吐、洗胃等使毒物不被吸收。对某些金属化合物可选用合适的络合剂促排；有机磷、氰化物、苯胺等中毒时有特效解毒剂；某些毒物中毒可采用血液净化疗法清除。②改善脑供氧，纠正脑缺氧。保持呼吸道通畅，及时给氧。出现自主呼吸困难或停止者，应及时进行气管插管，施行有效的人工通气及给氧。有高压氧舱治疗条件，应进行高压

氧舱治疗，以改善脑细胞的氧供应，对部分中毒性脑病有良好的效果。低温或冬眠降低体温以减低脑的耗氧量，提高脑细胞对毒物以及缺氧的耐受性。③防治脑水肿，降低颅内压。常用糖皮质激素、脱水药、利尿药，临床上出现脑疝征象时，必要时可进行额、颞、顶大块骨板切除减压术。④保护脑功能，促进脑复苏。可用三磷酸腺苷、细胞色素 C、辅酶 A、胞磷胆碱、脑活素等改善脑细胞代谢；用钙超载阻滞剂防止细胞病理性钙超载以及辅酶 Q10、维生素 E 等抗氧化损伤。⑤对症与支持疗法。

慢性中毒性脑病 指长期小剂量吸收毒物引起的中枢神经系统损害，表现为精神神经异常。慢性中毒性脑病是随接触毒物时间延长和接触剂量增加逐渐发展而来，病程长，病情也较为严重，治疗效果较差。

慢性中毒性脑病常由慢性铅、汞、锰、四乙基铅、有机汞等金属及其化合物和苯、甲苯、二甲苯、二硫化碳等有机溶剂以及导致脑组织缺氧的毒物（如丙烯腈、苯胺等）引起。临床表现类型有：①中毒性类神经症（见职业性神经症样症状）。②中毒性认知障碍（见中毒性认知功能障碍）。③中毒性震颤（见中毒性震颤）。④中毒性精神病：毒物引起大脑功能紊乱及病变而产生的感觉、思维、情感和行为等方面异常，表现为幻觉、错觉、定向障碍、妄想、兴奋狂躁、恐惧、抑郁、精神错乱、破坏伤人等。中毒性精神病常用药物与治疗精神科疾病相似，剂量较精神病常用量小，逐渐递增。一般经 1~2 个月治疗可恢复。

（范广勤）

职业性神经症样症状（occupational neurotic symptoms） 职业性有害因素直接引起的与神经症类似的症状。一般神经症的发病与个体特征和易感因素有关，受社会心理因素的影响，无器质性病变基础，有精神和躯体两方面症状但无体征，多种临床类型，病程大多持续迁延。职业性急性中毒的早期和慢性中毒或其他职业性有害因素引起的中枢神经功能障碍，可产生类似神经症的症状。临床类型中以神经衰弱或神经衰弱样症状，癔症样症状以及自主神经功能障碍多见。由于个体神经类型不同，对毒物等职业性有害因素的反应有所不同，临床上出现不同程度的神经兴奋和神经抑制症状，但是，患者的神经系统检查无明确的病理性体征，脑电图、脑影像学、脑脊液等检查多正常，在诊断上缺乏特异性。在脱离毒物接触，经治疗后，症状可以减轻或痊愈。

神经衰弱样症状 明显的客观致病因素（如中毒等）引起的类似神经衰弱的一组症状。①睡眠障碍：通常首先出现大脑皮质抑制作用减弱，导致皮质兴奋性相对增高。表现为入睡困难，多梦、噩梦，易醒，醒后疲乏，睡眠感丧失。②情绪症状：睡眠障碍的同时伴有情绪不稳，烦躁易怒。③紧张性疼痛：头胀痛，肌肉关节酸痛。④衰弱症状：随着大脑皮质功能的进一步衰弱，兴奋过程也减弱，出现精神不振，全身乏力，易于疲劳，注意力不集中，记忆力减退，工作效率降低等。主要见于金属中毒，如铅、汞、锰等；有机溶剂中毒，如苯、二甲苯、汽油、二硫化碳等；农

药中毒，如有机磷农药等；窒息性毒物中毒，如一氧化碳、氰化物等。

癔症样症状 职业性中毒时出现的与癔症类似的症状。其精神障碍（又称分离症状）具有情感色彩浓厚、夸张做作和易受暗示等特点，表现为闭目流泪、哭笑喊叫、朦胧状、屏气不语等。多见于苯、甲苯、汽油、四乙基铅的急性中毒或二硫化碳的慢性中毒。其躯体障碍（又称转换症状）具有不符合神经解剖分布或疾病固有规律的感觉障碍、运动障碍等特点，临床症状多变，易通过暗示而改变表现的程度、范围；感觉障碍可表现为身体感觉减退、黑蒙、失聪等；运动障碍可表现为憋气或过度换气、四肢僵直、粗大震颤、手足不规则舞动等。常见于有机磷农药中毒。

自主神经功能障碍 又称自主神经功能紊乱。职业性有害因素导致大脑皮质功能弱化，皮质下中枢神经功能发生障碍，交感和副交感神经之间的相互平衡协调和制约被破坏，出现自主神经功能失调。交感神经功能亢进者出现心悸、胸闷、心动过速、血压升高、面色苍白、四肢发冷、出汗、腹胀便秘等；副交感神经亢进者出现身体倦怠、头晕目眩、心动过缓、恶心、呕吐、食欲不振、唾液分泌增加、尿意频繁等；也可兼有交感和副交感神经亢进的表现。严重急性中毒性脑病时，自主神经功能紊乱可导致大汗、大小便失禁、呕吐、中枢性高热、瞳孔改变、甚至呼吸或循环中枢抑制。多见于金属与类金属、有机溶剂、农药等所致职业中毒以及噪声、振动、射频辐射等物理性因素所致职业病。

（范广勤）

中毒性震颤（toxic tremor） 毒物直接引起脑功能和结构改变，使身体某部位出现振幅和频率具有一定节律性的不自主运动。

病因 一氧化碳、二氧化硫、锰、汞、氰化物等中毒，均可产生震颤麻痹类似的临床症状或病理改变。

发病机制及临床表现 不同毒物引起的震颤类型及伴随症状有所不同。严重的锰、二硫化碳慢性中毒，或一氧化碳、丙烯腈、丙酮氰醇等能引起缺氧性脑损伤的急性中毒引起静止性震颤，病变在黑质和纹状体，因损害锥体外系神经产生帕金森综合征的临床表现。震颤可先在单侧肢体发生，为非典型的搓丸样动作，以后累及对侧肢体、下颌、唇、舌等；四肢肌张力增高，走路时表现为"慌张步态"，坐下时有顿挫现象，并可出现书写过小症；患者常有言语不清且单调，表情淡漠等。慢性汞、乙醇中毒、急性有机汞、碘甲烷或丙烯酰胺中毒引起意向性震颤。慢性汞中毒震颤最初表现为腱反射极度活跃，继而可见眼睑、舌、手指出现细微震颤，并向四肢发展，振幅也随之转为粗大，患者书写、穿衣、行路、登梯等均受影响，甚至生活也难自理。慢性乙醇中毒、急性有机汞、碘甲烷或丙烯酰胺中毒引起小脑损害，表现为指鼻或跟膝胫试验不稳不准的震颤，眼球水平性震颤，睁眼站立不稳，步态蹒跚等，患者常有不同程度的意识障碍和精神症状。

诊断 根据临床上震颤、肌张力增高和运动减少三种主要体征，呈现"面具脸""慌张步态"等特征，以及毒物接触史，诊断并不困难，但必须与其他疾病如帕金森病、肝豆状核变性等鉴别。

治疗 针对病因和病症采取综合治疗措施。①病因治疗：阻止毒物的吸收，使用解毒排毒药物，控制消除危险因素，积极进行针对性病因治疗。②对症治疗：有黑质和纹状体病变者，出现震颤麻痹性综合征时可用左旋多巴和苯海索（安坦）治疗。③支持治疗：应多活动，多吃水果、蔬菜、防止跌倒，不吸烟、饮酒等。

（范广勤）

中毒性肺水肿（toxic pulmonary edema） 多种内源性和外源性毒物直接破坏肺组织引起的急性呼吸衰竭综合征。

病因 中毒性肺水肿主要由内源性和外源性病因引起。

内源性病因是原发病（如脓毒血症、厌氧杆菌感染、脑膜炎双球菌感染、钩端螺旋体病以及腹膜炎等）产生大量内毒素，经血液循环作用于肺泡和毛细血管膜，并产生大量组胺，使肺细胞和毛细血管上皮损害。内毒素可直接作用于吞噬细胞，分解出弹性蛋白酶、胶原酶和非特异性蛋白酶，破坏肺泡壁和间质的糖蛋白，蛋白酶可直接作用于肺毛细血管内皮细胞引起损害。肺泡毛细血管受损，肺毛细血管循环结构破坏，血管痉挛、淤血、微血栓形成，血管通透性升高，最终引起肺水肿。

外源性因素主要是经呼吸道吸入的有毒气体和烟雾、海洛因、酒精、药物以及胃酸性反流液，急症手术时麻醉，分娩栓塞等破坏肺泡和毛细血管壁，特别是吸入有毒气体（如二氧化氮、臭氧、光气、氯化镉、氯甲烷等），这些都是亲脂性物质，极易和肺泡表面活性物质结合，使其丧失活性。

胺、氯化氢、氧化钙、甲醛、醋酸、氯、三氯甲硝等都极易溶于水，它们集中于呼吸道黏膜表面和肺泡，引起组织结构破坏，膜通透性增高和炎性水肿。氨、二氧化硫、硫化氢、磷化氢、三氯氧磷、氧化镉、羰基镍、溴甲烷、硫酸二甲酯、丙烯醛等刺激性气体或物质对呼吸道产生刺激症状，从而引起肺水肿。此外，细菌毒素、蛇毒以及溺水和放射线等也可以引起肺水肿的发生。

发病机制　①肺毛细血管－肺泡膜通透性增强：具有刺激性的气体和液体可直接损伤肺毛细血管内皮，导致毛细血管通透性增强，使更多的液体由毛细血管渗透到间质。Ⅰ型肺泡上皮细胞损伤后，细胞通透性增强，使组织液进入肺泡腔。Ⅱ型肺泡上皮细胞损伤后，能够降低肺泡表面张力、使肺泡表面活性物质合成和释放减少，肺泡表面张力增加，肺泡通透性增强，肺毛细血管液体渗出至肺间质和肺泡。此外，通过这种机制引起肺水肿的危险因素还有细菌毒素、蛇毒，以及溺水和放射线等。血液中的有毒气体可刺激化学感受器，通过神经－体液反射，主要是通过交感或副交感神经的作用，使肺毛细血管痉挛或过度扩张而出现通透性增强，最后发生肺水肿。有机磷农药抑制胆碱酯酶，可兴奋副交感神经而产生肺水肿。有毒气体引起肺泡缺氧后，可直接使肺毛细血管痉挛，毛细血管内压力增加；缺氧还可导致肺毛细血管麻痹扩张，通透性增强。在急性中毒、炎症、免疫反应等过程中释放出的大量血管活性物质，如组胺、5-羟色胺、前列腺素等，使肺毛细血管扩张，通透性增加。②肺淋巴引流受阻：毒物如刺激

性气体兴奋交感神经，可使总淋巴管痉挛，肺淋巴引流障碍而发生肺水肿。肺有广泛纤维化病变如尘肺，可致肺淋巴管大量阻塞，妨碍肺间质液体的排出，成为诱发肺水肿的辅助因素。③肺毛细血管内压增高：肺毛细血管内压增高（超过 35mmHg）会使组织液渗出增多，存留于肺间质内，形成肺间质水肿。肺间质内液体不断增加，转移至肺泡而发生肺泡水肿。很少的一部分严重中毒病例也可以因心肌损伤导致心力衰竭而引起肺水肿，如一氧化碳中毒由于严重的缺氧可导致心肌损害，特别是原有动脉粥样硬化性心脏病的患者，偶尔可发生心肌梗死和肺水肿。严重的砷化氢中毒，有时可致大量血管内溶血，引起缺血、缺氧，再加上毒物直接对心肌的作用以及水和电解质平衡紊乱，最终引起心力衰竭和肺水肿。

正常的肺间质空间甚小。当肺毛细血管通透性增强或肺毛细血管内压增高时，渗透到肺间质的液体增多，起初因淋巴引流充分，肺间质水肿并不严重，当渗透量超过引流量时，肺间质发生水肿。在正常情况下，肺泡上皮细胞彼此间连接比较紧密，可防止肺间质内的液体流入肺泡，但肺间质水肿液过多时，肺泡上皮细胞连接部位开放，水分可迅速充盈肺泡。此外，肺间质水肿液压迫小气道和小血管可导致缺氧，使Ⅱ型肺泡上皮细胞合成肺表面活性物减少，加重肺水肿。

临床表现　可分为刺激期、潜伏期、肺水肿期和恢复期。

刺激期　吸入刺激性气体后，可立即产生刺激性反应，临床表现为呛咳、气急、胸闷、口干、乏力、头痛、头晕，有时出现轻

微恶心、呕吐，咽、眼结膜充血，肺可闻及少许干鸣音。

潜伏期　脱离接触刺激性气体后，刺激期出现的症状可以在数小时内自行消失。潜伏期长短不一，大多数 10～24 小时，少数可达 36～48 小时，也有短到 1～2 小时者。

肺水肿期　经过潜伏期症状又逐渐或突然出现。此时症状比刺激期重，主要表现为呼吸急促、频繁咳嗽、咳大量泡沫样痰、有时咳粉红色泡沫痰，重症病例可伴咳嗽，从鼻孔涌出大量泡沫状液体；同时伴有恶心、呕吐、口唇及手指末梢发绀、体温升高、心率加快、烦躁不安等，重症可出现昏迷、休克等；肺部听诊，两肺可布满湿啰音。如不及时抢救或抢救不当，可因呼吸、循环衰竭而危及生命。此期一般 2～6天。有的病例可无潜伏期，直接进入肺水肿期。

恢复期　症状逐渐减轻，病程一般为 7～10 天。但以后数周仍有头晕、乏力、食欲不振、睡眠障碍等症状。肺水肿治愈后一般无后遗症。除上述各期所出现的临床表现外，肺水肿可有心动过缓、肺部感染、纵隔和皮下积气等并发症。

诊断　在吸入大量或高毒性的刺激性气体后，出现呼吸困难、并呈进行性加剧时，首先应考虑是否发生肺水肿。肺水肿的早期阶段，即间质性肺水肿，症状不明显，除呼吸困难、憋气等自觉症状外，无阳性体征。待形成肺泡内水肿时才出现上述典型的表现。因此，肺水肿的早期诊断更为重要，与预后关系密切。诊断时除收集中毒史、观察临床表现外，还需结合特殊检查辅助。现将特殊检查略述如下。

X 线胸片 中毒性肺水肿在 X 线胸片上表现多种多样，大体有以下几种：①肺野模糊不清。②肺纹理增多、增粗，边缘模糊不清。③肺野上可出现 1～10mm 大小不等的结节状阴影，其密度高而均匀，边缘模糊，与肺野界限不清楚，散布两侧肺野。④粟粒型阴影。⑤蝴蝶型阴影。中毒性肺水肿的 X 线表现可先于临床表现。有的病例在接触毒物 1～2 小时后 X 线检查即可以出现。故早期应用 X 线检查，对诊断有一定帮助。

心电图检查 肺水肿早期，可出现窦性心动过速，3～4 天后可转为窦性心动过缓。重症病例甚至还可以出现 T 波变化或 ST 段压低。

血液化验 血红蛋白量增高，白细胞总数增多，分类计数以中性粒细胞增多为主。血细胞胞质中有时可见空泡及毒性颗粒。部分患者可出现嗜酸性粒细胞增多。另外，血 pH 值往往降低，动脉血氧饱和度及动脉血氧分压降低，但晚期由于血液浓缩，血氧含量可恢复正常或偏高。

肾功能检查 重症病例可出现肾衰竭，血中尿素氮、肌酐增高。

治疗 中毒性肺水肿是中毒、缺氧等原因引起的急性肺功能障碍，临床上出现以呼吸系统为主的一系列症状，此时必须采取果断的抢救措施，才能挽救患者的生命。中毒性肺水肿的治疗原则应有以下几点：①详细询问毒物接触史，密切观察 24～72 小时。特别要注意呼吸、脉搏、血压和精神状态的变化。②绝对卧床休息，防止输入过量液体，通过加压给氧提高血氧分压。有泡沫样痰时应用消泡净（1% 二甲硅油）

喷雾吸入，以改善通气功能，保持呼吸道畅通。严重肺水肿伴有呼吸功能衰竭时，应尽早切开气管，但对腐蚀性较强的毒物所致的肺水肿病例，气管切开后不宜过早拔管，以免坏死组织引流不畅而加重感染。③合理使用镇静药、激素、抗生素以及利尿药，必要时使用脱水药和强心药等。激素使用应尽早、足量、短程。过量使用可发生肺部严重感染、缺钾、应激性消化道出血等合并症。用量视病情轻重而定，切忌激素用量过大，以免产生不良反应。为达到抗过敏、解痉挛、镇静、改善毛细血管通透性的目的，除使用激素外，还可应用 10% 葡萄糖酸钙、二羟丙茶碱等静脉用药。异丙嗪等具有抗过敏、抑制交感神经的作用，从而使小动脉扩张，改善微循环，降低细胞膜通透性和细胞代谢，减少机体耗氧。为防止肺部感染，要合理使用抗生素，同时注意清除气管内的坏死组织。长期应用抗生素应警惕真菌感染。怀疑真菌感染时，可口腔涂抹制霉菌素或雾化吸入克念霉素。为减少肺循环容量，改善肺水肿，可小剂量使用利尿药，必要时可使用甘露醇等脱水剂，因肺水肿时血容量不足，因此在使用利尿药、脱水药时要防止电解质紊乱。此外，也可输入血浆、低分子右旋糖酐等。④中毒性肺水肿出现的心力衰竭并非心源性，而是肺源性，故不宜大剂量应用洋地黄等药物。关键解决缺氧，纠正呼吸衰竭，需要采取综合治疗措施，但必要时可用小剂量毛花苷丙或毒毛花苷 K。⑤中和、解毒在治疗中具有重要作用。凡吸入酸类毒物可用碳酸氢钠或乳酸钠溶液雾化吸入；吸入成碱类毒物，可用硼酸或柠檬

酸溶液，方法同前。某些中毒性肺水肿，可选用相应的特效解毒剂，如有机磷农药中毒可应用阿托品、氯磷定；重金属盐类中毒则使用巯基或依地酸类解毒剂。⑥支持疗法。为增强机体免疫功能，酌情给予新鲜血液、人体白蛋白、丙种球蛋白等，亦可应用宣肺利气、清热解毒、扶正祛湿的中药治疗。

预防 原则是职业卫生"三级预防"。重点是消除事故隐患，预防中毒和早期发现，加强现场急救，预防控制并发症。

（贾　光）

huàxuéxìng zhìxī

化学性窒息（chemical asphyxia）

阻碍血红蛋白与氧的化学结合，或妨碍其向组织释放携带的氧，造成组织供氧障碍。造成化学性窒息的气体称为化学性窒息性气体。常见的有一氧化碳、一氧化氮，以及苯胺、硝基苯等苯的氨基、硝基化合物蒸气等。

病因及发病机制 化学性窒息性气体进入机体后导致的组织细胞缺氧各不相同，如 CO 进入体内主要与红细胞的血红蛋白结合，形成碳氧血红蛋白，使红细胞失去携氧能力，组织细胞得不到足够的氧，使组织细胞受损。脑是机体耗氧量最大的组织，虽然脑组织只占体重的 2% 左右，但耗氧量约占机体总耗氧量的 23%。急性缺氧可引起头痛、情绪改变、脑功能障碍，严重者可导致脑细胞肿胀、变性、坏死及脑水肿。缺氧引起脑细胞 ATP 生成不足、离子泵不能充分运转、细胞内钠离子增多以及水潴留，形成广泛的脑细胞水肿（细胞毒性脑水肿）；缺氧酸中毒使微血管通透性增加，血管内液体渗入细胞外间质，导致脑间质水肿（血管源性

脑水肿）；血管内皮细胞肿胀，造成局部血管阻塞，进一步减少脑组织的血液灌注量而加重缺氧，引起混合性脑水肿、颅压升高、脑功能衰竭。脑缺氧、缺血可使神经细胞线粒体内的钙离子泵因缺 ATP 而停止运转，导致钙离子积聚。另外脑血管平滑肌细胞中钙离子的流入和钾离子的流出增加，引起前列腺素及过氧化物增多，微血管收缩，产生血栓，导致脑血液灌流量进一步减低，脑水肿更加严重。细胞内钙离子增多，可激活磷酸酶，使细胞膜磷脂分解，产生游离脂肪酸，其中花生四烯酸以及自由基增加可分别导致血管内血小板聚集和脑微血管痉挛，加重脑缺血和缺氧。

临床表现 包括以下几方面。

缺氧表现 ①中枢神经系统早期表现为头痛、兴奋、烦躁及肌肉抽搐；晚期出现语言障碍、定向障碍、嗜睡及昏迷。②呼吸、循环系统早期表现为呼吸加快、心跳过速、血压升高；晚期呼吸浅促、发绀、心动过速、心律不齐及血压下降，最终出现心力衰竭、休克和呼吸衰竭。③肝肾功能障碍，出现谷丙转氨酶（glutamic-pyruvic transaminase，GPT）升高，黄疸、蛋白尿、血尿和血尿素氮升高，出现尿毒症。④持续严重缺氧，因二氧化碳潴留而出现二氧化碳麻醉现象：头痛、嗜睡、扑翼震颤、神志淡漠和昏迷。腱反射消失，锥体束征阳性。呼吸变深，多汗。

脑水肿表现 出现颅内压升高的症状如头痛、呕吐、血压升高、心率减慢、呼吸浅慢、抽搐、昏迷。眼底检查可见视网膜及乳头水肿。值得注意的是缺氧所致的脑水肿以细胞内水肿为主，因此早期颅压往往增高不明显，相

应的临床症状及眼底改变可不显著。

其他表现 中毒时面颊部出现樱桃红色，色泽鲜艳而没有明显的青紫。

诊断 发生化学性窒息时，动脉血氧分压（PaO_2）变化不大，但血氧饱和度（SaO_2）明显下降，具有一定提示性，如急性 CO 中毒时可做特异性检查——血中碳氧血红蛋白（Hb-CO）定性检查。方法为取患者血液数滴，用等量的蒸馏水稀释后，加入10% 氢氧化钠 1~2 滴，若血中有 Hb-CO，则血液颜色保持淡红不变，正常对照血液呈棕绿色。如果条件许可，可进行血中 Hb-CO 的定量测定（分光光度法或氢氧化钠法）。Hb-CO 是 CO 中毒的确证，且与中毒严重程度密切相关，如 Hb-CO > 30% 即可引起较严重的中毒症状，Hb-CO > 50% 则可引起昏迷。在未吸氧的情况下，中毒后 4 小时内取血的检测结果最具可信性，吸氧时在 10 分钟内取血才具备临床价值，否则易出现假阴性结果。中毒后迅速死亡的患者，其血中 Hb-CO 水平可持续多日不变，可作为法医鉴定的可靠指标。另外还有些非特异性检查亦有助于病情的诊断。如脑部影像学检查，应用较多的为脑计算机断层扫描（computerized tomography，CT）和脑磁共振成像（magnetic resonance imaging，MRI）检查。脑 CT 检查在 CO 急性中毒临床应用较早，发现较重患者大脑皮质、白质、苍白球或内囊部常出现大致对称的密度减低区，对急性 CO 中毒性脑病的临床诊断有重要帮助。急性 CO 中毒迟发脑病也有上述变化，但多在临床症状发生后 2 周左右才出现，无助于该病的早期诊断。

新近的研究采用功能磁共振成像——弥散加权成像（diffusion weighted imaging，DWI）、灌注加权成像（perfusion weighted imaging，PWI）等技术动态观察急性 CO 中毒的病情变化，发现其在显示脑内缺血及渗出改变方面明显优于 CT。

中国已颁布《职业性急性一氧化碳中毒诊断标准》（GBZ 23-2002），提出了急性 CO 中毒的诊断标准。急性 CO 中毒诊断原则为：根据吸入较高浓度 CO 的接触史和急性发生的中枢神经损伤的症状和体征，结合血中碳氧血红蛋白的及时测定结果、现场卫生学调查及空气中 CO 浓度测定资料，在排除其他病因所致类似症状后，可以诊断为急性 CO 中毒。该标准将急性 CO 中毒的病情分为 4 级。①接触反应：出现头痛、头晕、心悸、恶心等症状，吸入新鲜空气后症状可消失。但此期病情未被纳入中国法定职业病范畴。②轻度中毒，具有以下任何一项表现者：出现剧烈头痛、头晕、四肢无力、恶心、呕吐；轻度甚至中毒意识障碍，但无昏迷者。此级患者血液 Hb-CO 浓度常高于 10%。③中度中毒：除上述症状外，意识障碍表现为浅至中度昏迷，经抢救后恢复且无明显并发症者。此级患者血液 Hb-CO 浓度常高于 30%。④重度中毒，具备以下任何一项表现者：严重意识障碍；意识障碍不重但并发脑水肿、休克或严重的心肌损害、肺水肿、呼吸衰竭、上消化道出血、脑局部灶性损害如锥体或锥体外系的损害体征。此级患者血液 Hb-CO 浓度常高于 50%。

治疗 迅速将中毒患者从有毒环境移至空气新鲜处，密切观

察意识状态。尽快吸入高浓度氧气以加速 Hb-CO 解离，使细胞得到足够的氧供应。中重度中毒者尽可能行高压氧治疗。要注意防治脑水肿，可给予糖皮质激素和脱水剂。对迟发脑病者可给予高压氧、糖皮质激素、血管扩张剂等治疗。其他则为对症、支持治疗，必要时使用镇静剂。预防感染，合理使用抗生素。

预防 化学性窒息是可以预防的，具体措施可采取：①从根本上避免接触这类毒物，如生产过程要密闭化、自动化、严防跑、冒、滴、漏。②安装毒物超标自动报警系统，严格控制空气中毒物浓度在安全标准内。③加强通风，使毒物尽快排出。④进入有毒场所应有切实可行的防护装备，如戴防毒面具、送风面罩等。⑤加强防毒知识的宣传、加强对有关人员的培训。⑥严格规章制度，强化监督管理。对接触毒物人员做好健康监护，发现问题及时处理。

（贾　光）

zhíyèxìng xiàochuǎn

职业性哮喘（occupational asth-ma）

劳动者在职业活动中吸入变应原后引起的以间歇发作性喘息、气急、胸闷或咳嗽等为特点的气道慢性炎症性疾患。及时脱离变应原后多数患者可自行缓解或经治疗缓解。在《职业病分类和目录》（国卫疾控发〔2013〕48 号）中，职业性哮喘属于第一类"职业性尘肺病及其他呼吸系统疾病"范畴。

病因 大约有 300 种职业性致喘物，而且随着合成技术和工农业生产的快速发展，其种类日渐增多。这些物质主要包括：高分子质量抗原物，包括动植物、微生物蛋白、多糖、糖蛋白及多肽，分子质量 20～50ku，有明显的抗原性，可引起 IgE 介导的变态反应，从而引发过敏性哮喘。低分子质量化学物，包括有机或无机化学物，多为半抗原或单纯的刺激物，半抗原进入体内与宿主体内蛋白质分子结合，形成完全抗原，使机体致敏；单纯的刺激物引起刺激性哮喘。中国 2008 年发布的《职业性哮喘诊断标准》（GBZ 57-2008），规定了 8 类职业性致喘物：①异氰酸酯类：包括甲苯二异氰酸酯（TDI）、亚甲基二苯二异氰酸酯（MDI）、六亚甲基二异氰酸酯（HDI）、萘二异氰酸酯（NDI）等。②苯酐类：包括邻苯二甲酸酐（PA）、偏苯三酸酐（TMA）、四氯苯酐（TCPA）等。③多胺类：包括乙二胺、二乙烯二胺、三乙基四胺、氨基乙基乙醇胺、对苯二胺等。④铂复合盐。⑤剑麻。⑥β-内酰胺类抗生素中的含 6-氨基青霉烷酸（6-APA）结构的青霉素类和含 7-氨基头孢霉烷酸（7-ACA）结构的头孢菌素类。⑦甲醛。⑧过硫酸盐：包括过硫酸钾、过硫酸钠、过硫酸铵等。

发病机制 主要有变应性机制、药理性机制和神经原性炎症机制，职业性哮喘的发病大多数情况下是多种机制共同作用的结果。

变应性机制 高分子质量的职业性致喘物或小分子的半抗原，刺激机体产生特异性 IgE 抗体，引发 IgE 抗体介导的 I 型超敏反应，引起气道炎症性改变导致过敏性、职业性哮喘。在对含酶洗涤剂生产工人的研究中发现，工人体内可检测出特异性的抗酶 IgE 抗体。对邻苯二甲酸酐（PA）致敏豚鼠血清进行被动皮肤过敏试验（passive cutaneous anaphylaxis, PCA）及 PCA 抑制试验，证实血清中存在 PA 特异性 IgE 及 IgG 抗体。细胞免疫在哮喘发作过程中起重要作用，在对红刺柏引起职业性哮喘患者的研究中，33 名患者中有 8 人外周血 T 淋巴细胞对大侧柏酸－人血清白蛋白（PA-HAS）的刺激呈明显的增殖反应，而非职业病哮喘患者无此现象。细胞因子起传递各种炎症细胞之间重要信息的作用，并决定炎症反应类型和持续时间。它们在合成过程、受体调节和生物活性等方面相互制约和相互促进，形成一个细胞网络，在此网络中大多数细胞因子都在引起哮喘发作的过程中起重要作用，其中最重要的有白细胞介素、干扰素和集落刺激因子等。

药理性机制 某些职业性致喘物具有药理刺激剂作用，可刺激呼吸道组织直接释放组胺，引起支气管哮喘，这些物质有棉麻尘、谷尘、红刺柏、铂盐等；此外，甲苯二异氰酸酯（toluene di-isocyanate，TDI）等可阻断 β_2 肾上腺素能受体的兴奋，导致炎症介质释放，支气管平滑肌收缩；某些毒物可以抑制胆碱酯酶使乙酰胆碱聚集，兴奋胆碱受体，造成支气管平滑肌收缩，腺体分泌增多，导致神经末梢敏感化和气道高反应性。

神经源性炎症机制 刺激性气体引起的支气管哮喘与其对支气管黏膜的腐蚀作用有关。在长期的刺激或短期高浓度的刺激下，气管黏膜柱状纤毛上皮细胞活动减弱、坏死、脱落，黏膜下腺体肥大、分泌亢进，且伴有炎症细胞浸润并释放各种炎症介质，导致化学刺激性炎症，引起支气管哮喘。另外，上皮细胞的破坏使上皮细胞间隙增宽，神经末梢暴露，导致对刺激的反应敏感化。气道的神经支配除胆碱能和肾上腺素能神经外，还有非肾上腺素非胆碱能神经支配，这种神经纤维在刺激作用下可释放神经肽 A、神经肽 B、P 物质，引起咳嗽黏液分泌、平滑肌收缩、血浆渗出、炎性细胞浸润等神经源性炎症，引起气道高反应性和职业性哮喘。这些物质有氯气、硫化氢、二氧化硫和农药等。

临床表现 职业性哮喘的症状和体征与一般哮喘相似，轻者仅胸闷、气短、咳嗽、咳痰、两肺可闻哮鸣音，肺功能检查可见 1 秒用力呼气容积（患者吸气至肺总量位后在 1 秒内快速呼出的气量）降低；严重者会出现烦躁不安、心悸、明显呼吸困难、发绀、大汗、两肺满布哮鸣音、肺通气功能明显受损等表现。症状均在工作期间或工作后数小时，接触职业性致喘物后出现。常伴有过敏性鼻炎或结膜炎等症状。通常上班第一天症状最明显，称为"星期一综合征"，而周末放假或离开工作环境，可自行缓解或消失，但接触后又会复发。持续接触职业性致喘物症状可持续，即使脱离工作环境仍可反复发作。大分子致喘物、某些小分子无机物或有机物可致迟发型哮喘反应，症状出现于工作日晚上和非工作时间。另一个常被忽视的特征是职业性哮喘首次发病后，通常症状长期无加重。咳嗽、鼻炎和咽炎症状常是职业性哮喘的先兆症状，易被误诊为"支气管炎""鼻炎"和"咽炎"等。根据一次性暴露于职业性致喘物后出现通气功能障碍时间，职业性哮喘分为 3 型。①速发型。指吸入致喘物后数分钟到 1 小时内出现阻塞性通气功能障碍。②迟发型。

吸入致喘物当时不明显，但 4~6 小时，甚至更长时间后出现典型的阻塞性通气功能障碍。③双相型。两种反应均有。

诊断 根据确切的职业史、哮喘史及临床表现，结合特异性变应原试验结果，参考现场职业卫生学及职业流行病学调查资料，进行综合分析，排除其他原因引起的哮喘或呼吸道疾患后，方可诊断。在《职业性哮喘诊断标准》（GBZ 57-2008）中，按脱离变应原接触及治疗后哮喘发作的频度及肺功能检查结果，分为轻度、中度、重度哮喘 3 级。

轻度哮喘 从事接触职业性变应原工作数月至数年后，具有下列情况之一者：①出现发作性哮喘、气急、两肺哮鸣音，可伴有咳嗽、咳痰，脱离变应原可自行或通过治疗很快缓解，发作间隙期无症状，肺功能正常，再次接触变应原可再发作；并至少一项特异性变应原实验结果为阳性。②哮喘临床表现不典型，但有实验室指征，即非特异性支气管激发试验或运动激发试验阳性，支气管舒张试验阳性，或最大呼气流量（peak expiratory flow，PEF）日内变异率或昼夜波动率 ≥20% 之一异常者；并至少一项特异性变应原试验结果为阳性。

中度哮喘 一般在轻度哮喘的基础上，具有下列情况之一者：①再次接触变应原后，哮喘反复发作，脱离变应原亦不能很快缓解。②夜间哮喘间歇发作，每月 ≥2 次，影响活动和睡眠。③发作间期 1 秒用力呼气容积（FEV$_1$）<80% 预计值或 PEF <80% 个人最佳值，FEV$_1$ 或 PEF 变异率 ≥20%，治疗后肺通气功能可恢复正常。

重度哮喘 一般在中度哮喘

的基础上，具有下列情况之一者：①难治性哮喘。②治疗后肺通气功能障碍仍不能完全恢复，呈持久性肺通气功能异常。③并发气胸、纵隔气肿或肺心病。

该标准中还明确说明诊断分级主要依据，即脱离变应原及经规范化治疗后哮喘发作（喘息、气急、胸闷、咳嗽等）的频度，对活动和睡眠的影响，以及气道阻力增高的实验室检查等结果。各级中均可出现哮喘急性发作，但急性发作只代表某一次发作时的病情严重程度，因此，不能以哮喘急性发作时的病情严重程度作为分级指标。部分职业性哮喘患者发病初期可能已在呼吸专科诊治，或在本专科就诊时因已脱离接触环境而无典型临床表现，但仍可根据发病时的临床表现进行回顾性诊断分级。

治疗 急性职业性哮喘诊断确立后应尽快调离原职业活动环境，避免和防止哮喘再次发作。

急性哮喘 治疗效果取决于发作的严重程度以及对治疗的反应。治疗的目的在于尽快缓解症状，解除气流受限和低氧血症。药物及用法主要是重复吸入速效 β$_2$ 受体激动药、口服或静脉使用糖皮质激素、吸入抗胆碱药物和静脉注射氨茶碱等。严重哮喘发作合并急性呼吸衰竭者，必要时予以机械通气治疗。

慢性持续期 应根据病情严重程度选择适当的治疗方案，以抗炎及对症治疗为主要原则。强调长期使用一种或多种哮喘控制药物，如吸入糖皮质激素、长效 β$_2$ 受体激动药、口服半胱氨酰白三烯受体拮抗药、缓释茶碱等，必要时可口服最小控制剂量的糖皮质激素。

其他处理 哮喘缓解后可安

排其他工作，对重度哮喘患者根据其健康状况酌情安排工作。

预防 职业性哮喘的预防也要遵循三级预防的原则。一级预防主要是降低或消除工作环境中的有害物质，主要包括：将作业环境中的过敏原或刺激物降到尽可能低的水平，并进行定期监测；用无害的或低毒性的物质代替职业性致喘物；建立职业接触限值（occupational exposure limit，OEL）和职业接触指南（occupational exposure guidelines，OEG）并严格执行；对工人进行培训和教育；就业前体检，将高危人群（易感人群或职业禁忌证）排除在接触人群之外。二级预防是早发现、早诊断、早治疗，对接触职业性致喘物的工人进行定期的医学监护，早期肺功能异常者要引起注意。如果发现致敏人群（易感人群），应使其脱离接触或严格佩戴有效的个人防护用品，并加强医学监护。三级预防是对职业性哮喘患者进行药物治疗，同时应脱离接触。

（贾　光）

fǎnyìngxìng qìdào gōngnéng zhàng'ài zōnghézhēng

反应性气道功能障碍综合征

（reactive airway dysfunction syndrome，RADS）　劳动者在职业活动中一次性吸入高浓度的刺激性物质（如二氧化硫、二氧化氮、强酸、臭氧、氯气等）而导致咳嗽、喘息、呼吸困难等哮喘样症状，症状持续时间至少 3 个月，经常达几年或更久，暴露于刺激物和出现症状的时间间隔从几分钟到数小时不等的非特异性的气道高反应综合征。

病因 1985 年布鲁克斯提出此病概念。RADS 患者既往无支气管哮喘史，也无长期职业接触史，与以往典型的职业性哮喘（occupational asthma，OA）不同，其发病迅速，主要是由于在一次事件/事故中吸入较高浓度的刺激性气体、烟雾或蒸气后致气道上皮损害。缺少免疫或过敏的特征，但具有哮喘的共同特征即气道高反应性，因此被认为是特殊类型的刺激性气体所致的哮喘，也是职业性哮喘的特殊形式。

发病机制 刺激性气体所致气道上皮损害是本病的关键性起动因子，由此引起的气道神经源性炎症是导致 RADS 的主要发病机制。高浓度刺激性气体损害、破坏了呼吸道上皮，使其防御功能降低，血管渗出增加，黏液腺分泌增加，导致支气管壁炎症浸润，炎症细胞释放炎症介质；同时，其可引起上皮下神经末梢裸露、激活，并通过轴反射释放神经肽如神经激肽 A（neurokinin A，NKA）、神经激肽 B（neurokinin B，NKB）、血管活性肠肽（vasoactive intestinal peptide，VIP）、一氧化氮（NO）、P 物质（substance P，SP）、降钙素基因相关肽（calcitonin-gene related peptide，CGRP）等；由于神经肽链内切酶（endopeptidase）活力降低，导致炎症调节障碍，引起神经源性炎症。神经肽、SP、NKA、NKB、CGRP 均存在于无髓鞘的感觉神经纤维中，故称为感觉性神经肽，其主要作用为使气道平滑肌收缩、血管扩张，微血管通透性增加，促进气道黏膜下腺体分泌增加；此外，其可对免疫细胞产生作用，如 SP 能促使 T 淋巴细胞增殖，中性粒细胞、嗜酸性粒细胞、肥大细胞和淋巴细胞等活化。各种刺激性气体（二氧化硫、二氧化氮、氯气、氨、氟化氢、臭氧等）导致气道损伤，如上皮剥脱、坏死、腐蚀，炎症细胞浸润活化，特别是嗜酸及中性粒细胞分泌蛋白酶和主要碱性蛋白（major basic protein，MBP）、嗜酸性粒细胞阳离子蛋白（eosinophile cationic protein，ECP）的活化，又加重了上皮的剥落破坏以及上皮下感觉神经末梢的裸露与敏感化，从而使感觉神经肽过度释放，这不仅引起神经源性炎症，而且由于大量介质释放，血管渗出增加，刺激物更易于接触刺激性受体；同时，由于继发上皮再生，气道受体阈值发生改变。以上诸多因素均可导致气道的高反应性。

临床表现 患者在吸入刺激性气体后即刻或数分钟内出现症状，少数患者亦可在数小时后出现症状，但症状出现的迟早与临床表现和预后等无明显相关。主要临床症状有：剧烈干咳、喘鸣、支气管烧灼感、胸部不适、胸闷、胸部压迫感及呼吸困难等；还可伴有全身乏力、面部潮红、恶心、腹泻、腹痛、肌痛、鼻溢、泪溢、眩晕和严重头痛等非特异性表现。少数患者可因严重呼吸困难、发绀而需气管切开抢救。查体可有轻度结膜炎和咽喉炎的表现。听诊两肺可闻及细小啰音及哮鸣音，肺脏胸部透视一般正常，或仅有肺纹理增粗的表现。急性期过后患者仍有持续的气促、咳嗽、用力性呼吸困难，短程跑步后可出现喘鸣或夜间喘鸣，伴有胸部不适或压迫感。非特异性的外界刺激，如明显的气温改变、冷空气、灰尘或其他理化物质均可导致气道反应性增高，使临床症状进一步加重。

诊断 ①吸入刺激性物质前无呼吸道疾病。②在一次事件/事故中吸入较高浓度的刺激性气体、烟雾或蒸气后出现症状。③症状发生于接触后 24 小时内并且持续至少 3 个月。④症状符合哮喘，有以咳嗽、哮鸣和呼吸困难为主的表现。⑤肺功能试验可表现气流阻塞。⑥乙酰胆碱激发试验阳性。⑦排除其他肺部疾病。⑧出现的症状需即刻医疗处置。⑨无特异质倾向。⑩支气管活检显示黏膜损害、炎症，但无嗜酸性粒细胞浸润。

RADS 应和下列疾病鉴别。①支气管哮喘：支气管哮喘的临床表现类似 RADS，如咳嗽、气急、喘鸣及两肺哮鸣音，并且支气管激发试验亦呈阳性，故两者极易混淆。但前者一般有反复发作的哮喘史、过敏史、家族史及职业史，症状呈阵发性，能自行缓解。一般在首次接触过敏原时并不立即发病，再次接触过敏原时才发病。而 RADS 患者一般无呼吸系统疾病史，亦无明显家族史及过敏史，常在意外事故中接触高浓度、强烈刺激性物质后 24 小时内发病，无致敏期，且症状至少持续 3 个月。②外源性变应性肺泡炎：本病是因吸入有机粉尘所致，致病抗原大部分是真菌，多属Ⅰ型变态反应，常需与抗原接触几个月至几年才发病。急性肺泡炎有发热、头痛、全身不适、乏力、食欲减退、出汗、流涕、肌痛、关节痛、严重咳嗽、哮喘等表现，常有持续而严重的呼吸困难。X 线表现为急性期两肺呈毛玻璃状、粟粒结节状阴影，慢性期呈肺间质纤维化改变。因此可根据职业史、可疑抗原接触史、典型临床及 X 线表现，结合血清沉淀素试验与 RADS 鉴别。③慢性喘息性支气管炎：本病多见于中老年人，以慢性咳嗽为主，并发喘息及气促；患者常有感染的表现如发热、脓痰等，两肺可闻

及干湿啰音，病史迁延，可有明显肺气肿体征，肺功能测定呈弥散功能障碍，可与 RADS 鉴别。

治疗　治疗原则包括迅速脱离意外事故的环境，避免接触刺激物及对症治疗等。在急性发作期，可补液，给予支气管扩张药（如茶碱类药物、肾上腺素能激动药）；喘鸣、呼吸困难严重者可吸氧和给予肾上腺皮质激素；注意纠正酸碱、水电解质平衡，防止呼吸道灼伤及感染；危重病例则应根据病情随时做好气管插管、气管切开及机械辅助通气的准备。慢性期应注意保暖，避免吸入刺激性物质。对 RADS 的处理原则与一般哮喘并无太大的差异，但由于其非致敏性，使用一般抗炎治疗（糖皮质激素、抗过敏药物）效果不及一般过敏性哮喘。对 RADS 的长期预后尚无一致的见解，一般认为这种患者呼吸道刺激症状及气道高反应性往往可持续一至数年。此外，RADS 不同于一般过敏性哮喘，再接触低浓度刺激性物质时的易感性较差，因此有研究认为如果再接触的浓度低于激发的阈浓度，患者治愈后可以返回原工作岗位。这一点与哮喘不同，通常很低浓度的再暴露即可引起哮喘的发作。

预防　患者大多是企业的劳动者，只要企业采取措施（包括改善通风条件等），使暴露的浓度低于引起 RADS 的阈值或加强个人防护，这些劳动者可以回到企业继续工作。

（贾　光）

zhíyèxìng mànxìng zhīqìguǎnyán

职业性慢性支气管炎（occupational chronic bronchitis）　劳动者在职业活动中长期吸入有害物质（如粉尘、烟雾、有害颗粒、有害气体等）引起的气管、支气管黏

膜及其周围组织的慢性非特异性炎症。临床上以咳嗽、咳痰为主要症状，或伴有喘息和反复发作。病情缓慢发展，常并发阻塞性肺气肿、肺动脉高压、慢性肺源性心脏病，严重者影响劳动能力。

病因　职业性慢性支气管炎的病因极为复杂，其发病机制尚未完全明确。研究认为可能与工作环境空气污染、吸烟、感染等外在因素，以及过敏、年龄、营养、自主功能失调等机体内在因素有关。

发病机制　生产中刺激性烟雾、粉尘的慢性刺激常为职业性慢性支气管炎的主要原因之一。流行病学调查表明，在生产中暴露于粉尘或有害气体的工人，如采煤、水泥等工矿企业的工人，慢性支气管炎患病率较高。有害物质吸入气道，污染呼吸道黏膜并与组织液结合成酸或碱，致使黏膜水肿、上皮受损和脱落，引起气道阻力增加、纤毛运动减弱或停止，导致呼吸道防御功能减弱，引起气道慢性炎症。

临床表现　包括以下几方面。

本病发病多缓慢，病程较长，反复急性发作，逐渐加重。主要症状有慢性咳嗽、咳痰、喘息。①咳嗽。一般清晨起床后咳嗽较多，白天较少，临睡前有阵咳或排痰。②咳痰。一般为白色黏液或浆液泡沫痰，以清晨排痰较多；合并感染时，痰液转为黏液脓性或黄色脓液，且咳嗽加重、痰量明显增加，偶尔带血。③喘息或气短。慢性喘息型支气管炎有支气管痉挛，可引起喘息，常伴哮鸣音；早期无气短表现，反复发作数年；并发阻塞性肺气肿时，可伴有活动后气短。

临床分型职业性慢性支气管炎分为单纯型和喘息型。单纯型

以咳嗽、咳痰为主；喘息型除单纯型症状之外还具有哮喘症状，并伴有哮鸣音。

临床分期根据病情分为 3 期。①急性发作期。指在 1 周内出现脓性或黏液脓性痰，痰量明显增多，伴有发热等炎症表现；或咳嗽、痰量等明显增多，伴有发热等炎症表现；或咳嗽、咳痰、喘息症状任何 1 项明显加剧。②慢性迁延期。不同程度的咳嗽、咳痰或喘息症状迁延不愈或急性发作期持续 1 个月以上。③临床缓解期。经治疗或自然缓解，症状基本消失，或偶尔轻微咳嗽和少量排痰，至少持续 2 个月以上。

诊断 ①职业史，包括接触有害物质史、工种、工龄。②无其他非职业性慢性支气管炎或支气管哮喘史。③临床表现：咳嗽、咳痰或伴喘息，肺部闻及干湿啰音或伴有哮鸣音，且无季节性特点，无明显的发病诱因，每年发病持续 3 个月，并连续 2 年或以上，排除其他心肺疾病（如肺结核、尘肺、支气管哮喘、支气管扩张，肺癌、肺气肿、心脏病、心功能不全等）后，即可诊断职业性慢性支气管炎。如每年发病持续不足 3 个月，而有明确的客观检查依据（如 X 线检查，呼吸功能检查等）也可诊断。

实验室检查 ①血液检查。缓解期患者白细胞总数及分类多正常。急性发作期并发细菌感染时白细胞总数和中性粒细胞计数可升高；合并哮喘者血中嗜酸性粒细胞可增多。②痰液检查。急性发作期痰大多呈脓性，涂片见大量中性粒细胞；合并哮喘者可见较多嗜酸性粒细胞；痰培养可见肺炎链球菌、流感嗜血杆菌等致病菌。③X 线胸片检查。早期可无明显改变；反复发作者可见

肺纹理增粗、紊乱，呈网状、条索状或斑点状阴影，下肺野明显。④肺功能检查。早期常规肺功能多无异常；随病情反复发作，可出现小气道阻塞、阻塞性通气障碍的肺功能障碍表现。

鉴别诊断 ①支气管扩张症。有慢性咳嗽、咳痰史，多数有大量脓痰或反复咯血史，病变部位听诊可闻及持久性湿啰音；支气管碘油造影可见柱状或囊状扩张。②支气管哮喘（见职业性哮喘）。发病年龄较低，常有家族史，多突然起病，痰中、血中嗜酸性粒细胞增多，气道反应性明显增高，肺功能昼夜波动大，对吸入支气管扩张剂反应较好。③肺结核。多有结核感染症状，1/3 患者有咯血症状，X 线胸片和痰结核菌检查可明确诊断。④肺癌（见职业性肺癌）。患者年龄常在 40 岁以上，刺激性咳嗽，常伴咯血，X 线胸片检查有块状影或结节影，痰脱落细胞及纤维支气管镜活检可明确诊断。⑤矽肺（见矽肺）。有粉尘和职业接触史（见职业史），X 线检查肺部可见矽结节，肺门阴影扩大。

治疗 针对职业性慢性支气管炎的不同病因、病期分型和反复发作特点，采用防治结合的综合措施，目的在于消除症状，防止呼吸功能进一步恶化，促进康复。教育患者自觉戒烟，避免或减少各种诱发因素。急性发作期的治疗，应以控制感染和咳痰、镇咳为主，伴发喘息时加用解痉平喘药物。缓解期的患者应加强锻炼，增强体质，提高免疫功能。

职业性慢性支气管炎一般预后良好。如病因持续存在，迁延不愈或反复发作，并发阻塞性肺气肿甚至肺动脉高压和肺源性心脏病，则预后不佳。

预防 戒烟，控制职业性或环境污染，加强锻炼，增强体质，提高机体免疫力和耐寒能力，注射流感疫苗、肺炎链球菌疫苗等措施对预防慢性支气管炎均有一定的意义。

（贾光）

jīnshǔyānrè

金属烟热（metal fume fever）

在金属熔炼、铸造、锻造、喷金、焊接等职业中，作业人员吸入新生的金属氧化物烟，引起以典型性骤起体温升高和血液白细胞总数升高为主要表现的全身性疾病。

病因 金属加热超过其沸点时，会释放出高能量的直径 0.2 ~ 1μm 的粒子，如氧化锌烟吸入呼吸道深部，肺泡大量接触可引起金属烟热。能引起金属烟热的金属有锌、铜、镁，特别是氧化锌。铬、锑、砷、镉、钴、铁、铅、锰、汞、镍、硒、银等也可引起，但较少见。职业接触主要包括金属加热作业以及金属焊接。

发病机制 意见尚不一致，主要有以下几种学说：①金属的直接毒作用。金属烟损伤肺泡，释放变性蛋白而产生症状。②致热原效应。金属粒子被体内中性粒细胞吞噬，释放出内源性致热原，刺激体温中枢，产生发热反应。③变态反应。吸入金属氧化粒子后损伤肺组织，形成金属–蛋白复合物成为致敏原，引起临床症状。④炎症反应。

临床表现 呈急性发作，无慢性进展过程和后遗症。常在接触高浓度金属氧化物烟后 6 ~ 12 小时内骤起出现头晕、疲倦、乏力、多汗、发热、畏寒、寒战等症状，体温升高至 37.5℃ 以上，外周血白细胞增多。症状、体征一般在 2 ~ 4 小时内消退，但白细胞增多达到或超过 20×10^9/L

（20 000/mm³）以上时，往往要持续 24 小时。如临床症状及白细胞增多持续存在，应做进一步检查，与有关疾病鉴别。

诊断 根据中华人民共和国职业卫生标准《金属烟热诊断标准》（GBZ 48-2002）进行诊断。①诊断原则：根据金属氧化物烟的职业接触史（见职业史），典型骤起的临床症状，特殊的体温变化及血白细胞增多，参考作业环境，排除类似疾病，综合分析，方可诊断。②诊断标准：金属烟热常在接触金属氧化物烟后数小时内骤起发病。首先出现头晕、疲倦、乏力、胸闷、气急、肌肉痛、关节痛，后出现发热、白细胞增多，较重者伴有畏寒、寒战。

实验室检查 ①外周血白细胞增多，主要是中性粒细胞增多，核左移。②患者热退后红细胞沉降率增快持续 12 小时。

鉴别诊断 应与疟疾、感冒、急性气管炎、急性支气管炎等疾病鉴别。金属烟热在发病前 12 小时内，有密切金属氧化物接触史；在发病期间，有典型的体温升高，并伴有血白细胞增多，病情在一天内不经特殊处理可自愈。

治疗 一般不需特殊药物治疗，轻症者可以自愈。根据病情给予对症治疗。发冷、发热时应卧床休息，服用解热镇痛药，防止继发感染。

预防 冶炼、铸造作业应尽量采用密闭化生产，加强通风以防止金属烟尘逸出。操作时应戴送风面罩或防尘面罩，并缩短工作时间。

（贾 光）

zhíyèxìng biàntài fǎnyìng

职业性变态反应（occupational allergy）

生产环境中存在的某些物质，可作为抗原或半抗原作用于机体而产生的抗原、抗体反应。职业性变态反应往往和一般职业病不同，不受毒物剂量的制约，即无明显的剂量效应关系，个体差异甚大，有特异质的人容易发生变态反应和相关的疾病。

病因 接触职业性过敏原引起。可以是天然抗原或和人工抗原。天然抗原包括动物体液中的大多数蛋白质，植物中的可溶性蛋白质、细菌、毒素以及真菌等；而人工抗原为人工合成的某些高分子化合物。某些简单的化学物质本身不含蛋白质，但可与体内某种蛋白质载体结合而具有抗原特性，此类化学物称为半抗原，如二硝基苯衍生物——2,4 二硝基氯苯，它导致皮肤的超敏反应，是由于分子中的卤素与体内蛋白质结合成为稳定复合物（表）。

发病机制 若机体已被生产环境中的抗原致敏，当再次接触相同抗原时，二次免疫应答增强；或长期受染，早期过后机体出现类似于二次免疫应答的反应。免疫应答过强导致组织损伤（免疫病理变化）称为变态反应（allergy），或超敏反应（hypersensitivity）。1963 年起，盖尔（Gell）与库姆斯（Coombs）根据近代对变态反应发生发展的认识，首先提出了 4 型分型法，即Ⅰ型——速发型（immediate type），Ⅱ型——细胞毒型（cytotoxic type），Ⅲ型——免疫复合物型（immune complex type），Ⅳ型——迟发型（delayed type）或细胞介导型（cell mediated type）。以上三型均由抗体所介导，Ⅳ型由细胞因子所介导。变态反应的发生需要具备两个主要条件：一是容易发生变态反应的特应性体质，这是先

表 抗原物与有关职业

抗原物	有关职业
动物性粉尘：	
1. 动物皮毛	皮毛加工、商业、制垫、放牧
2. 鸟类羽毛、血清蛋白、粪便	家禽饲养、养鸽、养鸟
3. 昆虫，如螨、象鼻虫、蚜虫、臭虫、飞蛾等	面粉粮食加工、动物饲养、植物工作者、农民
4. 蚕，包括蚕尿、蚕蛾、蚕蛹及蚕丝	养蚕及丝绸业
5. 牡蛎、珍珠	牡蛎养殖、加工、采集等
6. 蜜蜂、蜂毒	养蜂业
植物性粉尘：	
1. 木尘，锯末尘（如枫树、水杉、软木）	木工及伐木工
2. 棉麻尘	纺纱工、梳棉工
3. 谷物面粉	磨面工、烤面包工
4. 其他如茶尘、咖啡豆、阿拉伯胶、松香、蓖麻子、烟草、棉籽等	制茶、咖啡加工、制烟、榨油、印刷、装卸、运输
职业性真菌及孢子、细菌，如小多芽胞菌、嗜热放线菌、青霉菌、曲菌、枯草杆菌	农业工人及牧民（潮湿枯草）、食品加工（奶酪）、制糖（蔗渣、甜菜）制纸（纸浆）、蘑菇种植、酿造制药、制洗衣剂等
致敏金属，如铂、铬、铍、钒等	冶炼、精密铸造、电镀、焊接、照相、矿石加工、电子工业
化学毒物，如二硝基甲苯、对苯二胺、邻苯二甲酸酐、甲苯二异氰酸甲酯、聚氯乙烯	化工、染料、印染、农药、油漆、塑料、合成纤维、肉品包装

天遗传决定的，并可传给下一代，其概率遵循遗传法则；二是与抗原的接触，有特应性体质的人与抗原首次接触时即可被致敏，但不产生临床反应，被致敏的机体再次接触同一抗原时，就可发生抗原抗体反应，其发生时间差异较大，快者可在再次接触后数秒钟内发生，慢者需数天甚至数月。

诊断 包括以下两种方法。

一般方法 详尽了解职业史很重要。要具备变态反应的一般临床特征，并辨别属哪型变态反应。职业性变态反应常影响皮肤、黏膜、呼吸道及血液系统。表现为接触性皮炎、荨麻疹、结膜炎、支气管哮喘、肺部肉芽肿以及各种血细胞减少症。如金属铂、酶洗剂以及甲苯二异氰酸醋可引起哮喘（与Ⅰ型变态反应有关）；某些药物及毒物如苯、二氯二苯三氯乙烷（Dichloro-Diphenyl-Tricgloroethane，DDT）、汞、金、铅、砷等可引起溶血性贫血、粒细胞减少症、血小板减少性紫癜以及再生障碍性贫血（与Ⅱ型变态反应有关）；某些真菌，如小多芽胞菌嗜热放线菌棒形笼状菌根霉、曲霉、乳酪青霉、桔青霉等可引起外源性变应性肺泡炎；铅、汞、镉等金属可引起肾损害（与Ⅲ型变态反应有关）；铬、镍、钡等可引起接触性皮炎；钡可导致肺肉芽肿（与Ⅳ型变态反应有关）。

免疫学试验方法 常用的免疫功能试验有非特异性和特异性指标。①非特异性指标。用于人体免疫状况的研究，包括反映组织炎症及细胞吞噬作用的指标，如嗜酸性粒细胞计数、白细胞吞噬指数测定、四唑氮蓝试验、溶菌酶测定、C反应蛋白测定等；体液免疫功能指标，如IgG、IgA、IgM、IgE等含量测定；细胞免疫功能指标，如植物凝集素刺激的淋巴细胞转化试验、E玫瑰花试验、二硝基氯苯（DNCB）过敏试验等；反映抗原抗体复合物损害或自身免疫的指标，如类风湿因子、抗核因子、补体以及脱氧核糖核酸测定等。以上这些免疫指标一般只能说明机体的免疫状况，辅助诊断，而不能作为特异性诊断指标。②特异性指标。指有特殊抗原抗体免疫反应的指标；临床上用以证实特殊的变应原以及机体是否对该变应原有变态反应，在临床诊断及鉴别诊断中有重要作用，如皮肤试验、呼吸道激发试验、体外试验、红细胞药物凝集及溶化试验、直接库姆斯（Coombs）试验、药物白细胞凝集试验、血块退缩抑制试验、白细胞凝集试验、沉淀反应、巨噬细胞（或白细胞）移动抑制因子试验、抗原激活活性玫瑰花试验。

治疗 与一般变态反应病的治疗原则相似，主要原则为停止或避免与职业致敏物接触、脱敏治疗和对症治疗。

预防 最有效的办法是防止危害健康剂量的致敏原进入人体。在生产环境中，经由皮肤侵入是致敏物进入人体的最常见途径，而且其最主要危害是引起职业性变态反应皮肤病。其次是经由呼吸道进入人体。此外，接触复杂的高聚物也能引起职业性变态反应。对有发生变态反应疾病危险的工人，进行预防性和定期的体格检查，是预防职业性变态反应及其疾病的一项重要措施。

(郄堂春)

duōzhǒng huàxuéwù guòmǐnzhèng
多种化学物过敏症（multiple chemical hypersensitivity syndrome） 接触大量化学物引发急性中毒后，或长期接触微量有害化学物后再次接触少量同系化学物引起的临床不适症状。又称二十世纪病。已成为现代社会倍受关注的疾病。1978年卡伦（Cullen）等提出此定义。

发病机制 目前尚不清楚发病机制，可疑物包括烟尘、杀虫剂、塑料、合成纤维织物、除臭产品、石油产品和油漆。但一项双盲试验显示，多种化学物过敏症患者实际上对化学物没有反应；而在非双盲试验中，他们相信自己在接触化学物的时候会产生过敏反应。

临床表现 日常诊疗中诊断的多种化学物过敏症患者，主诉以自主神经症状为主，多伴有多种其他系统症状，包括精神神经系统症状、消化系统症状、循环系统症状、呼吸系统症状、免疫系统症状等。

诊断 1989年，卡伦提出满足以下7个条件即可诊断为多种化学物过敏症：①已认可的环境物质暴露史。②多脏器同时出现症状。③预想是环境物质刺激引发或缓解症状。④多种化学物暴露引发的症状。⑤证明可能是化学物暴露引发的症状。⑥超低浓度化学物暴露诱发的症状。⑦缺少与症状相符的临床检查结果。但该诊断标准不能除外精神疾病和急性职业病。因此1998年石川等提出了新的诊断标准。

新诊断标准重视神经系统症状，并以除外其他慢性疾病为前提。主要症状是：①持续或反复发作的头痛。②肌痛及肌肉不适感。③持续性倦怠。④高度疲劳感。⑤关节疼痛。⑥过敏性疾病等。次要症状是：①咽痛。②轻度发热。③腹痛、腹泻、便秘。④畏光、一过性暗点（scotoma）。⑤兴奋、精神不安、失眠。⑥感觉异常、皮肤瘙痒。⑦月经过多、生理异常等。在这些临床症状基础上，临床检查还可见：①副交感神经刺激型瞳孔异常。②视觉空间频率特征性阈值明显下降。③眼球运动的典型异常。④单光子发射计算机断层图像（single photon emission computed tomography，SPECT）检查可见大脑皮质功能明显下降。⑤诱发试验阳性反应等。2 项主要症状 + 4 项次要症状，或 1 项主要症状 + 6 项次要症状 + 2 项临床检查所见可诊断为多种化学物过敏症。

需要与病屋综合征（sick house syndrome）进行鉴别诊断：病屋综合征源于住宅环境，是住宅环境因素引发的综合征。除化学物质外，宠物、螨虫等致敏源引起的过敏症也属病屋综合征。以问卷形式进行流行病学调查研究，推测家庭内的致病因子为空调、墙壁、地板、建筑材料以及宠物等。建筑结构的密闭性增高，从与外界隔离的角度而言具有一定的优势，但居室通气和清扫的必要性比以前更高，而日本有半数以上的家庭妇女都在外工作，这使室内换气、扫除等工作被忽视。由此可见，对于病屋综合征而言，必须加强室内通风换气，合理选择建筑材料，制定合理的环境标准。多种化学物过敏症则是不可量化解析的慢性疾病，需要远离致病物质。化学物质过敏症、病屋综合征、过敏性疾病的临床症状十分相似，鉴别诊断十分困难（图）。

治疗 多种化学物过敏症的治疗与一般变态反应的治疗原则相似，主要治疗方法为立即停止和致敏物接触、脱敏治疗和对症治疗。

(邬堂春)

图 化学物质过敏症、病屋综合征、过敏性疾病的关系

zhòngdúxìng xīnjībìng

中毒性心肌病（toxic myocardiopathy） 毒物直接或间接通过神经 – 体液作用于机体引起的心肌疾病。可发生心肌功能障碍、心肌纤维变性和坏死。

病因 引起中毒性心肌病的主要病因是生产性毒物，如氯、氨、二硫化氮、光气、二氧化硫、羰基镍、丙烯醛等刺激性气体；一氧化碳、苯、砷化氢、硝基苯、高铁血红蛋白形成剂等窒息性毒物；锑、砷、钡、钴等金属或类金属；氯甲烷、溴甲烷、氯甲甲醚、氟化烃等卤代烃；有机磷、有机氯农药等。

发病机制 发病机制不完全清楚。毒物及其代谢产物可能通过以下机制损害心肌：①通过其脂溶性的生物特性，损害心肌细胞膜的完整性。②影响细胞器功能。③影响细胞膜的离子通透性，引起细胞膜除极和复极不均，传导减慢，成为折返和自律性电生理异常的基础。④影响神经 – 体液调节导致心肌肥厚和心律失常。⑤兴奋交感神经，刺激冠状动脉痉挛，造成心肌缺血。⑥与多种蛋白质结合，使一些蛋白质丧失正常生理功能，原有的抗原结构发生变化、产生免疫反应，从而损伤心肌。

临床表现 常见症状有心悸、胸闷、乏力，严重时有心力衰竭、肺水肿、休克及猝死。心电图检查可发现心肌损害、心律失常及传导阻滞等改变。

诊断 诊断除与心肌病相同的一般诊断以外，还必须生产性毒物的接触史。

治疗 治疗原则除脱离接触与特效解毒外，与一般心肌炎及心律失常相似。

预防 与预防一般中毒的原则相似。

(邬堂春)

zhòngdúxìng báixìbāo jiǎnshǎozhèng

中毒性白细胞减少症（toxic leucopenia） 血液系统对相应病因因子的反应，反映血液功能的改变状态，表现为造血调节和白细胞生成、释放、分布的功能障碍或破坏过多，白细胞计数少于 $4 \times 10^9/L$，临床上同时出现有关征象的综合征。职业中毒性白细胞减少症（occupational toxic leucopenia）是接触职业性有害因素，使机体受到损害，在血液等方面表现出的一组综合征。该病的临床表现除外周血白细胞计数 $< 4 \times 10^9/L$ 外，还具有该联合因素对机体损害引起的一系列相应的症状和体征，如贫血、乏力、头晕、易疲劳、失眠多梦、体质虚弱易感染和感冒等。

病因 引起职业中毒性白细胞减少症的主要包括两类，一是职业性有害化学物质如苯、苯胺、三硝基甲苯、二硝基酚，砷及砷化合物、氯乙烯、有机氯及有机磷杀虫剂等；二是物理性有害因素如放射性作业、放射性同位素及射频电镀业的 X 线、γ 射线，放射性核素等也是引起白细胞减少的重要原因。

发病机制 职业中毒性白细胞减少症是有害因素对造血系统的直接损伤，进而引起骨髓造血功能抑制和破坏。如苯和抗肿瘤

药物中毒引起的白细胞减少系化学物或其代谢产物直接对骨髓粒系祖细胞毒害作用所致，主要通过直接抑制造血细胞的核分裂，使 RNA 和 DNA 合成受阻，幼粒细胞的增殖和成熟，最终导致骨髓内有效储备量明显减少。而放射性损伤是直接杀伤造血干细胞，或引起细胞染色体损伤，使之不再增殖分裂。研究则认为，有害化学物作用于机体后引起免疫反应，可作为半抗原与粒细胞或血浆中蛋白质结合，生成全抗原，当机体抗原抗体相互作用时，刺激体内产生相应的粒细胞抗体，从而通过免疫机制导致白细胞减少。

临床表现 白细胞减少症患者有些无临床症状；有些则有乏力，易患上呼吸道、支气管、中耳、胆道、泌尿道感染等表现。肺、泌尿系统、口咽部和皮肤是最常见的感染部位，黏膜亦可有坏死型溃疡。职业中毒性白细胞减少症是机体患职业病时所发生的血液的病理变化之一，其临床特征是白细胞减少，有时还伴有细胞形态学的改变。患者除了合并病毒性感染，可出现发热、寒战等症状外，一般表现乏力、疲倦，或类似神经衰弱综合征的临床表现，也有些患者会出现内分泌功能失调现象。

实验室检查 白细胞减少症患者周围血象的特征性表现为白细胞减少或中性粒细胞减少，红细胞和血小板大致正常，骨髓象大致正常或粒细胞减少。

诊断 根据易致白细胞减少的化学物质接触史，及周围血象和骨髓象检查结果，诊断并不困难。要确定职业性白细胞减少，可参考职业病的诊断原则，根据患者的职业史、病史、体检及化验等资料，进行综合分析，并做好鉴别诊断。

职业史 这对于职业性白细胞减少症的诊断，是很重要的依据，询问调查病人在工作中接触化学或放射性等可引起白细胞减少的物质情况（包括种类、时间、剂量等）。如从事苯及含苯混合物（甲苯、二甲苯）作业者，常见的有油漆、喷漆、制革、制鞋、橡胶、粘胶、绝缘材料、印花和制版等。

病史 询问疾病的发生和发展情况，包括开始出现白细胞减少的时间，伴随出现的症状和体征。从事化学或放射性物质前的健康情况，有无白细胞减少，是否有反复发作现象，同工种的工人是否也有白细胞减少的情况，家庭中有否同样患者。起病前后曾接受过什么治疗，用过什么药物，均需具体了解，以便排除其他原因所致的白细胞减少症，肯定与职业性有害因素的关系。

体格检查 同一般疾病的诊断一样，要做全面检查，注意有否急、慢性感染的情况，有无贫血、肝脾肿大、淋巴结肿大及明显的全身性疾病，如血液病、结缔组织病，以及肿瘤等。

化验检查 定期反复检查血常规，观察白细胞数及分类，至少每周一次。

鉴别诊断 由于职业中毒性白细胞减少症的临床表现，除周围血中白细胞减少外，可少或无明显症状，故在诊断时，需做好鉴别诊断。

感染所致的白细胞减少症 各种感染（包括某些细菌、原虫、病毒等）均可有白细胞、粒细胞减少。患者有急、慢性感染的临床表现，或有败血症的征象。

药物所致白细胞减少症 随着化疗方法的发展，药物性白细胞减少症越来越多，故对任何原因未明的白细胞减少患者，应详细询问其近 1～2 个月有无服药史。如上所述的药物。另外，药物所致的白细胞减少症，除周围血中的白细胞减少外，可有嗜酸性粒细胞、单核细胞增多。

周期性粒细胞减少症 常在早期发病，但可在任何年龄发病，临床特点为每隔 3 周左右发热、口腔黏膜溃疡、咽喉痛或皮肤感染，粒细胞减少。一般经过 3～4 天后回到正常值，间歇期健康状况良好。

原发性脾性粒白细胞减少症 多见于女性，有反复口腔溃疡及其他感染的病史，多有脾大，部分有代偿性单核细胞增多，骨髓中粒细胞中度到明显增多，切除脾后常可好转。

成人型慢性特发性粒细胞减少症 慢性过程可长达 1 年或数年，多见于女性，中性粒细胞绝对数可 $< 1 \times 10^9/L$，骨髓增生正常或增生旺盛，但无多核粒细胞，预后较好，不需治疗。

其他 需要与再生障碍性贫血、白血病、播散性红斑性狼疮、类风湿关节炎及家族性良性粒细胞减少症等鉴别。

治疗 中毒性白细胞减少症的治疗原则是：早期发现，去除病因，治疗原发病，调动病人内因的积极作用，增强机体抵抗力，适当使用提升白细胞的药物。升白细胞药物较多，传统的有肌酐、鲨肝醇、利血生、人粒细胞集落刺激因子等，较新研发的有重组人粒细胞集落刺激因子、粒细胞－巨噬细胞集落刺激因子、单核－巨噬细胞集落刺激因子等。有粒细胞减少或感染者，要积极防治感染，使用抗菌药物，及时控制感染。对于暂时还不能明确原因的白细胞减少症，又无特殊症状及易感染者，一般不需特殊处理，可以定期观察，必要时可使用 1 ~ 2 种提升白细胞药物或维生素，4 ~ 6 周一个疗程，治疗 6 个月仍无明显变化者，可停用药物，随访观察。

此外，治疗方案还应针对白细胞减少的发生机制进行治疗，如由再生不良所致，可按再生障碍性贫血治疗；如由免疫机制所致，可按溶血性贫血治疗。对一般白细胞减少症，常用促进核酸合成和白细胞代谢的药物，如维生素 B_4、维生素 B_6、鲨肝醇、利血生，均为每日 3 次，口服；还可用叶酸、维生素 B_{12} 等治疗。

预防 对于职业中毒性白细胞减少症，重要的是采取预防措施，如大力改进工艺技术，用无毒或低毒代替有毒物质，加强密闭通风，减少与有毒有害物质的直接接触，加强个人防护，定期体格检查等。具体措施如下。

集体预防措施 新建扩建厂矿要配置卫生设施，预防工作要从基本建设抓起，在进行厂矿设计时，要同时考虑消除三废的危害和防止职业病措施，从根本上防止或减少职业性危害因素。

进行技术革命和工艺改革 以无苯稀料作为喷漆的稀料，静电喷漆代替手工喷漆防止苯中毒，利用金属丝网隔绝高频无线电波预防高频电磁辐射的作用，应用防护屏蔽装置减弱电离辐射的作用。

综合利用 变废为宝，化害为利。

密闭加通风控制毒物的扩散 职业性致病因素的危害绝大多数是因为扩散到空气中，被公认吸入所致，在生产中必须使用某些毒物时，可用密闭加通风的方法来预防。

个人预防措施 ①积极参加体育锻炼，增强体质。②熟悉本职工作中有关毒物的特性，掌握有关防护知识和措施，严格遵守安全卫生操作规程。③正确使用个人防护用品。个人防护用品是防止毒物伤害人体的有效辅助措施，在从事有关毒物操作时，必需按照实际需要穿戴有关个人防护用品，并定期清洗和更换，以防表面沾污和失效。④避免滥用药物。如前所述，许多药物都可造成白细胞减少，特别是氯霉素类及解热镇痛药的服用更要慎重。⑤参加工作前体检和定期体检。

（林忠宁）

zhòngdúxìng gāotiěxuèhóngdànbái xuèzhèng

中毒性高铁血红蛋白血症

（toxic methemoglobinemia） 由药物或氧化剂，以及特定职业性有毒化合物暴露引起的高铁血红蛋白血症。正常生理条件下，人体高铁血红蛋白（methemoglobin，Met-Hb）占血红蛋白（Hb）总量的 0.5% ~ 2%；如果人体中 Met-Hb 比例超过生理范围（0.5% ~ 2%），称为高铁血红蛋白血症（methemoglobinemia）。

发病机制 引起中毒高铁血红蛋白血症的化学物很多，根据作用方式分为两类：①直接作用类，主要有硝酸甘油、硝酸铵、硝酸银、亚硝酸异戊酯、亚硝酸钠、次硝酸铋、羟胺、氯酸盐及苯醌等。该类物质在体外实验能直接与血红蛋白发生反应形成 Met-Hb。但硝酸盐口服后经肠道菌还原为亚硝酸盐才具有氧化作用。②间接作用类，主要有苯胺、间苯二胺、甲苯二胺、乙酰苯胺、氨基酚、硝基苯、二硝基氯化苯、三硝基甲苯、非那西丁、苯佐卡因、毛果芸香碱等药物。这类化学物在体外不能形成 Met-Hb，必须在体内经代谢转化为某些代谢产物才有氧化作用，或通过 H_2O_2 或游离基团对 Hb 起间接作用。

临床表现 主要表现为发绀和缺氧，其程度与血中 Met-Hb 占血红蛋白比例有关。一般 Met-Hb 浓度在 10% 以上，口唇周围出现发绀，也可无症状；Met-Hb 浓度为 40% ~ 60%，除出现发绀外，还可出现乏氧症状，如头痛、头晕、疲乏、无力等；严重者血 Met-Hb 含量超过 50% ~ 70%，可出现意识障碍、急性循环衰竭甚至危及生命；国外研究显示，中毒性高铁血红蛋白症还可引起远期神经系统功能障碍。

实验室检查 ①肉眼观察。取肝素抗凝血于中号试管，血液呈巧克力样棕褐色，空气中振摇 1 分钟后颜色不变；或取外周血 1 滴于滤纸上，空气中晃动 30 秒后，颜色仍显棕褐色，必要时以正常血对照。以上试验可以排除呼吸或循环衰竭引起的缺氧性发绀。②Met-Hb 的吸收光谱。血液用蒸馏水稀释 5 ~ 20 倍，用分光镜直接观察，在红色区有 1 条暗带，加入 10% 氰化钾（钠）或连二亚硫酸钠（dithionke）1 滴，此带消失；或用记录式分光光度计波长扫描，观察加入氰化钾前后在 630nm 附近吸收光谱的变化。试验时应有正常血对照。③Met-Hb 定量测定。按伊芙琳（Evelyn）和马洛伊（Malloy）分光光度法测定 Met-Hb 含量。④Met-Hb 还原试验：血液中加入少许亚甲蓝，置 37℃ 水浴中 30 ~ 60 分钟，Met-Hb 消失，颜色变红。根据病情、临床表现、症状、体征，可选择做心电图、生化、电解质等检查。

诊断 包括以下两方面。

诊断要点 ①有毒物（或药物）接触史。②有针对性地进行现场调查。③有明确的缺氧、发绀等主要临床表现。④血中有 Met-Hb 存在，一般超过 10% 有诊断意义。⑤其他有关检查：血中检出赫恩滋小体（Heinz body）；肝功能异常，如谷丙转氨酶（ALT）、谷草转氨酶（AST）增高；尿中检测出代谢产物，如对氨基酚、硝基酚等；根据上述几项一般不难诊断。

诊断分级国家标准（GB 17058-1997） ①轻度中毒：一般 Met-Hb 浓度在 10% 以上，口唇周围呈发绀，可无症状。②中度中毒：Met-Hb 浓度在 40%～60%，除有显著发绀外，出现缺氧症状，如头痛、头晕、疲乏、无力、全身酸痛、呼吸困难、心动过速、反应迟钝、嗜睡等。③重度中毒：Met-Hb 浓度在 60% 以上，上述症状明显加重外，颜面呈发绀，尿呈葡萄酒色或暗褐色，可发生急性循环衰竭、昏迷、死亡。应注意与硫化血红蛋白血症相鉴别；此外还需除外儿童肠源性青紫症、NADH-Met-Hb 还原酶缺乏症、血红蛋白 M 病及心肺疾患引起的发绀等鉴别。

治疗 症状不严重可用维生素 C，3 次/日；急性中毒影响呼吸功能时需静脉注射亚甲蓝（美蓝）或口服，3 次/日。亚甲蓝可将血红蛋白氧化为高铁血红蛋白，也可加速辅酶还原型将高铁血红蛋白还原为血红蛋白。亚甲蓝静脉注射速度过快可引起胸闷、恶心、呕吐；剂量过大（超过 6mg/kg）反而具有氧化作用，使正常血红蛋白的 Fe^{2+} 氧化成 Fe^{3+}，加重发绀。注意如为血清葡萄糖 - 6-磷酸脱氢酶（G-6-PD）缺乏者用亚甲蓝无效，且可引起急性溶血。个别患者尽管 G-6-PD 正常也有因美蓝而发生急性溶血。重度患者除上述治疗外，还应给予综合支持疗法。

中毒较轻者预后较好，中毒较重但抢救得力者也可恢复，中毒十分严重且抢救不及时则危及生命。轻度中毒者是否调离原工种可视病情及劳动条件等情况而定；中度、重度中毒者应调离原工种。

预防 从事接触血液毒物作业工人应做就业前体检，工作后每年定期体检一次，检查项目除就业前体检项目外，应按毒物的血液毒性质制定。有血液疾病、肾脏及肝脏疾病及明显心肺疾患的工人应禁止从事接触可致中毒性高铁血红蛋白血症毒物的相关职业。

（林忠宁）

zhòngdúxìng róngxuèxìng pínxuè

中毒性溶血性贫血（toxic hemolytic anemia）
化学毒物导致红细胞破坏增加，超过造血补偿能力范围时产生的贫血。

病因 ①氧化性毒物的暴露，可使血红蛋白氧化成高铁血红蛋白，产生海因茨小体（Heinz body）导致溶血（见中毒性高铁血红蛋白血症）。②接触非氧化性溶血性毒物，如甲基多巴、大剂量青霉素、奎尼丁可通 Ⅱ 型变态反应破坏红细胞；砷化氢可影响红细胞膜引起溶血；铜和硫酸铜中毒引起溶血。

发病机制 引起中毒性溶血性贫血的化学物有砷化氢、锑化氢、硒化氢、砷化合物、铜、铅、有机磷农药、苯肼、有机溶剂、苯胺、硝基苯、萘等。中毒性溶血性贫血主要机制可归纳为以下 3 种：①海因茨小体形成，导致红细胞脆性增加，易被破坏，发生溶血，通过这种机制发生的溶血性贫血又称为海因茨小体溶血性贫血。芳香族氨基硝基化合物、各种苯醌、苯肼等在体内转化为氧化物，直接作用于珠蛋白分子的巯基，使珠蛋白变性。珠蛋白有四个巯基，如两个巯基被结合，变性的珠蛋白尚可逆转；若四个巯基被结合，变性珠蛋白成为不可逆性沉淀物，在细胞内出现包涵体，称海因茨小体。这种小体主要通过两种途径使红细胞受损，一是变性珠蛋白与膜之间通过联硫键（-S-S-）形成二硫化合物，使两者紧密相连，从而影响膜的功能和结构；二是红细胞随小体成块的丢失，使红细胞表面积与体积比变小，对阳离子通透性也增加，使红细胞生存时间缩短。②抑制酶及干扰红细胞内谷胱甘肽的代谢，使还原型谷胱甘肽（GSH）减少。砷化氢等毒物可通过红细胞膜，抑制过氧化氢酶致氧化氢增加，使 GSH 减少，损害细胞膜稳定性；铜盐引起溶血的机制与其氧化红细胞内的 GSH 有关；氯酸钠、氯酸钾、苯胺、硝基苯等具有氧化作用的化学物，在体内生成过氧化物，使 GSH 减少，细胞内及细胞膜的结构和功能改变，红细胞被破坏。③钾、钠离子转运功能障碍。铅可以抑制红细胞膜上的 Na^+-K^+-ATP 酶，影响红细胞的钾钠转运，使钠离子和水大量进入红细胞内，引起红细胞膨胀、破裂而溶血。

临床表现 发生急性溶血时常先出现畏寒、寒战、高热、皮肤黄染、腰背肌酸痛、四肢和头部疼痛、呼吸急促、烦躁不安、出汗，甚至发生周围循环衰竭，继之出现血红蛋白尿，尿呈棕褐或酱油色，血中游离血红蛋白明显增高，同时可出现急性溶血性贫血和急性溶血性黄疸的相关表现，严重病例常发生急性肾衰竭。慢性溶血起病缓慢，临床表现以贫血、黄疸、脾大为主，亦可有肝大。

实验室检查　实验室检查可见红细胞和血红蛋白减少，为正常细胞性贫血；网织红细胞增多，成熟红细胞大小不一，出现破碎、畸形。骨髓象示溶血性贫血，有核细胞增生活跃，以红系细胞为主，粒红比例倒置；红系细胞增生以中晚幼红细胞为明显，分裂象易见。血清游离胆红素增高，尿胆原和粪胆原排出量增多。发生血管内溶血时，可见血清游离血红蛋白增多，结合珠蛋白降低，尿中出现血红蛋白和含铁血黄素。

诊断　根据确切的接触易致溶血的化学物的职业史，结合急性或慢性溶血临床表现以及外周血血象、骨髓象、血液生化的溶血证据，并根据生物样品中检测出毒物及代谢产物，在排除其他致溶血因素的情况下可做出诊断。国家诊断标准为《职业性急性化学物中毒的诊断》（GB 17058-1997），诊断分级如下。①轻度中毒：中毒后出现乏力、畏寒、发热、腰痛、倦怠、头痛、恶心、呕吐、腹痛。皮肤巩膜黄染，贫血外观。血液检查红细胞及血红蛋白减少，网织红细胞增多，海因茨小体出现；尿常规检查尿呈红茶色，尿潜血阳性、蛋白阳性、有红、白细胞及管型，血尿素氮基本正常。②重度中毒：发病急剧，突然寒战、高热、谵妄、抽搐、昏迷、发绀、巩膜深度黄染、少尿或无尿，严重贫血，红细胞及血红蛋白显著减少，网织红细胞显著增多，海因茨小体大量出

现，尿呈深酱油色，尿潜血强阳性，血尿素氮急剧升高，呈现急性肾衰竭表现。

临床上注意与急性黄疸型肝炎、阵发性睡眠性血红蛋白尿、蚕豆病及药物性溶血性贫血鉴别。

治疗　治疗原则与非中毒性溶血性贫血相似。尽快脱离接触，停止接触毒物，由砷化氢、铜制剂农药引起者在急性溶血缓解前不宜用络合剂驱毒；碱化尿液，以防酸性血红蛋白结晶在肾小管内沉积；尽早使用大剂量糖皮质激素控制溶血，可用氢化可的松或地塞米松静脉滴注；保护肾脏功能，若发生急性肾衰竭，应及时做血液透析，并同时做血流灌注药用炭，吸收清除血中毒物；由急性溶血性黄疸所致的肝功能损害，做保肝及对症处理。

预防　主要预防措施如下：①尽可能采用先进生产工艺，力求生产过程自动化、机械化、密闭化，以减少毒物的扩散，避免工人直接接触毒物。②加强通风排毒净化空气，并定期测定车间空气中毒物的浓度。③进行就业前健康检查，发现有职业禁忌证者应妥善安排，如先天性血清葡萄糖-6-磷酸脱氢酶（G-6-PD）缺乏者不宜接触溶血性毒物。④注意个人防护，认真穿好防护服，坚持戴防毒口罩。⑤注意个人卫生，不在生产岗位上吸烟、进餐、餐前洗手，下班后淋浴，经常更换工作服等。

（林忠宁）

zhòngdúxìng zàishēngzhàng'àixìng pínxuè

中毒性再生障碍性贫血（toxic aplastic anemia）　化学毒物引起的骨髓造血组织减少，造血功能衰竭的综合征。是以造血干细胞数量减少和质的缺陷为主的造血

障碍，导致红骨髓总容量减少，代以脂肪髓，临床上出现全血细胞减少。

病因　常见的化学物有苯、三氧化二砷、三硝基甲苯、二硝基酚、砷化合物、四氯化碳、有机氯及有机磷杀虫剂等。其中，密切接触高浓度苯数月内可发生急性型再生障碍性贫血，而其他化学物多引起慢性型再生障碍性贫血。

发病机制　各种血细胞均起源于造血干细胞，造血干细胞具有自我复制和产生分化细胞的能力。苯及其代谢产物如酚类、氢醌、苯醌等通过自我氧化、酶的参与、微粒体混合功能氧化酶细胞色素 P450 产生自由基等机制，影响造血细胞 DNA 合成，干扰其微管集合，从而抑制造血干细胞的增殖；苯的代谢产物还可以抑制骨髓基质的巨噬细胞和成纤维细胞，减少集落刺激因子、生长因子和细胞外机制成分的生成，造成造血微环境异常，干扰造血干细胞的分化成熟，最终导致周围血中各种血细胞减少，引起中毒性再生障碍性贫血。三硝基苯、砷、金、铋、有机溶剂、有机氯和有机磷杀虫药等对造血组织也有抑制作用。

临床表现　①急性型再生障碍性贫血：起病急，进展迅速，常以出血和感染发热为首起及主要表现。病初贫血常不明显，但随病程发展，呈进行性进展。几乎均有出血倾向，60% 以上有内脏出血，主要表现为消化道出血、血尿、眼底出血（常伴有视力障碍）和颅内出血。皮肤、黏膜出血广泛而严重，且不易控制。病程中几乎均有发热，系感染所致，常在口咽部和肛门周围发生坏死性溃疡，从而导致败血症。肺炎

也很常见。感染和出血互为因果，使病情日益恶化，如仅采用一般性治疗多数在一年内死亡。②慢性型再生障碍性贫血：起病缓慢，以贫血为首起和主要表现；出血多限于皮肤黏膜，且不严重；可并发感染，但常以呼吸道为主，容易控制。若治疗得当，坚持不懈，不少患者可获得长期缓解以至痊愈，但也有部分患者迁延不愈，甚至病程长达数十年，少数到后期出现急性型再生障碍性贫血的临床表现，称为慢性再障急变型。

实验室检查 周围血象检查呈全血细胞减少，贫血呈正常细胞、正常色素性，亦可呈轻度大红细胞型。网织红细胞<1%。急性型再生障碍性贫血网织红细胞、中性粒细胞及血小板呈显著减少；骨髓象检查呈现有核细胞减少，粒系和红系后期细胞比例增高，淋巴细胞比例增高、巨核细胞较少见或缺如；骨髓活组织检查可见造血组织减少，大多被脂肪组织取代；骨髓祖细胞培养呈现粒–单细胞集落形成单位和红系集落形成单位减少。

诊断 诊断根据生产活动中有密切接触前述化学物的职业史，药物史及家族史，并排除非职业性因素所致再生障碍性贫血，必要时还需进行职业流行病学调查。国家诊断标准为（GB17058—1997）。①起病急，呈进行性贫血、出血倾向，感染发热。②周围血象：红细胞及血红蛋白下降较快，白细胞极度减少（中性粒细胞绝对值<0.5×10⁹/L，血小板明显降低（<20×10⁹/L），网织红细胞<1%，绝对值<15×10⁹/L。③骨髓象：有核细胞增生低下，粒、红和巨核系细胞明显减少，淋巴细胞比例相对增多，

浆细胞、网状细胞、组织嗜碱细胞易见。骨髓活检造血组织减少，大多为脂肪组织取代。结合以上几项综合分析不难诊断。

中毒性再生障碍贫血需与以下疾病相鉴别。①阵发性睡眠性血红蛋白尿：尤其是血红蛋白尿不发作者极易误诊为再生障碍贫血。本病出血和感染较少见，网织红细胞增多，骨髓幼红细胞增生，尿中含铁血黄素、糖水试验及哈姆（Ham）试验呈阳性反应，成熟中性粒细胞碱性磷酸酶活力低于正常，均有助于鉴别。②骨髓增生异常综合征（myelodysplastic syndrome，MDS）：其中难治性贫血型易和不典型再生障碍贫血混淆。MDS虽有全血细胞减少，但骨髓三系细胞均增生，巨核细胞增多，三系中均可见病态造血，染色体检查核型异常占20%~60%，骨髓组织切片检查可见"造血前驱细胞异常分布"现象。③低增生性急性白血病：多见于老年人，病程缓慢或急进，肝、脾、淋巴结一般不肿大，外周呈全血细胞减少，未见或偶见少量原始细胞。骨髓灶性增生减低，但原始细胞百分比已达白血病诊断标准。④纯红细胞再生障碍性贫血：溶血性贫血的再障危象和急性造血停滞，可呈全血细胞减少；起病急，有明确诱因，去除后可自行缓解；急性造血停滞的骨髓象中可出现巨原红细胞。慢性获得性纯红再生障碍贫血如有白细胞和血小板轻度减少，需注意和慢性再生障碍贫血鉴别。

治疗 包括去除致病因素、支持治疗和促进骨髓造血功能恢复治疗。职业性有害因素所致再生障碍性贫血病因明确，及时去除病因，避免致病化学物质接触并接受有效的治疗，对患者的恢

复十分有利。①支持疗法：凡有可能引起骨髓损害的物质均应设法去除，禁用一切对骨髓有抑制作用的药物。积极做好个人卫生和护理工作。对粒细胞缺乏者宜保护性隔离，积极预防感染。输血要掌握指征，准备做骨髓移植者，移植前输血会直接影响其成功率；尤其不能输家族成员的血，一般以输入浓缩红细胞为妥；严重出血者宜输入浓缩血小板，采用单产或人类白细胞抗原（human leukocyte antigen，HLA）相合的血小板输注可提高疗效。反复输血者宜应用去铁胺排铁治疗。②雄激素治疗：为治疗非重型再生障碍贫血首选药物。常用雄激素有17α-烷基雄激素类、睾丸素酯类、非17α-烷基雄激素类、中间活性代谢产物四大类。常用丙酸睾丸酮肌内注射，司坦唑醇口服，十一酸睾酮口服，复合睾酮酯每周二次肌内注射，疗程至少6个月以上。③骨髓移植：是治疗重型再生障碍贫血的最佳方法，且能达到根治的目的。一旦确诊为严重型或极严重型再障，年龄<20岁，有HLA配型相符供者，在有条件的医院应首选异基因骨髓移植，移植后长期无病存活率可达60%~80%，但移植需尽早进行。④免疫抑制剂：适用于年龄大于40岁或无合适供髓者的严重型再生障碍贫血。最常用的是抗胸腺球蛋白和抗淋巴细胞球蛋白。其机制可能是去除抑制性T淋巴细胞对骨髓造血的抑制；也有认为其有免疫刺激作用，通过产生较多造血调节因子促进干细胞增殖，此外可能对造血干细胞本身还有直接刺激作用。⑤中医药：宜补肾为本，兼益气活血。常用中药为鹿角胶、仙茅、仙灵脾、黄芪、生熟地、首乌、当归、

苁蓉、巴戟、补骨脂、菟丝子、枸杞子、阿胶等。国内治疗慢性再生障碍贫血常用雄激素合并中医补肾法治疗。⑥造血细胞因子治疗：再生障碍贫血是造血干细胞疾病引起的贫血，内源性血浆EPO水平均在500u/L以上，采用重组人红细胞生成素（erythropoietin，EPO）治疗再生障碍贫血必需大剂量才可能有效，一般剂量不会取得任何效果。重组人集落刺激因子包括粒细胞集落生成因子（granulocyte colony-stimulating factor，G-CSF）、粒细胞-巨噬细胞集落刺激因子（granulocyte-macrophage colony-stimulating factor，GM-CSF）或白细胞介素3（IL-3），该疗法治疗再生障碍贫血对提高中性粒细胞，减少感染有一定效果，但对改善贫血和血小板减少效果不佳，除非大剂量应用。有研究显示，运用雄激素治疗的同时应辅以G-CSF、EPO造血因子的联合使用对治疗苯类化合物引起的中毒性再生障碍贫血有较好的疗效。

预防 以低毒或无毒物质代替苯等可引起再生障碍性贫血的毒物；改革生产工艺和通风排毒，如生产过程闭密化、自动化和程序化，安装有充分效果的局部抽风排毒设备。卫生保健措施有：作业工人应佩戴防毒口罩或使用面罩、橡胶手套；禁止在作业场合吸烟、喝水、进食；工作结束后应洗澡，彻底清洗暴露部位皮肤；定期健康检查，并对工人进行劳动防护健康教育；孕期及哺乳期妇女应调离工作岗位。

（林忠宁）

wànguǎn zōnghézhēng
腕管综合征（carpal tunnel syndrome，CTS）

任何原因引起的管内肿胀或组织变性，使管腔缩小，从而压迫刺激正中神经，导致所支配范围的手部刺痛麻木，以及运动功能损伤等临床表现为主的神经损害综合征。又称迟发性正中神经麻痹。CTS高发于理发、屠宰、编制、肉类包装、缝纫及电子业的一些流水作业，以及使用装订机、锤、剪、扳钳、割草机和振动性工具（特别是低频10～60Hz）的行业中。主要病因是生产劳动中手部小肌群以同一操作动作反复运动，或是手部受力不当，导致小肌群疲劳损伤，及血管神经受压、营养不良等损伤。

发病机制 手腕由一群纤维组织包绕支撑而成，纤维群与腕骨之间的空间即腕管，通过腕管的正中神经接受来自手部的感觉。弯曲手腕或活动手指带动肌肉和肌腱运动，腱鞘产生滑液以保证肌腱功能正常。操作者手腕部反复用力屈、伸，或较长时间维持某一受力姿势（如抓或拉），或接触振动，影响肌肉和血管的营养供应，不利于肌肉疲劳的恢复，润滑系统不能产生足够滑液，导致肌腱与腱鞘之间的摩擦力增加，引起肌腱炎症和肿胀。肿胀的组织以及反复炎症导致的纤维组织增生，久之可致腕管压力增加和管内正中神经损伤。由上述物理性因素导致的CTS称为自发性CTS。

电脑操作者是腕管综合征的高危人群。经常反复机械地点击鼠标，会使右手示指及连带的肌肉、神经、韧带处于不间歇的疲劳状态中，使腕管神经受到损伤或压迫，导致神经传导被阻断，造成手部的感觉与运动发生障碍。另外，由于不停地在键盘上打字，肘部经常低于手腕，神经和肌腱经常被压迫，手部出现麻木，手指失去灵活性。这种病症已成为现代文明病，即"鼠标手"。

某些生理、病理因素也与CTS的发生有关。40岁以上人群较年轻人易于发病，孕妇及哺乳期妇女易患CTS，但通常在怀孕或哺乳期结束后症状即可消失。有腕管结构病理改变者也容易发生CTS。某些疾病可引起组织肿胀或腕管机械性狭窄，如糖尿病、类风湿关节炎、肢端肥大症、黏液性水肿、硬皮病、痛风等。这类由疾病引发的CTS称为继发性CTS。

临床表现 在发病早期CTS的症状不典型、非特异，且间断出现。最常见的症状是正中神经支配的手指（拇指、示指、中指掌侧面及无名指的桡侧）感觉异常，酸痛不适，发麻，针刺感，发凉或烧灼感。症状最先出现于优势手，以后累及双手，夜间严重，甚至会影响睡眠。随着症状逐渐加重，麻木感出现更为频繁，手部肌肉无力甚至萎缩，不能握拳和抓小物体。疼痛可放射至全手（手掌、手指、手腕、前臂和手肘等），还可迁延至肩颈部，使患者手部各部位协同工作能力降低。

诊断 CTS的诊断标准尚未完全统一，常以症状、体征和电生理检查三方面的资料为依据。常见症状见上述。体征最常见的检查是弗仑（Phalen）征、蒂内尔（Tinel）征和压脉带实验。电生理检查对于CTS的诊断很重要，包括：①正中神经腕管段感觉传导时间和传导速度测定。②正中神经和尺神经动作电位幅度和潜伏时间比较。③诱发反应幅度。④远端潜伏期。⑤诱发反应持续时间。

治疗 有两种治疗措施，保

守治疗（非手术治疗）和外科治疗（手术治疗）。一般根据病因、症状、病程和严重程度选择治疗方案。保守治疗针对症状较轻或病程较短的 CTS，方法有：①夜间腕部或前臂夹板固定。②腕管内注射类固醇或非类固醇类（如阿司匹林）抗炎药。③服用维生素 B_6 及利尿剂等。外科治疗即采用手术减压的方法，适用于急性CTS、保守治疗无效以及运动神经损伤或肌萎缩的患者。

预防 由于 CTS 的发生与手腕部重复、用力运动以及过度受力和体位有关，其预防应以避免和减轻有关作业中的手腕运动及受力负荷为原则。①改进工艺技术，以自动化、半自动化代替人工手腕重复运动以及过度受力的操作。②根据工效学原则设计操作台、座椅、键盘等的高度和角度，并对工具进行工效学改良设计，使工具的结构（如手柄）符合人体测量尺寸，适合手和前臂的弯曲、运动、施力等解剖生理特点，从而避免或减轻操作时手腕部的过度屈伸和受力。③合理安排劳动和休息，工间休息时做手腕部锻炼操，促进局部血液循环，减轻疲劳，增强耐受和适应能力。④佩戴个人防护用品如护腕、减振手套等，以加强手腕部保护，避免或减轻损伤。⑤进行就业前体检和定期检查，避免CTS 高危人群（如类风湿关节炎患者）从事有关作业；进行工效学调查，及时发现有关致病因素并予以消除，对早期 CTS 患者给予及时治疗。

（兰亚佳 王小皙）

xiàbèitòng zōnghézhēng

下背痛综合征（occupational low back pain syndrome） 职业或工作因素所致的十二肋与臀褶之间韧带和肌肉骨骼损伤（musculo-skeletal injury）而引发的疼痛。包括腰痛和下腰痛，一般呈间歇性发作。其不是独立疾病，而是多种因素引起的症状。分为特异性和非特异性两种。特异性下背痛综合征（specific low back pain, SLBP）是与各种外伤、损害、感染、失调、伤残、畸形和疾病等潜在病因有关的下背痛综合征。如腰椎间盘突出可以压迫神经根，引发腰椎疼痛甚至腿痛；肿瘤引起结构畸形，可影响到脊柱，产生背痛。这些情况很少见，但通过其早期症状就可以诊断。非特异性下背痛综合征（nonspecific low back pain, NSLBP）指病因不明，但发病过程和治疗方法相似的下背痛综合征。其有许多别称，如腰痛（lumbago）、肌筋膜炎综合征（myofasciitis syndrome）、肌肉痉挛（muscle spasm）、机械性下背痛（mechanical low back pain）、背扭伤（back sprain）、背疲劳（back strain）等。大部分成年人都经历过没有特异原因的下背疼痛。

职业危险因素 工作过程中如抬举或用力搬移重物、经常或长时间弯腰与扭转、长时间站立或静坐、从事重复性和重体力工作、全身受振动、气候因素（如寒冷、潮湿）、社会心理因素（如工作紧张、工作满意度、应激）影响等，均增加急性下背痛综合征发病的危险性，而且这些因素也与疼痛时间甚至劳动能力丧失有关。在一般人群中，男女下背痛综合征的发病率基本上没有差别。对男性来讲，建设工、木工、农业工人和拖拉机驾驶员的下背痛综合征发生率最高（22%）；而女性从业人员中，看护工、护士和佣人的下背痛综合征发生率最高，分别是 18%、16% 和 15%。与白领工人相比，蓝领工人更可能发生坐骨神经痛，且需要离开工作休息的时间较长。随着年龄的增加，下背痛综合征的发病率会逐渐增高，年长者下背痛综合征病情会更严重、劳动能力丧失更快。到 60 岁时，男性病情会渐趋稳定，而女性会继续加重。寒冷、潮湿等不良气候条件也与下背痛综合征密切相关。工作紧张程度与肌肉、骨骼疼痛和慢性下背痛综合征呈正相关，而工作满意程度与下背痛综合征呈负相关，这显示出心理因素对下背痛综合征的影响。由此表明，下背痛综合征发病受多种因素影响，往往很难排除其中的主观因素和非工作因素，加之下背痛综合征尚缺乏严格统一的客观判定标准，不同调查的结果缺乏一致性。这是下背痛综合征研究中面临的挑战。

发病机制 其发病是腰椎骨间的不稳定性造成的，表现为椎间韧带、关节囊或肌肉过度牵拉，引发疼痛。从站位到无支撑坐位，椎间盘压力增加，长时间可使椎间盘受损，破坏椎骨间的稳定性，这是姿势负荷导致下背痛综合征的可能机制。一般将工作可分为静态作业（static work）和动态作业（dynamic work）。静态作业时身体姿势固定、肌肉不收缩、完全由相关韧带来维持作业姿势。长时间可导致慢性肌肉骨骼损伤；同时，肌肉不活动会引起血液循环障碍，导致组织缺氧，加重韧带与骨骼肌肉损伤。动态作业可使韧带、肌肉产生小的纤维断裂、出血、渗出，可能形成瘢痕和组织粘连，神经受到牵连与压迫，引发疼痛。

临床表现 患者下背部广泛酸痛、发紧、沉重感、弯腰困难；

工作或固定于某一姿势较久后疼痛会加剧，而休息后疼痛会减轻或消失；腰部可有压痛点；患者可能还伴有其他部位的肌肉骨骼的慢性损伤。主要根据职业史和临床表现予以诊断。

防治措施 ①停工休息，适当调换工作，避免长时间弯腰或固定姿势的工作。②按摩、理疗、局部封闭治疗以减轻疼痛，同时可采取药物对症治疗。③按人类工效学要求，改善工作环境与劳动条件，合理安排工作时间与休息时间。

（金永堂）

gǔguānjiéyán

骨关节炎（osteoarthritis） 由多种因素引起关节软骨纤维化、皲裂、溃疡、脱失而导致的非化脓性关节炎，又称增生性关节炎、肥大性关节炎、退变性关节炎或骨性关节病。其病理特点为关节软骨变性破坏、软骨下骨硬化或囊性变、关节边缘骨质增生、滑膜增生、关节囊挛缩、韧带松弛或挛缩、肌肉萎缩无力等。骨关节炎是常见的工作相关骨骼肌肉疾病之一，重体力劳动者或经常提重物、长期弯腰或站立工作者，易于罹患此病。

病因 病因尚不明确。骨关节炎分为原发性和继发性两种。原发性骨关节炎多发生在颈椎、腰椎、膝关节、髋关节及手指等负重大、活动多的关节，长期负重工作、工作姿势不良、年龄增长、肥胖、长期超体能剧烈运动、寒冷与潮湿等是此病的危险因素。继发性骨关节炎常见于关节先天畸形、关节创伤、骨缺血性坏死、类风湿关节炎、痛风、假性痛风、糖尿病、肢端肥大症、大骨节病、剥脱性软骨炎、滑膜软骨瘤病等多种疾病，好发于青年人，常侵犯个别关节，以上下肢多见。

发病机制 发病机制尚不清楚，一般认为其病理变化主要是通过两种途径：一是关节软骨生物学材料构成异常或关节结构存在生物力学缺陷，使软骨不能承受正常的关节负荷，从而直接或间接引起骨关节炎；二是各种机械性外力对关节软骨造成损伤，进而发展而成。一些研究表明，可能也与基质金属蛋白酶（matrix metalloproteases，MMPs）表达增多、相关细胞因子表达失控、自由基形成、性激素紊乱等因素相关。骨关节炎主要有关节增生性改变和软骨退行性变两类病理过程，常出现软骨退变磨损、骨质硬化、囊变、骨赘形成和关节肥大变形等。

临床表现 常见症状与体征有：①关节疼痛及压痛。初期为轻度或中度间断性隐痛，休息时好转，活动后加重，疼痛常与天气变化有关。晚期可出现持续性疼痛或夜间痛。关节局部有压痛，在伴有关节肿胀时尤为明显。②关节僵硬。早晨起床时或休息后关节僵硬及发紧感，活动后可缓解，在气压降低或空气湿度增加时加重，持续时间一般常为几分钟至十几分钟。③关节肿大。手部关节肿大变形明显，部分膝关节因骨赘形成或关节积液也会出现关节肿大。④骨摩擦音（感）。由于关节软骨破坏、关节面不平，关节活动时出现骨摩擦音（感），多见于膝关节。经常磨损使软骨和骨破裂，脱落的骨片进入关节腔而形成关节内游离体，有时就会导致关节卡住，一时难以活动，在临床上称为"关节绞锁症"。⑤关节无力、活动障碍。关节疼痛、活动度下降、肌肉萎缩、软组织挛缩可引起关节无力，行走时无力或关节绞锁，不能完全伸直或活动障碍。

诊断 根据患者的症状与体征、X线表现及实验室检查一般不难诊断。大多数骨关节炎患者的实验室检查无异常发现。当具有侵蚀性或全身性病变，或伴急性滑膜炎时，红细胞沉降率可轻度增快（很少超过 40mm/min），C反应蛋白及白细胞计数升高。大多数患者关节滑膜液检查正常，少数患者白细胞计数轻度升高，有的高龄患者可见焦磷酸钙和（或）磷灰石结晶。

X线平片对骨关节炎是最具价值的诊断手段。X线征象包括软组织肿胀，关节间隙变窄、不对称，软骨下骨密度增高、囊性变，关节面不平整和骨赘形成等。还可显示关节内游离体、关节半脱位、畸形和对线不良。磁共振可显示关节软骨、半月板、软组织等关节所有结构的病变，有利于骨关节炎的早期诊断。

骨关节炎与类风湿关节炎、股骨头缺血性坏死、骨质疏松等中老年人常见的运动系统疾病临床表现近似并经常相伴、重叠发生，需加以鉴别。

治疗 采用非药物与药物治疗相结合，必要时手术治疗，目的是减轻或消除疼痛、矫正畸形、改善或恢复关节功能、改善生活质量。

非药物治疗包括行为疗法（避免不良姿势、适量减轻体力劳动负荷、减少不合理的运动），减肥，适当进行关节功能和肌力训练，局部理疗等。

可根据关节疼痛情况选择局部药物治疗（各种非甾体抗炎药的乳胶剂、膏剂、贴剂和擦剂）与口服全身镇痛药物（乙酰氨基酚或其他非甾体抗炎药）。如口服药物治疗效果不显著，可联合关节腔注射透明质酸钠类黏弹性补充剂、糖皮质激素。但应注意若长期使用糖皮质激素，可加剧关节软骨损害、加重症状。

通过关节内镜和开放手术进行外科治疗的方法包括游离体摘除术、关节清理术、截骨术、关节融合术、关节成形术（人工关节置换术）等。目的是防止或矫正畸形，防止关节破坏进一步加重，改善关节功能。

预防　骨性关节炎虽不能完全避免，但可以通过积极预防减少或延缓其发生。预防措施包括：适量减低体力劳动负荷尤其是负重，减少不良体位操作；保持体重适当、避免肥胖，尽量不穿高跟鞋；避免关节受到反复冲击力或扭力的作用，尽量减少做频繁登高运动；有半月板损伤者通过关节镜进行手术修补或缝合，及时治疗关节韧带损伤，关节内骨折尽快手术达到解剖复位，关节周围畸形适当进行手术矫形。补足维生素、进食高钙食品对骨关节炎也有一定的预防作用，因此宜多食牛奶、蛋类、豆制品、蔬菜和水果。早发现、早诊断、早治疗亦是降低骨关节炎发病率的重要措施之一。

（姚　武）

zhōuwéishénjīng kǎyā zōnghézhēng

周围神经卡压综合征（peripheral nerve entrapment syndrome）

因骨－纤维隧道、腱膜、筋膜狭窄或增生、肥厚、粘连而使经过该处的周围神经被挤压，导致神经传导功能障碍，甚至造成永久性神经功能障碍的疾病。多发生于上臂、肘、前臂、腕部及肩胛部，常与劳动操作有一定关系，是手工劳动者中较常见的工作相关骨骼肌肉疾病。

病因　按致病因素可分为：①慢性损伤或长期过度运动等引起的炎症反应及增生性反应。②外伤。③原发或继发肿瘤、转移性淋巴结肿大等引起的压迫。

发病机制　致伤因素为机械性损害和神经缺血。肢体长期过度频繁活动时，处于狭窄通道内的神经纤维在机械刺激下发生慢性损伤性炎症，出现水肿－缺血的恶性循环。急性短期压迫可使神经缺血，导致受压轴索轴浆流受阻、缺氧、水肿。严重持久压迫可使神经纤维脱髓鞘，甚至导致远端轴索崩解、髓鞘变性。腱鞘囊肿、神经纤维瘤、骨疣、骨与关节损伤、韧带损伤等局部疾患，以及全身性疾患如类风湿关节炎、黏液水肿、肥胖病、糖尿病、甲状腺功能亢进及妊娠等可合并周围神经卡压综合征。

临床表现　主要症状和体征有：①疼痛和感觉异常。疼痛夜间加重称休息痛，可向近侧远侧同时放射，可按神经支配皮节发生感觉缺失或异常。②肌肉萎缩、无力、运动不协调。③交感神经受累征。表现为温度、颜色、发汗及营养障碍。④卡压点局限性压痛、放射。⑤卡压点轻叩痛并有发麻感。⑥周围神经受累可出现传导速度减慢和远端潜伏期延长。

上肢常见周围神经卡压综合征主要有腕管综合征、腕部尺管综合征、旋前圆肌综合征、骨间前侧神经卡压综合征、桡管综合征、肘部尺管综合征、肩胛上神经卡压综合征及神经根型颈椎病等。下肢常见周围神经卡压综合征主要有梨状肌综合征、股外侧皮神经卡压综合征、腓神经卡压综合征、跗管综合征、趾底总神经卡压综合征等。

腕管综合征（carpal tunnel syndrome）。腕管位于掌根部，底部和两侧由腕骨构成，腕横韧带横跨其上，形成骨－纤维通道。重复性手部操作、特别是抓握性手部操作的劳动者（如手持风钻工人、木工、挤奶工、炊事员、漆工、鼓手、计算机操作员及家庭妇女等），手和腕长期过度使用可导致正中神经在腕管内受压，引起这种慢性损伤性炎症。好发年龄为 30～60 岁，女性为男性的 5 倍；一般为单侧发病，也可双侧；起病缓慢。常表现为正中神经支配区疼痛、麻木、发胀，常入睡数小时后痛醒，活动后缓解；正中神经分配区皮肤感觉迟钝或过敏；可出现大鱼际肌萎缩，拇指对掌功能障碍。叩击腕部可出现轻叩痛并有发麻感；腕关节极度屈曲 60 秒，手的感觉异常可加重；腕管内压增高；过度伸腕与屈腕试验同样引起感觉异常和疼痛加重；腕管掌侧卡压点压痛、放射痛；正中神经传导速度减慢。此外，腕部急性损伤如桡骨远端骨折、月骨脱位亦可引起正中神经急性或继发受压，某些全身疾病可通过腕管内容物增大而引起自发性正中神经损害。

诊断　大多根据职业操作史、生活史、病史及特有症状与体征，通过一般检查即可进行定位诊断，必要时可进行 X 线平片、CT、磁共振检查及神经传导速度、肌电图检查，以助确诊。

治疗　周围神经卡压综合征多为缓慢进行性疾病，很少自愈，必须通过病因治疗才能根本治愈。①非手术治疗：局部制动，注射皮质类固醇激素和服用非甾体抗炎药，可减轻卡压病变的炎性反应、缓解症状。亦可采取局部制动休息，口服 B 族维生素、地巴唑及其他营养神经药物，配合热敷和中医针刀治疗来缓解症状。②手术治疗：一般经手术切开骨－纤维通道，使神经得以减压松解。应注意避免手术进一步损伤神经。

预防 周围神经卡压综合征是一类与劳动操作、工作条件和现代生活密切相关的病症，能够预防。革新工艺、改进劳动工具、改善作业方式，适当降低劳动强度，减少或消除不良体位操作，尽量避免肢体长时间处于僵持、机械而频繁活动的工作状态，操作过程中适时进行放松肢体的活动，具有明显的预防效果。

(姚 武)

jiànbìng

腱病（tendinopathy, tendon disorder） 一种肌肉肌腱过度使用，反复强烈牵拉引起肌腱胶原纤维退行性病变，发生在肌肉肌腱附着于骨或软骨止点处的疼痛性疾病。国内外不同文献中又称腱炎（tendinitis）、腱围炎（paratendinitis）、腱退变（tendinosis）或止点腱炎（insertion tendonitis）等。职业竞技运动员、手工劳动操作人群和军训士兵中有较高发病率。

病因 确切病因不明。以往认为慢性腱病是由早期短暂疼痛性肌腱炎或腱周围炎发展演变而来。但近期许多研究证据表明，在慢性腱病中没有找到炎症的生化与组织学证据，不能判定炎症细胞与肌腱的病变存在直接关系。大部分研究者认为与肌腱的反复强烈牵拉、过度力学荷载有关，尤其是跟骨、腓骨、胫骨后、腘绳、髌骨等一些远端肢体肌腱更容易受到损伤。

发病机制 肌腱是一束连结肌肉和骨骼、传导肌肉产生的压力的纤维组织，具有耐受弯曲、伸展和扭曲的功能。在长期劳动或运动训练中，同一关节的重复动作使肌肉肌腱反复强烈牵拉，导致肌腱过度疲劳、纤维撕裂或其他损伤后即可发病。研究表明，肌腱反复劳损产生的氧化应激作用导致细胞过度凋亡，进而破坏肌腱基质的完整性并诱发一系列化学反应。肌腱自我修复和重塑过程中，细胞活性调整失控会引起肌腱退行性变。病理观察可见肌腱胶原纤维连续性中断、结构松散，出现玻璃样变，但难以见到炎症细胞。年龄、性别、体重、某些疾病和药物、遗传因素等也在其发病过程具有一定作用。

临床表现 最常见的发病部位是髌腱、跟腱、肩袖、冈上肌腱、指深屈肌腱及肱骨外上髁伸肌总腱止点等。主要症状与体征有：①关节或关节附近触痛，尤其肩腕或脚后跟等周围或肘外侧（称为网球肘）。②关节僵硬伴有疼痛，有些出现麻木或刺痛，累及关节运动受限。③偶见关节轻微肿胀。④肌腱原有损伤复发后持续疼痛。⑤肌腱断裂后疼痛加重并伴有肿胀。

诊断 主要依靠临床表现和体格检查，常使用肌腱触诊，注意检查肌张力有无变化、有无触痛、运动有无障碍。X线表现为肌腱、腱止点处增粗或钙化。磁共振检查有助于诊断，在T2加权图像中显示腱与骨连接处的病变组织呈高密度信号。超声波检查可以显示病变腱组织中有低回声区改变。

治疗 主要是依据经验进行保守治疗，采取休息、冷敷、理疗和抬高患肢等措施，放松肌肉和肌腱，改善血液循环，促进愈合。也可用非甾体类抗炎药如阿司匹林、布洛芬等帮助减轻疼痛。偶尔也可用皮质类固醇治疗，但疗效不显著并且有抑制胶原合成的副作用。体外冲击波治疗可松解粘连、促进微循环、缓解疼痛。如果保守治疗6~9个月没有明显效果，可以选择外科手术治疗，包括病变组织清除、缺损修补、腱减压、髌骨下极钻孔、髌腱远端重排列术等，也有采用等离子刀等微创手术的报告。外科手术后恢复可能需要4~6个月，恢复时间的长短与术后康复治疗和功能锻炼相关。

预防 制订合理的运动计划、劳动操作制度，改进操作方式和工具，调节运动量；运动、劳动时适当先作准备活动；纠正力学姿势，减少局部受力，在维持肌肉群功能和总体肌力前提下降低肌腱的负荷。

(姚 武)

jiànqiàoyán

腱鞘炎（tenosynovitis） 肌腱长期在腱鞘上反复或过度摩擦，使腱鞘发生纤维变性、增厚，引起鞘管狭窄，导致肌腱在鞘管内活动受到限制的损伤性炎症，包括腕和手指伸肌、屈肌腱鞘炎、拇指腱鞘炎、指屈肌腱狭窄性腱鞘炎、踝和足部腱鞘炎等。长期从事手工操作者，特别是手指反复屈、伸、握、捏动作的人员如搬运工、包装工、装订工、缝纫工、器乐演奏员、画家或长时间操作电脑者等，腱鞘炎发病率较高，女多于男。

病因 引起腱鞘炎的原因较多，如受伤、手及手指过度劳损、骨关节炎以及其他免疫疾病、感染等，其中长期过度劳损是主要原因。腱鞘炎在指、趾、腕、踝等部位均可发生，以手腕部的桡骨下端拇长展肌和拇短伸肌腱鞘，以及第一掌骨头的拇长屈肌腱鞘两处最常见。

发病机制 肢体局部长期重复同一动作，肌腱反复摩擦鞘管，致其表面充血、水肿、管内滑液增加，继之鞘管壁变性和增生，滑膜和肌腱出现炎性反应。若腱鞘管增厚形成环状狭窄，使肌腱呈束带状压迫，腱鞘两端未受压迫的肌腱呈葫芦状膨大，手指屈伸活动通过鞘管时可发生弹响或交锁，则称为狭窄性腱鞘炎。外伤、骨关节炎、结缔组织病、局部感染患者也有可能继发腱鞘炎。

临床表现 手指屈肌腱鞘炎发病早期，患者仅感晨起时或工作劳累后，手指活动不便，掌指关节酸疼，但活动之后即见好转；掌骨头部有压痛，并可触到结节样肿物。严重时可产生弹响或交锁现象，患指屈后难伸或伸后难屈。桡骨茎突部腱鞘炎患者桡骨茎突部疼痛，可放射至手或前臂。拇指无力及大幅度屈伸活动受限，桡骨茎突部稍肿或隆起，局部压痛。当拇指内收屈于掌心，其他四指握住拇指，再将腕向尺侧偏斜，桡骨茎突处产生剧痛。

诊断 依据职业史、病史、症状与体征、一般体检即可做出诊断，但发病早期需与手腕部结核、急性化脓性腱鞘炎、结核性腱鞘炎、类风湿关节炎等鉴别。

治疗 早期可采取对患处局部制动、热敷、理疗、按摩、针灸、中草药熏洗等综合治疗措施，可使其得到缓解。用醋酸氢化可的松、醋酸曲安奈德或醋酸泼尼松注入腱鞘内进行局部封闭治疗，也有较好疗效。若病程较长或反复发作者，腱鞘增厚变窄而有弹响或交锁现象，经非手术治疗效果不显，应行腱鞘切开术，或腱鞘部分切除术，使肌腱恢复正常活动。也可以行中医小针刀闭合

性松解，切开狭窄部分腱鞘，效果也很显著。

预防 劳动操作时注意选择正确姿势，避免关节过度劳损，不做过度弯曲或后伸，提拿物品防止过重，手指、手腕不过度用力；适时进行工间休息，避免连续工作时间过长，工作结束后适度揉搓手指、手腕或用热水泡手；冬天操作时防止手部受寒；长期伏案工作尽量使双手平衡，避免手腕悬空。

（姚　武）

shàngzhī jīròu gǔgé sǔnshāng
上肢肌肉骨骼损伤（musculo-skeletal disorder of the upper extremities，UEMSD） 上肢和颈肩部肌肉骨骼疾患的统称，包括颈肩腕综合征、腕管综合征、手臂振动病等。UEMSD 高发于纺织、服装、塑胶、食品加工、建筑、冶金、机械维修、视频显示终端作业等行业。发病与职业性因素、个体因素、心理社会因素有关，不同部位的 UEMSD 病因可能不同，劳动过程中的不良工效学因素被认为是主要病因。

发病机制 本病是一组疾病，涉及上肢和颈肩部肌腱、腱鞘、肌肉、神经、滑囊、血管等处的损伤。发病机制非常复杂。高度用力手工作业、不适的工作姿势、强迫体位、手部的重复性活动、振动，特别是在不自然或不正确的姿势下工作，如头部过分前倾（增加颈部负荷）、工作台高度不合适（使前臂和上臂抬高、肩部肌肉过度紧张），手部反复曲、伸、用力等频繁的活动，或进行重复、快速的操作，均能导致上肢肌肉骨骼损伤。UEMSD 的危险因素还包括年龄增大、女性、相对超重、吸烟。同时暴露于高物理负荷及高心理负荷时也易患上肢肌肉骨骼损伤（表）。

临床表现 主要表现为疼痛、肌张力减弱、感觉过敏或麻木、活动受限等，严重者只要处于工作姿势就立即产生剧烈疼痛，以至于不能坚持工作。腕部损伤可以引起腱鞘炎、腱鞘囊肿或腕管综合征。由于腕管内渗出液增多、压力增高，正中神经受到影响，严重者还可以出现手部肌肉萎缩。

表　上肢肌肉骨骼损伤及其职业危险因素

损伤的部位及疾患	危险因素
手和腕	
痛性腱鞘炎	反复和用力动作
猎场看守人指病	静态肌肉负荷和不良姿势
腕管综合征	力学上的负荷
腱鞘囊肿	振动，寒冷
前臂和肘	
上髁炎（内、外侧）	不良的劳动条件
前旋肌综合征	工作速度和劳动组织不当
桡侧脉管综合征	长期固定单一的工作任务
前臂伸肌、屈肌腱鞘炎	训练、康复以及其他服务设施不完善
肩和颈	
二头肌腱鞘炎	
颈肩综合征	

（来源 王簃兰，刚葆琪．现代劳动卫生学）

诊断 除手臂振动病（见手臂振动病）有统一的诊断标准外，上肢肌肉骨骼损伤中其他疾患由于缺少客观性、特异性的诊断指标，诊断标准尚未完全统一，主要依据职业史、现场工效学调查、病史、体格检查以及有关检查，排除其他原因所致的上肢肌肉骨骼损伤后进行综合判定。

治疗 主要包括以下几点：①卧床休息及屈曲性体位休息，使身体处于感觉舒适的最佳位置。②热疗法，可在疼痛部位加用湿热敷或中药湿热敷，还可用红外线、蜡疗、蒸气浴等。③药物治疗，可适时选用镇痛药，也可选用镇定、肌肉松弛剂。

预防 应用职业流行病方法，找出可能促使这类疾患发生的有关职业危害因素，如过度紧张操作、不良工作体位、过重劳动负荷、不良劳动条件等，以便有针对性地进行预防和改善。一般可从自身因素、劳动组织、工效设计等方面着手：①通过培训使作业者掌握正确的作业方法、作业姿势，消除不良作业习惯带来的额外负担，减轻肌肉负荷与疲劳程度，如工作后进行对疲劳有消除作用的活动。②合理安排劳动组织，适当增加工间休息时间。③根据人类工效学要求设计良好的工作场所，改善劳动条件。如工作场所避免噪声、振动等职业性有害因素，将流水线或工作台的高度、键盘和座椅的高度设为可调式，使作业者获得最适人机环境系统，使肌肉骨骼负荷减到最小程度，这对防止疲劳与肌肉骨骼的损伤发生有十分重要的意义。④定期到职业卫生机构接受健康监护，及时预防、发现影响健康的问题。

(兰亚佳 王小蜀)

xiàzhī jìngmàiqūzhāng

下肢静脉曲张（varicose veins of the lower extremities） 下肢浅静脉局限性、节段性囊状或圆柱状扩张的病理状态。原发性下肢静脉曲张多见于长期站立劳动操作者，可一侧或双侧发病，病变位于大隐、小隐静脉，不伴有深静脉病变，若继发静脉炎、湿疹或溃疡可严重影响劳动能力。

病因 由于人是直立行走动物，需要一定的动力将血液由下肢运送到心脏，小腿肌肉起到泵血的作用。为了防止泵上的血液反流，在下肢静脉里有阀门作用的静脉瓣膜，如果静脉瓣膜出现病变，就会引起静脉血的反流，淤积在小腿和足部，时间过久就会出现脚肿、酸胀不适，淤滞的静脉血液红细胞分解出现色素沉着，淤血会引起局部营养障碍甚至并发溃疡形成。部分经常坐位工作者，由于坐位时大腿股静脉受到一定的压迫，会增加远端静脉瓣膜的负荷，亦有可能引发静脉曲张。部分患者则因深静脉血栓形成、深静脉瓣膜功能不全或受盆腔肿瘤压迫，血液回流不畅而继发下肢浅静脉曲张。

发病机制 原发性下肢静脉曲张除长期站立操作的职业性危险因素外，与先天性静脉壁薄弱、瓣膜缺陷或功能不全有关。长时间站立、没有肌肉收缩的挤压和支持，下肢浅静脉内压力持久升高，负重和用力致腹腔内压力升高，不仅可影响下肢静脉血的回流，而且在髂外静脉瓣膜不全的情况下，直接影响隐、股静脉瓣。在静脉壁结构薄弱的基础上，浅静脉内压力经常升高则逐渐引起下肢静脉曲张，并使瓣膜承受过重的压力而逐渐松弛、脱垂、关闭不全，站立时血液就会由上向下、由深到浅倒流，曲张变形加重。瓣膜发育不良或缺失，亦不能发挥有效地防止倒流作用而促进发病。长期站立或负重劳动者随年龄增大，静脉壁和瓣膜逐渐失去其张力，下肢静脉曲张发病率显著增高。

曲张静脉早期，静脉压力增大引起代偿性反应，静脉壁中层弹力组织和肌组织增厚。晚期肌组织和弹力组织均萎缩、消失，并为纤维组织所替代，静脉壁变薄并失去弹性而扩张。静脉瓣也发生萎缩、硬化。病变静脉周围组织微循环亦由于静脉压的增高而发生障碍，引起营养不良，导致纤维细胞增生。病变部位的皮下组织弥漫性纤维变性并伴水肿，水肿液内含大量蛋白质，这些蛋白质又可引起纤维组织增生。静脉淤滞使淋巴管回流受阻，淋巴液中含有大量的蛋白质又加重了组织纤维化。如此恶性循环的结果是局部组织缺氧、抗损伤能力降低，因而容易发生感染和溃疡。

临床表现 原发性静脉曲张患者早期多无局部症状，逐渐发展可出现患肢常感酸、沉、胀痛、易疲劳、乏力；患肢浅静脉隆起、扩张、变曲，甚至迂曲或团块状，站立时更明显；踝部、足背可出现轻微的水肿，严重者小腿下段亦可有轻度水肿。常见并发症有：①皮肤营养变化：皮肤变薄、脱屑、瘙痒、色素沉着、湿疹样皮炎和溃疡形成。②血栓性浅静脉炎：曲张静脉处疼痛，红肿硬结节和条索状物，有压痛。③出血：由于外伤或曲张静脉或小静脉自发性破裂，引起急性出血。④继发感染：由于患者抵抗力减弱，容易发生继发感染。常见的有血栓性浅静脉炎、丹毒、急性蜂窝织炎、象皮肿等。

诊断 原发性下肢静脉曲张诊断依据包括：①有长期站立工作职业史、使腹压升高病史或下肢静脉曲张家族史。②下肢静脉明显迂曲扩张，站立时更为明显。③深静脉通畅，大隐静脉瓣膜功能不全，还可能有交通支静脉瓣膜功能不全。④超声多普勒或静脉造影示大隐静脉迂曲扩张，瓣膜功能不全。⑤可伴有皮肤色素沉着或溃疡、血栓性浅静脉炎、出血等并发症。需与下肢深静脉血栓形成、下肢动静脉瘘、淋巴水肿、血栓闭塞性脉管炎、单纯大隐静脉瓣关闭不全等疾病鉴别。

治疗 早期常用压迫治疗法，即穿用弹性袜，利用外在的压力减少运动时产生的水肿。如果病患已因静脉高压而产生腿部溃疡，则应服用抗生素和利尿剂并辅以外用药治疗。少数患者适用硬化剂治疗，将高张性溶液（如高浓度盐水或硬化剂）注射到曲张的静脉，破坏血管内膜，使其封闭后消失。但仅能治疗小的曲张血管、且治疗中可能会有剧痛、色素沉淀、甚至出现炎症、红肿、溃烂等后遗症。根据患者具体情况，还可选择血管外激光或脉冲光照射、血管内烧灼治疗、外科抽除手术治疗。也有利用微创静脉曲张旋切内视镜系统进行治疗的报道。

预防 鼓励长期从事体力劳动或站立工作者经常穿弹力袜保护。对有下肢静脉曲张家族史者，鼓励其在青少年时期就注意适当锻炼身体、增强体质、加强静脉管壁。消除可能增加腹压的因素，如患有咳嗽、便秘等症应积极治疗。还应积极改善劳动条件，减轻劳动强度尽量减少站立时间；避免过度肥胖而增加双脚压力；睡眠时将两腿稍微抬高，坐下时把下肢稍为抬高，促进血液循环；养成每天步行 0.5 小时的习惯，穿合脚的鞋子，避免穿高跟或高筒鞋；避免使用可能压迫血管的物品，不用太热或太冷的水洗澡；严重的下肢静脉曲张者卧位休息，用弹力绷带缠缚下肢，以预防曲张的静脉结节破裂出血。

（姚 武）

biǎnpíngzú
扁平足（flatfoot） 指正常足弓缺失，又称足弓塌陷。工作过程中由于足部长期承受较大负荷，趾、胫部肌肉过劳，韧带拉长、松弛，导致足纵弓塌陷或消失，内缘接近地面，外翻畸形，足印实体超过标准线（足跟至足第三趾中点连线）的疾病。扁平足形成比较缓慢，但如果青少年从事足部负荷过重的工作，则发生和发展均较快。与 20 世纪 60 年代第一次全国脚型测量的结果相比，2003 年结束的全国脚型测量工作的统计数据显示，中国人口出现了相当严重的扁平足现象，特别是 12～30 岁的人群，其发病率增加了 20% 以上。导致扁平足最常见的职业因素是由于工作要求所造成的长期足部负荷过重，如立姿工作、行走、搬运或需要经常用力踩动控制器。

发病机制 最基本的病变机制是多种先天或后天性因素导致足纵弓塌陷或消失，脚底血管、神经及结构组织受压，从而出现相应的临床症状。先天性因素主要是足骨畸形、膝外翻、足部肌肉病变，后天性因素足部负荷过重、足部肌肉骨骼损伤或病变。

临床表现 早期表现为站立时跟外翻、足扁平、前足外展，足跟及跖骨头疼痛，休息减轻；随病情继续发展，可出现步态改变、下肢肌肉疲劳、坐骨神经痛、腓肠肌痉挛；严重时，足部僵硬固定于外翻、外展和背伸位，活动明显受限，站立及步行均出现剧烈疼痛，出现腰背痛及髋、膝关节疼痛，可伴有胫部水肿。

诊断 有家族史、外伤史或先天性足骨畸形。久站或行走时足部疼痛或不适，前足外展，后足外翻，足扁平，舟骨结节处肿胀、压痛，休息后可减轻或消失。病变晚期，经较长时间休息，症状亦难改善。检测手段有磁共振成像、足印法、比例法、划线法、声音判断法、足底压力测试法等。

治疗 ①针对轻中度扁平足，体育锻炼是标本兼治的最佳治疗方法，其见效虽然缓慢，但能产生长期的治疗效果。体育锻炼如前脚掌跑、跳绳、爬肋木、沙滩赤脚跑跳等可增强足部肌肉、韧带的力量，提高维持足弓结构形状的能力。②使用优质的矫形器或足弓垫可改变运动过程中足各部的受力特点，减小对足弓的压力，改善足部结构，从而减缓扁平足给患者带来的痛苦。③跟骨内移截骨术与外侧柱延长术的联合手术在理论上可以解决扁平足的所有畸形问题。手术矫正主要是针对先天性足骨畸形的重度患者，用以提高生活质量。

预防 有先天性扁平足或遗传倾向者，幼年起即应锻炼小腿和足部肌肉，增强其肌力，同时避免过度负重、疲劳。减少穿有跟鞋的频率，因为鞋跟具有力学功能，可以使重力线由脚跟向前移动，增加足弓和前脚掌的压力，增加患扁平足的危险性。

（兰亚佳 王小蟠）

fùshàn
腹疝（abdominal hernia） 胃肠道的一部分通过围绕腹膜腔结构先天存在的或后天形成的间隙、

缺损或薄弱点，突出到另一部分的病理现象，又称消化道疝（hernia of digestive tract）。腹疝多见于长期从事重体力劳动者，由于负重或用力，使腹肌紧张，腹内压升高，久之可形成腹疝。青少年从事重体力劳动更容易发生这种疾病。劳动中突然发生的称为创伤性疝。经腹壁缺损或薄弱点突出者为腹外疝或腹壁疝；经腹腔内的缺损或薄弱点突出者为腹内疝。腹外疝远较腹内疝多见。小肠长而游离，最易突出，胃和结肠突出的机会较少。

病因 腹外疝的发生与腹壁强度降低和腹内压增加两大因素有关，尤其是屏气突然用力时使腹肌紧张，腹内压升高，可诱发腹疝。正常或异常腹内间隙、裂孔的存在，为腹内疝发病提供了解剖学基础，但一般也是只有在腹内压突然增高的情况下才有可能诱发腹内疝。

发病机制 先天性腹膜鞘状突未闭、腹内斜肌下缘高位、腹股沟三角过于宽大、脐环闭锁不全、腹壁白线缺损等，某些正常的解剖现象如精索穿过腹股沟管、股动静脉穿过股管区等，均可造成该处腹壁强度降低；后天获得性原因如手术切口、引流口愈合不良、外伤、炎症、感染、手术切断腹壁神经及肥胖者脂肪浸润过多、老年肌肉退化萎缩、胶原代谢异常等，均可致坚实的筋膜组织被疏松而有微孔的结缔组织层或脂肪代替，导致腹壁强度降低。除强体力劳动或运动致腹内压增加外，慢性咳嗽（如吸烟者和老年人支气管炎）、慢性便秘、晚期妊娠、腹水、排尿困难（可由前列腺肥大、包茎引起）、婴儿经常嚎哭、经常呕吐，以及腹内肿瘤等也可引起腹内压增加。腹

外疝以突出的解剖部位命名，其中以腹股沟疝发生率最高，占90%以上；股疝次之，占5%左右；切口疝、脐疝和白线疝亦可见到。典型腹外疝具有疝环、疝囊、疝内容物及疝外被盖组织四个组成部分。疝环为疝突出腹壁的缺口处，经此疝囊突出于腹壁外；疝囊是由疝环处向外突出呈袋状的壁层腹膜。疝囊与腹膜连接处称疝颈，扩大部分称疝体，最低部位称疝底；疝内容物指腹腔突入疝囊内的脏器如大网膜、小肠、结肠、膀胱等，其中以大网膜及小肠最多见；疝外被盖指疝囊外各层腹壁组织，可因疝的不同部位而不同，通常为皮肤、皮下组织、筋膜及肌肉。

在腹内压突然增高的情况下，腹腔内活动度过大的脏器（如小肠、大网膜和横结肠等脏器）才有可能经正常或异常腹内间隙、裂孔移位突入，形成隐匿于体内的异常突起，发生腹内疝。

临床表现 腹外疝分为4种类型。①可复性疝。指疝内容物突入疝囊后易被回纳者。②难复性疝。指内容物一旦突出体表后难以回纳者。巨大疝内容物过多或疝内容物（包括大网膜及小肠等）与疝囊发生粘连是难以复位的主要原因。另外，部分无完整腹膜包绕的内脏（如盲肠、膀胱等）构成疝囊壁的一部分，形成滑疝，也是疝难以复位的原因之一。③嵌顿性疝。指腹内压突然增高使疝内容物强行通过较狭的疝环进入疝囊，并因疝环收缩疝不能再回复者。④绞窄性疝。疝内容物在被嵌顿后发生血液循环障碍甚至坏死者。

从新生儿到老年人均可发生腹内疝，临床表现为消化道梗阻引起的一系列症状和体征。大量

肠系膜或肠管疝入孔隙不能自行复位，即可并发肠绞窄。此时肠腔内容物的通过及肠壁血液循环均发生障碍，患者肠胀气明显、出现水电解质代谢紊乱和酸碱平衡失调，严重的出现腹膜炎和毒血症。

诊断 诊断腹外疝，应详细了解职业史、发病时间及有无慢性咳嗽、经常呕吐、便秘、脱肛、尿道狭窄、包茎、膀胱结石、排尿费力、腹部手术与外伤等病史，还应了解既往有无嵌顿性疝史。体检应注意腹部有无异常膨隆或凹陷、腹水、肝脾肿大、站立时有无肿块突出等；胸部有无一侧呼吸运动度受限、呼吸音减弱、肋间饱满，以及在胸部可否听到肠鸣音或振水音等膈疝体征；老年人应检查有无前列腺肥大。腹股沟疝应注意疝的外形及疝环大小，站立或咳嗽时内容物是否降入阴囊，能否复位。必须了解有无绞窄或嵌顿情况，并确定疝的种类。胸部透视了解有无肺部疾病。疑有膈疝者，应摄胸部正、侧位片，并做钡餐、钡灌肠等检查以确定诊断。

腹内疝可表现为慢性发病过程和定位不准确的腹痛，临床所见腹内疝的主要表现与其所引起的肠梗阻相关症状有关，手术前诊断困难。腹部立位X线平片是诊断肠梗阻的重要手段，但对明确腹内疝的病因则比较困难。如果多次腹部立位X线平片检查均显示同一部位孤立肠袢积气、积液影则具有一定的提示意义。B型超声对腹内疝性肠梗阻诊断价值较高。近年来，多层螺旋CT动态增强扫描已成为腹内疝诊断的首选检查方法，主要表现为肠管异常占位征象、系膜血管走行异常和其他辅助征象：小肠梗阻、

扩张积液、肠壁水肿增厚、形态僵硬，当存在肠绞窄时可见"靶征"、腹水等。

治疗 绝大多数腹外疝需要手术治疗，手术目的是闭合腹壁缺陷，防止复发。手术必须根据疝的部位、大小、腹壁组织强弱等予以选择。疝的外科治疗一般是择期手术，但在确诊或疑有绞窄时则应及早手术，切断松解导致绞窄的疝环，恢复疝囊内肠管或其他内容物的血运，避免发生坏死。如尚未坏死，可在疝囊内容物还纳入腹腔后将疝修补，但还纳前必须肯定整个肠袢或受压部位的局部肠壁没有坏死发生。如肠袢已坏死而尚无穿孔可先作肠切除吻合，然后作疝修补；如已穿孔并发生疝囊感染则不应作疝修补，只能闭合疝环腹膜后，腹壁各层对齐缝合并放置引流，术后加强抗感染治疗。在疝囊有明显感染时切开松解疝环应注意避免腹腔污染。

腹内疝的治疗原则在于早期诊断与早期治疗。具备条件时可适当选用腹腔镜探查。对疑似腹内疝存在，应积极手术治疗。

预防 合理组织劳动，创造良好的劳动条件与环境，减少负重及用力，按规定将搬运物体的重量限定在安全范围之内。指导体力劳动者采用正确工作姿势和合理用力，正确使用腰腹保护带等个人防护用品。避免青少年过早、过度参与负重劳动或从事竞技体育活动。

（姚 武）

méikuàng jǐngxià gōngrén huánángyán
煤矿井下工人滑囊炎（bursitis of underground coal miners） 在特殊的劳动条件下，煤矿井下工人因滑囊急性外伤或长期摩擦、受压等机械因素出现的无菌性炎症改变。因与职业有关，故又称职业性创伤性滑囊炎。分为急性滑囊炎、亚急性滑囊炎、慢性滑囊炎。是煤矿工人的常见病、多发病，中国已列为法定职业病。煤矿井下工人滑囊炎可发生于任何年龄，且随年龄的增长及井下工龄的延长，患病率成比例增长。其发病情况因煤层厚薄、作业条件、机械化程度和劳动保护措施等不同而异。在煤层薄、倾斜角较大的矿井，发病潜伏期最短2个月，最长3年，以6~12个月最多见。一般来说，国家统配煤矿矿工的患病率低于地方煤矿；机械化程度高、劳动保护措施好的煤矿矿工患病率低；采煤工患病率高于掘进工和辅助工。在中国，煤矿工人滑囊炎患病率各矿区悬殊甚大，在煤层薄、工作面低、煤层倾斜度大、机械化程度低的矿区患病率可达14.40%，而煤矿地面工人的患病率则较低，为0.10%。

发病机制 以下有两种学说，①血小板衍化生长因子学说，认为慢性滑囊炎时，结缔组织细胞上存在明显的血小板衍化生长因子的表达。②自由基学说，认为慢性滑囊炎时活性氧分子直接或间接参与致病过程，在炎症过程中，巨噬细胞、中性粒细胞、淋巴细胞和内皮细胞被分解或被刺激可产生活性氧分子，进而刺激周围的类脂、DNA、蛋白质和碳水化合物等，产生氧化损伤。

病理改变 滑囊炎病程可分为急性期、慢性增殖积液期和慢性纤维硬化期。①急性期。大体病理可见圆形或椭圆形囊性组织，壁薄如纸，可透见囊腔内血性渗出物，呈暗紫色，切开囊壁有血性渗出液溢出，囊壁光滑，滑膜充血、肿胀，有少数纤维束隔；镜检见囊壁被滑膜组织覆盖，滑膜绒毛增生，表面附纤维蛋白层，滑膜下层细胞浸润。②慢性增殖积液期。大体可见圆、椭圆或不规则形组织，大小不等，壁厚3~5mm，坚韧，与周围组织紧密粘连，囊腔内大多为淡黄黏液，黏滞度不等，囊腔扩张，囊壁呈纤维索条和乳头状增殖；镜检见滑膜退行性变，不同时期可见软骨化生，滑膜下层胶原纤维增殖，成堆的淋巴细胞和单核细胞浸润。③慢性纤维硬化期。皮肤呈胼胝样，与足跟相似；镜检见皮下胶原纤维增生，细胞成分和脂肪组织极少，汗腺和皮脂腺亦萎缩消失，其中小血管和毛细血管扩张，滑囊壁退化萎缩，有的完全被结缔组织代替，滑膜层退化变性，呈玻璃样变，极易碎裂，滑膜下胶原纤维过度增殖，与皮下增生的胶原纤维连接呈瘢痕样改变。

临床表现 职业性创伤性滑囊炎的临床经过分为急性期、亚急性期和慢性期三个阶段。急性期主要表现为关节周围呈圆形、椭圆形或不规则形囊性肿物，自觉疼痛，活动受限，压之轻痛和有波动感，穿刺囊液为血性渗出物。亚急性期病程一般为10~14天，临床经过时间长且易反复发作，囊性肿物依然存在，走路或受压时有微痛，可扪及明显的囊肿边界，穿刺液呈淡黄色透明黏液。慢性期病程为1~3个月。随时间推移，局部持续、反复受摩压或多次穿刺和药物注射治疗的结果，滑囊逐渐萎缩退化，同时伴局部皮肤过度角化，呈胼胝样变。患者有皱襞感，压迫时疼痛，走路时局部有踩雪音感，滑囊内可残留少量滑液，病程在3个月以上。当并发细菌感染时，可有急性炎症，局部红、肿、热、痛和关节功能障碍等临床表现。X线检查可见软组织肿胀或呈块状、钙化呈点状、条状或弧状；出现局限性骨吸收，典型的呈星月状；出现局限性反应性骨质增生；滑囊造影显示囊肿位于皮下、腱-腱间或腱-骨间，囊壁呈毛刺状。

在煤矿井下工人中，以亚急性和慢性滑囊炎最多见。其发生部位多达20余处，因工种不同，长期、持续、反复、集中摩压的部位不同，滑囊炎的好发部位也不尽相同。采煤工、掘进工由于长期爬行在底坑道中，跪、侧卧工作于薄煤层中，滑囊炎的好发部位多在膝、肘和肩关节周围，因此通常称髌前滑囊炎和鹰嘴滑囊炎为"矿工膝"和"矿工肘"。

诊断　参考《煤矿井下工人滑囊炎诊断标准》（GBZ 82-2002），根据煤矿井下工人有滑囊急性外伤史和长期摩擦或压迫的职业史、典型的临床表现，结合现场劳动卫生学调查，综合分析，排除其他类似表现的疾病，方可诊断并处理。

急性滑囊炎　有急性外伤史，或在关节局部受摩擦、压迫的初期关节周围出现部位固定、表面光滑、有波动感、界限清楚、压之疼痛的囊性肿物，穿刺液为血性渗出液。

亚急性滑囊炎　关节局部有反复摩擦、压迫史，或急性滑囊炎史，局部有不适感，压之疼痛较轻，边界有清晰的囊肿，常反复发作，穿刺液为淡黄色透明黏液。

慢性滑囊炎　关节有长期反复摩擦、压迫史，或亚急性滑囊炎经多次穿刺及药物注射后，局部皮肤有瘙痒、皲裂感、粗糙和胼胝样变，穿刺液为少量淡黄色黏液。

鉴别诊断　①化脓性滑囊炎。可为原发，也可为继发，有急慢性之分，急性者除局部有红、肿、热、痛和关节活动障碍外，全身可表现为发热、倦怠，白细胞总数增高等炎性症状，穿刺液为脓性。②慢性类风湿性滑囊炎。全身类风湿病的结缔组织表现之一，除滑囊炎外，常伴有其他类风湿表现，如关节痛、红细胞沉降率加速、类风湿因子阳性等，穿刺液为淡黄色浑浊样。③结核性滑囊炎。常有结核病史，多为慢性发作，穿刺液为白米汤状。病理检查可见粟粒样结核灶。④滑囊瘤。来自关节囊、腱鞘或滑囊的滑膜组织良性肿瘤。通常发生在关节周围，呈进行性肿大，有时疼痛伴关节运动受限。X线片可见钙化斑。如压迫邻近骨质可发生骨质破坏和关节间隙变窄，切除的肿物呈淡粉色，初见似有被膜包裹，但实为一层假膜，与周围组织粘连，剖面呈灰白色，含有黏液样物质，镜检可发现瘤样细胞。⑤腱鞘囊肿。通常是出现在腕、膝、肘、踝关节周围的肿块，张力高而有波动，囊液呈胶冻状黏液，不溶于水，呈碱性，pH8～8.5。

治疗　原则上急性滑囊炎以休息为主，防止继发感染；亚急性滑囊炎需穿刺抽液，囊内注入肾上腺糖皮质激素并加压包扎，非手术治疗无效时行滑囊切除术；慢性滑囊炎以理疗为主。皮肤胼胝样变者不宜行滑囊切除术。

急性期以休息为主，暂时脱离井下作业，以避免继续受伤或摩压。亚急性期治疗，先用注射器将囊内液体抽净，然后注入醋酸泼尼松龙（可加入少许2%的普鲁卡因），再行加压包扎。每隔1～7天治疗一次，3～4次为一疗程，最多2个疗程，疗程之间需间隔两周。患有高血压、消化性溃疡、糖尿病、结核等症的患者禁用此法。若因骨骼畸形、长期频繁摩擦引起的滑囊炎，需切除或矫正畸形的骨骼。已发生感染时，需切开引流，待炎症痊愈后再手术切除滑囊。慢性纤维硬化期的皮肤成胼胝样变，具有耐磨耐压的作用，不宜手术切除治疗，以局部涂消炎软膏和加强防护措施为宜。职业性创伤性滑囊炎预后一般较好，但易复发，也易误诊，有时可累及相邻关节。

急性、亚急性滑囊炎患者治愈后可恢复原工作，但亚急性滑囊炎久治不愈或反复发作者以及慢性滑囊炎患者应调离原工作岗位。

预防　本病重在预防。应改革生产技术，改善劳动条件，实现生产过程机械化、自动化；采煤工应与其他工种工人定期轮换工种，以减少膝、肘和肩部的经常性刺激；在薄煤层作业的工人应使用护膝、护肘和护肩；应进定期行医学检查，早发现、早诊断，使患者得以及时治疗、尽早康复。

（姚三巧）

zhòngdúxìng shènbìng

中毒性肾病（toxic nephrosis）毒物作用于肾而引起的肾疾病的总称，常以肾性毒物的名称命名。随着工业发展，化工原料、新型药物及各种农药的出现，金属、冶炼业规模的增加，环境污染不断加重，职业人群接触肾性毒物的机会增加，中毒性肾病的发病率亦随之增长。肾性毒物引起的肾损伤，常表现为急性肾衰竭，占所有原因引起的急性肾衰竭的5%～25%。若处理恰当及时，肾功能可恢复正常，延误诊治可致死亡。

病因 许多物质具有肾毒性。具有直接肾毒性的常见职业性毒物有：①重金属或类金属化合物，如镉、汞、铬、铅、铋、铀、铂、砷、磷等。②烃类化合物，如氯仿、四氯化碳、三氯乙烯、乙苯、萘、汽油、乙二醇、二氯乙烷、三氯丙烷、氯乙醇等。③酚类，如苯酚、甲酚、间苯二酚等。④农药，如有机汞、有机砷、有机氯、有机磷、有机氟、百草枯等。⑤其他化合物，如合成染料、二醇类、丙烯醛、草酸、吡啶、吗啉等。具有间接肾毒性的常见职业性毒物主要为可引起急性血管内溶血或生成变性珠蛋白小体的化学物质，如砷化氢、锑化氢、碲化氢、铜盐、苯的氨基和硝基化合物、杀虫脒、螟蛉畏、苯肼、煤焦油衍生物等，造成血红蛋白管型堵塞肾小管；还有些化合物可在肾小管内形成结晶或肌红蛋白管型，亦会造成肾小管堵塞甚至造成急性肾小管坏死。

还有不少药物有直接或间接的肾毒性，临床上较常见的有：①直接损伤肾脏的药物，氨基糖苷类抗生素（如庆大霉素、卡那霉素、链霉素等）、头孢菌素、多黏菌素、万古霉素、杆菌肽、紫霉素、两性霉素 B、四环素类、二甲金霉素、磺胺类、金制剂、青霉胺、依地酸；保泰松、吲哚美辛、布洛芬、非那西丁、对乙酰氨基酚、水杨酸盐；甲氨蝶呤；造影剂等。②表现为过敏性肾损害的药物，青霉素类、头孢菌素类、磺胺类、利福平、对氨己酸、呋塞米、噻嗪类利尿药、硫唑嘌呤、别嘌呤醇、三甲双酮、苯妥英钠、苯巴比妥等。③表现为结晶体肾病或尿路梗阻性肾病的药物，如磺胺类药物。其他可以引

起肾毒性的还有生物毒（动、植物性毒素），包括蜂毒、蛇毒、生鱼胆、蕈毒及花粉等；物理性因素如放射线、中暑、电休克等。

近年还发现，一些中草药也有直接或间接的肾脏毒性，尤其是含马兜铃酸类草药（马兜铃、关木通、广防己、青木香、细辛、天仙藤等）或中成药（龙胆泻肝丸、分清五淋丸、妇科分清丸、耳聋丸、排石颗粒、冠心苏合丸、双香排石颗粒等），已引起国内外广泛关注。此外，雷公藤、马钱子、蓖麻籽、鸦胆子、山慈菇、苍耳子、白果、泽泻、商陆等药用植物引起的急性肾损伤也有临床报告。某些药用矿物（朱砂、雄黄、密陀僧、铅丹、石膏、砒霜等）、某些药用动物成分（海马、斑蝥、水蛭、蜈蚣等）因使用剂量过大亦可引起急性肾损伤。

发病机制 肾的解剖和生理特性使其易受肾性毒物的损害，原因包括：①肾血流量大。全身血流量的 $1/4 \sim 1/5$ 流经肾，每分钟约 1200ml，毒性物质随血流进入肾，导致肾损害。②根据肾的逆流倍增机制，髓质和肾乳头部肾性毒物的浓度较高，导致发生中毒性肾病时髓质及肾乳头部病变显著。③肾性毒物被肾小管上皮细胞重吸收和排泄，故毒性物质在肾小管腔或小管上皮细胞内浓度增高，可直接损伤肾小管上皮细胞。④肾小球毛细血管内皮的总面积，远超过体内其他器官，故免疫复合物易沉积于肾小球，引起免疫性肾损害。肾小球系膜吞噬和清除毒物过程也引起系膜增生与免疫物质沉积。此外，肾性毒物通过肾小球三层不同滤膜时，毒物或其免疫复合物在肾小球内沉积。

各种肾性毒物引起的中毒性

肾病，发病机制不同。①细胞毒作用。肾性毒物主要以原浆毒素对肾组织细胞产生直接毒性作用，肾损害严重性与毒物的剂量及接触毒物的时间长短有关。接触毒物剂量小，时间短，常表现肾小管功能减退。近端小管受损表现为肾小管吸收功能障碍，出现尿糖、氨基酸尿及钾、钠、磷、尿酸排出增多，尿酶升高，肾小球源性蛋白尿等；远端肾小管受损，可产生尿浓缩功能减退（低比重尿或肾性尿崩症）或尿酸化功能减退。当毒物剂量大，接触时间长时，可由于肾小管坏死呈急性肾衰竭综合征表现，多为非少尿型急性肾衰竭。②免疫性损害。由于毒物本身具有抗原性或半抗原性，故进入人体可产生免疫反应性肾损害。原位免疫复合物形成，多见于金属毒物造成的肾损害。病变的严重性与接触毒物的剂量多无关。免疫介导的肾脏病变以肾小管病变为主，亦可以肾小球病变为主，还可为肾小管与肾小球联合性肾病变。③肾性毒物引起的过敏性休克，水、电解质及酸、碱平衡紊乱，可使肾供血减少，肾小球滤过率降低，血肌酐与尿素氮升高。④磺胺结晶、尿酸结晶导致肾小管内阻塞和肾外梗阻（输尿管堵塞），可引起结晶体肾病或梗阻性肾病。

临床表现 因发病机制不同而异，常见的共同表现为以下几方面。

肾小管功能障碍综合征 ①近端肾小管功能障碍：表现为范科尼综合征（葡萄糖尿、氨基酸尿、磷酸盐尿，有时有低血钾）。常见于某些重金属中毒性肾病，过期四环素中毒性肾病。②远端肾小管功能减退表现为肾性尿崩症：表现为烦渴、多饮、

多尿。见于锂、氟化物，去甲金霉素所致中毒性肾病。③肾小管酸中毒：表现为高氯性酸中毒，水电解质平衡失调（包括低钾或高钾血症、低钠血症、低钙血症、多尿、烦渴多饮等）。④肾性骨病：表现为肾性佝偻病或骨软化症，肾钙化或肾结石等。可见于两性霉素B引起的中毒性肾病。

急性肾综合征 轻者仅表现为微量尿蛋白，红、白细胞尿及管型尿，少尿或无尿的氮质血症；重者可出现典型的急性肾衰竭综合征表现。见于氨基苷类抗生素、无机汞引起的中毒性肾病。

急性过敏性间质肾炎 表现为发热、皮疹、淋巴结肿大、关节痛、血嗜酸性粒细胞增多等全身过敏表现；尿嗜酸性粒细胞增多；也可出现大量蛋白尿，呈肾病综合征表现，或出现血尿。严重者表现急性肾衰竭。见于各种药物，特别是青霉素族、磺胺药、抗结核药等中毒。

慢性肾衰竭综合征 临床表现与其他原因引起的中毒性肾病相似，有时停止接触毒物后肾功能仍持续缓慢恶化。见于慢性铅中毒肾病。

肾炎与肾病综合征 外源性毒素，如青霉胺、金盐、蛇毒、蜂毒、花粉等引起的免疫性肾小球疾病，表现为肾炎综合征或肾病综合征。这些表现很难与其他原因引起的肾小球疾病区别。应详细询问患者是否有肾性毒物接触史，为鉴别诊断提供依据，否则易误诊和漏诊。

诊断 依照《职业性急性中毒性肾病诊断标准》（GBZ 79-2013），根据接触肾性毒物的职业史、典型的肾脏损伤临床表现、有关的实验室检查结果及现场劳动卫生学调查，排除其他病因所致类似疾病，方可诊断。要注意与其他疾病进行鉴别诊断：如轻度中毒性肾病应注意与泌尿道感染鉴别，除症状体征外，尿中查见细菌常对感染具重要提示作用。

主要检查 观察项目除一般临床表现外，主要为尿量、尿常规检查（包括色泽、比重、pH值、蛋白及尿沉渣检查，有条件者可做尿渗透压测定）。前述检查出现异常，但复查后已自行恢复者，属一过性肾损害；若前述指标持续出现异常，应进行进一步检查，包括尿潜血试验或尿钠、滤过钠排泄率、血肌酐、尿肌酐、肾小球滤过率等检查。常用且较灵敏的肾功能指标有：①尿渗透压（osmotic pressure of urine，Uosm）或渗透浓度。是尿液浓缩程度的观察指标，可以反映肾小管的重吸收能力。尿比重测定虽然也有此功能，但易受溶质性质及其分子量大小的影响，如蛋白、糖类的存在均可使尿比重增加；尿渗透压则仅与溶质微粒的数量有关，而与其大小无关，故能更准确地反映肾小管的功能状况。多用冰点渗透压计、蒸气压渗透压计等仪器进行测定，方便快捷，结果亦较客观可靠。正常情况下Uosm > 500mmol/L，若Uosm < 350mmol/L，多提示有肾小管功能损害。②尿钠（urine sodium，UNa）。肾小管功能正常时，排出高渗低钠尿，故正常情况下UNa多不会超过20mmol/L；当肾小管受损时，其水钠吸收功能明显减退，故排出低渗高钠尿，此时UNa > 40mmol/L。因此，尿钠测定可反映肾小管的功能状况，并有助于鉴别肾前性氮质血症和急性肾小管坏死。③滤过钠排泄率（fractional excretion of sodium，FE-Na）。为单位时间内尿中排出钠的总量占该段时间内经肾小球滤出的总钠量的百分率。该指标不仅包含了尿钠因素，而且还含有血钠、血肌酐、尿肌酐、肾小球滤过率等函数，故结果更为客观可靠，是反映肾小管功能的最佳指标。其计算公式为：

$$PE_{Na}(\%) = \frac{尿钠浓度（mmol/L）}{血钠浓度（mmol/L）} \div \frac{尿肌酐浓度（ml/dl 或 \mu mol/L）}{血肌酐浓度（ml/dl 或 \mu mol/L）}$$

正常情况下FENa < 1%，若此值 > 2%，则提示有肾小管功能障碍。④内生肌酐清除率（endogenous creatinine clearance rate，Ccr）。其根据体内生成的某种代谢物的清除情况来判断肾小球滤过能力，无需注射外源性参照物，故更为简便易行。肌酐为高能磷酸肌酐的脱水脱磷酸产物，生成量十分恒定，正常时完全经尿排出，其中除极少量（< 5%）可由肾小管排泌外，绝大部分经肾小球滤出，且不被肾小管重吸收，故可以较好地反映肾小球的滤过能力。其计算公式如下：

$$Ccr（ml/min） = \frac{尿肌酐浓度（mg/dl 或 \mu mol/L）}{血肌酐浓度（mg/dl 或 \mu mol/L）} \div \frac{24小时尿量（ml）}{24 \times 60（min）} \times \frac{1.73（m^2）}{S（m^2）}$$

其中1.73为70kg标准体重成人的体表面积；S为受试者体表面积，可根据身高、体重查表求得，也可根据如下公式计算：

$$S = [身高（cm） \times 0.0061 + 体重（kg） \times 0.0128] - 0.1529$$

1.73/S大致为1，体重过大者此值略小于1，体重过轻者此值略大于1。

Ccr的正常值为80ml/min ~ 120ml/min，此值若持续低于正常值50%以上，可考虑急性肾功能不全；此值若不到正常值的25％，则提示已出现急性肾衰竭。

治疗 立即脱离毒物接触，如果接触可经皮肤吸收的毒物应脱去污染衣物，并用肥皂及清水洗净皮肤；有消化道侵入情况者，应立即进行洗胃，后静卧保暖休息；有全身中毒反应者，可按该种毒物中毒的治疗常规进行处理，治疗过程中需注意慎用肾脏毒性较大的药物。认真记录液体出入量并严密观察尿液常规检查结果2~3日；出现异常者需做肾功能进一步检查。

有特殊解毒药物者可早期投用，但每次剂量宜小；可经血液净化措施清除的毒物，中度中毒患者早期即可采用此种治疗。早期即应注意防止血容量不足、解除肾血管痉挛，改善肾脏微循环状况。早期开始利尿治疗。早期投用足量糖皮质激素。出现色素蛋白尿者，应早期投用碱性药物。氧自由基清除药、钙通道阻滞药、血管紧张素转换酶抑制药等细胞干预措施有助于延阻病情进展，但需早期投用。

积极采用血液净化疗法，以防治尿毒症、高钾血症、水中毒等，并可配合解毒治疗加速毒物排出。积极防治毒物引起的全身其他器官系统损害，保护重要器官功能。积极防治感染及其他合并症；重视合理的营养补充。少尿期应限制液体入量，正确利尿；多尿期则应注意保持体内水和电解质平衡。

本病治疗的重点在于对急性肾衰竭的防治，在急性肾功能不全出现前，强调早期阻断疾病的发展；在治疗过程中，强调密切监测尿常规、尿量、Ccr等肾功能指标的动态变化，以便及时掌握肾损害变化趋势，及时治疗处理。

临床上常规使用的措施有：合理输液以及时补足血容量，投用微血管扩张药以解除肾血管痉挛、改善肾微循环，充分利尿以利毒物及体内代谢废物排出，早期足量使用糖皮质激素，积极施用血液净化疗法等。其中血液净化疗法对血中有害物质的清除有显著作用。一般而论，血液灌流（hemoperfusion，HP）对清除外源性毒物较为有效，血浆置换（plasma exchange，PE）虽也能有效清除血中有害物质，但用血量太大，难以普遍应用；而各种透析技术如血液透析（hemodialysis，HD）、腹膜透析（peritonenodialysis，PD）等对代谢废物及分子量<50kD的外源性有害物质有较好清除作用，对于各种中毒性肾病尤其是已发生急性肾功能障碍时，是标本兼顾的治疗手段。

急性中毒性肾病如得到及时、有效的治疗，可能比其他原因引起的急性肾损伤预后要好。只要临床诊治及时、措施得力，大多数患者都可以度过急性期，肾功能甚至可得到完全恢复。轻度和中度急性中毒性肾病病人，治愈后均可以从事正常工作；而重度者治疗后如肾功能恢复正常，也可正常工作，如遗留有肾功能损害，则需避免接触肾脏毒物，并根据肾功能状况安排工作或休息。

预防 预防职业性中毒性肾病最根本的措施是采取综合治理，消除或控制毒物暴露，或尽可能使作业环境中毒物浓度降到低于职业接触限值，减少肾性毒物接触。其次是加强个体防护，采用防护面罩、防护服、呼吸防护器、皮肤防护用品等，并保证其防护特性和效能。在肾毒性物质存在的作业场所，还应设置必要的卫生设施如盥洗设备、淋浴室及更

衣室和个人专用衣箱。应严格加强职业卫生安全管理措施，做好职业卫生知识宣传教育，提高接毒人员对防毒工作的认识和重视，使其自觉执行有关的操作规范。职业卫生服务在预防职业中毒中极为重要，应定期或不定期监测作业场所毒物强度。对接触肾毒性物质的职工，实行上岗前和定期体格检查，排除职业禁忌证，发现早期健康损害，及时处理并调离工作岗位。

此外，还应采取多种措施，预防其他原因所致的中毒性肾病，如在医生指导下合理用药，避免中西药物导致的中毒性肾病；加强食品卫生管理和宣传，避免误食、过量食用含有肾毒性食物而引起的中毒。

（姚　武）

职业性性功能异常（occupational sexual dysfunction） 职业性有害因素对女性和男性的性功能产生的不良影响和损害。包括对接触者本人生殖功能的影响以及对子代发育过程的影响。职业性的致病因素包括物理性因素，如高温、电离辐射、噪声、振动、某些非电离辐射线等；生物性因素，如风疹病毒、巨细胞病毒、弓形虫、梅毒螺旋体等；化学性因素，包括铅、汞、锰等金属毒物，有机磷、有机氯等农药，苯乙烯、氯乙烯等高分子化合物单体等。

发病机制 女性与男性性功能异常的发病机制和影响因素差别很大，因此分别进行阐述。

女性性功能异常 职业性有害因素主要作用于女性下丘脑－垂体轴的激素调节路径，影响卵巢内分泌，排卵功能和生殖道的完整与畅通：①下丘脑－垂体系

统的功能受到抑制可表现为闭经、无性欲及受孕力降低。垂体释放的促卵泡激素、促黄体素受下丘脑的反馈回路控制，化学物通过可逆地阻断该路径而改变受孕力。②烷化剂、有机磷农药、电离辐射及吸烟等可引起卵巢功能提前衰退。③己烯雌酚宫内接触可致女性后代生殖道畸形及阴道透明细胞癌。化学物对女性生殖功能损伤的作用机制见表1。

男性性功能异常 职业性有害因素主要影响男性精子的发生。职业性毒物可经生理、细胞毒或致突变作用等路径引起精子损伤：①影响下丘脑－垂体或性激素代谢，使促卵泡激素水平增高（与生精上皮受损有关）；干扰生精过程或引起生育能力下降，如性欲减退、性无力。②引起精浆成分改变，导致精子活力或受精能力下降。

临床表现 包括以下几方面。

女性性功能异常 表现为女性性欲改变、月经紊乱、异常妊娠结局、子代发育异常等方面。

性欲改变 干扰性激素分泌或作用于中枢或外周神经系统的化学物，均可影响性行为，引起性欲、性交能力及受孕力改变。由于对女性性行为影响的人群调查多是以受孕能力和妊娠结局为指标，因此性欲方面资料较男性少。

月经紊乱 凡是干扰下丘脑－垂体－卵巢系统激素的化学物，均可引起月经改变，表现为经量、周期及经期的改变，痛经，继发闭经及绝经期提前等。接触二硫化碳的化纤厂女工、农药厂接触有机磷农药的女工，以及蓄电厂、冶炼厂等接触铅的女工月经异常率增高。

异常妊娠结局 包括流产、早产、死产、妊娠并发症、子代发育异常、低体重儿及围产儿死亡。女印刷工、铅和有机磷农药接触女工的流产率明显高于一般妇女。

子代发育异常 母亲接触镉、有机溶剂、麻醉剂和杀虫剂可引起子代中枢神经系统缺陷，子代表现为无脑、脑积水等。接触二硫化碳的女工，子代患先天性心脏病、腹股沟疝及中枢神经系统缺陷的危险远高于对照组。儿童患癌症、白血病与母亲从事食品工业、药剂工或油漆工等有关。

男性性功能异常 铅接触工人的睾酮水平随接触时间的延长而降低。铅、二硫化碳、二溴氯丙烷等化学毒物导致男工精子数量减少、活力降低，其中二溴氯丙烷和铅可引起畸形精子数增加。接触丙烯腈男工的妻子异常妊娠结局的发生率明显高于对照组，不孕症以及自然流产高发。计算机行业的男性因久坐阴囊温度升高，睾丸、附睾和精索受压，前列腺长期受压，出现泌尿系统炎症；同时，电离辐射、职业紧张等因素导致精液质量下降。司机行业具有类似情况（表2）。

诊断 缺乏特异指标及诊断标准。根据详细的职业接触史、现场劳动卫生调查及环境监测资料，结合临床表现和实验室检查，综合分析后做出判断。应特别注意鉴别诊断，排除非职业性疾病。实验室检查采用妇科及男性科方法。怀疑存在男性生殖损伤者，需进行精液检查、性功能询问、性激素和促性腺激素测定，以及妻子生育情况调查。判断月经异常是否受职业性因素影响十分困难。对严重月经不调，临床上又没有明确的妇科原因，经反复治疗无效，同时接触毒害的浓度或强度又较高的患者，可暂时调离有害作业。

治疗 消除病因，使患者脱离有毒有害环境。根据病因采取特效、对症及支持疗法，促进机体排毒。早期性功能改变一般在脱离接触和积极治疗后可以完全恢复。如有明显的性功能障碍，

表1 化学物对女性生殖的损伤

化学物	临床表现	作用部位	机制
金属			
铅	月经异常	下丘脑	—
汞	月经异常	垂体、卵巢	—
锰	月经过多（黄体不足）	垂体、卵巢	—
农药、除草剂			
有机磷	经血过多或过少	垂体	干扰 FSH
	闭经绝经期提前	卵巢	损害卵母细胞
有机氯	月经改变	下丘脑	干扰 FSH、LH
2，4-滴（二氯苯氧乙酸）	月经改变、暂时不孕闭经	下丘脑、垂体	干扰 FSH、LH 及雌激素
DDT（二氯二苯三氯乙烷）	月经异常	下丘脑、垂体	干扰 FSH
高分子单体			
苯乙烯、氯乙烯	月经不规律	下丘脑、垂体	—

（来源 王簃兰，刚葆琪．现代劳动卫生学）

<table>
<tr><td colspan="2" align="center">表2　男性性功能异常表现及有害因素</td></tr>
<tr><td>职业性有害因素</td><td>结局</td></tr>
<tr><td>化学性因素</td><td></td></tr>
<tr><td>　　二硫化碳</td><td>精子数量下降、活力降低、畸形率增加、性欲降低、阳痿</td></tr>
<tr><td>　　二溴氯丙烷（DBCP）</td><td>精子数量下降</td></tr>
<tr><td>　　铅</td><td>精子数量下降、畸形率增加</td></tr>
<tr><td>　　锰</td><td>曲精细管及生精上皮受损、精子减少、性欲减退、射精困难、阳痿、早泄</td></tr>
<tr><td>　　甲苯二胺和二硝基甲苯混合物</td><td>精子数量下降</td></tr>
<tr><td>　　西维因</td><td>精子畸形率增加</td></tr>
<tr><td>　　开蓬</td><td>精子数量下降、性欲降低</td></tr>
<tr><td>物理性因素</td><td></td></tr>
<tr><td>　　高温</td><td>精子数量下降</td></tr>
<tr><td>　　辐射</td><td>精子数量下降、畸形率增加</td></tr>
</table>

（来源　王簃兰，刚葆琪.现代劳动卫生学）

心理治疗及辅导也颇为重要。

预防　应遵循"三级预防"原则：①根除或降低生殖性毒物的使用，用无毒或低毒物质代替有毒或高毒物质。如用硅整流器代替汞整流器，用无汞仪表代替汞仪表，用二甲苯代替苯作为溶剂或稀释剂等，并加强通风排毒措施。②合理安排工艺、建筑布局以及加强安全卫生管理。③做好个体防护。④对作业场所空气中毒物浓度进行定期或不定期监测和监督；对接触有毒物质的人群实施健康监护，认真做好上岗前和定期健康检查，排除职业禁忌证，发现早期的健康损害，并及时采取有效的预防措施。⑤加强女性"五期"（月经期、孕期、围产期、哺乳期、围绝经期）的职业保护。

（兰亚佳　王小宙）

zhíyèxìng bùyùn bùyù

职业性不孕不育（occupational infertility）

具有性腺毒性，或其他母体毒性，或影响母体神经内分泌功能的职业性有害因素导致的不孕不育。女性不孕症指婚后同居1年以上、有正常性生活、未避孕的妇女未受孕的疾病。男性不育症是由于精子的产生、成熟、运输或射精能力缺陷等导致不能生育的疾病。其本身不是独立的疾病，而是可由不同疾病引起的后果。人类的精液质量和生育力呈下降趋势，且有比较显著的职业特点，排除女方不孕因素，司机、油漆工、电焊工、高温操作工等是不育症的高发人群。

发病机制　包括以下几个方面。

职业性不孕发病机制　职业性毒物抑制下丘脑－垂体路径，可导致受孕力降低。卵巢的排卵及内分泌功能也易受化学毒物的干扰。卵巢的发育从胚胎期开始，4个月时卵巢内已约有700万个卵母细胞，其数量在此阶段已确定。若在此阶段受到外源性物质的损害，育龄阶段的卵母细胞数减少。导致卵巢功能提前衰退的物质有烷化剂、有机磷农药、电离辐射及吸烟等（见职业性性功能异常）。卵巢分泌的激素控制子宫内膜的增殖变化和输卵管功能。凡干扰卵巢分泌类固醇激素的化学物，即可干扰受精卵发育、迁移，或使受精卵进入子宫的时刻与内膜分化不同步而致着床失败，表现为不孕或受孕力低下。干扰着床的物质有外源性激素或类激素、DDT同类物及多氯联苯、铅、药物等。生殖道是卵子的转运、受精和受精卵发育的通路，激素不平衡、结构异常（如输卵管闭锁等）、免疫改变及感染均可造成不孕。

职业性不育发病机制　工作环境中部分理化因素主要通过三种途径影响生育：一是作用于下丘脑－垂体－睾丸性腺轴，影响性激素的产生和精子的发生；二是直接作用于睾丸的支持细胞和精子发生过程，从而影响精液质量；三是作用于附睾及副性腺，影响精子的成熟和精液质量。化学性毒物也是导致不育的常见职业因素，铅接触工人的睾酮水平随接触时间的延长而降低；铅、二硫化碳、二溴氯丙烷等化学毒物导致男工精子数量减少、活力降低，其中二溴氯丙烷和铅可引起畸形精子数增加；计算机行业的男性因久坐阴囊温度升高，睾丸、附睾和精索受压，前列腺长期受压，导致泌尿系统炎症；同时，电离辐射，职业紧张等因素导致精液质量下降。司机行业具有类似情况，出现精子密度、活力下降（见职业性性功能异常）。农民经常接触农药、除草剂等，可能损害睾丸的生精细胞或影响精囊和附睾，降低血清睾酮浓度，造成生精过程抑制。导致男性不育的职业性有害因素及影响结局见职业性性功能异常。

临床表现　在临床上表现为夫妻规律性生活1年以上，未采取任何避孕措施而不能怀孕。不同病因导致的不孕不育症可能伴有相应病因的临床症状。

诊断 根据详细的职业接触史、现场职业卫生调查，结合临床表现和实验室检查，排除非职业性因素导致的类似疾病，综合分析后做出判断。首先要了解男女双方病史（包括性生活史），并进行全身体格检查。男方进行生殖器检查、精液分析、精子凝集实验和制动实验，以及睾丸活组织检查、输精管 X 线造影、男性内分泌检查等。妇科检查了解有无炎症及其他异常，进行卵巢功能检查、输卵管通液或碘油造影、子宫内膜活组织检查、内分泌功能测定，必要时可行腹腔镜及宫腔镜检查、染色体核型分析等。

治疗 针对病因治疗，如抗感染、内分泌激素治疗。原因不明及治疗后不能自然受孕者可用人工授精、胚胎移植等方法。

预防 ①对妇女受孕有不良影响的工作，应将已婚待孕妇女列为禁忌人群。②孕前期：工作中禁忌接触具有性腺毒性作用的物质。③孕期：工作中禁忌不良体位、接触有毒物质及放射性物质等。④各单位保健站除进行孕期及妇科病的医疗预防外，还应开展职业卫生的宣传教育及妇幼保健工作，结合生产条件及女工健康状况提出改进措施。⑤建议采取积极的职业防护，降低职业危害对男性生殖健康的影响。包括预防各种辐射，防止高温损伤性腺（如司机使用冰垫），加强自我保护，使用有效防护化学品及粉尘的用具（如手套、口罩等），在从事高风险的作业前可以精液保存在精子库，以备不时之需。

（兰亚佳　王小智）

zhíyèxìng zhòngdúxìng gānbìng

职业性中毒性肝病（occupational toxic hepatopathy，OTH）在职业生产活动过程中接触化学物引起的中毒性肝疾病。肝是人体最大的实质性消化器官，是生物转化的主要场所，多种化学物和（或）其代谢产物都可以引起肝损害。在中国，已公布的中毒性肝损害诊断标准中，主要包括慢性三硝基甲苯，苯的氨基、硝基化合物，急性砷化氢，急性丙烯腈，急性氨气，急性五氯酸钠，氯丁二烯，三氯乙烯，急性 1,2-二氯乙烷，急性四氯化碳等毒物中毒。很多其他化学物质中毒的病程中，也可出现不同程度的肝病变。

病因 以肝为靶器官或主要靶器官之一的毒物称为肝脏毒物（hepatotoxions）。在职业环境中存在的肝脏毒物种类很多，常见的有：①金属及非金属无机化合物类，如黄磷、铅、铊、磷化氢、砷化氢、三氧化二砷等。②卤代烃类，如氯仿、二氯乙烷、三氯乙烷、四氯乙烷、氯乙烯、三氯乙烯、四氯化碳等。③芳香族氨基及硝基化合物类，如苯胺、硝基苯、二硝基苯、三硝基苯、三硝基甲苯、甲苯胺、氯苯胺等。④其他，如二甲基甲酰胺、有机磷农药、有机氯农药等。

发病机制 肝是人体生物转化的主要场所，毒物侵入机体后，主要在肝细胞内进行代谢转化，因此肝的毒物浓度最高，特别容易遭受毒物或其代谢产物的毒性损害。劳动者在职业活动过程中接触化学毒物后，毒物经消化道、呼吸道和皮肤等多种途径进入体内，经门静脉入肝，其在生物转化过程中产生的代谢产物经常在原位产生肝细胞损害。部分化学品、药品、环境毒物的肝毒性机制已经很清楚，但由于中毒性肝病的病因复杂，不同毒物引起肝损害的机制不同，主要有以下几种学说。

自由基形成 对四氯化碳（CCl_4）引起肝毒性的机制研究较深入。CCl_4 被 P450 2E1 氧化成 CCl_3 自由基，CCl_3 自由基与细胞膜脂质共价结合，引起脂质过氧化，或可能同时与分子氧反应，形成活性更强的 CCl_3OO 自由基。中央肝静脉周围的低氧浓度和 P450 2E1 高活性有利于 CCl_3 的形成，而靠近肝动脉、门静脉的肝细胞的高氧浓度有利于 CCl_3OO 自由基的形成。虽然估计高活性的 CCl_3OO 自由基对近肝动脉、门静脉的肝细胞区域的损害更大，但未能观察到，可能原因是谷胱甘肽在该区域与 CCl_3OO 的反应比在中央肝静脉周围与 CCl_3 的反应更快速。所以，中央肝静脉周围更易遭受 CCl_4 的损害。在动物实验中观察到高压氧能减轻肝损害，可能是通过增加 CCl_3OO 的形成加快解毒速度。

亲电子基形成 有些外源毒物经历 I 相生物转化，形成更强的亲电子中间产物，如乙酰氨基酚通过 P450 系统氧化成 N-乙酰 – P-苯醌亚胺（NAPQI），然后通过 II 相反应与谷胱甘肽结合解毒，形成水溶性物质。实验中给予过量的乙酰氨基酚，减少谷胱甘肽供给，发现 NAPQI 直接与细胞大分子结合，引起肝损害。

氧自由基的形成 经过 I 相酶还原反应后，一些毒物可直接与分子发生氧化反应，形成过氧化阴离子自由基（O_2^-），每一分子的外源毒物产生多个 O_2^- 自由基，O_2^- 再反应形成 H_2O_2 和高活性自由基 OH，导致肝细胞严重氧化。

脂肪变性 许多毒物慢性接触可致脂肪变性，细胞内脂肪聚积是由于与脂质和脂肪酸代谢有关的多种肝功能减弱，包括脂蛋白合成受损，脂肪酸氧化作用减弱，三酰甘油产物增加，三酰甘油与脂蛋白的结合减弱，外周脂肪动员增加，循环脂质的摄入增加，肝细胞极低密度脂蛋白的释放减少，因此，当肝细胞受损或死亡时，脂肪代谢功能出现障碍，而与脂肪本身无关。

胆汁淤积 毒物可选择性的损害胆管或小胆管，迅速淤胆而不损害肝细胞，中性粒细胞聚集的炎症反应不一定出现。其损害的专门机制尚不清楚。

肝静脉阻塞性疾病 与肝毒性有关的静脉闭塞性疾病病理表现为巴德－吉亚利综合征（Budd-Chiari syndrome），其导致后肝窦至肝静脉阻塞，损害肝窦内皮细胞，引起静脉阻塞、肝充血、门脉高压。肝细胞坏死绝大多数发生在中央小叶。

临床表现 本病的临床表现及严重程度，受致病毒物品种、剂量、侵入途径及患者个体差异影响，较为复杂。有些病例整个病程中以肝损害的临床表现为主，有些患者肝病和其他系统病变的表现均明显，部分病例则以肝外系统病变表现为主。

症状和体征 主要表现为乏力、头晕、头痛、失眠等神经衰弱症状；消化道症状如食欲减退、恶心、厌油及肝区疼痛或不适也常较突出；但许多肝毒物损害有个体特异性，临床表现可从无症状的转氨酶升高到暴发性肝功能衰竭。主要体征为肝、脾触诊检查结果，包括肝脾有否增大，质地、边缘、有无触痛或叩痛等。90%的患者肝大，伴有压痛和叩击痛，质地一般较柔韧，仅少数呈中等硬度。脾大常提示病情较重。急性肝脏疾病常见体征还有

黄疸，重度中毒性肝病还可出现肝性脑病、肝硬化、腹水、肝肾综合征及严重上消化道出血或脑出血等并发症。

临床类型 有急性职业性中毒性肝病和慢性职业性中毒性肝病两型。

急性职业性中毒性肝病 在短时间内接触较大剂量的肝脏毒物后可发生急性或亚急性中毒性肝病，潜伏期一般为 1～15 天，少数可达 2 个月左右，还有迟发性病变。根据肝损害及其他主要脏器损害的情况，又可分为三种类型。①肝病型。最为多见，在整个病程中以肝损害的临床表现为主，可伴有其他系统损害的表现，但一般较轻，其转归取决于肝脏恢复情况。本型又可分为黄疸型、无黄疸型和重症型。黄疸型起病急，常有乏力、食欲减退、恶心、呕吐及上腹部饱胀等表现，继之出现黄疸，消化系统症状加重。血清总胆红素、1 分钟胆红素、尿内胆红素及尿胆原均增高。经治疗一般在 8 周左右恢复。无黄疸型起病较隐袭，临床表现和黄疸型相似，但一般较轻，以乏力、食欲减退及肝区疼痛为主，整个病程中无黄疸，血清总胆红素、1 分钟胆红素正常，病程亦较黄疸型短。重症型是短期内吸入大量肝脏毒物所致的暴发型肝功能衰竭，病情凶险，抢救幸存者也常有后遗症。②多系统损害型。中毒后肝和其他系统损害的表现同时或依次出现，都为病程中主要损害。以肝合并神经系统、肾损害最为多见，呼吸系统及心脏损害次之。预后取决于致病毒物有无特效解毒剂，以及受损脏器恢复情况，如铅、锑、有机磷酸酯农药中毒，病情及肝损害表现虽较重，但在使用络合剂或解

毒剂后，病情可迅速好转，肝损害也随之恢复，但严重者常因急性肾衰竭或多器官功能衰竭而死亡。有些毒物中毒患者首先出现其他系统中毒的表现，在这些表现基本消退后才出现肝病病症，如急性苯胺类中毒，在高铁血红蛋白血症消退后数日才出现急性肝病的症状及体征。有些毒物进入体内后不会立即表现为肝损害，而是在病程中延迟发病，如黄磷烧伤，即使面积不大、程度不严重，亦可在 1～2 周内出现肝损害，这是多系统损害型中的特殊发病形式，属于迟发型。③隐匿型。在某些情况下，中毒以其他系统损害为主，病程中可有肝脏肿大、压痛、肝功能试验异常等表现，但肝病表现被其他严重症状所掩盖，易漏诊。

慢性职业性中毒性肝病 由于在生产活动中长期接触较低剂量肝毒物所致，少数由急性中毒性肝病演变而成。其潜伏期较长，一般 2～5 年，也有长达 20 年以上者。由于起病隐匿，为渐进性，多数患者不能得知确切的起病时间。早期症状以头晕、头痛、乏力、失眠等类神经症为主，其后可出现食欲减退、腹胀等消化道症状。此外，还具有以下临床特点：①类神经症发生率较其他病因所致慢性肝损害高，且出现较早，持续时间较长。②本病的肝外临床表现是毒物对其他器官慢性毒作用所致，如苯的氨基硝基化合物所致的贫血、三硝基甲苯引起的中毒性白内障等，这为诊断、鉴别诊断提供了依据。③同时接触两种以上肝毒物，可产生联合作用，对肝的损害作用明显增强。④常规肝功能试验如谷丙转氨酶测定、谷草转氨酶测定等阳性率很低。⑤如及时诊断、及

时处理（如脱离接触、进行必要治疗等），肝病变恢复较好，临床上可达到基本痊愈或病情稳定；如继续接触毒物，或治疗后又重返未经改善环境的原工作岗位，病变可逐渐加重；如症状迁延、肝质地变硬，可发展为肝硬化。

肝功能试验及其他辅助检查 包括以下几方面。

肝功能试验 种类繁多，可根据病情及毒物品种选择合适项目。①常规肝功能试验。根据诊断需要，结合中国目实际情况，将常规肝功能试验概括表中并分述如下。急慢性中毒性肝病都需进行的常规肝功能试验有血清谷丙转氨酶测定、血清谷草转氨酶测定、血清总胆红素试验、直接胆红素试验、血清前白蛋白测定、血清胆汁酸测定及血清 γ-谷氨酰转肽酶测定等。慢性中毒性肝病在常规肝功能试验的基础上增加蛋白电泳 γ-球蛋白测定（%）、总蛋白测定、白蛋白测定、球蛋白测定及白球比测定，必要时增加凝血酶原时间测定。慢性重度中毒性肝病增做胆碱酯酶测定、凝血酶原活动度测定。疑似肝硬化时可增做透明质酸测定、前胶原蛋白测定。②谷丙转氨酶（alanine aminotransferase，ALT）指标。其异常是急性中毒性肝病诊断起点。急性中毒性肝病的诊断强调首先应具备 ALT 指标异常，只要 ALT 超过正常参考值就可诊断为急性中毒性肝病。然而由于中国尚缺乏统一的 ALT 正常参考值，因此标准中无法量化 ALT 值。③血清总胆红素。黄疸是高胆红素血症的临床表现，测定血清总胆红素可判断有无黄疸、黄疸程度及类型。因此将血清总胆红素指标分为三级，并且列入急性中毒性肝病的分级标准，作为判定

黄疸程度的一项重要实验室检查指标（表）。

超声检查 应用 A 型或 B 型超声检查肝脏，主要是测定肝脏大小，可补充临床检查的不足，动态观察更有意义。

活体组织检查 是明确肝脏病变最直接的方法。在超声检查指引下，进行经皮肝脏穿刺活体组织检查是安全可靠的。如确有需要时，可根据具体情况，进行此项检查。

诊断及鉴别诊断 本病起病隐袭，进展较缓慢，尚缺乏敏感、特异的诊断指标，单凭一次临床检查，常难以得出诊断结论，因此必须对肝脏毒物作业者进行健康监护，以取得接触毒物后的各种临床表现逐年变化情况的较完整、全面的资料，为明确诊断提供依据。诊断的主要思路：①根据症状、体征、肝功能试验及其他检查等动态观察结果，确定肝脏病变。②结合职业接触的全部资料，综合分析，判断肝脏病变和毒物接触的关系，并做好鉴别诊断，以得出病因学诊断。

诊断原则 根据职业接触史、确切的肝病临床表现、实验室检查，结合现场卫生学与流行病学调查以及动态观察资料等，进行综合分析、鉴别诊断，确定肝脏疾病由所接触的化学毒物引起，

方可诊断；如同时出现致病毒物所引起其他系统损害的表现，对病因诊断有重要参考意义。

诊断及分级标准 包括以下几方面。

急性中毒性肝病 包括急性轻度中毒性肝病、急性中度中毒性肝病和急性重度中毒性肝病。①在较短期内吸收较高浓度肝脏毒物后，有乏力、食欲不振、恶心、肝区疼痛等症状，肝大、质软、压痛、可伴有轻度黄疸，急性中毒性肝病常规肝功能试验异常。出现以上表现之二者，可诊断急性轻度中毒性肝病。②出现明显乏力、精神萎靡、厌食、厌油、腹胀、肝区疼痛等表现，肝大、压痛明显，急性中毒性肝病常规肝功能试验异常，并伴有中度黄疸、脾脏肿大、病程在 4 周以上的表现之一者，可诊断急性中度中毒性肝病。③在上述临床表现基础上，有肝性脑病、明显黄疸、腹水、肝肾综合征、凝血酶原时间延长在正常值的一倍以上并伴有出血倾向。出现以上情况之一者，可诊断为急性重度中毒性肝病。

慢性中毒性肝病 观察对象为出现头晕、乏力、食欲减退或肝区胀痛等症状的肝毒物作业者；肝大、质软、压痛不明显，慢性中毒性肝病初筛肝功能试验正常

表 慢性肝病肝功能试验生化指标异常程度

项目	轻度	中度	重度
谷丙转氨酶（μ/L）	<正常 3 倍*	正常 3~5 倍*	>正常 5 倍*
血清总胆红素（μmol/L）	<51.3	51.3~85.5	>85.5
白蛋白（g/L）	>35	35-32	<32
白球比	>1.4	1.4~1.0	<1.0
电泳 γ-球蛋白（%）**	<21	21~26	>26
凝血酶原活动度	>70	70~60	<60~40
胆碱酯酶（μ/L）	>5400	5400~4500	<4500

注：＊"正常 X 倍"即正常参考值 X 倍"；＊＊用电泳法测定血清 γ-球蛋白

者。包括慢性轻度中毒性肝病、慢性中度中毒性肝病和慢性重度中毒性肝病。①出现乏力、食欲减退、恶心、上腹饱胀或肝区疼痛等症状，伴肝大、质软或柔韧、有压痛，慢性中毒性肝病初筛肝功能试验或复筛肝功能试验异常者可诊断为慢性轻度中毒性肝病。②具有下列表现之一者，可诊断为慢性中度中毒性肝病：上述症状较严重，肝脏有逐渐缓慢性肿大或质地变硬趋向，伴有明显压痛；乏力及胃肠道症状较明显，血清转氨酶活性、γ-谷氨酰转肽酶或γ-球蛋白等反复异常或持续升高；具有慢性轻度中毒性肝病的临床表现，伴有脾大。③在慢性中度中毒的基础上，具有下列表现之一者，可诊断为慢性重度中毒性肝病：肝硬化；伴有较明显的损害；血清白蛋白持续降低。

鉴别诊断 引起肝损害的病因有毒性与非毒性。最常见的是病毒性肝炎，其次为接触肝毒物；其他原因包括自身免疫性疾病、细菌和寄生虫感染、肿瘤；肝外原因包括胆囊炎、上行性胆管炎、胰腺疾病、溶血等。职业性中毒性肝病临床表现缺乏特异性，容易造成误诊，因此通过询问摄入史、肝毒物接触史，进行体格检查及肝损害酶学检查等进行鉴别是十分重要的鉴别诊断思路。主要需与以下疾病鉴别。

病毒性肝炎 要根据流行病学史、症状、体征及实验室检查等综合分析，并参考中国病毒性肝炎会议修订的诊断标准（中华传染病杂志1991年第一期）做出诊断。血清学标志是主要的诊断指标之一，但不应单凭此项标志来判定诊断。

药物性肝病 急性药物性肝病中的肝细胞型和混合型、慢性药物性肝病中的慢性活动性肝炎的临床表现，都和急慢性中毒性肝病相似，因此详细询问病史及用药史对诊断尤为重要。

其他 应和酒精性肝病、其他病因引起的脂肪肝、肝硬化、特发性自身免疫性慢性活动性肝炎、代谢性肝病以及胆道疾病鉴别。

治疗 包括以下几方面。

急性中毒性肝病 ①病因治疗：及早针对病因治疗，如应用络合剂、特效解毒剂或血液净化疗法等。②对症及支持治疗：卧床休息，给予富含维生素、易消化的清淡饮食；静注或静滴葡萄糖、维生素C等；适当选用治疗急性肝脏疾病的中西药；针对全身及其他系统的损害情况，予以合理的治疗。

急性重度中毒性肝病 ①重点是针对肝损害进行治疗，防治其并发症，积极采取相应措施，阻断肝细胞坏死，促进肝细胞再生。②可应用糖皮质激素，根据病情及时调整剂量及疗程，严密观察，预防各种副作用，特别注意上消化道出血。③其他治疗可参照暴发性肝衰竭的抢救治疗方案进行。

慢性中毒性肝病 ①诊断一旦明确，应休息，尽可能住院治疗。②根据病情制订治疗方案：早期以休息为主；病情好转后，可适当活动，逐渐恢复正常生活规律；宜选择易于消化的饮食，保证必需营养；禁止饮酒，禁用可引起肝损害的药物。③对症及支持治疗十分重要，适当应用中西药治疗，避免滥用。④对致病毒物有特效药物治疗指征者，可按病情有计划地应用。

劳动能力鉴定和工作调离包括以下几方面。

急性中毒性肝病 ①急性轻度中毒性肝病治愈后，不宜再从事毒物作业。②急性期后仍有症状或肝功能试验显示未恢复者，可根据病情，予以休息及治疗，并做好随访工作。

慢性中毒性肝病 每2~3个月复查一次，必要时可做复筛肝功能试验或其他检查，应尽早明确诊断。在观察期可给予必要处理。①慢性轻度中毒性肝病治愈后，一般应调离肝脏毒物作业。②慢性中度中毒性肝病治愈后，一般应调离有毒有害作业。③慢性重度中毒性肝病，应予以较长期的休息，经治疗和休息，如病情明显好转、健康状况允许，可适当参加不接触有害性因素的轻体力劳动。

预防 导致职业性中毒性肝病的毒物多种多样，因此必须采取综合性的防治措施。①定期对作业场所进行毒物浓度检测，确保工作场所职业病危害因素浓度符合国家职业卫生标准。②用人单位要对接触有毒有害因素劳动者进行职业安全教育和职业卫生知识的培训，增强劳动者的自我保护意识。③要为劳动者提供有效的个人防护用品，加强个人防护用品的应用，配备有效的个人防护设备和监护措施。④必须对肝脏毒物作业者进行健康监护，以取得接触毒物后的各种临床表现逐年变化情况的较完整、全面的资料，以及时发现病例，达到早预防、早治疗的目的，同时也为明确诊断提供可靠依据。健康监护包括就业前体检和定期体检。就业前体检：肝脏毒物作业工人均应进行就业前体检，项目按内科体检要求，包括常规肝功能试验、针对不同毒物的检查以及血清乙型肝炎表面抗原（HBsAg）

测定等。定期体检：肝脏毒物作业工人应每年体检一次，检查项目可参照就业前体检项目。⑤为作业者提供良好的作业环境，并教育作业者合理营养，避免环境因素加重肝毒物的有害作用。⑥职业禁忌证。曾有各种病因的肝脏疾患史，至今仍常有较明显的消化道症状或肝功能试验间断性异常者、肝脾肿大者、乙型肝炎病毒携带者，不得从事金属及非金属无机化合物类、芳香族氨基及硝基化合物类工作。

（夏昭林　徐晓文）

zhíyèxìng píyán
职业性皮炎 （occupational dermatitis）

在职业活动中接触化学性、物理性、生物性等职业性有害因素引起的皮肤及其附属器的疾病。属职业性皮肤病常见的类型。

病因 职业性皮肤病的发病原因复杂，致病因素众多，在生产条件下，主要致病因素可分为机械性、化学性、物理性和生物性等，其中化学性因素是引起职业性皮肤病的最常见致病因素，占90%以上，无论有机还是无机的化学物质都是主要的皮肤危害源。另外，患者年龄、性别、皮肤类型、原有皮肤病情况、个人卫生及其防护、生产环境、季节等也与职业性皮肤病发病有关。

临床表现 职业性皮肤病的临床表现多种多样。根据《职业性皮肤病诊断标准总则》（GBZ 18-2002）规定，职业性皮肤病可分为皮炎、色素变化、痤疮、皮肤溃疡、感染性、疣赘、角化皲裂、痒疹、浸渍糜烂、毛发、指甲改变及其他等十余种类型，其中职业性皮炎最多见，占80%以上。职业性皮炎按致病因素不同可分为接触性皮炎（见职业接触性皮炎）、光接触性皮炎（见职业性光接触性皮炎）、电光性皮炎（见职业性电光性皮炎）、药疹样皮炎（见职业性药疹样皮炎）。

治疗 治疗原则与一般皮炎相同。①查出致病原因，避免继续接触；及时清除皮肤上残留的致病物，以免其继续对皮肤产生刺激或致敏作用。②针对不同的临床类型、皮疹发展时期和疹型，对症给予全身和局部治疗；同时注意某些外用药物本身有刺激或致敏性，使用时必须慎重；伴有红斑、糜烂、渗液的急性损害，宜用3%硼酸溶液等做冷湿敷；无渗液的红斑、丘疱疹损害，可用复方炉甘石洗剂或粉剂，1日多次；伴有少量渗液的亚急性损害宜用糊膏或霜剂；浸润增厚或苔藓样变的慢性损害，宜外用含有煤焦油或糠馏油的软膏或皮质类固醇霜剂。③光接触性皮炎注意避光。④对敏感性增高或有感染者，则应配合全身治疗，根据病情需要给予脱敏或抗感染药物以及其他必要的对症处理。

预防 ①改善劳动条件，加强生产设备的管理、清洁和维修，防止污染作业环境。②加强个人防护，根据工作性质配备防护用品，在使用中的护肤品必须保持清洁，正确使用皮肤防护剂。③搞好生产环境和个人卫生，设置必要的卫生设备，建立、健全卫生制度，积极开展卫生宣传教育工作。④对特殊敏感个体要妥善安排，调离工作岗位，以减少个体因素的影响。如有严重的变应性皮肤病、全身慢性皮肤病或手部湿疹患者不宜接触可诱发或加剧该病的致病物；严重痤疮及脂溢性皮炎患者，不宜接触致痤疮的化学物；严重的皮肤干燥、掌跖角化及皲裂者，不宜从事接触有机溶剂、碱性物质、无机砷化合物和机械摩擦等工作；对光敏感者，不宜从事接触光敏物或在日光及人工紫外线下工作。

（张正东）

zhíyèxìng jiēchùxìng píyán
职业性接触性皮炎 （occupational contact dermatitis）

在生产劳动或作业环境中直接或间接接触刺激物和（或）变应原引起的急慢性皮肤炎症性改变。职业性接触性皮炎的发病率在职业性皮肤病中居首位，其发病率高、致病因素种类多、涉及行业广，主要由化学性因素引起，物理性、生物性因素也可引起。按其发病机制一般分为职业性刺激性接触性皮炎和职业性变应性接触性皮炎。

职业性刺激性接触性皮炎 又称原发性刺激性接触性皮炎，发病率占接触性皮炎的60% ~ 80%。是皮肤接触刺激物后，由原发性刺激性作用引起的非变应性皮肤炎症反应，即在接触部位通过非免疫机制直接作用于皮肤而发病。皮肤损伤程度与刺激物的性质、浓度、温度、接触方式及时间有密切关系，个体差异相对较小。接触高浓度强刺激物，接触者常立即出现皮肤损害；而接触肥皂、洗涤剂、有机溶剂等，在正常情况下接触者很少发病，只有在反复或长期接触后才发病，因此又称累积性刺激性皮炎。

病因 常见的刺激物有：①硫酸、硝酸、盐酸、氢氟酸、铬酸等。②氢氧化钾、氢氧化钠。③锑和锑盐、砷和砷盐、重铬酸盐、氟化铍等金属元素及其盐类。④醋酸、水杨酸、石炭酸、乙二胺、丙胺、丁胺等有机物。⑤松节油、二硫化碳、石油和焦油类溶剂等。生产和使用这些化学物质的工人均有机会接触而出现职业性刺激性接触性皮炎。

发病机制 这类刺激物对皮肤的损害主要是原发性刺激作用。如强酸、强碱在一定浓度和作用时间下可使皮肤组织产生急性损伤，而反复接触弱刺激物可表现为慢性反应。一般认为其属非免疫性炎症反应，但越来越多学者认为免疫机制也参与此类皮炎的发生。

临床表现 接触刺激物后常立即发病。皮损均发生于直接接触部位，如手（好发于指背、指侧和手背等皮肤较薄部位）、前臂和腕屈侧。皮疹好发部位还与刺激物的状态有关，如固态、液态刺激物常累及手部和前臂；烟雾或气体常累及面部、颈部及上胸部等。轻者只有红斑、瘙痒，数天后脱屑而愈；重者在红肿的基础上迅速出现水疱以至大疱，疱破后有糜烂、渗液现象。病程具有自限性，停止接触刺激物后，一般1～3周可痊愈。长期反复接触弱刺激物则呈现慢性皮炎表现：皮肤逐渐失去弹性，反复发作，经久难愈。

诊断 参照《职业性接触性皮炎诊断标准》（GBZ 20-2002），有明确的职业性刺激物接触史，发病特点及临床表现与刺激物的性质、浓度、温度、接触时间和方式等因素有密切关系，有群发的流行病学特点，并排除其他原因，方可诊断。

治疗 ①立即用大量清水冲洗皮肤上的刺激物，不要等待中和液，以免贻误病情。冲洗要充分，不要遗漏毛发、皱襞等部位。②暂时脱离接触，避免接触可疑刺激物及其他促使病情加剧的因素。③按一般接触性皮炎的治疗原则对症处理。④本病由刺激物

的原发性刺激作用所致，任何接触者均可发病，因此患者治愈后可恢复工作，但应改善劳动条件，加强个人防护，注意个人卫生和环境卫生，减少或避免皮肤接触，防止再发。

职业性变应性接触性皮炎
指皮肤接触变应原后，经过一段时间，再接触此变应原后发生的炎症反应。

病因 常见的致敏物质有染（颜）料及其中间体、显影剂类、橡胶制品的促进剂和防老剂，天然树脂和合成树脂，其他包括铬酸、镍及其盐类、三硝基酚、六六六、普鲁卡因、磺胺类、抗生素类等；使用劣质美容美发用品时也常发生变应性接触性皮炎。

发病机制 本病属迟发性接触过敏性反应，即由T淋巴细胞介导的细胞免疫反应（Ⅳ型变态反应）。大部分抗原为低分子量半抗原物质，常能穿透皮肤与表皮细胞膜的载体蛋白结合，再与表皮内的抗原提呈细胞——朗格汉斯细胞表面HLA-DR抗原结合形成完全的抗原复合物，被朗格汉斯细胞提呈给T淋巴细胞使之增殖、分化，完成初次反应阶段；经过一段时间，皮肤再次接触致敏物引起已致敏的T淋巴细胞活化，释放炎症递质，引起皮肤炎症反应。

临床表现 本病有一定的潜伏期，初次接触并不发病，经过5～14天后再次接触才发病。症状以瘙痒为主，皮损多发生于手、前臂等暴露部位，可向周围蔓延；非接触部位也可发病，高敏感者可波及全身；皮疹常呈湿疹样改变，分布一般对称，边缘大多模糊不清；急性损害为水肿性红斑、丘疹、水疱，但大疱少见，疱破后出现糜烂、渗液、结痂等；急

性期如皮损处理不当，或继续接触致病物，常演变为亚急性或慢性湿疹样改变。脱离接触后，大部分病例1～3周皮损消退；也有病例迁延很久，甚至反复发作。

诊断 参照《职业性接触性皮炎诊断标准》（GBZ 20-2002），有明确的职业变应原接触史，结合发病及临床特点、现场流行病学调查，必要时做致敏物斑贴试验并获阳性结果，排除其他原因，方可诊断。对疑似病例诊断依据不足时，如果经反复动态观察，证明其脱离接触即愈、恢复接触即发病，也可明确诊断。

治疗 ①及时清除皮肤上残留的致敏物，暂时避免接触致敏物、交叉致敏物及其他促使病情加剧的因素。②局部处理：同刺激性接触性皮炎。③全身处理：如瘙痒明显时，可内服抗组胺药物。病情较重或一般疗效不佳者，可考虑短期使用皮质类固醇。④本病除与接触变应原有关外，与个体素质也可能有关。若反复发病、长期不见好转、影响工作者，可考虑调换工作，脱离有致敏物的环境。

职业性接触性皮炎的鉴别
具体见表。

（张正东）

zhíyèxìng guāngjiēchùxìng píyán
职业性光接触性皮炎（occupational photosensitive dermatitis）
在劳动中接触光敏物并受到日光照射引起的皮肤炎症反应。又称光敏性皮炎。属职业性皮炎（见职业性皮炎）的一种类型。光敏性皮炎是化学性因素与物理性因素共同作用的结果。能够产生光敏作用的光能，主要是中长波紫外线（280～400nm）。凡是能产生光敏作用的物质称为光敏物，如沥青、煤焦油、蒽、氯丙嗪等。

表 职业性接触性皮炎的鉴别要点

鉴别要点	职业性刺激性接触性皮炎	职业性变应性接触性皮炎
致病物及作用机制	原发性刺激物，原发刺激作用	致敏物，Ⅳ型变态反应
潜伏期	首次接触即可发病，或反复接触弱刺激物后发病	初次接触不发病，经 5～14 天诱导期致敏后，再次接触可于 24 小时内发病
剂量－反应关系	成正比，接触高浓度强刺激物，可立刻发病	有一定的关系，但不成正比
个体差异	不明显，同样条件下，多数人发病	明显，同样接触致敏物，只有少数人发病
部位	局限于接触部位，界限清楚	可扩展到接触以外部位，界限不清
病程与转归	病程呈自限性，停止接触适当处理，皮疹消退较快	病程迁延，少数人脱离接触可继续发展
斑贴试验	对无刺激浓度的致病物呈阴性反应	对无刺激浓度的致敏物呈阳性反应
反复接触	反复发病	可自然脱敏而不发病或病情越来越重

光敏性皮炎按其作用机制不同可分为职业性光毒性接触性皮炎和职业性光变应性接触性皮炎。

职业性光毒性接触性皮炎 光敏物被光能激活后直接作用于皮肤所致，没有免疫过程，初次接触光敏物并受到日光照射后即可发病。

病因 常见的光毒性化合物有煤焦油、沥青、蒽、吖啶、蒽醌基染料，药物有补骨脂素类、吩噻嗪、磺胺等。发病多见于长期操作煤焦油或焦油沥青的工人、药厂生产工人等。

临床表现 多发生在夏天。常见于操作光敏物质的工人，在工作时受日光照射或工作后未洗净皮肤上的污染物再经日晒后发病。皮损多限于身体的暴露部位，有明显的光照界限。轻者呈局限性片状红斑，有烧灼或疼痛感；严重时可出现水肿和水疱、大疱，疱破后糜烂、渗液、结痂或伴有眼结膜炎及全身症状，如头痛、头晕、乏力、口渴等；皮炎愈后留有弥漫性色素沉着也是其特点之一。如反复发作，可见皮肤干燥、粗糙、出现浸润、肥厚性斑块，部分呈苔藓样变。

诊断 参照《职业性光接触性皮炎诊断标准》（GBZ 21-2006）进行诊断。

职业性光变应性接触性皮炎 皮肤接触某些光敏物再经一定波长光线照射引起的免疫性炎症反应。

病因 经常接触的光变应性化合物有卤代柳酰苯胺、酚类化合物、氯丙嗪、硫胺类、噻嗪类化合物等。生产和使用这些化合物的作业均有机会接触。

发病机制 与变应性皮炎发病机制相似，不同的是本病必须有光能参与。已进入皮肤的光敏物经光能激活后转变为光半抗原，再与载体蛋白共价结合成为全抗原，引起Ⅳ型变态反应。

临床表现 皮损常发生于接触光敏物的暴露部位，且受光照后 5～14 天或更久后出现，致敏物再接触后一般在 24 小时内发病。皮疹表现为急性湿疹样，即水肿性红斑，上有小丘疹或水疱，皮损边缘常不清楚，可出现在非照射部位皮肤以及全身，自觉瘙痒，可伴灼痛，一般无全身症状。脱离接触并处理后可渐愈，愈后不留色素沉着；恢复接触皮损可再发；少数患者可越发越轻；有些患者即使脱离接触，皮损仍迁延不愈；同工种、同样条件下仅少数人发病。皮肤光斑贴试验结果常为阳性。

诊断 参照《职业性光接触性皮炎诊断标准》（GBZ 21-2006），有职业性光敏物质接触史，发病前有日光（紫外线）照射史，参考现场劳动卫生学调查和同工种发病情况，必要时做光斑贴试验综合分析，排除多形性日光疹、药疹、湿疹、红细胞生成原卟啉等，方可诊断。

治疗 无论何种职业性光接触性皮炎，其治疗和处理均可遵循下列原则：①及时清除皮肤上存留的致病物；暂时避免接触光敏物及可引起交叉过敏的物质，避免日光照射，或外用遮光剂。②根据病情按接触性皮炎治疗。职业性光变应性接触性皮炎者可服用抗组胺药，严重者可服用泼尼松。③严重的职业性光变应性接触性皮炎者在治疗期间可根据病情适当休息。治愈后，如改善劳动条件、加强个人防护，或避免在日光下操作，仍可从事原工作；反复发作者，除进行必要的休息、治疗外，可考虑调换工种。

职业性光接触性皮炎的鉴别 具体见表。

(张正东)

zhíyèxìng diànguāngxìng píyán
职业性电光性皮炎（occupational electroflash dermatitis） 在劳动中接触人工紫外线光源，如电焊器、炭精灯、水银石英灯等引起的皮肤急性炎症。是职业性皮炎(见职业性皮炎)的一种类

表　职业性光接触性皮炎的鉴别要点

鉴别要点	职业性光毒性接触性皮炎	职业性光变应性接触性皮炎
致病代表物	煤焦油、焦油沥青	氯丙嗪、磺胺类
潜伏期	初次接触及光照即可发病	初次接触并光照后经过 5~14 天致敏，再次接触并光照，常于 24 小时内发病
个体差异	不明显，同样条件，多数人发病	明显，同样条件，仅少数人发病
部位	局限于光照部位，界限清楚	皮损界限不清，可蔓延至接触以外部位
病程	皮疹具自限性，停止接触后，容易自愈	脱离接触后皮疹常迁延不愈
自觉症状	烧灼感	瘙痒感
色素沉着	显著	轻或无
光斑贴试验	呈晒斑样改变	呈湿疹样

型。由于生产条件的改善、预防工作的加强以及防护知识的普及，此类皮炎已经比较少见。

病因　纯物理因素引起，主要见于电焊工及其辅助人员，操作炭精灯、水银石英灯的工人，实验室工作人员及医务人员等。一般是在无适当防护或防护不严的情况下发病。

发病机制　波长 290~320nm 的紫外线辐射所致。人体皮肤接触过量的人工紫外线辐射后，于数小时内可在暴露部位发生红斑反应，并出现水疱。紫外线长期、反复作用可引起皮肤老化甚至癌变。

临床表现　常在照射数小时内发病，主要发生于颜面、颈部、手背、前臂等暴露部位。皮损局限于光照部位，轻者表现为界限清楚的水肿性红斑，伴灼热及刺痛感；重者在水肿性红斑的基础上出现水疱或大疱，甚至表皮坏死，疼痛剧烈。患者反应程度视光线强弱、照射时间长短以及个体差异（肤色）而定。病情较重者，常伴头痛、恶心、心悸、发热等全身症状。当眼部无防护措施或防护不当时，可出现电光性眼炎（角膜炎、结膜炎）（见电光性眼炎）。

诊断　参照《职业性电光性皮炎诊断标准》（GBZ 19-2002），有明确的职业接触史，具有急性皮炎的临床表现，与非职业因素引起的类似皮炎，如晒斑、光敏性皮炎、接触性皮炎、烟酸缺乏症等鉴别诊断后，方可进行诊断。

治疗　按一般急性皮炎的治疗原则对症处理：①急性皮损局部可外用炉甘石洗剂或皮质类固醇霜；病情严重者，可内服泼尼松；合并有电光性眼炎者，需与眼科医师共同处理。②加强个人防护，操作紫外线光源时需穿工作服、戴手套及面罩，避免直接接触。③病情轻者暂时避免接触数日，适当安排其他工作，重者酌情适当休息。治愈后，在改善劳动条件、加强防护的条件下可以从事原工作。

（张正东）

zhíyèxìng yàozhěnyàng píyán

职业性药疹样皮炎（occupational medicamentose-like dermatitis）　接触某些工业化学物导致皮肤、黏膜出现变应性炎症反应。严重时可伴有内脏病变的职业性皮肤病，与某些药物通过各种途径进入人体后引起的药物性皮炎类似。其形态特异、病情严重、致病物主要是三氯乙烯，还涉及有机溶剂甲醛，化工原料丙烯腈，农药甲胺磷、乐果，以及药物中

间体荒酸二甲酯等化学物，受到人们的关注。中国近几年有较多的病例报告，尽管发病率不高，但病情常较严重甚至死亡。

病因　常因致病物直接接触皮肤发病。如用三氯乙烯清洗金属、塑胶等物件时，所采取的浸洗、擦洗、蘸刷、蘸洗等方式多为手工操作，又不常戴手套；背负农药喷雾器在农田喷乐果、农思它等农药时，喷雾器漏损使药液流溢在背、臀、下肢或衣裤被浸湿；搬运丙烯腈时，其溢入手套内等，均可导致皮肤直接接触。此外，致病物也可经呼吸道吸入，或经皮和呼吸道同时进入。

发病机制　职业性药疹样皮炎有以下共同特点：①有一定的潜伏期，一般首次接触后不发病，而经过一定的间隔期、继续接触才发病。②环境致病物浓度差异很大，低浓度时也可发病。③接触人群发病率很低。④皮肤病变并不局限在接触部位。⑤可疑致病物斑贴试验阳性。⑥经皮接触或吸入激发试验可能使皮损复发。⑦发病前多数没有服用过任何药物。⑧新加坡的两位孪生姐妹均发病，作为同基因遗传过敏体质的难得病例，提示该病与人体特异性抗原系统有关。⑨抗过敏药物特别是激素治疗有效。多数学者认为职业性药疹样皮炎属过敏反应。

临床表现　分类尚无统一标准。根据其临床表现的主要特征，参照药物反应引起的皮炎的分类，一般将职业性药疹样皮炎分为 4 种类型。①剥脱性皮炎（exfoliative dermatitis）：接触三氯乙烯多数表现为剥脱性皮炎，分为前期、皮疹期、剥脱期、恢复期。前期：表现为发热、畏寒，出疹主要为多形红斑。皮疹期：从全身性多

形红斑至红皮症均可出现。剥脱期：皮疹逐渐消退，脱屑增多，皮屑开始为鱼鳞状，晨起布满床单，后发展成大片状，可脱落。恢复期：皮肤红色逐渐消退，脱屑逐渐减少，最后恢复正常，多伴有肝功能损害。病程一般为 1～2 个月，个别超过 4 个月。②重症多形红斑（Stevens-Johnson syndrome）：严重的大疱性多形红斑，伴有严重的全身性反应，如畏寒、高热、脓毒血症等，并有眼、口等黏膜损害。病程一般为 2～12 周，长的可达 109 天。③多形红斑（erythema multiforme）：累及皮肤和黏膜，表现为红斑、丘疹、水疱等症状的常复发的具有急性自限性的炎症性皮肤病。在职业性药疹样皮炎中，少数可只表现为多形红斑。在已报道的文献中，三氯乙烯可引起多形红斑，其特点是皮炎开始多局限在接触部位，或颜面、四肢，症状一般较轻，反复接触、反复发病。一般不会引起其他组织器官的改变。④大疱性表皮坏死松解症（epidermolysis bullosa）：严重的变应性皮疹，出现巨型松弛性大疱，可发展成全身性、广泛性、或多或少对称性的表皮松解；一般伴有高热等严重的全身反应；肝、肾功能有损害；有眼、口、生殖器黏膜损害。病程可分为前期、皮疹期、水疱期、剥脱期、恢复期。前期：表现为发热、畏寒，散在性红疹，皮疹多从上半身或上肢开始；皮疹期：皮疹扩散，形成全身性猩红热样红斑；水疱期：皮疹上出现小水疱，水疱进一步融合成大疱；剥脱期：表皮破溃坏死，剥脱；恢复期：皮肤脱痂再生，皮肤红色逐渐消退，最后恢复正常。病程可为 2 周～3 个月。三氯乙烯引起的皮炎部分可表现为重症多

形红斑；而乐果、甲胺磷、丙烯腈、甲醛等都表现为大疱性表皮坏死松解症；荒酸二甲酯的严重皮肤损害也见大疱性表皮坏死松解症。

诊断 ①有三氯乙烯、农药、荒酸二甲酯、丙烯腈等化学物的职业接触史。②呈剥脱性皮炎、重症多形红斑、大疱性表皮坏死松解症或多形红斑等多种类似药物性皮炎的临床表现。③病情严重程度与接触剂量无关。④再接触再发。⑤嗜酸性粒细胞、E 花环形成率和淋巴细胞转化率可能增高。⑥接触三氯乙烯者血清三氯乙醇及尿三氯乙酸可能阳性。⑦以适当浓度的可疑化学物做皮肤斑贴试验可能阳性。⑧皮肤病理学检查有助皮损分型。⑨参考作业环境资料、有关化学物毒性资料与相关信息，以及同工种或其他接触人群发病资料。⑩必须排除类似疾患，需与药物性皮炎、猩红热、内脏恶性疾病的皮肤表现、中毒性红斑及毛发红糠疹等鉴别。可采用体外细胞免疫诊断方法辅助诊断。

治疗 正确使用激素。注意早期、足量和适量维持，可静脉滴注甲泼尼松龙或地塞米松，后视皮疹及全身情况，逐步减小剂量，要注意减量过程中的反跳现象，酌情调整剂量。小心谨慎、合理用药；护理皮肤、护肝；对症治疗强调及时。处于过敏状态的患者，一般用药种类越多，发生过敏的机会也越多。如能及时合理地处理，一般可以恢复。死亡均由于并发症，多因药物使用不当，特别是激素使用不当引起感染等并发症导致死亡。

预防 引起职业性药疹样皮炎的化学物品种逐渐增多，接触人数也不断增加。尽管其发病率

低，但病情严重、病死率很高，因此，应提高对其致病物的认识，做好安全防护；同时加强就业前体检，如过敏体质及慢性皮肤病应作为职业禁忌证；保证通风排毒；防止化学物直接接触皮肤。

(张正东)

zhíyèxìng hēibiànbìng

职业性黑变病（occupational melanosis） 劳动或作业环境中存在的职业性有害因素引起的慢性皮肤色素沉着性疾病。又称焦油黑变病、苔藓样中毒性黑皮炎。

病因 主要由煤焦油、石油及其分馏产品，橡胶添加剂，某些颜料、染料及其中间体等引起。

发病机制 可能是致病物长期接触皮肤，导致酪氨酸酶的活性增加，加速黑色素代谢过程，使黑色素增加。在中国应用最广泛的是焦油和石油沥青，沥青的成分复杂，其含有的挥发物是致病的主要因素。

临床表现 本病呈渐进性慢性经过，呈以暴露部位（面部、前臂、颈部及四肢）为主的皮肤色素沉着，严重时泛发全身，可伴瘙痒及轻度乏力等症。色素沉着出现前或初期，常有不同程度的阵发性红斑或瘙痒。待色素沉着出现较明显时，这些症状即减轻或消失。皮损形态多呈网状或斑（点）状。有的可融合成弥漫性斑片，界限不清楚；有的呈现以毛孔为中心的小片状色素沉着斑。少数可见毛细血管扩张和表皮轻度萎缩。颜色呈深浅不一的灰黑色、褐黑色、紫黑色等，在色沉部位表面往往有污秽的外观。本病多见于职业男性，多在冬季发病，常伴有头痛、头晕、疲乏无力、食欲不振等全身症状

诊断 根据《职业性皮肤病诊断标准总则》（GBZ 18-2013）

和《职业性黑变病诊断标准》（GBZ 22-2002）进行诊断。有煤焦油、石油及其分馏产品、橡胶添加剂、某些颜料、染料及其中间体职业接触史，在接触期间内发病，有上述临床表现、病程过程。参考其作业环境相关毒物暴露状况调查资料，进行动态观察、综合分析，排除非职业性黑变病、其他色素沉着性皮肤病和继发性色素沉着症，方可诊断。

应与西瓦特皮肤异色病（Civatte poikiloderma）、艾迪生病（Addison disease, tuberculosis of adrenal）、里尔黑变病（Riehl melanosis）鉴别。①西瓦特皮肤异色病：面部和颈侧出现网状色素沉着，色素沉着为棕红色或青铜色斑点，密集成网状，网间有萎缩白斑点及毛细血管扩张；皮疹表面光滑，偶见细薄糠屑；无自觉症状，与季节、日光照射无关。②艾迪生病：出现低血压、低血糖，尿中17-酮类固醇含量低，色素沉着为古铜色，多在皱褶处，黏膜受累。③里尔黑变病，又称色素性化妆品皮炎：常见于中年深色肤质女性，发生在面部化妆部位。色素沉着在眼周、鼻两侧、颊部或额部，边界清楚，呈淡褐色、红褐色或淡黑色，呈弥漫片状或网状，部分患者有轻度瘙痒。

治疗 首先要避免继续接触致病物，然后采用对症治疗。①避免继续接触致病物，对症治疗。皮疹渗出、红肿明显者可用3%硼酸水溶液湿敷，外擦氧化锌油；全身症状重者可服用皮质类固醇及抗组胺药物，必要时静脉滴注。②维生素C有抑制黑素细胞生成的作用，因此可给予大量维生素C静脉滴注。如维生素C加入葡萄糖液内注射，每日1次，10天为一疗程，并可配合多种维生素治疗。同时，患者应多食用富含维生素C的水果和蔬菜。

预防 改善劳动条件，在使用和生产相关化学物质的过程中，改进操作方法，尽量减少接触机会。安装通风、排气、吸尘设备，降低车间中烟尘、粉尘浓度。搬运沥青时，采取必需的防护措施，以夜间及阴天进行为佳。加强个人防护，穿戴工作服、工作帽、口罩及手套，在暴露部位的皮肤上涂擦避光的防护剂。紫外线可刺激皮肤中的黑色素，应避免日晒。

（姚 武）

zhíyèxìng cuóchuāng

职业性痤疮（occupational acne） 在生产劳动中接触矿物油类或某些卤代烃类物质引起的皮肤毛囊、皮脂腺系统的慢性炎症损害。是常见的职业性皮肤病之一，发病率仅次于职业性皮炎。职业性痤疮是一种慢性皮肤损害，其发病潜伏期取决于接触致病物的性质、剂量、作用时间及个体素质差异等综合因素。根据症状表现，职业性痤疮可分为丘疹型、脓疱型、囊肿型、结节型、萎缩型及聚合型6种类型。根据不同的致病因素，其可分为两大类：①因接触煤焦油、页岩油、天然石油及其高沸点分馏产品与沥青等引起的称为油痤疮（oil acne）。②因接触某些卤代芳烃、多氯酚及聚氯乙烯热解物等引起的称为氯痤疮（chloracne）。二噁英和二苯并呋喃是常见引起氯痤疮的主要化合物。

病因 在职业活动中接触到的致痤疮物质主要有两类：①石油和煤焦油分馏产品。前者包括原油、各种柴油、润滑油，及切削油、乳化油、变压油等；后者包括煤焦油、焦油沥青及杂酚油等。②卤代烃化合物，包括多氯苯、多氯（溴）萘、多氯（溴）联苯、四氯二苯并-P-二噁英、六氯二苯并-P-二噁英、多氯酚、四氯氧化偶氮苯、聚氯乙烯热解物等。此外，演员因使用油彩化妆引起的化妆品痤疮，药厂工人因生产某些激素引起的药源性痤疮亦属于职业性痤疮范围。

发病机制 接触各种润滑油及工业油类后，油类本身的化学刺激使毛囊口上皮细胞增生、角化过度。油类的刺激性与其化学结构的碳链有关，碳链长、沸点高，刺激性大。如柴油较其他油类的刺激性大，煤焦油、沥青较石油刺激性大，原油刺激性小。同时，油中尘埃、铁屑等可引起机械性阻塞，并继发细菌感染。本身患有脂溢性皮炎或寻常痤疮更易引起或加重本病。

油痤疮的发生有4个方面因素：①矿物油对毛囊皮脂腺结构的化学性刺激，引起毛囊上皮细胞增殖与角化过度，使皮脂排除发生障碍。油类的刺激性与化学结构中的碳链的长短有关，碳链越长、沸点越高，其刺激性越大。②机械性的阻塞作用，如被尘埃、金属屑污染的油质将毛孔阻塞，可形成黑头粉刺。③毛囊炎、疖肿，可能与继发性细菌感染有关。④油痤疮较多发生于青年工人，一方面可能与其皮脂腺的生理功能有关，另一方面可能是新工人在预防上缺乏经验和措施有关。

氯痤疮的发病机制与皮脂腺的鳞状上皮增生以及毛囊根鞘部位的增粗有关。单纯的氯和溴不引起痤疮，但其部分芳香族化合物作用于未分化的皮脂腺细胞，可使其转化为角质形成细胞，导致细胞增殖角化，产生黑头及囊肿。某些氯代芳烃除皮肤接触外，吸入或摄入均能导致氯痤疮，二噁英类化合物是已知最强的致氯痤疮物质。已知所有导致氯痤疮的化学物质都可通过完好的皮肤，皮肤接触此类物质造成的全身中毒往往都伴有严重的氯痤疮。

临床表现 职业性痤疮易发生于脂溢性体质的人，任何年龄、任何接触部位均可发病，一般其潜伏期为 1~4 个月，脱离接触皮损可好转至痊愈，恢复接触可复发。

油痤疮 接触部位发生多数毛囊性损害，表现为毛孔扩张、毛囊口角化、毳毛折断及黑头粉刺。常有炎性丘疹、毛囊炎、结节及囊肿。较大的黑头粉刺挤出黑头脂质栓塞物后，常留有凹陷性瘢痕。皮损一般无自觉症状或有轻度痒感或刺痛。多发生于眼睑、耳郭、四肢伸侧，特别是与油类浸渍的衣服摩擦的部位，而不限于面颈、胸、背、肩等寻常痤疮的好发部位。

氯痤疮 接触部位发生成片的毛囊性皮损，表现以黑头粉刺为主。初发时常在眼外下方及颧部出现密集的针尖大的小黑点，日久则于耳郭周围、腹部、臀部及阴囊等处出现较大的黑头粉刺，伴有毛囊口角化，间有粟丘疹样皮损，炎性丘疹较少见。耳郭周围及阴囊等处常有草黄色囊肿。

诊断 根据《职业性皮肤病诊断标准总则》（GBZ 18-2013）和《职业性痤疮诊断标准》（GBZ 55-2002）进行诊断。有明确的职业接触史，有特殊的临床表现及发病部位，参考工龄、发病年龄、作业环境调查及流行病学调查资料，结合对病情的动态观察，进行综合分析，排除寻常痤疮及非职业性外源性痤疮，方可诊断。

油痤疮发病前要有明确的较长期的接触焦油（或原油）、沥青及高沸点馏分的矿物油（如柴油、机油及各种润滑油）的职业史。氯痤疮发病前要有明确的较长期的接触多氯苯、多氯萘、多氯酚、某些溴代芳烃及聚氯乙烯热解物的职业史。油痤疮和氯痤疮均发生于经常接触致病物的部位；任何年龄均可发病；同工种同样劳动条件下可有较多的同类患者；脱离接触致病物一定时间后，病情可减轻或痊愈，但囊肿不易消退；恢复接触致病物一定时间后，病情又可加重或复发。

职业性痤疮主要应与寻常痤疮鉴别。寻常痤疮有固定的好发部位（面颈、胸、背、肩）及好发年龄（15~25 岁），而职业性痤疮可发生于任何年龄和任何接触部位，这在鉴别诊断上具有重要意义。对青年工人在工作中发生的痤疮，如皮损只限于面部，鉴别其是职业性痤疮还是寻常痤疮有一定困难；若四肢、阴囊等处同时有皮损，则可明确诊断为职业性痤疮。

治疗 在脱离接触致病物后病情可以减轻以至痊愈。无特殊药物疗法，可参照寻常痤疮的治疗原则对症处理，注意及时清除皮肤上存留的致病物，调整胃肠功能和服用维生素 B_6 等。常用的外用药有硫磺、雷锁辛、维 A 酸等。囊肿较大者可考虑手术切除。

矿物油类引起的油痤疮，可涂 2% 的合霉素酒精或复方硫磺洗剂，炎症明显者可按比例加入 10% 鱼石脂，或用硫新霜。氯化物引起的氯痤疮，可先用碳酸氢钠水溶液洗涤后，再涂用 3% 碳酸氢钠软膏或用上述外用药。病情重、伴有发热等全身症状者，可给予抗生素或其他消炎药，或服用中药五味消毒饮，并进行其他

对症处理。囊肿出现时，可用曲安奈德注射液局部注射，囊肿较大者可考虑手术切除。

预防 ①从事接触石油、焦油类化合物及卤代烃化合物的作业者，就业前应做皮肤科检查，凡是有明显皮脂溢出或患有明显的脂溢性皮炎、寻常痤疮、疖等皮肤病的作业者，不宜从事接触焦油、沥青、高沸点馏分的矿物油、多氯苯、多氯萘、多氯酚及某些溴代芳烃化合物工作。②对从事上述化合物生产的操作工人，应建立定期体检制度，特别注意有无痤疮样皮疹发生，并鉴别是否与职业有关。③改善生产环境与劳动条件，加强通风设施，尽量使生产过程密闭化、管道化，以减少有害气体及粉尘向外逸散。④长期接触矿物油类的工作人员应加强个人防护，穿戴不透油的工作服，暴露部位涂抹皮肤防护剂，工作服保持清洁，工作后及时洗浴，避免致病物经常刺激皮肤。⑤本病一般不影响劳动能力，皮损较轻者，在加强防护的情况下可继续从事原工作；对严重患者，如合并多发性毛囊炎、多发性囊肿及聚合型痤疮，治疗无效者，可考虑调换工作，避免继续接触致病物。

（姚 武）

zhíyèxìng pífū kuìyáng

职业性皮肤溃疡（occupational skin ulcer） 生产劳动中直接接触某些铬、铍、砷等化合物所致形态较特异、典型的呈鸟眼状、病程较慢性的皮肤溃疡，如铬溃疡（铬疮）、铍溃疡等。俗称"鸟眼"状溃疡，即典型的溃疡成鸟眼状。

病因 最常见的致病物有铬酐、铬酸、铬酸盐、重铬酸盐等六价铬化合物，及氟化铍、氯化铍、硫酸铍等可溶性铍化合物。

多见于铬、铍冶炼及其化合物的生产与使用（如鞣革、镀铬、胶版印刷、铬矿冶炼）等行业。另外镍、镉等可引起特殊溃疡。

发病机制 六价铬化合物在高浓度时是剧烈的氧化剂，具有明显的刺激性和腐蚀性，经伤口或摩擦穿透皮肤即可因腐蚀而致溃疡（又称铬疮）。可溶性铍化合物主要用于机器制造、冶炼、航空等工业，具有较强的刺激性和腐蚀性，其中腐蚀性较强的氟化铍的微小颗粒还可以穿透完整的皮肤引起溃疡。

临床表现 皮损初起多为局限性水肿性红斑或丘疹，继之中心演变成淡灰色或灰褐色坏死，并于数天内破溃，绕以红晕，而后溃疡四周逐渐高出皮面。典型的溃疡多呈圆形，直径 2~5mm，表面常有少量分泌物，或覆以灰黑色痂，周边为宽 2~4mm 的质地坚实的暗红色堤岸状隆起，使整个皮损状似鸟眼。恢复过程中炎症逐渐消退，溃疡变浅、缩小、愈合，最后堤岸状隆起逐渐变平，遗留轻度萎缩性瘢痕。如继续接触，溃疡难以愈合，病程可长达数月乃至年余。溃疡可有轻度压痛；疼痛一般不明显，但可于接触强刺激物后加重。

铬及其化合物引起的溃疡 皮损好发于四肢远端，特别是指、腕、踝关节处。溃疡一般发生于皮肤破损的部位，这些破损可能是明显的，如接触性皮炎、虫咬皮炎、擦伤、割伤、刺伤、抓破、皲裂等；也可能是微小擦伤处，如被衣领或高统胶靴的靴口摩擦引起的损伤，因搔抓引起的皮肤损伤等。在皮肤损伤的基础上，接触致病物就可发病。皮损多为单发，有时也呈多发。溃疡的大小、深浅随致病物的性质、接触

量和接触方式的不同而异。皮损初起多为局限性水肿性红斑或丘疹；继之中心呈淡灰色或灰褐色坏死，并于数日内破溃，绕以红晕；溃疡早期呈漏斗状，大小不一，一般为米粒至蚕豆大小，直径 2~5mm，表面常有少量分泌物，或覆以黄色或灰黑色痂，边缘清楚，压之微痛；日久周围组织增生隆起呈苍白或暗红色堤状，坚硬，中心向深处溃烂凹陷，外观与鸟眼相似，故称为"鸟眼"状溃疡。也有随皮肤外伤形成其他形状的溃疡。由于铬本身对末梢神经有麻痹及杀菌作用，故溃疡初起时疼痛不明显，也不易感染；有继发感染时疼痛明显；如继续接触致病物，溃疡可侵及皮下组织，若溃疡深达骨膜时则有剧痛。这类溃疡很难治愈，病程可长达数月，愈后留有萎缩性瘢痕。

铍及其化合物引起的溃疡 由于皮肤表面的小的机械性损害被可溶的铍化合物结晶或溶液污染所致。有些是在接触性皮炎的基础上，因皮肤破损继续被铍化合物污染而发生溃疡。不溶性的铍化合物晶体通过伤口进入皮肤组织引起周围组织反应、坏死，也可以形成溃疡。溃疡发生于四肢远端，如腕部、手指、足背、踝部等暴露部位，特别好发于关节附近。一般呈圆形，起初比较表浅，随后溃烂逐渐加深，周围组织增生，隆起呈堤状，中间为凹陷的干净的溃疡面。数量不定，可单发或多发，外观呈特殊的"鸟眼"状溃疡。疼痛症状不明显，很难治愈。

诊断及鉴别诊断 依照《职业性皮肤病诊断标准总则》（GBZ 18-2013）和《职业性皮肤溃疡诊断标准》（GBZ 62-2002）进行诊

断。有明确的六价铬化合物、可溶性铍化合物等致病物的职业接触史；发病前有局部皮肤损伤史（如皮炎、虫咬、抓破以及各种外伤等）；在手指、手背、前臂及小腿等直接接触部位发生皮肤溃疡且，多呈鸟眼状，有时因外伤影响呈线形或不规则形；结合作业环境职业卫生调查资料，排除类似的皮肤损害，方可诊断。诊断本病时应作病因诊断，在病名后用括号注明致病物，如"职业性皮肤溃疡（重铬酸钾引起）"。

金属化合物引起的皮肤溃疡，其血和尿中的金属含量只能提示其接触程度，不能作为职业性皮肤溃疡的诊断依据。

本病需与下列疾病鉴别诊断：①臁疮（又称深脓疱疮）。多为乙型溶血性链球菌感染或与金黄色葡萄球菌的混合感染，常发生于成年人的小腿，表现为炎性红斑或红色小结节基底上形成脓疱，破后形成深色较厚痂皮，痂下为溃疡面，愈后留有瘢痕。青霉素治疗有效。②化学烧伤。有明显的刺激性、腐蚀性化学物质的直接接触史，起病急，呈现 I~III 度烧伤的临床表现，溃疡不呈鸟眼状，皮损范围常以占体表总面积的百分比来表示。

治疗 及时清除皮肤上残留的致病物；清洁创面，对症治疗。若破损皮肤接触致病物，应立即用肥皂水洗净，再用 10% 亚硫酸钠溶液清洗，清水流水彻底冲洗，清洁并保护创面，防止溃疡形成。亚硫酸钠有还原作用，能使 Cr^{6+} 还原为 Cr^{3+}，失去刺激作用。使用 5% 的硫代硫酸钠溶液也可收到同样的效果。铍溃疡可于清洁创面后用皮质类固醇类软膏处理，并对症处理。国外有使用某些氨基亚磷酸类药物及喷替酸钙钠

（促排灵），对铍有良好的加速排除效果。砷、锑、镉等引起的溃疡诊断及防治可参照铬溃疡和铍溃疡。

职业性皮肤溃疡一般不影响劳动力。在加强防护的情况下，可继续从事原工作。

预防 ①加强生产设备的管理、清洁和维修，杜绝跑、冒、滴、漏现象，防止污染作业环境。②电镀槽旁应有足够控制风速的槽边吸风设备，以减少铬蒸气对皮肤黏膜的刺激。③尽可能减少铬酐、铬酸盐、重铬酸盐等化合物的使用和直接接触。④铍生产尽可能采取湿式作业，避免高温加工，尽量减少直接接触。⑤加强个人防护，根据生产条件和工作性质，配备工作服、不透水手套、围裙及靴子等防护用品。建立定期体检制度，及时处理破损皮肤。⑥通过就业前健康检查发现职业禁忌证：暴露部位有严重皮肤病者（如湿疹、银屑病等患者）不宜从事接触铬、铍、砷等化合物的工作。

（姚 武）

zhíyèxìng gǎnrǎnxìng pífūbìng
职业性感染性皮肤病（occupational infective skin diseases） 职业活动过程中，接触某些细菌、真菌、病毒等微生物引起的感染性皮肤病。主要有皮肤炭疽、类丹毒、挤奶员结节等。本病不常见，但可在某些行业中出现群体性发病。特异性皮疹结合职业暴露史可做出诊断。如未及时诊断、采取预防与治疗措施，可使疾病流行，导致严重后果。

典型皮肤病 ①皮肤炭疽（cutaneous anthrax）：炭疽杆菌感染引起的急性传染性皮肤病。多见于牧区人群，尤其是从事畜牧业工作的牧民和畜产品加工、搬运的工人。皮损好发于暴露部位，如手、前臂、面和颈部等。初始为炎性红色丘疹，迅速发展成水疱、血疱及脓疱，周围组织出现明显肿胀及浸润，病灶中心区可见凹陷的黑色干痂，故名炭疽。除局部淋巴结肿大且化脓外，常伴有发热、头痛、呕吐、关节痛及全身不适等症状。严重者可发生败血症，抢救不及时，可在数天之内死亡。②类丹毒（erysipeloid）：猪丹毒杆菌感染引起的类似于丹毒的急性感染性皮肤病。好发对象包括屠宰业、皮毛加工业、渔业及其加工业的工人，还有兽医和炊事员等。主要经有外伤的皮肤感染而致病。本病一般分为三型，局限型、全身型和败血症型，其中局限型最为常见。手指和手掌多发。表现为稍隆起的暗红色斑，中央颜色较淡，轻度灼热及压痛等临床表现。依据职业暴露史、外伤史及临床表现，容易做出诊断。全身型少见，临床表现为皮疹分布广泛，可伴有低热，病患手指可发生肿胀和剧痛，指关节和指掌关节活动障碍等。本病的败血症型罕见，需要依靠细菌培养才能确诊。③挤奶员结节（milker's nodule）：又称副牛痘，接触被副牛痘病毒感染的乳牛引起的病毒性皮肤病。本病多见于养牛牧场或屠宰场的工人。皮损好发于手指、手腕、前臂等。以右手多见，以皮肤结节为基本损害。结节顶端可出现水疱或脓疱，自觉轻度痒痛、压痛。有时局部淋巴结肿大。根据职业暴露史，结合皮损特点不难诊断。④孢子丝菌病（sporotrichosis）：多发生在皮肤局部外伤处。原发损害常发生在四肢远端。常见的发病职业人群为经常接触土壤和植物的园林工、农民和矿工。初期出现绿豆或蚕豆大、引起疼痛的坚实结节，呈紫色或紫红色；后病灶沿淋巴管转移，呈向心性、带状或链状排列，先在皮下长出数个直径 1~2cm 结节，之后发红、破溃。从外伤到出现原发损害者的潜伏期短者 7~30 天，长者约半年。患者全身情况较好，无发热，病程慢，但很少自愈。咪唑类抗真菌药治疗有效。

常见微生物 ①细菌（bacteria）：所有职业感染过程中，病原菌几乎都是通过日常外伤进入皮肤，如办公室工作人员可能因切纸受伤发生细菌感染，或由于工作繁忙、大量排汗患毛囊炎。在日常工作损伤引起的皮肤感染中，葡萄球菌和链球菌是最常见的致病原因。引起类丹毒的革兰染色阳性的猪丹毒杆菌（erysipelothrixinsidiosa）存在于新鲜和腌制的鱼、甲壳纲动物和禽类的体表，渔民和屠夫接触被感染的动物时，如皮肤发生磨损与破损，就会处于被感染的危险中。某些地方的肉食包装工最常见的职业病是湿疹（eczema）。在皮肤受损情况下，感染部位会形成引起疼痛的、不断增大的、分界清楚的紫红色斑块，还可能发生淋巴管炎（lymphangitis）和淋巴腺炎（lymphadenitis），并伴有发热和关节痛。心内膜炎也有报道。3~4 周后自然痊愈，青霉素可加快其痊愈。②真菌（fungi）：可以引起局部皮肤病。从事湿性工作的劳动者如酒吧服务员、罐头厂工人和水果经销商，容易发生真菌感染。这可能是因为皮肤抗感染屏障遭到破坏，为发生感染创造了机会。除顽固性病情需要口服咪唑类抗真菌药外，一般来讲，局部的咪唑类抗真菌药物治疗是有效的。

（姚 武）

职业性毛发改变 (occupational hair lesions)

zhíyèxìng máofà gǎibiàn

在生产劳动中因接触矿物油、沥青等引起的汗毛折断或增生等毛发异常。

病因 长期接触矿物油类、沥青、氯丁二烯等化学物质，长期的皮肤机械性刺激等。

发病机制 矿物油、沥青等化学物质的长期刺激引起汗毛折断，多伴有毛囊口角化现象。长期频繁的机械性刺激和压迫，可使受刺激的局部毛发增生，属于皮肤自身的防卫功能。

临床表现 长期接触矿物油、沥青等化学物质可引起指背和前臂部汗毛折断，多伴有毛囊口角化现象。接触氯丁二烯的工人，可出现暂时性脱发，表现为头发、眉毛脱落，胡须生长变慢，但体毛、阴毛一般不受影响，停止接触后，毛发能重新生长。搬运工人的肩胛部或撑船工人的锁骨下部出现多毛症，也可看作是职业特征。此外由于碱的粉尘和蒸气的长期接触，碱厂工人长期暴露在外的头发可脱色、变黄和变白。

诊断 依照《职业性皮肤病诊断标准总则》（GBZ 18-2013），有明确的职业接触史与临床表现，必要时结合毛发病理检查结果，参考作业环境的职业卫生调查和同工种发病情况，进行综合分析，并排除非职业性因素引起的类似疾病，方可诊断。

治疗 本病不需治疗，除去病因后，可逐渐恢复正常。

预防 改善劳动条件，加强生产设备的管理、清洁和维修，防止污染作业环境。加强个人防护，根据工作性质配备防护用品，包括工作服、鞋帽、手套、护肤剂等。搞好生产环境和个人卫生，设置必要的卫生设备。建立、健全卫生制度，积极开展职业卫生宣传教育工作。对特殊敏感个体要妥善安排，以减少个体因素的影响。

（姚 武）

职业性皮肤疣赘 (occupational neoplasm)

zhíyèxìng pífū yóuzhuì

长期接触沥青、煤焦油、页岩油及其高沸点馏分的矿物油等在接触部位出现的扁平疣样、寻常疣样及乳头疣样皮损，以及接触石棉引起的石棉疣。

病因 沥青、煤焦油、页岩油及其高沸点馏分的矿物油及石棉等化学物质。

发病机制 一般认为，在碳氢化合物同系物中，随碳原子数的增加，其毒性亦增加，低沸点的油类（碳原子少）多半引起皮肤浅层改变如皮炎等，高沸点的油类（碳原子多）则常引起皮肤深层改变如痤疮、毛囊炎、疣赘和肿瘤等。

临床表现 发病与工龄有一定关系，工龄愈长、发病率愈高。长期接触煤焦沥青等物质的手背、颜面、小腿、膝部等部位易出现皮疹。初发皮疹均为粟粒大小，肤色或淡棕色，平滑或稍高起；以后皮疹逐渐长大，表面有不同程度角化而形成疣赘，数量从十余个至数十个不等。临床上习惯把职业性疣赘分为四类，其中最常见为扁平疣样损害、寻常疣样损害，较少见乳头状瘤和上皮癌。扁平疣样损害为米粒至黄豆大小扁平隆起性丘疹、表面光滑、质硬、淡褐色或正常皮色，圆形或不整形，界清，一般无自觉症状。寻常疣样损害临床上与寻常疣无区别，为黄豆大小、灰褐色角化性丘疹，表面粗糙不平，触之较硬，一般无疼痛，患者在减少或脱离致病物后，有些皮损可自行消退。乳头状瘤体积较大，且有增长趋势，基底深，侵入皮下，质较硬，表面有乳头状突起，亦可有皲裂或感染，皮损中心形成不规则溃疡，边缘有炎症反应，有压痛。这种损害被视为癌前期损害，在极少数情况下可转化为鳞状上皮癌。

诊断及鉴别诊断 依照《职业性皮肤病诊断标准总则》（GBZ 18-2013），有明确的职业接触史与临床表现，必要时结合皮肤病理检查结果，参考作业环境的职业卫生调查和同工种发病情况，综合分析，并排除非职业性因素引起的类似皮肤病，方可诊断。

本病应与非职业因素引起的疣赘鉴别。例如，其形态与扁平疣或寻常疣相似，但不同之处为：本病职业史明确，好发于中老年人的暴露部位，不因瘙痒而呈线性扩展。

治疗 ①对长期接触煤焦油、页岩油和石油产品的工人，必须建立定期体格检查制度，如发现扁平疣或寻常疣样损害，一般不需特殊治疗，但需做好详细记录，每隔3~6个月复查1次。②如发现疣体增长迅速或有乳头瘤时，应及时切除并做病理切片检查，患者须调离原工作，并继续观察数年。③由石棉纤维或玻璃纤维刺入皮肤所致的寻常疣样损害，用针将刺入的纤维挑出后能痊愈。

预防 ①从事接触沥青、煤焦油、页岩油及其高沸点馏分的矿物油、芳烃化合物的作业者，就业前应做皮肤科检查，凡是有明显皮脂溢出或患有明显的脂溢性皮炎、寻常性痤疮、疖等皮肤病的作业者，不宜从事相关职业。②加强暴露的操作工人定期体检制度，特别注意有无痤疮样皮疹发生，并鉴别是否与职业有关。

③改善生产环境的劳动条件，加强通风，尽量使生产过程密闭化、管道化，以减少有害气体及粉尘向外逸散。④长期接触矿物油类的工作人员应加强个人防护，穿戴不透油的工作服，暴露部位涂抹皮肤防护剂，工作服保持清洁，工作后及时洗浴，避免致病物经常刺激皮肤。⑤本病一般不影响劳动能力，皮损较轻者，在加强防护的情况下可继续从事原工作。加强健康教育。

（姚 武）

zhíyèxìng pífū jìnzì mílàn
职业性皮肤浸渍糜烂 （occupational maceration and erosion）

长期浸水作业引起的以皮肤乳白色肿胀、起皱与糜烂为临床表现的特有的皮肤损害。职业性皮肤病的一种临床类型。主要见于洗衣工、缫丝工、屠宰工、宣纸厂工人、禽畜产品加工工人及从事水田作业的农民。

病因 长时间浸水、机械性摩擦、大气湿度过大、水的酸碱度及水温高均可诱发。

发病机制 主要是以下几种因素综合作用的结果。①长时间浸水：是发病的主要原因。皮肤长期浸水，大量水分渗入表皮，表皮松软肿胀，致使角质层丧失屏障作用，降低了抵抗外源性刺激物或变应原的能力。②机械性摩擦：已经浸渍的皮肤在操作过程中，势必会受到机械性摩擦，出现剥脱与糜烂。③大气湿度：如遇梅雨天，大气湿度常在80%以上，皮肤不易干燥，可促使发病。④水的酸碱度及水温：碱性水易除去皮肤表面脂肪，促进水分渗入表皮而产生浸渍。水温高亦可促使发病。

临床表现 本病的发病部位随工种及操作方式不同而异，如缫丝工、洗衣工、宣纸厂工人、鱼虾加工工人等常双手受累；从事水田作业的农民，皮损可累及手足，俗称"烂手烂脚"，即浸渍糜烂型稻田皮炎，其多发于连续在水田作业时，皮肤因受田水浸渍而出现表皮发胀、表皮剥离，裸露鲜红色糜烂面，多见于手指及指（趾）间，继发感染时可并发淋巴管炎或淋巴结炎，指甲亦可受累出现甲沟炎、甲床炎等。

皮损多于连续从事浸水作业几天或几周后发生，初起时指（趾）缝皮肤肿胀、发白、起皱，呈浸渍现象；若继续浸水或在潮湿环境中作业，在不断遭受摩擦的情况下，原已肿胀起皱的皮肤出现表皮剥脱，露出红色基底，伴有少许渗液，出现糜烂现象，导致病情加重。病情轻重随劳动条件及个体差异而不同。

诊断及鉴别诊断 参照《职业性皮肤病诊断标准总则》（GBZ 18-2013），有明确的职业接触史与临床表现，必要时结合皮肤病理等检查结果，参考作业环境的调查和同工种发病情况，综合分析，并排除非职业性因素引起的类似皮肤病，方可诊断。

指（趾）间浸渍皮损需与真菌尤其是念珠菌感染鉴别。

治疗 ①局部治疗应以收敛、干燥、防止继发感染为原则。在浸渍阶段，注意保持清洁，扑干燥粉剂（由枯矾、氧化锌、滑石粉组成）即可。②职业性痒疹及浸渍、糜烂等损害，去除致病原因后可参照皮炎的原则对症处理。毛发、指甲改变不需要治疗，除去病因后，可逐渐恢复正常。

预防 ①改善生产环境、劳动条件及工艺过程，采取干湿活茬轮换操作及机械化生产，尽量减少、缩短连续浸水作业时间。②加强个人防护，注意皮肤清洁，根据工作性质，作业前在局部涂一层防护剂，工作后将皮肤洗净、擦干，扑上干燥性粉剂（由枯矾、硼酸、氧化锌、滑石粉混合研细或黄柏、炉甘石、五倍子、滑石粉配成的粉剂）。

（姚 武）

zhíyèxìng zhǐjia gǎibiàn
职业性指甲改变 （occupational fingernail changes）

职业活动过程中，长期接触碱类物质、矿物油及某些物理性因素等引起的指甲变色（discoloration）、营养失调（dystrophy）、损坏变形（deformation）（如平甲、匙甲及甲剥离）等甲损害。指甲是人体最充分暴露于外环境的部分之一，最容易受外界物质的刺激与影响。接触化学物质如碱性重铬酸钾（alkalinepotassiumbichromate）可使指甲变成红色；三硝基苯甲硝胺（tetryl）和三硝基甲苯（trinitrotoluene）使指甲变为黄色；各种染料均可使指甲改变颜色。指甲营养失调可能与多个因素有关，如长期接触酸性或碱性化学物质、腐蚀性盐类，长期处于潮湿环境中、有外伤（trauma）和感染等。指尖长期接触性皮炎可能破坏甲基质（nail matrix）、甲床（nail bed），导致营养失调性指甲破坏。某些职业或工种的劳动者中，常可见到指甲机械性磨损或机械性作用引起的损伤。多用手指的劳动者如木工、机械工等，常发生指甲增厚、变硬以至甲沟弯症，即末端向内弯曲；长期接触碱液者和（或）长期接触机油的劳动者（如维修工）指甲可发生变化，形成平甲或匙甲；而烧石灰工人、屠宰工人、禽兽产品加工工人、缫丝工人，长期接触某些化学物质，会出现甲沟炎（paronychia），主要临床表现为甲周组织的明显损伤、剧烈疼痛、感染或再现脓肿,可伴有全身症状如发热、头痛等。根据职业暴露史和临床表现可以诊断。本病需与非职业性指甲损害鉴别,以达到更好的防治效果。

(金永堂)

huàxuéxìng pífū zhuóshāng
化学性皮肤灼伤(chemical skin burns)

常温或高温状态下,化学物对皮肤的刺激、腐蚀作用,以及化学反应热导致的急性皮肤损害。某些化学物经皮肤、黏膜吸收后甚至引起化学中毒,可伴有眼灼伤和呼吸道灼伤。人们在职业活动过程中发生的化学性皮肤灼伤称职业性化学性皮肤灼伤(occupational chemical skin burns),较为常见。

病因 引起化学性皮肤灼伤的化学物包括酸类(硫酸、盐酸、硝酸等)、碱类(氢氧化钠、氢氧化钾、氧化钙等)和其他如溴、汽油、沥青以及某些高温化学物等。

临床表现 人体皮肤接触到各种化学物后,可发生脱水、皂化、腐蚀、氧化、还原、中毒等反应。化学性皮肤灼伤有别于一般的烫伤或烧伤,不同的化学物灼伤具有各自的临床特点。①硫酸(sulfuric acid,H_2SO_4)。低浓度使皮肤局部红肿;高浓度使皮肤局部呈黄色或棕褐色,严重者出现黑色痂皮,创面干燥且界线清楚,略凹于皮肤。硫酸雾可经呼吸道吸入引起呼吸道灼伤,引发急性喉头水肿、肺水肿、肺炎等。②盐酸(hydrochloric acid,HCl)。接触后,皮肤呈灰棕色或淡白色,气态盐酸可经呼吸道吸入,可造成不同程度的呼吸道损伤。③硝酸(nitric acid,HNO_3)。

接触后皮肤呈黄色或黄褐色。硝酸氧化后可引起爆炸,导致机体复合伤;浓硝酸在空气中可产生刺激性的二氧化氮,进入呼吸道与水反应形成硝酸或亚硝酸,易造成急性肺水肿;硝酸盐在体内可转变成亚硝酸盐,可引发高铁血红蛋白血症。④氢氟酸(hydrofluoric acid,HF)。由于浓度不同,皮肤潮红可立即或数小时后出现,然后逐渐转变成灰白色或白色的水肿圈,疼痛剧烈。苍白的表皮破损或被剪开后,可见咖啡色液体流出。创面基底轻者潮红,重者发黑,可累及肌肉甚至骨骼。经皮肤吸收后,氢氟酸可引起急性氟中毒、低钙血症,严重者可至心室纤颤而死亡。值得注意的是,在 $>19℃$ 时氢氟酸呈气态,吸入后可造成急性肺水肿或急性呼吸窘迫综合征。⑤氯磺酸(chlorosulfonic acid)。遇水后生成盐酸和硫酸,可引起皮肤灼伤,而且创面一般较深,痂皮呈棕褐色或黑色。氯磺酸烟对呼吸道有强烈刺激作用,导致咽干、咽痛、咳嗽、胸闷、呼吸困难,严重者发生急性肺水肿、急性呼吸窘迫综合征。⑥氯乙酸(chloroactic acid)。接触氯乙酸液体或晶体后,皮肤可出现水疱,随后可出现心、脑、肝、肾等多脏器损害。即使灼伤面积不大,也可因创面吸收氯乙酸造成中毒死亡。⑦甲酸(methanoic acid)。又称蚁酸(formic acid),主要引起刺激症状,表现为皮肤发红,可有水疱,轻微或无疼痛。吸入可致口腔和呼吸道损伤,严重者可导致肾功能损害。⑧草酸(oxalic acid)。可引起皮肤、黏膜产生粉白色顽固性溃疡。大量吸入可致中毒,主要表现为低血钙,严重者可出现肾功能损害。⑨黄磷

(yellow phosphorous)。在 34℃ 时黄磷可自燃,化学与热力共同作用导致皮肤灼伤,创面一般较深,可达肌肉、骨骼。另外,磷进入人体后可引起中毒,如心、肝、肾的实质性脏器损害。⑩苯酚(phenol)。又称石炭酸。皮肤先呈白色,继而转变为棕红色或褐色,创面干燥,很少有水疱。一般为Ⅱ度灼伤,较大面积灼伤可引起肝脏、肾脏、呼吸与循环系统损害,尤其是急性肾衰竭。患者血酚、尿酚含量明显增加。⑪硫酸二甲酯(dimethyl sulfate)。皮肤首先出现红斑,继发淡黄色的小水疱,甚至较大水疱。创面一般为Ⅱ度灼伤。吸入后在呼吸道水解成甲醇和硫酸,可致呼吸道和肺的损害。⑫氢氧化钠(sodium hydroxide,NaOH)同氢氧化钾(potassium hydroxide,KOH)灼伤损害一样,接触后,早期创面有碱液特有的滑腻感,出现剧烈刺痛,一般较深且可进行性加深,痂皮软而苍白,感染后易发脓毒症。⑬氢氧化钙[calcium hydroxide,$Ca(OH)_2$]。氧化钙有强烈的吸水性,遇水产热,生成氢氧化钙。氢氧化钙引起的灼伤,创面痂皮呈浅黑色并有逐渐加重之势。⑭氢氧化铵(ammonium hydroxide)。氨溶于水形成氢氧化铵。接触后,皮肤呈棕褐色,创面较浅。氨吸入可引呼吸道和肺损害,重者可窒息。⑮钡、溴等其他:许多化学物在常温下对皮肤无刺激作用,但在高温时不仅引起皮肤损伤,而且能导致中毒。如高温钡盐溶液接触皮肤后,可导致皮肤出现灼热创面,并可引起中毒,表现为心律失常、低血钾、肌肉震颤、运动障碍、肢体瘫痪等。溴的灼伤创面呈暗棕红色,局部有水疱,一般为Ⅱ度

灼伤，愈合较慢；溴吸入可引起中毒，常表现为支气管哮喘、肺炎或肺水肿等。

诊断分级 轻度灼伤（任一项）：①1%以上的Ⅰ度灼伤。②10%以下的Ⅱ灼伤。中度灼伤（任一项）：①10%~30%的Ⅱ度灼伤。②Ⅲ度及Ⅲ度以上灼伤，总面积在10%以下。重度灼伤（任一项）：①Ⅱ度及Ⅱ度以上灼伤，总面积>30%且≤50%。②Ⅲ度及Ⅲ度以上灼伤，总面积在10%~20%。特重度灼伤（任一项）：①Ⅱ度及Ⅱ度以上灼伤，总面积在50%以上。②Ⅲ度及Ⅲ度以上灼伤，总面积在20%以上。

治疗 ①及时脱离暴露现场；清洗可能受污染的衣服、鞋袜、手套等；清水冲洗皮肤，碱性物质灼伤应延长冲洗时间；创面冲洗后，必要时采取中和治疗方法。②化学灼伤创面，首先要彻底冲洗干净，清除坏死组织、剪去水疱，深度创面应适时植皮。③对化学灼伤进行与热烧伤一样的常规处理。④眼、呼吸道损伤或化学物中毒时，应及时请相应专科诊治。⑤严重功能障碍者需要酌情安排工作或休息，必要时可进行相关劳动能力鉴定。

（金永堂）

yángguāng zhuóshāng

阳光灼伤（sunlight burn） 日光中的中波紫外线过度照射引起人体局部皮肤发生的光毒反应。又称晒伤（sunburn）。夏季露天作业时常见的职业性皮炎。皮肤反应程度因照射时间、范围、环境因素及肤色不同而有差异。热可以增加机体对紫外线的敏感性。本病的发病也与个人的易感性有关。春末夏初，高原、雪地、海滩、沙漠或水面作业者发病较多。

病因 引起阳光灼伤的病因是290~320nm中波紫外线。自然界的主要紫外线光源是太阳光，太阳光在透过大气层时，波长短于290nm的紫外线被大气层中的臭氧吸收。引起光感的主要是日光中的紫外线部分，其中200~280nm为短波紫外线，能促进黑色素形成，引起晒黑；280~320nm为中波紫外线，能引起晒斑；320~400nm为长波紫外线；中长波紫外线可能造成光敏感性反应；可见光（400~700nm）及红外线（740~1800nm）导致光敏感的作用不大。

发病机制 紫外线直接损伤表皮细胞，使溶酶体膜受损，释放出各种水解酶，造成细胞毒性改变。细胞间水肿明显，早期可形成水疱；真皮出现水肿及非特异性炎症反应；照射后5天左右，可见新的颗粒层形成、黑色素增加，以及表皮细胞分裂增加等修复反应。

临床表现 表现类似于职业性电光性皮炎（见职业性电光性皮炎），皮损发生在面部、手背和前臂等皮肤暴露部位，出现红斑、痒、水疱、水肿等，严重的阳光灼伤还可引起皮肤癌。症状和体征出现于紫外线照射后1~24小时内，除严重反应外，72小时内达高峰。皮肤出现界限清楚的弥漫性红斑，甚至出现肿胀、水疱或大疱，有灼痛或刺痛感，此即为光毒反应。如身体表面有大面积的阳光灼伤，则有与热灼伤相似的全身症状（发热、寒战、虚弱、休克）。晚期并发症是继发感染，斑状色素沉着和痱子样皮疹。鳞屑剥落后一至数周内皮肤更易受日光的损害。阳光灼伤多见于春夏季节，浸水以后的皮肤更容易晒伤。轻度的晒伤一般于1~2天内逐渐消退，并出现脱皮、色素沉着。有水疱、糜烂的严重患者，恢复需要一周左右。

诊断及鉴别诊断 ①诊断原则：根据职业接触史、发病部位、临床表现、有无防护措施及作业环境调查等综合分析，排除非职业性因素引起的类似皮炎及职业性接触性皮炎，方可诊断。②诊断标准：皮损表现为急性皮炎，其反应程度，视光线强弱、照射时间长短而定，轻者表现为界限清楚的水肿性红斑，有灼热及刺痛感；重者除上述症状外，可出现水疱或大疱，甚至表皮坏死，疼痛剧烈。

应与接触性皮炎进行鉴别。后者有接触刺激物史，与日晒无关，可发生于任何季节，皮损出现于刺激物接触处。

治疗 已发生灼伤者，主要采用外用药治疗，如炉甘石洗剂日搽多次，或类固醇激素制剂局部涂敷；损害范围广泛而严重者，可考虑皮质类固醇激素内服；伴有其他全身症状或循环衰竭者，可根据烧伤原则处理。

预防 经常、适当地使皮肤接受日晒，能促进黑色素形成，从而加强对紫外线的防御能力。必要时可涂防晒霜，对中波紫外线有防护作用。中国紫外辐射接触限值见电光性眼炎。

（于素芳）

zhíyèxìng yáchǐ suānshíbìng

职业性牙齿酸蚀病（occupational acids fume-induceddental erosion） 长期接触各种酸雾或酸酐所致的以前牙为主的牙体组织脱钙缺损的疾病。又称牙酸蚀病（acids fume-induceddental erosion）。职业性牙酸蚀病是酸类作业者较常见的口腔职业病，中国于1987年就将其列入法定职业病范围，属中国2013年版法定职业病名单中第四类职业病——职业性耳鼻喉口腔疾病。

病因 工作场所空气中的酸类物质是导致职业性牙酸蚀病的主要病因。常见于在制造和应用各种酸的过程中较长时间接触酸雾或酸酐的工人，如车间的硫酸、盐酸、硝酸、铬酸、氢氟酸洗酸工；盐酸制造业中接触盐酸雾和氯化氢的工人，硫酸制造中接触：二氧化硫（sulfurdioxide，SO_2）、三氧化硫（sulfurtrioxide，SO_3）和硫酸酸雾的工人，硝酸制造中暴露于二氧化氮（nitrogen dioxide，NO_2）和硝酸雾的工人。酸酐进入口腔后可遇水成酸。

发病机制 主要是酸类物质对牙釉质的酸蚀作用。牙酸蚀症指在没有细菌参与的情况下，由酸雾或酸酐引起的牙体硬组织慢性、不可逆性酸蚀破坏的疾病。在酸环境中工作，酸的原发刺激和腐蚀作用使牙釉质色泽改变，进而使牙体被腐蚀，出现脱钙，导致牙体组织粗糙、松脆和缺损。暴露于酸雾、酸酐是否发病，发病工龄长短，发病的轻重与暴露的酸种类、浓度、暴露的时间长短及是否采取有效防护措施有关，有接触硫酸雾5周左右即可发生职业性牙酸蚀病的报告。

临床表现 主要损害部位在无唇颊覆盖、直接暴露于含酸空气的上下颌前牙，以中切牙和侧切牙唇面为主，其次是犬牙，早期病变多在唇侧切端1/3，后牙基本上不受影响。下切牙唇面是酸雾最容易接触的部位，其损害程度往往最为严重（图）。

症状与牙体缺损程度有关。早期出现对冷、热、酸、甜或碰触等刺激发生酸痛感觉的牙本质过敏症状；继续发展可累及深层牙本质，发生髓腔暴露、压痛、继发牙髓病变；严重者牙冠缺损或仅留残根。可影响语言和进食。

诊断及鉴别诊断 参照中华人民共和国《职业性牙酸蚀病诊断标准》（GBZ 061-2002）诊断。根据接触酸雾或酸酐的职业史，以前牙硬组织损害为主的临床表现，参考现场劳动卫生学调查结果，进行综合分析，排除其他牙硬组织疾病后，方可诊断。

观察对象 前牙区有两颗或两颗以上牙为可疑牙酸蚀者。

诊断分级标准 ①一度牙酸蚀病。前牙区有两个或两个以上牙齿为一级牙酸蚀者。②二度牙酸蚀病。前牙区有两个或两个以上牙齿为二级或三级牙酸蚀者。③三度牙酸蚀病。前牙区有两个或两个以上牙齿为四级牙酸蚀者。

牙酸蚀判断标准 ①可疑牙酸蚀（代号0^+）。唇侧牙釉质表面光滑、发亮，切端透明度增加，切缘圆钝；或牙面透明度降低，呈毛玻璃样乳白色，但无牙实质缺损。②一级牙酸蚀（代号Ⅰ）。仅有唇面牙釉质缺损，多见于侧唇切端1/3，切缘变薄、透亮；或唇面中部牙釉质呈弧形凹陷性缺损。表面光滑，与周围牙釉质无明显分界线。③二级牙酸蚀（代号Ⅱ）。缺损达牙本质浅层，多呈斜坡状，从切缘起，削向牙冠唇面。暴露的牙本质周围，可见较透明的牙釉质层。④三级牙酸蚀（代号Ⅲ）。缺损达牙本质深层，在缺损面暴露牙本质的中央，即相当于原髓腔部位，可见一圆形或椭圆形的棕黄色牙本质区。但无髓腔暴露，也无牙髓质病变。⑤四级牙酸蚀（代号Ⅳ）。缺损达牙本质深层，虽无髓腔暴露，但有牙髓继发性病变；或缺损已达髓腔；或牙冠大部分缺损，仅留下残根。

酸性食物、饮料、药物和某些疾病等非职业性因素也可引起牙酸蚀。磨耗、磨损、外伤、牙釉质发育不全和氟牙症也可造成牙硬组织损害，可根据职业史、疾病史和临床特征进行鉴别。

治疗原则 ①脱敏。有牙本质过敏症状者，可用含氟或防酸脱敏牙膏刷牙或含氟水漱口，必要时可用药物进行脱敏治疗。②修复。一度牙酸蚀病是否要做牙体修复，可视具体情况决定；二度牙酸蚀病应尽早做牙体修复；三度牙酸蚀病可在牙髓病及其并

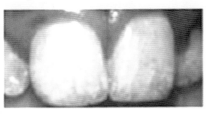
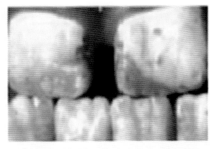
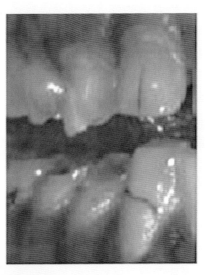

图 职业性牙酸蚀病

发症治疗后再进行牙体修复。

观察对象每半年复查一次，不需特殊处理；一、二、三度牙酸蚀病治疗修复后，在加强防护条件下，可不调离酸作业。

预防 ①源头治理是预防本病的关键措施，即改善劳动条件或工艺，消除或降低工作场所空气中酸雾的浓度。②通风排毒或采取密闭措施减少酸雾弥散，也可有效降低车间酸雾浓度，减少暴露水平。③加强个人防护，如戴防酸口罩、用防酸牙膏、下班用碱性液体漱口等。④培养良好的个人卫生习惯，如用鼻呼吸、不说话时闭嘴、定期做口腔保健检查等。

(于素芳)

zhíyèxìng yǎnbìng

职业性眼病（occupational eye diseases） 劳动者在生产劳动及其他职业活动中，接触职业性有害因素引起的眼科疾病。医学上所称的职业性眼病，泛指职业性有害因素所引起的特定疾病；而法定职业性眼病是由政府规定的、国家颁布了诊断标准的职业性眼病。中国2013年颁布的法定职业病名单中将职业性眼病归于第三类，共包括3种法定职业性眼病：化学性眼部灼伤（见化学性眼部灼伤）、电光性眼炎（见电光性眼炎）、白内障（含放射性白内障、三硝基甲苯白内障）（见职业性白内障）。职业性眼病有化学性因素和物理性因素两类病因：①化学性因素。生产性毒物经呼吸道、消化道或皮肤黏膜（包括眼结膜）进入人体后，除可引起全身中毒外，也可损害视觉器官，造成急、慢性职业中毒性眼病；其还可作用于大脑视中枢、眼球运动中枢，以及眼及其附属器官的各种组织，造成视功能（中央视力及视野）损害，甚至失明。②物理性因素。工作场所的物理性因素如非电离辐射（紫外辐射、红外辐射、微波、激光）、放射线（X线、γ线、中子流）等的过量暴露也可直接损伤眼角膜、结膜、晶状体和眼底。除按照一般法定职业病的诊断原则（综合分析职业史、病史、现场劳动卫生学调查）进行诊断以外，本病还要求做职业眼科的特殊检查。

(于素芳)

huàxuéxìng yǎnbù zhuóshāng

化学性眼部灼伤（chemical eye-burns, chemical burns of eye） 在工作中眼部直接接触酸性、碱性或其他化学物的气体、液体或固体所致眼组织的腐蚀破坏性损伤。是常见的职业性眼损害。中国2013年颁布的法定职业病名单将化学性眼部灼伤归于第三类职业病——职业性眼病的第1种。

病因 由眼直接接触碱性、酸性或其他刺激性、腐蚀性毒物的气体或气溶胶所致。化学物的形态可以是溶液、粉尘或气体，来源有工农业生产的原料、化学成品或化工废料等。能引起眼部损伤的化学物有10余类，25 000余种，主要为酸、碱类毒物，其次为金属腐蚀剂、刺激性及腐蚀性碳氢化物衍生物、起泡剂、催泪剂、有机溶剂和表面活性剂等。化学性眼部灼伤是常见的眼外伤，占眼外伤总数的7%~10%；其中碱性化学物引起的化学性眼部灼伤尤为严重，约占眼部灼伤的79.8%，化学烟雾所致者占化学性眼部灼伤50%以上。引起化学性眼灼伤的化学物如下。

工业化学毒物 ①酸。包括盐酸、硫酸、硝酸、氢氟酸、铬酸、氯磺酸、三氯醋酸、羟乙酸、柠檬酸、草酸等。②碱。包括氢氧化铵、碳酸钠、碳酸钾、硝酸钠、铝酸钠、碳酸钙、草酸钙、碱性溶盐等。③金属腐蚀剂。包括硝酸银、硫酸铜或硝酸铜、醋酸铅、氯化汞（升汞）、氯化亚汞（甘汞）等。④非金属无机刺激剂及腐蚀剂。包括硫化氢、硫酸二甲酯、无机砷化物、三氧化二砷、砷化三氢等。⑤氧化剂包括氯气、光气、氟化钠，氢氟酸等。⑥刺激性及腐蚀性碳氢化物。包括酚、对苯二酚、硝基甲烷、苯胺染料、溴、甲烷等。⑦起泡剂。包括芥子气、路易士气、氯乙基胺等。⑧催泪剂包括氯己烯苯、溴苯甲腈。⑨有机溶剂。包括苯、甲苯、二甲苯、汽油、煤油、醇类、醛类、酮类、酯类。⑩表面活性剂。包括气溶胶、松节油。⑪其他。包括化妆品，化工生产生成的废气、废水、废渣以及化学烟雾、气体、粉尘，农用物质（农药、除草剂、杀菌剂、杀虫剂）等。

药物 包括局部麻醉剂、高锰酸钾、来苏儿、新洁尔灭、甲紫等。

发病机制 刺激作用强烈的化学物接触眼部后可致严重的眼部刺激和灼伤，如眼部暴露在砷及其化合物、硫化氢、氨气等化学气体中；强酸（硫酸、硝酸及其他酸类）、强碱（氢氧化钠、氢氧化钾、氨水、液态氨、硫化碱溶液等，其中液态氨除腐蚀作用外，尚有冷冻作用，破坏力大）、化学性粉尘（染料、化肥）等化学液体溅入眼内等。灼伤程度与毒物的种类、浓度、剂量、作用方式、接触时间、面积及毒物的温度、压力和所处状态有关。还取决于毒物穿透眼组织的能力。高浓度酸碱物质进入结膜囊，极易破坏眼组织。

酸性灼伤 因酸性物质对蛋

白质有凝固作用，一般酸性物质较碱性物质造成的损伤轻。酸性化学性眼灼伤主要引起凝固性坏死，眼表层组织受烧灼后其蛋白质结合凝固，眼组织表面形成焦痂，可减缓酸性毒物向深部组织扩散，但也不可轻视其损伤作用。

碱性灼伤 后果要严重得多。因碱溶于水、脂肪和蛋白质，水溶液中的氢氧离子与组织内的脂肪结合，发生皂化反应，使组织软化、蛋白质溶解，致使碱性物质继续向深处扩散。即使表面的碱性物质被冲洗干净，渗入的碱性物质仍可继续扩散破坏内眼组织，甚至可使角膜穿破，虹膜萎缩，继发青光眼、白内障等，危害更加严重。

临床表现 化学物性质、种类、浓度及接触时间长短的不同，可引起不同程度的眼组织损害。①化学性结膜、角膜炎。主要表现为明显的眼部刺激症状，如眼痛、灼热感或异物感、流泪、眼睑痉挛等。眼部检查有结膜充血、角膜上皮损伤，荧光素染色可见散在的或较密集的点状上皮脱落。视力一般不受影响，也可有视物模糊。②眼睑灼伤。单眼或双眼睑缘皮肤充血、水肿、起水疱，睑肌、睑板灼伤者常遗留瘢痕性睑外翻、睑裂闭合不全等并发症。③眼球灼伤。轻者表现为结膜、角膜水肿，出血，角膜混浊。重者角膜缘缺血，角膜缘及其附近血管广泛血栓形成，角膜溃疡、穿孔，巩膜坏死，引起一系列内眼并发症，后果严重，视力常受到严重影响以致完全失明。

诊断 参照《职业性化学性眼灼伤诊断标准》（GBZ 54-2002）诊断。

诊断原则 根据明确的眼部接触化学物或在短时间内受到高浓度化学物刺激的职业史，有眼睑、结膜、角膜和巩膜等组织腐蚀性损害的临床表现，参考作业环境调查，综合分析，排除其他有类似表现的疾病，方可诊断。

诊断分级 分为化学性结膜角膜炎和化学性眼灼伤。

化学性结膜角膜炎有明显的眼部刺激症状，如眼痛、灼热感或异物感、流泪、眼睑痉挛、结膜充血、角膜上皮脱落等。荧光素染色有散在的点状着色。裂隙灯下观察以睑裂部位最为明显。

轻度化学性眼部灼伤具备以下任何一项者，可诊断：①眼睑皮肤或睑缘充血、水肿和水疱，无后遗症。②结膜充血、出血、水肿。③荧光素染色裂隙灯下观察可见角膜上皮有弥漫性点状或片状脱落，角膜实质浅层水肿、混浊，角膜缘无缺血或缺血小于1/4。

中度化学性眼部灼伤除有上述2项外，具备以下任何1项可诊断：①出现结膜坏死，修复期出现睑球粘连。②角膜实质深层水肿混浊，角膜缘缺血1/4~1/2。

重度化学性眼部灼伤具备以下任何一项者，可诊断为重度化学性眼灼伤：①眼睑皮肤、肌肉和（或）睑板溃疡，修复期出现瘢痕性睑外翻、睑裂闭合不全。②巩膜坏死，角膜全层混浊呈瓷白色，甚至穿孔，角膜缘缺血大于1/2。

眼科检查要求 按常规做外眼检查，包括眼睑、眶周皮肤、上下睑缘、结膜、巩膜及角膜组织。先用无菌玻璃棒沾少许1%荧光素于结膜囊内，然后用生理盐水冲洗，在裂隙灯显微镜下观察角膜病变部位，同时进行内眼检查，包括前房、虹膜、瞳孔以及晶体等。

急救和治疗原则 遵循正确的急救和治疗原则是关系患者预后康复的关键。

入院前急救 包括脱离现场和冲洗。①立即脱离事故现场。②冲洗。最迫切和有效的急救方法是伤后立即就地用清水冲洗，以最快速度冲洗尽化学物是处理酸碱烧伤的最重要一步。冲洗必须争分夺秒，切勿耽误，原则上应立即就地使用生理盐水、蒸馏水或中和液冲洗，也可就地取材，用大量清水反复冲洗，直至将所有浸入结膜囊内的化学物清除为止。冲洗时应拉开上下眼睑，摆动头部，以利于清除结膜囊内存留的化学物。冲洗愈彻底愈好，至少冲洗10~15分钟，然后送到医院做进一步检查和处理。

入院后治疗 包括4部分。①化学性结膜角膜炎和眼睑灼伤。应积极对症处理，局部滴表面麻醉剂，如地卡因、哈洛卡因等缓解痛苦。②眼球灼伤。应立即就近冲洗；仔细检查结膜穹隆部有无残留化学物，有则擦去或剔出，再用蒸馏水、生理盐水或中和液冲洗。③预防感染，加速创面愈合，防止睑球粘连和其他并发症。严重眼睑畸形者可施行成形术。④为防止虹膜后粘连，可用1%阿托品散瞳。

处理原则 包括两种情况。①化学性结膜角膜炎、轻度化学性眼部灼伤。多在数天内完全恢复，视力一般不受影响，痊愈后可以恢复原工作。②中度、重度化学性眼部灼伤。常产生严重并发症或后遗症，视功能可不同程度受损。单眼灼伤者应脱离接触化学物，适当休息后，根据恢复情况安排适当工作；双眼灼伤者，应根据医疗终结时的残留视力，决定其工作与否。

预防 主要包括以下 4 个方面。①整理车间环境，注意更新陈旧设备，对设备进行良好的保养和维修，防止跑、冒、滴、漏。②保持工作场所的职业病防护设施如通风、防尘毒设备的正常运转。应加强安全防护，穿防护服，戴防护面罩、防护眼镜、护手套等。③作业场所必须备有冲淋设备，当化学物溅入眼内时，应立即冲洗。④制订安全防护制度，加强安全教育，严格遵守操作规程，增强安全防护意识、普及自救、互救知识，提高现场自我保护和自救、互救能力。

(于素芳)

diànguāngxìng yǎnyán

电光性眼炎（photophthalmia）

眼部受强紫外线照射所导致的急性角膜结膜炎。常见于缺乏防护的电焊工、电焊辅助工及其他接触强紫外线辐射的作业者（见紫外线职业危害）。中国早就将电光性眼炎列入法定职业病范围，中国 2013 版的法定职业病名单将电光性眼炎归于第三类职业病——职业性眼病的第 2 种。

电光性眼炎是较为常见的眼科急症，多发生在进行电焊操作或室内紫外线消毒等紫外线辐射场所。由于一些操作人员的防护意识薄弱，防护设施不全，电光性眼炎的发病率居高不下。电焊工中电光性眼炎的患病率高达 70%~80%，重复患电光性眼炎的次数从几次到数十次不等，虽然短期内对人体造成的危害不大，但是反复多次发生可引起慢性眼睑炎、结膜炎、胬肉形成或角膜变性，影响视力，而且发病率高严重影响出勤率。

病因 眼部受到过量紫外线照射是导致电光性眼炎的病因。电焊弧所产生的紫外线是导致眼紫外线损伤最常见、也是最直接的原因。在高山、冰川、雪地、沙漠、海面等炫目耀眼环境下工作者，因眼长期接受大量反射的紫外线，可出现类似电光性眼炎的症状，即太阳光眼炎，又称雪盲（snow blindness）。紫外线辐射有两种来源。

人工紫外线辐射 物体温度达 1200℃ 以上时可产生紫外线辐射，随着温度升高，紫外线的波长变短、强度增大。电焊、气焊、电炉炼钢温度达 3000℃ 时，可产生短于 290nm 的紫外线；乙炔气焊及电焊温度达 3200℃ 时，紫外线波长可短于 230nm；探照灯、水银石英灯发射的紫外线波长为 220~240nm。此外，从事碳弧灯和水银弧灯制版或摄影、紫外线灯消毒工作，检修高压电时有电短路火花发生的作业亦会受到过度紫外线照射。因此，发生电光性眼炎的常见工种是电焊工、电焊辅助工、乙炔气焊接或切割工，从事电弧灯光照射和紫外线灯消毒工作的人员。电焊作业导致电光性眼炎的原因：①电焊防护面罩镜片色泽太深，无法在起焊前看准焊点，因此在点火起焊时为了看清焊件，很多电焊工只能裸眼作业。②在狭窄的环境中多台焊机联合工作，电焊工在更换焊条时，会受到旁边电弧光的影响。③电焊辅助工在协助电焊工进行大件焊接时，未严格按要求佩戴必要的防护面罩。

自然界紫外线辐射 在高原、雪地、沙漠、海面等炫目耀眼的环境下从事接触紫外线辐射的作业，如在阳光照射的冰雪环境下作业，会受到大量反射的紫外线照射，引起急性角膜、结膜损伤。

发病机制 由于眼部吸收一定能量的紫外线所造成的损害。紫外线所致的角膜损伤与紫外线的波长和强度有关，电光性眼炎的最大效应波长为 270nm。自然光一般不会引起角膜损伤，只有在特殊环境中，如白雪旷野中或在人工紫外线光源下，才可能出现角膜损伤；波长为 250~320nm 的短波紫外线可被角膜和结膜上皮大量吸收，引起急性角膜结膜炎，其引起的损害较长波紫外线强。

大量的紫外线被眼角膜上皮细胞吸收，细胞的分裂受到抑制，引起水肿、坏死、细胞脱落等，导致眼部产生光电性损伤。可能出现四种角膜形态学改变：①小剂量的紫外线可以抑制细胞的有丝分裂。②较高能量的紫外线可使核酸断裂。③细胞中的空泡形成。④角膜上皮层丢失。

角膜有丰富的神经末梢，受三叉神经眼支（经睫状神经）支配，触觉和痛觉敏感，尤以中央区为甚。当角膜上皮受损剥脱时，感觉神经暴露，引起剧烈的角膜刺激症状，如剧烈眼痛、畏光、流泪、眼睑痉挛等。

临床表现 一般在照射后 6~8 小时发病，眼部开始有异物感，症状逐渐加剧，重者可出现灼痛、刺痛、怕光、流泪等症状；检查时可见结膜充血、水肿、睑裂处角膜和结膜充满点状上皮脱落缺损，重症者可见瞳孔缩小，房水内有少量点状渗出物；滴荧光素着色；眼痛可持续数小时。长期反复紫外线照射可引起慢性睑缘炎、结膜炎，结膜失去弹性和光泽，色素增加。

病程分期 分为 3 期。

潜伏期眼部暴露于紫外线的当时并无症状，潜伏期长短取决于照射方向、剂量和时间。潜伏期为 0.5~24 小时，一般为 6~12

小时，故多在晚间入睡前后发病。

急性发作期轻症者仅在潜伏期后有眼部异物感或轻度不适，重者出现头痛，眼部烧灼感、剧痛、畏光、流泪、眼睑皮肤潮红和眼睑疼挛。急性症状可持续 6～24 小时，不适症状 48 小时内逐渐消失。检查时可见结膜充血、水肿，睑裂处角膜和结膜充满点状上皮脱落缺损，重症者可见瞳孔缩小，房水内有少量点状渗出物，滴荧光素着色，多数病例短期视力下降。

恢复期角膜上皮修复，结膜充血消退，自觉症状消失。一般发作后 1～2 天内大部分症状可减退，2～3 天可痊愈，照射剂量愈大，恢复愈慢，恢复后视力一般不受影响。

并发症 包括慢性眼睑炎、结膜炎、翼状胬肉（睑裂部球结膜与角膜上的一种赘生组织）形成和角膜变性，可影响视力。另外，弧光中的红外线，尤其是短波红外线，可使眼睛深部组织发热，引起晶状体浑浊，严重时可导致白内障和视网膜灼伤。

诊断 参照《职业性急性电光性眼炎（紫外线角膜结膜炎）》诊断标准（GBZ 9-2002）诊断。

诊断原则 根据眼部受紫外线照射的职业史，以双眼结膜、角膜上皮损害为主的临床表现，参考作业环境调查，综合分析，排除其他原因引起的结膜角膜上皮损害，方可诊断。

诊断标准 从以下方面进行论述。

观察对象 眼部受到紫外线照射于 24 小时内出现下列任何一项表现者，可列为观察对象：①轻度眼部不适，如眼干、眼胀、异物感及灼热感等。②睑裂部球结膜轻度充血。③角膜上皮轻度

水肿，荧光素染色阴性。

电光性眼炎 紫外线接触史，并具有下列表现者可诊断：眼部异物感、灼热感加重，并出现剧痛，畏光，流泪，眼睑疼挛；角膜上皮脱落，荧光素染色阳性，放大镜或裂隙灯显微镜下观察呈细点状染色或有相互融合的片状染色；并可见到上下眼睑及相邻的颜面部皮肤潮红。结膜充血或伴有球结膜水肿。

治疗 包括 4 种：①暂时脱离紫外线作业。②急性发作期应局部止痛，预防感染，促进角膜上皮修复。用 0.5%～1% 丁卡因溶液点眼，以表面麻醉止痛。用抗生素软膏或眼水预防感染。抗生素软膏不仅可预防感染，还可润滑睑球结膜、起止痛作用，并且有预防睑球结膜粘连的作用。③牛奶、人奶，特别是初乳，除含有能保护黏膜的优质蛋白外，还含有抗体、补体等具有消炎杀菌作用的物质，用其点眼，对急性期电光性眼炎具有很好的治疗作用。④如眼痛可以忍受，少用甚至不用丁卡因，以利于角膜上皮细胞修复。

处理原则 ①观察对象：观察病情 24 小时。②职业性急性电光性眼炎：脱离接触紫外线作业或休息 1～2 天，重者可适当延长（不超过 1 周）。

预防 加强个人防护用品的应用及屏蔽隔离紫外线是预防的关键措施。①电焊工电焊时应严格按照操作规程，戴好防护面罩，

辅助工及见习、参观者也必须戴辅助防护眼镜。②在有其他工作人员的场所或路旁电焊，须有防护屏。③紫外线消毒要注意使用安全，最好专人操作，做好必要的防护，操作时禁止无关人员进入。④在高原、雪地、沙漠、海面等炫目耀眼的环境下从事接触紫外线辐射的作业人员必须戴防护眼镜。中国紫外辐射接触限值（GBZ2.2-2007）见表。

（于素芳）

zhíyèxìng báinèizhàng

职业性白内障（occupational cataract） 劳动者在生产劳动及其他职业活动中，接触化学性、物理性有害因素引起的以眼晶状体混浊为主的疾病。职业性白内障患者一般有明确的化学性、物理性等职业性有害因素接触史，可有不同程度的视力障碍。本病属中国 2013 年版的法定职业病名单中第三类职业病——职业性眼病的第 3 种。

病因 职业性白内障致病因素主要为化学性和物理性因素两大类，根据职业性白内障诊断标准（GBZ 35-2010），按病因不同，职业性白内障可分为 4 类：中毒性白内障（见中毒性白内障）、电离性白内障（见电离性白内障）、非电离辐射性白内障（见非电离辐射性白内障）和电击性白内障（见电击性白内障）。

发病机制 病因不同，发病机制不同（见中毒性白内障、电离性白内障、非电离辐射性白内

表 工作场所紫外辐射职业接触限值

紫外光谱分类	8 小时职业接触限值	
	辐照度（μW/cm²）	照射量（mJ/cm²）
中波紫外线（315～280nm）	0.26	3.7
短波紫外线（280～100nm）	0.13	1.8
电焊弧光	0.24	3.5

障、电击性白内障）。

临床表现 临床表现共同点为眼晶状体不同程度、不同部位及不同形态的混浊。病因不同，其临床期次不同，其表现也有差异（见中毒性白内障、电离性白内障、非电离辐射性白内障、电击性白内障）。三硝基甲苯白内障晶状体浑浊的形态、色泽、特征、分布等具有明显的特征。电离性白内障病因特殊，晶状体浑浊也有其独特特征性，其他毒物及非电离辐射（微波、红外线、紫外线）所致白内障损伤特征性类似，主要表现为晶状体后囊下及后囊下皮质、晶状体前囊及前皮质的变性浑浊，不具有特征性。因为病变早期晶状体浑浊程度轻，且浑浊多由晶状体的外周向中心发展，故早期一般不影响视力和视野，多数通过定期职业健康检查时，借助眼科检查才能发现晶状体浑浊。随着晶状体浑浊的加重和范围增大，出现不同程度的视功能和视野改变，甚至失明。病人瞳孔外观毛玻璃样浑浊。

诊断 职业性白内障的诊断主要根据眼晶状体混浊形态、特征、分布及对职业性有害因素的判断。

对职业性白内障的诊断标准不断修改，最新的诊断标准是中国国家卫生和计划生育委员会2010年颁布的《职业性白内障诊断标准》（GBZ 35-2010），是对《职业性白内障诊断标准》（GBZ 35-2002）的修改。它几乎适用于所有职业性白内障，但职业性三硝基甲苯白内障其诊断按照《职业性三硝基甲苯白内障诊断标准》（GBZ 45-2010）进行诊断，电离性白内障诊断按照《放射性白内障诊断标准》（GBZ95-2014）进行。

诊断原则 ①有明确的化学性、物理性等职业性有害因素接触史。②若为物理因素所致白内障则要注意各种辐射因素的辐射强度，必要时要模拟现场进行测量。微波辐射强度应等于或大于$5mv/cm^2$；电击性损伤应记录遭受电击时的电压强度、持续时间，以及电击部位；放射性损伤时遭受辐射强度的测量要求参见GBZ95；而红外线、紫外线辐射所致眼损伤的辐射强度目前尚无确切数据。若为化学性因素所致白内障应注意工作场所环境状况，特别是作业环境毒物的浓度。③要仔细观察眼晶状体浑浊损害表现特征，做好临床鉴别诊断，排除其他非职业性因素所致类似晶状体的损伤改变。根据中毒程度不同可分为观察对象、Ⅰ期白内障、Ⅱ期白内障和Ⅲ期白内障。

观察对象 裂隙灯显微镜和（或）晶状体摄影照相具有下列表现之一者：①晶状体周边部皮质内有黄色均匀一致的细点状浑浊，形成半环形或近环形暗影。②晶状体后极部后囊下皮质有数个灰白色细点状混浊及空泡。

诊断分期 按《职业性白内障诊断标准》（GBZ 35-2010）分为3期。

Ⅰ期白内障在裂隙灯显微镜和（或）晶状体摄影照相时具有下列表现之一者：①晶状体周边部皮质由灰黄色细点状浑浊构成的环形混浊，其最大环宽小于晶状体半径的1/3。②晶状体后极部后囊下皮质有灰白色点状混浊并排列成环形，可伴有空泡；视功能不受影响或正常。

Ⅱ期白内障在Ⅰ期晶状体损害基础上，晶状体改变具有下列表现之一者：①晶状体周边部灰黄色细点状浑浊排列成环形并形成楔状，其范围等于或大于晶状体半径的1/3；和（或）在瞳孔区晶状体前皮质内或前成人核出现相当于瞳孔直径大小的不完全或完全的环形混浊。②在晶状体后极部后囊下皮质环状混浊的基础上发展为盘状混浊，可伴有空泡；可向深部皮质发展交错成宝塔状外观，期间可有彩虹点；和（或）前囊下皮质出现斑点状、片状灰白色混浊。视功能可不受影响或正常或轻度减退。

Ⅲ期白内障在Ⅱ期白内障基础上，晶状体损害改变进一步加重，并具有下列表现之一者：①晶状体周边部环形混浊的范围等于或大于晶状体半径的2/3；和（或）瞳孔区晶状体前皮质内或前成人核混浊构成花瓣状或盘状。②晶状体后囊下皮质盘状混浊向赤道部延伸，成蜂窝状混浊，后极部混浊较致密，向赤道部逐渐稀薄。视功能可能受到明显影响。

治疗 按一般白内障治疗原则给予治疗白内障药物；晶状体混浊所致视力障碍影响正常生活或正常工作，可施行白内障摘除及人工晶状体植入术。①观察对象每年复查1次，经连续5年观察晶状体改变无变化者，终止观察。②诊断为职业性白内障者应调离其相应的有害因素的作业。需进行劳动能力鉴定者按《劳动能力鉴定职工工伤与职业病致残等级》（GBT16180-2014）处理。

预防 针对不同的职业性有害因素，其预防措施有所不同。一般说来，需要采取综合措施：①严格按照三级预防原则，针对危害源头进行暴露控制，做好日常监测，将致病源因素至少控制在职业暴露限值之内。②针对暴露人群进行不同阶段的职业健康体检，尤其是进行眼科的专业检查，及时发现职业禁忌证和职业性病损。③岗位职工按时接受职业卫生安全教育和应急救援演练，提高防护意识和能力。④严格遵守作息制度和操作规程，正确使用有效的个人职业病防护用品。

（于素芳）

zhòngdúxìng báinèizhàng

中毒性白内障（toxic cataract）

由生产性毒物的局部或全身作用导致的以眼部晶状体混浊改变为主要表现的眼部疾病。以三硝基甲苯白内障最为常见。

病因 致晶状体混浊毒性的三硝基甲苯、二硝基苯酚、萘、铊等生产性毒物是中毒性白内障的致病原因。最常见的致病因素为三硝基甲苯，所以中毒性白内障主要指三硝基甲苯白内障。①三硝基甲苯。导致的中毒性白内障多见于炸药生产的装药、铸药、混合、粉碎、包装、搬运等工种（见三硝基甲苯中毒）。②二硝基苯酚。能使三硝基甲苯等炸药起爆的高灵敏性炸药，生产和使用二硝基苯酚的作业人员可能暴露二硝基苯酚（见二硝基苯酚中毒）。③萘。可从煤焦油中提取，是工业上最重要的稠环芳香烃，主要用于生产邻苯二甲酸酐、染料中间体、橡胶助剂和杀虫剂等，从事萘的生产和使用的工人可能暴露萘（见萘中毒）。④铊。剧毒高危重金属元素，铊产生于用于制造合金及铊化合物的生产过程中，它的盐类有毒，用于制造灭鼠剂等（见铊中毒）。硫酸铊主要用作杀鼠剂和杀虫剂；溴化铊和碘化铊是制造红外线滤色玻璃的原料；铊的氧化物和硫化物可制光电管；铊汞齐用于制造低温温度计。

发病机制 有关中毒性白内障的形成机制尚不清楚。①三硝基甲苯。目前认为三硝基甲苯在体内还原为三硝基甲苯硝基阴离子自由基，并可形成大量活性氧，可能与白内障的形成有关。也有人认为白内障的形成可能与三硝基甲苯所致的高铁血红蛋白沉积于晶体或三硝基甲苯代谢产物沉积于晶体有关。②二硝基苯酚。有人认为是硝基（$-NO_2$）与晶状体组织或细胞成分结合和反应的结果；也有人认为是自由基的形成或机体还原性物质的耗竭导致眼晶状体细胞氧化损伤，以致产生白内障。③萘。可能是在细胞色素 P450 作用下生成活性代谢产物与晶体组织发生共价结合，引起氧化刺激和脂质过氧化反应，导致晶体的损伤。此外谷胱甘肽的细胞保护作用减弱可能也是重要的因素。④铊。资料少见。

临床表现 主要是晶体混浊和视力减退。晶体混浊先出现于周边，然后出现于中央，初始时晶体周边部呈环形混浊，视力不受影响。进一步发展可在晶体中央部出现环形或盘状混浊，当中央部的混浊环近似于瞳孔直径时，视力可减退。

三硝基甲苯白内障检出率在 9.6%~80%，检出率与作业现场三硝基甲苯浓度、工种、接触工龄等密切相关。一般需接触三硝基甲苯 2~3 年后发病，工龄越长发病率越高，10 年以上工龄检出率可高达 82%。即使终止接触晶状体，损害仍继续进展。具体表现分为 4 种。①混浊起始于晶状体的周边部，病变过程缓慢，所以很长时间内视力不受影响，患者多在体检时被发现。因为晶状体的混浊位于周边，所以检查时必须充分散大瞳孔。②晶状体混浊具有特征性。透照法检查可见晶状体周边部呈环形混浊，环为多数尖向内、底向外的楔性混浊

融合而成。随着白内障的进一步发展，除晶状体周边混浊外，晶状体的中央区可出现环形混浊，位于瞳孔区，环的大小近似于瞳孔直径；轻者环不完整，重者混浊致密呈花瓣状或盘状，视力受到影响。③裂隙灯直接焦点照明法检查，晶状体混浊为密集的大小不等的灰黄色小点聚集而成，周边部混浊位于前后成人核和前后皮质内，中央部混浊位于前成人核和前皮质内。④晶状体混浊一般累及双眼，双眼损伤表现多数对称。对眼部的损害除了引起晶状体混浊外，还可以引起中毒性睑皮炎；球结膜与巩膜的睑裂外露部分出现黄染；角膜缘色素沉着；调节功能减弱，视网膜与视神经损害等。

二硝基苯酚、萘、铊白内障临床表现同职业性白内障（见职业性白内障）。

诊断 根据密切的毒物接触史，出现以双眼晶状体浑浊改变为主的临床表现，结合必要的动态观察，参考作业环境职业卫生调查，综合分析，排除其他病因所致的类似晶状体改变后，方可诊断。职业性三硝基甲苯白内障引起晶状体的混浊的形态、色泽和分布有其独有的特征，故按照《职业性三硝基甲苯白内障诊断标准》（GBZ 45-2010）进行诊断。其他毒物所致中毒性白内障依据《职业性白内障诊断标准》（GBZ 35-2010）（见职业性白内障）。职业性三硝基甲苯白内障诊断标准（GBZ 45-2010）如下。

诊断原则 根据密切的三硝基甲苯职业接触史，出现以双眼晶状体混浊改变为主的临床表现，结合必要的动态观察，参考作业环境职业卫生调查，综合分析，排除其他病因所致的类似晶状体

改变后，方可诊断。

观察对象 长期接触三硝基甲苯后，裂隙灯显微镜直接焦点照明检查可见晶状体周边部皮质内有灰黄色均匀一致的细点状混浊，弥散光照明检查或晶状体摄影照相检查时细点状混浊形成半环状或近环形暗影，但尚未形成完整的环形暗影。每年复查一次，经连续 5 年观察上述改变无变化者，终止观察。

诊断与分级 包括以下几期。

Ⅰ期白内障裂隙灯显微镜检查和（或）晶状体摄影照相可见晶状体周边部皮质内灰黄色细点状混浊，组合为完整的环形暗影，其环形混浊最大环宽小于晶状体半径的1/3。视功能不受影响或正常。

Ⅱ期白内障晶状体周边部灰黄色细点状混浊向前后皮质及成人核延伸，形成楔状，楔底向周边，楔尖指向中心。周边部环形混浊的范围等于或大于晶状体半径的1/3。或在晶状体周边部混浊基础上，瞳孔区晶状体前皮质内或前成人核出现相对于瞳孔直径大小的完全或不完全的环形混浊。视功能可不受影响或正常或轻度障碍。

Ⅲ期白内障晶状体周边部环形混浊的范围等于或大于晶状体半径的2/3。或瞳孔区晶状体前皮质内或前成人核有致密的点状混浊构成花瓣状或盘状或晶状体完全混浊。视功能受到明显影响。

治疗 治疗原则按白内障临床的常规治疗。如晶状体大部分混浊，可施行白内障摘除人工晶状体植入术。

预防 严禁在接触导致晶状体浑浊的工作场所进食和吸烟，并戴防护口罩或防毒眼罩或面具、手套，工作时穿防护服，工作后

淋浴。职业暴露可导致白内障毒物的人群应按规定进行职业健康体检，其中眼科常规检查及眼晶状体、玻璃体、眼底检查是必检内容，以便及时发现职业禁忌证和职业性病损，预防中毒性白内障。

(于素芳)

fēidiànlí fúshèxìng báinèizhàng

非电离辐射性白内障 (non-ionizing radiation cataract)

由非电离辐射过量暴露导致的以眼部晶状体混浊改变为主要表现的眼部疾病。量子能量<12eV 的电磁辐射不足以引起生物体电离，常见的非电离辐射有微波、紫外线、红外线等（见非电离辐射职业危害），主要介绍常见的非电离辐射性白内障—微波白内障、红外线白内障和紫外线白内障。

病因 ①微波。波长 1mm ~ 1m、频率 300MHz ~ 300GHz 的电磁波，称微波（见微波职业危害）。微波除用于雷达、微波通讯外，在工业、农业及食品加工业中也广泛应用。高强度微波（>300mw/cm²）是唯一病因。人眼晶状体对微波最敏感，微波白内障多见于大功率微波设备的检修操作工，如微波站机房检修工、雷达技师、微波食品加工工人等。本病有一定的潜伏期。②红外线。高热物体可产生红外线，多见于炼钢、轧钢、玻璃吹制、焊接、红外激光等作业场所。主要见于长期吹玻璃的工人或炉前工，故本病又称吹玻璃工人白内障或熔炉工人白内障。③紫外线。主要是波长大于 290nm 穿透能力强的长波紫外线。多见于医疗照射治病、灭蚊灯、促植物生长灯等。

发病机制 ①微波。晶状体后极部后囊下皮质混浊是由微波的致热效应和非致热效应联合作

用所致。致热效应：使眼晶状体蛋白凝固变性，是发病的主要机制。发病及病变程度与功率和频率有关，低频率微波穿透能力较强，被组织吸收的能量大。大强度微波辐照，可引起明显的致热效应，眼睑、角膜、房水均很薄，晶状体既无保护层又无血管促散热，故温度很容易上升，可达45℃到55℃，引起蛋白质凝固变性，并有酶系统代谢障碍（如磷酸酶活性消失）；非致热效应：微波可致维生素 C 含量降低，促使晶状体变性混浊形成白内障。②红外线。红外线对机体组织的穿透力随着波长的增大而减弱，大于 6μm 的红外线对组织无穿透力，3 ~ 6μm 全部为角膜吸收，1 ~ 3μm 部分透过角膜，0.78 ~ 1μm 全部透过角膜，其透过部分主要被房水和晶状体吸收。晶状体无血液循环，散热差，产生热效应，致使晶状体蛋白质变性混浊。晶状体无血液循环，散热差，短波红外线可穿透角膜，被晶状体吸收，产生热效应，致使晶状体蛋白质变性浑浊；也有人认为房水和虹膜吸收红外线后发热导致晶状体受热，引起蛋白质变性混浊。③紫外线。大于 290nm 的长波紫外线可使晶状体发生光化学反应，导致蛋白质变性、凝固而混浊，开始于皮质周边部，逐渐向中心发展。

临床表现 临床表现共同点为眼晶状体浑浊和视功能障碍。①微波白内障。同其他白内障一样，早期患者无自我异常感觉，随浑浊程度的加重出现视力下降。临床检查见混浊开始于晶状体后极部后囊下皮质，早期呈细小点状混浊；进一步发展后，点状混浊组合为线条状或圆形，线条状交织成网，圆形混浊相互重叠；

之后后囊下皮质形成"蜂窝状"或"锅巴底样"混浊，间有彩色斑点，同时前囊下皮质出现薄片状混浊；最终整个晶状体混浊，与其他原因所致白内障不易鉴别。②红外线白内障。晶状体浑浊，视力下降或失明，一般经 10 年以上反复照射，可缓慢发生红外线白内障，多两眼同时发生，也有单眼患病患者。一般在较强烈的红外辐射作用下才会引起这种损伤。眼科检查：早期晶状体空泡，逐渐发展为点状、线状或不规则格状浑浊，之后融合为盘状浑浊，最后晶状体全部浑浊。因热性白内障起始于晶状体中轴部，故早期即可影响视力。当后极浑浊时，晶状体前囊下也可发生板层分离及囊皮片状剥脱，其游离端打卷而浮荡于前房水中。前囊膜状剥脱是热性白内障的临床特征，可作为鉴别诊断的依据。③紫外线白内障。同红外线白内障。

诊断 诊断均参照《职业性白内障诊断标准》（GBZ 35-2010）进行诊断（见职业性白内障）。

治疗 见职业性白内障。

预防 主要是尽量减少非电离辐射的暴露强度和时间，穿戴有效的非电离辐射屏蔽防护用品，对作业人员进行职业健康检查，特别是眼科检查。①微波白内障。屏蔽微波发生源；穿戴微波防护衣和特殊防护眼镜。②红外线白内障。佩戴红外线防护目镜。红外线热源加防护屏，缩小炉口，减少开放时间。③紫外线白内障。使用长波紫外线必须加以屏蔽防护或穿戴紫外线防护眼镜。

（于素芳）

diànlíxìng báinèizhàng
电离性白内障（ionizing radiatin cataract） 主要指放射性白内障。由 X 线、γ 线、中子流及高能 β 射线等电离辐射所致的眼晶状体混浊。

病因 病因是 X 线、γ 线、中子流等电离辐射（见电离辐射职业危害），多见于放疗工作者、核物理工作者、核弹及放射事故受害者。不同的辐射线，其阈剂量不同。是辐射损伤的晚期效应，有一定的潜伏期，潜伏期长短与照射剂量、年龄有关，剂量越大，年龄越小，潜伏期越短，短者 6 个月，长者可达 35 年。

发病机制 晶状体前囊下上皮细胞分裂增殖活跃，对电离辐射非常敏感。一般认为是由晶状体蛋白质的氧化作用所致。射线使组织产生自由基，损伤晶状体生发区的上皮细胞，细胞核受损引起染色体畸形、核碎裂、抑制细胞有丝分裂，导致细胞死亡、晶状体纤维分化异常。变性的上皮细胞移行堆积在晶状体后部形成混浊斑点，逐渐发展为环状混浊，形成白内障。也有认为晶状体膜氧化损伤引起通透性改变，细胞内外离子平衡失调导致晶状体混浊。

临床表现 早期一般不影响视力，患者往往无异常感觉，只有通过特殊的眼科检查才能发现。放射性白内障早期临床形态特征只有用裂隙灯检查才能发现，表现为晶状体后极部后囊下有灰白色点状混浊，排列成环行；同时，由于光反射可出现彩虹点。随着病变的发展，出现不同程度的视力障碍。检眼镜和裂隙灯检查可见晶状体不同部位、不同形状、不同范围和不同程度的混浊。

分期 根据临床发展进程可分为 4 期。①初起期：在晶状体后极部后囊下的皮质出现数个粉末状混浊小点，呈白色、灰色或呈金色，虹彩色，且并有小空泡，这个阶段不引起视力损害。②第 2 期：经过一段时间后，囊下皮质内的细点状混浊逐渐增多，排列呈环状，并有小空泡及细微丝条状混浊散在期间。新形成的空泡向深部皮质内扩散，同时前囊下可出现点状及线状混浊，但比后极部的变化轻微。③第 3 期：时间更长，后囊下的混浊更多，逐次形成盘状，外形不规则，混浊的外层密度加大，裂隙灯下可见后层混浊沿晶状体的弯曲度向后凸起，前层混浊则大致为平面状。也有数层混浊呈重叠形式。盘状混浊的外周有散在的小点状混浊，混浊区渐向赤道方向及前面扩大，同时晶状体赤道部发生楔形混浊。④第 4 期：最后晶状体全部混浊，看不出前 3 个阶段的晶状体改变，也不能和老年性白内障鉴别。

诊断 参照《放射性白内障诊断标准》（GBZ 95-2014）。

诊断原则 ①有明确的职业性电离辐射接触史。②眼晶状体受到慢性（职业性、个人剂量档案记载其年剂量率和累积剂量）外照射，剂量超过 1Gy（含 1Gy）。③经过一定时间的潜伏期（1 年至数十年不等），在晶状体后极后囊下皮质内出现混浊并逐渐发展成为具有放射性白内障的形态特点。④排除其他非放射性因素所致的白内障，并结合个人职业健康档案进行综合分析，方可诊断。

分期标准 包括以下几个分期（图）。

Ⅰ期晶状体后极部后囊下皮质内有细点状混浊，可排列成较稀疏、较薄的近似环状，可伴有空泡。

Ⅱ期晶状体后极部后囊下皮质内呈现盘状混浊且伴有空泡。严重者在盘状混浊的周围出现不

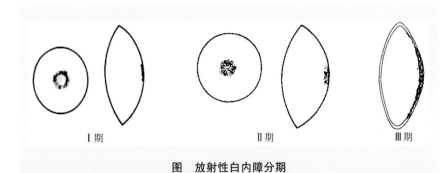

I期　　　　　　　　　II期　　　　　　　　　III期

图　放射性白内障分期

规则的条纹状混浊向赤道部延伸。盘状混浊也可向皮质深层扩展。与此同时，前极部前囊下皮质内也可出现细点状混浊及空泡，视力可能减退。

III期晶状体后极部后囊下皮质内呈蜂窝状混浊，后极部较致密，向赤道部逐渐稀薄，伴有空泡，可有彩虹点，前囊下皮质内混浊加重，有不同程度的视力障碍。

IV期晶状体全部混浊，严重视力障碍。

鉴别诊断　需与起始于后囊下型的老年性白内障、并发性白内障（高度近视、葡萄膜炎、视网膜色素变性等）、与全身代谢有关的白内障（糖尿病、手足抽搐、长期服用类固醇等）、挫伤性白内障、中毒性或其他物理性因素所致的白内障、先天性白内障鉴别。

眼部检查要求　①使用国际标准视力表检查远近视力，远视力不足 1.0 者，需查矫正视力。40 岁以上者不查近视力。②按照解剖顺序，依次检查外眼，借助裂隙灯检查角膜、前房、虹膜及晶状体。③指触法检查眼压及未散瞳检查眼底，注意视乳头凹陷，以排除青光眼。再以托品酰胺或其他快速散瞳剂充分散瞳，用检眼镜检查屈光间质及眼底，然后用裂隙灯检查晶状体，记录病变特征，并绘制示意图。

治疗　①按一般白内障治疗原则给予治疗白内障药物；晶状体混浊所致视力障碍影响正常生活或正常工作，可施行白内障摘除及人工晶状体植入术。②对诊断为职业性放射性白内障者，根据白内障程度及视力受损情况，暂时或长期脱离放射线工作，并给予治疗、康复和晶状体定期检查，一般为每半年至 1 年复查 1 次晶状体。

预防措施　根据作业条件、辐射源性质佩戴相应的防护眼镜；改善防护设备；定期做晶状体检查。

（于素芳）

diànjīxìng báinèizhàng

电击性白内障（electric cataract）

主要指意外遭受电流电击而导致的眼晶状体混浊。

病因　主要是体表遭受强电流电击。多见于带电作业防护不当的电工，如检修带电电路或带电电器，因电器绝缘性能降低所致漏电等，由于强电流接触体表后而遭受电击。

发病机制　电击电流高温导致晶状体的蛋白质凝固性改变，常伴有嗜碱性粒细胞增多。

临床表现　①与电源接触部位的组织往往发生灼伤性坏死，表皮呈线状或树枝状烧痕，称为雷击印痕。②深部组织也常同时受累，由于高热失水，其周围不充血，无水肿，不痛，坏死组织脱落后界限清楚，多无感染，这些都与其他灼伤不同。③电流通过头部，常致眼部损伤。头发、眉毛、睫毛烧焦，眼睑水肿，或有血肿，结膜充血水肿，角膜基质层混浊、知觉消失，或发生坏死性溃疡，虹膜睫状体可以发生炎症，瞳孔可缩小或者散大，电击后晶体混浊较为多见，视网膜和脉络膜常不受累，受累时可见视网膜水肿，视盘水肿、出血，动脉挛缩，周边部出现外伤性炎症，黄斑部水肿，玻璃体混浊，以后出现视神经萎缩，视网膜萎缩斑，黄斑部囊样变性或形成裂孔，视网膜脱离等。④严重时，可以摧毁整个眼球。⑤功能性改变方面常有畏光，流泪，眼睑痉挛，可有暂时性盲，或完全失明，视野出现向心性收缩，环形暗点，相对性或绝对性中心暗点，双眼融合力差。⑥有时仅表现视力减退，但未能发现眼部的改变。

诊断　参照《职业性白内障诊断标准》（GBZ 35-2010），晶状体有明确的 1 次或短时间（数日）内受到电击的职业暴露史，结合临床表现，排除非电击性白内障进行诊断。

治疗　参照职业性白内障的治疗（见职业性白内障）。

预防　加强安全作业培训，带电作业电工必须穿戴合格的个人使用的职业病防护用品，如绝缘服、绝缘鞋、绝缘手套、防护眼镜等；定期做晶状体裂隙灯检查。

（于素芳）

zhíyèxìng tīnglì sǔnshāng

职业性听力损伤（occupational hearing loss）

长期接触职业性噪声所致的缓慢进行性的感音神经性听力损失。又称职业性噪声聋，特殊的慢性声损伤性耳聋。噪声广泛存在于人们的工作过程和环境中，职业性听力损伤是最常见的职业病之一。生产性噪声暴露是导致职业性听力损伤的最重要职业性因素，任何工人，不管年轻或年老、男性或女性，当暴露于职业性听力损伤因子时均有听力损伤的危险。噪声导致的听力损伤早期发生在高频段，不影响语言频段听力，不伴有疼痛或明显体征，因此不能做到早期发现；一旦听力损害成为不可逆性改变，就出现永久性耳聋；随着噪声暴露年限的增加，听力损伤也明显累积。应注意的是，人体是一个有机整体，听力损伤必然会影响精神、神经系统、心血管系统、消化系统、心理健康水平等。据国外调查统计，下列职业较易发生职业性听力损伤：铆工、锅炉工、蒸汽锤工、铲工、锻锤工、并配工、剪切工、钢窗工、洋铁工、镰刀工、锻冶工、锉工、铲刀工、起重工、放样工、轮印工、织布工、纺纱工、飞机驾驶员、无线电工作者等。随着中国经济的发展，出现了新的职业性听力损伤人群，如音响领域工作人员（售货员、音响师、乐师、鼓手、酒吧工作人员等）、地铁工作人员、话务员等。

病因 ①噪声强度。与听力损伤的程度呈正相关。②接触噪声时间。80dB（A）以下的噪声，终生暴露也不引起听力损伤；从85dB（A）起，暴露时间越长，听力损伤越严重。不同噪声强度下听力损伤的临界暴露年限，即产生听力损伤的人数超过5%的暴露年限如下：85dB（A）时为20年，90dB（A）时为10年，95dB（A）为5年，100dB（A）以上均在5年以内。高强度噪声引起听力损伤所需时间的差异很大，有短至数日，也有长达数年，一般约为3~5个月，提示存在明显的遗传易感性。③噪声的频率及频谱。如果强度相等，人耳对低频的耐受力要比中频和高频强。2000~4000Hz的声音最易导致耳蜗损害，窄带声或纯音比宽带声影响大。此外，断续的噪声较持续的噪声损伤小，突然出现的噪声较逐渐开始的噪声危害大。噪声伴有振动对内耳的损害较单纯噪声明显。④噪声的分类。噪声的类别不同对人耳的影响也是不同的。分贝（A）（decibel，dB（A））是形容声音大小的物理量。听力损失以纯音测听500Hz、1000Hz、2000Hz的气导平均听力计算。正常人的听力范围在0~25分贝（A）之间。根据世界卫生组织耳聋分级标准，具体分类见表。⑤个体差异。人们对噪声的敏感性差异是存在的。噪声易感者约占人群的5%，易感人群不仅在接触噪声后较一般人群更易出现暂时性听阈位移，而且恢复也慢。已报道多个基因遗传变异与职业性听力损伤易感性存在关联，如铜锌超氧化物歧化酶基因、谷胱甘肽过氧化物酶基因、老年性耳聋基因、离子通道基因、过氧化物酶基因等。⑥其他因素。如年龄、耳病患者、个人防护等。

表　世界卫生组织耳聋分级标准

分贝	程度
26~40分贝（A）	轻度聋
41~55分贝（A）	中度聋
56~70分贝（A）	中重度聋
71~90分贝（A）	重度聋

发病机制 包括以下3种学说。

机械学说 主要包括以下几个观点：①高强度噪声经听骨链或蜗窗传导后，可引起强烈的内外淋巴液流动，形成涡流，强大的涡流冲击涡管，可使前庭膜破裂，导致内外淋巴液混合、离子成分改变及螺旋器细胞损伤，继而血管纹萎缩和神经纤维变性。②强烈的基底膜振动可使前庭膜破裂，导致内外淋巴液混合、离子成分改变及螺旋器细胞损伤，继而血管纹萎缩和神经纤维变性。③强烈的基底膜振动使网状层产生微孔，使内淋巴液渗入到毛细胞周围，导致内环境中钾离子过高，毛细胞的细胞膜暴露于异常的高钾环境中，从而受损。④螺旋器与基底膜分离。⑤盖膜与毛细胞分离。这些机械性损伤又可加重或继发血管性和代谢性病变。

血管学说 声音也是一种能量，暴露于强噪声可使内耳血管痉挛，损害耳蜗微循环，导致耳蜗缺血、缺氧，毛细胞和螺旋器退行性变。魏立特（Veuillet）在2011年认为职业性听力损伤可能是因为耳蜗调节机制出了问题，而耳蜗损伤最有可能是因为直接接受传出神经冲动的外毛细胞活性过程纯化所致。实验表明，噪声可引起血管纹变薄、萎缩，进而引起椎基底动脉缺血。

代谢学说 长期持续噪声暴露，导致血管痉挛，使耳蜗内血流不足；或导致听觉细胞过量运动，氧耗增加，引起组织缺氧，诱发活性氧、自由基产生，损伤耳蜗组织。噪声刺激可损伤毛细胞的细胞膜，改变许多蛋白质及酶的浓度，从而影响其在体内的重要作用，如影响听毛细胞的细胞结构（纤维状肌动蛋白）、呼吸过程（琥珀酸脱氢酶）、细胞应激（热休克蛋白）等。

虽然以上3种机制发生原因不同，但引起毛细胞形态的改变是一致的。豚鼠实验表明，接触噪声前内外毛细胞排列整齐、规则；接触不同强度噪声一定时间后，出现毛细胞纤毛散乱、倒伏，毛细胞广泛空化、水肿，胞质线粒体分布与结构异常，溶酶体增加，汉森细胞（Hensen cell）增殖、核移位、肿胀或固缩，胞体肿胀、细胞变性；随着噪声强度加大和接触时间延长，甚至可见毛细胞融合、缺失，最严重时会引起毛细胞表皮板变化和螺旋器崩落。一些研究发现，耳蜗内环境改变导致的钙离子、钠离子和钾离子电流改变也与噪声造成听力损伤有关。研究表明，钙离子在听觉转换机制中的神经递质的释放、离子通道的门控和毛细胞的慢运动中起着十分重要的作用。噪声暴露后，内淋巴钙离子浓度升高，使毛细胞"钙超载"而导致职业性听力损伤。另外，正常听觉时，声波刺激能使螺旋器产生端电势，端电势的高低与引起神经冲动的强弱成正比。强噪声刺激可使毛细胞受损，使膜对钠离子、钾离子通透性增加，造成膜内外钠离子、钾离子浓度差减少，因而在同样强刺激时产生的端电势降低。

临床表现 基本症状是耳鸣、听力下降、头痛及头晕等。一般来说，最初进入噪声环境时常有难以忍受的感觉，多数经几日或几周后逐渐习惯。发病时间从1小时至6个月不等。

听力下降 噪声引起的听力改变可分为暂时性和永久性。停止接触噪声刺激后，听力能恢复或部分恢复，称为暂时性听阈位移；虽经休息仍不能恢复或遗留听力损伤的听阈改变，称为永久性听阈位移。噪声对人体听力的损伤多表现为双侧对称性、进行性的听力下降。早期由语言频段听力未受损伤，对听话能力影响不明显，所以主观上并未感到听力障碍，听力检查主要显示在3000Hz、4000Hz、6000Hz处听力下降。随着接触噪声时间的延长（常为数年后），不仅对低声谈话的听觉减弱，对普通谈话的听觉也降低。纯音听阈测试发现除高频听阈进一步提高外，语言频率（500Hz、1000Hz和2000Hz）听阈也有提高。

耳鸣 一般认为耳鸣是职业性听力损伤的早期症状之一。耳鸣多为双侧性、高音调、间歇性或持续性。

其他 除听力下降和耳鸣外，职业性听力损伤还表现有头痛、头晕、烦躁不安、失眠、多梦、易疲劳、注意力减退、抑郁、血压升高、心动过缓或过速、呼吸加快，有时还会有幻听、痛听、听声耳痒、闻声呕吐等症状。长期暴露于噪声环境下还可出现显著的平衡失调，有时可有类似梅尼埃病的症状发生。

诊断 参照《职业性噪声聋诊断标准》（GBZ 49-2014），根据噪声接触史、临床表现和听力检查可做出诊断。

治疗 无有效的治疗方法。当出现症状时应及时脱离噪声环境，停止噪声刺激，促进自然恢复，同时强调及早治疗。常见的治疗药物包括神经营养药、血管扩张药、维生素类、促进代谢的生物制品等。耳鸣、眩晕者可对症治疗。听力损失达重度时可佩戴助听器。

预防 ①应认真贯彻执行《职业病防治法》《劳动法》等法律法规，改善生产作业环境，采取措施降低工作场所噪声强度。②对从事噪声工作的作业人员加强健康教育，提高作业工人自我保护意识。在强噪声岗位作业的工人应坚持佩戴防噪耳塞或耳罩，以减轻噪声对听觉器官的危害。③加强工间休息，根据工作岗位噪声强度，在上下午适度安排2～3次工间休息，以缓解听觉疲劳，尽量避免听力损伤的发生。④加强健康检查，特别是噪声特异危害的听力检查，以尽早发现听力损伤者。⑤将已有听力损伤者及时调离接触噪声工作岗位，以保护广大工人的健康。

（张正东）

zànshíxìng tīngyù wèiyí

暂时性听阈位移（temporary threshold shift, TTS） 人或动物接触噪声后引起听阈变化，脱离噪声环境后经过一段时间听力可恢复到原来水平。是噪声性耳聋（见职业性听力损伤）的早期可逆阶段，属生理性改变。根据变化程度不同可分为听觉适应（见听觉适应）和听觉疲劳（见听觉疲劳）。

（张正东）

tīngjué shìyìng

听觉适应（auditory adaptation） 短时间暴露在强噪声环境中，感觉声音刺耳、不适，停止接触后，听觉器官敏感性下降，对外界的声音有"小"或"远"的感觉，听力检查听阈可提高10～15dB（A），离开噪声环境1分钟内可以恢复正常的现象。属于暂时性听阈位移的一种类型。

听觉系统一般对一个稳定声源感受性在最初1～2分钟内有所下降，而后很快稳定在一个水平上，听觉适应的特点就在于听觉系统是一个平衡过程。听觉适应的研究法是响度平衡法。即以一定声强［如80dB（A）］的纯音作用于左耳，用另一频率相同但声级可变的声音同时作用于右耳，使两者等响；然后，将右耳的声音停止，让左耳继续听 3 分钟，在这一适应期后，重新使左右耳等响，这时右耳的等响级常下降，如降到 60dB（A），适应量（即听觉适应分数）为 20dB（A）。

（张正东）

tīngjué píláo

听觉疲劳（auditory fatigue） 较长时间停留在强噪声环境中，引起听力明显下降，离开噪声环境后，听阈提高超过 15～30dB（A），需要数小时甚至数十小时听力才能恢复的现象。是暂时性听阈位移的一种类型。一般在十几小时内完全恢复的属于生理性听觉疲劳。在实际工作中，常以 16 小时为限，即在脱离接触后到第二天上班前的时间间隔。听觉疲劳可逐渐加重演变为永久性听阈位移。

（张正东）

yǒngjiǔxìng tīngyù wèiyí

永久性听阈位移（permanent threshold shift，PTS） 噪声或其他因素引起的不能恢复到正常水平的听阈升高。随着接触噪声时间的延长，如果前一次的接触引起的听力变化未能完全恢复，又再次接触，可使听觉疲劳继续加重，听力不能完全恢复，进而变为永久性听阈位移。任何原因引起的持久性听阈升高都属于永久性听阈位移，听力测定或临床诊断时要注意鉴别。永久性听阈位移具有器质性改变，不可恢复。常见的改变有听毛倒伏、稀疏、脱落，听毛细胞肿胀、变性或消失等。

根据损伤程度，永久性听阈位移分为听力损伤（hearing impairment）和噪声性耳聋（noise-induced deafness）。①听力损伤。又称听力损失（hearing loss）。噪声引起的永久性听阈位移早期表现为高频听力下降，听力曲线在 3 000～6 000Hz（多在 4 000Hz）出现"V"形下陷，即听谷（tip）。此时患者主观无耳聋感觉，交谈和社交活动能够正常进行。②噪声性耳聋。指人们在工作过程中，由于长期接触噪声而发生的进行性的感音性听觉损伤。随损伤程度加重，高频听力下降明显，同时语言频率（500～2 000Hz）的听力也受到影响，语言交谈能力出现障碍。职业性噪声聋的诊断需要有明确的噪声接触史，有自觉听力损失或其他症状，纯音测听为感音性聋，结合动态观察资料和现场卫生学调查，排除其他原因所致听力损失（见职业性听力损伤）。高频听力下降（特别是 3 000～6 000Hz）是噪声性耳聋的早期特征。噪声引起听觉器官的损伤，一般经历由生理变化到病理改变的过程，即先出现暂时性听阈位移，经过一定时间逐渐成为永久性听阈位移。

（张正东）

shēngchǎnxìng dúwù

生产性毒物（productive toxicant） 在生产活动过程中使用或产生的，能使人体组织器官功能或形态发生异常改变，引起暂时性或永久性病理变化的有毒物质。因多见于工业生产活动过程中，又称工业毒物（industrial toxicant）。劳动者在生产活动过程中由于过量接触生产性毒物而引起的中毒，称为职业中毒。

来源 主要有以下几方面。①生产原料。如生产颜料、蓄电池使用的氧化铅、生产合成纤维、燃料使用的苯等。②中间产品。如用苯和硝酸生产苯胺时产生的硝基苯。③成品。如农药厂生产的各种农药。④辅助材料。如橡胶、印刷行业用作溶剂的苯和汽油。⑤副产品及废弃物。如炼焦时产生的煤焦油、沥青，冶炼金属时产生的二氧化硫。⑥夹杂物。如矿石中混杂的砷等。

存在形式 毒物在生产过程中以多种形式出现，同一种化学物在不同生产过程中呈现的形式也不同。生产性毒物在生产过程中常以气体、蒸气、粉尘、烟和雾的形式存在并污染空气环境。

气态 包括气体和蒸气。①气体。指常温、常压下没有一定形状和体积，可以流动的物质，如氯气、氨气、一氧化碳、二氧化碳、硫化氢。②蒸气。指固体的升华或液体的蒸发而形成的气体，前者如碘蒸气，后者如苯蒸气。凡沸点低、蒸气压大的液体都易产生蒸气（如汞蒸气），对液体加温、搅拌、通气、超声处理、喷雾或增大其表面积均可促进蒸发或挥发。如喷漆作业中的苯、汽油、醋酸乙酯等。

液态 包括液体和雾。①液体：指在常温、常压下有一定体积，但没有一定形状，可以流动的物质，如酸、碱、有机溶剂、大多数农药等。②雾：指悬浮于空气中的液体微粒。蒸气冷凝或液体喷洒可形成雾，如镀铬作业时可产生铬酸雾，喷洒农药或喷漆作业时可产生雾。

固态 包括烟和粉尘。①烟：指悬浮于空气中直径小于 0.1 的固体微粒。②粉尘：指能较长时间悬浮在空气中，粒子直径为 0.1～10 μm 的固体微粒。固体物料在机械粉碎、加工时产生粉末状物质，在混合、筛分、包装时均可引起粉尘飞扬。

气溶胶 指烟、雾、尘悬浮于空气中形成的分散体系。

了解生产性毒物的来源及存

在方式，对于了解毒物进入人体的途径，评价毒物的毒作用，选择空气样品的采集、分析方法以及制订相应防护策略等均有重要意义。

分类　可以按其成分、结构、用途、毒作用等不同方面分类。

按成分分类　分为 5 类。①金属与类金属。包括铅、汞、锰、铬、砷、磷、镉、铍、镍、铝等。②有机溶剂：包括苯、汽油、乙醇、乙醚、丙酮、正己烷、二硫化碳等。③农药。包括马拉硫磷、DDT、西维因、百草枯等。④苯的氨基和硝基化合物。包括三硝基甲苯、苯胺、二硝基酚、萘胺等。⑤高分子化合物类。包括塑料、合成橡胶、合成纤维、黏合剂、离子交换树脂等。

按毒作用分类　分为 6 类：①刺激性生产性毒物。包括氨、氯气、光气、二氧化硫、三氧化硫、二氧化氮等。②窒息性生产性毒物。包括一氧化碳、硫化氢、氰化氢、甲烷等。③致敏性生产性毒物。包括二异氰酸甲苯酯。④溶血性生产性毒物。包括砷化氢。⑤麻醉性生产性毒物。包括乙醚、氯仿。⑥致癌性生产性毒物。包括镍、铬、铍等。

按按所致损害的系统分类　分为 5 类。①神经毒性生产性毒物：包括铅、丙烯酰胺、正己烷。②血液毒性生产性毒物：包括铅、砷化氢、苯。③肝脏毒性生产性毒物：包括四氯化碳、氯仿、砷化氢、三硝基甲苯。④肾脏毒性生产性毒物：包括铅、汞、镉、四氯化碳、砷化氢。⑤生殖毒性生产性毒物：包括铅、汞、二硫化碳、苯。⑥皮肤毒性生产性毒物。包括酸、碱、有机溶剂、煤焦油、石油、沥青等。

入体途径　生产性毒物可通过呼吸道、皮肤和消化道 3 条途径进入人体。

呼吸道　许多毒物可以烟、尘、雾或气体、蒸气形态逸散到作业场所空气中，毒物随被污染的空气经呼吸道吸入并通过肺吸收，所以呼吸道是生产性毒物最常见、最危险的入体途径。呼吸道吸收的特点：①呼吸道由鼻咽部、气管、支气管和肺部组成，虽然每部分都有其独特的结构（如生理弯曲、纤毛）和功能（分泌黏液、纤毛运动）来限制和阻止毒物进入到机体内部，但正常人有 4 亿~12 亿个肺泡，由于肺泡呼吸膜极薄，呼吸膜的扩散面积很大（50~100m²），供血丰富，虽然保证了有效的气体交换，但也增加了毒物与肺泡的接触机会，所以经呼吸道吸收的毒物，以肺泡吸收为主。经呼吸道吸收的毒物未经肝脏的生物转化解毒过程即进入体循环并分布全身，因此，其毒作用发生较快，仅次于静脉注射。大部分生产性毒物均由此途径进入人体而引起中毒。②气态毒物进入呼吸道的深度取决于其水溶性，易溶于水的毒气如氨、二氧化硫、氯气等易在上呼吸道吸收，除非浓度较高，一般不易到达肺泡；水溶性较差的毒气如光气、二氧化氮等对上呼吸道的刺激性较小，可进入呼吸道深部，主要通过肺泡吸收。③气态毒物到达肺泡后，主要经过简单扩散透过呼吸膜进入血液，其吸收速度受许多因素影响，主要与毒物在空气中的浓度或肺泡气与血浆的分压差有关。浓度高时，毒物在呼吸膜内外的分压差大，进入机体的速度就较快。另外还与毒物的分子量及其血/气分配系数（blood/air partition coefficient）有关，分子量小的气体扩散较快。④血/气分配系数大的毒物，易吸收。如乙烯、二硫化碳、乙醚和乙醇的血/气分配系数分别为 0.4、5、15 和 1300，说明乙醇远较和乙烯、二硫化碳和乙醚易被吸收入血液。⑤其他，如劳动强度、肺通气量与肺血流量以及生产环境的气象条件等因素也可影响毒物在呼吸道中的吸收。气溶胶状态的毒物在呼吸道的吸收情况较为复杂，受气道的结构特点、粒子形状、分散度、溶解度以及呼吸系统的清除功能等多种因素影响。

皮肤　皮肤吸收的特点：①理论上讲，经皮肤吸收引起中毒的毒物是脂、水双溶性。毒物经皮肤吸收分为穿透皮肤角质层和由角质层进入真皮而被吸收入血两个阶段。表皮角质层是经皮吸收的最主要屏障，分子量大于 300 的物质一般不易透过无损的角质层；角质层下的颗粒层为多层膜状结构，且胞膜富含固醇磷脂，脂溶性物质可透过此层，但水溶性物质难以透过。毒物经表皮到达真皮后，如不同时具有一定水溶性，则很难扩散进入真皮乳头层的毛细血管。所以，了解其脂/水分配系数（lipid/water partition coefficient）有助于估测经皮吸收的可能性。一般来讲，脂/水分配系数高的化学毒物易被皮肤吸收。②化学毒物经皮肤吸收主要通过表皮和皮肤的附属器官（毛囊、汗腺和皮脂腺）。成年人皮肤厚度约为 0.5~4mm，面积为 1.5~2.2m²。皮肤对机体来说起保护作用，它不但可通过汗腺和其他附属腺体排泄毒物，而且作为机体的天然屏障可阻止毒物、微生物、紫外线等进入机体。毒物主要通过表皮细胞，也可通过皮肤的附属器（毛囊、皮脂腺和汗腺）进入真皮而被吸收进入血液。经皮吸收的毒物也不经肝脏的生物转化解毒过程而进入体循环。③影响毒物经皮吸收的因素较多，毒物本身方面，如毒物溶解性、分子量大小、浓度和黏稠度等决定毒物是否容易经皮侵入体内；另外生产环境的温度和湿度、溶剂种类、暴露皮肤的部位和面积、机体皮肤的健康状态等也可影响毒物经皮肤途径的吸收。④某些难经皮肤吸收的毒物（金属汞蒸气、气态氰化氢等），如浓度较高时也可经皮肤吸收。生产环境的温度和湿度较高时，劳动者易出汗，皮肤暴露面积大，毒物粉尘易黏附，容易发生经皮中毒事件。皮肤有病损或表皮屏障遭腐蚀性毒物破坏，原本难经完整皮肤吸收的毒物也能经皮肤侵入。

消化道 毒物虽可经整个消化系统的黏膜吸收，但在生产过程中，毒物经消化道摄入所致的职业中毒甚为少见。经消化道吸收引起的职业中毒见于意外事故或由于个人卫生习惯不良（在劳动车间吸烟、饮水、吃零食，来自呼吸道含有难溶性毒物的痰液被吞咽）时。个别毒物如氰化物可被口腔黏膜吸收，发生急性中毒。

体内代谢过程 有4种形式：①分布。毒物吸收后，随血循环（部分随淋巴）分布到全身，当在靶器官达到一定浓度时，就可发生中毒。毒物在全身分布的情况很大程度上决定于其通过细胞膜的能力及与体内各组织的亲和力。有的通过细胞膜的能力强，分布可能相对均匀；有的通过能力差，分布则有局限性。开始时，毒物往往定位于血液充足或易透过其膜的组织或器官，以后缓慢地重

新分布于血循环较差的部位，如铅吸收进入血液很快在血浆及红细胞之间取得平衡。②生物转化。指毒物吸收后受到体内生化过程的作用，其化学结构发生一定改变。其结果可使毒性降低（解毒作用）或增加（增毒作用）。大多数有机毒物在体内的代谢转化反应可归结为氧化、还原、水解及结合。③排出。毒物的排出是解毒方式之一，但也有时可能引起排出途径的损害，如汞离子通过唾液排除时刺激口腔黏膜，引起口腔炎。排出的途径有多种，其中肾脏是最主要的途径，但是其他途径对排出一些特殊的化合物也非常重要，如肺排出有毒气体及蒸气，肝及胆道排出 DDT 和铅、锰等金属，机体各种分泌腺似乎都能排泄毒物。④蓄积。毒物或其代谢产物在接触间隔期内，如不能完全排出，可在体内逐渐积累，此种现象称为毒物的蓄积。毒物的蓄积作用是引起慢性中毒的物质基础。当毒物的蓄积部位与其靶器官一致时，则易发生慢性中毒。如有机汞化合物蓄积于脑组织，可引起中枢神经系统损害。若蓄积部位并非其毒作用部位，此部位又称毒物的"储存库"，如铅蓄积于骨骼内。在储存库内的毒物处于相对无活性状态，故认为贮存库对急性中毒具有缓冲作用。但在血浆中毒物浓度降低时，贮存库缓慢释放出毒物，这又使其成为体内毒物的来源，是慢性中毒发生的一个条件。

作用及机制 毒物对机体的作用及机制非常复杂，大概可以归纳为五种：①对局部组织的直接损害作用。②对酶系统的干扰作用。③阻断对组织的供氧。④改变膜的通透性和结构。⑤毒物的活性代谢产物与细胞成分共

价结合等。

危害 可引起各种职业中毒（见职业中毒）。

（于素芳）

gōngzuò chǎngsuǒ cǎiyàng

工作场所采样（air sampling in workplace） 在劳动者进行职业活动的场所空气中定期进行毒物采集，以检测毒物的污染水平，评价职业卫生状况。为了能够正确的进行工作场所空气毒物的监测和评价，作为《工作场所有害因素职业接触限值》（见职业接触限值）的配套法规，《工作场所空气中有害物质监测的采样规范》（GBZ 159-2004）于 2004 年由中国卫生部颁布。

采样规范 《工作场所空气中有害物质监测的采样规范》规定了工作场所空气中有害物质（有毒物质和粉尘）监测的采样方法和技术要求。内容包括：①专业术语定义。②采集空气样品的基本要求。③空气监测的类型及其采样要求。④采样前的准备。⑤定点采样。⑥个体采样。⑦职业接触限值为最高容许浓度的有害物质的采样。⑧职业接触限值为短时间接触容许浓度的有害物质的采样。⑨职业接触限值为时间加权平均容许浓度的有害物质的采样。对各种限值指标的采样所用收集器、采样方案、采样方式、采样时机、采样持续时间、采样数量、计算方法等做了统一规定。

专业术语 《工作场所空气中有害物质监测的采样规范》对所涉及的专业术语做了明确定义。

工作场所（workplace） 劳动者进行职业活动的全部地点。

工作地点（work site） 劳动者从事职业活动或进行生产管理过程中经常或定时停留的地点。

采样点（sampled site） 根据

监测需要和工作场所状况，选定具有代表性的、用于空气样品采集的工作地点。

空气收集器（air collector）用于采集空气中气态、蒸气态和气溶胶态有害物质的器具，如大注射器、采气袋、各类气体吸收管及吸收液、固体吸附剂管、无泵型采样器、滤料及采样夹和采样头等。

空气采样器（air sampler）以一定的流量采集空气样品的仪器，通常由抽气动力和流量调节装置等组成。

无泵型采样器（passive sampler）利用有毒物质分子扩散、渗透作用为原理设计制作的、不需要抽气动力的空气采样器。

个体采样（personal sampling）将空气收集器佩戴在采样对象的前胸上部，其进气口尽量接近呼吸带所进行的采样。

采样对象（monitored person）选定为具有代表性的、进行个体采样的劳动者。

定点采样（area sampling）将空气收集器放置在选定的采样点、劳动者的呼吸带进行的采样。

采样时段（sampling period）在一个监测周期（如工作日、周或年）中，选定的采样时刻。

采样时间（duration of sampling）每次采样从开始到结束所持续的时间。

短时间采样（short time sampling）采样时间一般不超过15分钟的采样。

长时间采样（long time sampling）采样时间一般在1小时以上的采样。

采样流量（sampling flow）在采集空气样品时，每分钟通过空气收集器的空气体积。

标准采样体积（standard sample volum）在气温为20℃，大气压为101.3kPa（760mmHg）的条件下采集的空气样品的体积，以L表示。换算公式为：

$$V_0 = V_t \times \frac{293}{273 + t} \times \frac{p}{101.3} \quad (1)$$

式中：V_0——标准采样体积，单位为 L；V——在温度为 t℃，大气压为 P 时的采样体积，单位为 L；t——采样点的气温，单位为℃；P——采样点的大气压，单位为 kPa。

样品采集方法 依据车间空气中有害物存在形式，可以分为气体、蒸气和颗粒物三类采集方式。空气中颗粒物通常用滤膜采集。可以选择不同孔径的滤膜，分别采集不同粒径的颗粒物。在选择滤膜时，需要注意其既可阻挡待测物质，又不能影响其采样流量。下述的采样方法主要针对气体、蒸气中有害物质的采集，其样品采集的方法可分为两种类型。

集气法（直接采样法） 此法适用于采集气体或蒸气状态物质，其测定结果反映的是采样瞬间或短时间内车间有害物质的浓度。具体方法如下。

真空瓶法 将不大于1升的具塞玻璃瓶抽成真空，在采样地点打开活塞，有害气体即刻充满瓶内，然后往瓶里加吸收液，使其较长时间接触，吸收有害物质而后进行测定。此法用于采集一氧化碳、二氧化碳、甲烷等气体。不能用于硫化氢、二氧化硫、氧化氮气体采样。

置换法 采取空气样品时先将采样器如采样瓶、采气管等连接于抽气动力上，然后抽取比采样器体积大6~10倍的空气，以便将里边原有的空气完全置换出来。或者事先将采样器中注满水，

到现场采样时放掉，被测空气就会充满采样器，然后直接进行分析测定。

采气袋法 利用气袋采样时需在现场收洗3~4次，严密封好进气口，带回实验室分析。因二氧化硫、硫化氢、二氧化氮、臭氧、氟化氢等气体有很强的扩散和渗透作用，可透过塑料和橡胶膜，所以需要特制的采气袋。

注射器法 以注射器为收集器，采样时在采样点连续抽动数次注射器，然后采满空气，带回实验室进行测定。注射器法主要用于气相色谱法测定的气体，如一氧化碳、苯系物等气体。集气法的主要误差来源于采样器内壁吸附、渗透、漏气。如果车间空气中有些物质毒性较大，且浓度较低，分析方法不能满足对采气量的要求，则必须采用浓缩法采样来满足对采气量的要求。

浓缩法（富集法） 通过各种集气器，从大量空气样品中将有害物质吸收、吸附阻留下来，使原来低浓度的物质得到浓缩。用此法测得的结果是采样时间内有害物质的平均浓度。根据使用收集器的不同，富集法又可分以下几种。

液体吸收法 用吸收液采集气态、蒸气态以及共处气溶胶有害物质的采样方法。常用的吸收液有水、水溶液、有机溶剂。吸收液的选择根据有害物质的理化性质和分析方法而定。

固体吸附法 用固体吸附剂采集空气中的有害物质，可分为颗粒吸附剂、纤维状滤料和筛孔滤料三种。颗粒吸附剂的吸附作用可分为物理性吸附和化学性吸附两种。这种吸附剂可用于气态、蒸气态和气溶胶的采样。常用的颗粒吸附剂有硅胶、活性炭、素

陶瓷和高分子多孔微球等。固体吸附剂多为多孔性物质，不仅有大的外表面，而且有更大的内表面。

冷冻浓缩法 低沸点物质在常温下不易被采集，采用冷冻剂使收集器的温度降低，在低温下可以收集下来。

静电沉降法 此法常用于气溶胶状物质的采样。空气通过12 000～20 000V 电压的电场时，气体分子电离所产生的离子附着在气溶胶粒子上，使粒子带电，带电的粒子在电场的作用下沉降到收集电极上，将收集电极表面沉降的物质洗下，即可进行分析。此法采样效率高、速度快，但仪器装置及维护要求高，在易爆炸性气体、蒸气或粉尘存在时不能使用。

个体采样器法 将个体采样器佩戴于作业人员身上，测得作业人员一个工作日内的接触总量和平均浓度。有采集气体、蒸气和烟、尘等的各种采样器，可分为有动力和无动力两种类型，不同于上述四种富集法。在实际应用时，可以根据监测的目的和要求，污染物的理化性质和在空气中存在的状态，以及所用分析方法等进行空气样品采集方法的选择。如车间空气中两种形式的有害物同时存在时，可以用串连方式，或对采集颗粒物的滤膜进行特别处理，增加其吸附、吸收气体或蒸气中有害物的能力。

采集空气样品的基本要求 包括10条：①应满足工作场所有害物质职业接触限值对采样的要求。②应满足职业卫生评价对采样的要求。③应满足工作场所环境条件对采样的要求。④在采样的同时应做对照试验，即将空气收集器带至采样点，除不连接空气采样器采集空气样品外，其余操作同样品，作为样品的空白对照。⑤采样时应避免有害物质直接飞溅入空气收集器内；空气收集器的进气口应避免被衣物等阻隔。用无泵型采样器采样时应避免风扇等直吹。⑥在易燃、易爆工作场所采样时，应采用防爆型空气采样器。⑦采样过程中应保持采样流量稳定，长时间采样时应记录采样前后的流量，计算时用流量均值。⑧工作场所空气样品的采样体积，在采样点温度低于5℃和高于35℃、大气压低于98.8kPa 和高于103.4kPa 时，应按式（1）将采样体积换算成标准采样体积。⑨在样品的采集、运输和保存的过程中，应注意防止样品的污染。⑩采样时，采样人员应注意个体防护；采样时，应在专用的采样记录表上，边采样边记录。

空气监测的类型及其采样要求 空气检测的类型包括评价监测、日常监测、监督监测、事故性监测。

评价监测 适用于建设项目职业性有害因素预评价、建设项目职业性有害因素控制效果评价和职业性有害因素现状评价等。①在评价职业接触限值为时间加权平均容许浓度时，应选定有代表性的采样点，连续采样3个工作日，其中应包括空气中有害物质浓度最高的工作日。②在评价职业接触限值为短时间接触容许浓度或最高容许浓度时，应选定具有代表性的采样点，在一个工作日内空气中有害物质浓度最高的时段进行采样，连续采样3个工作日。

日常监测 适用于对工作场所空气中有害物质浓度进行的日常的定期监测。①在评价职业接触限值为时间加权平均容许浓度时，应选定有代表性的采样点，在空气中有害物质浓度最高的工作日采样1个工作班。②在评价职业接触限值为短时间接触容许浓度或最高容许浓度时，应选定具有代表性的采样点，在一个工作班内空气中有害物质浓度最高的时段进行采样。

监督监测 适用于职业卫生监督部门对用人单位进行监督时，对工作场所空气中有害物质浓度进行的监测。①在评价职业接触限值为时间加权平均容许浓度时，应选定具有代表性的工作日和采样点进行采样。②在评价职业接触限值为短时间接触容许浓度或最高容许浓度时，应选定具有代表性的采样点，在一个工作班内空气中有害物质浓度最高的时段进行采样。

事故性监测 适用于对工作场所发生职业危害事故时，进行的紧急采样监测。根据现场情况确定采样点。监测至空气中有害物质浓度低于短时间接触容许浓度或最高容许浓度为止。

采样前的准备 包括以下几方面。

现场调查 为正确选择采样点、采样对象、采样方法和采样时机等，必须在采样前对工作场所进行现场调查。必要时可进行预采样。调查内容主要包括：①工作过程中使用的原料、辅助材料，生产的产品、副产品和中间产物等的种类、数量、纯度、杂质及其理化性质等。②工作流程包括原料投入方式、生产工艺、加热温度和时间、生产方式和生产设备的完好程度等。③劳动者的工作状况，包括劳动者数、在工作地点停留时间、工作方式、接触有害物质的程度、频度及持续时间等。④工作地点空气中有害物质的产生和扩散规律、存在状态、估计浓度等。⑤工作地点的卫生状况和环境条件、卫生防护设施及其使用情况、个人防护设施及使用状况等。

采样仪器的准备　①检查所用的空气收集器和空气采样器的性能和规格，应符合 GB/T 17061要求。②检查所用的空气收集器的空白、采样效率和解吸效率或洗脱效率。③校正空气采样器的采样流量。在校正时，必须串联与采样相同的空气收集器。④使用定时装置控制采样时间的采样，应校正定时装置。

采样方式　有个体采样和定点采样两种。

采样点的选择原则　①地点：选择有代表性的工作地点，其中应包括空气中有害物质浓度最高、劳动者接触时间最长的工作地点。②高度：在不影响劳动者工作的情况下，采样点尽可能靠近劳动者；空气收集器应尽量接近劳动者工作时的呼吸带。③防护评价：在评价工作场所防护设备或措施的防护效果时，应根据设备的情况选定采样点，在工作地点劳动者工作时的呼吸带进行采样。④采样点与风向：采样点应设在工作地点的下风向，应远离排气口和可能产生涡流的地点。

采样点数目的确定　①工作场所按产品的生产工艺流程，凡逸散或存在有害物质的工作地点，至少应设置1个采样点。②一个有代表性的工作场所内有多台同类生产设备时，1~3台设置1个采样点；4~10台设置2个采样点；10台以上，至少设置3个采

样点。③一个有代表性的工作场所内，有2台以上不同类型的生产设备，逸散同一种有害物质时，采样点应设置在逸散有害物质浓度大的设备附近的工作地点；逸散不同种有害物质时，将采样点设置在逸散待测有害物质设备的工作地点，采样点的数目可参照②确定。④劳动者在多个工作地点工作时，在每个工作地点设置1个采样点。⑤劳动者工作流动时，在流动的范围内，一般每10米设置1个采样点。⑥仪表控制室和劳动者休息室，至少设置1个采样点。

采样时段的选择　①采样必须在正常工作状态和环境下进行，避免人为因素的影响。②空气中有害物质浓度随季节发生变化的工作场所，应将空气中有害物质浓度最高的季节选择为重点采样季节。③在工作周内，应将空气中有害物质浓度最高的工作日选择为重点采样日。④在工作日内，应将空气中有害物质浓度最高的时段选择为重点采样时段。

个体采样　要正确选定采样对象及采样对象数量。

采样对象的选定　①要在现场调查的基础上，根据检测的目的和要求，选择采样对象。②在工作过程中，凡接触和可能接触有害物质的劳动者都列为采样对象范围。③采样对象中必须包括不同工作岗位的、接触有害物质浓度最高和接触时间最长的劳动者，其余的采样对象应随机选择。

采样对象数量的确定　①在采样对象范围内，能够确定接触有害物质浓度最高和接触时间最长的劳动者时，每种工作岗位按下表选定采样对象的数量，其中应包括接触有害物质浓度最高和接触时间最长的劳动者。每种工

作岗位劳动者数不足3名时，全部选为采样对象（表1）。②在采样对象范围内，不能确定接触有害物质浓度最高和接触时间最长的劳动者时，每种工作岗位按下表选定采样对象的数量。每种工作岗位劳动者数不足6名时，全部选为采样对象（表2）。

表1　可确定最高浓度和接触时间最长时采样

劳动者数	采样对象数
3~5	2
6~10	3
>10	4

表2　不可确定最高浓度和接触时间最长时采样

劳动者数	采样对象数
6	5
7~9	6
10~14	7
15~26	8
27~50	9
50~	11

不同限值要求的采样　在中国现行的职业接触限值里有三种不同的限值表示方法：最高容许浓度（MAC）、短时间接触容许浓度（PC-STEL）和时间加权平均容许浓度（PC-TWA）。不同的限值指标要求对应不同的采样要求。

职业接触限值为 MAC 的有害物质采样　原则为：①用定点的、短时间采样方法进行采样。②选定有代表性的、空气中有害物质浓度最高的工作地点作为重点采样点。③将空气收集器的进气口尽量安装在劳动者工作时的呼吸带。④在空气中有害物质浓度最高的时段进行采样。⑤采样时间一般不超过15分钟。⑥空气中有

害物质浓度按式（2）计算：

$$C = \frac{c \times v}{F \times t} \quad (2)$$

式中：C 为空气中有害物质的浓度，单位为 mg/m³；c 为测得样品溶液中有害物质的浓度，单位为 μg/ml；F 为采样流量，单位为 L/min；t 为采样时间，单位为 min。

职业接触限值为 PC-STEL 的有害物质采样　包括以下几方面。

采样方法　用定点的、短时间采样方法进行采样。

采样点选择　选定有代表性的、空气中有害物质浓度最高的工作地点作为重点采样点。

采样高度　将空气收集器的进气口尽量安装在劳动者工作时的呼吸带。

采样时段　在空气中有害物质浓度最高的时段进行采样。

采样时间　采样时间一般为 15 分钟；采样时间不足 15 分钟时，可进行 1 次以上的采样。

空气中有害物质 15 分钟时间加权平均浓度的计算　采样时间为 15 分钟时，按式（3）计算：

$$STEL = \frac{c \times v}{F \times 15} \quad (3)$$

式中：STEL 为短时间接触浓度，单位为 mg/m³；c 为测得样品溶液中有害物质的浓度，单位为 μg/ml；F 为采样流量，单位为 L/min；15 为采样时间，单位为分钟（min）。

采样时间不足 15 分钟，进行 1 次以上采样时，按式（4）计算：

$$STEL = \frac{C_1 T_1 + C_2 T_2 + \cdots + C_n T_n}{15} \quad (4)$$

式中：STEL 为短时间接触浓度，单位为 mg/m³；C1、C2、Cn 为测得空气样品中有害物质的浓度，单位为 mg/m³；T1、T2、Tn

为劳动者在相应浓度下的工作时间，单位为 min；n 为采样次数；15 为短时间接触容许浓度规定的 15 分钟。

劳动者接触时间不足 15 分钟，按 15 分钟时间加权平均浓度的计算：

$$STEL = \frac{C \times T}{15} \quad (5)$$

式中：STEL 为短时间接触浓度，单位为 mg/m³；C 为测得样空气中有害物质的浓度，单位为 μg/ml；T 为劳动者在相应的有害物质浓度下的工作时间，单位为分钟（min）；15 为短时间接触容许浓度规定的 15 分钟。

职业接触限值为 PC-TWA 的有害物质采样　根据工作场所空气中有害物质浓度的存在状况，或采样仪器的操作性能，可选择个体采样或定点采样、长时间采样或短时间采样方法。以个体采样和长时间采样为主。

采用个体采样方法的采样　①一般采用长时间采样方法。②选择有代表性的、接触空气中有害物质浓度最高的劳动者作为重点采样对象。③按照表 1 和表 2 确定采样对象的数目。④将个体采样仪器的空气收集器佩戴在采样对象的前胸上部，进气口尽量接近呼吸带。⑤采样仪器能够满足全工作日连续一次性采样时，空气中有害物质 8 小时时间加权平均浓度按式（6）计算：

$$TWA = \frac{c \times v}{F \times 480} \times 1000 \quad (6)$$

式中：TWA 为空气中有害物质 8 小时时间加权平均浓度，单位为 mg/m³；c 为测得的样品溶液中有害物质的浓度，单位为 μg/ml；v 为样品溶液的总体积，单位为 ml；F 为采样流量，单位为 ml/min；480 为时间加权平均容

许浓度规定的以 8 小时计，单位为分钟（min）。⑥采样仪器不能满足全工作日连续一次性采样时，可根据采样仪器的操作时间，在全工作日内进行 2 次或 2 次以上的采样。空气中有害物质 8 小时时间加权平均浓度按式（7）计算：

$$TWA = \frac{C_1 T_1 + C_2 T_2 + \cdots + C_n T_n}{8} \quad (7)$$

式中：TWA 为空气中有害物质 8 小时时间加权平均浓度，单位为 mg/m³；C1、C2、Cn 为测得空气中有害物质浓度，单位为 mg/m³；T1、T2、Tn 为劳动者在相应的有害物质浓度下的工作时间，单位为小时；8 为时间加权平均容许浓度规定的 8 小时。

采用定点采样方法的采样　劳动者在一个工作地点工作时的采样，可采用长时间采样方法或短时间采样方法采样。①用长时间采样方法的采样：选定有代表性的、空气中有害物质浓度最高的工作地点作为重点采样点；将空气收集器的进气口尽量安装在劳动者工作时的呼吸带；采样仪器能够满足全工作日连续一次性采样时，空气中有害物质 8 小时时间加权平均浓度按式（6）计算；采样仪器不能满足全工作日连续一次性采样时，可根据采样仪器的操作时间，在全工作日内进行 2 次或 2 次以上的采样，空气中有害物质 8 小时间加权平均浓度按式（7）计算。②用短时间采样方法的采样：选定有代表性的、空气中有害物质浓度最高的工作地点作为重点采样点；将空气收集器的进气口尽量安装在劳动者工作时的呼吸带；在空气中有害物质不同浓度的时段分别进行采样；并记录每个时段劳动者的工作时间；每次采样时间一般

为 15 分钟；空气中有害物质 8 小时时间加权平均浓度按式（7）计算。劳动者在一个以上工作地点工作或移动工作时采样：①在劳动者的每个工作地点或移动范围内设立采样点，分别进行采样；并记录每个采样点劳动者的工作时间。②在每个采样点，应在空气中有害物质浓度最高的时段进行采样。③将空气收集器的进气口尽量安装在劳动者工作时的呼吸带。④每次采样时间一般为 15 分钟。⑤空气中有害物质 8 小时时间加权平均浓度按式（7）计算。

采样过程中的注意事项及采样误差的来源和消除 包括以下几方面。

采样注意事项 ①采样前必须检修好采样仪器，熟悉采样方法、装置的连接及仪器的正确使用采样装置是否漏气，且能达到预定采气流量时，才能进入现场。②采样位置应在下风向，置于作业人员操作的呼吸带高度，采样器进气口迎风向放置。③采样材料（吸收液、滤膜、滤纸等）不应在现场灌装或安装，以防止现场操作污染。同时还要防止使用工具和采样后的样品的污染。④样品采集时采平行样，两个采集器的进气口相距 5～10cm，并随时注意流量计的流量。平行样品的测定偏差不应超过 20%。如超过 20%，可用多次单个采样分析结果的平均值或浓度波动范围来表示。⑤防止采集量超过收集器的承受量，否则被测物不再被吸收、吸附或附着在滤料上的烟、尘粒出现脱落，如 40mm 直径滤膜采粉尘时，增重量不能超过 10mg，防止超载。⑥在气温较高的环境中成长时间采样时，为防止吸收液蒸发，污染流量计和泵，

应在吸收管后加一硅胶干燥管或净化瓶。对挥发性较大的吸收液，应将采样管放在冷却剂中。采样后，应用洗耳球反复冲洗吸收管内壁，使黏附的被测物质完全溶于吸收液中，并补充吸收液到原来的体积。⑦对剧毒物质的采样，采样人员加强个人防护，必要时应戴防毒面具以保安全。⑧采样过程中，采样人员不能离开现场，必须随时注意观察，调整流量，准确记时。出现生产过程反常或人为假象时，应停止采样。在采样的同时记录气象条件（气温、气湿、气压、风速）。

采样误差及消除 ①采气系统漏气。造成采样误差的主要原因之一。只有注意玻璃管、橡胶管、塑料管的连接，以及螺纹连接或密封情况，才能使此误差降到最低。②流量计的计量误差。流量计应定期校正。当校正时的温度与现场温度相差 20℃ 以上，压力变化在 7.99kPa 以上应重新进行校正。③采样系统阻力误差。一般由采样管、滤料阻力不同造成。采样前，应对采样管、油料形成的阻力进行校正，确定一个校正值，以消除此误差。④抽气动力的误差。由于电动抽气机机体之间有差异，在长期使用中流速不恒定，使偏差超过容许的限度而造成。设计时可安入一个脉冲计数器（能起到微型总容量计的作用），并通过机械方法或电子方法与泵相连，来缩减该误差。

样品的运输和保存 样品在运输和保存过程中应防止污染、变质和损失，不能放在有待测物或干扰物的容器中，需低温保存和运输的样品应及时放入所需温度的冷藏设备中；滤膜样品应采样面朝里对折两次放入清洁纸袋内，含油样品应放在铝箔袋内，

用滤膜盒的放在盒内保存；采样后的注射器、吸收管密封开口直立放置，固体吸收剂管应密封两端，无泵型的采样器则将炭片取出，保存在原塑料袋内；保存样品用的材料，不能与待测物发生物理或化学反应，不能释出待测物或干扰物；运输和保存时间不能超过样品的稳定时间。

（于素芳）

zhíyè zhòngdú

职业中毒（occupational poisoning） 劳动者在生产劳动过程中过量接触生产性毒物引起的疾病状态。是常见的职业病。据不完全统计，仅 2013 年，中国累计报告的职业中毒有 1541 例，其中慢性职业中毒 904 例，急性中毒 637 例。这只是已经被确诊和报告的病例，还有相当一部分患者，因各种原因没有就诊或没有被明确诊断和按程序上报。职业中毒可以出现各种临床征象，不但严重影响劳动能力，而且会严重影响劳动者的身体健康，甚至导致死亡，给个人、用人单位和国家带来巨大经济损失。

种类 职业中毒是一类职业病，包括很多种。职业中毒早在 1957 年就被列在中国第一版的法定职业病名单中，到最新版本 2011 年版的法定职业病名单里，10 大类 132 种法定职业病中就有 60 种属于职业中毒，如铅中毒、苯中毒、有机磷农药中毒等。

病因 各种生产性毒物的过量暴露均可导致职业中毒。

临床类型 根据临床特点分为急性中毒、慢性中毒和亚急性中毒 3 种。①急性中毒。由于生产过程中有毒物质可能短时间内或一次性大量进入人体引起的中毒，大多数是由于生产事故造成。②慢性中毒。由于在生产过程中

长期过量接触有毒物质引起的中毒，这是生产中最常见的职业中毒，主要由于相应的防护措施缺乏或措施不当造成。③亚急性中毒。介于急性和慢性之间的中毒，往往在接触毒物数周或数月后突然发病。

职业中毒发生的影响因素

接触毒物不一定发生职业中毒。其实职业中毒是可以预防的。暴露生产性毒物后，是否发生中毒、中毒发生率高低、中毒的快慢深浅等与很多因素有关，如毒物本身的特性、暴露量、联合作用、个体因素等。

毒物本身的特性 毒物的化学结构直接决定其理化性质和化学反应能力，如卤代饱和烷烃的肝脏毒性随卤原子取代的数量而增大。理化性质（溶解性、挥发性、分散度）和化学反应能力不仅与毒物进入体内的途径和体内过程有关，而且与生物学活性和生物学作用密切相关，并在某种程度上决定其毒性。

浓度和接触时间 瑞士化学家帕拉采尔苏斯（Paracelsus，1493～1541）指出世界上没有绝对无毒的物质，关键是致害的浓度。空气中毒物浓度越高，接触时间越长，进入体内的剂量越大，越容易发生中毒。因此，为保护劳动者健康，国家对许多毒物规定了作业场所暴露的最高容许限值。采取综合措施，降低空气中毒物的浓度，缩短接触时间，减少毒物进入体内的量是预防职业中毒的重要环节。也可以通过使用个人防护用品，如穿戴防毒口罩、防护手套、防护服等减少毒物的侵入来预防职业中毒。

联合作用 两种或两种以上的毒物同时或先后共同作用于机体，其毒效应可以表现为独立、相加、协同和拮抗作用。应特别注意多种毒物同时暴露，生产性毒物与生活毒物同时暴露，以及在高温、劳动强度大时暴露毒物等特殊情况下的职业中毒预防。高温环境下毒物的挥发性增加，机体呼吸、循环加快，出汗增多等，均可促进毒物的吸收；体力劳动强度大时，血液循环快，毒物吸收多，加之劳动时机体耗氧量也增多，对耗氧毒物更为敏感。

个体易感性 人体对毒物毒作用的敏感性存在较大的个体差异。造成这种差异的个体因素很多，如年龄、性别、健康状况、生理状况、营养、内分泌功能、免疫状态及个体遗传特征等。研究表明产生毒物个体易感性差异的决定因素是个体遗传特征，如葡萄糖-6-磷酸脱氢酶缺陷者，对溶血性毒物较为敏感，易发生溶血性贫血；高龄或未成年、特殊生理周期（月经期、妊娠期、哺乳期、更年期）、营养不良、健康状态差等特殊时期的劳动者对毒物更敏感。

临床表现 由于毒物本身的毒性及其毒作用特点、接触剂量等各异，职业中毒的临床表现多种多样，尤其是多种毒物同时作用于机体时更为复杂，可累及全身各个系统，出现多脏器损害。同一毒物可累及不同的靶器官，出现多种临床表现，如铅中毒（损伤神经、造血、泌尿系统）、汞中毒（损伤神经、消化、泌尿系统）；不同毒物也可损害同一靶器官而出现相同的或类似的临床表现，如氯代烃类化合物等许多毒物均可造成肝脏损害。

神经系统 尤其是中枢神经系统，是人体最易受毒物损伤的部位，许多化学毒物可选择性损害神经系统。引起神经系统损害

的常见生产性毒物有金属、类金属及其化合物、窒息性气体、有机溶剂和农药等。有3种常见类型：①类神经症。慢性轻度中毒早期多见类神经症，甚至有精神障碍表现，脱离接触后可逐渐恢复。②周围神经病变。铅、丙烯酰胺、正己烷、有机磷等可引起神经髓鞘、轴索变性，产生感觉和运动神经损害的周围神经病变。③中枢神经病。锥体外系损伤（锰、一氧化碳）或中毒性脑病和脑水肿（铅、汞、窒息性气体、有机磷农药）。

呼吸系统 毒物进入机体的主要途径，最先遭受气态毒物的损害。刺激性气体引起呼吸道炎症、肺水肿、过敏性哮喘等。

血液系统 许多毒物对血液系统有毒作用，如铅导致贫血、砷化氢溶血、苯的氨和硝基化合物致高铁血红蛋白血症、苯致造血系统障碍或白血病等。

消化系统 是毒物吸收、生物转化、排出和肠肝循环再吸收的场所，许多生产性毒物可损害消化系统，导致如口腔炎（汞、酸雾）、急性胃肠炎（汞盐、三氧化二砷、有机磷农药急性）、中毒性肝病（四氯化碳、氯仿、砷化氢、三硝基甲苯中毒）、腹绞痛（铅、铊）等。

泌尿系统 肾脏不仅是毒物最主要的排泄器官，也是许多化学物的贮存器官之一。因此泌尿系统，尤其是肾脏成为许多毒物的靶器官。引起泌尿系统损害的毒物很多，其临床表现大致可分为急性中毒性肾病、慢性中毒性肾病、泌尿系统肿瘤以及其他中毒性泌尿系统疾病，如肾病（铅、汞、镉、四氯化碳、砷化氢）、泌尿系统肿瘤（β-萘胺、联苯胺）、化学性膀胱炎（芳香胺、杀虫

胀）等。

循环系统 毒物可引起心血管系统损害，临床可见急慢性心肌损害、心律失常、房室传导阻滞、肺源性心脏病、心肌病（心脏扩大、心肌肥厚等）和血压异常等多种表现，导致如心肌损伤（金属毒物和有机溶剂）、房室传导阻滞（镍）、血压下降（亚硝酸盐）、冠状动脉硬化（一氧化碳、二硫化碳）等。

生殖系统 毒物对生殖系统的毒作用包括对接触者本人的生殖及其对子代的发育过程的不良影响，即生殖毒性和发育毒性。如铅、锡、汞等重金属可损伤男性睾丸的生精过程，导致精子数量减少、畸形率增加、活动能力减弱；导致女性月经先兆症状发生率增高、月经周期和经期异常、痛经及月经血量改变；接触高浓度铅、汞、二硫化碳、苯系化合物、环氧乙烷的女工自然流产率明显增高。

皮肤 职业性皮肤病约占职业病总数的 40%～50%，其中化学性因素占 90%以上。如接触性皮炎（酸、碱、有机溶剂）、光敏性皮炎（沥青、煤焦油）、职业性痤疮（矿物油类、卤代芳烃化合物）、皮肤黑变病、皮肤溃疡、职业性角化过度和皲裂等。

诊断 具有很强的政策性和科学性。正确的诊断关系到职工的健康和国家劳动保护政策的贯彻执行。但在具体操作过程中，尤其是某些慢性中毒，因缺乏特异的症状、体征及检测指标，较难确诊。所以，职业中毒的诊断应有充分的资料，包括职业史、现场职业卫生调查、相应的临床表现和必要的实验室检测，并排除非职业性因素所致的类似疾病，综合分析，方可做出合理的诊断。

法定职业病诊断按职业病防治法及相关的诊断标准进行。

职业史 职业中毒诊断的前提条件。应详细询问患者的职业史，包括现职工种、工龄、接触毒物的种类、生产工艺、操作方法、防护措施；既往工作经历，包括现岗位之前的既往职业史，以便判断患者接触毒物的机会和程度。

职业卫生现场调查 深入作业现场，进一步了解患者所在岗位的生产工艺过程、劳动过程、空气中毒物的浓度、预防控制措施；同一接触条件下的其他劳动者有无类似发病情况等，从而判断患者在该条件下有无可能引起中毒。

症状与体征 职业中毒诊断的必要条件。由于毒物本身的性质、接触剂量、侵入途径和靶器官不同，以及个体差异等，其所致职业中毒的临床表现复杂多样，即使是同一毒物在不同致病条件下也可出现性质和程度截然不同的临床表现；同一症状体征也可由多种毒物所致；非职业性因素所致的损害也可出现与职业性因素危害完全相同或相似的临床症状和体征。因此，在临床资料收集与分析时既要注意不同职业中毒的共同点，又要考虑到各种特殊的和非典型的临床表现；不仅要排除其他职业性有害因素所致类似疾病，还要考虑职业病与非职业病的鉴别诊断。一般来说，急性职业中毒因果关系较明确；而慢性职业中毒的因果关系有时还难以确立。诊断分析应注意其临床表现与所接触毒物的毒作用性质是否相符，中毒的程度与其接触强度（剂量）是否相符，尤应注意各种症状体征发生的时间顺序及其与接触生产性毒物的关系。

实验室检查 对职业中毒的诊断具有重要意义。检测指标主要包括接触指标和效应指标。①接触指标。测定生物材料中毒物或其代谢产物，如尿铅、血铅、发汞、尿酚、尿中甲基马尿酸等。②效应指标。如铅中毒者检测尿 δ-氨基 - γ-酮戊酸（δ-ALA）、有机磷农药中毒者检测血液胆碱酯酶活性等毒作用的指标，还有反映毒物所致组织器官病损的指标，包括血、尿常规检测及肝、肾功能试验检测等，如镉致肾小管损伤可测定尿低分子蛋白（β_2 - 微球蛋白）以及其他相关指标。

对上述各项诊断依据要做全面、综合分析，比对诊断标准，才能做出切合实际的诊断。对有些暂时尚不能明确诊断的患者，应先对症处理、动态观察、逐步深化认识，以做出正确的诊断，否则可能引起误诊误治，如将铅中毒所致急性腹绞痛误诊为急性阑尾炎而行阑尾切除术等。导致误诊误治的原因很多，其主要原因是供诊断分析用的资料不全，尤其是忽视职业史及现场调查资料的收集。

治疗 分为病因治疗、对症治疗和支持疗法。病因治疗的目的是尽可能消除或减少致病的物质基础，并针对毒物致病的机制进行处理。及时合理的对症处理是缓解毒物引起的主要症状，促进机体功能恢复的重要措施。支持疗法可改善患者的全身状况，促进康复。

预防 采取综合治理的措施。由于其病因的根源来自职业环境中的生产性毒物，故必须从根本上消除或控制，尽可能减少毒物对职工的侵害。

根除毒物 从生产工艺流程

中消除有毒物质,可用无毒或低毒物质代替有毒或高毒物质,如用苯作为溶剂或稀释剂的油漆,稀料改用二甲苯;用酒精替代水银制作温度计等。

降低毒物浓度 减少人体接触毒物水平,保证不对接触者产生明显健康危害是预防职业中毒的关键。其中心环节是要使环境空气中毒物浓度降到低于职业接触限值。因此,要严格控制毒物逸散,避免操作人员直接接触逸出的毒物,防止其扩散,并需经净化后排出。

个体防护 在预防职业中毒中虽不是根本性措施,但在有些情况下,如在狭小船舱中、锅炉内电焊、维修、清洗化学反应釜等,个体防护是重要辅助措施。个体防护用品包括防护帽、防护眼镜、防护面罩、防护服、呼吸防护器、皮肤防护用品等。选择个人防护用品应注意其防护特性和效能。

必要的卫生设施 在有毒物质作业场所,还应设置必要的卫生设施如盥洗设备、淋浴室及更衣室和个人专用衣箱。对能经皮吸收或局部作用危害大的毒物还应配备皮肤洗消和冲洗眼的设施。

工艺、建筑布局 生产工序的布局不仅要满足生产需要,而且应符合卫生要求。如有害物质发生源应布置在下风侧;有毒物逸散的作业区域之间应区分隔离,以免产生毒物的联合作用;产生振动的设备尽量布置在厂房的底层;在符合工艺设计的前提下,从毒性、浓度和接触人群等几方面考虑,应呈梯度分布;对容易积存或被吸附的毒物如汞,或能发生有毒粉尘飞扬的厂房,建筑物结构表面应符合卫生要求,力求墙面光滑,防止沾积尘毒及二

次飞扬。

安全卫生管理 管理制度不全、规章制度执行不严、设备维修不及时及违章操作等常是造成职业中毒的主要原因。因此,采取相应的管理措施对消除可能引发职业中毒的危险因素具有重要作用。所以应做好管理部门和作业者职业卫生知识宣传教育,提高双方对防毒工作的认识和重视,共同自觉执行有关的职业安全卫生法规。

职业卫生服务 健全的职业卫生服务在预防职业中毒中极为重要,除上面已提及的外,应定期或不定期监测作业场所空气中毒物浓度。对接触有毒物质的职工,实行上岗前和定期体格检查,排除职业禁忌证,发现早期健康损害,及时处理。

此外,对接触毒物的人员,应合理实施有毒作业保健待遇制度,适当开展体育锻炼以增强体质,提高机体抵抗力。

(于素芳)

jīnshǔ zhòngdú

金属中毒(metal poisoning) 金属进入机体后,与机体组织细胞发生化学或物理化学作用,引起机体组织细胞结构或功能暂时性或永久性的损害而出现的病理过程或疾病状态。金属主要指原子结构中最外层电子数较少(一般小于4)的元素组成的单质;除汞以外,在室温下均为固态,并有较高的熔点和硬度,且具有光泽、富有延展性、良好的导电性和传热性;可以与氧反应生成金属氧化物,与酸、盐置换反应生成金属化合物。习惯上,将类金属砷、磷、硒、碲、硼等列入其中。元素周期表中的112种元素中金属共90种,通常分为黑色金属和有色金属,除铁、锰、铬及

其合金为黑色金属以外,其他87种均为有色金属。大致根据有色金属的密度、价格、在地壳中的储量及放射性等将其分为轻有色金属(相对密度<4.5)、重有色金属(相对密度>4.5)、贵金属、稀有金属、放射性金属。

人类在工农业生产、国防建设、科技发展和日常生活中与金属有密切的接触。金属矿的开采、冶炼和加工过程,建筑业、汽车、航空航天、电子和其他制造工业以及油漆、涂料和催化剂等工业生产中金属及其化合物的使用过程,从原料到成品的每个环节,都可能对工作场所以及生活环境造成金属及其化合物的污染,给健康造成潜在危害。

中毒机制 金属及其化合物可通过呼吸道、消化道和皮肤进入体内,但不会被破坏分解,而是转变为其原价态或形成化合物转运并分布于各组织器官,或被排出,或蓄积储存,同时在生物转运过程中对机体产生毒作用。

吸收 以气体、蒸气、气溶胶形式存在的金属及其化合物可经呼吸道吸收,这是职业性侵入的主要途径。吸收程度主要取决于气溶胶粒子的大小和化合物的水溶性,小于5μm的气溶胶可进入肺泡,其中水溶性强的易被吸收,水溶性弱的多被巨噬细胞吞噬随痰排出,少部分随巨噬细胞进入肺间质,沉积于局部;较大的气溶胶被阻滞在上呼吸道,最终排出体外。金属及其化合物也可经消化道吸收,这是生活性侵入的主要途径。吸收程度主要取决于水溶性,水溶性较强的金属及其化合物较易吸收。金属一般不通过完整皮肤吸收,但其化合物尤其是有机化合物可能通过皮肤吸收。

分布 吸收进入血液的金属可与血浆蛋白、多肽、氨基酸等结合，也可与红细胞膜或红细胞中蛋白结合，两者间常处在动态平衡中，在血浆中与分子量较低的肽类、氨基酸等结合的金属可转运到各组织细胞。最初在体内的分布与器官组织的血流量及组织细胞对亲属的透过能力有关，但总体差别不太大。之后根据组织对金属的亲和力进行重新再分配，使某些器官或组织集聚较多。这些组织器官可成为该种金属的贮存库或靶器官，也可是代谢、解毒、排泄的场所。

排出 经呼吸道、消化道进入而难以吸收的金属及其化合物可随痰迹粪便排出体外。吸收入血的金属及其化合物，可经肾脏排出，但其中可有一部分被肾小管重吸收而蓄积在肾脏；部分大分子金属可在肝内被单核－吞噬细胞系统吞噬，经由胆汁排入肠道，其中可有一部分又经肝－肠循环重返肝脏。有些金属还可经唾液、汗液、乳汁、毛发等排出体外或蓄积。

毒作用机制 金属通常具有靶器官性，即有选择性地在器官或组织中蓄积并发挥生物学效应，不同金属的毒性作用机制往往不同，但也有相似的作用方式。①与巯基（－SH）共价结合，改变生物大分子的结构和功能。铅、汞、镉、铊、砷等均能与－SH结合，引起毒作用。②产生过多自由基，破坏机体抗氧化系统，引起氧化损伤。过渡金属如铁、铜、锌、镉、镍、锰、钒等，在价态变化过程中发生氧化还原反应，产生自由基；还可作用于体内内源性抗氧化酶如超氧化歧化酶、过氧化氢酶、谷胱甘肽氧化酶和还原酶等，削弱机体的抗氧化能力，可引起生物膜脂质过氧化，可攻击蛋白质、核酸致畸、致癌。③有毒金属与必需金属元素之间相互作用，干扰机体必需金属元素的正常生理生化作用。如铅模拟和抑制细胞内第二信使钙，引起神经毒性。④诱导合成保护性蛋白，限制细胞损伤。如汞、镉、砷等可诱导热休克蛋白（HSP）的合成，汞、镉、铜、锌可诱导金属硫蛋白合成，并与其结合以维持靶蛋白质的完整性。

中毒表现 每种金属因其毒性和靶器官不同而出现不同的临床表现。急性金属中毒多由食入含金属化合物，或吸入高浓度金属气溶胶或气化物所致。在现代工业操作中，这种类型的中毒比较少见，常是由于意外的化学反应、事故或在密闭空间燃烧或焊接造成。低剂量长时间接触金属和类金属引起的慢性毒性作用是金属中毒的重点。

神经系统 有些金属对神经系统毒性较强，可引起类神经症、中毒性脑病、周围神经病、震颤、认知障碍等。常见的代表性金属有铅、四乙基铅、汞、有机汞、锰、砷、铊、有机锡、钡等。

呼吸系统 不少金属及其化合物对眼、呼吸道具有刺激作用，引起呼吸道化学性炎症，如鼻炎、咽炎、喉炎、气管炎、支气管炎，严重者可有化学性肺水肿、急性呼吸窘迫症，如金属氧化物、羰基镍、汞、镉、硒化氢、乙硼酸等；铬盐、镍盐、钨尘、钴尘、五氧化二钒、铍化合物可引起过敏性哮喘；铍及其化合物可引起肺肉芽肿；吸入锌、铜、铝、锰、镉、锑、银、铁、镍等烟雾可引起金属烟热。

血液系统 铅及其化合物可抑制血红蛋白合成，导致低色素性贫血；碲化合物可生成变性血红蛋白；硫酸铜、砷化氢、锑化氢、铅等可引起溶血，并由此出现溶血性贫血及急性肾衰竭；汞、铋、金等可导致凝血障碍，表现为皮肤淤点、淤斑。

消化系统 吞服中铬酸盐、硝酸银、金属氯酸盐等可引起消化道刺激和腐蚀，出现口腔和胃肠道黏膜糜烂、溃疡，表现为上腹部疼痛、呕血、便血、腹泻以及食管、胃穿孔等。铅、铊等可引起腹绞痛；汞、砷等可引起口腔炎；铅、镉、砷、锑、铊、钡、铜、锌等可引起胃肠炎；铅、汞、镉、铬、铊、锑、砷等大剂量中毒时可导致中毒性肝病、肝坏死、黄色肝萎缩、肝功能衰竭。

泌尿系统 许多金属可引起急性肾小管坏死、肾小管功能障碍，甚至急慢性间质性肾炎，常见的代表性金属金属如铅、汞、镉、铬、铋等。

皮肤 有的可引起皮炎、灼伤、溃疡、皮肤角化或肉芽肿，如汞、铬、镍、铍、锑、铊、砷、磷等。

致癌 砷可致皮肤癌、六价铬化合物可致肺癌，国际癌症研究机构评定铍、镍化合物为人类肯定致癌物。

诊断 金属中毒诊断原则与一般化学中毒相同，可根据确切的金属及其化合物的接触史，结合中毒的特异临床表现，参考可靠的实验室检查结果，并排除其他可能引起类似表现的疾病进行诊断。与一般化合物所不同，金属不易在体内分解破坏，多能从体液中检出其原形，故实验室检查有利于判断金属及其化合物接触情况。一般而言，血液中金属浓度反映近日的接触程度；尿液中金属及其化合物含量反映近期的接触程度；蓄积器官（如骨、毛发等）金属含量反映体内的总蓄积水平。值得注意的是，由于金属在体内转运、分布、再分布及排泄的影响，常用生物标本（血、尿）中金属含量难以反映该种金属在体内靶器官的作用剂量或蓄积水平，与该金属中毒所引起的临床表现之间也不一定呈现相关关系。

治疗 金属中毒的治疗原则与职业中毒相同，分为病因治疗、对症治疗和支持疗法。络合剂治疗可作为许多金属中毒治疗的病因治疗，即解毒和排毒疗法。络合剂可供给电子对的配位原子，与金属离子以配位键结合形成无毒的结合物而排出体外，在体内也可与敏感的配体竞争金属。通常络合剂与有毒金属的亲和力大于体内必需金属元素，因此可有效地排出有毒金属并减少副作用；另外，当络合剂与有毒金属的亲和力大于内源性配体如酶类与有毒金属的结合力时，有利于被抑制酶的活力恢复。络合剂有三类：巯基络合剂、氨羧络合剂和其他络合剂。

巯基络合剂 其结构特点是分子带有活性巯基，主要包括：①二巯基丙醇（dimercaprol，BAL），主要用于治疗砷、汞、金中毒，但其副作用较大，逐渐被新的巯基络合剂所取代。②二巯基丙磺酸钠，结构与BAL相似，但作用更强，副作用显著降低。对砷、汞中毒治疗效果较好，也可用于铅、铬、铜、锑、铋等金属中毒的治疗。③二巯基丁二酸钠（sodium dimercaptosuccinate，DMS），对砷、铅、汞、铜、镍等金属中毒有明显疗效，且副作用不大。但因在水溶液中不稳定，需用前临时配制。二巯基丁二酸

是广谱金属络合剂，可口服给药，是治疗铅和有机汞中毒的首选药之一。④青霉胺，又称二甲基半胱氨酸，由青霉素水解而得。口服给药，但副作用较多，短期用药相对安全。临床上主要用于治疗肝豆状核变性，对铅、汞、金等金属中毒有一定疗效。

氨羧络合剂 其结构特点是分子中含有数目不等的氨基和羧基作为结合金属的功能团，主要有：①依地酸二钠钙（$CaNa_2EDTA$），可与多种金属形成牢固的螯合物从尿中排出体外，副作用较小。临床上主要用于治疗铅中毒，可用于铬及钚、钍、铀等放射性金属中毒。②喷替酸钙钠（促排灵，$CaNa_3DTPA$），化学结构与EDTA相似，由于配位原子增多，与多数金属的络合稳定性比EDTA大，亲和力更强。可用于EDTA治疗效果较差的金属中毒，对钚、钍、铀等放射性金属以及稀土族元素镧、铈等有显著的促排作用。③喷替酸锌钠（新促排灵，$ZnNa_3DTPA$），作用和络合金属谱以及促排作用与喷替酸钙钠相似，但毒性只有喷替酸钙钠的1/10。④喹胺酸（guixamic acid，QA），曾用名"811"，促排谱较广，副作用少，对镧系金属（钍、钚、钷、铀）有显著的促排作用。也可用于铅、汞中毒，以加速铅、汞排出作用，但非首选。⑤羟乙基乙二胺三乙酸（HEDTA），主要用于硫酸亚铁中毒。口服HEDTA，经胃肠道吸收，能促进体内铜、铁的排出。

其他络合剂 一些类型小、作用较单一的络合剂。主要有：①去铁胺（deferoxamine，DROA），又称去铁敏。主要与Fe^{3+}结合，主要用于治疗铁中毒、含铁血黄素沉着症等。②乙烯胺基丙烯二

膦酸钙钠（S186），属于多磷酸络合剂。对骨内钚有促排作用，也可用于促排锶，且效果优于其他络合剂。③二乙基二硫代氨基甲酸钠。二硫代氨基甲酸络合剂，可与镉、铜、镍形成无毒化合物由尿排出体外。主要用于治疗急性羰基镍中毒。④对氨基水杨酸钠（PAS-Na）：可与锰形成络合物由尿排出，可用于治疗慢性锰中毒。与喷替酸钙钠并用，对促排钚有协同作用。

预防 金属中毒预防措施应采取管理、卫生技术、个人防护以及卫生保健措施。由于生产和使用金属的工业很多，可能同时存在其他有害因素，在预防措施中应注意全面规划、综合治理。

（范广勤）

qiānzhòngdú

铅中毒（lead poisoning） 环境中铅或其化合物进入体内，产生毒性作用，引起机体神经、消化、造血等系统的组织细胞或其功能损害而出现相应的病理过程或疾病状态。铅是一种灰白色重金属，元素符号Pb，原子序数82，原子量207.20，密度11.3g/cm³，硬度1.5，熔点327℃，沸点1 620℃。质地柔软、延性弱、展性强，常温下可轧铅皮、铅箔。金属铅具有还原性，加热能与氧气，硫，氯气等非金属反应。铅冶炼加工过程中，加热至400～500℃时，有大量铅蒸气产生，铅蒸气在空气中氧化成氧化亚铅（Pb_2O），并凝集为铅烟；随着熔铅温度升高，可逐步生成氧化铅（黄丹、密陀僧，PbO）、三氧化二铅（樟丹，Pb_2O_3）、四氧化三铅（红丹，Pb_3O_4）。此外，金属铅能与酸反应，溶于稀盐酸、硝酸和有机酸，生成的常用化合物有碱式碳酸铅 $[PbCO_3 \cdot PbC(OH)_2]$、铬酸铅

（$PbCrO_4$）、醋酸铅［$Pb（CH_3COO）_2·OO_2O$］、砷酸铅［$Pb_3（AsO_4）$］、硅酸铅（$PbSiO_3$）等。金属铅不溶于水。铅的化合物多为粉末状，溶解度各有差异。硝酸铅、醋酸铅、氯化铅易溶于水，铅的氧化物、硫化铅、硫酸铅不易溶于水，但可溶于酸。

铅是人类最早使用的金属之一，早在公元前3000多年就有了铅制品的使用和生产，同时亦有铅中毒的发生。公元前370年已有金属冶炼工腹绞痛病例记载，1767年有关于苹果酒生产设备中含有铅而导致"腹绞痛"的报道，有证据说明古罗马的消亡与铅中毒有直接关系。在科技迅猛发展的今天，铅中毒仍未得到根本解决。

铅是工业、交通运输业、电子业等重要的原材料，广泛应用于冶金、制造、化工、军事、电子等行业中，铅一旦进入环境，不会降解，形成永久性的污染。在生产和生活中可能接触铅及其无机化合物粉尘、烟尘以及被铅污染的食物、水、土壤等机会很多（表1）。

铅中毒因接触机会、方式和处理原则的不同，有职业性铅中毒和生活性铅中毒；因接触剂量和发病缓急、程度的不同，有急性中毒和慢性中毒。由于儿童对铅的易感性，儿童铅中毒则作为独立的儿科疾病。

中毒机制 铅及其化合物在体内经过吸收、分布、代谢、排泄等过程，与内源性生物分子相互作用，引起机体分子、细胞和组织水平功能和结构的改变。

吸收 铅及其化合物可通过呼吸道和消化道吸收。一般铅及其无机铅化合物不经完整皮肤吸收。经呼吸道的吸收率与铅烟或铅尘颗粒大小、溶解度及换气速度有关，约为30%，呼吸道是职业性铅中毒的主要途径。铅化合物胃肠道吸收率约为5%～10%，空腹时可高达45%，缺铁、缺钙及高脂饮食可增加胃肠道对铅的吸收。儿童经呼吸道和消化道对铅的吸收率明显高于成人。胃肠道对铅无机化合物的吸收率根据其溶解度而定，醋酸铅、氧化铅、硝酸铅等吸收较快，其他化合物溶解度较低、吸收较慢，但仍较金属铅易吸收，消化道是生活性铅中毒的主要途径。在职业活动中，铅及其化合物也可通过污染手指、食物等进入消化道。

表1 常见的铅接触途径

	行业	作业	接触物
职业铅性接触	铅矿开采、冶炼	采矿、运输、混料、烧结、还原、精炼	方铅矿（硫化铅）、白铅矿（碳酸铅）、硫酸铅矿
	蓄电池	熔铅、浇片、制铅粉、拌料、涂片、烘片、焊接、装配	铅及其氧化物
	机械制造	熔铅、铅浴、热处理、配料、浇注、修整、焊接铅制品	铅
	交通运输	火车轴承挂瓦、船舶修建等焊接、气割、拷铲	铅及其氧化物
	电力、电子	保险丝、电缆制造、含铅焊锡、电子显像管制造、	铅
	军工	子弹制造、射击试验	铅、硝酸铅、四氧化三铅、叠氮化铅
	医药	制造含铅药物和防辐射、放射线材料	铅及其氧化物、醋酸铅
	陶瓷、玻璃	研磨、配料、拌料	铅及其氧化物、硅酸铅、硫酸铅、铬酸铅、硝酸铅、铅白
	塑料	含铅稳定剂制造和使用	碱式硫酸铅、碱式亚磷酸氢铅、硬脂酸铅
	橡胶	硫化剂的配料	氧化铅、硫化铅
	油漆、颜料	熔铅、制粉、配料、合成、包装	铅及其氧化物、硫酸铅、铬酸铅、氯化铅、硝酸铅、铅白
	来源	物品	接触物
生活铅性接触	油漆、颜料	地板、玩具、文具、包装袋、包装纸	铅及其氧化物、硫酸铅、铬酸铅、氯化铅、硝酸铅、铅白
	被含铅的废气、废水、废渣等污染的大气、土壤、水	灰尘、扬尘、农作物、饮用水	铅及其化合物
	被铅污染或含铅的食物	爆米花、松花蛋、膨化食品、罐头食品、釉上彩陶瓷、塑料袋盛装或包装食品	铅化合物

分布 进入血液的铅90%以上与红细胞胞膜以及胞质中的血红蛋白和低分子蛋白结合，其余10%在血浆中，一部分与血浆蛋白（如转铁蛋白、白蛋白）结合，另一部分以活性较大的可溶性磷酸氢铅（$PbHPO_4$）和甘油磷酸铅等铅盐形式存在，成为各器官组织中铅的主要来源，称为"可扩散铅"。红细胞内的铅和血浆内铅保持动态平衡。血液循环中的铅早期主要分布于肝、肾、脑、皮肤和骨骼肌中，数周后，90%～95%由软组织转移到骨，铅在骨内先进入长骨小梁部，然后逐渐分布于皮质，以难溶的磷酸铅 $[Pb_3(PO_4)_2]$ 形式沉积。血铅的生物半衰期为19天，软组织铅为21天，骨铅为20年左右。

代谢 铅与钙同为二价金属阳离子，离子半径相近，在机体内有类似的代谢过程。当缺钙或服用酸性药物、感染、饮酒、外伤等改变体内酸碱平衡时，以及患有骨质疏松、骨折等骨疾病时，可导致骨内储存的磷酸铅转化为磷酸氢铅向血液转移，引起铅中毒症状发作或使其症状加重。

排出 吸收后铅主要通过肾脏随尿排出（75%以上），部分可通过胃肠道排出（16%左右），其余可经唾液、汗液、乳汁、月经、脱落的皮屑等排出。血铅也可通过胎盘进入胎儿，影响子代。消化道未被吸收的铅，经粪便排出；呼吸道未被吸收的铅，部分经呼吸道纤毛作用排出，部分被吞咽入消化道，也随粪便排出。

毒作用 铅中毒机制具有金属中毒机制的特点，但尚未完全阐明（见金属中毒）。铅及其化合物对全身各系统器官均有毒性作用，主要作用于神经、造血、消化、心血管系统及肾脏、肝脏。

对造血系统的毒性作用： ①抑制血红蛋白合成。卟啉代谢障碍是铅中毒机制中重要和较早的变化之一。铅主要抑制卟啉代谢过程中的3个巯基酶，δ巯氨基乙酰丙酸脱水酶（δ基氨基-γ-酮戊酸脱水酶，ALAD）、粪卟啉原氧化酶（coproporphyrinogen oxidase）和血红素合成酶（亚铁络合酶，ferrochelatase）；ALAD被铅抑制，ALA形成卟胆原受阻，血、尿中的ALA增多；粪卟啉原氧化酶被铅抑制，粪卟啉原Ⅲ氧化原卟啉Ⅸ受阻，血、尿中粪卟啉增多；血红素合成酶被铅抑制，原卟啉Ⅸ不能与二价铁结合为血红素，红细胞中游离原卟啉（FEP）增多，可与红细胞线粒体内丰富的锌结合，引起红细胞中锌原卟啉（ZPP）增加。血、尿中ALA、粪卟啉及血中FEP或ZPP测定都是铅中毒的诊断指标。②溶血作用。铅可抑制红细胞膜上 Na^+，K^+-ATP酶活性，使红细胞内 K^+ 逸出；与红细胞表面的磷酸盐结合成为不溶性的磷酸铅，使红细胞机械脆性增加，导致细胞膜破裂而溶血。

对神经系统的毒性作用： ①对神经递质的影响。神经系统的基本功能是信号传递，铅可通过影响电压门控的 Ca^{2+} 通道，控制神经递质的释放和重吸收，激活PKC系统［protein kinase C system，PKC system，或磷脂肌醇信号途径（phosphatidylinositol signal pathway）］，增加突触前膜神经递质（乙酰胆碱、多巴胺、氨基酸等）的自发性或基础性释放，导致突触后膜神经递质受体敏感性降低，影响突触正常信号传递和突触后效应的产生。铅引起血液中增多的ALA可通过血脑屏障进入脑组织，因其化学结构与中枢神经系统的抑制性神经递质 γ-氨基丁酸（GABA）相似，与GABA竞争突触后膜上的GABA受体，产生竞争性抑制作用，干扰GABA的功能，引起行为及神经效应等改变。②对神经递质受体的影响。铅可抑制海马神经元已激活的 N-甲基-D-天门冬氨酸（NMDA）受体，使受体开放次数减少，恢复减慢，并降低NMDA受体基因和蛋白的表达，进而影响长时程增强（long-term potentiation，LTP）的诱导和维持，突触可塑性的形成、学习记忆的产生及大脑发育等。③引起神经细胞损伤和凋亡。铅可通过诱导自由基产生和降低机体本身的抗氧化防御功能引起神经系统氧化损伤。如铅可诱导活性氧自由基的产生，减少细胞内谷胱甘肽含量，抑制巯基依赖酶活性，干扰某些维持抗氧化酶活性的微量元素，或改变生物膜的完整性及脂酸的构型，增加细胞对氧化损伤的敏感性等。铅可能通过对细胞内 Ca^{2+} 的影响及对 Bcl、Bax 等基因表达的改变引起神经细胞凋亡，确切机制不清楚。

对消化系统的毒性作用： 铅可使小动脉壁平滑肌收缩，引起肠道缺血或引起肠壁肌间神经丛神经元病变及抑制肠壁ATP酶活性等，使肠道平滑肌痉挛，引起腹绞痛。铅可降低细胞色素P450与混合功能氧化酶活性，引起肝细胞色素系统功能紊乱，也可直接损害肝细胞，并使肝内小动脉痉挛导致局部缺血，引发铅中毒性肝病。

对心血管系统的毒性作用： 见铅性高血压。

对肾脏的毒性作用： 铅可浓缩沉积在肾小管上皮细胞，干扰肾脏细胞代谢，影响肾小管上皮线粒体功能，抑制 ATP 酶活性等，引起肾小管结构改变和功能障碍甚至损伤，同时还影响肾小球滤过率。

中毒表现 经口摄入大量铅化合物可致急性铅中毒，表现以恶心、呕吐、腹绞痛等胃肠道症状为主，伴有血压升高、面容苍白、高热、休克及中毒性肝、肾损伤、贫血等。严重者出现中毒性脑病。工业生产中急性中毒已极罕见。职业性铅中毒基本上为慢性中毒，生活中如长期用含铅锡壶饮酒、环境污染等也可发生，因中毒程度不同，临床表现不同。随着病情进展，各系统逐渐受累，主要表现为以下几方面。

神经系统 ①中枢神经系统。早期症状不明显，且无特异性。主要表现为类神经症（见职业性神经症样症状），儿童对铅特别敏感，接触铅后可发生脑功能轻微障碍综合征及认知功能损害（见中毒性认知功能障碍）。严重者出现中毒性脑病。②中毒性周围神经病。轻者仅见感觉型，表现为肢端麻木，四肢末端呈手套、袜套样感觉障碍。重者可见运动型和混合型，引起握力减退，进一步发展为伸肌无力和麻痹，以桡神经受累出现"腕下垂"最为典型。

消化系统 ①消化不良。表现为食欲不振、恶心、隐性腹痛、腹胀、腹泻或便秘。②腹绞痛。中或重度铅中毒者可出现腹绞痛。发作突然，部位常在脐周，剧烈难忍，服用一般镇痛药不易缓解，发作可持续数分钟至数小时。腹痛发作时患者面色苍白、烦躁、冷汗、体位卷曲，检查腹部常平坦柔软，无固定压痛点，无明显反跳痛，肠鸣音减弱，常伴有暂时性血压升高和眼底动脉痉挛。

③铅线。个别口腔卫生不良者可在齿龈边缘处出现硫化铅造成的约1mm 蓝黑色线。

造血系统 早期可出现卟啉代谢障碍，血及尿中 ALA、FEP、ZPP 增高等，贫血出现较晚，多呈低色素正常细胞型贫血；并可见点彩红细胞、网织红细胞、碱粒红细胞增多等。

肾脏 早期常引起肾脏近曲小管功能障碍，可见氨基酸尿、糖尿和低分子蛋白尿；长期铅接触可导致肾小管不可逆的结构损伤，出现肾小管萎缩、间质纤维化，甚至肾小球硬化，可能导致慢性肾衰竭。

其他 慢性铅中毒可引起高血压（见铅性高血压），初期可恢复，最终为顽固性高血压。铅可使男工精子数目减少、活动力减弱和畸形率增加；还可导致女性月经失调、流产、早产、不育等。铅可干扰嘌呤代谢，引发痛风。

诊断 根据病史，尤其是铅接触史、铅中毒的临床表现以及实验室检查进行诊断。急性铅中毒一般诊断困难不大，往往有在铅烟浓度很高而缺乏防护条件情况下工作史，或有含铅化合物的服用史，结合突出的消化系统表现和贫血，实验室检查血铅、尿铅明显增高等可以确诊，注意与急性胃肠炎、急性胆囊炎、急性肝炎等鉴别。慢性铅中毒因症状体征缺乏特异性，实验室检查是诊断的重要依据（表2）。

治疗 以驱铅治疗为主，辅以对症和支持疗法。①驱铅疗法：主要用依地酸二钠钙（CaNa$_2$-EDTA）及二巯基丁二酸钠等金属络合剂驱铅，主要给药途径是静脉注射或静脉滴注，局部肌内注射也可，一个疗程通常 3~4 日，根据病情，酌用 3~5 个疗程，二疗程间隔停药 3~4 日。②对症疗法：腹绞痛发作可静脉注射 10% 葡萄糖酸钙或皮下注射阿托品。③支持疗法：适当休息、合理营养、给予维生素 B 族、维生素 C 等。

预防 应采取综合措施，原则见金属中毒。预防职业性铅中

表2 实验室检验常见指标的临床意义、正常上限值

指标	临床意义	正常上限值
血铅	能反映近期铅吸收水平，是评价铅接触效应和反应的基础指标	成人：铅吸收≥2.40μmol/L（50μg/dl） 儿童：0.48μmol/L（10μg/dl）
尿铅	表示铅吸收程度，是反映近期铅接触水平的敏感指标之一。与血铅、空气中铅相关较密切	铅吸收≥0.39μmol/L（0.08mg/L）或 0.48μmol/24h（0.1mg/24h）
诊断性驱铅试验后尿铅	在一定程度上可反映机体的铅负荷	铅吸收≥1.44μmol/L 而 <3.84μmol/L 轻度中毒≥3.84μmol/L 或 4.80μmol/24h
红细胞游离原卟啉和锌卟啉	卟啉代谢异常时升高，可反映红细胞造血期间的铅值，铅中毒时即出现异常	轻度中毒 FEP≥2.34μmol/L ZPP≥2.07μmol/L
尿氨基酮戊酸	卟啉代谢异常时产物，与血铅、尿铅和空气中铅浓度显著相关	轻度中毒≥23.8μmol/L 或 35.7μmol/24h
尿粪卟啉	卟啉代谢异常时产物	轻度中毒：半定量≥（＋＋）
点彩红细胞、碱粒红细胞	反映铅影响红细胞成熟过程	点彩：300 个/百万红细胞 碱粒：0.8%

注：成人正常上限值来源于国家职业性慢性铅中毒诊断及分级标准（GB11504-89），儿童正常上限值来源于美国 CDC

毒的关键是降低生产环境中空气铅浓度，使之达到卫生标准，同时应加强个人防护。预防生活性铅中毒的根本措施是环境干预，降低空气、土壤、水和产品中的铅含量；主要方法是健康教育，培养勤洗手的良好习惯；重要环节是临床筛查和治疗，定期检查儿童体内的铅含量，及时治疗和营养干预。

（范广勤）

siyǐjīqiān zhòngdú
四乙基铅中毒（tetraethyl lead poisoning）

环境中四乙基铅进入体内，产生毒性作用，引起以神经精神症状为主要临床表现的全身性疾病。四乙基铅是无色油状液体的有机铅化合物，有臭味，化学结构式 $Pb(C_2H_5)_4$，分子量323.44，相对密度 $1.64g/cm^3$（18℃），熔点 -136.8℃，沸点200℃，135℃时铅与乙基开始分解，400℃时完全分解，常温下，性质稳定，但极易挥发，0℃即可产生大量蒸气，蒸气密度为11.2g/L。不溶于水、稀酸、稀碱，溶于有机溶剂、脂肪及类脂质。

四乙基铅有强烈的神经毒性，但因其能增加机动汽油和航空汽油的辛烷值，从而防止发动机内发生震爆，曾经作为汽油抗爆剂被广泛使用。由于含铅汽油的消费引起铅对大气的污染及铅对催化转化器的有害作用，已基本停止其作为汽车汽油的添加剂而被使用，航空汽油中仍在使用。合成四乙基铅，配制动力汽油抗爆剂乙基液（约含四乙基铅5%）、制成含铅汽油（又称乙基汽油）（含四乙基铅1.3‰~3.3‰）的作业工人在生产、混料、装卸、储存、运输及使用过程中均可接触。由于一般车用汽油中含四乙基铅甚少，汽车加油站工作人员、汽车司机、汽车修理工人中毒机会很少，生活性中毒则罕见。

中毒机制 四乙基铅因有高度的挥发性，主要经呼吸道进入机体，吸收率为16%~23%，也可经皮肤和胃肠道吸收。由于有良好的脂溶性，在体内主要分布于脑及肝，肺及肾中分布较少。四乙基铅在体内被肝细胞微粒体混合功能氧化酶的作用下逐步分解为三乙基铅、二乙基铅和无机铅，从尿中排出。

四乙基铅具有神经毒性，其降解物三乙基铅的毒性较前者增强100倍，在四乙基铅中毒中金属铅不起主要作用。四乙基铅中毒的机制不十分明确，但研究表明，三乙基铅抑制脑内葡萄糖代谢，减少ATP合成，导致乳酸增加，引起脑血管扩张、毛细血管淤滞、神经细胞肿胀、萎缩、变性等弥漫性脑损伤。此外，三乙基铅可抑制脑中单胺氧化酶、破坏海马细胞中神经细丝等细胞骨架蛋白；可损伤细胞DNA，引起染色体畸变。二乙基铅可以降低δ引氨基乙酰丙酸脱水酶（δ-ALAD）活性，但并不影响造血系统功能。

中毒表现 四乙基铅的主要危害是大量接触后所引起的急性中毒，如未按操作规程作业，或发生意外泄漏而无有效防护，或在通风不良的情况下清洗或维修储油罐，或在高温和通风不良的环境中大量使用时，可能因大量吸入高浓度四乙基铅蒸气，或大面积皮肤、黏膜接触四乙基铅液体又未及时冲洗，导致急性中毒，也有在以虹吸法分装乙基汽油的生产中，偶因操作不慎误服而引起急性中毒。在作业场所中长期经呼吸道或皮肤接触低浓度的四乙基铅，则可能发生慢性中毒。

急性中毒 ①起病较缓。除极少数患者即刻出现症状外，都要经过一定潜伏期，潜伏期长短不一，与接触四乙基铅浓度有关，一般为1~10天，最短者为30分钟，最长者可达27天。②精神障碍较为突出。轻度中毒为易兴奋、急躁、易怒、焦虑不安和病症型类神经症，重度中毒为躁动不安、精神错乱、幻觉、妄想、谵妄、人格改变、甚至暴力行为或癔病样发作、癫痫持续状态等精神运动性兴奋表现。也可出现脑水肿。③自主神经功能紊乱。表现为"三低"征，即基础体温、血压、脉搏降低，但"三低"不一定同时存在，往往是"一低"或"两低"。可见腱反射亢进，一般无病理反射。④震颤。近半数的严重患者有手指意向性震颤，严重者震颤粗大，有些患者表现为全身或四肢震颤、肌张力增高、腱反射活跃、步态不稳、闭目难立征阳性。⑤消化系统症状：往往伴有食欲不振、恶心、呕吐等。

慢性中毒 ①主要表现为神经衰弱综合征和自主神经功能失调。患者常有严重的失眠和顽固性头痛，噩梦频繁且突出，健忘、乏力、急躁易怒、四肢酸痛、性欲减退常见。部分患者出现自主神经功能失调，表现为心前区压迫感、心慌、多汗、体温波动和发作性晕厥等。②可出现"三低"，但常不明显，不持久。③消化功能障碍。食欲减退、上腹部不适、晨起时恶心，一般不伴有呕吐。④严重慢性中毒患者可进一步发展成为中毒性脑病，出现精神迟钝、智能降低、情绪淡漠或激动等神经和精神方面的症状和体征，甚至出现幻觉、妄想等精神分裂症。停止接触并经适当治疗，上述症状逐步减轻，2~3周内可以痊愈。重症患者经积极治疗可以控制，但严重者可遗留神经系统后遗症，如智力减退、精神迟钝，脑萎缩等。

诊断　根据明确的四乙基铅接触史、典型的精神神经症状及"三低征"，结合作业环境状况，可做出诊断，但注意与急性汽油中毒、精神病、中枢神经系统感染、酒精中毒、神经症相鉴别。由于四乙基铅的代谢和排泄较快，血铅、尿铅测定的临床意义不大，慢性中毒患者尿铅一般正常。急性中毒患者血中 δ-ALAD 降低有提示意义。

治疗　急性中毒患者：①迅速脱离毒物接触，脱去污染衣物，尽快用肥皂水及清水冲洗被污染的皮肤。②使用巯基络合剂——巯乙胺，使其与四乙基铅结合，阻止其透过血脑屏障，每日 1~2 次，5~7 天一个疗程，症状改善后酌情减量，肝肾功能不全者慎用。③对症及支持治疗，积极给予镇静、抗惊厥、防治脑水肿的药物，早期间断给予抗精神病药物，同时加强保护重要脏器功能，防治肺部感染，纠正水电解质酸碱平衡等。慢性中毒主要以对症治疗为主。

预防　关键在于减少四乙基铅的接触。①生产过程中实施隔离式遥控操作，密闭通风。②装卸时采用机械化，储存、运输中防止泄漏，操作及使用时加强个人防护，佩戴防毒面具、胶皮手套、穿防护衣及胶靴等。③被污染的衣物、器皿、地面等用 20% 漂白粉或 2% 高锰酸钾冲洗，工作服及手套定期用 1%~5% 氯胺溶液浸洗。④作业工人加强就业前和定期职业健康检查。

（范广勤）

qiānxìng gāoxuèyā

铅性高血压（lead-induced hypertension）　环境中铅暴露与遗传易感性因素等相互作用，引起以体循环动脉压升高为主要特点的全身性疾病。高血压是最常见的心血管疾病之一，发病机制未完全阐明，在众多的发病因素中，环境化学性因素越来越引起人们的重视。1949 年莱恩（Lane RE）在对既往铅作业人群调查研究结果分析后提出，高血压可能是铅中毒的后遗症之一。1985 年哈伦（Harlan）根据美国第 2 次全国健康与营养调查的结果分析，发现在美国 12 到 74 岁的成人中，血中铅浓度与血管收缩压及舒张压成正相关，人血中铅浓度越高，血压越高。环境低浓度铅暴露与高血压的关系得到广泛重视。大量研究表明，急慢性铅中毒，散在性铅接触以及周围环境铅暴露，都可引起血压升高或高血压，在遗传易感人群中，铅可加速高血压的出现。

发病机制　铅引起高血压的作用机制可能有以下方面。

对肾素－血管紧张素－醛固酮系统（RAAS）的作用　在 RAAS中，肾小球旁细胞分泌的肾素激活肝脏等产生的血管紧张素原，生成血管紧张素Ⅰ（AT-Ⅰ），AT-Ⅰ 被血管紧张素转化酶（ACE）转变为血管紧张素Ⅱ（AT-Ⅱ），AT-Ⅱ 是 RAAS 的重要成分，可通过激活平滑肌受体，刺激血管收缩或刺激肾上腺皮质分泌醛固酮而扩大血容量，或促进肾上腺髓质和交感神经末梢释放儿茶酚胺，从而使血压升高。铅影响肾素分泌，短期或慢性适量铅暴露促进肾素分泌，升高血浆中肾素水平，而慢性、高剂量铅暴露则降低肾素分泌。铅对

AT-Ⅱ 也有作用，低剂量铅可增强ACE 活性使 AT-Ⅱ 增加，高剂量铅降低 AT-Ⅱ 水平。此外，激酶释放酶－激肽系统（KKS）与RAAS 相互影响，激肽释放酶使无活性的肾素原成为有活性的肾素，激肽酶Ⅱ 也可将 AT-Ⅰ 转换为 AT-Ⅱ，在激肽释放酶作用生成的缓激肽可使血管平滑肌舒张，但在激肽酶的水解下失活。铅在增加 ACE 活性的同时，升高激肽酶Ⅱ 水平，减少缓激肽，导致血管收缩加强，血压上升。

对血管的作用　血管壁具有感受和整合外界刺激并做出反应的能力，结构的异常改变是高血压病理学变化的特征，也是高血压维持和加剧的结构基础。①铅引起血管平滑肌细胞增殖。铅可能是独特的血管平滑肌细胞增殖刺激因子，在低浓度时可增加由丝裂原引发的细胞 DNA 合成及花生四烯酸聚集，使细胞快速分裂，导致血管壁增厚。②铅使血管平滑肌收缩增强。铅可以与血管平滑肌细胞内钙结合蛋白、钙调蛋白、钙敏感的蛋白激酶 C 等多种蛋白质相互作用，或在第二信使途径中作为二价阳离子替代物，使血管平滑肌细胞中钙离子转运与利用障碍，导致细胞内钙离子浓度增高，从而使血管平滑肌收缩增强。③铅可影响血管平滑肌细胞受体的表达以及血管平滑肌细胞外基质合成，进而影响血管平滑肌细胞增殖及其对外界刺激的反应性。

对内皮细胞功能的影响　内皮细胞具有调节血管舒缩功能、血流稳定性和血管结构变化的重要作用。铅可通过诱导自由基产生和削弱机体相应抗氧化防御功能，引起心血管系统氧化应激。铅诱导机体产生的大量活性氧

（ROS）可灭活一氧化氮，降低一氧化氮生物利用率，减弱血管壁对内源性一氧化氮的反应性，此外，还会加剧血管局部的氧化应激，损伤血管内皮细胞，使血管通透性增加，使具有强力收缩血管作用的内皮素释放增加，导致血管舒张减弱和收缩增强。

诊断与治疗　见铅中毒。

（范广勤）

gǒngzhòngdú

汞中毒（mercury poisoning）　环境中汞或其化合物进入体内，产生毒性作用，引起机体脑、肾、肺等组织器官损害而出现相应的病理过程或疾病状态。汞是银白色液态金属，元素符号 Hg，原子序数 80，原子量 200.6，密度 13.6g/cm³，熔点 -38.9℃，沸点 356.6℃。常温下唯一呈液态的元素和金属，俗称水银。易蒸发，常温下即能蒸发，汞蒸气比重 6.9，20℃时空气中汞的饱和浓度为 15mg/m³。汞表面张力大，一旦在生产和使用过程中流散或溅落后即形成众多球状小珠，增加蒸发表面积；且其黏度小，易流动，滚入凹处或裂隙处不易发现和清除，扩大污染；另外，汞吸附性强，可被泥土、地面缝隙、衣物等吸附，构成二次污染源。汞不溶于水，故水封不能有效阻止其蒸发；汞不溶于有机溶剂，但溶于脂质和类脂质、戊烷；不溶于盐酸、稀硫酸，但可溶于热硫酸、硝酸；汞不易与碱液反应，可溶解金银等多种金属生成合金，又称汞齐，加热汞齐使汞蒸发，可得到另一纯金属。

环境中汞有几种存在形式，除元素汞即金属汞（化合价为 0，Hg⁰）外，还有两类化合物：①汞的无机化合物，包括氯化亚汞、氧化亚汞等亚汞类（化合价为 1，Hg⁺）以及氯化汞、硫化汞、氧化汞、硫酸汞、硝酸汞、砷酸汞、碘化汞等二价汞类（化合价为 2，Hg²⁺），二价汞类化合物在体内可解离出二价汞离子（Hg²⁺），其毒性与金属汞（Hg⁰）相近。②汞的有机化合物，包括烷氧基汞、苯基汞等在体内易分解为无机汞的汞有机物，其毒性与金属汞相近，以及烷基汞等碳汞键稳定、在体内不易分解的汞有机物，其毒性与金属汞不同。此处主要叙述金属汞及其无机化合物中毒。

汞是易迁移、高生物蓄积的全球性持久污染物，广泛存在于自然界中，地壳汞平均含量为 50μg/kg，土壤为 30～300μg/kg。由于岩石风化、湖海蒸发、火山爆发等自然释放以及燃煤、燃油、垃圾焚烧、金属冶炼、化工合成等人为释放，大量的汞进入大气，大气中的汞又随雨雪降落返回地面，形成不同环境介质中的循环和转化，并为微生物、植物、动物所吸收，进一步被食物链富集。人类无时不与汞接触，汞的危害是倍受关注的公共健康与环境污染问题。但是慢性汞中毒主要发生在生产活动中。职业接触主要有。①汞矿开采与冶炼。汞矿开采主要接触的是硫化汞，由于其矿品位低，约为 0.1%～0.4%，一般不易引起中毒，但有的矿中有元素汞存在，可因汞接触致中毒。汞的冶炼，尤其是土法火式炼汞，因矿石在炉中焙烧，可接触汞蒸气。②仪器仪表制造、使用和维修，如温度计、气压表、血压计、流量计等。③电气器材制造和修理，如石英灯、荧光灯、整流器、电开关、电子管、振荡器、汞电池等。④有色金属冶炼，如用汞提炼贵重有色金属，或汞齐镀金、镀银等。⑤氯碱生产和有机合成。此化工行业用汞量约占总用量的 30%～50%。氯碱生产中不仅有汞蒸气逸出，生产废水中也混有汞，可造成生产环境的二次污染及周围环境的严重污染。金属汞或无机汞盐是含汞化合物生产中的原料，也作为有机合成中的触媒及定位剂以及塑料、染料工业中的催化剂，是重要的汞职业接触途径。⑥军工生产。如用雷汞制造雷管做起爆剂。⑦其他，如用银汞齐填补龋齿；用金属汞作精密铸件铸模，用硝酸汞处理毛绒制毡；用草酸汞或醋酸汞处理皮革；用汞作钚原子反应堆冷却剂等，都有接触汞的机会。

中毒机制　汞在体内的吸收、分布、代谢和排泄过程复杂，影响因素众多，毒性作用机制不十分清楚。

吸收　金属汞不被完整皮肤吸收，消化道的吸收量甚微（<0.01%），主要以汞蒸气形式经呼吸道吸收，吸收率 70%～100%，因汞蒸气具有高脂溶性，与蛋白及其他含巯基物质具有高度亲和力，易透过肺泡壁被吸收，空气和血浆汞含量的平衡时间很短，停止汞吸入后 20 小时，肺内基本上无汞存在。无机汞化合物主要经消化道吸收，吸收率取决于化合物的溶解度，一般为 7%～15%，也可通过皮肤和呼吸道吸收，但吸收量不大。

分布与代谢　进入血液的汞蒸气最初分布于红细胞中，被红细胞中的过氧化氢酶氧化为二价汞离子后再次进入血浆，与血浆蛋白结合，并与红细胞中的 Hg²⁺ 维持动态平衡；血浆中与蛋白结合的汞可不断解离成可扩散的低分子汞化合物，被均衡地输送到全身各组织器官中，数小时后逐渐向肾脏集中，主要贮存在肾小管细胞内，主要与金属硫蛋白结合，生成汞硫蛋白而失去活性，并进一步被溶酶体吞噬，长期贮存于细胞内。二价汞离子不易通过血脑屏障，但血中尚存在的少量金属汞（Hg^0）易通过血脑屏障，此外，哺乳动物体内具有将 Hg^{2+} 还原为 Hg^0 的能力，进入脑内的 Hg^0 被氧化为 Hg^{2+} 而与组织蛋白结合，长期蓄积于脑内，产生神经毒性。

排出　长期接触汞时，有 10%~20% 的吸收汞以形式经呼出气或皮肤蒸发排出，其次经粪便、唾液、汗液、乳汁等也有少量排出，汞主要经肾脏随尿排出，汞暴露水平不高时，主要以低分子汞化合形式由肾小管排泌；汞暴露水平高时，以白蛋白结合汞形式直接由肾小球滤出。尿汞的排出缓慢，停止接触后十多年，尿汞仍可超过正常值。汞在人体内半衰期约 60 天。

毒作用　汞具有高毒性，在体内主要以 Hg^{2+} 形式发挥毒性作用。①引起体内生物大分子功能和结构异常：与体内含有硫、氧、氮等电子供体的基团发生作用，因而体内最重要的活性基团如巯基、羟基、羧基、羰基、氨基、磷酰基等均受到攻击，造成含有这些活性基团的生物大分子如酶、结构蛋白、DNA 等的功能和结构损伤，导致机体生理生化功能发生改变。其中，Hg^{2+} 对巯基（SH）具有高度亲和力，$Hg^{2+}-SH$ 是汞毒性作用的核心之一。②引起细胞内钙离子（Ca^{2+}）稳态失调：促进细胞外液 Ca^{2+} 内流或引起细胞内 Ca^{2+} 库释放，造成细胞内 Ca^{2+} 超载，或直接激活的 Ca^{2+} 反应位点，诱发 Ca^{2+} 介导的各种细胞生化反应，导致细胞损

伤。各种形态的汞及其化合物对神经、肾脏、消化道等多器官系统产生毒性作用，但具体损害机制不完全清楚。

中毒表现　空气中汞浓度 > $1.2mg/m^3$ 即可引起急性中毒，主要损害肾，其次是脑、消化道，若吸入汞蒸气可累及肺，多因在密闭空间内工作或意外事故造成。长期吸入 > $0.04mg/m^3$ 浓度的汞可发生慢性中毒，主要损害脑、其次是消化道和肾；浓度 > $0.1mg/m^3$，接触 4 个月即有汞吸收量增加现象，接触 3~4 年引起慢性中毒。急慢性汞中毒的主要靶器官不同，临床表现有较大差异。

急性中毒　重者起病急骤，数小时出现症状，轻者潜伏期可达 1~4 周。①全身症状。有头痛、恶心、呕吐、发热、寒战、全身酸痛等金属烟热症状。②呼吸道表现。咳嗽、咳痰、胸痛、呼吸困难，继之可发生化学性肺炎伴有发绀、气促、肺水肿等。③胃肠道症状。口腔炎表现明显，如流涎、牙龈肿痛、溃疡、出血、牙齿松动等，并有食欲不振、腹痛、腹泻等，严重者可有肝功能异常及肝大。④肾脏表现。主要表现为急性肾小管坏死，出现蛋白尿、血尿、管型尿等，严重者有急性肾衰竭，出现少尿、无尿、尿毒症等。⑤汞毒性皮炎。多在中毒后 2~3 天后出现，常为散在的红色斑丘疹，四肢及头面目较多，可融合成片或溃疡、化脓；严重者出现剥脱性皮炎。

慢性中毒　主要表现为以下几方面。①神经精神障碍。早期表现为神经症样症状，如头晕、头痛、健忘、失眠、多梦等，继而可有心悸、多汗、皮肤划痕阳性等自主神经系统紊乱现象，病

情进一步发展则会出现易兴奋症，如急躁、易怒、胆怯、害羞、多疑、注意力不集中，甚至幻听等明显的性格与情绪改变，是慢性汞中毒的重要特征之一。②震颤。主要表现为手指细小震颤，可伴有舌、眼睑细小震颤，病情进一步向四肢发展，振幅也逐渐转粗大，以致影响患者饮水、进食、行走、穿衣等。震颤为意向性，从事习惯性动作不明显，非习惯性动作则严重。③口腔炎。早期为牙龈肿胀、酸痛、流涎、易出血；继而发展为牙龈萎缩、牙齿松动脱落；口腔卫生不良者龈缘处可见蓝灰色"汞线"。④肾损害。表现为近端肾小管功能障碍，如低分子蛋白尿、糖尿等，接触汞浓度较高时，可出现白蛋白尿，甚至导致肾病综合征。⑤其他。少数患者可出现肝肿大，但肝功能多无异常；月经紊乱、不育、异常生育、性欲减退、精子变异等生殖功能异常；也可见汞毒性皮炎等。

实验室检查　生物材料中汞含量测定包括血汞、尿汞、发汞等测定，具有较好的特异性，可反映汞吸收和蓄积状况。血汞可反映近期体内汞吸收程度，是急性汞中毒机体内剂量较好的标志物，对急性汞中毒时汞吸收剂量及病情判断有意义。尿汞可提示体内汞过量，是慢性汞中毒机体内剂量较好的标志物，对诊断汞中毒有重要参考价值；但尿汞排泄影响因素较多，排出量波动加大，往往不与临床症状平行，故不能仅根据尿汞高低直接判断汞中毒的有无及其程度。急性吸入汞蒸气可出现血氧过少及胸部 X 线弥漫性浸润。肾损伤最早表现为低分子蛋白排出增加，包括 N-乙酰氨基葡萄糖苷酶，β_2-微球蛋

白和松香油结合蛋白的排出增加。

诊断 根据确切的汞接触史，以及相应的临床表现，如急性中毒以肾脏、消化、皮肤改变为主，慢性中毒以神经、消化、肾脏异常为主，结合尿汞测定结果以及环境调查，综合分析后进行诊断。急性中毒时，注意与急性胃肠炎、急性泌尿系统感染、急性传染病等鉴别；慢性中毒时，注意与类神经症、脑血管硬化、精神疾病等鉴别。

治疗 急性汞中毒患者应迅速脱离中毒现场，脱去被污染衣物，清洗头发和皮肤，静卧保暖；口服汞盐者可尽早用温盐水及0.2%~0.5%活性炭交替洗胃，而后服蛋清、牛奶或豆浆等，以使汞与蛋白质结合，保护被腐蚀的胃壁。同时用50%硫酸镁导泻。尽早进行以下治疗。①驱汞治疗。主要使用巯基络合剂，常用二巯基丙磺酸钠（Na-DMPS）和二巯基丁二酸钠。主要给药途径是缓慢静脉注射，或局部肌内注射，根据病情及尿汞排出量决定用药天数，急性中毒通常一个疗程为5~7日，前2日可每4~6小时一次，以后每日1次；慢性中毒3日为一个疗程；两个疗程间隔4日以上，急性中毒进行第二疗程时，应按慢性中毒疗法进行。②对症治疗。原则与内科相同。神经系统症状可用镇静安神药物；化学性肺炎可用糖皮质激素、抗生素、吸氧；口腔炎可用2%碳酸氢钠溶液及0.02%洗必泰漱口液交替含漱等；另可用谷胱甘肽、硒化合物、ATP等辅助解毒排泄。③支持治疗。适当休息、合理营养，给予健脑补肾药物及中医中药辨证施治，补充维生素B族、维生素C及微量元素等。

预防 应采取综合措施，原则见金属中毒。预防汞中毒的关键是防止汞污染。用汞和不用汞的生产用房要合理布局、合理配置，防止交叉污染；含汞装置应尽量密闭，生产过程自动化，操作台应加强通风排毒，防止汞扩散；工作场所尽量避免室温过高，防止汞蒸发；作业场所的地面、墙壁、天花板等建筑结构、操作台宜用不吸附汞的光滑材料，桌椅、工具应平整、光滑，防止汞渗入；操作台和地面应有一定倾斜度，以便清扫与冲洗，低处应有贮水的汞吸收槽，作业场所应经常擦洗，防止汞沉积。清除空气中汞污染，可用1g/m³的碘加酒精点燃熏蒸（碘蒸气与空气中的汞蒸气生成不易挥发的碘化汞而沉降）后冲洗。

（范广勤）

měngzhòngdú

锰中毒（manganese poisoning）

环境中锰或其化合物进入体内，产生毒性作用，主要损害神经系统而出现以锥体外系神经障碍症状和体征为主的疾病。锰是灰白色金属，质地硬而脆。元素符号Mn，原子序数25，原子量54.94，密度7.2g/cm³（20℃），硬度6.0，熔点1260℃，沸点1962℃。化合价为+1、+2、+3、+4、+6和+7。其中以+2价如氯化锰（$MnCl_2$）、硫酸锰[$Mn_2(SO_4)_3$]等锰化合物，+4价如二氧化锰（MnO_2），为天然矿物，+6价[如锰酸盐（K_2MnO_4）]和+7价如高锰酸盐（$KMnO_4$）常见，为稳定的氧化态。锰的化学活性与铁相似，在空气中易氧化，生成褐色的氧化物覆盖层；高温时遇氧或空气可以燃烧，其氧化物以MnO_2最稳定；加热时可与氟、氯、溴、碱、氮反应；易溶于稀酸，并有氢气放出，生成二价锰离子；遇水可缓慢生成氢氧化锰。

在锰的生产过程中接触锰机会较多，具体有：①锰矿开采、冶炼。含锰矿石广泛存在于自然界中，含锰量大于30%的锰矿具有开采价值，高温精炼锰矿石以及冶炼锰铁、锰铜、铝锰等合金时有机会接触较高浓度的锰烟、锰尘等。②电焊条的制造与使用。电焊条的药皮、焊料中含锰量达5%~50%，此作业环境中，二氧化锰浓度可达6mg/m³以上。③锰化合物使用。二氧化锰用作干电池的去极剂、玻璃的脱色剂等；高锰酸盐和锰酸盐作为强氧化剂；氯化锰作为染料；四氧化三锰作为玻璃和陶瓷的颜料、甲基环戊二烯三羰基锰作为汽油抗爆剂等。农业上醋酸锰作为化肥，亚乙基双二硫代氨基甲酸锰作为杀菌剂。

中毒机制 锰是人体必需的微量元素之一，构成体内某些酶类的活性基团、辅助因子或激活剂，参与机体蛋白、糖、脂肪等重要的代谢过程，体内适量的锰对维持机体正常生理有重要意义。同时，锰又是常见的生产性毒物和环境污染物，可通过呼吸道、消化道等途径进入人体造成体内锰过量，引起锰中毒。

吸收 职业接触的锰尘、锰烟主要经呼吸道吸收，但有吞痰习惯者，也可经消化道进入，但吸收缓慢而不完全。正常人每天需从食物中摄取3~9mg锰，但过量食入或吸入则可引起中毒。皮肤基本不吸收锰。

分布 锰被吸收后，80%以上进入红细胞，部分形成锰卟啉，或与血红蛋白结合。在血浆中的锰部分以三价锰形式与β_1-球蛋白或转锰蛋白结合转运到各组织中，少部分二价锰与α-巨球蛋白结合进行转运。锰主要转移到富含线粒体的器官，如肝、胰、肾、心、脑、肌肉及骨骼等，且细胞内的锰约 2/3 贮留在线粒体内，并以难溶的磷酸盐形式蓄积。肝为主要蓄积器官，脑组织内锰含量虽低，但排出极慢，相对蓄积量逐渐增加，长期接触后，脑内锰含量超过其他器官。脑中以纹状体锰含量最高。

代谢　锰的代谢可能出现在体内，机体的一些酶需要三价锰，而食物中的锰主要是二价和四价离子形式。锰的代谢可能与铁、糖的代谢有关，如患血红蛋白沉着症时，对铁的吸收增多，肝中的锰含量也增加；糖尿病患者中也见锰排泄量增高，且随尿糖正常，锰排出量恢复正常。

排泄　锰可与胆红素或胆酸结合，再分泌到胆汁排入肠道，小部分由肠道再吸收，大部分随粪便排出；肠壁和胰腺也有一定的排锰作用，但机体内 97% 以上的锰由粪便排出。通过肾脏随尿排出的锰量较少，小于 10%，此外，锰也可经唾液、汗液和乳汁微量排出。

毒作用　锰的化合物有 8 种不同化合价，一般其化合价愈低，毒性愈大。在生物体内以 Mn^{2+}、Mn^{3+}、Mn^{4+} 三种价态存在，其中 Mn^{2+} 毒性最强。慢性锰中毒主要损害锥体外系神经，产生帕金森综合征，但其毒作用机制不十分清楚，可能与以下作用有关。①锰引起神经递质代谢紊乱。过量的锰抑制中枢神经细胞内的多巴胺脱羧酶，使多巴胺和 5-羟色胺含量减少，导致神经传导功能障碍。锰又是拟胆碱样物质，可影响胆碱酯酶合成，使乙酰胆碱蓄积，这可能与锰中毒时出现震颤麻痹有关。②氧化应激。过量的锰在体内通过不同的价态转变

发生氧化反应，或激活细胞色素氧化酶 P450 产生大量的自由基，锰在体内的三种价态的氧化性强弱依次为 $Mn^{4+} > Mn^{3+} > Mn^{2+}$。通过抑制超氧化歧化酶以及增加谷胱甘肽消耗，抑制或消减机体的抗氧化功能，自由基在体内堆积，最终导致神经细胞氧化损伤。③线粒体损伤。神经细胞和神经突触富有线粒体，锰对线粒体有特殊亲和力，可通过多个途径影响线粒体能量代谢，抑制三磷酸腺苷（ATP）合成；还可诱导线粒体基因组突变；此外，锰还可增加线粒体自由基含量，最终导致线粒体电子传递和呼吸功能受阻，ATP 生成减少，神经细胞内能量代谢障碍，导致神经细胞变性，影响突触传递功能。④钙稳态失调。锰通过不同的机制干扰细胞内第二信使钙离子（Ca^{2+}）的摄入、转运及释放，从而破坏细胞内 Ca^{2+} 动态平衡，引起线粒体和细胞内 Ca^{2+} 超载，进而激活钙依赖蛋白、核酸酶和磷酸酶，导致细胞变性。细胞内 Ca^{2+} 增高又促进自由基的产生，形成恶性循环。

中毒表现　生产中吸入过量锰烟及锰尘可引起中毒，以慢性中毒为主，急性锰中毒十分少见。急慢性锰中毒引起的临床表现不同。

急性中毒　多见于口服高锰酸钾，或生产中吸入高浓度氯化锰、硼酸锰等无机锰化合物烟尘及大量的氧化锰烟雾。①口服 1% 以上浓度的高锰酸钾可引起急性腐蚀性口腔炎及胃肠炎，随着浓度和口服剂量的增加，症状加重，表现为口腔、食管、胃部灼烧感，严重时口腔黏膜肿胀、糜烂，并有剧烈腹痛、呕吐、血便等，其致死剂量为 5～19g。②生产中吸

入高浓度的无机锰盐烟尘，主要引起轻度呼吸道刺激症状；吸入大量氧化锰烟雾可致"金属烟热"，表现为头痛、头晕、咽痛、咳嗽、寒战、高热、胸闷等症状，持续数小时或十几个小时，大汗后退热，症状消失。

慢性中毒　常见于生产过程中长期吸入低浓度的锰粉尘或氧化锰烟雾。慢性中毒的主要临床表现：①初期为神经症样症状和自主神经功能障碍，表现为头痛、头晕、乏力、精神萎靡、嗜睡，继而出现注意力涣散、记忆力减退、情绪改变如话多、易激动等，常有食欲减退、性欲减退或阳痿、多汗、心悸等自主神经异常症状。②病情继续发展可出现锥体外系损害，其症状的出现为病情加重的重要指征，可出现四肢肌张力增高，特别是在屈伸肢体时，有"齿轮样"肌张力增高；轮替和连续动作困难，举止缓慢，完成精细动作困难，行走时双手摆动不协调，下蹲时易跌倒，坐下时有顿挫现象，闭目难立试验阳性；表情呆板、眼球聚合不全、语音低沉、语言单调、口吃、情感淡漠。③重度慢性锰中毒患者出现典型震颤麻痹综合征，锥体外系障碍表现突出，常伴有精神症状，并可有锥体束神经损害，或周围神经病。表现为表情、瞬目减少，假面具样面容；前冲步态，步行时身体前冲，双臂外展，失去伴随运动，抬腿缓慢，足尖先着地，两足间步基较宽；两足不能前后站在一条直线上，后退困难，转弯时有分解动作，易跌倒；四肢肌张力呈"铅管样"或"齿轮样"增高；常伴有中等幅度和节律的四肢静止性震颤，下颌、舌、唇也可出现震颤，且精神紧张激动时加重；共济失调十分明显，

轮替试验、指鼻试验、跟膝试验等均可显示阳性，并有书写过小症。患者可出现不自主哭笑、记忆力显著减退、智能下降等精神症状；可出现不恒定的病理反射，腹壁反射或提睾反射减退或消失，腱反射亢进，单侧中枢性面瘫等锥体束损害。

实验室检查 缺乏特异指标。①接触指标。血锰波动很大，不反映体内蓄积状况，临床意义不大。尿锰不是体内锰排出的主要途径，与临床中毒表现无平行关系，不宜作为诊断指标。粪便虽是体内锰的主要排出途径，但受摄入食物和饮水含锰量的影响较大，不同地区、不同个体差异很大，其临床意义有待探讨。发锰能反映头发生长期间锰的接触和摄取情况以及体内锰的蓄积程度，但发锰含量受头发色泽、部位以及体外环境污染等多种因素影响，临床诊断价值需进一步确定。脑脊液锰在锰中毒患者中显著增高，超过正常人及锰接触工人约10倍，但取材不易。②效应指标。神经生化检查发现，锰接触者或锰中毒者的中枢神经递质及其酶学相关的物质有所改变，表现为脑脊液中多巴胺代谢产物高香草酸以及5-羟色胺代谢产物5-羟基吲哚醋酸含量减少；尿中去甲肾上腺素和肾上腺素代谢产物香草扁桃酸减少；血中胆碱酯酶和过氧化氢酶活性下降，血小板单胺氧化酶与尿锰呈负相关，多巴胺–β-脱氢酶与锰累积接触指数呈正相关。③电生理检查。锰中毒早期一般没有明显的肌电图和脑电图的异常改变。重度中毒患者脑电图可见α波节律减少，波幅偏低，快波增加或有慢波；肌电图检查可见周围神经传导速度延长。④医学影像学检查。锰中

毒患者磁共振成像检查示基底神经节T1加权成像对称性高信号；颅脑电子计算机X线断层扫描检查，轻度锰中毒患者表现为基底节区腔隙性脑梗死，重度慢性中毒者呈现脑萎缩；脑局部血流量（RCBF）检测表现为尾状核和丘脑血流量减少。

国外报告长期接触锰尘的工人可出现锰尘肺，中国未见单纯锰尘肺，但有锰作业工人合并锰矽肺和电焊工尘肺的病例。

诊断 急性锰中毒根据锰接触史、病史以及明显的临床表现，如口服中毒有明显的消化道症状，可进行诊断，但注意与食物中毒或其他原因引起的胃肠炎鉴别。慢性锰中毒的诊断原则是根据密切的职业接触史及以锥体外系损害为主的典型临床表现（类神经症和自主神经功能紊乱基础上出现肌张力增高及震颤麻痹综合征），结合作业环境调查、工作场所空气中锰浓度测定等资料，综合分析诊断。注意与震颤麻痹症、肝豆状核变性、脑炎后遗症、其他原因（一氧化碳、二硫化碳、乙醇、汞、铅等）引起的中毒性脑病、脑动脉硬化、精神病等鉴别。

治疗 慢性锰中毒一经确诊，即应调离锰作业，同时进行络合剂治疗和对症治疗。①络合剂治疗：一般多用依地酸二钠钙（Ca-Na2-EDTA）及二巯基丁二酸钠（Na-DMS）等金属络合剂常规疗法驱锰，具体疗法见铅中毒。②对症治疗：为慢性锰中毒重要治疗之一。类神经症或自主神经功能紊乱治疗同内科，锰引起的锥体外系损害症状治疗参照震颤麻痹症治疗方案进行处理，如使用左旋多巴类药物替代治疗；抗乙酰胆碱药物减轻震颤；多巴胺

受体激动剂；多巴胺释放促进剂。

预防 应采取综合措施，原则见金属中毒。锰作业工人应进行就业前体检和定期健康检查。有神经精神疾患、明显肝、肾及内分泌疾病者，不应从事锰作业。

（范广勤）

gézhòngdú
镉中毒（cadmium poisoning）环境中镉或其化合物进入体内，产生毒性作用，引起肾脏、呼吸、骨骼等器官损害而出现相应的病理过程或疾病状态。镉是银白色金属，元素符号Cd，原子序数48，原子量112.4，密度8.65g/cm³，硬度2，熔点320.9℃，沸点为765℃。质地柔软，富有延展性。镉化学性质较活泼，与锌相近，其氧化态为+1、+2价，可与氧、硫、卤素等化合，分别形成氧化镉、硫化镉和卤素镉；易于与各种金属形成合金。镉及无机镉可溶于酸，但不溶于碱。除氧化镉和硫化镉以外，大部分无机镉溶于水。

生产和应用镉的过程中有机会接触镉及其化合物。由于镉可保护金属免受侵蚀以及硫化镉的鲜明黄色，镉总用量30%~60%用于电镀，30%用作颜料。随着镉对环境污染的日趋严重，生活中接触镉的机会也在增加。主要接触机会见表1。

镉是极其重要的工业和环境化学污染物，可通过食物链传递，并在体内长期蓄积，易产生慢性和远期的健康危害。美国毒物与疾病登记署（Agency for Toxic Substances and Disease Registry, ATSDR）将镉列为第六位危害人体健康的有毒物质，国际癌症研究机构将镉确定为人类和实验动物的肺癌和前列腺癌的确认致癌物，联合国环境规划署（United-

Nations Environment Programme, UNEP) 将镉列入重点研究的环境污染物，世界卫生组织则将其作为优先研究的食品污染物。

中毒机制 镉不是人体必需的元素。人体内的镉主要是通过空气、食物和水等外界环境介质进入体内并蓄积，引起毒作用。

吸收 镉及其化合物可经呼吸道和消化道进入人体。经呼吸道吸入的镉尘和镉烟，因粒子大小、水溶性和化学组成不同，经肺吸收率为10%～40%。直径在1μm左右的粒子易沉着于肺泡；水溶性高的镉化合物，吸收率高，而硫化镉、氧化镉不易吸收。消化道吸收率一般为1%～6%，镉化合物摄入量和其溶解度，以及食物中锌、铁、钙、蛋白质等含量影响镉化合物在消化道的吸收，当有锌、铁、钙或蛋白质缺乏时，镉吸收增加。镉基本上不通过完整皮肤吸收。

分布 吸收入血液的镉90%以上进入红细胞，与血红蛋白及某些低分子蛋白结合，小部分在血浆中的镉主要与血浆蛋白结合，二者呈现动态平衡，随血液循环分布到全身组织器官。体内的镉主要蓄积在肾脏和肝脏，肾镉含量约占体内总含量的1/3～1/2，其中1/3在肾皮质中；肝镉含量为1/10～1/3；肺、胰、甲状腺、睾丸、唾液腺及毛发中也有少量镉蓄积，由于镉不易通过血脑屏障，脑中镉含量甚低，此外，镉也不易通过胎盘屏障。肾、肝和其他组织中的镉主要与低分子量（6.6kD）金属硫蛋白（metallothionein，MT）结合，形成低毒复合物转运或贮存。镉可诱导金属硫蛋白合成，这可能与机体防御镉离子毒性有关。

排出 镉排出非常缓慢，体内生物半衰期长达8～30年。体内蓄积的镉主要由肾脏经尿排出，尿镉增加提示有镉的过量接触，尿镉明显增加，提示肾脏功能可能受损。从消化道吸收的镉70%～80%经粪便排出，20%左右经尿排出，汗液、唾液、毛发排出甚少。镉可经胎盘转运和乳汁分泌，但量甚微。

毒作用 镉及其化合物毒性因品种不同而异，多属中低毒性类。氧化镉、硫酸镉、氯化镉和硝酸镉等属于中等毒性，硫化镉、硒磺酸镉属于低毒类，金属镉属于微毒。急性经口摄入时主要损伤胃肠道，而急性吸入时主要损害呼吸道，急性吸入毒性比经口摄入毒性大数十倍。慢性毒性主要损害肾脏和肺脏，远期效应是致癌。镉及其化合物的具体毒性机制尚不完全清楚，可能与以下作用有关。与生物大分子的作用：一方面镉可与巯基（-SH）、羟基（-OH）、氨基（-NH）等活性基团结合，造成含有这些活性基团的生物大分子如酶、结构蛋白、DNA等的功能和结构改变，使机体生理生化功能发生障碍；另一方面，镉与以锌为辅基的蛋白酶类发生亲和反应，置换酶中的锌，使酶失活或发生改变，导致机体功能异常，如镉中毒动物实验可见含锌的亮氨酰基氨肽酶（leucylaminopeptidase）活性受抑制，致使肾脏对蛋白质分解和重吸收减少，而出现肾小管性低分子蛋白尿。②与钙的作用。镉离子（Cd^{2+}）具有模拟细胞内第二信使钙离子（Ca^{2+}）的作用，干扰细胞内与钙相关的信息传递，引起细胞功能紊乱。Cd^{2+}与Ca^{2+}半径相近，且Cd^{2+}与钙通道内阴离子结合位点的亲和力大于Ca^{2+}，

表1 常见的镉接触途径

	行业	作业	接触物
职业铅性接触	镉冶炼	单纯镉矿少见，主要和锌、铅及铜矿共生。主要是从有色金属冶炼厂的副产物中精炼。	镉、氧化镉
	电镀	配制镀镉浴、电镀及电镀后处理	镉、氧化镉以及硼氟酸镉等镉无机物
	电池	光电池、镍-镉电池、银-镉电池的电极	硫酸镉、碲化镉、氧化镉
	颜料	镉黄生产，制粉、配料、合成、包装，塑料、油漆着色	硫化镉、硫硒化镉、硫化镉、磺基硒酸镉等
	陶瓷	陶瓷器生产的磨光	醋酸镉
	塑料	含镉稳定剂制造和使用	硬脂酸镉
	汽车制造	汽车冷却器合金材料	镉
	原子能	控制棒	氟化镉
	电焊	焊条、焊接电极	银氧化镉、氧化镉
生活铅性接触	吸烟	烟草含有镉等重金属	氧化镉
	被含镉的废气、废水、废渣等污染的大气、土壤、水	灰尘、扬尘、农作物、饮用水、食物链	镉及其化合物

Cd^{2+} 进入细胞后，与 Ca^{2+} 竞争 Ca^{2+}–ATP 酶结合位点，进而抑制 Ca^{2+}–ATP 酶活性，阻止 Ca^{2+} 外流；同时，Cd^{2+} 还可与细胞表面的孤儿受体的抗原决定簇胞外锌位点结合，活化肌醇磷脂酶，加速肌醇磷脂水解，产生三磷酸肌醇（inositol triphosphate，IP3），引起细胞内钙库 Ca^{2+} 释放，最终导致细胞内 Ca^{2+} 超载，损害细胞结构和功能。此外，Cd^{2+} 可以代替 Ca^{2+} 与钙调蛋白结合，激活依赖激酶或直接激活某些与钙相关的酶类，干扰细胞正常生理生化功能。Cd^{2+} 还可以取替 Ca^{2+} 与肌动蛋白、微丝、微管结合，破坏细胞骨架的完整性，损害细胞功能。Cd^{2+} 还可与骨质中磷酸钙发生亲和反应，置换骨质磷酸钙中的钙，使骨骼严重缺钙而变得疏松、软化，造成骨损伤。③与氧化损伤的作用。镉可以通过多种途径产生大量的自由基，破坏机体抗氧化系统的功能，导致机体氧化损伤。首先，镉可通过增强生物膜的脂质过氧化反应，产生大量自由基；也可通过损伤线粒体，协同铜、铁离子在受干扰的细胞呼吸过程中产生氧自由基；还可通过活化黄嘌呤氧化酶、血红素氧化酶使机体内产生过量的超氧自由基；镉在与 MT 结合以及置换蛋白锌的反应等过程中均可产生自由基。其次，镉可通过与抗氧化酶类的巯基结合或替代作用，置换抗氧化酶类金属，使这些酶活性降低或丧失，使机体清除自由基的能力下降，削弱机体抗氧化能力，导致体内自由基累积，发生氧化损伤。如镉与超氧化物歧化酶、谷胱甘肽还原酶的巯基结合，或与光胱甘肽过氧化物酶中的硒形成硒镉复合物抑制酶活性。镉还可引起炎症反应，

活化的炎症细胞可释放各种细胞因子，导致氧化损伤。

中毒表现 镉及其化合物的急性吸入毒性与经口摄入毒性，以及急性毒性与慢性毒性的主要靶器官不同，中毒时的临床表现也不同。

急性中毒 ①吸入中毒：吸入高浓度镉烟雾或蒸气数小时后，出现呼吸道刺激症状，如咽喉痛、阵发性咳嗽、胸闷、胸痛、气促、乏力，伴有头痛、肌肉酸痛、恶心、寒战、发热等类似金属烟热症状。严重者可发展为化学性肺炎，或肺水肿，患者咳嗽加剧、咳大量黏痰或脓血痰、呼吸困难、发绀，听诊有干湿啰音，X 线检查可见肺炎或肺水肿征象。个别中毒者可有肝、肾功能异常。病程一般在 1 周左右，数周或数月可完全康复。②经口中毒：食入镉盐或镀镉容器内贮放酸性食物或饮料（可溶性镉化合物 > 10mg）数分钟或数小时后，出现胃肠道刺激症状，如恶心、呕吐、腹痛、腹泻，重者可有大汗、虚脱、眩晕、抽搐、休克，甚至出现急性肾衰竭而死亡。

慢性中毒 低浓度长期接触镉发生慢性中毒主要引起肾损害，严重的晚期患者可出现骨骼病变，吸入中毒可引起肺部损害。①肾损害。近端肾小管功能障碍是慢性镉中毒的典型表现。早期表现

为重吸收功能障碍，出现尿中低分子蛋白（分子量 30，000 以下）如 β_2–微球蛋白、视黄醇结合蛋白、γ-球蛋白 L 链、核糖核酸酶、溶菌酶等排出增加，继之肾小球滤过功能受累，白蛋白、转铁蛋白等高分子量蛋白的排泄也可增加；在蛋白尿的同时或之后，可发生范科尼（Fanconi）综合征，出现氨基酸尿、糖尿、高钙和高磷酸盐尿；晚期由于肾脏结构损害，引起慢性间质性肾炎。②肺部损害。经呼吸道吸入所致慢性中毒者，早期表现为上呼吸道慢性炎症，嗅觉减退或丧失。接触浓度稍高，呼吸障碍逐渐加重，可发展成肺气肿。③骨镉损害。严重慢性镉中毒患者晚期可出现骨软化症，表现为背和四肢疼痛、行走困难、自发性骨折；X 线检查有明显的骨质疏松。含镉的工业"三废"污染（如饮用水、稻谷的镉污染），使消化道镉摄入量增加，可致骨痛病，日本发生的"痛痛病"（itai-itai disease）即属此类。④其他。轻度贫血，偶有轻度肝功能异常，流行病学调查表明接触镉工人中肺癌及前列腺癌发病率增高。镉及其化合物是国际癌症研究机构（International Agency for Research on Cancer，IARC）确认为人类致肺癌物。

实验室检查 生物材料中的镉浓度测定以及早期肾小管病变

表 2 实验室检验常见指标的临床意义、正常上限值

指标	临床意义	生物接触限值或正常上限值
血镉	能反映近期几个月内镉接触水平，是评价镉接触效应的基础指标。	45nmol/L（5μg/L）
尿镉	反映体内镉负荷量和肾镉浓度的指标。作为镉吸收和慢性中毒的诊断指标之一。	5μmol/mol 肌酐（5μg/g 肌酐）
尿 β_2-微球蛋白	反映肾小管重吸收功能	镉慢性中毒 > 9.6μmol/mol 肌酐（1000μg/g 肌酐）
尿视黄醇结合蛋白	反映肾小管重吸收功能	镉慢性中毒 > 5.1μmol/mol 肌酐（1000μg/g 肌酐）

的检测指标是镉中毒诊断的重要参考依据，与镉中毒有关的实验室检验指标见表2。

尿溶菌酶、核糖核酸酶、碱性磷酸酶等尿酶变化，对说明慢性镉中毒时肾小管重吸收功能障碍也有一定意义。

诊断 急性镉中毒根据明确镉及其化合物吸入或服用史，结合急性化学性肺炎、肺水肿或急性胃肠炎的临床表现，参考血镉、尿镉测定结果进行诊断。注意与其他金属所致金属烟热和其他刺激性气体所致化学性肺炎、肺水肿或流感、心源性肺水肿等鉴别；食入镉中毒应注意与食物中毒、急性胃肠炎等鉴别。慢性镉中毒根据长期密切的镉及其化合物接触史，结合以低分子蛋白尿为临床特征的肾损害表现和尿镉增高进行诊断。注意与先天性、药物或其他种金属所致肾小管功能障碍、特发性范科尼（Fanconi）综合征、营养不良性骨质疏松和骨软化等慢性肾脏、骨关节疾病相鉴别。

治疗 急性和慢性镉中毒均以对症和支持治疗为主。急性吸入中毒者应及时脱离现场，保持安静休息、吸氧、镇咳镇静，重点防治化学性肺炎和肺水肿。急性口服中毒者可洗胃、导泻、补

液。慢性镉中毒应调离接触镉作业，加强营养，补充蛋白质和锌剂、钙剂、维生素D等。尚无特效的驱排体内镉的药物，常规用的巯基络合剂对镉有很强亲和力，但形成的低分子复合物经肾小球滤过后易被肾小管重吸收，增加肾镉蓄积，加重肾损害。氨羧络合剂分子量较大，不易透过肾细胞，驱排肾镉作用不大。

预防 应采取综合措施，原则见金属中毒。做好镉作业工人的就业前体检和定期健康检查。特别要定期测定尿镉及尿中低分子量蛋白，一旦发现镉中毒患者，及时调离镉作业并进行治疗。有肾脏、肝脏疾患、慢性呼吸系统疾病、骨软化症、贫血、高血压者，不应从事镉及其化合物作业。

（范广勤）

gèzhòngdú

铬中毒 (chromium poisoning)

环境中铬化合物进入体内，产生毒性作用，引起皮肤黏膜损伤，呼吸、消化系统和肾损害而出现相应的病理过程或疾病状态。铬是银灰色重金属，元素符号Cr，原子序数24，原子量52，密度$7.14g/cm^3$，硬度9，熔点1 860℃，沸点2 672℃。质地硬而脆，抗腐蚀性强。铬的化合价态有+2、+3、+4、+5、+6。自

然界以+3和+6价存在，Cr^{3+}化学性质较稳定，食物和生物组织中铬主要以+3价存在；Cr^{6+}化合物是氧化剂，工业生产中多见，如铬酸酐、铬酸、铬酸钾、铬酸钠、重铬酸钾、重铬酸钠等。在酸性条件下Cr^{6+}很容易被还原为Cr^{3+}，在碱性条件下Cr^{3+}可氧化为Cr^{6+}。Cr^{2+}不稳定，能迅速氧化为Cr^{3+}。Cr^{4+}、Cr^{5+}是Cr^{6+}还原为Cr^{3+}过程中的不稳定中间产物。金属铬不溶于水，不易溶于硝酸，可溶于稀盐酸和硫酸；铬化合物易溶于水。

铬及其化合物因其重要的理化特性，而被广泛用于工业生产，并可通过含铬废气、废渣、废水形式污染生活环境，因而人们在生产环境和生活环境中均有机会接触铬及其化合物。主要接触机会见表。

中毒机制 铬是人体必需的微量元素，Cr^{3+}具有生理功能，主要通过食物由消化道进入机体；生产过程中接触的Cr^{6+}可经呼吸道、消化道和皮肤吸收对机体产生毒性作用。

吸收 经呼吸道吸收的铬盐与其溶解度有关，不溶性铬化合物沉积于肺部，可溶性铬化合物可经肺部吸收，Cr^{6+}比Cr^{3+}容易吸收。胃肠道可吸收铬化合物，

表 常见的铬接触途径

	行业	作业	接触物
职业铅性接触	铬矿开采、冶炼	采矿、运输、混料、烧结、还原、精炼	铬铁矿（亚铬酸铁）、金属铬
	含铬合金制造	装料、取样、出渣、出钢、铸锭	金属铬（不锈钢含铬13%，与铁、镍、钼、钨等特种钢含铬60%。）
	镀铬工业	配制镀铬浴、电镀及电镀后处理	铬酸
	颜料	颜料生产、制粉、配料、合成、包装，塑料、油漆和墨水、陶瓷等着色	各种铬酸盐，如铁、铅、锌、钙、钡等。
	皮革工业	鞣制、染色	铬矾、重铬酸盐、碱式硫酸铬
	耐火材料	砌筑工业炉	铬铁矿（亚铬酸铁）
	照相、印刷业	配制感光剂	铬酸铵
	电焊	不锈钢弧焊	铬及其化合物

但吸收率不高，一般 Cr^{6+} 可为 3%~6%，而 Cr^{3+} 为 1%。Cr^{6+} 可直接经完整皮肤吸收。

分布 铬吸收入血后，Cr^{6+} 迅速进入红细胞与血红蛋白结合，并被谷胱甘肽、维生素 C 等还原为 Cr^{3+}。由于 Cr^{3+} 不易通过细胞膜，Cr^{3+} 直接与血浆中转铁蛋白结合，少部分与白蛋白、γ 接球蛋白结合。铬离子随血液循环通过非特异性磷酸盐和硫酸盐阴离子通道进入组织细胞内，主要贮存在肺、肝、肾等。

排出 铬的清除呈现两相。首先是快速相，铬从血液中清除；然后是缓慢相，铬从组织中清除。铬主要通过肾脏随尿液排出，少量经胆汁由粪便排出。经静脉注射染毒后，Cr^{6+} 半衰期约为 22 天，而 Cr^{3+} 约为 92 天。

毒作用 铬属于过渡元素，能以不同价态存在，不同价态的铬具有不同的生物学效应。金属铬基本无毒，三价铬毒性小，六价铬的毒性远高于三价铬，流行病学调查和动物实验证实六价铬具有致癌性。六价铬化合物可在细胞内被还原为三价铬，三价铬化合物在细胞内也可被氧化为六价铬。三价铬是葡萄糖耐量因子的活性成分，参与体内葡萄糖代谢，具有生理功能，是人体必需微量元素，人体每日需要铬 50~200μg，缺乏铬可降低人体对葡萄糖的耐量。六价铬具有强氧化性和腐蚀性，急慢性铬中毒基本上由其所致，1990 年国际癌症研究机构（IARC）将六价铬化合物定为人类确定致癌物。铬毒作用主要如下。

皮肤黏膜刺激和腐蚀作用 六价铬化合物如铬酸、铬酸盐及重铬酸盐均为强氧化剂，可使蛋白质变性凝固，细胞坏死，引起皮肤黏膜炎性反应。

肝肾损害 六价铬进入细胞内迅速被抗坏血酸、谷胱甘肽及其他还原剂和还原酶还原为三价铬，在此过程中产生多种活性中间物质如 Cr^{4+}、Cr^{5+}、自由基等，引起肾近曲小管、肝细胞损伤；铬浓度过高可引起肾小管坏死；铬还可引起肾小管细胞膜流动性和通透性的改变，降低肾小管重吸收功能。

致敏作用 Cr^{6+} 易渗透进入真皮内被还原为 Cr^{3+}，并与蛋白质反应形成完全抗原，以后再接触低浓度的铬后，释放出细胞因子和细胞毒性 T 淋巴细胞，导致皮肤过敏性皮炎。铬致敏是典型的迟发型（Ⅳ型）超敏反应。铬也可引起 Ⅰ 型变态反应，导致支气管哮喘。

致癌作用 Cr^{6+} 在细胞内的氧化还原反应可产生 Cr-DNA 加合物，引起 DNA-DNA 交联、DNA-蛋白质交联、去碱基化及氧化反应等，导致 DNA 损伤，其中最有可能损伤 DNA 的化合物是 Cr^{5+} 化合物、Cr^{6+} 化合物及自由基。

中毒表现 吸入高浓度 Cr^{6+} 化合物的粉尘、烟雾或皮肤灼伤吸收以及口服铬酸盐和重铬酸盐可引起急性铬中毒；反复或长期低浓度铬化合物可引起慢性铬中毒。

急性中毒 ①吸入中毒：吸入 0.1mg/m³ 重铬酸盐烟尘或 20~30mg/m³ 铬酸雾可发生急性中毒，主要引起急性呼吸道刺激症状，部分人可产生过敏性哮喘。表现为咳嗽、头痛、气短、胸骨下疼痛，两肺有湿啰音、哮鸣音，严重者可引起化学性肺炎。皮肤接触可引起灼伤、铬溃疡（铬疮），在手背、面颈部等接触部位出现针头大小的丘疹或湿疹样改变，有瘙痒感，因瘙痒而抓伤，感染后极易引起无痛性溃疡，其边缘隆起、中央凹陷、底部有渗出液，圆形，直径大小 2~8mm，色苍白，压之有痛感，称为铬溃疡或铬疮。相对较小的皮肤灼伤（1%）也可导致全身中毒，铬酸、铬酸盐、重铬酸盐可通过灼伤的皮肤吸收。②口服中毒：可刺激、腐蚀消化道，引起急性胃肠炎、胃肠出血、肝坏死以及急性肾衰竭。表现为口腔黏膜变黄、呕吐、吞咽困难、上腹部灼伤感、腹泻、便血，同时伴有头痛、头晕、烦躁不安。严重者出现紫绀、呼吸困难，失水过多者以至休克。可发生严重肝肾功能损害，出现肝功能异常，肝大有压痛；尿中出现蛋白、白细胞和颗粒管型，后期发生急性肾衰竭，无尿。

慢性中毒 主要引起皮肤、呼吸系统损害，皮肤损害主要表现为接触性皮炎、湿疹和铬溃疡。多发生在外露皮肤，如手、前臂、面、颈等，呈局限性，与正常皮肤界限清晰，可见红斑、丘疹、水肿，重者出现水疱、大疱、糜烂。变应性接触皮炎常表现为湿疹，瘙痒。铬皮炎容易复发，有的病程迁延不愈。呼吸系统损害主要表现为慢性上呼吸道炎、鼻中隔穿孔、铬鼻病。长期接触铬酸或铬酸盐，可导致味觉和嗅觉减退以至消失，并可出现胃痛、胃炎、甚至消化道溃疡，肝大、肝功能异常；尿蛋白、$β_2$ - 微球蛋白增高等肾小管功能异常。

肺癌 铬酸盐和铬颜料生产的工人肺癌发病率增高，发生肺癌的潜伏期为 10~20 年，肺癌的病理类型不确定，有人认为以小细胞肺癌为主。

实验室检查 可进行接触指

标尿铬、血铬浓度测定，但是尿铬受饮食中铬含量的影响，波动很大，尿铬正常人参考值为 $10 \sim 40nmol/d$（$0.5 \sim 2.0\mu g/d$），平均 $20nmol/L$（$1\mu g/L$）；测定血中铬含量可以分别测定全血铬、血清铬和红细胞铬，其中红细胞铬可反映近期 Cr^{6+} 接触情况。此外，还可进行血、尿常规检查，铬酸盐可引起红细胞、白细胞计数、血红蛋白等血液变化以及尿比重改变、蛋白尿等。铬变应性接触皮炎者皮肤斑贴试验呈阳性。

诊断 急性铬中毒根据明确铬及其化合物吸入或服用史，结合呼吸道黏膜刺激症状、皮肤黏膜损害或急性胃肠炎的临床表现，参考血铬、尿铬测定结果进行诊断，注意与其他刺激性气体中毒、五氧化二钒中毒等鉴别，食入铬中毒应注意与食物中毒、急性胃肠炎等鉴别。慢性铬中毒根据长期密切的铬及其化合物接触史，结合皮肤铬溃疡、鼻中隔穿孔、肺癌的铬中毒临床特征表现进行诊断，必要时参考血铬、尿铬测定结果。注意与其他类似症状的疾病鉴别，如鼻中隔穿孔应与五氧化二钒中毒、砷中毒以及结核、梅毒、外伤等鉴别。

治疗 急慢性铬中毒均以对症和支持治疗为主。六价铬化合物具有刺激性和腐蚀性，急性中毒治疗原则见刺激性气体中毒，因尚无适当的络合剂和解毒药，必要时将血液透析作为首要的支持疗法。慢性铬中毒应针对皮肤黏膜损伤所致病变治疗以及采用支持疗法。①皮炎。根据病情对症处理，如局部涂搽炉甘石洗剂或单纯粉剂止痒；过敏性皮炎可用氢化可的松或地塞米松软膏。②铬溃疡。溃疡表浅者可用5%硫代硫酸钠溶液清洗，然后涂5%硫代硫酸钠或2%二巯基丙醇软膏；溃疡较深者可用依地酸二钠钙软膏或5%硫代硫酸钠软膏，也可用10%抗坏血酸溶液湿敷，皆有促使 Cr^{6+} 还原为 Cr^{3+} 的作用。如果皮肤溃疡久治不愈者可手术切除。③铬鼻病。④支持疗法。进行肾、肝功能监测以及纠正体液或电解质失衡。如果发生溶血，可碱化尿液。可通过静脉给予大量抗坏血酸来降低铬诱导的肾毒性。

预防 应采取综合措施，原则见金属中毒。尤其加强皮肤、眼睛和鼻腔的防护，车间应设置专门水龙头，以便及时冲洗皮肤和眼睛；鼻腔涂油膏保护；工作后冲洗鼻腔；从事铬酸和铬酸盐工作时工人须戴手套。做好铬作业工人的就业前体检和定期健康检查。凡出现鼻中隔穿孔者，应调离铬作业。有萎缩性鼻炎、慢性喉炎、慢性呼吸系统疾病、支气管哮喘、皮炎者，不应从事铬及其化合物作业。

（范广勤）

gèbíbìng

铬鼻病（chromium-induced nasal disease） 由铬酐、铬酸、铬酸盐及重铬酸盐等六价铬化合物引起的鼻部损害。是铬对机体组织器官损害中最典型的临床表现之一。中国对接触六价铬化合物的作业工人的流行病学调查表明，铬鼻病的患病率大多数在25%~50%。从事铬矿开采、冶炼、含铬合金制造、镀铬工业、颜料、皮革生产者，均有机会接触六价铬化合物，如防护不当，作业者可发生铬鼻病，其中以电镀作业常见。

鼻黏膜最易遭受铬损伤，铬鼻病是渐进过程。首先，出现打喷嚏、流水样鼻涕、鼻塞、鼻干燥、灼烧感等刺激症状，检查可见鼻中隔前下部局限性充血、肿胀、干燥或萎缩等体征；继之出现黏膜充血区的中部浅层糜烂；以后黏膜糜烂面逐渐加深，形成溃疡，并进一步扩展，中隔变薄，软骨渐渐消失，常有鼻出血；最后溃疡中心穿孔。穿孔后患者无明显的自觉症状。当铬酸雾或铬酸盐尘浓度 $> 0.15mg/m^3$ 时即可发生鼻中隔穿孔，多在接触铬化合物 $6 \sim 12$ 个月后发生。

铬鼻病治疗以对症为主。鼻中隔糜烂、溃疡局部可用10%抗坏血酸溶液擦洗，或涂10%依地酸二钠钙软膏，也可用5%硫代硫酸钠软膏，通过促使 Cr^{6+} 还原为 Cr^{3+} 而阻止其毒性作用，加快溃疡愈合，防止穿孔。鼻黏膜糜烂严重患者以及鼻黏膜溃疡患者应暂时脱离铬作业；溃疡久治不愈者以及鼻中隔穿孔者应调离铬作业。

（范广勤）

píbìng

铍病（beryllium disease） 接触铍或其化合物所致的以呼吸系统损害为主的全身性疾病。短期内吸入高浓度铍或其化合物引起的急性呼吸道炎性病变，称急性铍病；接触铍及其化合物，经一定的潜伏期发生的以肺部肉芽肿或肺间质纤维化为主的病变，称慢性铍病。

铍外表呈黑灰色，具有物理、化学、机械及核性能等多种优良特性，是轻稀有金属，在高新技术领域及改进众多产品性能和质量中起重要作用。随着现代化工业和科学技术的发展，铍、铍化合物及铍合金已被广泛应用于原子能、火箭、导弹、卫星、宇航与航空、电子、仪表、陶瓷等尖端和新兴科学技术领域行业中。然而，铍及铍化合物具有较高的毒性，尤其是可溶性铍的毒性最大。铍对人体的主要危害为急性中毒、慢性铍病、皮肤病以及致癌等。随着高科技工业对铍需求的增加，铍的环境污染及职业中毒问题日益受到社会的关注。随着生产技术和工艺的不断改进和现代卫生有效防护措施的合理应用，高浓度铍造成的急性中毒越来越少见，而低浓度长期接触造成的慢性铍病受到人们高度重视。

自岩石风化及天然土壤的形成过程是地下水中铍的来源之一，人类活动造成的污染也是主要原因之一。铍在自然环境中分布较少，常以化合物形式存在于花岗岩中，铍的矿物类型主要是含铍硅酸盐，属于不易溶类，一般毒性较小；可溶性铍盐的毒性很大，伴随岩石风化进入环境中，从而污染空气、水和土壤，水 pH 值及铝含量影响其迁移；对环境污染最大的是铍矿石的加工冶炼和提取，以及高新技术产业如电子、陶瓷、石化、仪表等涉铍行业，其通过"三废"的形式将铍排入环境中。此外，煤的燃烧也是铍的重要来源。

铍是密度最小的碱土金属元素，原子量为 9.012，化合价为二价，原子数为 4，属碱土 IIA 组元素。原子结构上具有碱土族的共同特征，外层有 2 个容易丢失的原子价电子，但阳性程度较其他碱土金属弱。铍的化学性质接近于铝和硅，为两性元素，在有大量阳离子存在的介质条件下，铍以络阴离子的形式迁移，并以络合物的形式而析出；在相对富硅和相对贫阳离子的介质条件下，铍则以自由离子的形式转移，并以阳离子的形式存在于矿物中。铍的分散、富集、存在状态以及富集部位，与铍本身的特性和介

质条件有关。金属铍系坚硬的钢灰色轻金属，比重 1.85，熔点 1280℃。水对铍几乎不起作用，但铍能溶于酸和苛性碱中生成铍酸盐，不同铍化合物的致病性也不同，以氧化铍最强。

大气、食物和饮水是铍进入人体的主要途径。在工业生产中，铍主要以粉尘或烟雾形式经呼吸道吸入或通过皮肤直接接触进入人体，呼吸道是吸收铍化合物的重要途径；非铍作业人群主要通过膳食（包括饮水）摄入体内。铍可从土壤、大气、淡水和海水进入生物体内并蓄积，然后通过食物链进入动物和人体内，并在各器官和组织内蓄积。

中毒机制 呼吸道是吸收铍化合物的重要途径。铍主要以粉尘或烟雾形式经呼吸道吸入，可溶性铍盐暂时残留在肺中，少量被吸收入血液。在血液中大部分铍与血清的无机阴离子结合，主要以氢氧化铍的形式运送到全身各个器官。短期内经呼吸道吸入的铍，倾向于蓄积在肝脏；而长期经呼吸道吸入的铍，则倾向于沉积在骨骼。不溶性铍盐如氧化铍，99% 沉积于肺、支气管及周围淋巴结。铍吸收后，可长期蓄积在骨、肝和肾中，排泄很缓慢，往往可持续数年或十余年，很多患者在脱离铍作业多年后仍可检测到尿铍，且尿中铍的排出量受个体差异、摄入量、尿量、比重、pH 值等因素的改变而发生明显的变化，除严重的铍中毒症外，尿铍的排出量实用意义不大。

铍有剧毒，人短期接触或吸入大量可溶性铍盐，易蓄积于体内脏器如骨骼、肝脏，可引起急性中毒、呼吸性炎症；如果长期接触可溶性、气态、细分散状或不易溶于水的铍化合物，会导致

慢性中毒，甚至引起癌变。

铍病是原因不明，可以累及多脏器的非干酪样肉芽肿性疾病，发病机制尚不完全清楚，主要观点有以下几种。

急性中毒 由高浓度铍对呼吸系统的直接化学刺激与内脏中毒所致。临床表现与一般的化学性肺炎无异。铍对细胞内溶酶体作用，使其破坏并释放出破坏细胞的水解酶，从而直接破坏细胞结构。急性病变程度与接触剂量有关，存在剂量－反应关系。造成急性铍病的主要化合物多为可溶性的氟化铍、硫酸铍及氯化铍等。因此，要求大气、水中的铍浓度为：工作区为 $1\mu g/m^3$，居民区为 $0.01\mu g/m^3$，饮用水和灌溉水为 $0.2\mu g/L$，土壤、岩石和底沉积物中分别为 $0.8 \sim 5.6g/t$、$3.5 \sim 20g/t$ 和 $1.0 \sim 2.0g/t$。

慢性铍病 迟发型变应性疾病，可能与免疫反应特别是细胞免疫反应有关。其发病存在个体易感性差异，与铍作业工种、接触浓度和铍作业工龄等无显著相关性，但与职业和剂量有关。无有效的治愈方法。其发病机制可能为：①抑制核蛋白合成，从而影响 DNA 合成，抑制细胞有丝分裂，诱导基因组不稳定、染色体畸变和 DNA 损伤，诱导细胞转化及致癌。②铍离子与细胞核具有强烈的亲和性，抑制各种酶类的活性。如苯并芘羟化酶可将强致癌物 3，4-苯并芘、甲基苯并蒽等分解，使这些物质解毒没有致癌活性，但铍离子进入体内能够抑制苯并芘羟化酶的活性，导致 3，4-苯并芘等致癌物不能被强化破坏，从而使其可以发挥致癌作用。铍还抑制糖原代谢酶、磷酸化酶、磷酸葡萄糖变位酶和 6-磷酸葡萄糖酶的活性，削弱糖原代谢酶的

能力。③上调癌相关基因 K-ras、c-jun、c-fos、c-myc、c-ras 等的表达，下调 DNA 合成、修复和重组基因（MCM4、MCM5、Rad23 和 DNA ligase I）的表达。④活化 NF-κB 信号通路，促进炎症细胞的合成和炎性介质的释放，逐步放大炎症反应。⑤诱导体液免疫和细胞免疫介导的迟发型变态反应的应答。

铍及其化合物对人体的影响取决于：①铍化合物的种类。一般可溶性铍化合物能引起急性中毒，而不溶性化合物则引起慢性中毒。在所有化合物中，氟化铍和硫酸铍的毒性被认为是最强的，氧化铍也具有显著毒性，职业性铍中毒多半接触氧化铍引起。②空气中铍的浓度。高浓度铍易引起急性中毒，接触 72 小时后病症就可以表现出来。浓度高于 $100\mu g/m^3$ 时，能引起急性中毒；当可溶性铍的浓度超过 $1000\mu g/m^3$ 时，中毒率几乎达 100%。③接触含铍空气的时间。④生产工艺过程及铍化合物的物理状态。⑤个体条件与个体防护情况。⑥工程防护措施及实施状态。⑦个体易感性，铍病发病具有明显的个体差异，铍致病无一定的量效关系，与个体遗传因素密切相关，其易感性一般受人类白细胞抗原（human leukocyte antigen，HLA）的控制。HLA-DPBI 谷氨酸 69 位等位基因与发生慢性铍病的铍暴露者高度相关。有 HLA-A1、HLA-B13、HLA-B27、HLA-CW7、HLA-DR3、HLA-DR5、HLA-DP 者，其类肉芽肿的发病概率很高，有 DPB1 Glu-69 的人则易发生慢性铍肺。TNF-B1、TNF-A2 基因型与慢性铍病的发生相关。⑧诱发因素。妊娠、分娩、感染（尤其是病毒性呼吸道炎、外科手术、吸入刺激性气体等）都可为铍病的诱发因素。

中毒表现　铍及其盐类化合物具有较高的毒性，尤其是可溶性铍的毒性最大，铍化合物又以氟化铍和氧化铍的毒性最大。铍对人体的主要危害为急性中毒、慢性铍病、皮肤损害以及致癌等。铍病的临床表现多样，常由呼吸道进入机体，可引起急性或慢性铍病；局部皮肤累及可发生铍盐或慢性皮肤溃疡，可在接触铍后很快发病，也可长达 20 年；慢性铍病属迟发型变态反应病，往往经过较长的潜伏期后发病，潜伏期多为 5～10 年，也可为 1～25 年，平均 9.3 年，潜伏期越短，疾病进展可能越快。慢性铍病早期可无体征，随病情进展，则出现肺部细湿啰音，心率增快，心肺功能衰竭的表现，少数患者出现杵状指。

急性中毒　急性铍病不常见，当操作工人在作业场所吸入高浓度可溶性铍的粉尘后可引起，类似其他金属烟热，表现为明显的上呼吸道和肺的充血、水肿、出血、渗出，全身发冷、发热、体温升高，一般可高达 39～40℃，并伴随明显的鼻咽部干痛、剧咳、胸骨后不适等呼吸道刺激症状和化学性肺炎，中毒严重者发病后 1～2 周，可逐渐出现黄疸、肝脾肿大、压痛，少数可出现肺水肿、呼吸衰竭。此外，尚可有肺外组织如肝脏的中毒性中心小叶坏死、灶状坏死，肾小管上皮细胞脱落坏死或骨髓的凝固性坏死病变；镜下可见肺泡腔蛋白液渗出，含有大量淋巴细胞、大单核细胞、浆细胞以及脱落的泡沫状型上皮细胞，很少有中性粒细胞，也不存在肉芽肿，与一般化学性肺炎的组织形态学表现无异。病程可

自限，偶尔可进展到慢性铍病。

慢性铍病　以肺部非干酪性肉芽肿形成为病理特征，逐渐进展为肺组织纤维化，严重损坏肺组织和肺生理功能的职业危害。一般在接触铍及化合物粉尘后 5～10 年内发病，铍吸入所致慢性损害的主要靶器官是肺，表现为慢性肺部肉芽肿、间质性肺炎和肺纤维化。临床表现为进行性气短、疲劳和体重减轻，也可出现发热、咳嗽、咯血、气胸、呼吸功能不全、心力衰竭，肺功能测定显示限制性或阻塞性障碍，肝大、肝功能或转氨酶异常；典型慢性铍病肺部 X 线基本表现为大小相近的结节阴影布满两肺野，或两肺呈弥漫性网织阴影（间质性肺纤维化）。胸部 X 线首先表现为肺纹理的改变，继而在网状阴影的背景上呈现结节阴影，早期局限于中下 1 或 2 个肺野。随病情进展，网织、结节阴影均匀分布于两侧肺野，两肺中下野肺纹理扭曲变形，网状和结节阴影为早期铍肺的 X 线表现，并在一个以上肺区遍布细砂样或结节阴影，严重者两肺广泛纤维化，肺野收缩使肺门或叶间裂移位。

肺的肉芽肿及弥漫性纤维化是慢性铍病的主要病变，其过程可分成 4 期：①非特异性炎症反应，出现肺泡壁的弥漫性细胞浸润，主要为组织细胞、淋巴细胞及浆细胞浸润。②肺泡巨噬细胞吞噬铍颗粒，支气管周淋巴结增生，肺泡间隔淋巴细胞等围绕铍粉尘颗粒。③肉芽肿形成，巨噬细胞、上皮样细胞及多核巨细胞积聚，趋向成群集合成肉芽肿病变。肉芽肿可含有上皮样细胞或朗汉斯巨细胞，中心往往存在结晶包涵体或铍颗粒。④肺间质纤维化形成。肝、肾、淋巴结、骨

骼肌、心肌、胸膜、皮肤均可出现浆细胞、淋巴细胞浸润及肉芽肿病变或纤维化。

慢性病患者血清 γ-球蛋白升高较多，也可见多项免疫球蛋白的变化，也可检测到铍特异性抗体。MIT（巨噬细胞移动抑制试验）是慢性铍病相对特异性免疫试验的体外检查法，反映机体对铍抗原的致敏状态，抗原作为慢性铍病的鉴别诊断指标。但应注意的是 MIT 易受皮质激素治疗的影响，易出现假阴性结果。

皮肤损伤 铍化合物可引起皮肤损害，尤以可溶性铍盐如氟化铍、硫酸铍多见。接触铍及其化合物可引起接触性皮炎、皮肤溃疡、皮下结节性病变和眼结膜炎以及角膜损伤等。皮炎一般相当严重，可导致过敏，往往在暴露部位出现水肿性丘疹。若不再与铍接触，损害可痊愈，局部疗法可促进痊愈。

诊断 根据明确的职业接触史和以呼吸系统为主的临床表现及胸部 X 射线特征，参考作业环境卫生学调查及现场空气中铍浓度测定资料，进行综合分析，排除其他类似疾病后，方可诊断。职业接触史是诊断职业性铍病的必备条件。职业接触指接触金属铍、氧化铍、硫酸铍、碳酸铍、氟化铍及其他铍化合物的烟、尘、雾等，但不包括接触绿柱石及硅酸盐矿。

实验室检查 ①以铍为抗原的巨噬细胞移动抑制试验（Be-macrophage migration inhibition test, Be-MIT）：巨噬细胞移动抑制因子是可溶性淋巴因子，由致敏淋巴细胞在受到抗原刺激时产生，可以使豚鼠腹腔的巨噬细胞发生移动。②铍血液淋巴细胞转化试验（Be-lymphocyte transformation test,

Be-LIT）：是观察变态反应的重要方法，致敏淋巴细胞在抗原或非特异性刺激因子的刺激下，呈现母细胞化，其转化程度与病情严重程度有相关性，但会出现假阳性，该实验不仅对慢性铍病具有诊断价值，还能作为间接的环境卫生监测手段，监测工人铍接触水平；Be-LIT 和 Be-MIT 实验室检查机体对铍的致敏状态，具有病因特异性，在鉴别临床上与铍病易于混淆的结节病、特发性肺间质纤维化等疾病具有较高的价值。③铍皮肤斑贴试验和尿铍试验：只反映机体对铍的迟发过敏反应状态，不能确定具有肉芽肿病变；结果阳性仅能证明具有铍接触史，阴性也不能排除铍病，且前者有致敏危险，激发铍病或加重症状，现已不采用。④支气管肺泡灌洗：外周血细胞免疫学指标只反映机体对铍的致敏，并不能确诊铍病，而采用支气管肺泡灌洗技术检查灌洗液中的淋巴细胞对铍的增殖反应，被认为对慢性铍病有较高的研究和临床诊断价值，并表现出极好的敏感性和特异性。

鉴别诊断 需与粟粒性肺结核、肺血吸虫病、含铁血黄素沉着症、尘肺、结节病、肺泡癌、肺微石症及非特异性肺间质纤维化等疾病鉴别诊断。①肺间质纤维化：没有铍接触史，X 线表现为两下肺细网状，以及广泛蜂窝状影；CT 表现为在胸膜下呈外围状分布。②矽肺：接触史不同，早期两者胸部 X 线表现区别不大。追踪观察，铍肺结节影多小于 5mm，结节不融合；矽肺结节大小不一，互相融合，有肺门淋巴结钙化等。

观察对象 可有胸闷、咳嗽等症状，胸部 X 线表现为不规则小阴影，并在一个肺区有散在少

数小颗粒阴影（密集度在 2cm 范围内少于 10 个，并占肺区面积 2/3 以下）。

诊断及分级标准 包括以下几个方面。

慢性铍病 ①轻度。有胸闷、咳嗽、活动时气短等表现，胸部 X 线表现为不规则小阴影，并在 1～4 肺区内有较多小颗粒阴影（密集度在 2cm 范围内有 10 个以上，且占肺区面积 2/3 以上）。②重度。胸闷、胸痛症状明显，在安静时感有气短，呼吸困难，发绀现象；胸部 X 线表现为在轻度基础上有小颗粒状阴影分布，范围超过 4 个肺区。

急性铍病 包括两种：①轻度。有鼻咽部干痛、剧咳、胸部不适等呼吸道刺激症状；胸部 X 线可有肺纹理增强，扭曲及紊乱等表现。②重度。有气短、咳嗽、咳痰、咯血、发热等表现，肺部可闻及湿啰音，胸部 X 线表现可见肺野内弥漫云絮状或斑片状阴影，有时可出现水肿、呼吸衰竭或其他脏器损害。

分型 铍肺主要分为 3 型：颗粒型、网状型和结节型。颗粒型表现为小砂粒阴影均匀分布于两肺，呈"细砂纸"样，颗粒大小 1mm 左右；网织型是由于肺部纤维结缔组织增生，表现为肺野布满网眼状阴影；结节型为直径 2～5mm 圆形阴影分布于两肺，呈"暴雪"状。三型可单独存在，但往往以相互混合多见。分型只反映 X 线形态学改变，不能反映疾病的轻重，病变范围分期可反映疾病的严重程度和病程，主要依据 X 线改变将铍肺分为 3 期：①Ⅰ期。两肺中下野纹理扭曲变形，在一个肺野内可见肯定的结节阴影。②Ⅱ期。两中下肺野弥漫性网状结节或颗粒阴影，肺门

可增大。③Ⅲ期。两肺均匀性分布结节或颗粒阴影，结节可融合，肺野收缩，叶间裂和肺门移位，肺门淋巴结肿大，结构不清，动态性胸部 X 线观察为铍肺早期诊断较好的方法。

治疗　铍中毒的治疗，着重早期发现，早期处理，可采用激素疗法、中西医结合疗法等。

急性铍病　应迅速离开现场。清除体表及衣服污染物，轻度病例对症处理，重度除内科常规治疗外，可及早应用肾上腺糖皮质激素类药物。经治疗后，原则上不再从事铍作业。应密切观察，每半年一次胸部 X 线检查。如连续 2 年无变化，则可按铍作业人员要求进行动态观察和定期健康体检。

慢性铍病　尚无特效疗法。除对症、支持治疗外，根据病情可应用肾上腺糖皮质激素类药物。应调离铍作业及其他粉尘作业。对轻度病例可安排适当工作，重度病例应住院及休养。

观察对象　一般不调离铍作业，进行为期两年的密切临床观察（每半年一次胸部 X 线检查）。如未见病情发展，则按铍作业人员要求安排定期健康检查，每 6 ~ 12 个月复查一次胸部 X 线。

预防　应从以下几个方面预防铍中毒。

改进生产工艺流程，改善安全防护措施　由于铍是剧毒轻金属，易飘逸到空中，因此在采矿前，要查明铍矿石的种类、矿物含量、贮存状态；进行预实验确定矿石最佳粉碎粒度，保证最大程度的粉碎利用有用矿物；选择最佳工艺流程，提高铍产品的浓缩富集，提高铍产品和其他伴生有用组分的综合回收率。在生产过程中，应采用密闭化、机械

化生产，减少作业工人直接接触的机会。加强铍生产车间的通风排尘并安装吸毒净化装置，采用湿式作业方法，避免高温加工。未包装的铍锭及化合物应放在单独仓库，墙面、地面易于清扫，所有工作用具表面应光滑。严格遵守中国铍的卫生标准规定（生产场所空气中的最高容许浓度为 $1\mu g/m^3$），限制车间空气中铍的浓度（《工业企业设计卫生标准》TJ36-79）。

加强作业工人的自我防护　操作工人在作业时应穿好工作服、防护鞋和戴上防护帽、防护镜、口罩和手套，严禁用手直接接触铍及其化合物。下班后，要将污染过的工作服要在厂内严格处理，用洗衣机进行洗涤，不可带到厂外。遵守个人防护和卫生习惯的规定，在切削加工时，要戴防护口罩、穿戴工作服、鞋套和手套，并及时专门清洗；工作后要淋浴，不得在生产场所进食、饮水和吸烟等。

就业前体检，就业后定期进行健康检查　应进行就业前及每 2 年一次的健康体检，检查项目包括内科、皮肤科、后前位 X 线胸片，必要时做肝功能、肺功能检查和免疫指标检测。

研发和推广产品中铍化合物的替代物　铍生产过程中产生的废水、废气应尽可能回收利用，不能回收利用的部分一定要经过严格的净化处理后才能排放，各种沾染铍的废物均应置于密闭的容器中，以防污染环境。

其他　凡是患有支气管哮喘、花粉症、药物或化学物过敏等过敏性疾病，严重心、肺、肝、肾脏疾病和严重皮肤疾病者禁忌从事铍作业。

（林忠宁）

tāzhòngdú

铊中毒（thallium poisoning）　接触铊或其化合物所致的全身中毒性疾病。铊（Thallium，Tl），CAS 号 7440-28-0，位于元素周期表的第六周期ⅢA族，原子序数 81，原子量 204.37。为带蓝光的银白色金属，质软，不溶于水，微溶于碱，易溶于浓硫酸和硝酸。其水溶液无色、无味、无臭，熔点（302.5℃）、沸点（1 457℃）较高；蒸气压 0.13kPa（825℃）；相对密度 11.85。主要价态为 +1 价和 +3 价，主要的化合物有氧化物、硫化物、卤化物、硫酸盐、碳酸盐以及醋酸盐等。铊盐一般为无色、无味的结晶，溶于水后形成亚铊化物。铊是高度分散的稀有重金属元素，广泛应用于化工、电子、医药、航天、高能物理和超导材料等行业，日常生活中的许多原材料（煤、石油）中均含有微量的铊。其用于制造光电管、低温计、光学玻璃，也用于制造铊的化合物。作为剧毒品，硫酸铊用于杀虫剂和杀鼠剂。

作为地壳的天然组成要素，铊几乎存在于各种自然环境介质中。在地壳中铊含量在 0.1 ~ 1.7mg/kg，平均值为 0.7mg/kg。铊为伴生元素，其矿物很少，大多数以分散状态同晶形杂质存在于铅、锌、铁、铜等硫化物矿物和硅酸盐矿物中。有研究资料表明所有黄铁矿中铊含量均较高。在没有受到铊污染的自然环境中，人体通过食物链平均摄入的铊含量少于 $5\mu g/d$。因此，尽管铊不是人体生长的必需微量元素，但却广泛地分散于环境当中。土壤中铊含量在 0.1 ~ 1.0mg/kg。未受铊污染的地区，大气中的铊含量通常小于 $1ng/m^3$；水体中的铊含量小于 $1\mu g/L$，而在水体沉积

物中的铊含量小于1mg/kg。

虽然全世界的铊年使用量不超过15吨，但每年有2000～5000吨的铊通过工业生产过程以各种形态进入到环境中。通过工业生产过程释放的铊，是自然环境中主要的铊的人为来源。火力发电厂和水泥厂向大气中排放大量的铊，在高温条件下释放的铊经重新冷凝后吸附在飞灰的固体表面上，随排出的烟气进入并悬浮于大气中。飞灰中的铊含量与飞灰的颗粒半径呈负相关，飞灰的颗粒越小，所含的铊越多。在铅、锌和铜矿（伴生有铊）的冶炼过程中，铊以气体的形式被释放，其释放的铊含量与原料中的铊含量相关。

由于铊的环境背景值很低，其生理毒性往往被人们忽略。随着铊矿床和含铊矿产资源开发活动的不断拓展，其带来的环境污染也越来越严重。进入环境中的铊通过表生地球化学循环以及生物循环，对包括人在内的各种生物体都产生严重危害，由此带来的环境潜伏危机也越来越明显。铊属高毒类，具有蓄积毒性，为强烈的神经毒物。铊对人体的危害主要表现为急性铊中毒。铊可通过消化道、呼吸道及皮肤直接接触进入人体，急性铊中毒主要见于误食铊盐、自杀、谋杀、非法流产或职业性大量吸入铊蒸气、烟尘等，尤其可溶性铊盐，口服0.5～1g即可致命。环境铊污染对人体健康的影响主要表现为慢性铊中毒，由食用铊污染区土壤生长的粮食、蔬菜和水果或职业性缓慢接触工业铊等引起。随工业"三废"排放到环境中的铊不仅可通过直接暴露途径危害各种生物体，还可通过生物富集作用和食物链危及人类的健康。铊可以迅速分布于机体组织和细胞内，稳定地与 $Na^+ - K^+ - ATP$ 酶结合，干扰细胞内呼吸和蛋白质合成。

正常人体中铊含量极微，铊的成人致死量6～40mg/kg，平均10～15mg/kg。铊是人体内非必需元素，每日可经饮食摄入约2μg，随新鲜蔬菜和水果摄入和经呼吸道吸收是铊进入人体的主要途径，成人每人每日铊排泄量约1μg。

铊及铊化合物可由食物链、皮肤接触、漂尘烟雾经由呼吸系统、消化系统、皮肤等途径快速进入体内，但主要是经消化道进入，其次是呼吸道。可溶性铊可被胃肠道吸收后，以离子形式进入血液，存在于红细胞中并随血液到达全身的器官和组织，易透过血脑屏障。组织对铊的吸收类似于钾离子，肾脏中铊含量最高，其次是睾丸，其他依次为肌肉、淋巴结、胃肠、心脏、脾脏、肝脏。铊从血液中消失较快，分布于体内各器官，尤集中在肾和唾液腺内，逐渐再分布时，蓄积在骨骼和头发中。人体铊中毒后无论是急性还是慢性，其血、尿、发中铊含量均较正常人显著升高，慢性铊中毒患者还表现为指（趾）甲的含铊量较高。

铊在大鼠和人体中的首选蓄积部位是睾丸，动物试验证明铊可使睾丸发生形态学改变，主要使精子细胞释放入管腔增加，生精上皮在成熟前脱落和生殖细胞间产生大量的小泡状空隙。电镜观察显示，支持细胞出现胞质空泡和滑面内质网肿胀、β-葡萄糖醛酶活性明显下降，该酶主要存在于支持细胞和生精细胞。铊在肾脏内也有明显的蓄积作用，长期低水平接触易损伤肾脏。

动物和人体内的铊可经泌尿道和胃肠道排出体外，有一小部分通过毛发、指甲、乳汁等途径排出，也可经唾液分泌。受许多因素影响，人体铊的排泄不同于动物，总体上看，人的排泄率要比动物低许多。此外，排泄情况还会受到铊的接触水平、接触持续时间、排泄器官的功能状况、钾的摄取量以及急性中毒后的治疗措施等方面的广泛影响。铊在实验动物体内的生物半衰期为3～8天，而在人体的半衰期为10天左右，曾有报道最长半衰期达30天。

铊属高毒类，具有蓄积毒性。铊以及铊化物的毒性是剧毒农药的几倍，远高于砷化物的毒性，铊化合物对人的急性毒性剂量为6～40mg/kg，成人最小致死量（MLD）为12mg/kg；儿童更为敏感，为818～15mg/kg，当铊剂量大于818mg/kg，便可致死亡。

中毒机制 关于铊的毒作用机制，尚未完全阐明。据认为铊可干扰依赖钾的关键生理过程；影响 $Na^+ - K^+ - ATP$ 酶的活性；特异性与巯基结合而发挥其毒性作用，具体可能为：①铊离子与细胞器及蛋白质或酶的巯基结合，破坏其生物活性，干扰硫代谢，抑制线粒体的氧化磷酸化过程，干扰能量产生，干扰含硫氨基酸合成，与核黄素结合，致核黄素结合蛋白合成减少，生物氧化受影响，能量代谢发生障碍，从而引起多脏器损害，其中神经系统首先受到影响。②铊离子有明显的细胞毒性，可抑制细胞有丝分裂，造成细胞代谢紊乱，对脑和周围神经系统糖代谢影响最大，因而多发性神经病等神经系统表现突出。③铊离子与 K^+ 的互相作用大量进入细胞，作用于 Na^+ / K^+ ATP 酶，影响细胞内环境稳态，又因患者不能进食，严重腹泻，致心肌损害等。④铊离子与半胱氨酸上的巯基结合，影响毛囊角质蛋白合成及棘层的生长，引起脱毛发。

中毒表现　包括以下几方面。

急性中毒　多见于误食、口服、他人投毒或生产中大量吸入或皮肤接触等情况。急性铊中毒有一定潜伏期，长短与剂量有关，一般接触 12～24 小时出现症状，早期为消化道症状，数天后出现明显的神经系统障碍。急性铊中毒早期临床表现主要有：①消化道症状，是最早期症状，但无特异性，诊断价值不大。②皮肤黏膜症状，早期表现为口唇干裂，双颊皮肤抓痕样色素沉着及口腔炎，一般中毒少有类似表现，临床容易被忽略。③以下肢肌肉为主的剧痛，伴明显痛觉过敏，且逐渐加重，并可向上肢发展，是突出且严重的症状和体征。④束状脱发，具有特异性，有较高的提示诊断价值；尿铊、血铊对急性铊中毒的诊断有重要帮助。10～12 天之后，常可出现失眠、抑郁、幻觉、昏睡、谵妄、惊厥、昏迷甚至死亡。存活超过 1 周者可发生累及脑神经的运动性和感觉性神经病变、球后神经炎等，循环功能紊乱也常出现，如高血压、心动过速、心脏缺血改变等。中毒 2 周后常出现头发和体毛脱落，3～4 周指甲可出现弧状条纹（Mess 纹）等营养不良表现。病情恢复需数月时间，偶有部分神经系统障碍和精神紊乱长期存在，若有球后视神经炎和视神经萎缩则会发生永久性失明。

慢性中毒　多见于生产和加工铊的工人，工业含铊废水污染水及土壤，人们食用在该土壤生长的蔬菜、瓜果或饮用污染水后可以发病。临床表现较急性中毒缓和，先见于神经系统症状，出现倦怠、头痛、失眠、头晕、乏力、食欲减退、恶心呕吐、心慌、肢体疼痛、手指颤动、肌肉无力、眼睑下垂、视物模糊、脱发等。还可有贫血，齿龈发炎、肝肾损害，皮肤可有皮疹、出血点，另外还可有痴呆、发育迟钝等，尤其严重影响小儿智力发育。脱发是铊中毒的最典型症状，失明是铊中毒的特殊症状。慢性铊中毒患者呈进行性视力障碍，并与中毒时间及体内铊蓄积量成正比，严重者可出现神经萎缩及黄斑区光反射消失。脱发及晶体、眼底视神经的损害是慢性铊中毒的重要体征。铊能引起周围神经炎，患者出现四肢麻木，下肢疼痛、无力、全身肌肉疼痛，有的出现肌肉萎缩、消瘦，劳动力受到不同程度损害，甚至完全丧失。

胃肠炎、多神经病变和脱发，此三联症是铊中毒的典型症状。此外，铊对人类生殖功能亦有影响，可降低性欲和男性性交能力。铊中毒的小鼠睾丸受到严重损害，曲细精管排列紊乱，精子生成受阻。铊中毒的大鼠还表现为性欲丧失、睾丸萎缩、生殖细胞在成熟前脱落等特征。在动物的整个妊娠期，铊均可透过胎盘屏障进入胚胎和胎儿体内，影响胎儿生长发育，导致动物畸胎。无其致癌性报道。

诊断　铊属于高毒类，但铊中毒从毒物摄入到症状出现有一段潜伏期。急性铊中毒的临床表现在早期无特异性症状和体征，因此诊断时必须根据确切的职业接触史和能引起中毒的劳动环境条件，结合临床表现以及特殊化验检查综合诊断，并注意与相应疾病鉴别。

治疗　无理想的铊中毒治疗药物。总体来说，治疗铊中毒的原则为脱离接触，其中包括阻止消化道的继续吸收，加快毒物由尿液或其他途径的排泄。①普鲁士蓝给药，再辅以硫酸镁导泻，以促进铊随胆汁经粪便排泄，减少毒性。②持续性进行血液滤过或血液透析，促进血铊的排出。③口服 15% 氯化钾，加速肾脏对铊的清除作用。④肌注二巯基丙酸钠、双硫腙、硫代硫酸钠等金属络合剂，络合血液中的铊，从而降低毒性，利于铊的清除。⑤采取利尿方法，加快肾脏排铊，减轻毒性。⑥辅助治疗，给予还原性谷胱甘肽、B 族维生素等。应综合使用上述方法，尤其是急性、重度患者。

预防　工业排放是铊污染的主要来源，食物链迁移是人体铊暴露和慢性铊中毒的主要途径，因此，铊污染的预防控制措施主要有以下几方面。①控制污染源：加强矿物原材料中铊含量的检测和含铊废弃物中铊的回收利用，严格禁止含铊矿渣直接用于水泥制造，减少铊的环境负荷。②铊污染土壤的修复：利用超积累植物提取和富集土壤中的铊，或通过翻土、换土、去表土以及加入石灰等方法进行土壤修复，减轻土壤的铊污染。③铊污染水的主要治理：可以使用石灰等碱性改良剂来抑制生物对铊的吸收，同时采用活性铝净化法、离子交换法等来防止饮用水的铊危害。④调控食物链中铊的迁移：选用对铊的富集系数小的作物种类或品种，降低农产品中的铊含量，减少人体通过食物链途径的铊暴露。⑤加强对接触含铊物质工作人员的劳动保护，减少含铊化肥的生产量等；并对铊污染严重地区人群进行筛查和健康教育。

⑥慢性铊中毒的诊断和治疗：加强慢性铊中毒诊断技术的研究，提高诊断的准确性，开发人体去铊的新药品，及时治愈铊中毒患者。

铊的毒性大，循环时间长，蓄积性强，具有广泛的毒作用，且不被转移和生物降解，在环境中十分稳定。铊污染对环境、生态和人类健康造成了严重的毒害效应。此后应从铊的环境地球化学、富集机制、迁移转化形式、不同形态致病机制、铊业工人的防护措施、合理有效的解毒方式等方面加强对铊的预防与控制。

（林忠宁）

bèizhòngdú

钡中毒（barium poisoning）　接触钡或其化合物所致的中毒性疾病。钡（Barium，Ba），CAS 号 7440-39-3，原子序数 56，原子量 137.33。银白色金属，略具光泽，焰色为黄绿色，质坚硬，有延展性，1808 年被发现。元素周期表位置Ⅱ；化合价 +2；为碱土金属的成员。密度 3.58g/cm^3，熔点 725℃，沸点 1 640℃。钡在地壳中的含量为 0.05%。钡的化学性质十分活泼。金属活动性顺序位于钠、镁之间。能与大多数非金属反应。在室温下，钡与水剧烈反应，生成强碱氢氧化钡，放出氢气。可溶于酸，生成盐，钡盐除硫酸钡外都有毒。钡与卤素在室温下即可发生反应，生成卤化物；钡可还原若干金属的氧化物、卤化物和硫化物而获得相应的金属。由于钡易氧化，需浸于矿物油和液体石蜡中保存。

由于钡是活泼金属，因此自然界中都以化合物的形式存在，种类繁多。钡在自然界主要以重晶石（barium sulfate，BaSO$_4$）和毒重石（barium carbonate，Ba-CO$_3$）的矿物形式存在。钡在自然界分布相对丰富，可分布于动植物组织内。巴西坚果中浓度很高（3 000 ~ 4 000ppm）。机体钡的日摄入量约为 750 µg，主要来自于饮食。工业上常用的有氯化钡（barium chloride，BaCl$_2$）、碳化钡（barium carbide，BaC$_2$）、氢氧化钡〔barium hydroxide，Ba（OH）$_2$〕、碳酸钡（barium carbonate，BaCO$_3$）、硫化钡（barium sulphide，BaS）等。其中硫酸钡和碳酸钡不溶于水。

用途　钡广泛存在于自然界，随着现代社会和工业、科学技术的发展，已被应用于很多领域。金属钡主要用于制造各种合金，用作制造消气剂，除去真空管和显像管中的痕量气体，还用作球墨铸铁的球化剂，还是轴承合金的组分。金属钡的化合物也具有多种用途，钡的氟化硅酸盐和碳酸盐已被用于杀虫剂、油漆、肥皂、纸和橡胶，也用于玻璃、陶瓷和搪瓷工业；硫酸钡是不溶性化合物，可作为胃肠道造影剂，纺织品、橡胶、肥皂、水泥、塑料的充填剂；锌钡白用作白漆颜料；碳酸钡用作陶器釉料；硝酸钡用于制造焰火和信号弹；重晶石用于石油钻井，钛酸钡是压电陶瓷，用于制造电容器；另外，一些钡盐还用作分析试剂；硝酸钡、钛酸钡则用于制造焰火和信号弹。

工业生产中常用的钡化合物有氧化钡、碳酸钡、氢氧化钡、碳化钡和硫化钡等。金属钡主要用作制造合金；钡矿开采、冶炼、制备和使用钡化合物时可接触钡。生活中常因误食而致钡中毒。生活性钡中毒大多由误食引起，如将钡盐误作发酵粉、碱面、面粉、明矾等食入。曾有将氯化钡误作白矾，以及将碳酸钡误作熟石膏引起多人中毒。X 线造影用的硫酸钡不纯或以其他钡盐误作硫酸钡应用均可导致中毒事故。亦有误将实验室用的氯化钾（掺含钡盐）配制治疗用药静脉滴注导致中毒死亡的报道。职业性急性钡中毒多属生产和使用过程中的意外事故，如碳酸钡烘干炉维修时违反操作规程，淬火液爆溅灼伤皮肤，掉入硫化钡或氯化钡池内等。

钡及其化合物可经呼吸道和消化道进入机体。吸入接触时肺是很重要的储存库，可以很好地吸收可溶性钡化合物的气溶胶。摄入可溶性钡化合物的吸收程度与钙相同，约为剂量的 8%；骨骼和牙齿是主要的沉积部位，超过体内负荷的 90%；肺、肾、脾、肌肉、心脏、脑和肝的浓度分别为 1、0.10、0.08、0.05 和 0.03ppm。氯化钡经口进入体内，在 1 小时内血浆钡浓度达最高峰。随后迅速转移至骨（约占体内总量的 65%）、肝、肾和肌肉。钡的排出较快，钡被肾小管重吸收后少量出现在尿液中，主要通过粪便排泄，小部分经尿和唾液排泄。消除半衰期为 3 ~ 4 天。

钡并非机体的必需微量元素。钡化合物有毒，金属钡毒性很低，但可溶性钡盐的毒性很高。不同的钡化合物的毒性大小与溶解度有关，溶解度高则毒性大。有研究表明，可溶性钡盐对机体有较强毒性，不溶性钡盐如碳酸钡在胃内受胃酸作用可变成可溶性氯化钡而具有毒性。可溶性钡盐如氯化钡、醋酸钡、硝酸钡等为剧毒。碳酸钡的致死剂量在 1 ~ 15g。一次性大量摄入急性中毒剂量（超过 200mg）的可溶性钡盐导致急性中毒。硫酸钡是不溶性化合物，一般无毒性作用，被 X 线诊断时用作造影剂。X 线检查用的造影剂不纯时也可引起中毒，食用含氯化钡的井盐可引起居民钡中毒。

中毒机制　钡离子为金属离子，是极强的肌肉毒剂，大量钡离子吸收入血液后，可对各类肌肉组织包括骨骼肌、平滑肌及心肌产生过度兴奋作用，最后转为抑制而致麻痹，最终导致麻痹性瘫痪，瘫痪的进展与低钾的进展有密切联系，并可使机体多种酶发生改变，且有性腺毒和致畸等作用。由于静脉注射发生中毒时，常不出现胃肠道症状而迅速死于心脏病变。氯化钡对免疫器官也具有毒性作用。钡的基本毒作用机制可能包括：使细胞内钾流出的钙依赖性的钾通道被阻滞；钡离子可进入细胞内，改变细胞膜的通透性，使钾离子透过细胞膜大量进入细胞内，使细胞内钾升高、血清钾降低，从而产生低血钾综合征；如抢救不及时，死亡率很高。因此，病因一旦明确，宜尽早洗胃；尽早使用硫代硫酸钠解毒药，其与钡结合成不溶性硫酸钡从肾脏排出，是特效解毒剂。另外实验研究表明，钡可以直接刺激肌肉细胞，还能引起血管特别是小动脉痉挛性收缩，最后可导致麻痹性瘫痪。钡可对中枢神经系统产生短暂的兴奋，而后产生抑制。除此以外，钡还可刺激肾上腺髓质分泌儿茶酚胺。

中毒表现　职业性急性钡中毒指生产、运输和使用过程中，短时间接触大量可溶性钡化合物引起的以肌肉麻痹、心血管损害及低钾血症为主要表现的全身性疾病。钡的急性中毒以误服可溶性钡盐为多见，粉碎和包装钡及可溶性化合物可引起急性中毒。

急性中毒潜伏期为数分钟至数小时，主要表现为肌束颤动和惊厥。口服中毒有明显胃肠道症状，一次性大量摄入急性中毒剂量（超过 200mg）的可溶性钡盐导致急性中毒，首先引起口周感觉异常、顽固性呕吐和严重的腹泻，然后出现高血压和心律失常，严重的低钾血症和乏力可进展为迟缓性瘫痪，为钡中毒的标志。吸入中毒时则有咽痛、咽干、咳嗽、胸闷、气短等症状，同时出现渐进性心血管功能异常。重症患者可发生急性肾衰竭，死亡原因多为心律失常及呼吸肌麻痹。职业性长期接触钡及可溶性化合物的工人，可出现上呼吸道和眼结膜刺激症状，部分可出现钙－磷代谢和副交感神经功能紊乱，也有部分工人可有心脏传导功能障碍。工业生产中钡的慢性毒性损害主要是钡尘肺（baritosis），长期吸入多量的硫酸钡或重晶石矿的微细粉尘后，可发生肺内钡尘沉着症，X 线胸片可见两肺均匀的细小致密阴影，但一般无自觉症状，当脱离接触后，有些阴影可自行消退。

治疗　原则为立即脱离现场，尽快清除毒物，特别是接触高浓度钡化合物烟尘的工人，应及时撤出现场，反复漱口。漱口后，口服适量的硫酸钠。口服急性中毒时，先用温水或 5% 硫酸钠洗胃，然后再口服硫酸钠，使其与胃肠道内尚未被吸收的可溶性钡盐结合为硫酸钡，但不宜使用硫酸镁等导泻。高浓度钡化合物溶液灼伤皮肤者先用 2%~5% 硫酸钠局部冲洗，再按《职业性皮肤灼伤诊断标准及处理原则》进行处理。有低血钾者应迅速补钾，并在心电图和血钾监测下进行补钾。同时对心律失常、休克、呼

吸肌麻痹、心脏骤停给予相应处理。

治疗着重于清除毒物和解毒，应尽早洗胃。尚无钡离子络合解毒药物。对口服中毒患儿立即探咽导吐，或插入胃管速将钡剂吸出，并用 2%~5% 硫酸钠溶液洗胃（如无呼吸抑制，也可用硫酸镁），直至澄清为止；继而给予牛奶、生蛋清等辅助治疗。在中毒过程中，根据缺钾情况，适当补钾甚为重要。必要时供氧和进行人工呼吸。

预防　生产设备密闭化，建立车间清扫制度，安装通风除尘设备；严格操作规章制度，工人要有自身防护措施，如佩戴防护面具；培训自救知识，出现症状应迅速脱离现场等；严格设备检修制度，车间内应有冲洗设备，以备灼伤时及时冲洗，生产设备故障维修时，工人必须佩戴防护用品；禁止在车间内吸烟、进食、饮水，班后漱口、换工作服；上岗前要作健康体检，如有神经、肌肉、心血管系统疾病等职业禁忌证者，不得从事钡作业。孕妇及哺乳期妇女应脱离钡作业；可溶性钡盐要加强保管，容器上要有明显的有毒警告标识，绝对不许与面粉、食用碱等食品放在一个仓库内保管，以杜绝误食。

（林忠宁）

fánzhòngdú

钒中毒（vanadium poisoning）接触钒或钒化合物引起的全身中毒性疾病。钒（vanadium，V），CAS 号 7440-62-2，原子序数 23，原子量 50.942。1830 年瑞典化学家尼尔斯（Nils Gabriel Sefström）在铁矿石提炼铁的过程中发现，因此命名为钒，并得到公认。1971 年才被确定为生物体必需的微量元素。钒是质地坚硬、高熔

点、无磁性、有韧性的灰白色稀有金属，在地壳中，纯钒是明亮的白色细片的金属，软且易延展；含有杂质时硬而脆，是第 22 种含量最丰富的元素。由于存在较高的金属键，其有较高的熔点（1910℃，第一过渡系中最高）、沸点（3400℃）和原子气化熔。有典型的体心立方结构，化学性质稳定，常温下不被氧化，即使在 300℃ 条件以下都能保持光泽；对空气、盐水、稀硫酸、盐酸和碱溶液都有较好的抗腐蚀性，但溶于氢氟酸，也溶于强氧化性酸中，如硝酸和王水。高温下，可与大多数非金属元素反应，并可与熔融苛性碱反应。在环境体系中，钒可以 $-1 \sim +5$ 价的氧化态存在，通常形成许多聚合物，在其常见化合物中主要以 $+3$ 和 $+5$ 价形式存在。

钒是在自然环境中比铜、铅、锌等元素还常见的重金属，但大部分呈分散状态，常与铁、钛、铀等元素伴生而形成含钒的矿物。含钒矿物有 65 种，其中主要有绿硫钒矿、钒铅矿、硫钒铜矿、钒钛铁矿和钛磁铁矿等，最典型、也是最主要来源的是钒钛磁铁矿（五氧化二钒含量可达 1.8%），其他的含钒矿石还有磷酸盐、铀矿石、石油和沥青砂、粘土矿等。

钒广泛分布在自然界中，土壤、水、植物和动物体内都含有微量的钒。钒在地壳中的总含量估计为 0.102% ~ 0.103%，世界上已探明的钒资源储量有 98% 共生于钒钛磁铁矿，该矿藏主要分布于南非（46%）、独联体（23.6%）、美国（18.1%）、中国（11.6%）等，其他国家占有的总量不足 6%。原油中的钒主要为有机金属化合物，并主要以钒卟啉的形式存在，挥发度较小。

中国以钒钛磁矿资源最为丰富，尤其是攀枝花和河北承德地区的钒资源相当丰富，钒钛磁矿含量分别约占全国储量的 55%、40%。另外，湘、鄂、浙、皖等省区富产碳页岩（俗称石煤）的地区中，五氧化二钒品位多在 0.3% ~ 1.0%。中国钒产品的主要生产厂家为攀枝花新钢钒和承德钒钛，两者钒产量占中国的 90% 以上，两者在世界上分别列第二和第五位。中国钒生产的主要方式是从钒钛磁铁矿中和石煤中提取钒。此外，钒还是必需元素，动植物中钒的含量与其生长环境有很大关系。人体中含钒 50 ~ 200μg。不同的海产品中都含有钒。

环境中钒的来源主要有 3 种途径：天然岩石的风化；煤、石油等染料的燃烧；钒钛磁铁矿等含钒矿物的开采和冶炼。钒的冶炼和钒合金的冶炼是环境中钒污染的重要来源。钒钛磁铁矿等含钒矿物的开采、粉碎、烧结、炼钢等一系列工艺过程中均有钒排入环境；在含钒合金钢的生产中，以及有机和无机化学、玻璃和陶瓷制造、电子、颜料、印染、油漆、皮革、国防等工业中，钒污染物一般随废气排出污染大气，经扩散后可沉降，进而污染水源、农作物和牧草等。此外，煤、重油和石油等染料中均含有大量的钒，其燃烧也可在废气、灰渣、烟尘中排出钒，成为以煤为燃料且技术相对落后地区的居民区的最重要的钒污染源。煤中的钒以易挥发的有机钒或含钒化合物的颗粒形式进入大气，在高温下，可参与各种反应，形成钒氧化物、钒氯化物或钒的磷酸盐等各种化合物，以可溶于水的五氧化物、三氧化物及钒酸铵的形式为主，随降雨过程进入生态循环。灰渣

中的钒随回收冶炼过程进入环境系统，对生物体造成危害。矿物燃料普遍含钒，石油燃烧是大气中钒的主要来源。有人预测石油燃烧时排入大气中的五氧化二钒占 3.2%，硫酸氧钒 $[(VO)_2SO_4 \cdot 3H_2O]$ 占 2.1%。大气中的钒具有很强的催化二氧化硫向三氧化硫酐转化的能力，后者是酸雨形成的关键性物质之一。

1905 年钒首次应用于工业，由于钒能改善钢的性能，已成为某些钢的必不可少的组分。钒的用途非常广泛，被广泛应用于工业中，其中 85% 左右以钒铁或钒氮合金的形式添加在钢、铁中，用以增强钢的韧性、耐磨性和耐腐蚀性，主要应用于用钢铁制造的各种切削工具、锻压模及发电机、船舰、飞机、坦克、重轨钢和汽车等各种机器部件，并用于国防尖端工业。此外，还可用作催化剂、陶瓷着色剂、显影剂、干燥剂及生产高纯氧化钒或钒铁的原料、有机合成及清除发电厂废气中的硫。中国钒资源非常丰富，但在带来巨大的经济效益和社会效益的同时，依然存在提取率低、产业化程度不高、环境污染严重等问题。

动物经过两条途径吸收钒：经呼吸道和消化道吸收，但消化道的吸收效率远低于呼吸道，这主要是因为自然界中存在的钒化合物大多数不溶于水，不宜被动物吸收。钒钛磁铁矿等含钒矿物的开采、粉碎、烧结、炼钢等一系列工艺过程中均有钒排入环境。生产环境中的钒主要经呼吸道进入体内，其中 10% 的钒以离子形式存在，主要贮存在脂肪组织、骨、肝和肾中。虽然大多数食物中钒的含量较低（<1ng/g），但对一般人群而言，食物是钒的主

要暴露途径。人每天从食物中摄取钒的量比其他必需元素低，饮食中钒推荐量一般在 $10 \sim 100 \mu g$。

在活体系统中，钒的吸收、排泄和存储机制还不十分清楚。钒作为动物体内的必需元素，以极低的浓度广泛存在于动物体内，主要分布在肺、肝、肾、脾、骨骼以及其他组织和器官中。钒主要通过口腔、呼吸道、表皮吸收等途径进入体内。动物实验表明，经口摄入的钒主要在胃肠道上部吸收，进入机体内后迅速进入血液。钒酸盐在进入血流后，虽然"钒酸盐"的形式仍然存在，但钒酸盐会再次被转换为"氧钒"离子，钒酸盐通过运铁蛋白或铁传递蛋白，而氧钒通过白蛋白和运铁蛋白形式被迅速通过血蛋白质运输到全身各组织，其中以肾脏（主要分布在肾皮质）和骨骼中含量最高，钒主要分布在肾细胞的细胞核胞溶质，其次是线粒体、溶酶体和微粒体。经过饮食摄入的钒主要通过肠道排出，经静脉吸收的钒主要经肾脏排出。生物体对钒的吸收程度，与钒化合物的溶解度和化学性质有关，一般来说，水溶性的阳离子钒易被吸收，吸收量可达摄入量的 10%；而阴离子钒则不易被吸收，从胃肠道吸收的量只有摄入量的 $0.1\% \sim 10\%$，五价钒是肾 Na^+-K^+-ATP 酶的强抑制剂。哺乳动物的肺脏、肝脏等器官对钒具有显著的蓄积作用。蓄积浓度与动物的年龄和体型大小呈正相关。

钒是活生物体的组成成分，参与和维持大量生化的正常作用，但它还是常见的工业毒物和环境污染物，可以通过不同途径进入人体，产生各种危害。高浓度钒可能诱导急性和慢性中毒，损害生物学结构并干扰生化系统。一般人连续吸入空气浓度为 $0.3 \sim 5.7 mg/m^3$ 的五氧化二钒 $5 \sim 8$ 小时即可引起急性钒中毒。浓度达 $5.3 \sim 7.4 mg/m^3$ 时，可出现明显的急性中毒症状。急性钒中毒可见于职业接触人群，常为吸入大量五氧化二钒粉末或烟尘所致，见于钒矿开采、冶炼、粉碎、包装、过筛以及使用五氧化二钒做催化剂或重油燃烧器清洗等作业的接触者。钒主要对呼吸道有刺激作用，对眼和皮肤也有刺激作用。$100g/L$ 偏钒酸钠对皮肤有刺激作用。急性钒中毒累及呼吸、消化、神经、心脏、肾、皮肤黏膜等多种组织和器官，以呼吸系统损害较为突出。在钢铁工业中对人体危害毒性最大的钒化合物是五氧化二钒，它对眼、鼻、咽喉、呼吸道、皮肤具有明显的刺激作用，可引起支气管炎哮喘及神经系统改变等。钒及其化合物还可以通过动物的血睾屏障，损害睾丸组织，因而具有一定的生殖毒性。钒可被全身吸收，除上述明显的急性毒性外，还能影响胃肠、神经系统和心脏，钒中毒时，出现肾、脾、肠道严重血管痉挛、胃肠蠕动亢进等症状，以及生殖毒性、胚胎毒性、致突变、致畸和间接致癌等毒性。钒的蓄积对动物具有中-高等毒性，可引起呼吸系统、神经系统、肠胃系统、造血系统的损害及新陈代谢的改变，甚至致死。在胚胎的器官形成期，孕鼠每天灌饲大于 $37.5 mg/kg$ 的硫酸氧钒（$VOSO_4 \cdot 5H_2O$）后，钒能通过胎盘并能在胚胎内蓄积，引起胚胎毒性和胚胎内脏、骨骼畸形。

钒化合物毒性及生命学效应的大小除与钒的总量有关外，更重要的是受钒的化合特性和贮存形态的影响。不同的化学存在形式呈现不同的生物效应。金属钒的毒性很低，但其化合物对动植物体具有中等毒性，钒化合物的毒性随钒的化合价升高而升高，溶解度的增大而增强，五价钒的毒性最大，$+5$ 价化合物的毒性超过 $+3$ 价钒化合物毒性约 $3 \sim 5$ 倍，所以五氧化二钒及其盐类的毒性最大。VO^{2+} 对生物无效，而 VO^{3+} 却易被植物吸收。此外，不同暴露途径引起的毒性大小也不同：注射时毒性最大，呼吸道吸入次之，经口腔进入体内毒性最小。食物中锌浓度高可加重钒的毒性，赭曲霉素 A 对钒的毒性有相乘效应。

中毒机制　大量研究证明钒的毒性作用通过阻滞大量酶系统来完成，并对不同时相的繁殖和发育具有有害作用。研究认为钒的毒作用机制主要有以下几种。

广泛抑制细胞中酶的表达和活性　V^{5+} 通过 ATP 依赖性机制抑制配位体 AhR 的核蓄积及 AhR/芳基碳氢化合物核转位因子（Arnt）/外源化合物应答元件（XRE）复合物的形成，从而抑制 CYP1A1 转录水平的表达，下调解毒酶 NAD（P）H——氢醌氧化还原酶 1（Nqo1）在 mRNA 和蛋白水平的表达并抑制其催化活性，从而抑制 CYP1A1 的表达；偏钒酸铵通过下调转录、转录后和翻译后水平的表达抑制 CYP1A1、NAD（P）H：醌氧化还原酶的活性。$0.1 mg$ 钒/ml 的偏钒酸钠染毒 12 周，抑制大鼠体内谷胱甘肽-S-转移酶的活性，并升高 GSH 含量。钒离子（钒酸盐和氧钒）抑制组氨酸的自发磷酸化，非竞争性抑制 ATP 柠檬酸裂合酶和琥珀酰辅酶 A 合酶。钒化物通过阻碍三磷酸腺苷酶、蛋白激酶、核糖核酸酶和磷酸酯酶的活性而具有细胞毒性。钒化物的毒性随着原子价的增加而增加。

DNA 损伤作用 钒引起分子氧依赖性 DNA 双链断裂。PM2.5 中存在的钒增加 8-oxodG，对氧化性 DNA 损伤具有作用，且该作用不依赖颗粒的质量和（或）颗粒混合物中含有的其他毒性化合物。

诱导染色体畸变和超二倍体的形成 钒具有强遗传毒性。小鼠吸入 $0.5mg/m^3$ 及以上浓度的五氧化二钒粉末 3 个月后，可诱导骨髓多染红细胞微核率明显增高，并存在剂量 – 反应关系，这直接表明五氧化二钒的遗传毒效应不可低估。$0.001 \sim 0.1\mu M$ 五氧化二钒剂量依赖性诱导培养的人淋巴细胞超二倍性增加，且具有较大的变异性。机制学研究发现，钒通过和微管交互作用抑制微管组装并诱导微管蛋白解聚，从而干扰纺锤体的形成并影响其功能。$V4^+$ 离子是最强的逆转录转座诱导因子，$50\mu M$ 硫酸氧钒诱导病毒样 30 元件（viral-like 30 element，VL30）逆转录转座频率高达 18.5%/每代·每个细胞。钒通过过氧化氢的产生还可以在转录水平强烈诱导 VL30 和内源性转录酶转录。体内外试验已表明钒化合物通过诱导广泛的 DNA 和染色体损伤间接致癌。

诱导癌基因表达升高 $10\mu M$ 钒酸钠显著增加小鼠 C127 细胞中 actin、c-Ha-ras、c-jun mRNA 的表达。

直接损伤作用 睾丸支持细胞是五氧化二钒对雄性生殖毒作用的主要靶细胞，并呈剂量 – 反应关系，使大鼠睾丸支持细胞呈空泡化。五氧化二钒可通过作用于支持细胞影响生精细胞，进而影响生殖功能和生殖后果。

中毒表现 由于钒在体内蓄积量少，钒中毒多为急性中毒。在接触钒烟尘或吸入高浓度的五氧化二钒气溶胶和粉尘数小时后，就有呼吸道及眼结膜的刺激症状，工人出现流涕、眼烧灼感、流泪、咽痒、咳嗽、头晕、血压升高等症状，几天后症状加重，有胸闷痛、疲乏无力、嗜睡、手指震颤、下肢活动不灵、皮肤瘙痒等。此外，还可能在体内经代谢产生毒性，干扰许多生化过程。急性中毒症状一般持续 1 日至数日，最长达 3 周。吸入最小浓度 $1mg/m^3$、持续 8 小时可产生咳嗽、结膜炎等表现。时间加权 $0.15mg/m^3$ 浓度均值接触 4 小时即可引起肺功能明显降低，接触 2 个工作日（每日 8 小时）即可发生急性中毒。临床表现除呼吸系统症状外，还出现眼睑水肿、角膜新生血管形成、鼻中隔穿孔、口腔炎、齿龈炎和"绿舌"，而煅烧后工段又较煅烧前工段明显。接钒工人和急慢性中毒患者都发现有绿舌苔，严重时皮肤和阴囊也出现类似色素沉着。一般认为颜色深浅与接触钒浓度有关，脱离环境 $1 \sim 3$ 周自然消退，无特殊临床意义；但作为特异性体征，其可成为钒化合物很有价值的接触指标。急性钒中毒和长期接触钒化合物引起的靶器官损害和临床表现基本相同，只是发病时间和损害程度有区别。

钒最具有特征性的临床表现为呼吸道黏膜的刺激性症状，多数人肺部可闻及干啰音，X 线检查显示有支气管炎征象，表现呈肺纹理改变：肺纹理增多、增粗、延长、变形，不规则点、片和网状模糊阴影，长期接钒工人还表现为弥漫性肺间质纤维化。钒化合物引起肺功能损害的基本特征为阻塞性通气功能障碍，主要是小气道通气功能受限，表现为一秒用力呼气容积（FEV_1）下降及用力呼气流量（FEF）中的 FEF25%-75% 明显减慢，且这种肺功能的损害出现在常规 X 线胸片可见异常改变之前。长期吸入钒尘可引起支气管扩张、重度慢性支气管炎，肺功能损害不易恢复；但未见其他系统损害表现。长期慢性吸入钒化合物烟尘引起的肺功能改变往往早于其他体征，故对钒作业工人进行肺功能检查可以为慢性职业性钒中毒早期诊断提供确实可靠的依据。

接触钒化合物后，皮炎发病率可高达 31%，裸露皮肤部位出现瘙痒和小丘疹，呈散在或密集分布，多数在接触过程中可逐渐自愈，部分人可复发。皮炎的表现以瘙痒和皮疹为主。钒化合物对皮肤的作用可能有原发性刺激作用和致敏作用两重性。

诊断 职业性急性钒中毒是在职业活动中短时期内接触较大量的钒化合物烟雾或粉尘引起的以眼和呼吸系统损害为主要表现的全身性疾病。根据短期内接触较大量钒化合物的职业史，以眼和呼吸系统损害为主的临床表现，X 线胸片特征，并结合现场劳动卫生学调查结果，综合分析，并排除其他病因导致的类似疾病，方可诊断。

治疗 主要是对症治疗和给予钒螯合剂处理加速钒的排泄。

急性钒中毒 中毒症状较轻者，应立即脱离接触，可逐渐恢复；密切观察病情变化，较重者可用大量维生素 C 或依地酸二钠钙加 50% 葡萄糖注射液稀释后静脉注射；肺部感染等可采用对症治疗，并根据具体情况及时给予支气管扩张剂，镇咳、平喘等对症治疗。

慢性钒中毒　以对症治疗为主。有明显皮肤损害者，可用清水将局部洗净后，用氢化可的松软膏外用治疗，同时内服异丙嗪、阿司咪唑、噻庚啶等抗过敏药。发现钒中毒症状后即刻脱离钒作业岗位，症状会缓解，经对症治疗后会好转。

中毒患者治愈后可恢复原有工作；重症患者中毒后致慢性支气管炎这，应结合既往健康监护资料及 X 线胸片、肺功能检测结果，综合判定后，根据具体情况调离原工作岗位或安排休息。

钒酸盐在未引起肝肾损害的情况下即已有蓄积，因此可用氯化铵酸化尿液促进钒排出。1,2-二羟基尿苯 3,5-二磺酸钠是能与金属离子结合形成环形络合物的金属解毒剂，通过增加尿钒的含量来降低血、肝、肾和骨组织中的钒含量，对钒中毒的预防和治疗有一定作用。

预防　钒虽然已被确认为动植物体内的必需元素，并具有治疗糖尿病和一定的抗癌作用，但它还是常见的工业毒物和化学污染物，接触高剂量的钒会导致急性中毒，长期接触高浓度的钒还会导致遗传毒性损伤、生殖毒性、发育毒性、致畸和致癌。因此，要严格预防和控制钒污染。预防控制措施主要有：①对生产钒及化合物的设备，应加强密闭。用石灰或白云石粉喷入钒燃烧后的烟气中，可减轻危害，建立抽出通风装置，以减少钒尘污染。②改进生产工艺，减少有毒有害物质的排放，清洁生产，严格监控炼钒厂的污水排放，废水要先治理再排放。③在燃料油中加入醋酸镁作为混燃剂，可使钒不生成五氧化二钒，而生成钒酸盐，可减少危害。④严格遵守空气中

钒最高允许浓度规定。五氧化二钒烟尘是 $0.1mg/m^3$，五氧化二钒粉尘是 $0.5mg/m^3$，钒铁合金是 $1mg/m^3$。⑤注意个人防护。接触钒作业的工人应戴防尘口罩、手套；平时多摄入富含维生素 C 的食品；每年做一次健康检查，凡有明显慢性呼吸道疾患、心血管疾病和顽固性皮肤病者，不宜从事钒作业。⑥限制或替换含钒燃料的燃烧，降低和控制居民区钒污染源。⑦检测尤其是钒污染区的含钒食品中钒的含量，严禁高钒食物出售。⑧医用钒制剂需严格掌握适应证，并控制使用剂量，密切观察病情变化和并发症的出现。

（林忠宁）

shēnzhòngdú

砷中毒（arsenic poisoning）

因各种途径或方式接触无机砷的化合物引起的急性以消化和呼吸道症状为主、慢性以皮肤改变为主的全身性中毒。俗称砒霜中毒。砷（As）为类金属元素，有灰、黄、黑色三种同素异构体，灰色晶体具有金属性，分子量 74.92，比重 5.73，熔点 817℃（2.5MPa），613℃升华。不溶于水，溶于硝酸和王水，在潮湿空气中氧化或在空气中燃烧，生成三氧化二砷（As_2O_3），俗称砒霜。

砷在地壳中的平均含量可达 $2mg/kg$。岩石、土壤、水和空气都含有微量的砷。在自然界中主要伴生于各种黑色或有色金属矿中，已在 200 多种矿物中发现砷，其中最重要的是黄铁矿。地下水中的砷，主要源于地质环境中的生物化学条件变化，使岩石中的无机砷溶出进入地下水中。也有工业砷污染地下水的情况发生。

在环境中，砷可以各种氧化还原状态存在。在矿山开采和冶

炼时，主要以氧化砷特别是三氧化二砷的形式存在。但在自然水中主要以三价亚砷酸盐（As^{3+}）或 5 价砷酸盐的含氧阴离子（As^{5+}）载体存在。生物活动可产生有机形态的砷化物，这一过程大多发生在地表水和海洋中，在地下水中罕见。

砷化物的用途非常广泛，砷合金用做电池栅极、半导体元件、轴承及强化电缆铅外壳；砷化物在玻璃工业中常作为颜料和脱色剂，制造含砷农药、消毒剂、杀鼠、杀虫和灭菌剂；在皮毛、木材工业中用砷盐或三氧化二砷作消毒防腐剂；砷化合物常用于医药，如治疗银屑病的福勒氏液含 1% 的亚砷酸钾，三氧化二砷治疗白血病，中医用雄黄（As_2S_2）入药治疗多种疾病。

人接触砷可分为自然来源和人为来源。自然来源包括岩石、土壤，特别是火山喷发是砷重要的自然来源。由于不同地质条件，岩石中的无机砷溶出进入地下水造成天然污染，人类通过手压井泵出地下水饮用，已成为人类最常见的砷暴露，涉及许多国家和地区。人为来源主要是在从事上述工业生产和使用砷化物时暴露。冶炼铜、金及其他有色金属矿石时，砷蒸气逸散到空气中，迅速氧化成三氧化二砷造成空气污染；开采雄黄、雌黄等含砷的矿石及清理冶炼炉的烟道灰或处理矿渣时，可直接接触含氧化砷的粉尘。部分地区也可因燃用高砷煤而暴露。

中毒机制　砷化合物可经呼吸道、胃肠道或皮肤吸收。职业性砷中毒主要由呼吸道吸入。地方性砷中毒主要通过饮用地下砷污染的水或食用被高砷煤污染的食物经消化道吸收。吸收入血的

砷化合物主要与血红蛋白结合，随血液分布到全身各组织和器官。砷在体内代谢主要通过还原反应和氧化甲基化反应，将五价砷还原为三价砷，然后再通过氧化甲基化生成单、双甲基产物。肾脏是砷代谢物排出的主要途径，少量砷可经粪便、皮肤、毛发、指甲、汗腺、乳腺及肺排出。正常人尿、毛发、指甲的含砷量随地区和饮食等的差异而有很大不同，因此中国尚无统一的尿砷、发砷正常值。砷可通过胎盘屏障。砷在体内半衰期约10小时。

砷的毒性取决于砷的化学形态，无机砷化物毒性大于有机砷化物，而三价的无机砷化物毒性又大于五价无机砷化物。研究证实，无机砷在体内代谢过程中产生的三价甲基砷化物毒性更强，其中单甲基三价砷毒性最强，这可能是砷在体内发挥毒作用的重要原因。

砷是细胞原生质毒。在体内，砷是亲硫元素，砷化物对硫基有特殊亲和力，三价砷极易与硫基（-SH）结合，引起含硫基的酶、辅酶和蛋白质生物活性及功能改变，如抑制丙酮酸氧化酶活性，干扰氧化磷酸化过程等，从而影响细胞正常代谢。

砷抑制酶活性的作用有单硫基反应和双硫基反应两种方式，前者主要形成 As-S 复合物，使酶中活性硫基消失而抑制酶的活性，此时加入过量单硫基供体，如谷胱甘肽（GSH）即可使酶活性恢复；后者是砷与酶或蛋白中的两个硫基反应，形成更稳定的环状化合物，此时，单硫基供体不能破坏此环状化合物使酶活性恢复，只有二硫基化合物供体才能破坏该环状结构，将硫基游离，使酶活性恢复。砷与丙酮酸氧化酶辅酶硫辛酸的反应，以及用二硫基类络合剂如二硫基丙醇（BAL）恢复其活性就基于这一机制。此外，砷进入血液循环后，可直接损害毛细血管，引起通透性改变。

不同种属对砷的吸收、分布和代谢差异很大。动物对砷的毒性不敏感，人类长期暴露砷产生的大多数效应在动物身上观察不到。遗传因素可能对这一连串代谢反应起重要作用，因此影响到砷的临床表现。普通人摄入三氧化二砷 0.01~0.05g，或血液中以无机砷及其代谢产物的形态存在的砷的浓度超过 10μg/L，可出现中毒症状，服入 0.06~0.2g，即可致死。允许的职业砷暴露水平（美国政府工业卫生学家会议）为尿无机砷及其代谢产物的砷总和不超过 50μg/g 肌酐。

中毒表现 急性中毒多发生于经口误食含砷的毒鼠剂、杀虫药、食物投毒、自杀等事故。急性中毒可分为麻痹型和胃肠型，其中以胃肠型较为常见。①麻痹型：大量砷化物进入体内，可以麻痹中枢神经，出现四肢疼痛性痉挛、意识模糊、谵妄、昏迷、脉搏速弱、血压下降、呼吸困难等表现，数小时内可死亡，此过程中，胃肠道的症状尚未出现或者症状轻微。②胃肠型者：典型症状为口服后 0.5~4 小时内发生剧烈的恶心、呕吐、腹痛、腹泻，酷似霍乱或重症胃肠炎，大便呈水样并带血，可伴脱水和休克，重者在一两天内即可死亡。待胃肠道症状好转后，可观察到包括皮肤、神经、肾脏、肝脏、造血、心血管、呼吸和眼科系统在内的很多症状和体征，如多发性神经炎、中毒性肝病、皮疹及色素沉着、指（趾）甲出现白色横纹等。急性中毒在生产中罕见，主要是

大量吸入砷化合物粉尘，引起上呼吸道黏膜刺激症状。患者出现流涕、咳嗽、胸痛和呼吸困难，继而可产生呕吐、腹痛和腹泻。在静脉注射三氧化二砷治疗白血病的患者中，偶发急性中毒症状。

慢性中毒分为职业性和地方性砷中毒。职业性砷中毒见于长期吸入砷化合物粉尘者。临床表现开始为无力、厌食、恶心、有时呕吐、腹泻；随后发生结膜炎和上呼吸道炎，常有皮肤病变，如色素沉着和脱失、掌跖过度角化、湿疹、溃疡、毛发脱落；指（趾）甲变薄而脆，有白色横纹；出现多发性神经炎，轻症为四肢感觉异常如麻木、刺痛或灼痛，重症可有运动障碍；有时可有肝损害和轻度贫血；长期接触砷化合物可引起皮肤癌和肺癌。

地方性砷中毒主要因长期饮用高砷水或食用被高砷煤燃烧熏烤的砷污染食物所致。主要表现为躯干皮肤出现明显的弥散分布的色素沉着和（或）脱失、掌跖过度角化等皮肤改变，并可发生皮肤癌变。

诊断 误服等事故引起的急性中毒诊断主要依据口服砷化物检测和临床症状。职业性急性中毒依据职业史和现场调查以及临床症状。尿形态砷检测可作为重要诊断指标。

职业性慢性中毒可根据较长期间密切接触砷化物的职业史，以及出现以皮炎、皮肤过度角化、皮肤色素沉着及消化系统、神经系统改变为主的临床表现，排除其他原因引起的类似症状，可予以诊断。正在暴露者，检测的尿形态砷和发砷高于当地正常值有助于诊断。

地方性砷中毒可根据患者生活于砷中毒病区，长期饮用高砷

水的历史及出现的症状，依据地方性砷中毒诊断标准予以诊断。

治疗 经口急性中毒者应立即催吐，用微温水或生理盐水、1%硫代硫酸钠溶液等洗胃，洗胃后应给予新鲜配制的氢氧化铁解毒剂，使其与砷结合成不溶性的砷酸铁；或给予活性炭悬液、牛奶、蛋清水等至呕吐为止并导泻。同时迅速使用特效解毒剂，如二巯基丁二酸钠、二巯基丙磺酸钠、二巯基丙醇等。发生肾衰竭应及早进行血液透析，并可同时应用适量解毒剂，以对肾毒性较小的青霉胺为好，并辅以对症治疗。

急性职业性中毒应尽快脱离现场，并使用解毒剂。

慢性砷中毒主要为对症治疗，没有有效方法，最好的策略是预防和避免暴露。职业性慢性砷中毒患者应暂时脱离接触砷工作，皮肤改变和多发性神经炎按一般对症处理。

预防 主要是减少工人对含砷粉尘的接触，在采矿、冶炼及农药制造过程中，对生产设备应采取密闭、车间通风等技术措施。在维修设备和应用砷化合物过程中，要加强个人防护。医学监护应注重皮肤、呼吸道以及肝、肾、血液和神经系统功能改变。尿砷监测有助于对工业卫生设施效果的评价。对从事砷作业的工人要定期体检，有呼吸道疾病、肝、肾、血液疾病及皮肤改变者应调离砷作业岗位。

（孙贵范）

shēnhuàqīng zhòngdú

砷化氢中毒 (arsine poisoning)

短期内吸入较高浓度的砷化氢气体所致的以急性血管内溶血为主的全身性疾病。严重者可发生急性肾衰竭。砷化氢（arsenic hydride，AsH_3）为无色稍带蒜臭味的毒性极强的气体，分子量为77.93，熔点$-116.3℃$，沸点$-55℃$，密度$2.695g/L$。微溶于水，不稳定，是强还原剂。在酸性溶液中用金属还原砷化钠、砷化锌、氧化砷制得可砷化氢，也可由砷化铝水解制得。当含砷矿石、含砷矿渣、炉渣遇酸或受潮，及用酸处理含砷金属时可产生砷化氢。生产中以急性中毒为主，多因事故或防护不当引起。

中毒机制 主要经呼吸道进入人体。砷化氢为剧毒，强烈的溶血性毒物，溶血机制尚不十分清楚，一般认为血液中90%~95%砷化氢与血红蛋白结合，形成砷-血红蛋白复合物，通过谷胱甘肽氧化酶的作用，将还原型谷胱甘肽氧化为氧化型谷胱甘肽，引起红细胞内还原型谷胱甘肽下降，导致红细胞膜的钠-钾泵被破坏，红细胞膜破裂，出现急性溶血和黄疸。砷-血红蛋白复合物、砷氧化物、破碎红细胞及血红蛋白管型等可堵塞肾小管，是造成急性肾损害的主要原因，可导致急性肾衰竭。此外，砷化物对心、肝、肾有直接的毒作用。人脱离接触后，砷化氢部分以原形自呼气中排出，如肾功能未受损，砷-血红蛋白复合物及砷的氧化物可自尿排出。

中毒表现 由于吸入浓度不同，一般可经过数小时至1~2日潜伏期出现症状，主要为不同程度的急性溶血和肾损害。中毒程度与吸入砷化氢的浓度密切相关。潜伏期愈短则临床表现愈严重。轻度中毒表现为头晕、头痛、乏力、恶心、呕吐、腹痛、关节及腰背酸痛，体温升高，皮肤及巩膜轻度黄染；血红细胞及血红蛋白降低；尿呈酱油色，尿隐血阳性，有红、白细胞；血尿素氮增高。重度中毒发病急剧，表现为寒战、高热、昏迷、谵妄、抽搐、发绀、巩膜及全身重度黄染；少尿或无尿；贫血加重，网织红细胞明显增多；尿呈深酱色，尿隐血强阳性；血尿素氮明显增高；肾血流量减少，肾小管上皮细胞坏死，加上血红蛋白管型等阻塞肾小管，使尿量减少，甚至引起尿闭，造成急性肾衰竭。部分患者可因缺氧、高钾血症及毒物直接作用，发生心肌或肝损害。

诊断 根据短期内吸入较高浓度砷化氢气体的职业史和现场调查，结合有关实验室检查结果，典型病例诊断并不困难。早期症状需与急性胃肠炎和急性感染鉴别。发生溶血后，须与其他原因引起的溶血鉴别。在急性中毒尤其在早期，尿砷可正常。早期检查尿常规、尿胆原、黄疸指数以及网织红细胞等，有助于诊断。

治疗 发生事故时，所有接触者均应迅速脱离现场。给氧，保护肝、肾及对症治疗。抢救主要针对溶血，早期使用大剂量糖皮质激素，服用碱性药物，以减少血红蛋白在肾小管内沉积。也可早期使用甘露醇以防止肾衰竭。一旦发现有急性肾衰竭的预兆时，应早期使用透析疗法。根据溶血程度和速度，必要时可采用换血疗法。由于巯基类解毒药物并不能抑制溶血，反而会加重肾脏负担，因此在溶血已控制、肾功能正常的情况下，可考虑使用巯基类药物排砷。

预防 砷化氢主要为工业生产中的废气，因此，针对可能发生砷化氢的工艺流程部位，加强安全防护教育，严格遵守各种操作规程是预防中毒的关键。生产企业的现场预防措施包括：加强通风排毒防护设施；佩戴个人防护用品；作业岗位设置警示说明；配置现场急救用品和冲洗设备。对职工进行健康监护，禁止有中枢神经系统疾病、严重肾脏疾病等职业禁忌证者从事可能发生砷化氢的各种有关作业。

（孙贵范）

yóuzhòngdú

铀中毒（uranium poisoning） 主要指急性铀中毒（acute uranium poisoning），即短时间内由不同途径接触过量天然铀化合物导致的以急性中毒性肾病为主要症状的全身性疾病。主要根据职业暴露史和临床表现予以诊断。至今未见慢性中毒报告。铀（uranium, U）是银白色金属，属放射 α 粒子的放射性元素，相对原子质量238.03。天然铀有三种同位素：^{234}U、^{235}U 和 ^{238}U。^{235}U 含量在 2% 以上称为浓缩铀，其放射性比天然铀高 100 倍，但是天然铀的化学毒性比辐射损伤更重要。可溶性铀化合物主要为六价铀，包括六氟化铀、氟化铀酰和硝酸铀酰等；难溶性铀化合物有二氧化铀、三氧化铀、四氟化铀、八氧化三铀、磷酸铀酰等。

铀的开采和冶炼纯化过程，核工业中铀主要用作核燃料、冶金工业中铀用于炼制合金钢，玻璃与陶瓷工业中铀用作着色剂，或者有机化学制备中铀用作催化剂，均可产生职业暴露。

中毒机制 铀能以粉尘、气溶胶形式进入机体，主要通过呼吸道进入，其次是通过胃肠道吸收，皮肤吸收较少。铀化合物的溶解度与吸收进入机体的量成正比。可溶性铀主要经肾脏排出体外。可溶性铀化合物在血液中形成铀酰-重碳酸化合物，可经肾小球过滤，在肾小管重吸收。铀与肾小管上皮细胞亲铀基团结合，导致肾小管上皮细胞损伤，造成肾小管功能障碍甚至急性肾衰竭。

临床表现 铀暴露（uranium exposure）1～2 天，出现乏力、食欲下降，出现肾脏早期损害如尿蛋白含量增加尤其是低分子量蛋白增加，以及反映肾脏损伤的尿酶增加。铀暴露后 3～7 天进入极期，尿量减少、少尿或无尿，尿中出现红细胞、白细胞与管型，尿蛋白增多，可出现急性肾衰竭、血尿素氮和血肌酐增加等，甚至出现死亡。如果中毒较轻或治疗有效，暴露后 7～30 天可转入恢复期，症状可逐渐好转，各项指标可逐步恢复正常。

防治措施 尽快脱离现场、尽早清洗体表去污、及时监测体内外暴露水平；尽早使用碳酸氢钠、邻苯二酚类化合物和氨羧型配合剂等药物进行促排治疗；重度中毒进入极期时慎用或不用增加肾损害的促铀排药物；积极开展对症与保肝治疗、防治急性肾衰竭，必要时可早期开始透析治疗。适时辅以心理治疗。

（金永堂）

gǔzhòngdú

钴中毒（cobalt poisoning） 生产过程中产生的钴烟及其粉尘引起人体局部和全身性毒作用。主要表现为急慢性消化道刺激症状、心脏损害及非特异性呼吸系统损害等。严重者可导致昏迷、死亡。钴（cobalt, Co）为银灰色稍带红色，坚硬并有磁性的金属。钴的微细粉末在空气能生成氧化钴。相对原子质量 58.93，密度 8.9，熔点 1495℃，沸点 2870℃。空气和水中钴常温下较稳定，易溶于稀硝酸中。常见钴化合物有氧化钴（CoO）、氧化高钴（Co_2O_3）、氯化钴（$CoCl_2 \cdot H_2O$）、硫酸钴（$CoSO_4$）和硝酸钴 [$Co(NO_3)_2$]。

职业暴露 ①接触钴尘、烟及其氧化物烟的有钴矿的开采、冶炼、铸造业，钴合金的制造与加工业。②钴氧化物作为陶制品的脱色剂和颜料，含钴釉料可使搪瓷与钢牢固结合，与这些工作相关的工人可接触钴化合物。③其他接触钴化合物和钴合金尘烟的有地质勘探、生物和医学领域中作为 γ 射线源的 ^{60}Co、有机化学工业中钴化合物用作干燥剂、催化剂，钴化合物用于碳水化合物的氧化还原、水合、脱硫过程，电子计算储存器上磁性膜等。④钴是人体必需微量元素（trace element），但正常人体含量很少，约 1.2mg。⑤人体有调节和平衡钴的能力。多余的钴 80% 从尿中排出，还可通过胆汁、粪便、乳汁等途径排出；但吸入肺中的钴及化合物清除缓慢，生物半衰期可长达 5～17 年。

中毒机制 钴及其化合物均属于低毒或中毒化学物，人体钴中毒与损害是多种因素共同作用的结果。①钴可抑制多个呼吸酶的活性，可干扰蛋白质、脂肪和辅酶的代谢，引起细胞缺氧。②钴可与体内含巯基的酶形成络合物，使酶失去活性；钴可影响甲状腺对碘的摄入。③钴可抑制心肌细胞氧的摄入，造成心肌缺氧性损害，尤其在机体缺硒、蛋白摄入少或饮酒状态下心肌损害更为严重。④钴本身有刺激性，局部长期刺激可致肺炎、支气管炎、胸膜炎，甚至慢性肺纤维化和肉芽肿。⑤钴被认为是半抗原物质，可引起过敏反应。

中毒表现 ①急性中毒。经口摄入 300mg 左右钴盐，可引起恶心、呕吐、腹痛等消化道症状，严重者表现为心肌损害、心律失常、昏迷甚至死亡；每天用氯化钴 25～50mg 治疗贫血的过程中，患者可出现皮肤潮红、恶心、呕吐、红细胞增多、胸骨后出现疼痛和甲状腺肿大等表现。②慢性中毒。吸入钴尘和钴化合物可引发鼻咽炎（nasopharyngitis）、支气管哮喘（asthma）、间质性肺炎（interstitial pneumonia，IP）、气道阻塞和慢性间质性纤维化等；症状无特异性，主要表现为咳嗽、气短、影响劳动能力。③其他。钴粉尘接触可引起刺激性或变态反应性接触性皮炎（allergic contact dermatitis，ACD），常见为肘、踝和颈部出现红斑、丘疹和荨麻疹等。钴斑贴试验阳性。

治疗　①钴接触者应迅速脱离职业暴露现场，患者应立即洗胃，清洗皮肤、眼睛和衣物。②摄入高蛋白饮食以减轻钴的毒性，多喝豆浆、牛奶及蛋清以保护胃黏膜。③肌注二巯丙磺钠或服用半胱氨酸以促进体内钴的排泄。④用抗生素、抗过敏药对症治疗。

预防措施　工作场所采用湿式作业、安装通风防尘设备，降低作业场所空气钴污染浓度，开展从业人员定期体检，加强个人防护与个人卫生。

(金永堂)

tīzhòngdú

锑中毒（antimony poisoning）

接触锑或其化合物所致的中毒性疾病。锑（antimony，stibium，Sb），CAS 号 440-36-0，原子序数 51，原子量 121.75。锑为银白色金属，化学稳定性好，常温下在空气中不易氧化。比重 6.68，熔点 630℃，沸点 1380℃。元素周期表位置为 VA；原子价为 -2、+3 或 +5；于 1450 年左右发现。在元素周期表中与砷同族，有相同的氧化态。常见的化合物有三氧化二锑、五氧化二锑、三硫化二锑、三氯化二锑、锑化氢等。锑是重要的有色金属，有灰锑、黄锑、黑锑 3 种同素异形体。锑在地壳中的含量为质量比约 5 × 10^{-5}%，排在 93 种天然元素的第 64 位，自然界中很少有纯净的锑，常以硫化物或氧化物、锑赭石或锑华的形式存在。含锑矿物以辉锑矿为主，其次是方锑矿。

职业暴露　中国的锑产地主要有贵州的万山、务川、丹寨、铜仁、半坡；湖南省的新晃等汞矿，湖南省冷水江市的锡矿山、板溪；广西壮族自治区南丹县的大厂矿山；甘肃省的崖湾锑矿、陕西省的旬阳汞锑矿。已知锑矿物和含锑矿物有 120 多种，但具有工业利用价值的矿物仅有 10 种。中国锑矿石往往与金、钨、铅、锌、汞以及锡、铜、铋、砷、硫、铁、镍、镉、钴、锰、铂、钯、钌、硒等伴生。中国是世界上锑矿资源和产量最多的国家，其中湖南锑矿分布较广且含量丰富，又以锑矿山的储量最为丰富，有世界"锑都"之称。在中国锑矿床中发现的锑矿物约有 32 种，主要以 4 种形式存在：自然金属和金属互化物；硫化物与硫盐矿物；卤化物或含卤化物；氧化物与氢氧化物。

锑及其化合物的用途广泛，主要用于生产陶瓷、合金、玻璃、电池、油漆、烟火材料、阻燃剂、橡胶、颜料制造等工业。锑还用于生产半导体、红外线检测仪、两极真空管及媒染剂、乳白剂等，锑的化合物酒石酸锑钾和锑 -273（次没食子酸锑钠）在临床上被用于治疗血吸虫病和利什曼病；锑是军工、半导体、制药工业中重要原材料；锑是电和热的不良导体，在常温下不易氧化，有抗腐蚀性能；锑氧化物用作祛斑遮光剂和玻璃脱色剂；锑在常温下是耐酸物质，用途广泛，被誉为"灭火防火的功臣""战略金属""金属硬化剂""荧光管""电子管的保护剂"。

在工业生产中，锑矿的采掘和冶炼、合金的制造、橡胶、燃料、搪瓷、蓄电池、红色玻璃、火柴、焰火的生产以及医药、铸字、化学工业等部门都可接触锑及其化合物，引起中毒。

锑及其化合物可以蒸气或粉尘状态（锑化氢呈气体），经呼吸道或消化道及皮肤接触吸收。分布于各组织器官，其中以肝脏较多。大气、水体、土壤、植物体中的锑，通过皮肤接触、呼吸、食物链等途径最终将进入人体及动物体内。但是普通人群主要通过食物接触，通过食物和水的平均日摄入量为 5 μg 左右。

毒性　锑是中等毒性元素，对成人的致死剂量为 97.2mg，对儿童为 48.6mg。锑在体内的分布与砷类似。它在肺中的清除率估计为几天到几周，从大多数化合物来看，消化道吸收率约为 1%（国际放射防护委员会，1981 年），锑化合物毒性差异很大，元素锑毒性大于无机锑盐，三价锑毒性大于五价锑，水溶性化合物的毒性较难溶性化合物大，三价锑广泛分布于肝脏、骨骼、胰腺、甲状腺、心脏等器官中；五价锑主要分布在血浆中。各种锑化合物排出途径不完全相同，锑可由粪及尿中排出，三价锑 50% 由粪中排出，并贮存在于肝脏，大部分由尿中排出。

职业危害　职业性急性锑中毒主要发生于锑矿开采、矿石冶炼、粉碎等作业。口服锑化合物或接触、吸入高浓度的锑尘与烟雾会引起急性锑中毒，接触锑及其化合物粉尘及蒸气后，出现眼结膜和呼吸道刺激症状，较重者表现为急性支气管炎。吸入高浓度锑化氢后，可发生化学性肺炎、致急性溶血性贫血和急性肾衰竭；氯化锑具高毒性，可刺激和腐蚀皮肤，特别是吸入接触五氯化锑和三氯化锑后可产生急性毒性反应，导致鼻炎甚至急性肺水肿，三氯化锑还可引起皮肤灼伤。熔炼时，锑蒸气氧化成氧化锑，吸入后可引起金属烟热；口服中毒有胃肠道症状，类似急性胃肠炎，并有肝脏和心肌损害；静脉注射后主要累及心肌引起心源性晕厥。此外尚可发生黄疸及其他肝功能损害表现。

中毒机制 锑中毒的机制复杂，至今仍尚不完全明了。锑中毒的作用机制，除直接刺激作用外，可能由于锑与巯基结合，抑制琥珀酸氧化酶活性，破坏细胞内离子平衡，引起细胞内缺钾，造成体内代谢紊乱和神经系统及其他器官损害。锑在体内有蓄积作用，可在肝脏蓄积，造成肝脏损害。锑在体内还可与巯基结合，抑制某些酶如琥珀酸氧化酶的活性，干扰体内蛋白质及糖的代谢，损害肝脏、心脏及神经系统，还对黏膜产生刺激作用。另外慢性锑中毒产生的肝损伤，可促使肝纤维化形成。

许多研究者认为，锑化合物对人体的免疫、神经系统、基因、发育等都具有潜在的毒性。但是，总体上主要是利用小动物进行实验室毒理实验等，进行微观研究，事实上这种研究方法并不能真实反映锑对人体的影响。因此，锑及其化合物对人体健康的具体影响及毒害机制并不十分清楚，缺少有关的资料及科学依据。

有研究得出结论：锑化合物具有致突变性的证据不足。声称发现锑具有致癌性的大多数研究，是因为接触锑化物的同时伴随其他已证明的致癌物和可能致癌物。三氧化锑和三硫化锑是例外，分别被国际癌症研究机构划分为致癌性证据充分和有限。一般而言，锑化合物的致突变、致癌和致畸危险性及时存在，也不如砷、铬和镍等金属重要。

中毒表现 最常见的是慢性锑中毒，长期在低浓度锑环境下（锑金属粉末及锑化合物粉尘或烟尘）作业者（空气锑浓度为 $1.47mg/m^3$）的皮肤、上呼吸道、心、肝、肺等组织存在明显损害，引起慢性中毒症状；慢性长期刺激鼻黏膜可发生鼻黏膜溃疡，甚至鼻中隔穿孔，慢性接触锑化合物的工人在接触部位会出现一过性皮疹（锑斑）。长期吸入低浓度锑粉尘及锑烟雾可产生锑尘肺病，肺癌发生率高，其潜伏期近 20 年。另外，长期锑接触者也会出现机体铜、锌、铁等微量元素的代谢失常，如尿铜、锌和发铜含量明显降低，而发铁含量则显著增加，发铜/锌比值也出现异常。也有研究报道含锑化合物还可能导致心脏功能的改变。

小儿锑中毒大多是由于误用大量锑剂如酒石酸锑钾（吐酒石），次没锑钠（锑 - 273），葡萄糖酸锑钠，抗癌锑（锑 71）以及误食含锑染料、安全火柴头（含三硫化二锑）等引起；亦有因食入用含锑器皿盛放的酸性食物或饮料以及被锑剂污染的食物导致中毒。重者可发生中毒性脑病，出现惊厥等。少数患者可出现中毒性肝炎、肝坏死；严重者出现腹水、肝昏迷，甚至死亡。

治疗 吸入高浓度锑化氢时，可致急性溶血性贫血和急性肾衰竭；吸入锑化氢应及早处理，防治溶血及肝、肾损害等；巯基类解毒药有驱锑作用。

口服中毒者于催吐后立即用 1∶2000 高锰酸钾溶液、清水等洗胃，以后给予蛋清、牛乳或豆浆等，导泻，静脉输液促进已吸收的锑排泄及纠正水和电解质失衡；适当加用高渗葡萄糖溶液，可治疗酒石酸锑钾中毒所致的低血糖症。二巯基丁二酸钠治疗锑中毒效果甚好，其效力比二巯基丙醇约大 10 倍而副作用较小。二巯基丙磺酸钠及二巯基丙醇的用法见汞中毒。溴苄胺以葡萄糖溶液稀释后缓慢静脉注射，治疗锑剂所致的各型室性心律失常效果较好，亦可肌注或口服。有肝大、黄疸者给予保肝治疗。应用肾上腺皮质激素有助于改善溶血、高热及中毒症状；溶血严重者可输血或换血。其他疗法属于对症处理。

预防 由于人类活动的影响及锑化合物的广泛使用，环境污染越来越严重，国外对锑污染的研究越来越重视。美国环境保护局把锑及其化合物作为优先控制污染物，也是日本环境厅密切关注的污染物。在《巴塞尔公约》中关于危险废物的越境迁移限定中将锑列为危险废物之列。

防止锑污染对动植物危害最根本的办法就是在锑的生产过程中严格控制其污染物排放，制定环境中锑的最大允许浓度标准，从食品卫生学角度进行锑残留检验和质量评价，不允许含量超标的食品出售。另外还应注意改进生产工艺，尤其是在硫化锑矿石破碎、筛选、锑氧粉等的焙烧、出料、包装过程中应注意密闭化、机械化及自动化。夏季应注意防暑降温、车间内应增设通风排毒设施。车间应设置浴室，以便清除污染，减少接触性皮炎的发生。在劳动生产过程中应改善劳动现场的环境，加强个人防护，加强对工人的卫生常识宣教工作，上班时注意做好自身防护，尤应扎紧袖口、裤管口，戴手套。尽量减少锑的接触和吸入，养成良好的卫生习惯。做好健康监护工作，建立健康档案，对从事锑生产的人员要定期进行检查，发现病情及时治疗。对于慢性锑中毒患者，可检测血清中肝纤维化指标来判断其对肝脏损害程度及范围，为慢性锑中毒的职业病防治提供依据。

医用锑剂应严格掌握适应证、剂量。含锑染料、杀虫剂等应妥善保管，以防误食。加强科普教育，不用含锑器皿盛放酸性食物或烹煮加热食物，不用含锑餐具。各种急性传染病和发热性疾病，活动性肺结核，严重心血管疾病如心力衰竭、心绞痛，严重肝病如急慢性肝炎，患过肝炎而病情恢复未满 1 年者，有大量腹腔积液或黄疸的患者，活动性肾炎，尿中有蛋白、细胞和管型者，显著营养不良和高热、贫血的患者，孕妇、婴儿及 6 个月内的哺乳期妇女等，应缓用锑剂。

锑及其化合物是具有慢性毒性和潜在致癌性的危险物质，一旦进入表生环境中，必然会对动植物体产生毒害效应，并通过食物链、呼吸、直接接触等途径进入人体，对人类健康产生危害。中国的锑储量及生产量居世界第一，更应该关注锑污染的调查与研究，评价锑的毒性和生物有效性。

(林忠宁)

bóbìng

铂病（platinosis）

可溶性铂盐暴露引起的呼吸道病变和皮肤损害等人体变态反应。接触干燥铂盐碱的包装工人和粉碎氯铂酸铵的工人发病率最高，铂病最高发病率可达到作业人数的 40%~60%。铂为银白色金属，柔软性与可塑性较好，相对原子质量 195.09，密度 21.37，熔点 1 773.5℃，沸点 4300℃。铂及其合金在高温下不氧化，既不溶入水又不溶于有机溶剂，可与卤素、硫、氰、苛性碱起反应。职业暴露：①主要来自砷铂矿和硫铂矿。②工业上广泛应用，如电子、宇宙航空、炼油、化学、医药、珠宝、电镀、照相、纤维玻璃及实验仪器仪表等。③铂化合物如氯氨络铂及羟基氯氨络铂类在临床上可用作抗癌药。④铂合金可用于制作度量衡的标准件。⑤铂还可用于消除汽车尾气对大气的污染。中毒机制：与 IgE 介导的速发型变态反应（immediate allergic reaction）有关。如铂盐吸入后使呼吸道释放组胺，引发支气管平滑肌痉挛。另外，患者体内可能存在特异性 IgE 抗体，导致呼吸道速发反应。临床表现：铂本身无毒性，但过敏者暴露于铂化合物粉尘，多数在 2~6 个月后发生轻重不一的过敏反应。主要表现为：①皮肤过敏反应（荨麻疹、湿疹样皮炎、鳞状红斑性皮炎）。②过敏性鼻炎（打喷嚏、流涕、流泪、烧灼刺痒感）。③速发型支气管哮喘（胸闷、干咳、气短、持续支气管哮喘）。皮肤斑贴试验（skin patch test）多数呈阳性；血嗜酸性粒细胞增加；铂盐进行的气道激发反应阳性；胸部 X 线显示，早期肺纹理增粗、代偿性肺气肿、肺透过度增加，后期可出现轻中度肺间质纤维化。防治措施：脱离现场，减少暴露，清洁鼻腔、皮肤与衣物；对症治疗；铂病一般预后良好，脱离暴露后症状即可缓解，但是再次接触微量铂即可诱发症状；工作场所应该加强通风除尘，减少和控制空气污染；有过敏史者应及时调离铂相关的作业岗位。

(金永堂)

sìlǜhuàtài zhòngdú

四氯化钛中毒（titanium tetrachloride poisoning）

作业场所接触四氯化钛引起的中毒反应。钛（titanium）为灰白色有光泽的金属，质轻、强度高、耐高温、耐磨。原子相对质量 47.9，密度 4.5，熔点 1800℃，沸点 3530℃；不溶于水，可溶于氢氟酸、浓硫酸和硝酸；化学性质与硅相似。四氯化钛（titanium tetrachloride，$TiCl_4$）是钛的主要化合物之一，无色发烟液体，具有刺激性臭气，分子量 189.71，密度 1.726，熔点 -25℃，沸点 136.4℃；干燥空气中稳定，遇水分解为二氯氧钛（$TiOCl_2$）及盐酸（HCl），同时产热，具有强烈刺激作用。职业暴露：①主要来源于钛铁矿和金红石矿。②广泛用于导弹及航空工业，钛相关的航天设备不仅可减轻重量而且耐高温。③用于制造特种钢、陶瓷及玻璃纤维。④钛合金化工设备使用寿命明显延长，临床上骨科用金属钛作人工关节。⑤二氧化钛用于染料工业和焊条外皮。⑥四氯化钛除与鞣酸钛、强氧化剂硫氰酸盐合用作媒染剂外，广泛用于陶瓷、颜料、照明弹、烟幕弹和烟火等生产。中毒机制：钛生产和应用的过程中，可暴露于四氯化钛烟气和氧化钛烟尘。四氯化钛毒性较高，具有强烈的刺激作用以及动物胎盘毒作用，但尚无动物致畸作用。临床表现：四氯化钛烟气吸入后，可引起呼吸道黏膜刺激症状（irritant symptoms）及支气管炎（bronchitis），表现为咳嗽、咳痰、气喘、胸闷、肺纹理增多、阻塞性通气障碍及时间肺活量降低等。接触四氯化钛液体表现为局部灼伤且愈后有黄色色素沉着（pigmentation），还可导致化学性角膜炎、结膜炎、角膜混浊。四氯化钛的轻度中毒者表现为咳嗽、咳痰、气喘等症状，以及喘息性支气管炎表现；重度中毒者表现为体温升高、呼吸困难（dyspnea）、发绀等，甚至有化学性肺炎（chemical pneumonia）和急性肺水肿（acute pulmonary edema）表现。防治措施：①所有接触者要立即脱离现场，冲洗眼和皮肤、清洁衣服。②对患者及时采取对症治疗、吸氧、保持呼吸道通畅，严密观察，防治肺水肿。③工作场所要加强通风以降低污染；生产中应防止四氯化钛烟气的"跑、冒、滴、漏"。④加强个人防护。

（金永堂）

wūzhòngdú

钨中毒（tungsten poisoning）

环境中钨或其化合物进入体内，产生毒性作用，引起机体神经、消化、造血等系统的组织细胞或其功能损害而出现相应的病理过程或疾病状态。钨是钢灰色或银白色重金属，元素符号 W，原子序数 74，原子量 183.8，密度 19.3g/cm³，硬度 7.5，熔点 3410℃，沸点 5660℃。质地硬而脆，有良好的导电性和导热性，加入钢内可增加其硬度、韧度、弹性和张力。钨的化学性质很稳定，常温下不被氧化，不与空气和水反应；高度耐酸，不加热时，与任何浓度的盐酸、硫酸、硝酸、氢氟酸，甚至王水都不发生反应；但在常温下，可以溶解于氢氟酸和浓硝酸的混合酸中。在高温下，能与硫、碳、氮以及卤素灯发生化合反应，但不与氢发生化合反应。价态有 0、+2、+3、+4、+5、+6 价。常见的钨化合物有三氧化钨、钨酸、钨酸钠、碳化钨、钨酸铵等。

钨的用途十分广泛，几乎涉及各工业领域，但主要用于优质钢冶炼、硬质钢生产、钨丝制造等，生产、使用钨的过程中都有机会接触钨及其化合物。主要接触机会见表。

生产和使用钨及其化合物、钨合金过程中，除接触钨外，接触的其他物质毒性可能比钨本身危害更大，如破碎、研磨钨矿石可接触大量的粉尘。

中毒机制 与其他金属相比，钨及其化合物的代谢动力学以及毒性资料相当有限，而且除少量的钨作业工人流行病学调查显示金属钨和钨硬质合金引起"硬金属病"以外，钨中毒病例少见。钨作为国民经济和现代国防中不可替代的基础材料，在其生产和使用过程中可进入环境，因而钨对人体健康的影响仍不可忽视。

吸收 狗吸入三氧化钨气溶胶后60%沉积于呼吸道，其中的50%沉积于支气管下端和肺泡中，10天内33%进入血液循环。钨酸钙狗肺灌注后，钨粒子被肺泡巨噬细胞吞噬，吸收较慢。水溶性高的钨酸钠易通过消化道吸收，吸收率40%~80%，而金属钨和水溶性差的钨化合物不易在消化道吸收。

分布 吸收入血的钨迅速排出体外，小部分（<10%）与血浆蛋白和红细胞结合分布于各组织器官，主要蓄积于骨、肾、肝和脾。

排出 体内的钨主要经肾脏通过尿液排出，经口摄入的钨酸盐也可由粪便排出。体内钨可通过乳汁排出。

毒作用 钨属于相对惰性物质，金属钨尘为微毒粉尘，无明显细胞毒作用。钨化合物毒性比金属钨要大，长期接触碳化钨可引起硬金属病（hard metal disease），这可能是碳化钨粉尘中含有的钴和钨共同作用的结果。实验显示，钨化合物促进乳腺癌作用，可能与钨减少了肝中钼含量，干扰肝功能，影响雌激素代谢有关；接触碳化钨尘作业的工人肺癌发病率增加，与碳化钨与钴混合物引起的 DNA 损伤有关。羰基钨、钨酸酐可刺激皮肤，引起皮肤病变。

表 常见的钨接触途径

	行业	作业	接触物
职业铅性接触	钨矿开采、冶炼	采矿、运输、混料、烧结、还原、精炼	黑钨矿 [（FeMn）WO₄]，白钨矿（CaWO₄）、钨金属粉末
	钨合金生产、使用	制粉、配料、球磨、干燥、过筛、烧结	碳化钨（WC）
	照明和电子工业	制作灯丝、发光涂料、荧光灯、荧光屏、激光器等	金属钨、钨酸钙
	颜料	颜料生产，制粉、配料、合成、包装，陶瓷玻璃上色	钨酸、钨酸钠
	纺织工业	媒染剂、染料、耐火纺织品	钨酸、钨酸钠

中毒表现 钨引起的疾病主要是由碳化钨所致的硬金属病和熔炼钨钢工人的三氧化钨中毒。①硬金属病。指碳化钨作业工人出现肺间质纤维化。临床上表现为咳嗽、咳痰、胸闷、哮喘、呼吸困难；肺功能检查有限制性通气障碍和轻度肺泡弥散功能障碍；X线胸片可见网状阴影和进行性肺结节。②三氧化钨中毒。熔炼钨钢时产生的三氧化钨被吸入后可引起头痛、腰背肌肉和关节痛、乏力、嗜睡、发热、腹泻、麻疹样皮疹和蛋白尿，经过2周左右可自愈。③羰基钨可引起指甲变厚、变脆，皮肤干燥脱屑；钨酸酐可刺激皮肤，引起皮炎，出现红斑、丘疹。

诊断 根据明确的钨及其化合物接触史，硬金属病患者的X线胸片有肺纤维化的表现，参考实验室血钨、尿钨测定结果（正常人每日尿钨排出量为2~13µg），并排除其他病因的尘肺，方可诊断。

治疗 脱离接触，对症治疗。硬金属病早期可试用糖皮质激素治疗。

预防 在粉碎、过筛等工序中应注意加强密闭、通风和防尘，尽可能采用湿式作业，加强个人防护，佩戴防尘口罩。做好定期健康检查，包括尿钨及胸片检查。

（范广勤）

gàowēihài

锆危害（hazards of zirconium）接触锆或其化合物所引起的机体的损伤或危害。锆是元素周期表中第ⅣB族过渡金属元素，CAS号7440-67-7，原子序数40，原子量91.22。其命名来自于阿拉伯语"zargun"，意为金色。锆具有银白色光泽金属，粉末呈黑色。金属形式的锆质坚硬，具有很强

的耐高温、耐腐蚀和耐酸性。锆在有机酸中耐腐蚀，但在氢氟酸、浓硫酸、浓磷酸、王水、溴水、氢溴酸、氟硅酸、次氯酸钙、氟硼酸中不耐腐蚀。熔点为1852℃，沸点为4377℃，相变温度860~870℃，在相变温度以上时为体心立方晶格（β相），在相变温度以下时为密集六方晶格（α相）。锆的活性非常高，在相当低的温度下也会与环境发生反应。加热时锆暴露在空气中的表面会形成一层坚固的氧化膜，使得锆及锆合金具有优良的抗腐蚀能力。此外，锆还具有储氢、可燃等特殊功能。纯净锆粉层往往疏松、多孔、开裂、无保护性，吸附氧的能力较强，而导热性较差，暴露于空气中，就会发生氧化反应放热。锆粉的热自燃会受到多种因素的影响。锆离子的化合价呈+2~+4价；可被可溶性盐水解形成不溶但稳定的氧锆基或锆氧酸盐；锆可形成不稳定的简单的阳离子盐，如卤化物和硫酸盐，加热后可形成稳定的阴离子锆酸盐；锆的碳酸盐、氢氧化物、氧化物和硅酸盐不溶于水，溶解的锆盐可在海水中沉淀，海洋沉积物中存在高浓度锆。锆对游离 PO_4^{3+} 亲和力比较高，两者结合容易形成不溶性沉淀，后者阻碍其他金属如镉、铜、锰和铅的共沉淀。

锆虽然被称为稀有金属，在地壳中的含量十分丰富，其丰度为0.0025%（重量），在地壳所有元素中排列第9位。在自然界中锆与铪共生，没有单独的锆存在。自然界中硅酸盐矿物中锆含量较高。锆在岩石、土壤、海洋沉积物和海水中平均浓度分别为170ppm、300ppm、132ppm和4ppb。锆的主要矿物是斜锆石

（二氧化锆）、锆石或锆正硅酸盐。具有工业价值的矿物有2种：主要产于巴西等地的不纯氧化物（二氧化锆形式）的斜锆石和广泛分布于世界许多地区沙滩上的锆英石（主要成分为硫酸锆，$ZrSO_4$）。锆石属四方晶系，主要成分是硅酸锆（$ZrSiO_4$）。锆英砂以晶体状态存在，呈四方柱结构，是优质的耐火材料；其理论化学组成为二氧化锆（67.1%）和二氧化硅（32.9%）；其放射性主要来源于其成分中的金属铀（U）和钍（Th）。

锆是没有明确生理学效应的环境污染物，但作为必需微量金属元素广泛存在于自然界和几乎所有生物体中。植物系统中，从藻类、地衣、苔藓和蕨类到松柏类和草地植物，都发现含有锆，含量取决于土壤或环境中元素存在的水平。锆在生物圈中具有迁移和富集效应。锆具有较高的氧化态，紧密结合在有机物碎片和浮游生物表面。陆生苔藓植物对锆元素也具有富集作用。锆从土壤进入植物的迁移受元素在土壤中的吸附和去吸附作用的影响。锆还广泛分布在动物体内，主要是软组织中。成年人体中锆的含量约为420mg。人日均摄入量相对高于微量元素。

职业暴露 随着锆需要量的日渐增加，职业接触机会也日渐增多。从1958年开始应用于工业领域起，锆广泛应用于铸造业。锆主要在板材、管材、锻件、棒材、焊丝等，在石油、化工、医药、化肥、陶瓷、冶金、兵器、舰船、造纸等工业领域推广应用，同时还应用于一些会污染环境的化学工业。由于锆具有熔点高、密度适中、良好的强度和塑性匹配，热中子吸收截面小等特点，

是优秀的核反应堆结构材料和核燃料包套材料。锆合金用于电子工业，锆硅酸盐和锆氯氧化物用于止汗剂和化妆品，氰亚铁酸锆和柠檬酸锆用于清除人体、大鼠股骨和胃肠道中放射性锶，锆复合物代替铂金诱导对铝和乙醇的耐受及用作防龋齿物质，金属形式的锆还可用作骨和肌肉植入材料。锆还广泛应用于义肢的制造。含锆吸附剂用于血液过滤、血液透析、腹膜透析以及可佩戴式人工肾的设计和构造中。四方氧化锆多晶体是新兴的用于医学设备制造的陶瓷。硫酸锆为白色结晶粉末，有刺激性，主要用作蛋白质的沉淀剂、皮革的鞣剂等。锆化合物还用于控制磷污染和污染水源的复垦。此外，锆化合物用于纯化受污染的水，清除其中的铅和砷。

毒性　职业人群主要经过呼吸道、消化道摄入锆，虽然工业上，锆还没有被认为是健康危害，但锆具有皮肤刺激性作用。过量暴露时可以造成锆中毒。一些常见食品和饮料中也含有相当量的锆。非职业人群主要经口摄入锆。锆的每日摄入总量为4.15mg。根据饮食习惯的不同，从食物中摄入的锆的范围变异较大，为1～9mg/d。

锆广泛分布在动物体内，其中以软组织分布最多。锆的吸收、保留和排泄水平随暴露途径、锆及锆化合物的溶解度不同和暴露的持续性而变异。在实验动物中发现简单阳离子锆盐经胃肠道吸收的作用极微弱，注射给药能被缓慢吸收。柠檬酸盐或酒石酸盐被快速吸收。放射性锆在未断乳大鼠中吸收率较高。使用放射性核素^{95}Zr发现锆主要集中分布在肝脏、肺脏、胰脏、肾脏、胸腺、生殖器官，持续暴露后还分布在骨骼中。静脉注射后，锆主要分布在软组织，包括肝、肺、胰腺、肾、和胸腺。锆储存在脂肪组织中，在肝脏和胆囊中锆的浓度也处于高水平。此外，锆可以穿过血脑屏障并储存在脑中，但脑中的摄入率远少于其他组织。锆可以通过胎盘屏障和乳腺屏障，母鼠暴露后，锆出现在新生大鼠和乳汁中。在肝脏中，锆作为阳离子主要集中在线粒体中，并主要结合在酸性黏多糖上。肝胆系统是锆排泄的主要途径。每日粪便排泄4.15mg，以达到锆平衡。锆不通过尿和皮肤/汗腺排泄。由于锆形成的化合物性质稳定，沉积在组织中的锆的移除极其困难。仅葡萄糖酸和7-氨基－碱性磷酸被报道能够移除组织中储存的锆。锆的流行病学研究相对较少。在肿瘤组织中，观察到锆主要结合在酸性黏多糖上。此外，锆的摄入能增强大鼠肝脏中铜和肾脏中铟的蓄积。

锆化合物具有低毒性。一般来说，锆及其化合物引起的健康损害较少，损害程度也较轻。锆的不同类型毒性主要和暴露类型相关。锆氧化物、锆硅酸盐、四氯化锆、硝酸锆等对眼、皮肤、黏膜有刺激作用。锆化合物还可以引起皮肤肉芽肿、间质性肺肉芽肿和肺纤维化等慢性损伤。锆具有免疫协同活性。锆氧化物和锆硅酸盐尘中的放射性元素混合物引起和增强肺的纤维发生作用。流行病学研究表明锆暴露和肺紊乱综合征、间质性肉芽肿的形成，以及脑与软骨病的器质性病变相关，但尚未得到进一步的证实。连续暴露于除臭剂（约含0.5%氧锆基钠乳酸盐）后，可发生皮肤过敏性反应和肉芽肿。锆还和透析性骨软化相关，驱锆治疗后，患者的临床、生化、放射学和组织学参数得到很好改善。

工业上接触锆尚未见中毒病例。由于锆对生物学大分子的亲和力相对较低，肠道中的低溶解性和低pH值有利于锆盐的羟连，因此有关锆化合物在动物体内的毒性报道很少。在大鼠中，经口给予高达10g/kg体重的二氧化锆不引起死亡；腹腔内给药，锆－葡萄糖比柠檬酸盐的毒性强，致死剂量分别为247、1170mg/kg体重；每天给予450mg/kg可以耐受8天。经口半数致死剂量（LD_{50}）变异较大，从硝酸锆的853mg/kg体重到氧锆基硫酸钠的2290mg/kg体重（用锆表示）。口服锆氧化物没有毒性，氯氧化物具有轻微毒性，氯化物具有中等毒性。

锆矿物质由于常伴生于其他放射性物质，因此可能具有一定的放射性。纯正的晶体锆石和高型锆石由于不含或少含放射性元素，一般对人体无害。而非晶质、透明度差的低型锆石含有较高的放射性物质铀，会对人体产生较严重的辐射。用于制造耐火材料的原始材料中的不溶性锆氧化物和锆硅酸盐中的放射性元素，已报道可以引起和加强肺部纤维发生作用，发生非特异性肺功能失调。低于1.10～9Ci/g的锆不会发生放射性毒性。

中毒机制　锆的细胞毒性一般较小。有关锆中毒的生理学和病理学研究较少，认为其毒性作用机制主要有：①锆具有抗原特性，可促进肉芽肿形成。锆盐促进小鼠脾细胞和植物血凝素调节的淋巴细胞的增殖，并与剂量呈正比例。在一定浓度下，锆盐可能作为淋巴细胞有丝分裂原起作用，并放大免疫细胞的应答效应，这可以解释体内延迟性超敏反应的特征性诱导和免疫学肉芽肿的产生。锆氯氧化物能增强血小板形成，这也是参与免疫应答的直接证据。②氯化铬酰上调参与发育、基因活化、DNA 复制、信号转导元件、细胞周期和凋亡、免疫应答系统基因的表达，下调细胞周期调控、增殖和凋亡、细胞骨架成分、细胞迁移/黏附和免疫系统相关的基因，但具有弱的促有丝分裂作用，而且氯化铬酰作用浓度范围比较窄：$1 \sim 20\mu M$，$10\mu M$ 时作用最强。③锆还直接参与抑制 ATP 酶、碱性磷酸酶和过氧化物酶等的活性。锆还和氨基酸形成金属螯合物，和酶形成复合物，并结合酸性黏多糖，占据配位体结合位点。④吸入含有二氧化锆尘的 238 个二氧化钚微球诱导染色体畸变，并具有时间－剂量依赖性，并显著抑制肺组织的有丝分裂。口服氯化铬酰能剂量依赖性地诱导处于不同细胞周期时相的骨髓染色体发生染色体断裂效应，且雌性小鼠表现的这种易感性比雄性小鼠要强。⑤锆沉积在骨骼中可能导致维生素 D 抵抗的透析性软骨病的产生。

临床表现 锆及其化合物等对眼、皮肤、黏膜有刺激作用。直接接触四氯化锆液体有强烈刺激性，可致皮肤灼伤；口服出现口腔和咽喉烧灼感、恶心、呕吐、水样便、血便、虚脱和惊厥。不溶性锆盐引起过敏性皮炎，并伴随手多汗和变暗。部分锆接触者报道唇部有甜味和一般的不舒服。吸入暴露对呼吸道有轻度刺激作用。锆作为抗原能引起肺肉瘤样肉芽肿病。人体试验和动物研究表明锆引起皮肤过敏反应，伴随上皮细胞肉芽肿。锆还能引起急性和暴发性肺泡炎样超敏反应，

开放性肺活检表现为强肉芽肿间质性肺炎伴随适度纤维化和过敏性肺炎，并且终末呼吸道周围和肉芽肿内出现大量散在的极小双折射晶体。患者出现进展性干咳和呼吸困难。动物研究表明锆引起肺功能改变，如出现放射性阴影、间质纤维化，但人群中出现肺功能改变报道少见。

诊断 工业上尚未见锆中毒病例报告。其诊断应结合职业史，眼、皮肤和呼吸系统过敏反应及肉芽肿病变的临床表现和 X 线胸片特征，并结合现场劳动卫生学调查结果，综合分析，排除其他病因导致的类似疾病，方可诊断。

治疗 应尽快清洗去除接触部位的锆污染物，并给予对症治疗。皮肤接触者应脱去污染的衣物，用流动清水冲洗。眼接触者应提起眼睑，用流动清水或生理盐水冲洗并就医。吸入中毒者应迅速脱离现场至空气新鲜处，保持呼吸道通畅；如呼吸困难，给输氧；如呼吸停止，立即进行人工呼吸。就医。食入中毒者应饮足量温水，催吐并就医。

预防 相关部门应加强对锆石、锆英砂运输、储存、生产过程的管理，加强对人体敏感部位如生殖腺、眼、肺、肝的防护措施。锆制品生产企业应当严格遵循辐射防护"三原则"：辐射实践的正当化、辐射防护的最优化和个人剂量的限值原则。对部分生产区域（如加料口、仓库和磨料间等）采取重点防护措施，并建立一系列完整的安全规章（包括装卸作业制度、仓库管理制度、生产作业区内的操作制度和检查制度等）和卫生防护制度。①严格按放射性物质运输规则运输锆英砂货物，且货物包装上要有明显的放射性标志，运输中使用过

的车皮等要进行用后清洗，装卸作业要穿戴防护用品，同时要防止撒漏和粉尘飞扬。②加强对锆砂的集中管理。锆砂操作环境应单独设立或在车间一角，并远离职工生活区。仓库内锆英砂不得与食品、易燃易爆物品等混放；操作场所应安装良好的通风设备，以降低锆砂的粉尘浓度。由于细小的屑片在高温很容易被点燃、燃烧，因此有必要防止大量囤积屑料或其他小片锆，并应注意将这种材料保存在非易燃容器和封闭区域中，并经常从机器上清除锆屑并放置在适当的储存容器中。如果发生锆起火时，不得使用普通灭火器或水，应当使用干砂、粉状石墨或特殊金属粉末。③操作人员按放射工作人员要求进行健康监护，通过就业前体检筛选出不宜从事射线作业的工作人员；通过就业后定期查体，监护放射工作人员的健康状况，早期发现锆中毒患者，改进防护措施。未婚青年特别是女青年及未生育者应劝离生产第一线。④加强卫生知识培训，尽量减少在操作车间的停留时间。注意个人卫生习惯，操作工人要养成洗手的习惯。严禁徒手操作。严禁在工作场所吸烟、饮食、喝水，并做到上下班换工作服，上班戴口罩、手套，下班洗澡等，以防止吸入与皮肤污染。⑤检验、检疫部门不仅要强化口岸对锆英砂的监测和管理，还要会同地方卫生管理部门做好进口锆英砂的后续管理工作，从劳动卫生、环境保护等方面积极探索创新，保障公众健康、保护自然环境。

（林忠宁）

mùzhòngdú

钼中毒（molybdenum poisoning）环境中钼或其化合物进入体内，

产生毒性作用，引起机体神经、消化、造血等系统的组织细胞或其功能损害而出现相应的病理过程或疾病状态。钼是银白色重金属，元素符号 Mo，原子序数 42，原子量 95.6，密度 10.28g/cm³，硬度 5.5，熔点 2 617℃，沸点 4612℃。质地硬而坚韧，耐腐蚀。常温下化学性质稳定，不溶于水，溶于热浓硝酸及硫酸；加热至 600℃ 可氧化为三氧化钼（MoO_3），温度达 800℃ 以上，MoO_3 可升华。在高温下，还与硫、磷、硒、碲等反应。价态有 0、+2、+3、+4、+6 价，以 +6 价较稳定。钼有 50 多种无机和有机化合物，常见的有：不溶性化合物，如二硫化钼（MoS_2）、钼酸铅（$PbMoO_4$）；可溶性化合物：如三氧化钼（MoO_3）、钼酸钙（$CaMoO_4$）、钼酸钠（$NaMoO_4 \cdot H_2O$）、钼酸锌（$ZnMoO_4$）、钼酸铵 [$(NH_4)_2MoO_4$] 等。

钼主要用于钢铁工业（占钼总用量的 50% 以上）、电子行业等，钼化合物也用于化工行业。生产、使用钼的过程中都有机会接触钼及其化合物。主要接触机会见表。

中毒机制 钼是人体必需微量元素，以钼化合物、钼辅助因子、钼酶等形式发挥其生物学作用，在生物体内与其他各种微量元素之间存在微妙的配比和平衡，

过少和过多均会发生代谢失衡，引起疾病。机体生理功能所需的钼主要来源食物，从事生产、使用钼及其化合物的作业工人也可因吸入空气中含钼及其化合物的烟雾或粉尘而摄入过多的钼。钼及其化合物在体内生物转运过程如下。

吸收 钼及其化合物可通过呼吸道和消化道吸收，吸收率受钼化合物溶解度大小影响，溶解度大易吸收。溶解性大的六价钼化合物可通过呼吸道吸收，易被消化道吸收，吸收率为 50%~90%，溶解度小的二硫化钼在肺、胃肠道中不易被吸收。

分布 吸收入血的钼以钼酸盐的形式存在，在血浆中与 α_2-巨球蛋白结合，在红细胞与红细胞膜蛋白结合。随血流分布全身，肝和肾的钼含量最高，肾上腺和长骨较低。在肝脏中的钼酸盐一部分转化为含钼酶，其余与蝶呤结合形成含钼的辅基贮存在肝脏中。

排出 主要经过肾由尿液排出，部分经胆汁由粪便排出，很少量的钼经胆汁排泄，形成肠 - 肝循环，以调节人体内的钼平衡。乳汁、汗液和头发等也可排出钼。食用含硫酸盐过多的食物可促进钼的排出。钼排出通常在 2 周左右完成。

毒作用 钼及其化合物的毒

性低，其中三氧化钼毒性相对较高，可溶性钼化合物相对次之，不溶性钼化合物毒性最低。钼中毒的毒性机制尚不明确，但通常可引起以下毒性作用：①作为体内黄嘌呤氧化酶、醛氧化酶、亚硝酸盐还原酶、亚硫酸盐氧化酶等多种酶的重要组成成分，当钼吸收过多时，影响机体的氧化代谢。如钼是黄嘌呤氧化酶的必需成分，参与嘌呤核苷酸的分解代谢，氧化黄嘌呤为尿酸。当钼吸收过多时，可提高黄嘌呤氧化酶活性而增加尿酸的形成，血中过多的尿酸盐形成结晶沉积于关节、软骨、软组织及肾等处，引起痛风样症状。另外，黄嘌呤氧化酶活性增强，可加速维持动脉壁弹性的必需物质缩醛磷脂的氧化，造成动脉管壁坏死、瘢痕形成，引起胆固醇沉积，导致动脉粥样硬化。②人体内钼与铜、锌、锰、钙、硫等其他必需微量元素有相互作用，当钼过多时，与铜形成难溶的四硫钼酸铜而导致铜缺乏症；同时还可干扰钙和磷代谢，出现骨骼代谢紊乱，引起佝偻病及软骨病。

中毒表现 职业生产过程中，经呼吸道吸入可引起呼吸道刺激症状及钼尘肺。高浓度三氧化钼烟尘可刺激眼、呼吸道，表现为呛咳、流涕、咽干、咽痛、胸闷等，同时有头痛、背痛、关节痛，

表 常见的钼接触途径

	行业	作业	接触物
职业铅性接触	钼矿开采、冶炼	采矿、运输、混料、烧结、还原、精炼	硫化钼、钼金属粉末
	钼合金生产、使用	制粉、配料、球磨、干燥、过筛、烧结	氧化钼、金属钼
	电子工业	制作电子管、晶体管、整流器等	金属钼
	颜料	颜料生产、制粉、配料、合成、包装，油漆、陶瓷、玻璃等上色	三氧化钼、钼酸、钼酸钠、钼酸锌、钼酸铵、磷钼酸
	化工工业	催化剂	二硫化钼、钼酸、钼酸钠、磷钼酸
	航天和机械工业	润滑剂	二硫化钼

手指关节红斑和水肿以及小细胞低色素性贫血等表现。长期吸入钼和三氧化钼的工人可发生尘肺，吸入合金和碳化金属释放的钼尘，可发生硬金属病（见钨中毒）。人体对钼有较强的内稳定机制，经口摄入钼化合物不易引起中毒，但长期生活在高钼地区可引起地方性钼中毒，患者有膝关节、手脚疼痛、关节畸形，尿中钼和尿酸增高等表现。实验室检查：血浆钼增高，正常范围 0 ~ 0.35μmol/L（0 ~ 34μg/L）。尿钼明显增高，正常范围 0.21 ~ 2.39μmol/L（20 ~ 230μg/L）。此外，血清中尿酸、铜蓝蛋白增高。

诊断 钼接触史是诊断的重要条件，结合痛风样关节痛以及吸入时的呼吸道黏膜刺激症状、尘肺等的临床表现，参考血钼、尿钼以及血清铜蓝蛋白和尿酸的测定结果进行诊断，注意排除痛风、尘肺等类似疾病。

治疗 钼毒性的治疗是支持性的。皮肤接触可溶性钼化合物，立即用水冲洗，肥皂清洗；胃肠道过多摄入后最初 1 ~ 2 小时内可进行灌洗、应用活性炭、催吐等清除肠道污染的常用措施。富含铜和硫酸盐的食物可促进慢性摄入中毒的恢复。但上述治疗有待进一步进行有效性评估。

预防 工艺过程中应密闭、通风，同时加强个人防护，使用个人防护用品。做好定期健康检查，包括尿钼、血清尿酸及胸片检查。

(范广勤)

yǒujīxī zhòngdú

有机锡中毒（organotin poisoning） 在职业生产过程中接触或暴露于各类有机锡化合物对人体造成的健康损害及其导致的中毒表现。有机锡（organotin, organic tin）化合物，又称三环锡、普特丹，CAS 号 76-87-9，有 4 种类型，分别是四烃基锡化合物（R_4Sn）、三烃基锡化合物（R_3SnX）、二烃基锡化合物（R_2SnX_2）和一烃基锡化合物（$RSnX_3$），以上通式中 R 为烃基，可为烷基或芳香基等；X 为无机或有机酸根、氧、卤族元素等。

根据现有病例报道，引起急性中毒性脑病的主要有机锡化合物包括三甲基锡、三甲基氯化锡、三乙基锡、三乙基氯化锡、三乙基溴化锡（乌米散）、三乙基碘化锡、三乙基氢氧化锡、三乙基硫酸锡、双三乙基硫酸锡、三丁基氯化锡、三苯基氯化锡、三苯基乙酸锡、四乙基锡、四丁基锡、四苯基锡、硫酸三乙基锡等。

有机锡化合物多为固体或油状液体，具有腐草气味。常温下易挥发，不溶或难溶于水，易溶于有机溶剂。化学性质不太稳定，部分此类化合物可被漂白粉或高锰酸钾分解为无害的无机锡。

有机锡化合物的使用始于 20 世纪 40 年代，20 世纪 60 年代后该化合物产量逐年增加，由于其在工农业的广泛使用，人们接触有机锡化合物的途径也逐渐增多，主要途径有：①防污涂料。为阻止水生生物在船体上附着，在船体周围涂上防污涂料，如三丁基锡，导致有机锡化合物污染海水，在海产品中蓄积，经食物链进入人体。②聚氯乙烯稳定剂。有机锡为聚氯乙烯塑料热稳定剂，使塑料制剂具有抗氧化作用，而塑料制品广泛应用于人类日常生活，如自来水管材料等，这增加健康人群接触有机锡化合物的机会。③杀虫剂及杀菌剂，主要有三苯基乙酸锡、三苯基氢氧化锡等。苯丁锡是专效的触杀性杀螨剂，常用于杀灭蔬菜、果树、观赏性植物的食植性螨虫，职业工人在作业过程中由于操作及防护不当都可能导致有机锡类化合物的暴露。此外，由于有机锡类化合物导致的环境污染问题日渐严重，正常健康人群有机锡化合物的暴露正逐渐引起人们的关注和重视。

中毒机制 有机锡化合物一般可通过呼吸道、消化道及皮肤黏膜进入机体。在动物试验中，三乙基锡进入大鼠体内后，约 50% 可与血红蛋白结合，主要分布在肝脏和血液中，肾脏、脾脏、心脏、脑及骨骼肌分布较少。有机锡主要经肝微粒体酶脱烷基和脱芳基作用而代谢降解，如四乙基锡在大鼠体内可迅速转化为三乙基锡和二乙基锡，再形成一乙基锡。不同品种的代谢产物不相同，各化学物的生物半衰期亦不同，多数在器官内消失缓慢，有机锡化合物的代谢产物主要经肾脏和消化道随尿液和粪便排出，亦可经唾液、乳汁排出，四乙基锡还可以经呼吸道黏膜排出体外。不同化合物的排出途径也有区别，如一乙基锡和三乙基锡可随尿液排出，二乙基锡尚可经胆汁随粪便排出，四乙基锡可经呼吸排出，有的也可存在于唾液和乳液中。

影响有机锡化合物毒性大小的因素主要为：①化学结构，烷基锡的毒性顺序为：三烷基锡 > 二烷基锡 > 一烷基锡；四烷基锡与三烷基锡的毒性相似；同类化合物中，毒性以乙基为最高，随烷基碳原子数增加而毒性递减；异烷基锡毒性一般大于正烷基锡；被含卤族元素取代后的有机锡化合物毒性增高（以含氯的有机锡化合物毒性最高）；同类化合物中，烷基锡的毒性大于芳基锡。②侵入途径。有机锡化合物可通过呼吸道、消化道和皮肤黏膜进入机体，不同化合物存在差异，使得各有机锡化合物毒作用和临床表现不同。

有机锡化合物的发病机制尚未阐明，不同种类化合物呈现不同情况：①三甲基锡中毒引起神经元坏死。动物实验发现三甲基锡能影响五羟色胺能系统，与其所致的行为改变有关；三甲基锡还可引起神经递质水平改变，影响多巴胺能和毒蕈碱能受体结合；抑制三磷酸腺苷酶，干扰脑钙泵功能及其他由环磷腺苷介导的过程；可抑制谷氨酸和 γ-氨基丁酸的受体结合。经口实验表明三甲基锡所致海马坏死的早期，患者血浆糖皮质激素水平暂时性增高，是因下丘脑 – 垂体 – 肾上腺皮质轴暂时性激活，可部分归因于三甲基锡作用于小神经胶质细胞所致的神经内分泌效应。②三乙基锡与脑磷脂或线粒体结合，可抑制大鼠脑内氧化磷酸化过程的磷酸化环节，此作用不能被含巯基的药物所阻断。由于抑制脑内葡萄糖氧化，影响谷胱甘肽转移酶活性，抑制三磷酸腺苷酶活性，改变钾 – 钠泵功能，引起细胞通透性改变，致星形胶质细胞和轴突水肿。三乙基锡对脑内髓磷脂有直接毒作用，且其引起的局部水肿恢复较慢。某些毒作用如引起血糖升高、血压改变等可能与组胺释放有关。③四乙基锡在肝内转化为三乙基锡而起毒作用，故中毒机制与三乙基锡相似，但发病较慢。除神经毒性外，许多有机锡化合物又是免疫抑制剂，可引起实验动物的细胞免疫、体液免疫和非特异性宿主防御缺陷，部分原因可能是抑制胸腺细胞的能量代谢，导致胸腺破坏。

中毒表现 急性三烷基锡或四烷基锡中毒均以脑部症状表现为主，三苯基锡中毒也可出现脑部症状，但其临床表现可因各有机锡化合物毒作用靶部位不同而异。

急性三甲基锡中毒 以大脑边缘系统和小脑功能障碍为主要表现，可伴有轻度肢体感觉异常。起病症状有头痛、头晕、视物模糊、近事记忆减退、失眠或嗜睡等。停止接触后病情仍可进展，部分迟发性症状可在数天后逐渐或突然出现，尤其是严重神经精神症状，如暴怒、攻击行为、共济失调、癫痫样发作等。大脑边缘系统功能障碍可表现为逆行性和顺行性遗忘、烦躁、焦虑、忧郁、易激惹、暴怒、攻击行为、虚构、定向障碍、食欲亢进、性行为异常或癫痫抽搐甚至出现全身性强直 – 阵挛。脑电图检查可有一侧或双侧颞区阵发性节律性 δ-波或棘波释放，但亦有脑电图异常而无临床症状者。小脑功能障碍可出现眼球震颤和共济失调，包括肢体和躯干共济失调、构音障碍所致的暴发性语言或吟诗状语言等。眼球震颤可较眼震电图异常恢复得快。感觉障碍可有下肢感觉异常、麻木感或疼痛感。肌力、感觉和反射检查均正常。个别病例神经电生理检查呈腓肠神经传导速度轻度减慢。感觉障碍是否由感觉神经病或背根神经节功能障碍所致尚不能肯定。部分病例可伴有耳鸣和听力损失，听力测试呈蜗性听力损失，损失达 15 ~ 30dB（A）。24 小时尿中三甲基锡最高水平可与临床症状的严重程度相关。部分病例血清钾降低。少数病例眼底、脑脊液及电子计算机断层脑扫描（CT）检查均正常。少数严重中毒者出现冲动、癫痫样发作、共济失调

等持续时间可较长，如有一例有机锡化合物中毒患者 4 年后仍有严重共济失调，导致生活不能自理。头颅 CT 和磁共振成像正常。

急性三乙基锡、四乙基锡中毒 主要为表现脑水肿及颅内压增高。潜伏期可因毒物种类、进入途径及剂量不同而长短不一。一般从停止接触毒物至出现明显脑病症状的时间多为 1 ~ 2 天，少数为 5 天。潜伏期中可无明显症状而迅速发病；也可有轻度头晕、头痛、乏力，或有皮肤、黏膜刺激症状。少数病例在接触四乙基锡 30 分钟后感轻度头晕、乏力及皮肤刺痛，于 2 周后病情迅速恶化。全身症状表现为早期出现头部持续性隐痛，阵发性加剧，后期持续性加剧，可从睡眠中痛醒，镇痛剂常无效。头痛发作时常伴有恶心、呕吐。脑电图呈弥漫性异常。头晕出现早，后期可有眩晕；乏力为早期及明显症状，常感全身极度疲乏、软弱，有的下肢无力较明显；出汗在早期为面部、手心、足心及腋下多汗，严重时全身出汗；消化道症状早期有恶心，进而明显食欲不振，后期频繁呕吐，常为非喷射性；排尿障碍见于部分病例，有腰部酸痛，排尿时更甚，排尿困难，后期有尿潴留；睡眠障碍早期为失眠，后表现为嗜睡；短暂轻度精神障碍有多语、易激动、无故哭泣、定向障碍、幻觉、行为异常等，如一病例在中毒第 5 天排尿于另一病床上而事后不能记忆，另一病例几次感其病床被人摇动，患者以后病情进展多严重；其他尚有视物模糊、畏光、复视、四肢麻木、明显消瘦等。患者早期可无明显阳性体征。常见体征有精神萎靡多汗，心率逐渐减低至心动过缓，腹壁反射及提睾反射

减弱或消失，严重病例有昏迷、抽搐和锥体束征阳性。死亡常因中枢性呼吸衰竭所致。在发生脑疝时可突发昏迷或呼吸停止。眼底检查大多正常，一例腰穿脑脊液压力增高，尸体解剖有明显脑水肿者，病程中眼底检查均正常；少数有视盘水肿。实验室检查发现部分病例尿锡增高，但对其排泄规律及与中毒程度的相关性尚无统一意见；脑脊液检查显示部分重度中毒病例有压力增高，常规检查除个别有蛋白略增高外，一般正常；脑电图在部分病例呈弥漫性异常，异常程度与病情严重程度无相关性，但可随病情好转而恢复正常；心电图可呈窦性心动过缓。

急性三丁基锡和四丁基锡中毒　临床表现症状似急性三乙基锡中毒，但病情较轻。

急性三苯基锡和四苯基锡中毒　常首先出现头晕、眩晕，而后出现头痛、乏力、恶心等，少数有口唇、舌尖麻木、鼻根部蚁行感及颈部强直感。亦可有多汗、短暂意识丧失、畏光、视物模糊。严重者出现昏迷、抽搐等。少数有轻度精神症状，如易激动、胆怯、无故哭泣等。经口中毒者肝、肾损害较明显。均可恢复。部分病例尿锡增高。

急性乌米散（三乙基溴化锡）中毒　除中枢神经系统症状，口服者可出现明显肝、肾损害。

其他　二丁基锡化合物、三丁基锡化合物、三苯基乙酸锡对皮肤和黏膜有刺激作用。眼、鼻和上呼吸道刺激症状一般在接触当时发生，脱离接触后消退较快。皮炎可在接触后 1 小时至数小时内发生，痊愈较慢。三丁基氯化锡可引起皮肤灼伤。

有机锡化合物慢性中毒　主要表现为神经衰弱综合征，以头晕、头痛、乏力等症状为主，可伴有接触性皮炎及呼吸道刺激症状。具有有机锡化合物接触史的工人出现上述症状后，应注意及时就医，严重者应脱离原来作业环境。

诊断　诊断急性有机锡中毒主要依据确切的有机锡（包括所含的有机锡杂质）接触史和不同有机锡化合物所致相应的临床特征。尿锡量增高可作为接触指标。脑电图在综合诊断时可做参考。眼底检查正常不能排除脑水肿存在的可能。腰椎穿刺检查对诊断无意义，仅在鉴别诊断需要时可慎重施行。疑有脑水肿、脑软化或脱髓鞘病变时可做头颅 CT 或 MRI 检查。

中毒早期仅感头痛、头晕、乏力而易误诊为上呼吸道感染。颅内压增高时需排除脑炎、脑膜炎、急性脑血管病、脑部占位病变或脑外伤等。出现精神症状需与精神分裂症、心因性或其他疾病所致的精神障碍鉴别。抽搐需与癔症发作、原发性癫痫或其他疾病引起的抽搐鉴别。

治疗　急性有机锡化合物中毒主要以对症、支持治疗为主，主要处理原则如下。①中毒者应立即脱离事故现场，并移至空气新鲜处，衣服污染者应立即脱去受污衣服，并立即用温水或肥皂水彻底冲洗皮肤，并注意保暖；眼污染者应用大量清水冲洗；口服中毒者立即催吐、洗胃。②因中毒潜伏期内神经系统症状可不明显，且早期中毒症状常无特异性，早期诊断有机锡中毒具有一定困难。但由于该病病情变化迅速，故有较大量有机锡化合物接触史者应卧床休息，一般观察 5 ～ 7 天，以便及时处理。③根据不同有机锡化合物中毒表现，给予对症、支持治疗。早期应用肾上腺皮质激素和利尿剂治疗；为防止有机锡化合物抑制体内氧化磷酸化作用，应给予三磷酸腺苷、葡萄糖及胰岛素注射治疗，必要时可用高压氧治疗；按急性化学物中毒性脑病的治疗原则和措施防止脑水肿并控制抽搐；需防止有严重精神症状者自伤或伤人。

预防　改善生产条件和劳动现场环境，保证作业车间空气流通，确保有毒气体及时排除作业环境，降低局部区域有毒物质浓度。加强职业卫生宣教，提高作业工人自我防护意识，作业过程中按规定合理使用相应的防护用具，避免与有机锡化合物的皮肤接触及呼吸道吸入，尽量减少接触时间，工作完毕后应及时洗澡，更换衣物。改善工人饮食，加富钾食品的摄入量，补充钾元素。定期进行职业工人健康体检，及时发现有机锡化合物中毒患者，并按相关要求撤离或更换作业岗位。

(林忠宁)

niè jí tāngjīniè zhòngdú

镍及羰基镍中毒 (nickel poisoning, nickel carbonyl poisoning)

在生产活动过程中过量暴露镍或羰基镍对人体造成的健康损害及其导致的中毒表现。镍是银白色金属，熔点 1 453℃，沸点 2 732℃，比重 8.9。镍比铁硬而坚韧，有铁磁性和延性，能导电导热。其化学性质较稳定，常温下不易被空气所氧化，仅易溶于硝酸。一般温度下，镍与氧、硫、氯、磷等非金属几乎不起作用，但在高温下发生猛烈反应。镍遇到浓硝酸呈"钝态"，在碱性溶液中的稳定性比铁高。镍盐中氢氧化镍呈棕黑色，氧化镍呈灰黑色，其余大都呈绿色。镍可与铬、铜、铝、钴等元素组成合金，含镍合金钢和不锈钢具有耐高温和抗氧化性能，广泛应用于石油、化工、机械、核电等工业中。金属制件和容器表面镀镍可防锈，并具有光泽；高能镍镉电池用于电子产品。职业性接镍和羰基镍所涉及的作业很多，主要有镍矿开采、选矿、熔炼与精炼，镍合金生产，不锈钢生产，原子能工业，镍电镀、高能电池、焊接作业，镍催化剂，陶瓷与搪瓷制品等。

羰基镍分子式为 $Ni(CO)_4$，为镍与羰基（$-CO$）在高压反应下生成的金属镍化物，常温下为无色透明液体，有煤烟气味。分子量170.7，比重 1.29（25℃），易挥发，难溶于水，易溶于苯、乙醚等有机溶剂。其蒸气与空气的混合物加热到600℃时，可发生爆炸，原液暴露于温度稍高的空气中即可燃烧。羰基镍主要用于提炼纯度极高的镍粉制造合金钢，在有机合成，石油化工和橡胶工业用作催化剂。

中毒机制 镍是人体必需的微量元素，成人每日生理需要量为 0.02mg，主要来自食物中的谷类和蔬菜。镍可激活体内若干重要的酶和辅酶，对保持生物体的正常代谢起重要作用。食物中的镍以可溶性镍盐形式经胃肠道吸收，吸收率约5%，口服金属镍粉基本不能经消化道吸收。元素镍除可引起过敏性皮炎外，毒性较低。经呼吸道吸入的少量金属镍粉可缓慢被呼吸道吸收，并出现呼吸道刺激反应。

金属镍属致敏物，低分子量的镍离子作为半抗原，接触皮肤或进入体内后可与大分子蛋白结合，形成具有免疫原性的半抗原–载体复合物，通过致敏 T-淋巴细胞，导致机体产生过敏反应。已知镍引起的超敏反应包括细胞介导的皮肤基础过敏反应（Ⅳ型变态反应）和抗体介导的即刻早发和迟发的哮喘反应（Ⅰ型和Ⅲ型变态反应）。镍及其盐类可抑制 ATP 酶，使血管内皮细胞 ATP 酶活性降低，血管壁通透性增加，使肺、脑等组织发生充血和水肿。此外，镍还可拮抗胰岛素，致血糖升高；干扰垂体功能，使肾上腺皮质激素分泌增加，催乳素分泌减少，降低肾上腺皮质和甲状腺的功能。

在生产环境下，工人的皮肤过敏损害比较常见，主要表现为皮炎和湿疹，少数人可发生皮肤瘙痒症（又称镍痒症或镍疥）和荨麻疹等损害。镍皮炎多见于暴露部位。在脱离接触后，一般在 1～2 周内可自愈。此外，镍还可引起过敏性肺炎和支气管哮喘。

羰基镍属高毒类物质。吸入羰基镍蒸气经肺进入体内后，有 30%～40% 可在 6 小时内由呼吸道排出，其余部分在体内代谢，羰基镍可在细胞内逐渐分解，释放出 Ni^{2+} 和一氧化碳。人体吸入羰基镍后，血红蛋白和一氧化碳化合，通过血液把胶态镍带到全身器官。羰基镍的急性毒性约为一氧化碳的 50 倍。肺部的病理改变为充血、水肿、局灶性肺炎伴坏死。

羰基镍急性中毒的主要靶器官为肺，其次为脑、肝、肾上腺。其蒸气可迅速通过呼吸道进入体内。羰基镍分子可抑制肺毛细血管内皮细胞中含巯基的酶，引起毛细血管壁通透性增加，造成肺间质水肿和肺泡内渗出；同时损伤Ⅰ型和Ⅱ型肺泡上皮细胞，破坏肺泡表面活性物质，引起肺泡水肿。羰基镍影响 RNA 聚合酶，干扰 RNA 合成。急性羰基镍中毒尚可见肝小叶中央区淤血、坏死；大脑皮质血管扩张、出血，尤以白质部分为明显。

镍及镍化物具有致癌性。根据致癌性分级（国际癌症研究机构，1990），镍化合物列为 G1 类 – 确认人类致癌物；金属镍和镍合金列为 G2B 类（组）– 可疑人类致癌物。

中毒表现 包括急性中毒和慢性影响。

急性中毒 短时间大量吸入羰基镍或可产生急性中毒，出现早发和晚发症状，主要引起急性呼吸系统和神经系统损害。接触高浓度羰基镍（$>7mg/m^3$）5～30 分钟，即可出现早发症状，表现为头晕、头痛、乏力、视物模糊、眼刺痛、流泪、咽干、咽痛、胸闷、咳嗽、恶心、呕吐等神经系统与黏膜刺激症状。晚发症状多经 8～24 小时潜伏期，"早发症状似有好转"情况下，骤然或缓慢发生。此时，咳喘突然加剧，可咳出泡沫血性黏痰，呼吸浅而快，心率增快，血压下降，两肺满布干湿啰音，呈现急性肺水肿和（或）化学性肺炎的典型征象。

慢性影响 长期吸入金属镍粉的工人，通常有呼吸道刺激症状，如咳嗽、咳痰、气短、胸闷、胸痛等。镍所致的皮肤损害多在接触后 2 个月内发生。皮损性质为红斑、丘疹、丘疱疹。长期反复接触可发生苔藓样变和色素沉着。从事镍电解精练、镍电镀的工人，长期吸入硫酸镍或镀镍溶液蒸气，可产生鼻炎、鼻窦炎、咽炎和支气管炎。长期接触低浓度羰基镍，可引起慢性中毒征象。症状有头晕、头痛、乏力、失眠、记忆力减退等神经系统功能紊乱，以及咳嗽、胸闷等呼吸系统非特异性表现。

诊断 急性中毒一般仅见于吸入大剂量羰基镍，根据《职业性急性羰基镍中毒诊断标准》（GBZ28-2002），诊断的主要原则是根据短期内接触较大量的羰基镍职业史，有呼吸系统损害的临床表现及胸部 X 线表现，结合血气分析，参考现场劳动卫生学调查，排除其他病因所致类似疾病可诊断。尚无明确慢性镍或镍化物中毒诊断标准，慢性影响的确认需根据长期镍接触史，结合临床症状，特别是镍皮炎、慢性咽炎以及神经衰弱症等综合考虑。

治疗 急性羰基镍中毒治疗原则：①立即脱离中毒现场，脱去被污染的衣物。清洗污染的皮肤及毛发，卧床休息，保持安静；严密观察并给予对症治疗。②纠正缺氧：给予氧气吸入并保持呼吸道畅通。③防治肺水肿：应早期、足量、短程应用糖皮质激素，控制液体输入量。可以应用消泡剂（二甲基硅油气雾剂）。④预防感染、防治并发症、维持电解质平衡。⑤重度中毒者可予二乙基二硫代氨基甲酸钠口服，同时服用等量碳酸氢钠，根据病情决定用药天数，一般可连续服药 3 ~ 7 天。也可采用雾化吸入。慢性中毒尚无特效的治疗方法，应尽快调离镍接触作业，适当休息，并给予对症治疗。

预防 ①在镍的精炼、电解和镍化物的生产过程中，保持生产过程的自动化和密闭化十分重要。安装通风装置，控制车间温度，防止羰基镍遗漏，电镀槽的上方或侧方应安装局部吸风装置，控制空气中镍的含量。②在羰基镍生产场所操作、故障排除、设备检修时应佩戴防毒面具。作业者应注意个人防护，如戴口罩、手套，穿防护衣，经常洗浴、更衣。凡对镍过敏者或有肺、呼吸道炎症者，不宜从事镍的生产活动。③采取有效措施控制和消除生产环境中的镍及其化合物，把作业人员的接镍程度控制在安全范围之内（按中国职业卫生标准规定，车间空气中羰基镍的最高容许浓度为 $1mg/m^3$）。

（夏昭林　柯居中）

lèijīnshǔ zhòngdú

类金属中毒（poisoning of metalliods） 类金属元素及其化合物引起的中毒。类金属（metalliods）是用来分类化学元素的化学名词。基于物理和化学特性，元素周期表上几乎所有的化学元素都可被分类为金属或非金属；但也有一些特性介于金属与非金属之间的元素，位于元素周期表对角线上，又称半金属或准金属。类金属一词并没有明确的定义，硼、硅、锗、砷、锑、碲和钋等 7 种元素一般被视为类金属。其中毒机制、临床表现、诊断及治疗、预防措施见砷中毒和锑中毒。

（牛　侨）

péng zhòngdú

硼中毒（boron poisoning） 劳动者在生产过程中由于接触无机硼或有机硼引起的中毒。硼（boron，B）为黑褐色粉末或晶状体，原子量 10.81，比重为晶体 2.3、无定形 1.73，熔点 2300℃，沸点 2550℃。常见的无机硼化合物是硼酸和硼砂，广泛用于合金钢、玻璃、火箭推进器、汽油添加剂、半导体、核反应堆、太阳能电池、医药等工业领域。高浓度氧化硼、硼砂、硼酸主要引起呼吸道、眼和皮肤刺激症状，过度吸收可引起中枢神经系统抑制、胃肠道不适、皮肤脱屑。慢性接触主要引起脱发（见硼酸中毒）。

有机硼主要为二硼烷、五硼烷和十硼烷，三种硼烷，均属高毒类。主要应用于塑料、橡胶、原子能等工业，其毒性作用特点与其在体内的水解速度及其水解产物的性质有关（见硼烷中毒）。

（牛　侨）

guīzhòngdú

硅中毒（silicon poisoning） 劳动者在生产场所中由于接触过量硅及其化合物引起的中毒。硅（silicon）是非金属元素，可用于制作半导体器件和集成电路。元素符号 Si，旧称矽，原子序数 14，相对原子质量 28.09。硅在自然界分布极广，地壳中约含 27.6%，仅次于氧。自然界中的硅都以含氧化合物，主要以二氧化硅和硅酸盐的形式存在，常见有石英、水晶、沙子等。过量二氧化硅和硅酸盐粉尘通过呼吸道进入人体可以引起矽肺和硅酸盐肺。硅有晶态和无定形两种形式。晶态硅具有金刚石晶格，硬而脆，熔点 1410℃，沸点 2 355℃，密度 2.4g/cm³，硬度 7。无定形硅是灰黑色粉末，实际是微晶体。晶态硅的电导率不及金属，且随温度升高而增加，具有明显的半导体性质。超纯的单晶硅可作半导体材料。粗的单晶硅及其金属互化物组成的合金常被用来增强铝、镁、铜等金属的强度。硅在常温下不活泼，与空气、水和酸等没有明显作用；在加热条件下，能与卤素反应生成四卤化硅；650℃时硅开始与氧完全反应；硅单质在高温下还能与碳、氮、硫等非金属单质反应；硅可间接生成一系列硅的氢化物；硅还能与钙、镁、铁等化合，生成金属硅化物。硅及无机硅化合物是建材、玻璃、陶瓷工业的重要材料，在采矿工业中可接触大量二氧化硅粉尘。

有机硅化合物属重要的高分子合成材料，如硅橡胶、有机硅树脂、硅油等，在化工、电子、机械、仪器仪表、国防工业中有广泛用途。二氧化硅与硅对人体的职业危害主要是引起尘肺（见生产性粉尘与尘肺）。

四氯化硅（silicon tetraehloride，$SiCl_4$）是重要的化工原料，在制铝、硅油和硅树脂生产中用途较广，也可用于高温绝缘漆和烟幕剂，因操作不当或其他原因导致的大量泄漏事故时有发生。四氯化硅是一级无机酸腐蚀物品，为无色透明液体，有窒息性，中等溶解度，在水和醇中分解，易挥发，沸点 56.8℃，对人体有强烈刺激作用。大鼠吸入半数致死量（LD_{50}）为 8 000ppm/4h。四氯化硅在潮湿空气中强烈地发烟，有刺激性臭味。为无色或淡黄色透明易挥发液体，有难闻的窒息性气味，密度 1.5g/cm³，遇水可分解成硅酸和氯化氢，同时形成浓烟，并产生大量热能。硅酸密度相对较大，易于下沉，不易扩散，毒性较弱；氯化氢则毒性较强，遇水可生成盐酸，其毒性更强，故四氯化硅中毒主要是盐酸及热能灼伤对人体的侵害所致的不同反应，其中毒途径主要经呼吸道和皮肤黏膜。经呼吸道吸入后对呼吸系统具有腐蚀性及强烈刺激性，可引起呼吸道黏膜损伤，导致肺炎及肺水肿，严重者可导致死亡。皮肤黏膜接触后可因剧烈的化学性灼伤而造成局部红肿、疼痛。食入可灼伤口腔、咽喉及消化系统。眼睛暴露于高浓度下可造成灼伤，甚至失明。急性四氯化硅中毒病情发展迅猛，可引起全身多脏器功能损害，严重者有生命危险，对此要有充分认识。有皮肤接触者立即脱去污染的衣服，用流动清水冲洗 15 分钟，若有灼伤，就医治疗。有眼接触者应立即提起眼睑，用流动清水冲洗 10 分钟或用 2% 碳酸氢钠溶液冲洗。吸入者应迅速脱离现场至空气新鲜处。注意保暖，保持呼吸道通畅。必要时进行人工呼吸。食入患者清醒时立即漱口，给饮牛奶或蛋清。立即就医。

四氯化硅泄漏时应紧急疏散泄漏污染区人员至安全区，禁止无关人员进入污染区，建议应急处理人员戴自给式呼吸器、化学安全防护眼镜，穿化学防护服，戴橡皮手套。不要直接接触泄漏物，勿使泄漏物与可燃物质（木材、纸、油等）接触，在确保安全情况下堵漏。喷水雾减慢挥发（或扩散），但不要对泄漏物或泄漏点直接喷水。将地面洒上苏打灰，然后用大量水冲洗，经稀释的洗水放入废水系统。如果大量泄漏，最好不用水处理，在技术人员指导下用干粉和砂土清除。在系统中可以用氟橡胶（FPM）密封。

（牛侨）

zhězhòngdú

锗中毒（germanium poisoning）

劳动者在生产场所中由于接触过量锗及其化合物引起的中毒。锗（germanium），旧译钼，化学符号 Ge，原子序数 32，原子量 75.29，锗粉末呈暗蓝色、结晶状。密度 5.35g/cm³。熔点 937.4℃。沸点 2 830℃。化合价 +2 和 +4 价。锗的第一电离能为 7.899 电子伏特，是银白色稀有金属和重要的半导体材料。不溶于水、盐酸、稀苛性碱溶液，溶于王水、浓硝酸或硫酸、熔融的碱、过氧化碱、硝酸盐或碳酸盐。锗性质比较稳定，在空气中不被氧化，与水、盐酸、稀硫酸也不反应，性质与锡类似。锗主要用于半导体工业，制造晶体管、二极管、红外器件；也可用于制造特殊光学玻璃、超导材料、荧光体以及催化剂等。有机锗可作为保健药品。

中毒机制　锗对人体的影响主要是恢复疲劳、防止贫血、帮助新陈代谢等，常被用作医疗辅助用具，但没有发现锗是人体必需的微量元素，也没有发现生物体因缺锗而出现病理变化。锗易于胃肠道吸收，吸收后广泛分布于各脏器，但没有器官选择性蓄积。其急性毒作用的病理改变有肺水肿、出血，小肠壁出血。四氯化锗可以引起肝肾损害。锗从体内排出较快，几乎可以全部排出，肾是主要排出途径。锗在人体中都以有机锗的形式存在，但人体摄入量不能超过 24mg/d，否则会中毒。无机锗化合物的毒性较大，对人严格禁用。

中毒表现　人体急性锗中毒表现为体温过低、倦怠、腹泻、皮肤青紫、呼吸循环衰竭；慢性锗中毒会损害肝肾功能。尚无职业性锗中毒的临床报道，但长期服用含有机锗的免疫刺激剂或保健品制剂可引起中毒致肝、肾、心肌、神经的损害。

诊断　诊断依据职业接触锗或口服锗制品的病史，临床表现，如食欲不振、恶心、呕吐、全身乏力、贫血、感觉异常、肌肉无力、肌萎缩、肾功能不全等，辅以生化检查（尿、发、指甲及一些组织的含锗量增多，血清肌酐、血尿素氮显著增高），肾活检呈现间质性肾炎、肾小管及肾小球上皮变性、空泡、坏死等。

治疗　急性中毒以对症处理为主。如吸入高浓度锗化氢后，应注意防止溶血及肾衰竭。吸入高浓度氯化锗等化合物，应治疗呼吸道化学性炎症等。锗中毒者若有口服锗制品史，应立即停止服用，入院治疗给予多次血液净化疗法以使氮质血症逐渐下降。服用有机锗引起的中毒，也需治疗肝、肾、心肌等损伤，可试用硫醇类或氨羧类螯合剂进行解毒治疗。

预防 在煤燃烧及金属冶炼时，应安装排风设备以减少职业接触锗。应使人们对锗有正确的认识，锗并非是人体的必需微量元素，无机锗和有机锗在长期大量摄入时均对人体有毒性作用，因此，锗制品不宜作为保健品长期服用，否则会由于蓄积于体内而导致中毒。

（牛 侨）

dìzhòngdú

碲中毒 (tenurium poisoning)

在生产场所中由于过量接触碲及其化合物引起的中毒。碲（tenurium，Te），元素符号 Te，原子序数 52，元素的相对原子质量 127.60，为半金属。相对密度 6.24（20℃），熔点为 452℃，沸点为 1390℃，蒸气压为 0.13kPa（1mmHg52℃）不溶于水、苯、二硫化碳，可溶于氢氧化钾、硝酸和浓硫酸。在高温下可与卤族元素及某些金属直接化合生成碲化物。常见有二氧化碲（TeO_2），四氯化碲（$TeCl_4$），六氟化碲（TeF_6），碲酸钠（NaH_2TeO_4），亚碲酸（H_2TeO_3），碲化氢（H_2Te）。工业上用于制造合金、不锈钢、半导体材料、陶瓷和玻璃的着色剂、橡胶的硬化剂、制造丙烯的催化剂、汽油的抗燥剂等。

中毒机制 碲的主要毒性是影响神经系统，可能的毒性作用机制尚未阐明。可能机制之一是碲在体内可与蛋白质、巯基和氨基结合，抑制含巯基酶的功能。另外，静脉注射高浓度的碲酸盐可引起溶血，产生血红蛋白尿和黄疸。

中毒表现 碲是人体非必需的、有隐毒性的微量元素。碲和碲酸盐毒性较低，但是碲化物一般毒性较高。碲的微粉、蒸气被人体吸入后造成出汗障碍，导致中毒者有怠倦和呕吐感。由于有挥发性，可呼气排出，使呼气带有明显的蒜臭味和持续数周的口臭，这是碲中毒的明显症状，汗、尿的恶臭也是碲中毒的特征。作业区空气中碲的最高允许浓度 $0.1 \sim 0.05mg/m^3$。所有碲的化合物几乎都有毒，其中具有工业价值的碲化合物有氧化物、硫化物、碲酸和亚碲酸及卤化物等。吸入碲化氢可刺激上呼吸道，引起溶血及血红蛋白尿。其毒性较砷化氢和硒化氢小。吸入高浓度二氧化碲和六氟化碲可出现头晕、头痛、无力、恶心、呕吐、呼吸困难、呼气蒜臭味等。严重时肝、肾可受损害，出现蛋白尿和管型尿。皮肤接触碲化合物可发生皮疹。

诊断 碲产生呼气蒜臭味的空气阈浓度为 $0 \sim 0.02mg/m^3$，引起呼气蒜臭味的最小剂量为 $0.5\mu gTeO_2$（$0.4\mu gTe$）。尿碲的正常含量为 $< 0.488\mu mol/L$（$0.06mg/L$）。尿碲含量升高为碲吸收的有力证据，也有助于诊断。

治疗 大量维生素 C 及高渗葡萄糖液静脉注射或口服大剂量维生素 C，可将亚碲酸盐还原成金属碲，消除蒜臭味。但是二巯基丙醇不宜使用，因为其可与碲形成二巯基碲络合物，从肾排出，加重肾损害。硒中毒的解毒药物硫代硫酸钠也可改善碲中毒的临床症状，可每天静脉注射，7 天为一疗程。其余治疗以对症支持为主。

预防 为防止碲从呼吸道吸入，生产过程应密闭，操作应尽量机械化和自动化。开放性操作应加强局部通风，工人操作时应戴防护口罩及手套。明显的呼吸系统疾病及肝肾疾病应列为禁忌证，不应从事碲作业。

（牛 侨）

pōzhòngdú

钋中毒 (polonium poisoning)

在生产场所中由于过量接触钋及其化合物引起的中毒。钋（polonium，Po），原子序数 84，是银白色的类金属。密度 $9.4g/cm^3$，熔点 254℃，沸点 962℃。所有钋的同位素都具有放射性，其化学性质与硒及硫类似，但带有放射性。已知有两种同位素异形体：α-Po 为单正方体和 β-Po 为单菱形体，在约 36℃时，发生 α-Po 转化为 β-Po 的相变。钋的物理性质类似铊、铅、铋，化学性质近似碲。溶于稀矿酸和稀氢氧化钾。钋的化合物易于水解并还原。化合价已有 +2 和 +4 价，也有 +6 价存在。钋是世界上最稀有的元素。钋同位素中最普遍、最易获得的是钋-210，其半衰期仅有 138 天，其放射性比镭大近 5000 倍。天然的钋存在于所有铀矿石和钍矿石中，但由于含量过于微小，主要通过人工合成或由氯化钋用锌还原方式获得。全世界每年只生产约 100g 钋-210。包括中国在内的有钋-210 的国家都有严格的管理制度保证核安全。

中毒机制 钋-210 属于极毒的放射性核素，它发射的 α-粒子在空气中的射程很短，不能穿透纸或皮肤，所以在人的体外不构成外照射危险。但是它的电离能力很强，如果通过吸入、食入或由伤口进入人体内，可以引起体内污染、中毒或急性放射病。如果在短时间内体内的吸收剂量达到 4Gy，可以致命。但是在通常情况下，钋-210 对自然界和人类并不构成危险。这是因为钋是最稀有的元素之一，在地壳中的含量大约只有一百万亿分之一。

治疗 钋-210 中毒有解药，使用二巯基丙醇可以加速体内钋-210 排出。但是，二巯基丙醇的毒性反应较大，可有恶心、头痛、血压升高、心动过速、视物模糊、肝肾功能损害等副作用。现在基本已被二巯基丁二酸钠和二巯基丙烷磺酸钠取代，它们是巯基型螯合剂，都有两个活性巯基，与金属亲和力大。人体受钋-210 污染后应迅速给予急救。如果身体表面有钋-210 污染，应立即淋浴，用肥皂水洗皮肤，然后用 5% 二巯基丙烷磺酸钠清洗污染部位，必要时切除不易去污的创伤组织。经胃肠道进入体内者，应予催吐、洗胃、缓泻和利尿，同时肌内注射二巯基丙烷磺酸钠。

（牛 侨）

liú jíqí wújīhuàhéwù zhòngdú

硫及其无机化合物中毒（poisoning of sulphur and its inorganic compounds） 硫及其无机化合物引起的中毒。硫（sulphur，S）又称硫磺、胶体硫、硫黄块，为黄色固体，原子序数 16，原子量 32.066，比重 2.07（α-硫）、1.96（β-硫），熔点 112.8℃，沸点 444.6℃，在地壳中的含量为 0.048%。硫不溶于水，微溶于乙醇、醚，易溶于二硫化碳。硫以数种同分异构体存在，其中两种较稳定，即 α-硫，呈菱形、八面体黄色晶体；β-硫，呈单晶、三棱柱形灰黄色结晶。工业上用于生产硫酸、亚硫酸、硫酸盐、金属硫化物、二硫化碳，制造染料、农药、火柴、火药、橡胶、人造丝等。并可用作植物杀虫剂以及酒类处理。医药上用作防腐剂、轻泻剂。在化学品分类中，属于无机物范畴的又带有硫元素的称为无机硫，如单质硫、硫的氧化物、硫化氢等。

单质硫中毒（sulphur poisoning） 在生产过程中由于过量接触单质硫引起的中毒。单质硫的毒性甚低，除非误服或事故损伤，生产中不致引起急性中毒。硫与皮肤分泌物接触，可形成硫化氢和五硫磺酸，对皮肤有弱刺激作用，并能被无损皮肤吸收。敏感皮肤可引起湿疹。硫在胃内无变化，但在肠内，尤其是在大肠内能部分（约 1/10）转化为硫化氢而被吸收。故内服超过 10g 会引起硫化氢中毒表现。生产中吸入多量的硫粉尘会造成支气管炎、肺气肿。硫矿采矿过程中，由于空气中硫尘过高并产生硫化氢、二硫化碳，如与空气混合有可能造成火灾和爆炸。硫为不良导体，运输和贮藏时易产生静电荷，可导致硫尘起火。硫堆放场所的意外火灾是常见隐患，火被扑灭后还可复燃，因此，防止漏电、禁止烟火和隔离氧化剂是首要安全措施。

二氧化硫中毒（poisoning of sulfur dioxide） 人体吸入二氧化硫引起的中毒症状。见二氧化硫中毒。

三氧化硫中毒（poisoning of sulfur trioxide） 在生产过程中由于过量接触三氧化硫引起的中毒。三氧化硫（sulfur trioxide，SO$_3$）又称硫酸酐（sulfuric acid anhydride），为无色液体或结晶。分子量 80.06，熔点 16.8℃，沸点 44.8℃，蒸气密度 2.8g/L，水中溶解度 100%。用于制造硫酸和氯磺酸及有机化合物的磺化。毒性、中毒表现及治疗见硫酸中毒。

硫酸中毒（poisoning of sulfuric acid） 在生产过程中由于过量接触硫酸引起的中毒。硫酸（sulfuric acid，H$_2$SO$_4$）为无色透明不挥发油状液体，具强烈吸湿性。分子量 98.08，密度 1.834g/cm^3，溶点 10.36℃，沸点 338℃，蒸气压 0.138kPa（146℃）。与水任意比例混合均可释放出大量热量。加热至 50℃ 以上产生三氧化二硫。职业接触常见于制造化肥、硫酸盐，合成药物、染料、洗涤剂，金属酸洗，石油制品精炼，蓄电池制造及修理，纺织工业，制革工业，运输等。

中毒机制 硫酸属中等毒类，对皮肤和黏膜有强烈刺激和腐蚀作用。1mg/m^3 硫酸对人即有刺激，突然吸入 3mg/m^3 有窒息感，吸入 6~8mg/m^3 5 分钟引起严重呛咳。硫酸可以经黏膜和皮肤迅速吸收，分布于大多数器官，大部分以硫酸盐和硫化物的形式经尿排出，少量随粪便排出。硫酸的腐蚀作用主要是由组织脱水、蛋白凝固成不溶性酸性蛋白造成。腐蚀的后果是限局性灼伤和组织坏死。

中毒表现 包括急性中毒和慢性影响。

急性中毒 吸入硫酸雾后引起流泪、咳嗽、胸闷、气急等眼和呼吸道刺激症状。严重者出现支气管痉挛、支气管炎、肺炎、肺水肿，甚至喉痉挛、喉水肿、窒息死亡。皮肤接触硫酸后，轻者出现红斑、疼痛，重者发生腐蚀、灼伤、坏死和溃疡。眼内溅入硫酸时结膜充血水肿、角膜混浊、穿孔。严重者可引起全眼炎、失明。口服硫酸后，口腔、咽部、胸骨后和腹部立即产生剧烈烧灼性疼痛，口唇、口腔、咽部烧伤、溃疡形成，恶心、呕吐，呕出物有大量棕褐色物（酸性血红蛋白），并可有食管黏膜和胃黏膜碎片，腹痛、腹泻、吞咽困难、烦躁不安、声音嘶哑。严重者可发生胃穿孔、腹膜炎、喉痉挛、喉水肿、声带水肿、肾脏损伤、休克。痊愈后常留有食管、幽门狭窄、腹膜粘连和消化道功能紊乱等后遗症。

慢性影响　长期暴露于硫酸雾可出现鼻黏膜萎缩，嗅觉减退、消失，牙齿酸蚀，上呼吸道及支气管黏膜萎缩，慢性支气管炎等。

治疗　吸入中毒见二氧化硫中毒。皮肤污染应立即用清水或5%碳酸氢钠溶液彻底清洗，并用2%~3%碳酸氢钠溶液湿敷1~2天；已经破损者可用依沙吖啶或呋喃西林溶液湿敷。眼内溅入者，用2%碳酸氢钠溶液或清水冲洗，并用0.5%地卡因溶液滴眼，抗生素、可的松眼膏涂结合膜。口服者立即洗胃，忌用碳酸氢钠等碱性溶液洗胃，以免与酸中和时产热而增加胃穿孔的危险。可以用氧化镁、牛奶、豆浆、鸡蛋清、花生油等灌胃。口服硫酸较久者不宜洗胃，以防胃穿孔。

硫化氢中毒（poisoning of hydrogen sulfide）　生产过程中吸入硫化氢引起的中毒反应。见硫化氢中毒。

二硫化碳中毒（poisoning of carbon disulfide）　生产过程中吸入二硫化碳引起的中毒反应。见二硫化碳中毒。

（牛侨）

xīzhòngdú

硒中毒（selenium poisoning）　硒（selenium，Se）是类金属元素，具有金属光泽。原子序数34，原子量78.89，可以-2，0，+4，+6四种价态形式存在。硒元素比重4.81，熔点217℃，沸点685℃，不溶于水和乙醇，可溶于乙醚及二硫化碳。硒呈无定型或结晶型，为红色至灰色固体。在开采、冶炼、制造光电管、半导体、玻璃、塑料、橡胶、涂料、医药等工业中经呼吸道、胃肠道、皮肤、眼直接接触。

中毒机制　硒是人和动物生命活动中的必需微量元素，但过量的硒可引起人和动物中毒。硒的最低需要量（以预防克山病发生为界限）为17μg/d（全血硒约0.05μg/ml）；生理需要量（以硒的生物活性形式GPx达到饱和为正常生理功能指标）为40μg/d（全血硒0.1μg/ml）；界限中毒剂量（以指甲变形为指标）为800μg/d（全血硒1.0μg/ml）。硒及其化合物均具有毒性，可通过呼吸道、消化道或损伤的皮肤吸收，在肝内被代谢成有机硒化合物而排出。大量的硒进入机体后，主要在肝脏和红细胞中被还原并甲基化，硒多以二甲基硒形式排出体外，使呼气中出现大蒜臭味。甲基化后的硒毒性大为降低，但是机体的这种解毒机制是有限度的，当摄入大量硒时，超过机体还原及甲基化能力，解毒机制遭破坏。急性吸入硒及其化合物烟尘时，可引起严重的呼吸道刺激症状，重者可发生化学性肺水肿，并引起神经、肝、肾损害。氧化硒可引起严重皮肤灼伤。实验室检查白细胞增高，尿硒含量不高，2~3天后症状逐渐好转。误服亚硒酸者，产生多发性神经炎和心肌炎，应与急性硒中毒鉴别诊断，以防误诊。慢性接触时可引起疲劳、衰弱、胃肠道症状、接触性皮炎及毛发和指甲脱落等，还可

有肝大、肝功能异常，自主神经功能紊乱，尿硒增高。体内的硒主要经肺脏、肾脏、消化道及乳腺排出体外。毛发也是硒排出的途径。少量硒可以由汗液、胆汁排出。

中毒表现　包括急性中毒和慢性中毒。

急性中毒　大量吸入二氧化硒蒸气可以出现明显的刺激症状，表现为鼻塞、流涕、咽痛、咳嗽、眼刺激、流泪。还有头痛、头晕、乏力、恶心、呕吐等症状。呼吸和汗液中蒜臭味。严重者可发生化学性肺炎和中毒性肺水肿。实验室检查有白细胞数增高，尿硒含量可不增高，症状多在2~3日内逐渐消退，无后遗症。硒化合物对皮肤和黏膜有较强的刺激性，其中尤以二氯氧化硒对皮肤的刺激腐蚀作用最强，损伤皮肤不易愈合，且可经损伤皮肤吸收引起全身中毒。亚硒酸盐直接接触皮肤可引起灼伤，出现红斑、水疱，以至难以愈合的溃疡。二氧化硒和氧化硒粉尘可产生接触性皮炎。初起时在头颈部和四肢可见点状分布的红色丘疹，有痒感，进而向四周扩散，并融合成片。二氧化硒及硒酸盐类渗入指甲下，可以引起甲沟炎和甲床炎；溅入眼内可产生睑结膜炎、结膜充血、流泪，伴眼睑红肿、疼痛。

慢性中毒　长期从事含硒作业的工人可有神经衰弱、消化不良、呼吸蒜臭味等症状，个别工人有肝大和皮炎改变，尿硒含量增高。

诊断　急性中毒诊断要点为：硒或其化合物急性接触史，迅速出现的呼吸道刺激症状甚至有肺炎或肺水肿表现、呼气带蒜味，尿硒明显增高（超过当地正常值上限1倍以上）有重要提示意义，

同工者多同时发病，但应注意排除其他刺激性毒物或其他病因引起的类似症状。

慢性中毒的诊断则主要根据确切的职业接触史或其他途径长期摄入过量硒化物的历史，脱发及周围神经病等典型表现、呼出气常带明显蒜臭味，尿硒、发硒持续高于全国平均水平有重要提示意义，工作或生活环境空气、饮水、食物、土壤中硒含量测定有重要参考价值。

治疗 首先要去除病因，防止进一步中毒。急性胃肠道中毒时要立即用盐水洗胃，去除未进入人体内的过量硒。皮肤受到污染时，应立即用 10% 硫代硫酸钠水溶液清洗污染的皮肤，并用 10% 硫代硫酸钠软膏涂抹。如果工作服被弄湿或受到明显的污染，应该立即脱除并妥善处置。如眼直接接触硒化物，要立即用大量水和 10% 硫代硫酸钠冲洗（灌洗）眼，冲洗时，不时翻开上下眼睑，然后涂可的松眼膏。如果接触者呼气中有大蒜味，则表明有过度吸收，应立即脱离现场，安静休息、吸氧，给予镇静、镇咳及平喘药物。静脉注射 10% 硫代硫酸钠，可将部分硒化物还原成元素硒而解毒。急性职业中毒时必须严密观察，重点防治化学性肺炎、肺水肿。需注意，依地酸钙钠可加重肾脏损害，巯基络合剂可增加硒的毒性，因此硒中毒者应禁用络合剂，以免引起肾损伤。排硒药物用硫代硫酸钠和二巯基丙醇，能减轻肝损害。

慢性中毒者须立即脱离硒接触；患者应给高蛋白饮食、富含蛋氨酸饮食；维生素 E、维生素 C 有助于硒的排泄，胱氨酸、谷胱甘肽对慢性中毒也有解毒效果。亚麻子油中含有的含氰糖苷对硒

毒有对抗作用；高硒地区还可调入高砷地区富含砷类的食物以对抗硒的毒性。立即停用含硒食物或药物，如需补硒，待症状消失后，通过监测血清硒水平来指导用药。

预防 硒的工业性接触应以改善作业环境为中心减少人体摄入，对含硒的工业废水、废气、废渣应做好回收净化，减少对环境污染。在有可能接触硒的工作场所，应配备快速冲淋身体的设备以备应急使用。这些设备应能够提供足量水或流动水，可将可能接触的身体任何部位的该化学物除去。个人应穿戴合适的个人防护服，防止皮肤直接接触。对某些接触硒较多的作业人员，在有硒中毒迹象时，除积极消除接触外，也可在局部范围内采用高蛋白膳食，其对硒中毒有一定防护作用。此外，维生素 E 能增加硒的排出，亦可用于硒中毒的防治。《国家职业卫生标准》（GBZ2.1-2007）规定硒及其化合物（按 Se 计）（不包括六氟化硒、硒化氢）时间加权平均容许浓度（PC-TWA）为 $0.1mg/m^3$。要做好硒中毒的康复保健工作。中毒严重者应脱离接触硒的作业一段时间，待身体康复后再恢复作业。

（牛 侨）

xīhuàqīng zhòngdú
硒化氢中毒（poisoning of hydrogen selenide） 生产过程中由于过量接触硒化氢所致的中毒。硒化氢（hydrogen selenide，H_2Se）是无色、具有烂萝卜恶臭的气体，分子量 80.98，比重 2.79，熔点为 -64℃，沸点 -42℃；易溶于水、碱液及二硫化碳；可与许多金属反应生成金属的硒化物；在空气中可被氧化为元素硒。金属硒化物遇酸或加热后遇水，可溶

性硒化物遇氢，均能生成硒化氢。将硒整流片废料重新提炼后，废渣倒入水沟或以水浇洒，引起硒化氢中毒，在工业中最常见。

中毒机制 硒化氢吸入后，部分以原形随呼气排出，其余部分溶于呼吸道黏膜表面水分中，对黏膜及肺泡上皮有很强刺激性，可致化学性气管炎、支气管肺炎、肺水肿，但由于可很快被氧化为元素硒随痰液排出或咽下，对其他器官的毒性作用不强；部分被吸收入体的硒化物可在肝脏被转化为具有挥发性的甲基硒、二甲基硒，从呼气、唾液、汗液排出。

中毒表现 与硫化氢类似，但由于具有恶臭，在尚不能引起刺激作用的低浓度（$1mg/m^3$）时即可闻到，有很强的警戒信号，故不易发生高浓度吸入。过量接触后，可立即引起眼痛、流泪、流涕、喷嚏、咽痛、咳嗽、胸部压迫感，自觉口中有金属味、呼出气带有蒜味，并伴有头痛、头晕、胃肠道不适、乏力等全身症状。吸入浓度较高者，经数十分钟至数小时诱导期，可发生化学性肺水肿。胸部 X 线检查有支气管肺炎及肺水肿征象，尿硒可增加。未见慢性中毒报告，但多次急性中毒可遗有慢性喘息性支气管炎。

诊断 主要根据明确的急性大量硒化氢接触史，呼气带强烈蒜味及明显的呼吸系统刺激及损害表现诊断。同工者共同发病、尿硒增加有提示作用，但尿硒高低与病情并不平行。应注意与其他刺激性气体、有机磷中毒及大叶性肺炎、心源性肺水肿等鉴别。

治疗 见硒中毒。

预防 见硒中毒，尤应注意避免用酸处理含硒金属或用水浇炽热的含硒金属残渣，必须进行

上述操作时局部应有机械排风装置或工人佩戴防毒面具。

（牛侨）

línzhòngdú

磷中毒（poisoning of phosphorus）

接触磷及其化合物引起的中毒。磷（phosphorus，P）是类金属，原子量30.97，熔点44.1℃，沸点280℃，燃点34℃，室温下可蒸发，自燃或摩擦起火。磷有4种同素异构体，即黄磷（又称白磷），有剧毒；红磷（又称赤磷），毒性较小；紫磷与黑磷，很少见，毒性很小，不易点燃。黄磷是无色蜡样晶体，遇光变黄色，有蒜臭味。磷的化学性质活泼，在空气中易氧化成三氧化磷和五氧化二磷，此时为白色烟雾，黑暗中呈淡绿色荧光。黄磷不溶于水，易溶于油脂、二硫化碳，氯仿及苯，易与金属、卤素、氢气等化合生成磷化物。黄磷从磷矿石或磷酸钙中提取而得。在生产和使用黄磷及其制品的行业中，都会因接触到黄磷蒸气、粉尘、液体及固体而致急、慢性中毒。黄磷是制造红磷、磷化合物、磷酸、磷合金、烟幕弹、燃烧弹、焰火、爆竹等产品的原料，也是石油化工制造缩合催化剂、表面活性剂、稳定剂、制药、电子、染料、农药、化肥等的原料。

中毒机制　黄磷属高毒类，对人的最小致死量为0.1～0.5g，吸收量达1mg/kg体重即可致死。黄磷可经呼吸道、消化道、皮肤吸收入体内，在人体的主要靶器官是肝脏和骨骼，最终以磷酸盐的形式自尿中排出，少量随呼吸、汗、粪便排出。动物实验表明，肝混合功能氧化酶（mixed function oxidase，MFO）参与了黄磷在体内的活化代谢，可能使其转变成毒性更强的代谢产物。抑制

MFO活性后可减少或减慢黄磷活性代谢产物的产生，减少其毒作用或减慢其毒作用出现的时间。

黄磷主要损害肝脏和骨骼，并影响钙、磷代谢和多种酶的生物活性。黄磷摄入3小时后，肝内蛋白质合成受到抑制，引起甘油三酸酯排泄障碍，肝细胞脂肪变性和坏死。黄磷对牙齿和下颌骨的作用多认为是磷酸直接经病牙侵入所致，也有认为黄磷引起钙磷代谢障碍是主要原因。黄磷对许多酶的活性产生影响，如肝肾葡萄糖－6－磷酸酶，以及心、肝、肾的磷酸化酶、琥珀酸脱氢酶、细胞色素氧化酶等。

中毒表现　黄磷毒作用的主要靶器官是肝脏和骨骼，也可累及其他脏器。急性中毒多发生于生产事故，经呼吸道吸入黄磷蒸气引起，也可由熔化的磷或直接接触黄磷而致皮肤灼伤后发生中毒。急性吸入大量磷蒸气可引起呼吸道刺激和急性肺水肿，严重者出现肝衰竭、肝昏迷、肾脏损害等。黄磷灼伤皮肤的创面呈棕褐色或黑色，可达到骨骼处，在黑暗处还可见到创面发出的荧光。若处理不当，可于1～10天后发生中毒，引起肝肾衰竭而死亡。

黄磷的职业危害主要是引起慢性中毒。多因呼吸道长期吸入黄磷蒸气或粉尘引起。可因对呼吸道黏膜的刺激作用而引起呼吸道慢性炎症，因肝损害而发生消化系统症状；还可对口腔产生损害，主要引起颌骨坏死，表现为牙周、牙体、下颌骨进行性损坏，呼气有恶臭味；可有牙酸痛、牙周萎缩、牙周袋加深、牙𬌗面磨损、牙脱落等。多发于双侧后牙，往往两侧对称性进展。难治愈。实验室检查血磷可升高；肝肾功能有异常；颌骨左右侧位片可发

现颌骨变化。

诊断　急性中毒：有黄磷接触史；依侵入途径不同，临床表现亦异，以心、肝、肾等实质脏器损害为主；实验室检查有肝、肾功能异常，血钙、血磷增高。慢性中毒：有长期接触黄磷的职业史；临床上有慢性支气管炎、慢性胃炎、神经衰弱综合征等；下颌骨X线检查有牙周或根尖病变，甚至下颌骨坏死。在排除其他病因所致的牙齿及下颌骨病变后，可诊断为磷毒性口腔病。

治疗　包括以下几方面。

阻止毒物继续吸收　经口中毒者立即用0.2%硫酸铜反复洗胃催吐，使硫酸铜与磷形成不溶性黑色磷化铜，直至洗出液无磷臭味为止。或用1∶5000高锰酸钾溶液洗胃，使磷氧化成无毒的磷酸酐。最后用硫酸钠导泻，禁止直接导泻和进食牛奶、脂肪类食物，以防加速磷的吸收。吸入中毒者应立即将患者移至空气新鲜处，吸氧。皮肤灼伤者应迅速除掉污染衣物，创面就近用冷清水反复冲洗后，立即涂抹2%～3%的硝酸银溶液灭磷火，直至在阴暗处无磷光为止；切痂清创，剪除水疱，用生理盐水彻底清洗创面，然后用3%～5%碳酸氢钠溶液冲洗后，湿敷2～4小时，后用生理盐水冲洗，以中和生成的磷酸，防止磷酸加重灼伤。以后每日清创换药一次。对小面积、浅层灼伤可外用湿润烧伤膏，采用暴露疗法；对大、中面积，深层烧伤，外用磺胺嘧啶银，适时切痂植皮。创面大、深度不明确者，可在伤后3～5天施行切痂植皮术。严重休克或全身中毒症状严重者，可在伤后7天左右进行。

清除已吸收的毒物　可以用换血疗法和透析疗法。应用换血

疗法需注意观察血压，休克者慎用；宜输入新鲜血，库存血不应超过 1 周，如发生换血反应，可按输血反应处理。根据具体情况还可选用血液净化疗法，血液透析效果较好。

对症支持疗法　静脉输液，利尿，注意水、电解质平衡，纠正酸中毒；保护心、肝、肾，防治肝肾衰竭；积极防治溶血，早期应用糖皮质激素；防治休克、循环衰竭和肺水肿；禁用牛乳、油类食物及制剂。

慢性中毒　及时调离，治疗口腔疾病，并给予全身支持疗法，下颌骨坏死应刮除死骨，经予抗生素治疗。

预防　①生产黄磷的精制和回收工段，应做好密闭、吸风，尽量采用机械操作。生产红磷的转化工段应严格遵守操作规程，在室外冷却和开锅，碱煮工段应搞好密闭、通风。②建立安全制度，不准在车间内进食，注意口腔卫生，发现龋齿应及时修补，拔牙期间不能接触磷作业。黄磷车间应常备 2%～3% 硝酸银等治疗磷灼伤的急救药品。③健全就业前体检和定期体检的职业病档案，查体项目包括内科、口腔科、颌骨 X 片，肝、肾功能检查等。④职业禁忌证：患有严重的口腔疾病、肝肾疾病和血液疾病、内分泌疾病者不宜从事磷作业。

（牛　侨）

lín de lǜhuàwù jí yǎnghuàwù zhòngdú

磷的氯化物及氧化物中毒

（poisoning of phosphorus chlorides and oxides）　磷的氯化物及氧化物被用作氯化剂及溶剂，广泛应用于香料、医药、农药、染料、增塑剂和亚磷酸类稳定剂等化工合成；在化学工业中作氯化剂、催化剂；被用作干燥剂、脱水剂或制备高纯度磷酸；也用于生产磷酸酯、药物等。常用的有三氯化磷（PCl_3）、五氯化磷（PCl_5）、三氯氧磷（$POCl_3$）及五氧化二磷（P_2O_5）等。三氯化磷是无色透明发烟液体，混有黄磷时，色黄而混浊。具有烟酸样刺激味。分子量 137.39，比重 1.574，熔点 –112℃，沸点 75.5℃，蒸气比重 4.8，遇水降解为亚磷酸和盐酸。五氯化磷是灰黄色发烟状固体，有刺激性难闻气味。分子量 208.31，加压力下 148℃ 熔融，160℃ 左右升华，蒸气比重 7.2，遇水分解成三氯氧磷和氯化氢。三氯氧磷是无色发烟液体，分子量 153.33，比重 1.675，熔点 2℃，沸点 105.3℃，蒸气比重 5.3，遇水可分解成磷酸与氯化氢，呈烟雾状。五氧化二磷是白色绒毛状粉末，分子量 142，比重 2.39，在 347℃ 升华，加压下 563℃ 熔融。易溶于水，放出大量热而形成磷酸。

中毒机制　无机磷化合物的生产和使用不当，可引起急慢性中毒。磷的氯化物及氧化物属刺激性毒物。蒸气对眼、上呼吸道和皮肤均有强烈刺激作用。短时间接触高浓度蒸气可致急性中毒，引起结膜炎、支气管炎、肺炎和肺水肿。磷吸收后可引起肝、肾损害，皮肤接触可出现皮肤灼伤。亚急性中毒在接触 1～8 周出现，可有轻度体温升高，伴中度白细胞增多。长期接触磷的氯化物和氧化物可出现上呼吸道刺激症状及磷毒性口腔病的表现，实验室检查无明显异常，慢性作用主要是刺激作用所致。

诊断　磷的氯化物及氧化物急性中毒诊断主要依据其职业接触史，临床表现以呼吸道刺激症状为主，少数患者伴有心、肝、肾损害。慢性中毒在下颌骨 X 线检查有牙周或根尖病变，甚至下颌骨坏死，在排除其他病因所致牙齿及下颌骨病变后，可诊断为磷毒性口腔病。

治疗　急性呼吸道症状按刺激性气体中毒处理，雾化吸入可用 2% 碳酸氢钠溶液，注意保护心、肝、肾功能。皮肤灼伤先用棉花或纸等将液体吸去，再用大量清水冲洗，继以碱性液体冲洗。眼部灼伤用 1%～2% 的硼酸溶液冲洗后，外涂激素、抗生素眼膏，角膜灼伤者应注意散瞳。慢性中毒的处理以对症治疗为主。

预防　见磷中毒。

（牛　侨）

péngsuān zhòngdú

硼酸中毒（boric acid poisoning）

由于劳动者在生产劳动过程中过量暴露硼酸引起的疾病状态。硼酸，别名亚硼酸、正硼酸、焦硼酸，为白色粉末状结晶，或三斜轴面鳞片状光泽结晶，有滑腻手感，无臭味。分子式 H_3BO_3，分子量 61.83，熔点 185℃，溶于水、酒精、甘油、醚类及香精油，其水溶液呈弱酸性。硼酸在水中的溶解度随温度升高而增大，并随水蒸气挥发；在无机酸中的溶解度要比在水中的溶解度小。加热至 70～100℃ 时逐渐脱水生成偏硼酸，150～160℃ 时生成焦硼酸，300℃ 时生成硼酸酐（B_2O_3）。硼酸用途广泛，用作玻璃、搪瓷、陶瓷、医药等工业原料，在电镀、电解电容器、皮革处理、油漆、翻砂铸造、纺织、金属焊接、染料、耐热防火织物、人造宝石、电容器、化妆品的制造等行业都有应用。硼酸可做外用杀菌剂、消毒剂、收敛剂和防腐剂，用于皮肤、黏膜、伤口、口腔、膀胱等冲洗消毒，也可用于耳炎、烧伤、烫伤、湿疹等。另外，在农业上可作含硼微量元素肥料。硼酸的职业接触机会主要是硼酸的生产、储存、运输及使用。职业中毒暴露可见于染料稳定剂、电镀、电解电容器、皮革处理、油漆、翻砂铸造、纺织、木材防腐、杀虫剂等生产行业。但严重的职业中毒并不多见。生活中毒常见于应用含有硼酸的爽身粉、硼酸粉或硼酸软膏等涂布大面积创伤、湿疹及尿布疹，误食多量杀蟑螂丸（含 30% 的硼酸），不法商贩为给面制品和面条增筋、增弹性、改善口感，非法使用硼酸、硼砂。

中毒机制　硼酸、硼砂或硼酸钠均可引起硼酸中毒。硼酸能从胃肠道、浆膜腔及有损伤的皮肤迅速吸收，故可因内服或局部应用而发生中毒，特别易被损伤皮肤吸收引起中毒。口服影响神经中枢、上呼吸道、消化器官及肝脏等，严重时导致死亡。硼酸有刺激性，半数致死量动物（大鼠，经口）为 5 140mg/kg，人类口服为 640mg/kg、人类的皮肤为 8 600mg/kg、人类静脉内 29mg/kg，小儿口服硼酸致死量一般为 5～6g，曾有人因内服硼酸 1g 致死。中毒机制不明。

中毒表现　工业生产中，仅见引起皮肤刺激、结膜炎、支气管炎，一般无中毒发生。①急性中毒：口服引起急性中毒，主要表现为胃肠道症状，出现头痛、头晕、恶心、呕吐、腹部绞痛、腹泻，继之发生脱水、休克、昏迷或急性肾衰竭，可有高热、肝肾损害和惊厥，重者可致死，个别有肌无力、肌肉震颤、抽搐，呕吐物及粪便常带血液，或呈蓝绿色。皮肤出现广泛鲜红色疹，1～2天后脱皮，偶发生剥脱性皮炎，黏膜也可有充血和剥脱现象；皮疹可以波及咽部及鼓膜。②慢性中毒：长期由胃肠道或皮肤小量吸收，可发生轻度消化道症状、皮炎、脱发以及肝肾损害。

诊断　已知接触硼酸、硼砂等相应毒物有典型的临床症状。可进行尿液分析，检查有无蛋白尿、脱落上皮细胞、红细胞，以确定肾脏有无损伤。测定尿样中的硼酸含量，结合硼酸职业接触史，并注意鉴别诊断。

治疗　无特效解毒剂。一般采用支持疗法，维持体内水盐代谢平衡，纠正酸中毒，利尿。有条件时，可以考虑腹膜透析。对惊厥除应用镇静剂外，并可酌用 10% 葡萄糖酸钙加入葡萄糖液内缓慢静注。

皮肤接触者脱去污染的衣着，用大量温肥皂水冲洗皮肤染毒处，就医。眼睛接触者提起眼睑，用流动清水或生理盐水冲洗，就医。吸入者脱离现场至空气新鲜处。如呼吸困难，给输氧、就医。食入者用饮足量温水、催吐，重者活性炭洗胃之后，服用盐类导泻剂洗胃、导泻、就医。

预防　接触硼酸时密闭操作，加强通风，避免产生粉尘。操作人员必须经过专门培训，严格遵守操作规程。建议操作人员佩戴自吸过滤式防尘口罩，戴化学安全防护眼镜，穿防毒物渗透工作服，戴橡胶手套。操作避免与碱类、钾接触。搬运时轻装轻卸，保持包装完整，防止洒漏，配备泄漏应急处理设备。泄漏时隔离泄漏污染区，限制出入。若大量泄漏，用塑料布、帆布覆盖。收集回收或运至废物处理场所处置。储存注意事项：储存于阴凉、通风的库房。远离火种、热源。应与碱类、钾分开存放，切忌混储。储罐区应备有合适的材料收容泄漏物。

（于素芳）

pénghuán zhòngdú

硼烷中毒（borane poisoning）

在生产活动过程中过量暴露硼烷引起的疾病状态。硼烷（borane）又称硼氢化合物（boron hydride），是硼与氢组成的化合物的总称，如二硼烷（又称乙硼烷，B_2H_6）、五硼烷（戊硼烷，B_5H_9）、十硼烷（戊硼烷，B_5H_9）等。所有硼烷都有难闻的臭气，溶于烃类，有较强的还原性，并可自燃，可用作高能燃料。燃烧的最终产物是氧化硼（B_2O_3）。硼烷遇氧和潮湿空气能爆炸，其水解的最终产物是硼酸和氢气。硼烷均能溶解于烃类，可与烃基、氨基、卤素及金属结合而生成多种衍生物。

现在已制得二十多种硼烷，最主要的是二硼烷、五硼烷、十硼烷。二硼烷为气体，五硼烷为易挥发性液体，十硼烷为白色结晶固体。硼烷在近代工业及国防上具有重要用途。除用作火箭和宇宙飞行的高能燃料外，还用于金属或陶瓷的表面处理，橡胶硫化、制药、香料工业以及多种有机合成生产中。

中毒机制　硼烷可经 3 条途径吸收，气态的主要经呼吸道吸收，液态、固态或在溶剂中的硼烷可经消化道及皮肤吸收。硼烷吸收迅速，主要由尿液排出。二硼烷为气体，五硼烷为易挥发性液体，二者主要通过呼吸道吸收。3 种硼烷均属高毒，其毒性作用特点与各自在体内的水解速度及其水解产物的性质有关。二硼烷水解很快，吸入后迅速对肺黏膜造成损害而出现呼吸系统中毒症状，其毒性相当于光气；五硼烷和十硼烷水解较慢，因此两者的中毒症状出现较晚，主要表现为对神经系统的毒性作用，五硼烷的毒性高于氢氰酸，但两者的水解初产物都有很高的毒性。十硼烷的水解中间产物能作用于几种脱羧酶的共同辅酶——磷酸吡哆醛，抑制其活性，从而影响肾上腺素等物质的合成。十硼烷还可以引起心肌损害。一般认为硼烷的毒性作用具有蓄积性，长期接触可引起肝肾损害，反复接触低浓度引起的亚急性中毒，比一次接触引起的急性中毒更为严重。

中毒表现 有以下几种表现。

二硼烷 吸入后可引起急性中毒。轻度中毒仅出现呼吸系统症状，在吸入后立即或不久就发生干咳、气急、胸闷、心前区不适等，少数病例有食欲减退、恶心、流涎等消化道症状。一般在3~5天内自愈。严重者可发生肺炎、肺水肿。检查肺部可听到啰音及哮鸣音。胸部X线检查可出现肺炎症改变。短时间接触较高浓度者常以神经系统症状更为突出，如头痛、头晕、乏力，甚至可有轻度的肌肉抽搐。有些病例的呼吸系统症状却不明显。

五硼烷 主要临床表现是明显的中枢神经系统症状及体征。①轻者表现头痛、头晕、乏力、嗜睡，有时出现精神异常。②较重者尚可出现恶心、呃逆、意识模糊、言语不清、眼球震颤、眼睑下垂、眼肌麻痹、轮替运动失调及指鼻试验阳性。有些患者出现精神症状如欣快感、精神紧张、易激动、恐怖感、精神错乱、定向力障碍等。③重症中毒时，共济失调更加明显，肌张力增高，肌痉挛，皮肤出现不按神经分布的不定位的敏感区，闭目难立试验阳性。亦可有胸闷、流涎、吞咽困难、多汗、恶心、呕吐、寒战、发热，体温可达39℃以上。

④最重者呈半昏迷状态，发生癫痫样抽搐和角弓反张。上述症状经过积极治疗，轻者1周内恢复，严重者需3周方可恢复，一般无后遗症。脑电图检查常见非特异性改变，非局灶性慢波或混合波以及轻度节律紊乱。个别患者在抽搐时，从额部到枕部导联都可出现类似癫痫发作的棘波。发作间歇期，可出现高幅慢波。偶有棘波出现。以上改变一般在3周至1月内恢复正常。较重病例心电图可见心肌损害，数天内可恢复。

十硼烷 国外临床观察报告十硼烷急性中毒的临床表现和五硼烷中毒基本相似，但亦有其特点。十硼烷中毒的发病似稍晚，常在接触后数小时至1天才开始出现症状。其中枢神经系统症状相对较轻，主要为四肢肌肉颤动或强直性痉挛、共济失调、头晕、嗜睡等。部分患者可有呼吸系统或消化系统症状，如干咳、胸闷、恶心、食欲减退等。上述症状常在数天内恢复。急性硼烷中毒的诊断主要根据职业接触史及临床表现。血硼及尿硼含量测定对诊断有一定帮助，但与临床病情无平行关系。

诊断 根据确切的职业性硼烷暴露史，结合硼烷中毒的症状和体征，参考必要的临床检查结果，进行综合诊断。由硼酸引起的心脏病诊和神经系统疾病断依据《职业性急性化学物中毒性心脏病诊断标准》（GBZ74-2002）和《职业性急性化学物中毒性神经系统疾病诊断标准》（GBZ76-2002），十硼烷引起的肝病诊断依据《职业性中毒性肝病诊断标准及处理原则》（GB16379-1996）。

治疗 硼烷中毒无特效的解毒剂。主要以对症治疗为主。肺水肿时吸氧或间歇正压给氧，并用支管解痉、镇咳、祛痰及激素类药物。肌肉震颤或抽搐发作时，给予地西泮、苯巴比妥等镇静止痉剂。肝脏损害用保肝药物。肾损害严重时考虑腹膜透析疗法。皮肤污染时，立即脱离接触，脱去受污染的衣服，并且宜立即使用1%~3%三乙醇胺或3%氨水清洗，再用大量清水彻底清洗。

预防 见职业中毒。注意防火、防爆。一旦乙硼烷失火可以喷水，五硼烷可用二氧化碳气体灭火，禁用四氯化碳，因可助燃。乙硼烷应冷藏，避免分解，五硼烷应存放在干燥氮气中。

（于素芳）

yǒujīróngjì zhòngdú

有机溶剂中毒（organic solvent poisoning）

在生产活动过程中作业者由于过量暴露有机溶剂而出现的疾病状态。有机溶剂通常为液体有机物质，大多用作清洗剂、去污剂、稀释剂和萃取剂；也用作中间体以制备其他化学产品。工业溶剂30 000余种，具有相似或不同的理化特性和毒作用特点。有机溶剂多易挥发，接触途径以吸入为主。脂溶性是有机溶剂的重要特性，这是决定它与神经系统亲和，具有麻醉作用的重要因素；但它又兼具一定水溶性，故可经皮肤进入体内。多数有机溶剂具有可燃性，如汽油、乙醇等，可用作燃料；有些则属非可燃物，如卤代烃类化合物，可用作灭火剂。此外按化学结构将有机溶剂分为若干类（族），同类物的毒性趋于相似。如氯代烃类多具有肝脏毒性，醛类具有刺激性等。基本化学结构为脂肪族、脂环族和芳香族，也可为卤代烃、醇类、酮类、乙二醇类、酯类、羧酸类、胺类和酰胺类。

中毒机制 大多数有机溶剂通过呼吸道吸入，经肺泡－毛细血管膜吸收。肺可暂时贮留或摄取所吸入的大部分有机溶剂（40%～80%）。体力劳动可使经肺摄入量增加2～3倍。由于有机溶剂具有脂溶性，摄入后多分布于富有脂肪的组织，包括神经系统、肝脏等；血－组织膜屏障亦富含脂肪，故有机溶剂亦分布于血流充足的骨骼和肌肉组织；肥胖者接触有机溶剂后，在体内蓄积量增多、排出较慢。此外，大多数有机溶剂可通过胎盘，也可进入母乳，影响胎儿和乳儿健康。不同溶剂的代谢程度各异，有些可充分代谢，有些则几乎不被代谢。代谢对毒作用起重要作用，如正己烷的毒性与其主要代谢物2，5-己二酮有关；有些溶剂代谢与乙醇相似，如三氯乙烯接触者有嗜酒爱好，则可由于竞争体内有限的醇和醛脱氢酶，而产生三氯乙烯与乙醇毒性的"协同作用"。体内溶剂主要以原形物经呼出气排出，少量以代谢物形式经尿排出。多数溶剂的生物半衰期较短，一般从数分钟至数天，故生物蓄积对大多数溶剂说来，不是影响毒作用的重要因素。

中毒表现 包括以下几方面。

皮肤 由溶剂所致的职业性皮炎，约占总例数的20%。有机溶剂几乎都能使皮肤脱脂或使脂质溶解而成为原发性皮肤刺激物。典型溶剂皮炎具有急性刺激性皮炎的特征，如红斑和水肿；亦可见慢性裂纹性湿疹。有少数工业溶剂能引起过敏性接触性皮炎；个别有机溶剂甚至引起严重的剥脱性皮炎（如三氯乙烯）。

中枢神经系统 易挥发、具有脂溶性的有机溶剂几乎都能引起中枢神经系统的抑制，多属非特异性的抑制或全身麻醉。溶剂的脂溶性与麻醉力密切相关，麻醉力又与化学物结构有关，如碳链长短、有无卤基或乙醇基、是否具有不饱和（双）键等。急性有机溶剂中毒时出现的中枢神经系统抑制症状与酒精中毒相似，可表现为头痛、恶心、呕吐、眩晕、步态不稳、语言不清、倦怠、嗜睡、衰弱、易激惹、神经过敏、抑郁、定向力障碍、意识错乱或丧失，可引发呼吸抑制。上述急性影响可带来继发性危害，如意外事故增加等，这些影响与神经系统内化学物浓度有关。虽然大多数工业溶剂的生物半衰期较短，24小时内症状大都相应缓解，但由于接触混合溶剂的机会甚多，他们至少呈相加作用甚至增强作用。接触半衰期长、代谢率低的化学物时，则易产生对急性作用的耐受性；严重超量接触后，中枢神经系统可出现持续脑功能不全，并伴发昏迷，以至脑水肿。有机溶剂慢性接触可导致慢性神经行为障碍，如性格或情感改变（抑郁、焦虑）、智力功能失调（短期记忆丧失、注意力不集中）；还可能因小脑受累导致前庭－动眼功能障碍。此外，有时接触低浓度溶剂蒸气后，虽前庭试验正常，但仍出现眩晕、恶心和衰弱，称为"获得性有机溶剂超耐量综合征"。

周围神经和脑神经 仅有少数溶剂对周围神经系统呈特异毒性，如二硫化碳、正己烷及甲基正丁酮能使远端轴突受累，引起两侧对称、感觉运动神经的混合损害，主要表现为手套、袜套样分布的周围神经病，有感觉异常及无力感，部分患者尚有疼痛和肌肉抽搐，远端反射则多呈抑制。三氯乙烯能引起三叉神经麻痹，多表现为三叉神经支配区域的感觉功能丧失。

呼吸系统 有机溶剂对呼吸道均有一定刺激作用；高浓度的醇、酮和醛类还会引起蛋白变性。溶剂引起呼吸道刺激的部位通常在上呼吸道，接触溶解度高、刺激性强的溶剂如甲醛类，尤其如此。超量接触溶解度低、刺激性较弱的溶剂，亦可造成呼吸道深部损伤，引起急性肺水肿。长期接触刺激性较强的溶剂还可致慢性支气管炎。

心脏 有机溶剂对心脏的主要影响是使心肌对内源性肾上腺素敏感性增强。曾有报道，健康工人过量接触工业溶剂后可以发生心律不齐，如心室颤动等，可致猝死。

肝脏 在接触剂量大、接触时间长的情况下，任何有机溶剂均可导致肝细胞损害，其中一些具有卤素或硝基的有机溶剂，肝毒性尤其明显。芳香烃（如苯及其同系物）对肝毒性较弱；丙酮本身无直接肝脏毒性，但能加重乙醇对肝脏的作用。短期内过量接触四氯化碳时，可产生急性肝损害；而长期较低浓度接触时，工人可出现慢性肝病（包括肝硬化）。

肾脏 四氯化碳急性中毒时，可出现肾小管坏死，甚至急性肾衰竭。多种溶剂或混合溶剂慢性接触可导致肾小管性功能不全，出现蛋白尿、尿酶尿（溶菌酶、β-葡萄糖苷酸酶、氨基葡萄糖苷酶的排出增高）。溶剂接触还可能引起肾小球性肾炎。

血液 苯可损害造血系统，导致白细胞和全血细胞减少症，甚至再生障碍性贫血。某些乙二醇醚类能引起溶血性贫血（渗透脆性增加）或再生障碍性贫血

（骨髓抑制）。

致癌 在常用溶剂中，苯是肯定的人类致癌物质，可引起急性白血病。

生殖系统 大多数溶剂容易通过胎盘脂质屏障，还可进入睾丸；有些溶剂（如二硫化碳）对女性生殖功能和胎儿的神经系统发育也有影响。

诊断 急性有机溶剂中毒主要依据明确的接触史，具体的临床表现，参考实验室检查（提示肝功能、肾功能异常及测定血液、尿液、胃液中毒物或代谢产物），结合现场职业卫生调查资料进行综合分析，诊断并不难，主要应该注意有机溶剂与其他化学物中毒及其他病因引起类似临床表现的疾病鉴别诊断。

治疗 皮肤污染时脱去污染衣物，立即用肥皂水和清水冲洗皮肤。眼受污染时用水冲洗。然后按化学烧伤处理原则治疗。慢性中毒物特殊解毒剂，主要对症治疗，注意保护肝脏、肾脏等重要器官。

预防 为防止皮肤损伤和全身中毒，操作中要保持清洁，特别重要的是应有足够的通风设备。尽可能避免有机溶剂直接接触皮肤。工作服需经常检查并每天清洗。适当使用防护膏，提高保护效果。养成良好的个人习惯，防护用具使用规范指导和职业安全教育结合，保障作业者劳动安全。

（夏昭林 周莉芳）

běnzhòngdú

苯中毒（benzene poisoning）

在生产过程中因接触苯导致的以造血系统损害和神经系统改变为主的疾病。苯（C_6H_6）是最简单的芳香族有机化合物，常温、常压下为带有特殊芳香气味的无色油状液体，分子量78.11，密度

0.8765（20℃），熔点5.5℃，沸点80.1℃。苯难溶于水，易溶于有机溶剂，本身也可作为有机溶剂。

苯在工农业生产中被广泛使用，主要用途为：①作为有机化学合成基本原料，如制造苯乙烯、苯酚、药物、农药，合成橡胶、塑料、洗涤剂、染料，炸药等含苯环的化合物。②作为溶剂、萃取剂和稀释剂，用于生药的浸渍、提取、重结晶，以及油墨、树脂、人造革合粘胶等制造。③用作燃料。④苯还是一些重要化学物的重要组成成分或内含物之一，如石油原油、油漆、喷漆、橡胶等。在苯的生产，如焦炉气、煤焦油的分馏、石油的裂化重整与乙炔合成苯过程中，以及上述苯的使用过程中，均会接触苯，通风不当和缺乏个人防护时可引起中毒。

中毒机制 苯在工业生产过程中，主要以蒸气形态经呼吸道吸收，皮肤吸收很少，但胃肠道吸收较完全。进入体内后，部分以原形由肺呼出；另一部分在体内主要经肝脏混合功能氧化酶系代谢成环氧化苯。部分环氧化苯不经酶作用转化为酚，经环氧化物水解酶转化为邻苯二酚及氢醌。这些代谢产物分别与硫酸根、葡萄糖醛酸结合为苯基硫酸酯及苯基葡萄糖醛酸酯，经尿液排出体外。短期高浓度吸入，主要分布于脂肪和肾上腺。慢性长期低浓度吸入，主要分布于脂肪含量较多的组织，如骨髓和脑等。

苯中毒的发病机制尚须进一步研究。一般认为急性中毒是由于苯的亲脂性，附于神经细胞表面，抑制生物氧化，影响神经递质，麻醉中枢神经系统。慢性毒作用主要是苯及代谢产物酚类所致造血系统损害。其毒性由上述

代谢产物通过多种毒作用机制引起，特别是酚类及环氧化苯这二种中间代谢产物，前者具原浆毒，可干扰血细胞DNA合成及细胞分裂，使染色体畸变，且可与血细胞的硫成分结合形成具有自身抗原性的变性蛋白，导致细胞破坏；后者化学活性强，能与谷胱甘肽迅速反应，另与DNA、RNA、蛋白质形成共价键结合，导致骨髓造血抑制。

中毒表现 包括以下几方面。

急性中毒 起病急骤，可于吸入高浓度苯蒸气后数分钟至数小时内突然发病。多发生于意外事故，或在通风不良、防护欠佳的高浓度作业环境下工作。临床表现以中枢神经系统麻醉症状为主。轻者出现头晕、头痛、恶心、呕吐、兴奋、颜面潮红及步态蹒跚等酒醉样状态。重者上述症状加重，出现躁动、抽搐、意识模糊、昏迷、瞳孔散大、对光反射消失、血压下降，甚至呼吸中枢麻痹而死亡。另外，患者常伴有畏光、流泪、咽痛、咳嗽及胸闷等眼及上呼吸道黏膜刺激症状。外周血象一般正常，也可稍高。少数患者可有谷丙转氨酶升高、心电图示心肌缺血或房室传导阻滞等。口服中毒患者，有上消化道黏膜刺激症状。

慢性中毒 以造血系统受损为主，也可伴有神经系统受累。白细胞减少是慢性苯中毒最常见的早期临床表现。患者周围血白细胞总数多次检查低于$4 \times 10^9/L$，中性粒细胞绝对数低于$2 \times 10^9/L$，粒细胞胞质中可见中毒性颗粒或空泡变性；少数患者也可先呈血小板减少。若血小板低于$60 \times 10^9/L$，并有易感染及出血倾向，如牙龈出血、鼻出血、皮下出血及月经过多等，则为中度中毒。

严重中毒时可呈全血细胞减少及以下严重临床表现：①再生障碍性贫血。患者发病前均有较高浓度苯接触，防护条件差。可于接触苯数月后发病，少数也有短至1个月者，呈亚急性发病。临床表现为全血细胞减少、骨髓造血功能明显抑制、出血倾向及感染发热等。②骨髓增生异常综合征（myelodysplastic syndromes，MDS）。苯可引起MDS，近年来国内外均有报道。其临床表现和实验室检查与原发性MDS难以区别。③白血病。长期接触一定浓度的苯可导致白血病，发病率约14/10万，潜伏期一般为10年左右。临床类型以急性粒细胞白血病为多见，其次为急性红白血病和淋巴细胞白血病等。患者有长期高浓度苯接触史，起病前多先有血细胞减少、全血细胞减少或MDS等表现。

其他　长期接触苯可导致皮肤损害，皮肤经常直接接触苯，可因脱脂而变干燥、脱屑以致皲裂，也可发生过敏性湿疹。苯还会抑制免疫系统功能，接苯工人IgG、IgA明显降低而IgM增高。如苯接触眼还可因苯刺激出现结膜炎。此外，苯对生殖系统有影响，女性接触苯后，会导致月经不调达数月，卵巢会缩小，胎儿畸形也较多见。

诊断　根据密切接触丙烯酰胺的职业史以及苯中毒相关临床表现，参照《职业性苯中毒诊断标准》（GBZ68-2002），结合现场卫生学调查，并排除其他疾病可做出诊断。急性苯中毒患者在短期内吸入高浓度苯蒸气后出现头晕、头痛、恶心、呕吐、兴奋、步态蹒跚等酒醉样状态，伴有黏膜刺激症状；严重者烦躁不安、意识模糊、昏迷、抽搐、血压下降，甚至出现呼吸和循环衰竭；呼气苯、血苯、尿酚测定值增高仅可作为苯接触指标。慢性中毒主要根据大量或长期接触苯的职业史和以中枢神经系统和造血系统为主的临床表现，结合实验室检查（主要是外周血常规、骨髓象等）和现场职业卫生学调查结果，并排除其他可引起血液改变的病因后，方可做出诊断。急慢性苯中毒均可根据病情严重程度分级，详见《职业性苯中毒诊断标准》（GBZ68-2002）。

治疗　尚无特效解毒剂，主要采取对症、支持治疗。

急性中毒　吸入中毒时，应速将患者脱离现场，移至空气新鲜处，保持呼吸道通畅。如呼吸困难，给输氧；皮肤污染时，脱去被污染衣物，用肥皂水和清水彻底冲洗皮肤；口服中毒者，应饮足量温水，尽快催吐、洗胃；眼接触者，提起眼睑，用流动清水或生理盐水冲洗。给氧，并保持呼吸道通畅。绝对卧床休息，避免过度活动而加重心肺负担及耗氧。密切观察患者的神志、瞳孔及生命体征等，根据病情变化，及时采取相应的治疗措施。给予葡萄糖醛酸内酯加补液中静脉滴注，每天1次，可加速与代谢物酚类的结合。也可给予维生素C等。

慢性苯中毒　一经确定，应立即调离苯作业及其他有毒工作。积极进行对症综合治疗。可参考有关血液病的治疗原则及方法。

其他处理　急性中毒病情恢复后，轻度中毒一般休息3~7天即可工作，而重度中毒的休息时间，应视病情恢复程度而定；慢性中毒一经确定诊断，即应调离接触苯及其他有毒物质的工作。在患病期间应按病情分别安排工作或休息。轻度中毒一般可从事轻工作，或半日工作；中度中毒根据病情，适当安排休息；重度中毒全休；观察对象根据职业禁忌证，应调离苯作业岗位。

预防　严格执行工作场所空气苯浓度职业卫生标准，联邦职业安全健康管理局（occupational safety & health administration，OSHA）规定苯的职业接触限值：时间加权平均容许浓度（permissible concentration-time weighted average，PC-TWA）为1ppm（3.25mg/m³），短时间接触容许浓度（permissible concentration-short term exposure limit，PC-STEL）5ppm（16.25 mg/m³），中国《工作场所有害因素职业接触限值》（GBZ2.2-2007）中规定苯PC-TWA为6mg/m³，PC-STEL为10mg/m³。苯中毒的预防应采用综合性的预防措施：以无毒或低毒的物质代替苯；改革工艺，减少接触；通风排毒，使用苯的操作在排毒罩内进行，排出的气体要进行回收处理，以防污染周围环境；加强卫生保健措施，对苯作业现场进行定期的劳动卫生调查和空气中苯浓度的测定；对劳动防护设备加强管理，注意维修及更新，以防失效；在特殊作业环境下无法降低空气中苯浓度的工作带，加强个人防护；对企业管理人员和工人要加强宣传教育；苯作业工人进行定期体检，制订工人就业前及工作后定期体检制度，重点对血液系统指标进行检查，对具有从事苯作业的职业禁忌证者，如患有中枢神经系统性疾病、精神病、血液系统疾病及肝、肾器质性病变者，都不宜从事接触苯的工作。此外，苯属第三类危险货物易燃液体中的中闪点液体，而且由于它的挥发性，可能造成蒸气局部聚集，因此在贮存、运输时要求远离火源和热源，防止静电。

（夏昭林　周莉芳）

甲苯中毒（toluene poisoning）

在生产活动过程中过量暴露甲苯引起的疾病状态。甲苯（toluene）高度易燃，在空气中爆炸极限为1.1%~7.1%，由于比空气重，可沿地面流动，因而可能在远处着火，燃烧产物为二氧化碳。遇明火或与下列物质反应：（硫酸＋硝酸）、四氧化二氮、高氯酸银、三氟化溴、六氟化铀，可引起爆炸。流速过快（超过3m/s）有产生和积聚静电危险。

甲苯为无色、透明、易挥发、具苯样气味的液体，不溶于水，可溶于多种有机溶剂。气态的甲苯主要是通过呼吸道进入人体，液态通过皮肤接触或误食通过消化道进入。甲苯在人体内多积蓄在脂肪组织里，主要通过肝脏代谢，代谢物通过尿排出体外。

中毒机制　甲苯多在石油和石油产品生产过程中衍生而成。工业用途广泛，主要用作油漆、涂料等的有机溶剂、有机合成的中间体，用作硝基甲苯、异氰酸甲苯酯、苯甲酸染料、合成树脂、农药、炸药等的化工原料，也可以作为汽车和航空汽油的掺加成分。在制造、贮存、运输过程中发生意外事故，或在通风不良的密闭环境中使用，均可接触到本品；国外还有人将甲苯作为吸入剂滥用而引起中毒。主要通过呼吸道进入人体引起中毒，可以蓄积在人体中引发慢性中毒，代谢物通过尿液排出人体。属于低毒性化学品。

甲苯对动物的急性作用主要表现为对中枢神经系统的麻醉作用及对皮肤黏膜的刺激作用，高浓度时可能引起肝脏、肾脏甚至心脏损害。甲苯的慢性毒性作用主要影响中枢神经系统，一般认为纯甲苯对造血系统影响不明显。

中毒表现　急性毒性主要表现为中枢神经系统麻醉。轻者出现头晕、乏力、欣快感、兴奋、颜面潮红、步态蹒跚，重者出现恶心、呕吐、意识模糊、抽搐和昏迷等。直接吸入或经口误吸甲苯患者，可发生化学性肺炎、肺水肿及肺出血等。甲苯毒性小于苯，但刺激症状比苯严重，吸入可出现咽喉刺痛感、发痒和灼烧感；刺激眼黏膜，可引起流泪、发红、充血；溅在皮肤上局部可出现发红、刺痛及疱疹等；重者可有抽搐、昏迷或躁狂状态，有时发生肺水肿和脑水肿。

慢性毒性表现为长期接触中低浓度的甲苯可出现不同程度的头晕、头痛、乏力、睡眠障碍和记忆力减退等类神经症；末梢血象可出现轻度、暂时性改变，脱离接触后可以恢复正常。长期接触可有角膜炎、皮肤干燥、皲裂和皮炎等。反复吸入较高浓度甲苯，可有脑神经及小脑异常；周围神经可出现单神经或多发性神经病，肌电图检查神经元变性及神经传导速度减慢；还可能有肾小管性酸中毒、肌无力、横纹肌溶解等。

诊断　中国颁布了《职业性急性甲苯中毒诊断标准》（GBZ16-2002）。职业性急性甲苯中毒指在职业活动中短时期内接触较大量的甲苯引起的以神经系统损害为主要表现的全身性疾病，并可引起心、肾、肝、肺损害。根据短期内接触较大量甲苯的职业史，出现以神经系统损害为主的临床表现，结合现场劳动卫生学调查，综合分析，并排除其他病因所致类似疾病，方可诊断。①接触反应。有头晕、头痛、乏力、颜面潮红、结膜充血等症状，脱离接触后短期内可完全恢复。②轻度中毒。头晕、头痛、乏力等症状加重，并有恶心、呕吐、胸闷、呛咳等且具有下列情况之一者：嗜睡状态；意识模糊；朦胧状态。③重度中毒。在轻度中毒基础上，还有下列情况之一者：昏迷；重度中毒性肝病；重度中毒性肾病；重度中毒性心脏病。

治疗　无特效治疗方法。可以给予葡萄糖醛酸或硫代硫酸钠以促进甲苯的排泄；如合并心、肾、肝、肺等器官的损害，处理原则按《职业性急性化学物中毒诊断标准（总则）》处理。慢性中毒主要是对症治疗。轻度中毒患者治愈后可恢复原工作；重度中毒患者应调离原工作岗位，并根据病情恢复情况安排休息或工作。

预防　降低空气中的浓度。通过工艺改革和密闭通风措施，将空气中甲苯浓度控制在国家卫生标准以下：时间加权平均值（time weighted average，TWA）为50mg/m³；短时间接触容许浓度（short term exposure limit，STEL）为100mg/m³。②加强对作业工人的健康检查，做好就业前和定期健康检查工作。③作业工人还应该加强个人防护，如戴防毒口罩或使用送风式面罩。女工怀孕期或哺乳期必须调离作业，以免对胎儿产生不良影响。有神经系统器质性疾病、明显的神经衰弱综合征、肝脏疾病者不应从事接触甲苯的作业。

（夏昭林　叶云杰）

二甲苯中毒（xylene poisoning）

在生产活动过程中过量接触二

甲苯引起的疾病状态。二甲苯（xylene）为无色透明、易挥发、具芳香气味的液体。不溶于水，易溶于乙醇、氯仿、丙酮、乙醚等有机溶剂。有邻位、间位和对位三种异构体，理化性质相近。工业上作为化工原料，用于制造染料、塑料和合成纤维等。作为油漆、喷漆、橡胶、皮革的稀释剂和溶剂。还可作为航空燃料添加剂。实验室组织切片的制作也有二甲苯的接触。工业用二甲苯可能含有苯（约 1.5%）、乙苯、硫酸、吡啶及甲苯等杂质。二甲苯空气浓度 200～300mg/m³ 吸入 8 小时即可产生轻度中毒症状，3.76g/m³ 浓度吸入 1 小时即发生急性中毒，71.4g/m³ 浓度下数分钟可使吸入者迅速昏迷、死亡。

二甲苯的接触机会主要为：①制造、使用、贮存、运送二甲苯的石油化工业，油漆涂料、染料、塑料、橡胶、皮革、糖精、人造麝香和合成纤维等生产中。在管道、贮罐意外损坏、阀门漏气等情况下，较长时间大量吸入高浓度二甲苯蒸气可以引起急性中毒。②在密闭型的贮罐糟内涂刷以二甲苯为溶剂的防腐涂料，因无良好通风，大量二甲苯蒸气积聚，可使作业工人发生急性中毒。

中毒机制 二甲苯主要以蒸气形态经呼吸道进入体内，亦可由胃肠道及皮肤吸收。进入体内的二甲苯排出速度较苯和甲苯慢，停止接触 4～5 天，尿中仍可检出其代谢产物。二甲苯主要分布在脂肪，其次为骨髓、脑等。吸收的二甲苯 60%～88% 在肝内被氧化成甲基苯甲酸，其次为二甲基苯酚和羟基苯甲酸。大部分甲基苯甲酸与甘氨酸结合成甲基马尿酸，小部分与葡萄糖醛酸和硫酸结合，随尿排出。极少量的甲基苯甲酸和二甲基苯酚可以游离状态排出。进入体内的二甲苯仅有 5% 以原形随呼气排出。

中毒表现 急性中毒者主要表现为中枢神经麻醉和自主神经功能紊乱。可出现头晕、乏力、恶心、呕吐、酒醉样状态、颜面潮红或苍白、血压偏低、四肢麻木、流泪及结膜充血等。重者出现意识障碍、抽搐、昏迷甚至呼吸中枢麻痹而猝死。皮肤接触可有灼痛、红肿等。吸入高浓度二甲苯可引起化学性肺炎和肺水肿，可因呼吸、循环衰竭死亡。口服二甲苯可引起严重的胃肠炎。慢性影响：主要表现为头晕、头痛、乏力、易怒、失眠、震颤和记忆力减退等。长期接触可有角膜炎、慢性皮炎、皲裂及神经衰弱综合征，对女性可能导致月经异常。皮肤接触可发生皮肤干燥、皲裂、皮炎。

诊断 ①高浓度二甲苯接触史，现场空气浓度测定资料对诊断有重要意义。②以中枢神经系统麻醉为主的临床表现。③排除其他原因引起的类似疾病。

治疗 ①立即移至空气新鲜处，必要时给予吸氧。除去沾染衣物及皮肤的毒物。②解毒剂可用葡萄糖醛酸内酯（见苯中毒）。③对症处理：口服维生素 B 族、防治脑水肿等。

预防 ①加强车间通风、排气和生产设备的密闭、检修。②经常监测空气中二甲苯浓度。二甲苯职业接触限值如下：时间加权平均容许浓度（permissible concentration-time weighted average, PC-TWA）为 50mg/m³，短时间接触容许浓度（permissible concentration-short term exposure limit, PC-STEL）为 100mg/m³。③注意个人防护，必要时戴防护用品。④定期体检，严格掌握禁忌证。职业禁忌证为神经系统器质性疾病、明显的神经衰弱综合征和肝脏疾病。

（夏昭林 张 静）

zhèngjǐwán zhòngdú

正己烷中毒（n-hexane poisoning） 职业性慢性正己烷中毒是由于长期吸入生产环境中正己烷气体引起的以神经系统损伤为主的全身性疾病。正己烷是饱和脂族烃，可以在石油加工过程中从某一低沸点碳氢化合物中分馏获得。正己烷在工业上主要作为溶剂，用于植物油提取、合成橡胶，也可用作胶水和粘合剂的溶剂。

中毒机制 在急性毒性分类中虽属低毒类，但由于其具有高挥发性和高脂溶性，所以仍属于高危害毒物。正己烷在生产环境中主要以蒸气形式经呼吸道吸收，亦可经胃肠道吸收，经皮肤吸收较次要。正己烷在体内的分布与器官的脂肪含量有关，主要分布于脂肪含量高的器官，如脑、肾、肝、脾、睾丸等。

中毒表现 包括急性和慢性中毒。

急性中毒 急性吸入高浓度正己烷时，可出现头痛、头晕、胸闷、四肢乏力、恶心，甚至意识障碍等。常伴有眼及上呼吸道黏膜刺激症状，如球结膜充血、咽部黏膜充血等。经口中毒者，出现急性消化道和上呼吸道刺激症状，重者可出现意识障碍及中枢呼吸抑制等。

慢性中毒 正己烷职业性中毒最初表现为周围神经远端感觉、运动功能障碍，继续接触则病变向近端发展。慢性中毒主要表现为周围神经病、心脏和视觉的损害。

周围神经病 临床表现为感觉、运动混合型损害，以运动障碍为主。起病隐匿且进展缓慢。初期自诉四肢远端皮肤发麻、有刺痛蚁行感、四肢乏力、步行困难，呈进行性加重，检查可发现视力下降、皮肤干燥、四肢无力肢体麻木、下肢瘫痪，腿及前臂关节以上皮肤痛觉过敏，腱反射减退或消失，肌力下降。部分患者有肌萎缩，以四肢为明显，如骨间肌及大小鱼际肌等。神经肌电图检查显示不同程度的神经元损害。

中枢神经受累及自主神经功能障碍 患者多有手、足多汗，少数可有头晕、头痛、心悸及食欲下降等类神经症，部分患者可出现脑电图、体感诱发电位、脑干听觉及视诱发觉电位异常。

心脏毒性 表现为心律不齐，甚至出现心室颤动，心肌细胞可受损。

其他 包括黄斑病变、辨色力障碍及视野改变等。

诊断 根据长期接触正己烷的职业史，出现以多发性周围神经损害为主的临床表现，结合实验室检查及作业场所卫生学调查，综合分析，排除其他原因所致类似疾病后，方可诊断。

观察对象为长期接触正己烷后无周围神经损害体征，但具有以下一项者：肢体远端麻木、疼痛，下肢沉重感，可伴有手足发冷多汗；食欲减退、体重减轻、头晕、头痛等；神经-肌电图显示可疑的神经源性损害。

分级标准 分为轻度、中度和重度中毒。

轻度中毒 上述症状加重，并具有以下一项者：①肢体远端出现对称性分布的痛觉、触觉或音叉振动觉障碍，同时伴有跟腱反射减弱。②神经-肌电图显示有肯定的神经源性损害。

中度中毒 在轻度中毒的基础上，具有以下一项：①跟腱反射消失。②下肢肌力4度。③神经-肌电图显示神经源性损害，并有较多的自发性失神经电位。

重度中毒 在中度中毒的基础上，具有以下一项者：①下肢肌力3度或以下。②四肢远端肌肉明显萎缩，并影响运动功能。

实验室检查 ①尿2,5-己二酮测定：其浓度与环境中正己烷浓度明显相关，可作为接触指标，为临床诊断提供参考。②神经-肌电图检查：轻者出现正相波及运动单位动作电位异常；重者出现纤颤电位。感觉及运动传导速度减慢。③脑电图及体诱发电位、脑干听觉诱发电位可出现异常。④心电图、心肌酶异常，可有助于发现正己烷的心脏毒性。

治疗 急性正己烷中毒：应立即脱离接触，移至空气新鲜处，用肥皂水清洗皮肤污染物，必要情况下给氧及其他对症、支持治疗。如中西医综合疗法，辅以针灸、理疗和四肢运动功能锻炼等。慢性正己烷中毒：应尽早脱离接触，并予以对症和支持治疗，治疗原则和一般周围神经病相同，如充分休息，给予维生素 B_1、B_6、B_{12} 以及神经生长因子（nerve growth factor，NGF）等。

预防 ①卫生技术措施：控制接触浓度，通过工艺改革，减少正己烷的直接接触与使用量，加强局部密闭通风等措施，降低空气中正己烷浓度。②完善管理：应提高防患意识，完善职业卫生管理制度，加强健康教育，加强职业卫生监督，健全法律法规。③卫生保健：应戴防护口罩、穿防护服，严禁用正己烷洗手。建

立就业前和定期体检制度，对患有神经系统和心血管系统疾病的作业工人，应密切观察，定期体检，应特别注意周围神经系统的检查，可考虑将尿中的2,5-己二酮（4.0mg/L）作为生物监测指标和参考的生物接触限值[《职业接触正己烷的生物接触限值》（WS/T 243-2004）]。

（夏昭林 李 勇）

qìyóu zhòngdú

汽油中毒（gasoline poisoning）

接触汽油蒸气或液体所致全身性中毒性疾病。急性中毒以神经或精神症状为主，误将汽油吸入呼吸道可引起吸入性肺炎；慢性中毒主要表现为神经衰弱综合征、自主神经功能紊乱和中毒性周围神经病。汽油（gasoline）属混合烃类，主要成分是 $C_4 \sim C_{12}$ 脂肪烃和环烃类，并含有小量芳香烃（苯、甲苯）、烯烃和硫化物。为无色或淡黄色、易挥发、易燃、易爆、具有特殊气味的液体，沸点40~200℃，自燃点415~530℃，蒸气与空气混合物的爆炸极限为1.3%~1.6%。不溶于水，易溶于苯、二硫化碳和醇等有机溶剂。按用途分为动力汽油和溶剂汽油，前者常加入抗爆剂，如四乙基铅、多元醇、二甲基叔丁醚等。

汽油主要由石油裂解制得。动力汽油主要用作内燃机燃料，在其生产、运输、贮存及使用过程中均可接触。溶剂汽油则用于印刷、油漆、制鞋、橡胶等行业及作为机械零件的清洗剂。在炼制及储存过程中如因事故致汽油外溢，可引起吸入中毒。此外，汽车驾驶员用口吮吸油箱汽油，液态汽油误吸入肺内，可引起严重的吸入性化学性支气管炎和肺炎。长期低浓度汽油接触还应注

意汽油中含有的苯、铅和正己烷等物质的危害。

中毒机制 汽油主要以蒸气形式经呼吸道吸入，经皮肤吸收较少，也可经消化道吸收。吸入机体后大部分以原形经呼气排出，一部分经氧化与葡萄糖醛酸结合后随尿排出，一部分在体内贮存于含脂质较丰富的组织和器官中。其毒性随成分和品种而异。随着汽油中不饱和烃、硫化物和芳香烃含量的增加，其毒性也相应增加。加铅汽油比无铅汽油毒性大。汽油为麻醉性毒物，对中枢神经系统有抑制作用，对脂肪代谢有特殊作用，可引起神经细胞内类脂平衡失调，使中枢神经系统功能障碍。对皮肤、黏膜有刺激作用。汽油还可诱发肾小球基底膜自身抗原生成，引起肾小球免疫性损伤。

中毒表现 包括急性和慢性中毒。

急性中毒 表现为吸入高浓度汽油蒸气，经较短潜伏期后，出现头晕、头痛、心悸、四肢无力、恶心、呕吐、视物模糊、复视、酒醉感，步态不稳等症状，严重者有谵妄、昏迷、抽搐等。部分患者出现精神症状，如惊恐不安、欣快感、幻觉、哭笑无常等，呈癫病样发作，发作过后精神萎靡。此外，还可发生眼和呼吸道黏膜刺激症状，甚至出现化学性肺炎。极高浓度汽油蒸气吸入，可突然出现意识丧失，或反射性呼吸停止死亡。液体汽油导致吸入性肺炎时，患者出现剧烈呛咳、胸痛、痰中带血，也可有铁锈色痰，呼吸困难、发绀等，常伴有发热、头痛、食欲减退。肺部听诊有呼吸音粗糙，以及干湿啰音。严重者可引起肺出血-肾炎综合征（Goodpasture syn-drome），表现为肺浸润、咯血、贫血及尿血和蛋白尿等。口服急性中毒迅速出现口腔、咽及胸骨后烧灼感，以及恶心、呕吐、腹痛等。并可引起支气管炎、肺炎及肝肾损害。

慢性中毒 长期接触汽油除引起黏膜刺激症外，常导致神经衰弱综合征；自主神经功能紊乱；周围神经损害，出现四肢麻木、感觉减退；中枢神经功能障碍出现癫病样表现，称为"汽油性癫症"；严重者可发生中毒性脑病，表现类似精神分裂症症状。皮肤可发生干燥、皲裂、毛囊炎、湿疹等改变。个别患者出现肾病综合征，发生明显蛋白尿。

诊断 根据短时间吸入高浓度汽油蒸气或长期吸入汽油蒸气以及皮肤接触汽油的职业史，出现以中枢神经或周围神经受损为主的临床表现，结合现场卫生学调查和空气中汽油浓度的测定，并排除其他病因引起的类似疾病后，方可诊断[《职业性溶剂汽油中毒诊断标准》（GBZ27-2002）]。

急性轻度中毒 有下列条件之一者，可诊断：①头痛、头晕、恶心、呕吐、步态不稳、视物模糊、烦躁。②出现情绪反应，哭笑无常及兴奋不安等表现。③轻度意识障碍。

急性重度中毒 有下列条件之一者，可诊断：①中度或重度意识障碍。②化学性肺炎。③反射性呼吸停止。

慢性轻度中毒 具备下列条件之一者，可诊断：①四肢远端麻木，出现手套、袜套样分布的痛、触觉减退，伴有跟腱反射减弱。②神经-肌电图显示有神经源性损害。

慢性中度中毒 除上述表现外，具有以下条件之一者，可诊断：①四肢肌力减弱至3度或以下，常有跟腱反射消失。②四肢远端肌肉（大小鱼际肌，骨间肌）萎缩。

慢性重度中毒 具备下列条件之一者，可诊断：①中毒性脑病，常见表现为表情淡漠、反应迟钝、记忆力、计算力丧失等。②中毒性精神病，类精神分裂症。③中毒性周围神经病所致肢体瘫痪。

观察对象 具有头痛、头晕、记忆力减退、失眠、乏力、心悸、多汗等神经衰弱综合征及自主神经功能紊乱的症状，可列为观察对象。

治疗 急性中毒应迅速脱离现场，清除皮肤污染，安静休息。急救原则与内科相同。慢性中毒应根据病情进行综合对症治疗。治疗方法与神经精神科相同。

预防 工作场所应安装通风排毒装置；当进入汽油槽车、汽油储罐或汽油塔时，应穿戴工作服、防护手套、胶鞋、佩戴消毒面具，并严格遵守操作规程；汽油司机等工作人员严禁用口虹吸汽油，做好就业及定期健康监护体检；职业禁忌证包括各种中枢和周围神经系统疾病、明显的神经官能症、过敏性皮炎或手掌角化等。

（吴永会）

méiyóu zhòngdú

煤油中毒（kerosene poisoning）由于吸入煤油蒸汽而出现的全身性疾病，患者出现头痛、乏力、酒醉感、步态不稳、意识恍惚、肌束颤动和共济失调，重者可出现谵妄、意识模糊、抽搐、昏迷等，吸入肺部后，还可出现肺部刺激症状。煤油（kerosene）为轻质石油产品，主要成分为 C_{10} ～ C_{16} 的脂肪烃，还含有少量的芳烃及其他杂质。为无色或淡黄色略具臭味的液体。不溶于水，溶于有机溶剂，易挥发、易燃、易爆。按用途可分为航空煤油、动力煤油、溶剂煤油、灯用煤油、燃料煤油和洗涤煤油，其质量依次递降。沸点 110～350℃。化学性质不活泼，燃烧时产生大量煤烟。

煤油主要作用飞机和火箭发动机燃料，其次用作工业用溶剂或稀释剂以配制农药（如杀虫剂和除草剂），稀释涂料或清洗金属机械及零件。日常用作照明煤油灯和家用煤油炉的燃料。

煤油毒性较低，属于微毒或低毒类。煤油可以蒸气形式经呼吸道进入体内。急性职业性煤油中毒可有麻痹症状，先呈短暂兴奋，后转入抑制。轻者表现为头痛、乏力、酒醉感、步态不稳、意识恍惚、肌束颤动和共济失调；重度中毒时可出现谵妄、意识模糊、抽搐、昏迷等。煤油吸入肺部后，出现肺部刺激症状，如胸痛、剧烈咳嗽、咳血痰、呼吸困难、发绀、寒战、高热，吸入较多可引起肺水肿。儿童误服煤油中毒，有严重的上呼吸道刺激症状，如吞咽困难、胸骨后及上腹部疼痛、恶心、呕吐，呕出物有煤油气味。此外，尚可见心律失常、肝大、血尿及蛋白尿。胸部 X 线可见化学性肺炎和肺水肿病变。煤油可刺激皮肤和黏膜。皮肤经常接触煤油，可发生慢性湿疹、皮炎、皮肤脱脂、干燥、脱屑和皲裂。

煤油中毒处理原则：发生肺炎者，卧床休息，给予糖皮质激素，控制感染，解痉化痰，雾化吸入，行肺灌洗术；误服者给予牛奶及植物油洗胃并灌肠，并注意保护肝、肾；出现意识障碍及昏迷者，可进行高压氧治疗。

（吴永会）

èrlǜyǐwán zhòngdú

二氯乙烷中毒（dichloroethane poisoning）

由于短期内吸入高浓度二氯乙烷蒸气或偶因皮肤吸收后引起的以神经系统损害为主的全身性疾病，常伴有呼吸道刺激症状，可有肝、肾损害。二氯乙烷（dichloroethane，$C_2H_4Cl_2$）有二种异构体，即对称异构体（1,2-二氯乙烷，CH_2Cl-CH_2Cl）和不对称异构体（1,1-二氯乙烷，CH_3CHCl_2）。二者均为有芳香味的无色油状液体，分子量 98.97，难溶于水，易溶于乙醇、乙醚等有机溶剂，燃烧时可产生光气。

二氯乙烷曾用作麻醉剂，以后发现有杀虫作用，又用作谷物、毛毯等的熏蒸剂。主要用作化学合成（如制造氯乙烯单体、乙二胺和苯乙烯等）的原料、工业溶剂和粘合剂，还用作纺织、石油、电子工业的脱脂剂，金属部件的清洁剂，咖啡因等的萃取剂等。

二氯乙烷两种异构体常以不同比例共存，对称体属高毒类，不对称体属微毒类。对称体 1,2-二氯乙烷易经呼吸道、消化道和皮肤吸收，其中以呼吸道和消化道吸收为主。进入机体后迅速分布于全身。如以血中二氯化碳含量为 1，其在各脏器的比率为：脊髓 0.7，延髓 0.57，小脑、皮质和皮质下中枢 0.15～2.00，肝 0.80，肾 0.44，心 0.36，肾上腺 0.34，脾和胰腺 0.27，肺 0.05～1.00。其代谢主要有两条途径：一是通过细胞色素 P450 介导的微粒体氧化，产物为 2-氯乙醛和 2-氯乙醇，随后与谷胱甘肽结合；二是直接与谷胱甘肽结合形成 S-(2-氯乙基) – 谷胱甘肽，随后可能被转化成谷胱甘肽环硫化离子（glutathione episulfoniumion），该

离子与蛋白质、DNA 或 RNA 形成加合物。1,2-二氯乙烷在血液中的生物半衰期为 88 分钟。动物实验表明，人体吸收的 1,2-二氯乙烷，约 22%～57% 以原形和二氧化碳形式呼出，51%～73% 经尿排出，0.6%～1.3% 潴留于体内。尿中主要代谢物为硫二乙酸和硫二乙酸亚砜（thiodiacetic acid sulfoxide）。

中毒机制 二氯乙烷毒作用的主要靶器官为神经系统、肝脏和肾脏；还具有心脏、免疫和遗传毒性；还可引起中毒性脑病，病理改变为混合性脑水肿。经中国学者研究，1,2-二氯乙烷致脑水肿的机制可能是：①破坏脑微血管内皮细胞和神经胶质细胞的正常形态学结构，导致血脑屏障的损伤和通透性增加。②自由基的脂质过氧化作用。③Na^+-K^+-ATP 酶及 $Ca^{2+}-Mg^{2+}-ATP$ 酶活力的下降导致 "Ca^{2+} 超载"。④兴奋性氨基酸可能通过大 NMDAR1 的快速开放参与脑皮质细胞的急性肿胀过程，加重脑水肿的发生，其中天冬氨酸的作用似乎更重要。肝脏、心脏和遗传毒性机制可能分别涉及脂质过氧化、心肌细胞钙离子动力学的改变和谷胱甘肽环硫化离子对 DNA 的损伤。二氯乙烷中毒事故的发生多数由于吸入对称异构体所致。

急性中毒 急性二氯乙烷中毒是由于短期内吸入高浓度的二氯乙烷蒸气或因皮肤吸收后引起的以神经系统损害为主的全身性疾病。人在 0.3～0.6g/m^3 空气浓度下 2～3 小时即可发生中毒，浓度达到 16.8g/m^3 时可引起死亡。中毒表现有两个阶段：先兴奋、激动、头痛、恶心，重者很快出现中枢神经系统抑制，神志不清；后以胃肠道症状为主，频繁呕吐、

上腹疼痛、血性腹泻，肝脏肿大并有压痛和叩击痛，甚至出现肝坏死，尿中非蛋白氮排出增加，尿蛋白阳性。严重者出现呼吸困难、阵发性抽搐、昏迷、瞳孔扩大、血压下降及酸中毒表现，病理反射出现阳性体征，少数患者肌张力明显下降。20世纪90年代以来，从中国几个省发生的玩具厂、制鞋厂粘合剂职业吸入中毒事故中分析发现，二氯乙烷可引起中毒性脑水肿，其病变部位以脑干为主，但大脑和小脑也出现水肿病变。农村用二氯乙烷作仓储熏蒸剂和土壤消毒剂，亦有急性吸入中毒发生；误服或大面积皮肤污染亦可引起中毒。二氯乙烷的不对称异构体1,1-二氯乙烷具低微毒性，尚未见中毒病例报告。

慢性中毒　长期吸入低浓度的二氯乙烷可出现乏力、头晕、失眠等神经衰弱综合征表现，也有恶心、腹泻、呼吸道刺激及肝、肾损害表现。少数患者可见到肌肉和眼球震颤。皮肤接触可引起干燥、脱屑和皮炎。

致癌、致畸、致突变作用　1998年国际化学品安全规划署（IPCS）公布了1,2-二氯乙烷对人和（或）环境的潜在效应评价结果，认为1,2-二氯乙烷摄入可增加大鼠及小鼠血管肉瘤、胃癌、乳腺癌、肝癌、肺癌以及子宫肌瘤的发生率，小鼠皮肤重复接触或腹腔注射可增加肺癌的发生率，人群调查资料结果不肯定。它的致畸作用不明显。原核生物、真菌和哺乳类（包括人类）细胞体外实验证实，1,2-二氯乙烷具有遗传毒性，能诱导基因突变、非程序DNA合成，以及生成DNA加合物。

诊断　根据短期接触较高浓度二氯乙烷的职业史和以中枢神经系统损害为主的临床表现，结合现场劳动卫生学调查，综合分析，排除其他病因所引起的类似疾病，方可诊断。职业性急性1,2-二氯乙烷中毒国家诊断标准为GBZ39-2002。

接触反应　短期接触较高浓度二氯乙烷后，出现头晕、头痛、乏力等中枢神经系统症状，可伴恶心、呕吐或眼及上呼吸道刺激症状，脱离接触后短时间消失者。

轻度中毒　除上述症状加重外，出现下列一项表现者：①步态蹒跚。②轻度意识障碍，如意识模糊、嗜睡状态、朦胧状态。③轻度中毒性肝病。④轻度中毒性肾病。

重度中毒　出现下列一项表现者：①中度或重度意识障碍。②癫痫大发作样抽搐。③脑局灶受损表现，如小脑性共济失调等。④中度或重度中毒性肝病。

治疗　①现场处理。应迅速将中毒者脱离现场，移至新鲜空气处，换去被污染的衣物，冲洗污染皮肤，保暖，并严密观察。②接触反应者应密切观察，并给予对症处理。③急性中毒。以防治中毒性脑病为重点，积极治疗脑水肿，降低颅内压。尚无特效解毒剂，治疗原则和护理与神经科、内科相同。轻度中毒者痊愈后可恢复原工作。重度中毒者恢复后应调离二氯乙烷作业。④慢性中毒。主要是口服多种维生素、葡萄糖醛酸、三磷酸腺苷、肌苷等药物以及适当的对症治疗。

预防　①寻找不含1,2-二氯乙烷的低毒代用品，如用不含二氯乙烷的"205胶"代替"3435胶"，可杜绝中毒的发生。②降低空气中1,2-二氯乙烷的浓度，加强密闭、通风，严格控制作业场所空气中浓度低于国家卫生标准（TWA 7mg/m³；PC-STEL 15mg/m³）。③加强监测、监护和健康教育，做好个人防护，定期进行作业场所环境监测和接触工人的健康监护，并对作业工人进行职业健康促进教育。④职业禁忌证：神经系统器质性疾病、精神病、肝、肾器质性疾病、全身性皮肤疾病。早发现（早期发现毒物），找代替（寻找不含二氯乙烷的低毒代替品），禁加班（严禁长时间加班，特别是长时间连续加班），要通风（加强车间的有效通风，降低毒物浓度），勤监测（对生产环境的毒浓度进行日常监测，及时了解毒物变化，以便采取相应的预防措施，避免中毒发生）。

（吴永会）

èrliúhuàtàn zhòngdú

二硫化碳中毒（carbon disulfide poisoning）　在职业活动中因长期密切接触二硫化碳所致以神经系统改变为主的全身性疾病，多发生慢性中毒。二硫化碳（CS_2），分子量76.14，常温下为液体，纯品无色，具醚样气味，工业品为黄色，有烂萝卜气味。沸点46.3℃。蒸气比重2.62，易挥发，与空气形成易燃混合物，爆炸极限为1.0%~50.0%。几乎不溶于水，可与脂肪、苯、乙醇、醚及其他有机溶剂混溶，腐蚀性强。

天然的二硫化碳是煤分馏的副产物。二硫化碳主要以硫和灼热的木炭合成，生产过程中可接触二硫化碳。二硫化碳主要用于粘胶纤维生产。在此过程中，二硫化碳与碱性纤维素反应，生成纤维素磺原酸酯和三硫碳酸钠，经纺丝槽生成粘胶丝，通过硫酸凝固为人造黏膜纤维，释放出多余的二硫化碳；同时，三硫碳酸钠与硫酸作用时，除二硫化碳外还可产生硫化氢。另外，在玻璃纸和四氯化碳制造、橡胶硫化、谷物熏蒸、石油精制、清漆、石蜡溶解以及用有机溶剂提取油脂时也可接触到二硫化碳。二硫化碳对金属和木质均有强烈腐蚀作用，容易外逸污染车间及厂区环境。

中毒机制 二硫化碳通过呼吸道进入体内，吸入的二硫化碳有40%被吸收。吸收的二硫化碳有10%～30%从呼气中排出，以原形从尿液中排出者不足1%，也有少量从母乳、唾液和汗液中排出。70%～90%在体内转化，以代谢产物的形式从尿中排出。其中，2-硫代噻唑烷-4-羧酸（2-thiothiazolidine-4-carboxylic acid，TTCA）是二硫化碳经P450活化与还原型谷胱甘肽结合形成的特异性代谢产物，被认为可作为二硫化碳的生物学监测指标。二硫化碳可透过胎盘屏障。在二硫化碳接触女工的胎儿脐带血和乳母乳汁中可检测出二硫化碳。

中毒表现 二硫化碳为气体性麻醉毒物，急性毒性以神经系统抑制为主，先出现谵妄，后转为麻醉、抑制状态，严重者出现意识障碍，可因呼吸衰竭而死亡。慢性毒性主要以神经精神异常、心血管系统及生殖系统损害等为主。尚未发现致癌性和诱变性。短时间内吸入高浓度二硫化碳，主要作用于中枢神经；低浓度长期接触，二硫化碳或其代谢产物则起多种毒作用。

急性中毒 若短时间吸入高浓度（3000～5000mg/m³）CS₂，可出现明显的神经精神症状和体征，如明显的情绪异常改变，出现谵妄、躁狂、易激惹、幻觉妄想、自杀倾向，以及记忆障碍、严重失眠、噩梦、食欲丧失、胃肠功能紊乱、全身无力和性功能障碍等。极重时，由于脑水肿，出现谵妄、昏迷或痉挛，甚至死亡。

慢性中毒 包括以下几方面。

神经系统 包括中枢和外周神经损伤，毒作用表现多样，轻者表现为易疲劳、嗜睡、乏力、记忆力减退，严重者出现神经精神障碍；外周神经病变以感觉运动功能障碍为主，常由远及近、由外至内进行性发展，表现为感觉缺失、肌张力减退、行走困难、肌肉萎缩等。中枢神经病变常同时存在。CT检查显示有局部和弥漫性脑萎缩表现，肌电图检测可见外周神经病变，神经传导速度减慢。神经行为测试表明：长期接触二硫化碳可致警觉力、智力活动、情绪控制能力、运动速度及运动功能方面的障碍。

心血管系统 二硫化碳对心血管系统的影响屡有报道，如二硫化碳接触者中冠心病死亡率增高；与中毒性心肌炎、心肌梗死可能存在联系等。也有视网膜动脉瘤、全身小动脉硬化等报告。

视觉系统 二硫化碳对视觉的影响早在19世纪就有报道。可见眼底形态学改变、灶性出血、渗出性改变、视神经萎缩、球后视神经炎、微血管动脉瘤和血管硬化。同时，色觉、暗适应、瞳孔对光反射、视敏度，以及眼睑、眼球能动性等均有改变。眼部病变仍然可能作为慢性二硫化碳毒作用的早期检测指标。

生殖系统 女性月经周期异常，出现经期延长、周期紊乱、排卵功能障碍、流产或先兆流产发生率增加。男性性功能出现障碍，性欲减退，甚至出现阳痿。精液检查：精子数目、形态及功能均可发生异常。

诊断 急性二硫化碳中毒的诊断比较容易，主要根据在短期内接触较高浓度二硫化碳，以及典型的神经精神症状和体征。慢性二硫化碳中毒应参照《职业性慢性二硫化碳中毒诊断标准》（GBZ4-2002），根据长期密切接触二硫化碳的职业史，具有多发性周围神经病的临床表现、神经-肌电图改变或中毒性脑病的临床表现，综合分析，排除其他病因引起的类似疾病，方可诊断。

治疗 对急性中毒的急救按气体中毒急救原则。确诊慢性中毒者应调离接触二硫化碳的工作。若及时发现和处理，预后良好；一旦出现多发性神经炎或中枢神经受损征象，则病程迁延，恢复较慢。观察对象一般可不调离，但应半年复查一次神经-肌电图检查；慢性轻度中毒患者应调离，经治疗恢复后，可从事其他工作，并定期复查；慢性重度中毒经治疗后，根据检查结果安排休息或工作。对二硫化碳中毒尚无特效解毒药，主要是对症处理，可用B族维生素、能量合剂，并辅以体疗、理疗及其他对症治疗。重度中毒同时加强支持疗法。

预防 主要包括：①严格执行中国车间空气中二硫化碳职业卫生标准，时间加权平均值（TWA5mg/m³）；短时间接触容许浓度（PC-STEL10mg/m³）。粘胶纤维生产过程应加强生产设备的密闭，并采用吸风装置，加强环境监测。②特别注意管道、设备的检修，防止跑、冒、滴、漏。③做好就业前体检和定期健康检查，包括神经系统、心血管系统和生殖系统的检查。切实搞好职业健康促进，提高工人自我保护意识。

（吴永会）

cìjīxìng qìtǐ zhòngdú

刺激性气体中毒 (irritant gas poisoning)

因吸入刺激性气体引起的以呼吸系统损伤为主的全身性疾病。刺激性气体 (irritant gas) 指对眼、呼吸道黏膜和皮肤具有刺激作用，引起机体以急性炎症、肺水肿为主要病理改变的气态物质。包括在常态下的气体以及在常态下虽非气体，但可以通过蒸发、升华或挥发后形成蒸气或气体的液体或固体。此类气态物质多具有腐蚀性，常因不遵守操作规程，或容器、管道等设备被腐蚀发生跑、冒、滴、漏而污染作业环境。

刺激性气体种类繁多，按其化学结构和理化特性，可分为以下几类：酸、成酸氧化物、成酸氢化物、卤族元素、无机氯化物、卤烃类、酯类、醚类、醛类、酮类、氨（胺）类、强氧化剂、金属化合物、氟代烃类、军用毒气等。

中毒机制 刺激性气体的毒性按其化学作用分类，主要是酸、碱和氧化剂。如成酸氧化物、卤素、卤化物、酯类遇水可形成酸或分解为酸，酸可从组织中吸出水分、凝固其蛋白质，使细胞坏死；氨胺类遇水形成碱，可由细胞中吸出水分并皂化脂肪，使细胞发生溶解性坏死；氧化剂如氧、臭氧、二氧化氮可直接或通过自由基氧化，导致细胞膜氧化损伤。刺激性气体通常以局部损害为主，其损害作用的共同特点是引起眼、呼吸道黏膜及皮肤不同程度的炎症病理反应，刺激作用过强时可引起喉头水肿、肺水肿以及全身反应。病变程度主要取决于吸入刺激性气体的浓度和持续接触时间，病变的部位与其水溶性有关。水溶性高的毒物易溶解附着在湿润的眼和上呼吸道黏膜局部，立即产生刺激作用，出现流泪、流涕、咽痒、呛咳等症状，如氯化氢、氨；中等水溶性的毒物，其作用部位与浓度有关，低浓度时只侵犯眼和上呼吸道，如氯、二氧化硫，而高浓度时可侵犯全呼吸道；水溶性低的毒物，通过上呼吸道时溶解少，故对上呼吸道刺激性较小，但易进入呼吸道深部，对肺组织产生刺激和腐蚀，常引起化学性肺炎或肺水肿，如二氧化氮、光气。液体挥发后形成刺激性气态物直接接触皮肤黏膜或溅入眼内可引起皮肤灼伤及眼角膜损伤。

中毒表现 急性刺激作用表现为眼和上呼吸道刺激性炎症，如流泪、畏光、结膜充血、流涕、喷嚏、咽痛、咽部充血、呛咳和胸闷等。吸入较高浓度的刺激性气体可引起中毒性咽喉炎、气管炎、支气管炎和肺炎。吸入高浓度的刺激性气体可引起喉头痉挛或水肿，严重者可窒息死亡。

中毒性肺水肿 (toxic pulmonary edema) 吸入高浓度刺激性气体后引起的以肺泡内及肺间质过量的体液潴留为特征的病理过程，最终可导致急性呼吸衰竭，是刺激性气体所致的最严重的危害和职业病常见的急症之一。中毒性肺水肿的发生主要决定于刺激性气体的毒性、浓度、作用时间、水溶性及机体的应激能力。易引起肺水肿较常见的刺激性气体有光气、二氧化氮、氨、氯、臭氧、硫酸二甲酯、羰基镍、氧化镉、溴甲烷、氯化苦、甲醛、丙烯醛等。刺激性气体引起的肺水肿，临床过程可分为4期。

刺激期 吸入刺激性气体后表现为气管－支气管黏膜的急性炎症。主要在短时间内出现呛咳、流涕、咽干、咽痛、胸闷及全身症状，如头痛、头晕、恶心、呕吐等症状。吸入水溶性低的刺激性气体后，该期症状较轻或不明显。

潜伏期 刺激期后，自觉症状减轻或消失，病情相对稳定，但肺部的潜在病理变化仍在继续发展，经过一段时间发生肺水肿，实属"假象期"。潜伏期长短，主要取决于刺激性气体的溶解度、浓度和个体差异，水溶性大，浓度高，潜伏期短，一般为2~6小时，也有短至0.5小时者。水溶性小的刺激性气体可36~48小时，甚至72小时。在潜伏期症状不多，期末可出现轻度的胸闷、气短、肺部少许干啰音，但胸部X片可见肺纹理增多、模糊不清等。此期在防止或减轻肺水肿发生以及病情的转归上具有重要作用。

肺水肿期 潜伏期之后，突然出现加重的呼吸困难，烦躁不安、大汗淋漓、剧烈咳嗽、咳大量粉红色泡沫样痰。体检可见口唇明显发绀、两肺满布湿啰音、严重时大中水泡音、血压下降、血液浓缩、白细胞可高达 $20 \times 10^9/L \sim 30 \times 10^9/L$、部分中毒者血氧分析可见低氧血症。胸部X线检查，早期可见肺纹理增粗紊乱或肺门影增浓模糊。随着肺水肿的形成和加重，两肺可见散在的1~10mm大小不等、密度均匀的点片状、斑片状阴影，边缘不清，有时出现由肺门向两侧肺野呈放射状的蝴蝶形阴影。此期病情在24小时内变化最剧烈，若控制不力，有可能进入成人型呼吸窘迫综合征期。

恢复期 经正确治疗，如无严重并发症，肺水肿可在2~3天内得到控制，症状体征一般在3~

5天逐步消失，X线变化约在1周内消失，7～15天基本恢复，多无后遗症。二氟一氯甲烷引起的肺损害，可产生广泛的肺纤维化和支气管腺体肿瘤样增生，继而可引发呼吸衰竭。

长期接触低浓度刺激性气体，可能成为引起慢性结膜炎、鼻炎、咽炎、慢性支气管炎、支气管哮喘、肺气肿的综合因素之一。急性氯气中毒后可遗留慢性喘息性支气管炎。有的刺激性气体还具有致敏作用，如氯、甲苯二异氰酸酯等。

诊断 根据短期内接触较大量化学物的职业史，急性呼吸系统损伤的临床表现，结合血气分析和其他检查所见，参考现场劳动卫生学调查资料，综合分析，排除其他病因所致类似疾病后，方可诊断 [《职业性急性化学物中毒性呼吸系统疾病诊断标准》（GBZ73-2009）]。包括以下几方面。

刺激反应 出现一过性眼和上呼吸道刺激症状，胸部X线无异常表现者。

轻度中毒 有眼及上呼吸道刺激症状，如畏光、流泪、咽痛、呛咳、胸闷等，也可有咳嗽加剧、咳黏痰，偶有痰中带血。体征有眼结膜、咽部充血及水肿；两肺呼吸音粗糙，或可有散在干湿啰音；胸部X线表现为肺纹理增多、增粗、延伸，或边缘模糊。符合急性气管－支气管炎或支气管周围炎。

中度中毒 凡具有下列情况之一者，可诊断：①呛咳、咳痰、气急、胸闷等；可有痰中带血、两肺有干湿啰音、常伴有轻度发绀；胸部X线表现为两肺中、下野可见点状或小斑片状阴影；符合急性支气管肺炎。②咳嗽、咳痰、胸闷和气急较严重，肺部两侧呼吸音减低，可无明显啰音，胸部X线表现为肺纹理增多、肺门阴影增宽、境界不清、两肺散在小点状阴影和网状阴影，肺野透明度减低，常可见水平裂增厚，有时可见支气管袖口征和（或）克氏B线。符合急性间质性肺水肿。③咳嗽、咳痰，痰量少到中等，气急、轻度发绀、肺部散在湿啰音、胸部X线显示单个或少数局限性、轮廓清楚、密度增高的类圆形阴影。符合急性局限性肺泡性肺水肿。

重度中毒 凡有下列情况之一者，可诊断：①剧烈咳嗽、咳大量白色或粉红色泡沫痰，呼吸困难，明显发绀，两肺密布湿啰音，胸部X线表现两肺野有大小不一、边缘模糊的粟粒小片状或云絮状阴影，有时可融合成大片状阴影，或呈蝶状形分布。血气分析氧分压/氧浓度（PaO_2/FiO_2）[吸入气中的氧浓度百分比（fraction of inspiration O_2），或用力吸氧（forced inspiratory oxygen）] ≤ 40kPa（300mmHg）。符合弥漫性肺泡性肺水肿或中央性肺泡性肺水肿。②上述情况更为严重，呼吸频数大于28次/分钟和（或）有呼吸窘迫。胸部线显示两肺有广泛、多数呈融合的大片状阴影，血气分析氧分压/氧浓度（PaO_2/FiO_2）≤26.7kPa（200mmHg）。符合成人型呼吸窘迫综合征。③窒息。④并发严重气胸、纵隔气肿或严重心肌损害等。⑤猝死。

治疗 保持呼吸道通畅，可给予雾化吸入疗法、支气管解痉剂、去泡沫剂如二甲基硅油，必要时施行气管插管或气管切开术。如有应用特效解毒剂或血液净化疗法的指征者应及时应用。合理氧疗及合理应用肾上腺糖皮质激

素。对症及支持治疗。轻中度中毒性呼吸系统疾病治愈后，可恢复原工作。重度中毒性呼吸系统疾病治愈后，原则上应调离刺激性气体作业。

预防 刺激性气体中毒大部分因意外事故所致。因此建立经常性的设备检查、维修制度和严格执行安全操作规程，防止工艺流程的跑、冒、滴、漏，杜绝意外事故发生应是预防工作的重点。一般预防与控制原则包括操作控制和管理控制。通过采取适当的措施，消除或降低作业场所正常操作过程中的刺激性气体的危害。

卫生技术措施 采用耐腐蚀材料制造的生产设备并经常维修，防止工艺流程的跑、冒、滴、漏；生产和使用刺激性气体的工艺流程应进行密闭抽风；物料输送、搅拌应自动化。

个人防护措施 应选用有针对性的耐腐蚀防护用品（工作服、手套、眼镜、胶鞋、口罩等）。穿聚氯乙烯、橡胶等制品的工作服；佩戴橡胶手套和防护眼镜；接触二氧化硫、氯化氢、酸雾等应佩戴碳酸钠饱和溶液及10%甘油浸渍的纱布夹层口罩；接触氯气、光气时用碱石灰、活性炭作吸附剂的防毒口罩；接触氨时可佩戴硫酸铜或硫酸锌防毒口罩。接触氟化氢时使用碳酸钙或乳酸钙溶液浸过的纱布夹层口罩；防毒口罩应定期进行性能检查，以防失效。选用适宜的防护油膏防护皮肤和鼻黏膜污染，3%氧化锌油膏防酸性物质污染，5%硼酸油膏防碱性物质污染；防止牙齿酸蚀症可用1%小苏打或白陶土溶液漱口。

管理预防和控制 指按照国家法律、法规和标准建立起来的管理制度、程序和措施，是预防

和控制作业场所中刺激性气体危害的重要方面。职业安全管理指加强刺激性气体在生产、贮存、运输、使用中的严格安全管理，严格按照有关规章制度执行。安全贮存指所有盛装刺激性物质的容器应防腐蚀、防渗漏、密封，同时加贴安全标签；贮运过程应符合防爆、防火、防漏气的要求；做好废气的回收利用等。职业卫生管理，包括以下方面。①健康监护措施：包括执行工人的就业前和定期体格检查制度，发现明显的呼吸系统疾病，明显的肝、肾疾病，明显的心血管疾病，应禁止从事刺激性气体作业，并且对早期出现的不良影响采取相应措施。②应急救援措施：设置报警装置，易发生事故的场所，应配备必要的现场急救设备，如防毒面具、冲洗器及冲洗液、应急撤离通道和必要的泄险区。③环境监测措施：对作业场所进行定期空气中刺激性气体浓度监测，及时发现问题，采取相应维修或改革措施，确保工人的作业场所安全。进行职业安全与卫生培训教育，培训教育工人正确使用安全标签和安全技术说明书，了解所使用化学品的易爆危害、健康危害和环境危害，掌握相应个体防护用品的选择、使用、维护和保养等，掌握特定设备和材料如急救、消防、溅出和泄漏控制设备的使用，掌握必要的自救、互救措施和应急处理方法。应根据岗位的变动或生产工艺的变化，及时对工人进行重新培训。

(吴永会)

lǜqì zhòngdú

氯气中毒（chlorine poisining）

在工作过程中，短期内吸入较大量氯气所致的以急性呼吸系统损害为主的全身性疾病。氯（chlorine，Cl_2）为黄绿色，为异臭和强烈刺激性和窒息性的气体。分子量为 70.91，比重为 2.488，沸点 $-34.6℃$。高压下液化为液态氯，易溶于水和碱性溶液以及二硫化碳和四氯化碳等有机溶液。遇水可生成次氯酸和盐酸，次氯酸再分解为氯化氢和新生态氧。在高热条件下与一氧化碳作用，生成毒性更大的光气。在日光下与易燃气体混合时会发生燃烧爆炸。电解食盐时产生氯；使用氯气制造各种含氯化合物，如四氯化碳、含氯石灰、二二三、聚氯乙烯、环氧树脂等；应用氯气作为强氧化剂和漂白剂，如制药业、皮革业、造纸业、印染业、油脂及兽骨加工过程中的漂白，医院、游泳池、自来水的消毒等。氯气的制造及储运过程中，以及以氯气为原料的生产使用过程中因密闭不良、液压钢瓶超装等原因发生泄漏或爆炸，或含氯的消毒剂、清洁剂与酸混合突然放出氯气均可引起急性中毒。

中毒机制 氯气主要由呼吸道吸入，作用于气管、支气管、细支气管，也可作用于肺泡。氯气对人体的急性毒性与吸入氯气的浓度有关。低浓度（如 $1.5 \sim 90mg/m^3$）时仅侵犯眼和上呼吸道，对局部黏膜有烧灼和刺激作用。高浓度或接触时间过长（如 $120 \sim 180mg/m^3$ 时，接触 $30 \sim 60$ 分钟），可侵入呼吸道深部。氯气吸入后与呼吸道黏膜的水作用生成次氯酸和盐酸，从而产生损害作用，因为生物体内不具备将次氯酸再分解为氯化氢和新生态氧的能力。氯化氢可使上呼吸道黏膜水肿、充血和坏死；次氯酸可透过细胞膜，破坏膜的完整性、通透性以及肺泡壁的气－血、气－液屏障，引起眼、呼吸道黏膜充血、炎性水肿、坏死，高浓度接触时可致呼吸道深部病变形成肺水肿。次氯酸还可与半胱氨酸的巯基起反应，抑制多种酶活性。吸入高浓度氯气（如 $3000mg/m^3$）还可引起迷走神经反射性心跳骤停或喉痉挛，出现电击样死亡。

中毒表现 包括以下几方面。

急性中毒 出现一过性眼和上呼吸道黏膜刺激症状，表现为畏光、流泪、咽痛、呛咳，肺部无阳性体征或偶有散在干啰音，胸部 X 线无异常表现。

轻度中毒 表现为急性气管－支气管炎或支气管周围炎。此时呛咳加重，出现呛咳、可有少量痰、胸闷，两肺有散在干湿啰音或哮鸣音，胸部 X 线表现可无异常或可见下肺野有肺纹理增多、增粗、延伸、边缘模糊。

中度中毒 表现为支气管肺炎、间质性肺水肿或局限性肺泡性水肿或哮喘样发作。咳嗽加剧、气急、胸闷明显、胸骨后疼痛，有时咳粉红色泡沫痰或痰中带血，伴有头痛、头晕、烦躁、恶心、呕吐、上腹痛等神经系统症状和胃肠道反应。两肺可有干湿啰音或弥漫性哮鸣音。急性化学性支气管肺炎胸部 X 线可见两肺下部内带沿肺纹理分布呈不规则点状或小斑片状边界模糊、部分密集或相互融合的致密阴影。间质性肺水肿胸部 X 线表现肺纹理增多模糊，肺门阴影增宽境界不清，两肺散在点状阴影和网状阴影，肺野透亮度减低，常可见水平裂增厚，有时可见支气管袖口征及克氏 B 线。局限性肺泡性肺水肿胸部 X 线可见单个或多个局限性密度增高的阴影，哮喘样发作者胸部 X 线可无异常发现。

重度中毒 出现弥漫性肺泡性肺水肿或中央性肺水肿；严重

者出现成人型呼吸窘迫综合征；吸入极高浓度氯气还可引起声门痉挛或水肿、支气管或反射性呼吸中枢抑制而致迅速窒息死亡或心跳骤停所致猝死；严重者可合并气胸或纵隔气肿等。

皮肤及眼接触液氯或高浓度氯气可发生急性皮炎或皮肤及眼的灼伤。并发症主要有肺部感染、心肌损伤、上消化道出血以及气胸、纵隔气肿等。

长期接触低浓度氯气可引起上呼吸道、眼结膜及皮肤刺激症状，慢性支气管炎、支气管哮喘、肺气肿等慢性非特异性呼吸系统疾病的发病率增高，对深部小气道功能可有一定影响。患者可有乏力、头晕等神经衰弱症状和胃肠功能紊乱，皮肤可发生痤疮样皮疹和疱疹，还可引起牙齿酸蚀症。

诊断　依据《职业性急性氯气中毒诊断标准》（GBZ65-2002），根据短期内吸入较大量氯气后迅速发病，结合临床症状、体征、胸部 X 线表现，参考现场劳动卫生学调查结果，综合分析，排除其他原因引起的呼吸系统疾病，方可诊断。

治疗　①现场处理。立即脱离接触，置空气新鲜处，脱去被污染的衣服和鞋袜，静卧休息，保持安静及保暖。出现刺激反应者，严密观察至少12小时，并予以对症处理。②合理氧疗。应卧床休息，以免活动后病情加重。可选择适当方法给氧，使动脉血氧分压维持在 8～10kPa，吸入氧浓度不应超过60%。③应用糖皮质激素。应早期、足量、短程使用，以防治肺水肿。④维持呼吸道通畅。可给予雾化吸入疗法、支气管解痉剂，去泡沫剂可用二甲基硅油（消泡净）；如有指征应

及时施行气管切开术。⑤控制液体入量。合理掌握输液量，避免输液量过多过快等诱发肺水肿。慎用利尿剂，一般不用脱水剂。⑥预防发生继发性感染。中重度者应积极防治肺部感染，合理使用抗生素。此外，支持和对症治疗也相当重要，如维持血压稳定，纠正酸碱和电解质紊乱；给予高热量、高蛋白、高维生素、易消化的饮食，提高中毒者的抵抗力等。⑦眼和皮肤损伤。眼有刺激症状时应彻底冲洗、可用弱碱性溶液如 2% 碳酸氢钠结膜下注射；皮肤灼伤，按酸灼伤常规处理。氯痤疮可用4% 碳酸氢钠软膏或地塞米松软膏涂患处。

预防　严格遵守安全操作规程，防止设备跑、冒、滴、漏，保持管道负压；加强局部通风和密闭操作；氯气液化系统应保持负压，并加强通风排气；易跑、冒氯气的岗位可设氨水储槽和喷雾器，用于中和氯气；含氯废气需经石灰净化处理再排放，检修时或现场抢救时必需戴滤毒罐式或供氧式防毒面具。有明显呼吸系统和心血管系统疾患者，不宜从事氯作业。空气中最高容许浓度为 1mg/m³。

（吴永会）

èryǎnghuàliú zhòngdú

二氧化硫中毒（sulfur dioxide poisoning）

在生产劳动或职业活动中，接触高浓度二氧化硫气体所引起的，以急性呼吸系统损害为主的全身性疾病，多发生急性中毒。二氧化硫，又称亚硫酐，为具有辛辣及窒息性臭味的无色气体。分子量 64.07，比重 2.23。溶于水和硫酸、醋酸、氯仿和乙醚等有机溶剂。易与水混合并氧化生成亚硫酸（H_2SO_3），随后慢慢转化为硫酸（H_2SO_4）。在燃烧

含硫燃料、熔炼硫化矿石、烧制硫磺、制造硫酸、硫酸盐、亚硫酸盐和磺酸盐，以及漂白、制冷、熏蒸消毒杀虫中均有可能接触二氧化硫。二氧化硫是工业废气和大气污染的常见成分。

中毒机制　主要经呼吸道吸入进入人体。二氧化硫属于中等毒类的刺激性气体，触及眼结膜和上呼吸道黏膜时，部分被湿润的表面所吸收，形成不稳定的亚硫酸，然后氧化成硫酸，对黏膜起直接刺激作用。刺激呼吸道引起强烈咳嗽和支气管痉挛。嗅阈为 1.5mg/m³。浓度为 20～30mg/m³ 时引起喉部刺激症状，50mg/m³ 时开始出现窒息感和眼刺激症状，120mg/m³ 时仅能忍受 3 分钟。

中毒表现　急性轻中度中毒时，有明显的上呼吸道和眼刺激症状，出现流泪、畏光、咳嗽等症状；可因支气管痉挛而出现胸闷，肺通气阻力增大，呼吸相延长。同时可伴有消化功能紊乱等全身症状。重度中毒可引起化学性支气管肺炎以至肺气肿，出现呼吸困难和发绀等。如并发化脓性支气管炎，形成纤维化后可导致肺气肿等后遗症。当浓度极高时可立即引起反射性声门痉挛，造成窒息。液体二氧化硫可引起皮肤和眼灼伤。慢性长期接触可引起头晕，头痛、乏力、嗅觉、味觉减退和鼻咽炎，支气管炎等症状。多数人长期接触后常产生一定的耐受性，但个别敏感者则可诱发支气管哮喘。

诊断　参照《职业性急性二氧化硫中毒诊断标准》（GBZ58-2002），根据短时间内接触高浓度二氧化硫的职业史及典型的临床表现，结合现场劳动卫生学调查，综合分析，并排除其他类似疾病，方可诊断。

刺激反应　出现眼及上呼吸道刺激症状，但短期内（1～2天）能恢复正常，胸部体检及X线征象无异常。

轻度中毒　除上述表现加重外，尚伴有头痛、恶心、呕吐、乏力等全身症状；眼结膜、鼻黏膜及咽喉部充血水肿，肺部有明显干啰音或哮鸣音，胸部X线可仅表现为肺纹理增强。

中度中毒　除轻度中毒临床表现加重外，尚有胸闷、剧咳、痰多、呼吸困难等；并有气促、轻度发绀、两肺有明显湿啰音等体征；胸部X线征象示肺野透明度降低，出现细网状和在发散在斑片状阴影，符合肺间质性水肿或化学性肺炎征象。

重度中毒　除中度中毒临床表现外，出现下列情况之一者，可诊断：①肺泡性肺水肿。②突发呼吸急促，呼吸频率 > 28 次/分钟，血气分析 $PaO_2 < 8kPa$，当吸入低浓度氧（浓度低于50%）时，动脉血氧分压仍不能维持8kPa，并有持续下降趋势。③有较重程度气胸、纵隔气肿等并发症。④窒息或昏迷。

治疗　立即脱离中毒现场，静卧、保暖、吸氧。以 2%～5% 的碳酸氢钠、氨茶碱、地塞米松、抗生素雾化吸入。用生理盐水或清水彻底冲洗眼结膜囊。吸入高浓度二氧化硫后，虽无客观体征，但有明显的刺激反应者，应观察48小时，并对症治疗。注意防治肺水肿，早期、足量、短期应用糖皮质激素。必要时气管切开。氧疗、防治感染、合理输液、纠正电解质紊乱及抗休克等均与内科治疗原则相同。急性轻中度中毒者治愈后可恢复工作。重度中毒者或中毒后有持续明显的呼吸系统症状者，应调离刺激性气体作业。需进行劳动能力鉴定者按《职工工伤与职业病致残程度鉴定标准》（GBT16180-2006）处理。

预防　改善生产环境，改进工艺、防止溢漏。生产和运输工人要按刺激性有害气体作业要求做好个人防护。车间空气中二氧化硫最高容许浓度为 $15mg/m^3$。

（吴永会）

guāngqì zhòngdú

光气中毒（phosgene poisoning）

在职业活动中短期内吸入较大量光气引起的以急性呼吸系统损害为主的全身性疾病，极易发生肺水肿，多发生急性中毒。光气（phosgene，$COCl_2$），即碳酰氯，由氯和一氧化碳合成，常温下为无色气体，具有霉变干草或腐烂水果气味，高浓度时有辛辣气味。分子量 98.92，熔点 −118℃，沸点 8.3℃。易溶于苯、甲苯、氯仿等有机溶剂，微溶于水，遇水缓慢水解成二氧化碳和盐酸。光气的化学性质较活泼，易与碱作用生产盐而被分解；与氨作用生成氯化铵、二氧化碳和水；与醇类作用生成酯；与乌洛托品作用生成无毒的加成物；与带氨基、羟基和巯基等基团的有机物能迅速结合反应生成酰化衍生物，亦可与伯醇等生成氯仿。

光气作为化工的基础原料用于多种有机合成，如合成橡胶、泡沫塑料、染料、制药、农药等。在脂肪族氯代烃类燃烧过程中，如氯仿、三氯乙烯、氯化苦以及聚氯乙烯塑料制品、含二氯甲烷的化学涂料，以及在通风不良的场所使用四氯化碳灭火器灭火等，均可产生光气。曾用作军事毒剂。光气输送管道或容器爆炸、设备故障等意外事故时有大量光气泄漏，可污染车间及周围环境，引起群体发生急性光气中毒。生产过程中违反操作规程或设备被腐蚀造成泄漏，光气尾气系统失灵，未经充分处理而排放，或于通风不良处使用四氯化碳灭火等情况，均有机会接触光气。

中毒机制　光气以气态形式经呼吸道吸入中毒。光气水溶性较小，对眼及上呼吸道的刺激性较弱，吸入后可到达呼吸道深部和肺泡，迅速与肺组织细胞成分发生酰化、氯化反应和水解反应。吸入的光气部分以原形排出，其代谢产物由肾和肺脏排出。光气毒性比氯气大 10 倍，属高毒类。人的嗅阈为 0.4～4mg/m^3；生产环境中浓度达 $5mg/m^3$ 可嗅出烂苹果味；8～20mg/m^3 可引起人眼和上呼吸道刺激反应；20～50mg/m^3 时，可引起急性中毒；100～300mg/m^3 时，接触15～30秒可引起重度中毒，甚至死亡。

光气发生肺水肿的毒作用机制可能是：①分子中的羰基（=CO）与肺组织细胞内的蛋白质、酶迅速发生酰化反应，干扰细胞的正常代谢，使肺泡上皮和肺毛细血管受损，通透性增加，导致化学性肺炎和渗出，形成肺水肿。②光气可引起交感神经麻痹和严重的肺血管收缩。③研究表明光气中毒性肺水肿的机制可能是多方面的，光气可使肺神经内分泌细胞释放多种生物活性物质，血管紧张素转化酶活力升高，肺毛细血管显著收缩，导致白三烯系列化合物产生及自由基作用，均与肺水肿发生发展有密切关系。

光气除引起急性肺损害外，还可直接刺激血管引起应激反应，使肺循环阻力升高，加重右心负荷致严重缺氧而损害心肌。光气急性吸入可明显改变机体抗氧化酶系的活力，并且存在一定程度的急性肝损害，而这种肝损伤与活性氧密切相关。

中毒表现 根据中毒的严重程度，临床表现分为刺激反应、轻度中毒、中度中毒与重度中毒。刺激反应是在吸入光气后48小时内，出现一过性眼及上呼吸道黏膜刺激症状，肺部无阳性体征、X线胸片无异常改变。轻度中毒者表现为支气管炎或支气管周围炎。中度中毒经一段"假愈"期后，常引起肺水肿；重度中毒"假愈"期持续较短，可迅速出现中毒性肺炎、非心源性肺水肿、难以纠正的低氧血症、进而发展至成人型呼吸窘迫综合征，并可出现气胸、纵隔及皮下气肿等并发症，恢复较慢，一般宜观察1~2周，病死率较高，可达20%以上。无慢性中毒报道。

诊断 参照《职业性急性光气中毒诊断标准》（GBZ29-2002），根据明确短期内接触光气职业史、急性呼吸系统损害的临床症状、体征、胸部X线表现，结合血气分析等其他检查，参考现场劳动卫生学调查资料，综合分析，排除其他病因所致类似疾病，方可诊断。

刺激反应 出现一过性的眼和上呼吸道黏膜刺激症状。肺部无阳性体征，胸部X线表现无异常改变。

轻度中毒 出现咳嗽、气短、胸闷或胸痛，肺部可有散在干湿啰音。X线胸片表现为肺纹理增强或伴边缘模糊。以上表现符合支气管炎或支气管周围炎。

中度中毒 具有下列情况之一者，可诊断：①胸闷、气急、咳嗽、咳痰等，可有痰中带血，常伴有轻度发绀，两肺出现干湿啰音，胸部X线表现为两中下肺野可见点状或小斑片状阴影。以上表现符合急性支气管肺炎。

②胸闷、气急、咳嗽、咳痰较严重，两肺呼吸音减低，可无明显干湿啰音，胸部X线表现为肺纹理增多、肺门阴影增宽、境界不清、两肺散在小点状阴影和网状阴影，肺野透明度减低，常可见水平裂增厚，有时可见支气管袖口征或克氏B线。以上表现符合急性间质性肺水肿。血气分析常为轻度或中度低氧血症。

重度中毒 具有下列情况之一者，可诊断：①明显呼吸困难、发绀，频繁咳嗽、咳白色或粉红色泡沫痰，两肺有广泛的湿啰音，胸部X线表现为两肺野有大小不一、边缘模糊的小片状、云絮状或棉团样阴影，有时可融合成大片状阴影或呈蝶状形分布，血气分析显示 $PaO_2/FiO_2 \leqslant 40kPa$（300mmHg）。以上表现符合弥漫性肺泡性肺水肿或中央性肺泡性肺水肿。②上述情况更为严重，呼吸频率（>28次/分钟）和（或）有呼吸窘迫，胸部X线显示两肺呈融合的大片状阴影，血气分析显示 $PaO_2/FiO_2 \leqslant 26.7kPa$（200mmHg）。以上表现符合成人型呼吸窘迫综合征。③窒息。④并发气胸、纵隔气肿。⑤严重心肌损害。⑥休克。⑦昏迷。

治疗 现场救治，迅速脱离现场到空气新鲜处，立即脱去污染的衣物，体表沾有液态光气的部位用清水彻底冲洗净至少15分钟。保持安静，绝对卧床休息，注意保暖。对吸入极高浓度光气因窒息而心搏呼吸停止者，应迅速实施心肺复苏ABC急救术，即开放气道（airway）、人工呼吸（breathing）、人工循环（circulation），采用胸外心脏按压。保持呼吸道通畅，早期给氧，给予药物雾化吸入，用支气管解痉剂、镇咳、镇静、强心、保肝等对症

处理。凡吸入光气者应密切观察24~72小时，注意病情变化。

防治肺水肿，早期、足量、短程应用糖皮质激素，控制液体输入，慎用利尿剂，禁用脱水剂。保持呼吸道通畅可以用气管解痉剂及消泡剂如二甲基硅油气雾剂吸入。早期合理给氧，吸入氧浓度（FiO_2）不宜超过60%。

急性中毒患者治愈后，可恢复原工作。重度中毒患者如X线胸片、血气分析或肺功能测定等仍有异常表现者，应调离刺激性气体作业。需进行劳动能力鉴定者按《职工工伤与职业病致残程度鉴定标准》（GBT16180-2006）处理。

预防 光气的制造和生产必须密闭，合成装置应安装自动控制系统，反应器和管道均应保持负压。光气作业区应安装自动连续监测和报警设备。产品采用密封包装，贮存在干燥、阴凉、通风处。在使用、接触本产品时，操作者应穿防护服，戴橡胶手套和氧气呼吸器或供氧式防毒面具，内装2/3苏打石灰颗粒和1/3活性炭的过滤式防毒面具。工作人员也尽可能在上风口。含有光气的废气应用氨水或碱液喷淋。废水可用碱性物质如干石灰或苏打灰等覆盖处理。避免四氯化碳与火焰、热金属接触，慎用四氯化碳进行灭火，以免产生光气。空气中最高容许浓度为 $0.5mg/m^3$。

（吴永会）

jiǎquán zhòngdú

甲醛中毒（formaldehyde poisoning） 职业性急性甲醛中毒是在职业活动中，短期内接触较高浓度的甲醛气体引起的以眼和呼吸系统损害为主的全身性疾病。甲醛（formaldehyde，HCHO），又称蚁醛，属于饱和脂肪醛类。常温

下为有辛辣刺鼻气味的无色易燃气体，分子量 30.03，比重 0.815，易溶于水、醇和醚，易挥发。其 35%~40%（一般是 37%）的水溶液称"福尔马林"，属中等毒性物质。甲醛可由天然气氧化获得，为工业上合成树脂、醇、酸和其他化学物的中间体。甲醛也用于制造树脂、塑料、皮革加工、造纸、人造纤维、玻璃纤维、橡胶、染料等或用作消毒、木材防腐、熏蒸剂。发生泄漏时吸入其气体或接触其溶液可引起中毒。

中毒机制 甲醛主要经呼吸道吸入，其毒性有以下几方面。①刺激作用：甲醛为原浆毒，能凝固蛋白质，对皮肤、黏膜具有强烈的刺激作用。②甲醛在体内可被分解为甲醇，吸入一定量时能引起较弱的麻醉作用，尤其对视丘有强烈的作用。③甲醛为潜在的强致突变物之一，致突变性与其直接作用于核蛋白有关。④甲醛也是变态反应原，可致皮肤、黏膜发生变态反应。⑤甲醛对人体免疫系统有双重作用，可抑制细胞免疫，增强体液免疫。

中毒表现 甲醛急性中毒临床表现为：①接触甲醛蒸气可引起眼部灼烧感、流泪、结膜炎、眼睑水肿、角膜炎、鼻炎、嗅觉丧失、咽喉炎和支气管炎，严重者发生喉痉挛、声门水肿和肺水肿。②误服甲醛溶液后，口、咽、食管、胃立即出现烧灼感，口腔黏膜糜烂伴剧烈上腹痛，呕吐血性物，严重时可发生胃肠道糜烂、出血、溃疡和穿孔及呼吸困难、休克和昏迷，也可有蛋白尿、尿毒症和肝损害。甲醛溶液成人经口致死剂量为 30~60ml。死因主要为呼吸和循环衰竭。③接触甲醛溶液可引起急性接触性皮炎，可见红斑、丘疹、疼痛，严重时

见甲沟炎及指甲软化。甲醛所致皮肤损害除直接刺激作用外，也与过敏作用有关。

长期低浓度接触甲醛蒸气可有神经衰弱综合征、消化障碍、兴奋、震颤、感觉过敏、平衡失调和视力障碍。甲醛作业工人咳嗽、咳痰症状明显，可有阻塞性肺功能障碍，高度敏感者可有哮喘样发作。皮肤接触可有皮肤干燥、皲裂、手掌过度角化。流行病学调查表明甲醛接触者全部恶性肿瘤及某些部位肿瘤的死亡危险性有增加趋势。

诊断 参照《职业性急性甲醛中毒诊断标准》（GBZ33-2002），根据短期内接触较高浓度甲醛气体的职业史，眼和呼吸系统急性损害的临床表现及胸部 X 线所见，参考现场劳动卫生学调查结果，综合分析，排除其他病因所致的类似疾病，方可诊断。

刺激反应 表现为一过性的眼及上呼吸道刺激症状，肺部无阳性体征，胸部 X 线检查无异常发现。

轻度中毒 有下列情况之一者，可诊断：①具有明显的眼及上呼吸道黏膜刺激症状，体征有眼结膜充血、水肿，两肺呼吸音粗糙，可有散在的干湿啰音，胸部 X 线检查有肺纹理增多、增粗。以上表现符合急性气管-支气管炎。②一至二度喉水肿。

中度中毒 具有下列情况之一者，可诊断：①持续咳嗽、咳痰、胸闷、呼吸困难，两肺有干湿啰音，胸部 X 线检查有散在的点状或小斑片状阴影。以上表现符合急性支气管肺炎。②三度喉水肿。血气分析是轻度至中度低氧血症。

重度中毒 具有下列情况之一者，可诊断：①肺水肿。②四

度喉水肿。血气分析呈重度低氧血症。

治疗 现场处理立即脱离现场，及时脱去被污染的衣物，对受污染的皮肤使用大量的清水彻底冲洗，再使用肥皂水或 2%碳酸氢钠溶液清洗。溅入眼内须立即使用大量的清水冲洗。短期内吸入大量的甲醛气体后，出现上呼吸道刺激反应者至少观察 48 小时，避免活动后加重病情。对接触高浓度的甲醛者可给予 0.1%淡氨水吸入。早期、足量、短程使用糖皮质激素，可以有效地防止喉水肿、肺水肿。保持呼吸道通畅给予支气管解痉剂，去泡沫剂，必要时行气管切开术。合理氧疗。对症处理，预防感染，防治并发症。轻度和中度中毒治疗后，经短期休息，一般可从事原作业；但对甲醛过敏者应调离原作业；重度中毒视疾病恢复情况，酌情安排不接触毒物工作。需进行劳动能力鉴定者按《职工工伤与职业病致残程度鉴定标准》（GBT 16180-2006）处理。

预防 甲醛生产、灌注、运输过程中必须强调密闭化、机械化，并加强通风和局部排气，防止皮肤接触甲醛。做好就业和定期体格检查。有呼吸系统慢性疾病、全身性皮肤病、慢性眼病和对甲醛过敏者不应从事不接触甲醛作业。作业场所空气中甲醛容许浓度为 3mg/m³。

(吴永会)

ānzhòngdú

氨中毒（ammonia poisoning）在职业活动中，短期内吸入高浓度氨气引起的以呼吸系统损害为主的全身性疾病，常伴有眼和皮肤灼伤，严重者可出现 ARDS，多为急性中毒。氨（ammonia，NH₃），常温、常压下为无色、具有强烈

辛辣刺激性臭味的气体。分子量17.03，气体比重0.596，液体比重0.618，比空气轻，易逸出。沸点－33.5℃，常温下加压可液化。极易溶于水而形成氨水（氢氧化铵），浓氨水约含氨28%～29%，呈强碱性。易燃，自燃点为651℃，能与空气混合形成爆炸性混合气体。接触途径：①合成氨生产。②氮肥工业，氨可用于制造硫胺、硝胺、氢氧化铵、尿素等多种化肥。③液氨作制冷剂，包括人造冰、冷藏等。④以氨为原料的各种化学工业，包括制造碱、炸药、医药、氢氟酸、氰化物和有机腈以及合成纤维、塑料、树脂、鞣皮、油漆、染料等。急性中毒事故主要见于生产设备或管道爆裂，在无防护的条件下到事故现场进行抢修，进入氨储槽，或运输途中氨容器破裂外溢等情况。

中毒机制 氨极易溶于水，对眼及上呼吸道具有明显的刺激和腐蚀作用；氨能碱化脂肪，使组织蛋白溶解变性，且分子量小，扩散速度快，能迅速通过细胞渗透到组织内，使病变向深部发展。氨对人体的毒性反应与空气中氨气浓度和接触时间有关。氨气浓度<9.8mg/m³，接触45分钟时，可识别气味，但无刺激作用；氨气浓度70～140mg/m³，接触30分钟时，眼及呼吸道不适；氨气浓度553～700mg/m³，接触30分钟时，立即咳嗽，有强烈刺激现象；氨气浓度1750～4500mg/m³，接触30分钟时，就可危及生命。低浓度时可使眼结膜、鼻咽部、呼吸道黏膜充血、水肿等；高浓度时造成组织溶解性坏死，致严重的眼及呼吸道灼伤、化学性肺炎及中毒性肺水肿，造成呼吸功能障碍，出现低氧血症，甚至成

人型呼吸窘迫综合征，心脑缺氧。高浓度氨吸入后，血氨增高，三羧酸循环受到阻碍。脑氨增高，可致中枢神经系统兴奋性增强，出现兴奋、惊厥等，继而转入抑制，以致昏迷、死亡。亦可通过神经反射作用引起心搏和呼吸骤停。

中毒表现 根据接触浓度和接触时间及个体易感性的不同，临床表现轻重不一。轻者表现为一过性眼和上呼吸道黏膜刺激症状。轻度中毒以气管、支气管损害为主，表现为支气管炎或支气管周围炎，也可引起轻度喉水肿。中度中毒表现为支气管肺炎或间质性肺水肿。重度中毒以肺部严重损害为主，可出现肺泡性肺水肿或成人型呼吸窘迫综合征，伴有明显的气胸或纵隔气肿等并发症；可出现中毒性肝肾损害；可致角膜及皮肤灼伤。

诊断 参照《职业性急性氨中毒诊断标准》（GBZ14-2002），根据短时间内吸入高浓度氨气的职业史，以呼吸系统损害为主的临床表现，和胸部X线影像，结合血气分析及现场劳动卫生学调查结果，综合分析，排除其他病因所致类似疾病，方可诊断。轻、中、重度急性中毒均可伴有眼或皮肤灼伤，其诊断分级参照《职业性化学性眼灼伤诊断标准》（GBZ54-2002）或《职业性皮肤病诊断标准》（GBZ18-2002）。

治疗 防治肺水肿和肺部感染是治疗关键，同时积极处理眼灼伤，防止失明。治疗中强调"早"字，及早吸氧、及早雾化吸入中和剂、早期应用糖皮质激素、早期使用抗生素预防感染。现场处理：迅速、安全脱离中毒现场，保暖、静卧休息。彻底冲洗污染的眼和皮肤。氨气遇水形成"强

氨水"可灼伤面部皮肤，故现场抢救时忌用湿毛巾捂面。保持呼吸道通畅，及时清除气道堵塞物，气道阻塞时应及时给予气管切开；可给予支气管解痉剂、去泡沫剂（如10%二甲基硅油）、雾化吸入疗法；如有呼吸抑制，可给予呼吸中枢兴奋剂等。早期防治肺水肿，早期、足量、短程应用糖皮质激素、莨菪碱类药物等，同时严格控制液体输入量，维持水、电解质及酸碱平衡。合理氧疗，采用鼻导管低流量吸氧法，或面罩给氧。积极预防控制感染：及时、足量、合理应用抗生素，早期给予广谱抗生素，也可联合用药，防治继发症。眼、皮肤灼伤治疗，参照《职业性化学性眼灼伤诊断标准》（GBZ54-2002）或《职业性化学皮肤灼伤诊断标准》（GBZ51-2009）。皮肤灼伤应迅速用3%硼酸液或清水冲洗，特别应注意腋窝、会阴等潮湿部位。眼灼伤时应及时彻底用3%硼酸液冲洗，12小时内每15～30分钟冲洗一次，每天剥离结膜囊，防止睑球粘连。

预防 生产过程中加强密闭化、自动化，加强设备维护检修，防止跑、冒、滴、漏现象发生；液氨管线阀门应经常检修防止意外破裂。加强通风，使车间空气中氨气最高容许浓度控制在30mg/L；贮存和运输液氨和氨水时，应防热，防晒免受振动膨胀炸裂，使用时应严格遵守安全操作规程，做好个人防护及自救、互救。患有明显的呼吸系统疾病如慢性支气管炎、肺气肿、哮喘、肺心病、活动性肺结核及严重肝病等，不宜从事与氨有接触的作业。工作场所空气中氨容许浓度时间加权平均容许浓度（PC-TWA）20mg/m³；短时间接触容

许浓度（PC-STEL）30mg/m³。

（吴永会）

yǒujīfúhuàwù zhòngdú

有机氟化物中毒（organic fluorocompound poisoning）

由于长期接触有机氟化物引起腰、腿、脊椎关节和膝关节固定性疼痛，以及关节活动受限，早期轻症患者可无明显症状等改变的全身性疾病。氟代脂肪族烃有饱和的氟烷烃类、卤代氟烷烃类，不饱和的氟烯烃类、卤氟烯烃类、氟炔烃类，以及他们的聚合物、热裂解产物等，统称为有机氟化物，属新型的高分子合成材料。种类繁多，有单氟烃类、多氟烃类和卤氟烃类等。有机氟化物化学性能稳定，基本无毒，但若加温裂解，可产生多种有害裂解物，如聚四氟乙烯在400℃时可分解为氟光气和氟化氢，随温度升高可相继分解出四氟乙烯、六氟丙烯、八氟环丁烷、八氟异丁烯等，其中八氟异丁烯可继续被氧化为氟光气。

有机氟类化合物的用途广泛，主要用作氟塑料、氟橡胶单体、制冷剂等；亦可用作灭火剂、氟化剂、氧化剂、萃取剂；农业上用作杀虫剂、杀菌剂；医药上用作麻醉剂、利尿剂等。在生产过程中违反操作常规或意外事故，或在加工和使用过程中温度超过480℃，均可产生上述有机氟类化合物，其中以八氟异丁烯和氟光气毒性最大，八氟异丁烯的毒性要比光气大10倍。

中毒机制 在工业上此类化合物主要通过呼吸道进入人体，在体内或释放出化学活性很强的氟化氢或氟离子，主要毒性是对肺的剧烈刺激作用，可引起小支气管和细支气管的渗出，肺泡和肺间质的广泛水肿，细胞坏死和随之急剧发生的肺纤维化，从而造成严重的呼吸衰竭。

中毒表现 包括急性中毒和慢性中毒。

急性中毒 包括以下几方面。

呼吸系统 主要由吸入有机氟单体及聚合物热裂解气引起，特别是氟光气（COF_2）。轻者引起上呼吸道黏膜刺激症状，如呛咳、气急、胸闷、眼结膜和咽充血。重者剧烈咳嗽，呼吸急促，咳大量泡沫痰，双肺可闻干湿啰音、X线胸片可见肺纹理增多、边缘模糊、肺野透亮度降低或出现斑片状，可融合成片。严重者经一定潜伏期后可发生肺坏死病变或肺纤维化。

循环系统 可因心肌对肾上腺素或去甲肾上腺素的敏感性增高诱发心律紊乱，促使室性心动过速或心室颤动、甚至心搏骤停。某些氟烃（F_{22}）还能刺激迷走神经，抑制心脏传导系统和心血管运动中枢，引起房室传导阻滞和T波改变。

中枢神经系统 几乎所有的有机氟中毒都有中枢神经系统症状，表现为头晕、头痛、乏力、嗜睡等，还可出现思维及运动障碍，甚至昏迷。高浓度的吸入伴随缺氧时，可引起震颤、惊厥和脑水肿。三氟溴甲烷中毒尚可引起癫痫样发作。

肝肾损害 四氟乙烯、六氟丙烯和三氟氯乙烯对泌尿系统均有毒害作用，可表现为尿频、尿急、尿痛等膀胱刺激症状，尿检查可发现红、白细胞及蛋白、管型等，甚或有血尿素氮、肌酐增高等。六氟二氯丁烯、六氟丙烯、三氟氯乙烯等可引起肝脏非特异性损害。

氟聚合物烟尘热通常发生在聚四氟乙烯、聚全氟丙烯热加工成型时，烧结温度在350～380℃左右，由于作业工人吸入聚四氟乙烯热解物微粒所致，病程经过与金属烟热样症状相似。表现为发热、寒战、乏力、头晕、肌肉酸痛等，并伴有头痛、恶心、呕吐、呛咳、胸部紧束感、眼及咽喉干燥等。发热多在吸入后0.5小时至数小时发生，体温37.5～39.5℃，持续4～12小时。检查可见眼及咽部充血，或扁桃腺肿大，白细胞总数升高、中性粒细胞增多，一般1～2天自愈，可反复发作。

慢性中毒 神经系统：可有头晕、头痛、失眠、多梦、乏力、记忆力减退等症状，脑电图可出现低波慢波活动。骨骼损害：长期低浓度接触有机氟单体和热裂解物可有腰背部酸痛，活动受限，可与无机氟引起的骨骼病理改变相似，如骨密度增高、骨纹理粗、骨周增生、骨氟含量增高等，但损害程度明显轻微。

诊断 参照《职业性急性有机氟中毒诊断标准》（GBZ66-2002），根据确切的短时、过量有机氟气体吸入史，结合临床表现、X线胸片以及心电图等有关检查结果，综合分析，排除其他疾病，方可诊断。

观察对象 吸入有机氟气体后，出现上呼吸道感染样症状，观察72小时症状逐渐好转，无心肺损伤者。

急性轻度中毒 有头痛、头晕、咳嗽、咽痛、恶心、胸闷、乏力等症状，肺部有散在的干啰音或少量湿啰音。X线胸片见两肺中下肺野肺纹理增强、边缘模糊等征象，符合急性支气管炎、支气管周围炎临床征象。

急性中度中毒 凡有下列情况之一者，可诊断：①轻度中毒的临床表现加重，出现胸部紧束感、胸痛、心悸、呼吸困难、烦躁及轻度发绀，肺部局限性呼吸音减低，两肺有较多的干啰音或湿啰音。X 线胸片见肺纹理增强，有广泛网状阴影，并有散在小点状阴影，使肺野透亮度降低，或见水平裂增宽，支气管袖口征，偶见克氏 B 线，符合间质性肺水肿临床征象。②症状体征如上，两中下肺野肺纹理增多，斑片状阴影沿肺纹理分布，多见于中、内带，广泛密集时可融合成片，符合支气管肺炎临床征象。

急性重度中毒 凡有下列情况之一者，可诊断：①急性肺泡性肺水肿。②成人型呼吸窘迫综合征。③中毒性心肌炎。④并发纵隔气肿，皮下气肿、气胸。

氟聚合物烟尘热 吸入有机氟聚合物热解物后，出现畏寒、发热、寒战、肌肉酸痛等金属烟热样症状，可伴有咳嗽、胸部紧束感、头痛、恶心、呕吐等，一般在 24～48 小时内消退。

治疗 凡有确切的有机氟气体意外吸入史者，不论有无自觉症状，必须立即离开现场，绝对卧床休息，进行必要的医学检查和预防性治疗，并观察 72 小时。早期给氧，氧浓度一般控制在 50%～60% 以内，慎用纯氧及高压氧。成人型呼吸窘迫综合征时可应用较低压力的呼气末正压呼吸（PEEP 0.5kPa 左右）。尽早、足量、短程应用糖皮质激素。强调对所有观察对象及中毒患者就地给予糖皮质激素静注等预防性治疗。中毒患者根据病情轻重，在中毒后第 1 天可适当加大剂量，以后足量短程静脉给药。中度以上中毒患者，为防治肺纤维化，可在急性期后继续应用小剂量间歇应用糖皮质激素。维持呼吸道

畅通，可给予支气管解痉剂等超声雾化吸入。咳大量泡沫痰者宜早期使用去泡沫剂二甲基硅油。出现呼吸困难经采用内科治疗措施无效后可行气管切开术。出现中毒性心肌炎及其他临床征象时，治疗原则一般与内科相同。合理选用抗生素，防治继发性感染。氟聚合物烟尘热，一般给予对症治疗。凡反复发病者，应给予防治肺纤维化的治疗。

预防 生产设备经常维修，防止有害气体跑、冒、滴、漏。残液裂解液严禁随意排放。清理前，做好准备工作，最大限度的减少工人接触机会。安装排风设备，保持车间良好通风，将逸散的毒物及时排出，以降低车间内毒物浓度。改革工艺流程，控制温度（低于 450℃），尽可能减少有剧毒的八氟异丁烯、氟光气等气体的产生。注意个人防护，保持良好的个人卫生习惯，减少毒物接触机会，严禁在工作场所吸烟。定期对作业场所空气中毒物浓度进行监测，将作业场所空气中有机氟的浓度控制在职业接触限值（八氟异丁烯 MAC 0.08mg/m³，六氟丙烯 PC-TWA 4mg/m³，PC-STEL 0mg/m³）以内。制定浓度标准。接触工人定期健康检查，有明显的呼吸系统疾患、心血管疾患、肝肾疾患、地方性氟病以及明显的骨关节疾病均不适宜从事有机氟作业。

（吴永会）

xiùzhòngdú
溴中毒（bromine poisoning） 在工作过程中，短期内吸入较大量溴所致的以急性呼吸系统损害为主的全身性疾病。溴（bromine，Br），为深棕色发烟液体，具有独特的窒息性臭味。原子量 79.9，熔点 -7.2°C，沸点 58.78°C；溴

在水中的溶解度较小，在非极性溶剂（如四氯化碳、二硫化碳）中的溶解度较大。工业上溴主要用于制溴化物、药物、染料、烟熏剂等原料，也用于制造化学试剂、照相材料等。中毒常见于溴回收或搬运时盛溴瓶突然破碎致溴外溢，或用水冲洗溴瓶时，溴与水生成大量溴化氢致瓶炸裂而溢出。

中毒表现 溴对黏膜有强烈刺激性和腐蚀性。吸入低浓度溴后可引起咳嗽、胸闷、黏膜分泌物增加，并有头痛、头晕、全身不适等刺激症状，部分人可引起胃肠道症状；吸入较高浓度后，鼻咽部和口腔黏膜可被染色，口中呼气有特殊的臭味，出现流泪、怕光、剧咳、嘶哑、声门水肿甚至产生窒息，或出现肺炎、肺水肿的临床表现；部分患者可发生过敏性皮炎，接触高浓度溴可造成皮肤重度灼伤。长期吸入溴可有蓄积性，除表现黏膜刺激症状外，还伴有神经衰弱综合征等。

诊断 急性中毒可根据大量溴蒸气接触史，结合黏膜、皮肤及全身症状、体征、胸部 X 线征象，参考动脉血气分析及血、尿中溴含量水平等，综合分析，排除其他原因所致此类临床表现的疾病，方可诊断。

治疗 急救时，立即将吸入者从中毒现场移至空气新鲜处，保持安静及保暖，吸氧，密切观察病情。在早期症状缓解后仍应卧床休息，以减低耗氧和防止病情恶化。对症治疗时，纠正缺氧，保持呼吸道通畅，积极治疗喉头支气管痉挛和肺水肿，早期、足量、短程使用肾上腺糖皮质激素，预防继发感染等。

预防 主要应做好生产设备及管道密闭，加强局部通风，注

意个人防护。国家标准规定工作场所空气中溴的时间加权平均容许浓度（8小时）0.6mg/m³，短时间接触容许浓度（15分钟）为2mg/m³。

（牛侨）

diǎnjiǎwán zhòngdú

碘甲烷中毒（iodomethane poisoning）

在工作过程中，短期内吸入较大量碘甲烷所致的以急性神经系统损害为主的疾病。碘甲烷（iodomethane，CH₃I）是无色、有甜味的酸性透明液体，较易挥发，暴露于空气中呈黄棕色。分子量141.95，熔点－66.4℃，沸点42.5℃，微溶于水，易溶于乙醇、乙醚等有机溶剂。碘甲烷工业上用作化工原料，制药工业中作为甲基化剂，有时用作光学玻璃的质量检查。

中毒表现 临床上以事故性吸入碘甲烷蒸气所致的急性中毒为多见，出现以神经系统损害为主要的临床表现。吸入少量的碘甲烷后，患者可出现头晕、头痛、乏力、恶心、呕吐、记忆力减退、睡眠障碍、四肢酸痛、精神萎靡等症状。大量吸入碘甲烷蒸气不久后，患者出现上述轻度中毒的症状，1～2天后症状加重，有视物模糊、复试、眼球震颤、共济失调、言语不清、精神状态异常、幻觉、定向力障碍，甚至瘫痪、抽搐、昏迷等表现。个别患者的临床表现以代谢性酸中毒为主，出现呼吸深大，血二氧化碳结合力降低。部分患者发生周围神经炎。皮肤接触碘甲烷液体或蒸气，可出现局部皮肤红肿、烧灼麻木感，并有水泡及丘疹形成等接触性皮炎改变。

诊断 根据明确的接触史，出现以神经系统为主的临床表现，并结合现场劳动卫生学调查进行

诊断，尿碘升高有助于诊断。

治疗 急救时，将中毒患者立即移离中毒环境，吸氧，严密观察48小时，并给予大量的维生素C和B族维生素。对症支持治疗时，皮肤接触后立即用清水冲洗或4%碳酸氢钠溶液冲洗，然后用可的松软膏外敷。注意预防继发感染。有酸中毒者可给予5%碳酸氢钠静脉滴注。积极防治脑水肿等。

预防 教育职工养成良好卫生习惯，严格遵守安全操作规程，定期监测作业环境中的碘甲烷的浓度，保证其浓度在国家允许范围内，避免中毒事件的发生。国家标准规定工作场所空气中碘甲烷的时间加权平均容许浓度（8小时）为10mg/m³，短时间接触容许浓度（15分钟）为25mg/m³。

（牛侨）

xiùjiǎwán zhòngdú

溴甲烷中毒（bromomethane poisoning）

在工作过程中，短期内吸入较大量溴甲烷所致的以急性中枢神经系统和呼吸系统损害为主的疾病。溴甲烷（bromomethane，CH₃Br）是无色透明、易挥发的液体，通常无味，在高浓度时有甜味；分子量94.75，熔点－93.66℃，沸点4.6℃，易溶于多种有机溶剂，微溶于水。溴甲烷主要用作化工原料，作为甲基供体；还用于从种籽、花中提炼油，羊毛脱酯，用作熏蒸杀虫剂等。溴甲烷中毒主要因意外事故或防护不周所致。

中毒表现 急性中毒时，一般接触较高浓度的溴甲烷4～6小时即可出现症状，有头痛、头晕、乏力、恶心、步态蹒跚、言语不清、震颤、嗜睡等症状；严重中毒者可在短时间内发生中毒性脑水肿，表现为剧烈头痛、呕吐、

昏迷及抽搐，或出现淡漠、谵妄、躁狂、幻想、妄想等精神症状。有时可伴有肺水肿，有咳嗽、胸闷、气急等表现。部分患者可伴有多发性周围神经病变及肝肾损害。皮肤接触可引起灼伤。慢性中毒时，长期接触者可出现全身乏力、感觉异常、头痛、头晕、记忆力减退，易激惹，肌肉关节酸痛、共济失调等症状，严重者可有精神障碍。

诊断 参照《职业性急性溴甲烷中毒诊断标准》（GBZ10-2002），短期内接触较大量溴甲烷的职业史，结合以急性中枢神经系统、呼吸系统损害为主的临床表现及其他必要的临床检查结果，参考现场劳动卫生学调查，综合分析，排除其他病因所致类似疾病，方可诊断。

接触反应 有眼部及上呼吸道刺激症状，或头痛、头晕、乏力等神经系统症状，脱离接触后多在24小时内消失。

轻度中毒 经数小时至数日潜伏期出现较明显的头晕、头痛、乏力、步态蹒跚以及食欲不振、恶心、呕吐、咳嗽、胸闷等症状，并有下列情况之一：①轻度意识障碍。②轻度呼吸困难，肺部闻及少量干湿啰音。

重度中毒 以上情况明显加重并出现下列情况之一：①重度意识障碍。②肺水肿。

治疗 急救时，立即脱离现场，清除污染衣服及皮肤，无中毒症状者也应密切观察至少48小时。对症及支持治疗时，给予高渗葡萄糖、大剂量维生素B及维生素C，以保护神经系统及实质脏器；积极治疗脑水肿、肺水肿。

预防 安全卫生教育和重视安全操作规程是预防中毒的关键。熏蒸工作人员必须经过培训，严

格执行操作规程；进入工作场所要穿工作服，使用供氧式防毒面具，并于用前检查其性能；熏蒸后须经充分通风方可入内。在生产过程中，须注意管道密闭和废气回收。贮藏罐应密闭并置于阴凉通风处。禁止皮肤接触溴甲烷液体，一旦被污染，应立即用温肥皂水或2%碳酸氢钠清洗，后沐浴，更换被污染衣服。在溴甲烷内加用有刺激性的氯化苦作指示剂，以利辨别，加以预防。国家标准规定工作场所空气中溴甲烷的时间加权平均容许浓度（8小时）为 $2mg/m^3$，短时间接触容许浓度（15分钟）为 $5mg/m^3$。

（牛　侨）

yǐ'ersuān zhòngdú

乙二酸中毒（oxalic acid poisoning）　在职业活动中接触乙二酸而引起的中毒。乙二酸又称草酸，为无色、单斜片状或菱形结晶体或白色粉末，无气味。分子量126.07，密度 $1.653g/cm^3$（18.5℃），150～160℃升华。在高热干燥空气中能风化。溶于乙醇、乙醚、甘油，不溶于苯、氯仿和石油醚。漂白、金属抛光、除锈和化学合成等工业均可有乙二酸的应用。

中毒机制　乙二酸可经消化道、呼吸道和皮肤吸收。乙二酸的毒性作用类似于其他强酸，其粉尘或溶液对皮肤、眼或黏膜有强烈的刺激性和腐蚀性。乙二酸与钙离子在体内结合形成乙二酸钙；在生理 pH 条件下，乙二酸钙不溶解，但可沉积于肾小管和脑组织内，使血钙降低，并导致心脏和神经系统功能障碍，过量乙二酸钙沉淀还可能导致尿路结石。乙二酸还可与体内锌离子结合，生成乙二酸锌。乙二酸影响钙和锌的吸收，对儿童生长、发育有严重的影响。

中毒表现　接触乙二酸粉尘或浓度溶液可致皮肤、眼或黏膜严重灼伤；双手长时间接触5%～10%乙二酸，可致手指发麻、发绀、指甲染黄，甚至坏死。长期吸入乙二酸蒸气，可引起鼻出血、剧烈头痛、频繁呕吐、肌肉酸痛、体重减轻及类神经症等症状，严重者可出现贫血和蛋白尿等。误服乙二酸 2～5g 即可致死。误服后，口腔、咽和胸骨后立即出现灼伤感，表现为吞咽困难、口干、烦渴、口腔和咽部红肿溃烂，可伴上腹部剧痛、频吐（常为血性呕吐物）。胃穿孔少见，但可因肠出血和炎症而便血。脉搏弱且不规则、心脏扩大、血压下降、呼吸变慢。可因乙二酸在体内与 Ca^{2+} 结合致低钙血症，致患者呈牙关紧闭、肌肉颤动（面部尤甚）、四肢发麻疼痛、腱反射亢进，并可出现踝阵挛，严重者呈惊厥、木僵和昏迷状态。由于乙二酸盐沉积于肾小管导致急性肾小管堵塞，可出现少尿、无尿和尿毒症；尿样分析可见蛋白、红细胞、白细胞、血红蛋白和乙二酸结晶。极严重者，可在误服后0.5～1 小时内，因休克而死亡，也可于数小时到数天后死于尿毒症或心力衰竭。

诊断　根据职业史（或误服史）和相应的临床表现及实验室检查做出诊断。血钙和尿酸结晶检测对乙二酸中毒诊断具有提示意义。应注意与其他原因引起的急性肠胃炎及低血钙症相鉴别。

治疗　对误服者，宜尽快用乳酸钙、葡萄糖酸钙或淡石灰水洗胃，然后注入葡萄糖酸钙；亦可用牛乳、粉笔灰或其他含钙物质，并用 0.1% 高锰酸钾溶液洗胃。此外，可静脉注射10%葡萄糖酸钙，根据病情可重复使用。

肾脏病变的治疗以补液、利尿、保护肾功能为主。

预防　职业性乙二酸中毒多由工作中的意外事故造成。使用乙二酸的工作场所应尽量密闭化生产，加强通风排毒设备，定期维护、检修设备，减少跑、冒、滴、漏。要严格遵守安全操作规程，加强个人防护意识，防止误食或皮肤被乙二酸污染。

（姚　武）

lǜyǐsuān zhòngdú

氯乙酸中毒（chloroacetic acid poisoning）　在职业活动过程中，吸入高浓度氯乙酸蒸气或皮肤接触其溶液后，由于机体迅速大量吸收造成的急性中毒。

氯乙酸又称氯醋酸，为无色结晶的固体，化学性质活泼，有强腐蚀性、刺激性和潮解性。CAS 号 79-11-8，分子式 $CH_2Cl \cdot COOH$。相对密度 1.58（20/20℃），饱和蒸气压为 0.67（71.5℃），溶于水、乙醇、二硫化碳、乙醚、氯仿等。遇明火、高热可燃，具腐蚀性、刺激性，可致人体灼伤。受高热分解产生有毒的腐蚀性烟气。与强氧化剂接触可发生化学反应。遇潮时对大多数金属、橡胶和软木塞有强腐蚀性。

氯乙酸在工业上使用广泛，是维生素 B_1、安眠药、除锈剂、乐果、香料等化学药物及表面活性剂生产的中间体。氯乙酸也可能存在于氯化（消毒）的饮用水中。

中毒机制　氯乙酸经口半数致死量（LD_{50}），小鼠为255mg/kg，大鼠为76mg/kg，豚鼠为80mg/kg；大鼠皮下 LD_{50} 为5mg/kg；小鼠腹腔注射的最低致死剂量（MLD）为500mg/kg。氯乙酸中毒的机制尚不清楚，其毒作用可能与重要酶类（如磷酸丙糖脱氢酶）的巯基（-SH）反应有关。氯乙酸的嗅阈为 0.17mg/m³。空气中浓度为 23.7mg/m³ 时，有轻微刺激和兴奋作用；浓度极高时可引起较重的呼吸道刺激和消化道症状，鼻、口腔、咽喉烧灼感、咳嗽、恶心、呕吐及腹痛等；极高浓度时可出现呼吸加深，嗜睡及肺水肿，甚至死亡。

中毒表现　在职业活动中，氯乙酸可通过皮肤黏膜、呼吸道和胃肠等途径侵入人体，导致中毒，其中 90% 以上的急性氯乙酸中毒是经灼伤皮肤吸收氯乙酸所致。

氯乙酸引起皮肤灼伤后，可出现充血、水肿、水疱，常伴有剧痛。水疱吸收后，出现过度角化，经数次脱皮痊愈。因氯乙酸可经皮肤迅速吸收，若清洗不及时或不彻底，可引起吸收中毒。经皮吸收氯乙酸中毒的发生和预后与接触面积、剂量和浓度及创面清洗程度有密切关系。因此，氯乙酸灼伤的现场处理对急性中毒治疗效果具有重要意义。

急性氯乙酸中毒主要表现为中枢神经系统的损害。早期可出现头晕、乏力、恶心、呕吐等以及中枢神经系统兴奋症状，表现为定向力障碍、烦躁、谵妄和惊厥等，随后出现中枢抑制和昏迷。也有报道氯乙酸中毒后中枢兴奋和抑制交替出现。反复抽搐多发生在中度中毒以上者。所有中毒病例中均出现不同程度的心脏损害，包括窦性心律失常、过早搏动、心房颤动、心肌损害和心肌酶活性增高等，重者还出现心源性休克、心室颤动，个别出现心力衰竭。中毒较轻者尿常规检查可见蛋白阳性、红细胞和管型等，较重者尿量减少并呈现进行性肾功能不全，重者可在 12 小时内出现急性肾衰竭。代谢性酸中毒和低血钾等电解质紊乱多见。轻度酸中毒临床表现不明显或仅出现乏力、呼吸稍促、食欲不佳等，随着酸中毒程度加重，临床上可见呼吸加快加深（Kussmaul 呼吸），血压下降、心律失常等循环功能明显障碍以及意识障碍等表现。当血气分析 HCO_3^- 15 mmol/L ~ 20 mmol/L、pH7.25 ~ 7.32 时，为轻度代谢性酸中毒；当血 HCO_3^- 10mmol/L ~ 14 mmol/L、pH7.15 ~ 7.24 时，为中度代谢性酸中毒；当血 HCO_3^- < 10 mmol/L、pH < 7.15 时，为重度代谢性酸中毒。

呼吸道吸入氯乙酸初期表现为上呼吸道刺激症状。短时间内（约 2 小时）可出现意识模糊、烦躁、恶心、呕吐、抽搐等中毒症状。病情继续发展，出现血压下降、角膜反射消失、压痛反射迟钝，逐渐昏迷，呼吸呈吸气性困难，最后呼吸、心搏忽然停止而死亡。

氯乙酸酸雾或粉尘溅入眼内，可引起灼痛、流泪、结膜充血，严重时可引起角膜组织损害。

诊断　依照《职业性急性氯乙酸中毒的诊断》（GBZ239-2011）进行诊断。根据短期内接触较大量氯乙酸的职业史，以中枢神经系统、心血管系统、肾脏等一个或多个器官系统急性损害为主的临床表现，结合实验室检查结果和职业卫生学资料，综合分析，排除其他原因所致类似疾病后，方可诊断。

急性中毒的诊断分级以中枢神经系统、心血管系统和肾脏损害的程度作为主要依据。个别经呼吸道吸入（往往同时有经皮吸收）中毒者，尚可出现呼吸系统损害，重者可出现肺水肿。

接触反应　短期接触氯乙酸后，出现头晕、乏力、恶心、呕吐、烦躁等症状或出现眼疼痛、流泪、畏光、结膜充血及上呼吸道刺激症状，于脱离接触后 72 小时内上述症状明显减轻或消失。

轻度中毒　除接触反应的症状加重以外，具备下列表现之一者：①轻度意识障碍。②轻度中毒性心脏病。③轻度中毒性肾病。④轻度代谢性酸中毒。

中度中毒　具有下列表现之一者：①中度意识障碍或反复抽搐。②中度中毒性心脏病。③中度中毒性肾病。④中度代谢性酸中毒。

重度中毒　具有下列表现之一者：①重度意识障碍。②重度中毒性心脏病。③重度中毒性肾病。④肺水肿。⑤重度代谢性酸中毒。

治疗　立即脱离事故现场，转移到空气新鲜处，脱去污染的衣物，并立即用大量流动清水或 5% 碳酸氢钠溶液冲洗污染创面 15 分钟以上；可继用 5% 碳酸氢钠溶液湿敷创面。凡皮肤被氯乙酸灼伤后，不论面积大小，均需医学观察 72 小时。对皮肤污染面积超过 1% 者应立即住院，并严密观察心率及血压的变化。眼污染时应分开眼睑用微温水缓流冲洗至少 15 分钟，注意勿让冲洗后流下的水再污染健康的眼。

轻度中毒患者以支持疗法为主，同时给予对症治疗。较重患者应早期、适量、短程给予糖皮质激素，以控制肺水肿；纠正代谢性酸中毒和电解质紊乱，防治休克，保护心脑肺肾等多脏器功能；采用血液透析净化血液，尽早清除体内的氯乙酸、防治急性肾功能衰竭。

预防　进行生产工艺改革和

通风排毒，生产过程密闭化、自动化和程序化；安装有良好效果的局部抽风排毒设备，定期维修，使空气中的氯乙酸浓度保持低于国家卫生标准；对氯乙酸作业现场进行定期劳动卫生学调查，监测空气中氯乙酸的浓度；作业工人应加强个人防护，如戴口罩、穿工作服；严格进行就业前和定期健康检查。

（姚 武）

dànyǎnghuàwù zhòngdú

氮氧化物中毒（nitrogen oxides poisoning）

在职业活动中吸入氮氧化物气体引起的以呼吸系统损害为主的全身性疾病。氮氧化物（nitrogen oxides）包括多种化合物，是氮和氧化合物的总称。如氧化亚氮（笑气，N_2O）、一氧化氮（NO）、二氧化氮（NO_2）、三氧化二氮（N_2O_3）、四氧化二氮（N_2O_4）和五氧化二氮（N_2O_5）等。除二氧化氮之外，其他氮氧化物均极不稳定，遇光、湿或热生成二氧化氮及一氧化氮，而一氧化氮又变为二氧化氮。生产环境中常以几种氮氧化物的混合气体存在，称为硝烟，其中主要成分为一氧化氮和二氧化氮，并以二氧化氮为主。

氮氧化物常呈黄棕色或深红棕色。二氧化氮较稳定；一氧化氮易氧化或水解为二氧化氮；五氧化二氮遇光分解为三氧化二氮和二氧化氮，水解则成为二氧化氮和一氧化氮；四氧化二氮在高温下分解为二氧化氮。生产车间空气中氮氧化物实际上以二氧化氮最为常见。二氧化氮对电子具有亲和性，是活性氧化剂。

许多职业活动都能接触到氮氧化物。如制造硝酸，硝酸浸洗金属，硝基炸药的制造、爆炸，硝化纤维的制造、燃烧，苦味酸等硝基化合物、苯胺染料的重氮化过程以及有机物（如木屑、纸屑）接触浓硝酸时。电焊、氩弧焊、乙炔气焊、气割时产生的高温能使空气中氧和氮结合成氮氧化物，汽车内燃机排出的废气中也含有氮氧化物，卫星发射、火箭推进所产生的气体也含有大量的氮氧化物气体。另外，贮存于谷仓内的某些青饲料和谷物，经缺氧发酵后其中的硝酸盐分解出氮氧化物和水，造成"谷仓气体中毒"（silo-gas poisoning）。

中毒机制 氮氧化物的水溶性较差，对上呼吸道黏膜刺激作用较小，主要作用于呼吸道深部。吸入后缓慢地溶于肺泡表面的液体和肺泡内的水蒸气中，生成硝酸和亚硝酸，对肺组织产生强烈的刺激和腐蚀作用，使肺泡和毛细血管通透性增加，导致肺水肿。另外，代谢产物亚硝酸盐或硝酸盐使血红蛋白氧化成高铁血红蛋白，引起高铁血红蛋白血症、血管扩张以及中枢神经系统和心肌损害。

氮氧化物吸入后，首先作用于肺泡表面上由不溶性脂蛋白构成的表面活性剂，使其过氧化，产生多烯脂肪酸。随后损害肺泡细胞，出现肺泡扩大，上皮细胞停止更新，细胞质分泌减少，纤毛减少或消失，以及影响胶原纤维和弹性纤维蛋白质的组成等。引起这些变化的原因多种多样，有人认为是氮氧化物抑制肺泡上皮的乳酸脱氢酶，扰乱了细胞的正常代谢；也有可能是细胞膜的组成发生改变，引起细胞膜功能改变，影响胶原纤维和弹性纤维的形成。此外，二氧化氮还影响肺内糖分解酶系而干扰肺的能量代谢，并引起肺损害。

中毒表现 职业性氮氧化物中毒主要是急性中毒，主要损害的靶器官为呼吸系统。根据临床表现分为以下几种：

刺激反应 吸入氮氧化合物后，出现一过性胸闷；咳嗽等症状，肺部无阳性体征，胸部X射线检查无异常表现。

急性轻度中毒 一般吸入氮氧化物经过几小时至72小时潜伏期后，出现咽部不适，干咳、胸闷等呼吸道刺激症状，及恶心、无力、心悸、发热等症状；眼结膜及鼻咽部轻度充血，肺部有散在的干啰音。胸部X线可见肺纹理增强或边缘模糊。血气分析：呼吸空气时，动脉血氧分压可低于预计值 1.33～2.66kPa（10～20mmHg）。符合急性气管——支气管炎或支气管周围炎。

急性中度中毒 胸闷加重，咳嗽加剧，呼吸困难，咳痰或咳血丝痰等症状；体征有轻度发绀，两肺可闻及干、湿性啰音。胸部X射线征象：肺野透亮度减低，肺纹理增多、紊乱、模糊呈网状阴影，符合间质性肺水肿；或斑片状阴影，边缘模糊，符合支气管肺炎。血气分析常呈轻度至中度低氧血症。

急性重度中毒 出现下面情况之一者为重度中毒。①明显的呼吸困难，剧烈咳嗽，咳大量白色或粉红色泡沫痰，明显发绀，两肺满布湿性啰音。胸部X线征象：两肺野有大小不等、边缘模糊的斑片状或云絮状阴影，有的可融合成大片状阴影，符合肺泡性肺水肿。血气分析常呈重度低氧血症。②急性呼吸窘迫综合征。③并发较重程度的气胸或纵隔气肿。④窒息。

迟发性阻塞性毛细支气管炎 吸入氮氧化物气体，无明显急性中毒症状或在肺水肿恢复后2

周左右，突然发生咳嗽、胸闷，进行性呼吸困难，明显发绀。两肺可闻干湿啰音或细湿啰音。胸部 X 线片可见两肺满布粟粒状阴影。

长期接触低浓度（超过最高容许浓度）的氮氧化物，可引起支气管炎和肺气肿。

诊断　依照《职业性急性氮氧化物中毒诊断标准》（GBZ15-2002）进行诊断。有短期内吸入较大量氮氧化物的职业史；接触毒物后经过几小时至 72 小时的潜伏期，出现以化学性支气管炎、肺炎和肺水肿等为特征的临床表现；胸部 X 线符合刺激性肺部炎症或肺水肿的表现特点；结合血气分析结果及现场劳动卫生学调查资料，综合分析，并排除其他原因所致的类似疾病，方可诊断。应注意将氮氧化物所致迟发性阻塞性毛细支气管肺炎与粟粒型肺结核、矽肺、含铁血黄素沉着症等疾病鉴别。

治疗　重点是防治肺水肿和迟发性阻塞性毛细支气管炎。患者应迅速、安全脱离中毒现场，静卧、保暖，避免活动，立即吸氧并给予对症治疗。保持呼吸道通畅，给予雾化吸入、支气管解痉剂、去泡沫剂（如二甲基硅油），必要时给予气管切开。应早期、足量、短程应用糖皮质激素，进行合理氧疗，预防控制感染，防治并发症，维持水、电解质、酸碱平衡。对刺激反应者，应视察 24 ~ 72 小时，观察期内应严格限制活动，卧床休息，保持安静，并给予对症治疗。

急性轻中度中毒，治愈后可恢复原工作；重度中毒患者视疾病恢复情况，应调离刺激性气体作业。

预防　改革工艺过程，尽量密闭化生产，加强通风排毒设备，使车间空气中的氮氧化物浓度在国家规定的最高容许浓度以下；定期检修设备，减少跑、冒、滴、漏，严格遵守安全操作规程；加强个人防护意识；存放和使用硝铵化肥时，严禁烘烤或用铁锤敲击，以防发生爆炸或燃烧。从事氮氧化物作业工人应进行就业前体检，就业后每 2 ~ 3 年体检 1 次。患有明显的呼吸系统疾病如慢性支气管炎、肺气肿、支气管炎、哮喘、支气管扩张、肺心病及明显的心血管系统疾病等，不宜从事本作业。NO_2 空气中时间加权平均容许浓度为 $5mg/m^3$。

（姚　武）

lǜjiǎjiǎmí hé shuānglǜjiǎmí zhòngdú

氯甲甲醚和双氯甲醚中毒

（chloromethyl methyl ether and bis-chloromethyl ether poisoning）

在生产活动过程中过量暴露氯甲甲醚或双氯甲醚引起的疾病状态。氯甲甲醚和双氯甲醚皆属于氯甲醚类物质，其引起的肺癌是中国法定职业病。氯甲甲醚（chloromethyl methyl ether），别名氯甲醚、氯甲基甲醚。为无色或微黄色、有刺激性气味、易挥发、催泪性透明液体。分子式 C_2H_5ClO，分子量 80.51，相对密度 1.074（25℃）。熔点 - 103.5℃，沸点 59.5℃，闪点 15.5℃，蒸气压 21.3kPa（20℃）。通常与有机溶剂混溶，在乙醇和丙酮溶液中可溶解 95%。在水和热的乙醇溶液中能分解产生氯化氢。遇明火、高热、氧化剂有引起燃烧的危险。长期储存可生成具有潜在爆炸危险性的过氧化物。遇潮气、水分解出有毒的甲醛气体。能在较低处扩散到相当远处。主要用作甲基化的原料，亦用于离子交换树脂、蚊香（驱蚊剂）制造和造纸等工业。其工业品中往往含有少量双氯甲醚，含量为 0.5% ~ 7%。

双氯甲醚（bis-chloromethyl ether），为无色液体，具有乙醚气味，易挥发。分子式 $C_2H_4Cl_2O$，分子量 115.0，相对密度 1.315（25℃）。熔点 - 41.5℃，沸点 104℃。可与醇、醚类混溶。易燃，遇明火、高热能引起燃烧爆炸。遇水或受热分解能放出有毒的腐蚀性气体。主要用作甲基化的原料。

中毒机制　氯甲甲醚和双氯甲醚挥发后，可经呼吸道吸收，液体也可经完整的皮肤及消化道进入人体。两者可在细胞表面或内部分解，放出甲醛和氯化氢，对皮肤、黏膜有刺激性，从而使吸收者出现急性中毒症状。急性中毒常是吸入和皮肤吸收并存，多发生于生产设备故障、设备漏液，或检修过程中未采取有效的防护措施而过量接触引起。氯甲甲醚和双氯甲醚还可引起 DNA 损伤，产生细胞毒性，具有致突变性和致癌性。

中毒表现　氯甲甲醚和双氯甲醚中毒特点如下。

刺激症状　氯甲醚类物质蒸气可引起眼黏膜、上呼吸道黏膜强烈的刺激症状。

皮肤　污染皮肤可致轻、重不等的灼伤，皮肤起皱，伴有灼痛感，严重者可出现皮肤肿胀，剧烈灼痛。

眼　污染眼引起灼痛、流泪、结膜充血。

肺　氯甲醚类物质可进入呼吸道深部，引起严重的肺部损害；可引起化学性肺炎或肺水肿。

慢性氯甲甲醚和双氯甲醚中毒者，可表现为咳嗽、慢性支气管炎等肺部症状。如接触浓度降低，咳嗽等症状可缓解，但随着接触时间的延续，呼吸困难的症状有所增加，呼吸功能亦会受影响。氯甲甲醚和双氯甲醚还是国际癌症研究机构认定的人类致癌物，主要引起肺癌和鼻部癌症。其中肺为主要的毒性靶器官。氯甲醚类物质引起的肺癌多为燕麦细胞（未分化小细胞）型肺癌，恶性程度高。

诊断　参照《职业性急性化学物中毒诊断标准（总则）》（GBZ 71-2002）和《职业性肿瘤诊断标准》（GBZ 94-2002），短期内有较大量氯甲甲醚或双氯甲醚的接触史，以呼吸道、皮肤损害为主的临床表现，结合现场劳动卫生学调查，综合分析，排除其他原因引起的类似疾病，方可诊断为氯甲甲醚或双氯甲醚的急性中毒。根据原发性肺癌的诊断标准，结合职业性接触氯甲甲醚或双氯甲醚累计 1 年及以上，并有潜隐期 4 年及以上的事实，可诊断为职业性氯甲醚类物质所致肺癌。

治疗　包括以下几方面。

处理原则　氯甲甲醚和双氯甲醚中毒，首先应防止毒物的继续吸收。对于皮肤接触氯甲醚类物质者，应立即脱去被污染的衣服，用大量流动清水冲洗皮肤至少 15 分钟；眼若接触氯甲醚类物质，需立即提起眼睑，用大量流动清水或生理盐水彻底冲洗至少 15 分钟；经口食入该物质者，应用水漱口，并给予牛奶或蛋清；经呼吸道吸入者，需迅速脱离现场至空气新鲜处，并保持呼吸道通畅。

治疗原则　氯甲甲醚和双氯甲醚中毒无特效的解毒剂。主要以对症治疗为主。出现呼吸道黏膜刺激症状时，用支气管解痉药物，以及镇咳、祛痰及激素类药物；肺水肿时吸氧或间歇正压给氧。氯甲醚类物质引起肺癌者，应按肺癌治疗程序积极治疗，定期复查。需进行劳动能力鉴定者按《职工工伤与职业病致残程度鉴定标准》（GBT 16180-2006）处理。

预防　相关的工业领域应对氯甲甲醚和双氯甲醚密闭管理，工作场所应有有效的通风设备。要加强空气中氯甲甲醚及双氯甲醚的监测，空气中氯甲醚类物质的最高容许浓度为 $0.005mg/m^3$。工作人员要配备必要的防护设备，做好上岗前和在岗的定期医学监护。

（夏昭林　胡　嘉）

sìlǜhuàtàn zhòngdú

四氯化碳中毒（carbon tetra-chloride poisoning）

生产劳动中接触过量四氧化碳引起的中毒反应。四氯化碳为无色液体，是工业生产中良好的溶剂，也用作干洗剂、灭火剂。四氯化碳中毒多见于高浓度四氯化碳吸入，多发生于制造三氯氟甲烷及氯仿等化工行业，因车间无良好通风，设备管道意外泄漏，作业者短时间内大量吸入高浓度四氯化碳气体。也可发生在室内，发生于用四氯化碳灭火器灭火时，或用四氯化碳熏蒸、干洗以及擦洗机器时。

中毒机制　四氯化碳可经呼吸道吸入和皮肤接触吸收。当四氯化碳接触火焰或灼热的金属时易分解出大量光气及氯化氢，此时可发生光气危害。四氯化碳遇火焰或灼热金属表面，毒性即可增加。四氯化碳及其分解产物可经呼吸道吸入和皮肤接触吸收，在体内代谢迅速，最终代谢产物为二氧化碳。四氯化碳对中枢神经系统有麻醉作用，除对肝有比较严重的损害之外，四氯化碳还可引起肾小管上皮细胞变性和坏死，导致肾损害。

中毒表现　急性中毒者由于吸入高浓度四氯化碳气体，可迅速出现昏迷、抽搐等急性中毒症状，并可发生肺水肿、呼吸麻痹。如果较高的浓度吸入会有精神恍惚、短暂意识障碍等神经系统症状。潜伏期一般 1~3 天，也有短至数分钟者。在中毒的第 2~4 天呈现肝肾损害征象。严重时出现腹水、急性肝坏死和肾衰竭。少数可有心肌损害、心房颤动、心室期前收缩。经口中毒者，肝脏症状明显。

诊断　包括以下几方面。①黏膜刺激症状：出现鼻、眼、咽喉、呼吸道的刺激反应，脱离现场后就会消失。②神经系统症状：在接触四氯化碳数小时至 2~3 天后，患者有易激惹、眩晕及呃逆等表现；较严重者，可有肌张力增强、腱反射亢进，甚至发生昏厥、抽搐等症状。出现视神经炎、肢端感觉障碍。③肝脏损害：四氯化碳是典型的肝脏毒物，四氯化碳中毒可引起肝小叶中心坏死性肝炎，临床上可有恶心、右上腹疼痛、恶心等自觉症状，肝肿大，黄疸伴有明显压痛，早期即有血清转氨酶增高，血清胆红素增高，蛋白絮状试验阳性，凝血酶原时间延长，血胆固醇和三酰甘油都可增高。④急性坏死性肾病：急性中毒时，肾损害较为突出。严重中毒者，由于广泛的肾小管变性和坏死，发生少尿、蛋白尿、血尿、管型尿、甚至尿闭，最终导致急性肾衰竭。⑤可引起心肌损害、室性期前收缩及肾上腺皮质出血等。心室性纤维颤动或延髓生命中枢受到抑制常为本病的死因。⑥四氯化碳经口服引起的中毒以肝脏及胃肠道损害更为明显。

治疗 ①吸入四氯化碳气体中毒者，应立即移离现场并给予吸氧。有呼吸麻痹现象应给呼吸兴奋剂，必要时进行人工呼吸。皮肤及眼可用2%碳酸氢钠或大量温水清洗。②口服中毒者，可立即用1:2000高锰酸钾或2%碳酸氢的液洗胃。洗胃前，可先用液体石蜡或植物油溶解毒剂，洗胃时需小心谨慎，严防误吸入呕吐物。③给予半胱氨酸肌内注射，每日2次。④静脉滴注10%葡萄糖注射液和20%甘露醇溶液，以保护肝、肾，促进毒物排泄。还可给维生素B_1、维生素B_{12}、胆碱等保肝。有尿少、尿闭时，应控制水分进入量（不宜超过800~1000ml/d），必要时可行腹膜透析。⑤中毒初两天，可静脉注射10%葡萄糖酸钙，同时可口服钙剂。进行密切观察。⑥对症处理，如抗休克、抗心力衰竭、防感染等，可短程使用糖皮质激素，忌用肾上腺素、去甲肾上腺素、麻黄素、吗啡及巴比妥类等药物。

预防 生产、贮运四氯化碳的设备、管道应定期检修，确保严格密闭，杜绝任何泄漏。作业车间应充分通风，空气中四氯化碳浓度不得超过500ml/m^3。在灭火机生产工序中，可用机械代替手工灌装四氯化碳。在用四氯化碳灭火时，或进入高浓度四氯化碳环境时，必须戴好过滤式或供氧式防毒面具。严禁用四氯化碳洗手或擦洗皮肤。接触者不要饮酒，无防护措施下不得用四氯化碳洗涤工作服或清洗机器零件等。普及预防知识，定期健康检查。

（夏昭林 李 勇）

chòuyǎng zhòngdú

臭氧中毒 （ozone poisoning）

在职业生产过程中接触或暴露于臭氧对人体造成的健康损害及其导致的中毒表现。臭氧（ozone，O_3）CAS号10028-15-6。，为刺激性气体。气态臭氧呈蓝色，有刺激性腥臭气味，浓度高时与氯气气味相似；液态臭氧呈深蓝色；固态臭氧呈紫黑色。分子量48.00，气体密度2.144（0℃，g/L），液体密度1.473（-150℃，g/cm^3），熔点-193℃（固态），沸点为-112.4℃（液态）。臭氧不溶于液态氧、四氯化碳等，化学性质很不稳定，极易分解，可自行分解为氧，具有很强的氧化性，常温下可以将银氧化成氧化银，将硫化铅氧化成硫酸铅，还与有机化合物反应，如靛蓝遇到臭氧会脱色。臭氧接触易燃物和可燃物会剧烈反应，甚至引起燃烧，当臭氧受热、接触明火或摩擦、振动、撞击时可发生爆炸。高空大气层的臭氧层可以有效阻挡短波紫外线，是地球生命的"保护伞"，但是近地空气中的臭氧却是光化学烟雾的主要成分，其呼吸道刺激作用和强氧化性能给生命带来潜在的危害。

正常空气中含有极微量臭氧。雷雨天气中，在雷电的高电场作用下，可以产生一定量的臭氧。挥发性有机化合物（VOC_s）和氮氧化物（NO_x）是两种主要的臭氧前体物，是近地空气臭氧污染的重要来源之一。在生产过程中，如高压电器放电、强大的紫外灯照射、炭精棒电弧、电火花、光谱分析发光等过程均有微量的臭氧生成。焊接切割过程也可以产生臭氧。上述生产过程中如果工作场所通风差，臭氧累积过多就会对暴露人群造成健康危害。另外，用臭氧消毒饮用水、处理工业废水、漂白纸张及"净化居民室内空气"等过程中也可以接触到臭氧。

中毒机制 臭氧是刺激性气体，不易溶于水。臭氧主要通过其强氧化性或形成自由基，导致细胞膜氧化损伤。臭氧还对眼结膜和整个呼吸道黏膜包括气管、支气管、细支气管及肺泡均产生直接刺激作用。臭氧引起的损伤程度主要取决于吸入臭氧的浓度、吸收速度和持续接触时间。臭氧浓度为6.25×10^{-6}mol/L（0.3mg/m^3）时，对眼、鼻、喉即有刺激作用；浓度达到$(6.25 \sim 62.5) \times 10^{-5}$mol/L（3~30mg/$m^3$）时，出现头痛及呼吸器官局部麻痹等症状，臭氧浓度为$3.125 \times 10^{-4} \sim 1.25 \times 10^{-3}$mol/L（15~60mg/$m^3$）时，则对人体有危害。臭氧毒性还和接触时间有关，如长期接触1.748×10^{-7}mol/L（4ppm）以下的臭氧会引起永久性心脏障碍，但接触20ppm以下的臭氧不超过2小时，对人体健康无永久性危害。因此，臭氧浓度的允许值定为4.46×10^{-9}mol/L（0.1ppm）8小时。另外，由于臭氧的臭味很浓，臭氧浓度为4.46×10^{-9}mol/L（0.1ppm）时即可感觉到，因此，尽管世界上使用臭氧已有一百多年的历史，也没有发现一例因臭氧中毒而导致死亡的报道。

动物实验中发现，短时间暴露于较高浓度（>4mg/m^3）臭氧可导致肺水肿、出血和死亡，其半数致死量（LD_{50}）约为12mg/m^3。长期臭氧暴露可以引起实验动物肺部的广泛损伤，包括肺气肿、肺不张、局灶坏死、支气管肺炎和肺纤维化。

除引起呼吸道刺激症状外，臭氧的氧化性损伤可导致细胞膜结构损伤并抑制巯基酶活性，还可以氧化含硫氨基酸中的硫形成二硫键，引起神经系统损伤症状；

较低浓度下的臭氧暴露既可以引起机体免疫功能损伤，导致肺巨噬细胞清除和消化细菌功能降低，抑制肺巨噬细胞产生干扰素，并影响较成熟的 T 淋巴细胞亚群，对 B 淋巴细胞的影响表现为血清 IgA 的显著降低；臭氧接触还可以导致代谢的改变，短期大剂量接触臭氧可使肺内多种代谢酶活性下降，以巯基酶最为明显，长期低剂量接触臭氧则使肺内多种酶活性升高、代谢增强，还原性物质增多。

中毒表现 包括以下几方面。

急性中毒 短时间吸入低浓度臭氧，主要引起口腔、咽喉干燥，胸骨下紧束感、胸闷、咳嗽、咳黏痰等呼吸道刺激症状，也可出现胸痛、嗜睡或失眠、头痛、思想不集中、分析能力减退、味觉异常、食欲减退、疲劳无力等症状。短时间吸入高浓度臭氧，可立即产生黏膜刺激症状，经过数小时潜伏期后可逐渐出现肺水肿的表现，病情发展类似氮氧化物中毒。

慢性中毒 长期吸入低浓度的臭氧可引起气管 – 支气管炎、细支气管炎、肺水肿和肺纤维化改变，肺功能检查可以发现与上述病症相对应的改变。

诊断 根据密切的臭氧的职业接触史接触史，具有典型的黏膜、呼吸道刺激症状及相应体征、胸部 X 线表现，结合现场职业卫生学调查和监测数据，综合分析，排除其他原因引起的呼吸系统疾病，予以确诊。注意与急性光气、氮氧化物等刺激性气体引起的中毒鉴别。

治疗 重点是防治肺水肿。①现场处理：迅速、安全脱离中毒现场，保暖、静卧休息。②注意病情变化：对密切接触臭氧者

应观察 24～72 小时，观察期内应严格限制活动，卧床休息，保持安静，并给予对症治疗。③积极防止肺水肿和迟发型阻塞性毛细支气管炎：保持呼吸道通畅，可给予雾化吸入、支气管解痉剂、去泡沫剂（如二甲基硅油），必要时给予气管切开；早期、足量、短程应用糖皮质激素，为防止迟发型阻塞性毛细支气管炎发生可酌情延长糖皮质激素的使用时间；限制液体输入量和输液速度等。④合理氧疗。⑤预防控制感染，防治并发症，注意维持水电解质及酸碱平衡。

预防 改革工艺过程，如采用自动焊接工艺；工作场所应注意保持全面通风，并安装有局部排气装置；加强职业健康宣教，提高劳动者的自我防护意识。定期进行健康检查。按照《工作场所有害因素职业接触限值》（GBZ2.1-2007）规定，臭氧最高容许浓度为 $0.3mg/m^3$，臭氧的时间加权平均容许浓度及短时间接触容许浓度无规定。

(林忠宁)

línhuàqīng zhòngdú

磷化氢中毒（phosphine poisoning） 在职业生产过程中接触磷化氢或经口摄入金属磷化物对人体造成的健康损害及其导致的中毒表现。磷化氢（phosphine，PH_3）CAS 号 7803-51-2，为无色易燃性气体，有芥末和大蒜的特殊气味，分子量 34.04，易燃，其工业品有腐鱼样臭味。相对密度 1.18（水 =1），相对蒸气密度 1.2（空气 =1），熔点 – 132.5℃，沸点 – 87.7℃，饱和蒸气压 53.32kPa/– 98.3℃，闪点 < – 50℃。不溶于热水，微溶于冷水，溶解度为 26g/100ml（20℃时，能溶解 0.26 体积磷化氢），溶于乙醇、乙醚等

有机溶剂。空气混合物爆炸下限 1.79%，空气中含痕量可自燃，浓度达到一定程度时可发生爆炸。能与氧气、卤素发生剧烈化合反应，也能与灼热金属块生成磷化物，放出氢气，还能与铜、银、金及其盐类反应。

磷化氢在工农业中使用较为广泛：水作用于磷化钙，或氢作用于黄磷，或黄磷加碱煮沸均可以产生磷化氢，磷的提炼和磷化物的制造，乙炔制造，含磷化物的矽铁遇水时均可以产生磷化氢；磷化氢可作为熏蒸剂用于动物饲料、烟草储存；还可以用作 n-型半导体的掺杂剂，聚合反应的引发剂，缩合反应的催化剂，也可作为生产阻燃剂的中间体，上述生产活动过程中均可以接触到磷化氢。此外，由于磷化氢储存、运输过程不当导致的泄漏也可以造成磷化氢的意外接触。

中毒机制 磷化氢主要以蒸气形式进入呼吸道，通过肺泡上皮细胞迅速吸收入血；口服磷化锌或磷化铝进入消化道时，与胃酸作用也能形成并释放出磷化氢，经消化道上皮细胞吸收入血，经代谢后产生以神经系统症状、呼吸系统、心脏、肾脏及肝脏损害为主的全身性症状。磷化铝、磷化锌等化合物作为粮仓的熏蒸剂，主要用杀灭虫害，这些化合物与空气中的水蒸气结合，可产生磷化氢气体，磷化氢气体经呼吸道吸收入体内后，能抑制细胞色素氧化酶，阻断细胞呼吸链，引起细胞性窒息，使细胞的有氧呼吸过程受阻，无法正常进行有氧代谢，影响细胞、机体的正常功能，引起全身组织器官包括大脑、心肌、肝脏细胞在内的细胞变性坏死。在吸收入体内时，由于磷化氢可直接刺激损伤肺泡上皮细胞

及其表面活性物质，导致肺泡－毛细血管及间隔毛细血管通透性增加，导致肺泡内出血、渗出，严重时形成肺水肿。口服磷化锌或磷化铝经胃酸作用产生磷化氢而中毒者，除全身脏器中毒症状外，还可以由于其直接刺激作用导致胃肠道出血和胃肠黏膜损伤症状。

中毒表现　磷化氢属于高毒类化学物，人接触 $1.4 \sim 4.2 mg/m^3$ 的磷化氢即可闻到其气味，$10 mg/m^3$ 的磷化氢接触 6 小时可产生中毒症状，$409 \sim 846 mg/m^3$ 浓度下 $0.5 \sim 1$ 小时可致死。急性毒性动物实验结果显示，大鼠吸入磷化氢的致死中浓度（LC_{50}）为 $15.3 mg/m^3$；亚急性和慢性毒性动物实验结果显示，大鼠吸入 $7 mg/m^3$ 磷化氢 $27 \sim 36$ 小时出现死亡；吸入 $1.4 mg/m^3$ 磷化氢 3 天可存活。

急性中毒　磷化氢急性中毒潜伏期一般为 $1 \sim 3$ 小时，发病快者可在中毒后数分钟内出现症状，多数患者在 24 小时内发病。暴露于低浓度的磷化氢可引起眼刺激症状，皮肤接触磷化氢液体可产生刺激或冻伤症状。急性吸入中毒早期表现为神经系统与呼吸系统症状，轻度中毒患者以头晕、头痛、乏力、恶心、失眠、食欲减退、口渴、咽干、胸闷、咳嗽和低热等全身症状为主，经消化道口服中毒者，还可出现腹痛、腹泻等消化道症状，心电图检查可见 ST-T 段改变或肝功能异常，经适当治疗后，多在 1 周内恢复；中度中毒患者神经系统症状加重，可出现轻度意识障碍，呼吸困难加重，心肌损伤等表现；重度中毒患者则可以出现昏迷、抽搐、肺水肿，相应检查结果提示具有明显的心肌、肝脏及肾脏的损伤。

急性磷化氢中毒的主要危险期在起病后 $1 \sim 3$ 天内，若能度过第 1 周，多能恢复，一般不留明显后遗症。

慢性中毒　长期低剂量磷化氢暴露产生的症状主要包括支气管炎、厌食、骨骼改变、神经衰弱综合征等神经系统症状，有时还可出现类似于急性中毒的症状，如黄染，肝脏、肾脏及心脏功能紊乱。过度暴露造成病情恶化可出现哮喘、肺炎或肺纤维化疾病。关于其致癌性研究尚不明确。

诊断　急性磷化氢中毒的诊断主要根据患者短期内吸入大量高浓度磷化氢气体的暴露史，临床表现以呼吸系统、神经系统症状为主，实验室检查出现心脏、肝脏损害等表现，排除其他原因所致的呼吸系统及神经系统症状，参考作业现场环境监测资料。

治疗　皮肤接触液体者，应立即脱去磷化氢污染的衣服，用大量温水冲洗数分钟；眼接触者，应立即翻开眼睑，确保用大量的水全面冲洗 15 分钟，严密观察各种症状，及时就医。经呼吸道吸入者具体处理过程如下。

纠正缺氧　应迅速使中毒患者脱离有毒环境，移至空气新鲜处，注意保暖。由于磷化氢能抑制细胞色素氧化酶，阻断呼吸链电子传递并抑制氧化磷酸化，造成细胞能量代谢障碍，组织细胞缺氧，因此，早期、规范的氧疗是抢救成功与否及防治并发症的关键；患者于坐位或半坐卧位给予鼻导管或面罩吸氧，监测血氧饱和度，根据病情及血氧饱和度情况调节氧流量，并及早进行高压氧治疗，以提高血浆中溶解氧含量，1 次/天，10 天为一疗程。

对症支持治疗　磷化氢中毒无特效解毒剂，急救室不能使用

肟类药物。早期、足量、短程使用肾上腺皮质激素能有效预防及治疗肺水肿及脑水肿，但应注意监测血压、血糖及血钾水平。

预防肺部感染　治疗过程中给予抗生素治疗，并根据患者痰培养药物敏感试验结果选择有效的抗生素。雾化吸入可用于预防和治疗呼吸道炎症，并注意及时排痰。

预防　在磷化氢的生产、运输、储存、使用过程中，应严格遵守各项操作规程，避免与磷化氢意外接触；生产设备密闭化，作业环境应提供充分的局部排风和具备合理的通风条件，作业场所提供安全淋浴和洗眼设备，定期检查相关设备是否正常运作，如发现异常，应立即处理；劳动者应提高自我防护意识，按规定要求正确使用个人防护用具，包括眼防护、呼吸道防护、皮肤防护等。加大职业卫生防护知识的宣传教育，提高劳动者职业防护的意识及并使其正确掌握。

（林忠宁）

zhìxīxìng qìtǐ zhòngdú

窒息性气体中毒（asphyxiating gas poisoning）　由于吸入窒息性气体使全身组织细胞得不到或不能利用氧而导致组织细胞缺氧窒息引起的一系列中毒表现。窒息性气体（asphyxiating gas）指被机体吸入后，可使氧的供给、摄取、运输和利用发生障碍，使全身组织细胞得不到或不能利用氧，导致组织细胞缺氧窒息的有害气体的总称。首先是神经系统受损，中毒后的临床表现可以是多系统受损的结果，但以神经系统症状最为突出。窒息性气体中毒通常发生于局限空间的作业场所。局限空间虽然不是特定的窒息性气体，但由于其空间小、进出口小

而少、通风差，很容易形成缺氧，导致其中的作业人员缺氧窒息；另外还可造成有毒有害气体累积，引起中毒，或受到火灾、爆炸和工伤的伤害。

根据中毒机制的不同可将窒息性气体大致分为 3 类。①单纯性窒息性气体，如氮气、甲烷、乙烷、水蒸气、二氧化碳等。这类气体毒性很低或属惰性气体。但在某种情况下，在一定空间内由于它们的大量存在，空气中氧含量明显降低，导致机体缺氧、窒息。单纯性窒息性气体所致危害与氧分压降低程度成正比，仅在高浓度时，尤其在局限空间内才有危险性。在 101.3kPa（760mmHg）大气压下，空气氧含量为 20.96%。若低于 16% 即可致缺氧、呼吸困难；若低于 6% 可迅速导致惊厥、昏迷、甚至死亡。二氧化碳主要起单纯性窒息气体的作用。但其浓度超过 5～7 倍时，还可引起中毒性知觉丧失。②血液窒息性气体，如一氧化碳、一氧化氮以及苯胺、硝基苯等苯的氨基、硝基化合物蒸气等。这类气体可阻碍碳氧血红蛋白（Hb-CO）与氧结合，或影响 Hb 向组织释放氧，影响血液氧的运输，从而导致机体缺氧窒息。③细胞窒息性气体，如氰化氢、硫化氢等。这类毒物主要抑制细胞内的呼吸酶，阻碍细胞对氧的摄取和利用，使机体发生细胞内"窒息"。窒息作用也可由麻醉剂和麻醉性化合物（如乙醚、氯仿、氧化亚氮、二硫化碳）引起，它们对神经组织包括呼吸中枢均有影响，过量吸入可引起呼吸抑制、最终导致呼吸衰竭。

窒息性气体中毒的特点有以下几方面。①突发性。窒息性气体作用迅速，危及范围大，带来社会不稳定因素。它往往突发、难以预料。②群体性。在较短的时间内可导致多人同时中毒。难以短时间内定性，给控制事态发展带来困难。③隐匿性。病因不能马上确定，事态的扩大不能很快得到控制。④快速性。发生危害所需要的时间很短，检测较复杂。⑤高度致命性。根据统计，对人的致死率为 50% 左右。

中毒机制 不同种类的窒息性气体致病机制不同，但其主要致病环节均是引起机体组织细胞缺氧。机体对氧的利用过程为：空气中的氧经呼吸道吸入到达肺泡，扩散入血后与红细胞中的血红蛋白（Hb）结合为氧合血红蛋白（Hb-O$_2$），随血液循环输送至全身组织器官，与组织中的气体交换进入细胞。在细胞内呼吸酶的作用下，参与三大营养物质的代谢，生成二氧化碳和水，并伴有能量的产生，以维持机体的生理活动。窒息性气体可破坏上述过程中的某一个环节，从而引起机体缺氧窒息。

二氧化碳（CO$_2$） 本身对机体无明显毒性，或毒性很低，其造成机体组织细胞缺氧是由于吸入气中氧浓度降低所致的缺氧性窒息。

一氧化碳（CO） 随空气吸入后，通过肺泡进入血液循环，与血液中的血红蛋白（Hb）结合，形成碳氧血红蛋白，使红细胞失去携氧能力，阻断电子传递链，抑制组织呼吸，导致细胞内窒息。

硫化氢（H$_2$S） 进入机体后的作用是多方面的。主要是与氧化型细胞色素氧化酶中的 Fe^{3+} 结合，抑制细胞呼吸酶活性，导致组织细胞缺氧；硫化氢可与谷胱甘肽的巯基结合，使谷胱甘肽失活，加重组织细胞缺氧；另外，高浓度硫化氢通过对嗅神经、呼吸道黏膜神经及颈动脉窦和主动脉体的化学感受器的强烈刺激，导致呼吸麻痹，甚至猝死。

氰化氢（HCN） 进入机体后，氰离子直接作用于细胞色素氧化酶，使其失去传递电子能力，导致细胞不能摄取和利用氧，引起细胞内窒息。

毒作用特点：①脑对缺氧极为敏感。轻度缺氧即可引起智力下降、注意力不集中、定向能力障碍等；较重时出现头痛、耳鸣、恶心、呕吐、乏力、嗜睡，甚至是昏迷；进一步发展可出现脑水肿。②不同的窒息性气体，中毒机制也不同，治疗需要按中毒机制和条件选用特效解毒剂。③慢性中毒尚无定论。长期反复接触低浓度一氧化碳，可有明显的神经功能和循环系统影响，但缺乏客观体征，且可对一氧化碳产生耐受性；长期接触氰化氢，可出现慢性刺激症状、类神经症、自主神经功能紊乱、肌肉酸痛及甲状腺肥大等，但无特异指标，诊断尚有困难；硫化氢的慢性影响也类似。故有人认为所谓慢性中毒只是反复急性轻度中毒的结果。

中毒表现 包括以下几方面。

缺氧症状 ①中枢神经系统早期表现为头痛、兴奋、烦躁、肌肉抽搐等；晚期出现语言障碍、定向障碍、嗜睡和昏迷等。②呼吸、循环系统早期表现为呼吸加快，心动过速，血压升高；晚期呼吸浅促，发绀，心动过速，心律不齐，血压下降，最终出现心衰、休克和呼吸衰竭。③肝、肾功能障碍，出现血清谷丙转氨酶升高、黄疸、蛋白尿、血尿和血尿素氮升高，尿毒症。④持续严重缺氧。因 CO$_2$ 潴留而出现二氧化碳麻醉现象：头痛、嗜睡、扑翼震颤、神志淡漠和昏迷。腱反射消失，锥体束征阳性。呼吸变深变慢，血压下降，心律不齐，脉洪大，四肢皮肤潮湿，出汗多。

脑水肿 出现颅内压升高的症状：头痛、呕吐、血压升高、心率减慢、呼吸浅慢、抽搐和昏迷等。眼底检查可见视网膜及乳头水肿。值得注意的是缺氧所致的脑水肿以细胞内水肿为主，因此早期颅压往往增高不明显，相应的临床症状及眼底改变可不显著。

其他表现 急性 CO 中毒时面颊部出现樱桃红色，色泽鲜艳而没有明显的青紫。急性氰化物中毒时可表现为无发绀性缺氧。无青紫及末梢性呼吸困难，仅出现明显的"干憋"，缺氧性心肌损害和肺水肿。

窒息性气体中毒典型症状可分为 4 期：刺激期、潜伏期、肺水肿期和恢复期。①刺激期。主要表现为流泪、咳嗽、胸闷、咽喉及胸骨后疼痛，面色改变，恶心呕吐等。②潜伏期。刺激症状消失或减轻，肺水肿形成。③肺水肿期：先出现间质性肺水肿，然后出现肺泡性水肿，表现为咳嗽、胸闷、呼吸困难、咳粉红色泡沫痰，体温升高，脉搏快，在 24 小时内肺水肿发展到高峰，皮肤从青紫发展到苍白，体温下降、昏迷、甚至死亡。④恢复期。从中毒后第 3 天起，病情开始好转，咳嗽减轻，痰量减少，体温下降。多在中毒后 5~7 天基本痊愈。后遗症主要有慢性支气管炎、肺气肿、支气管扩张、晚期肺脓肿和结核病体质等。

诊断 急性一氧化碳中毒时可做血中碳氧血红蛋白定性检查。如果条件许可，可进行血中 Hb-CO 的定量测定（分光光度法或氢氧化钠法）。急性氰化物中毒时可测定尿中硫氰酸盐含量，不吸烟者 > 5mg/L，吸烟者 > 10mg/L。急性硫化氢中毒时可测定尿中硫酸盐含量或进行分光光度计检查，可发现硫化血红蛋白。

治疗 窒息性气体中毒病情危急，抢救应争分夺秒。有效的解毒剂治疗，及时纠正脑缺氧和积极防治脑水肿，是治疗窒息性气体中毒的关键。

现场急救 窒息性气体中毒初期对伤员进行现场急救十分重要。窒息性气体所致的中毒损伤在临床上病情发展迅猛，救治极为困难，死亡率极高。所以窒息性气体中毒初期的现场急救十分重要。中毒损伤人员应立即撤离现场，吸入极高浓度而停止呼吸者，则需迅速进行人工呼吸，实施 ABC 急救方案，即首先维持呼吸道通畅，注意气道通畅的体位，排除分泌物，适时插管或气管切开，维持最佳呼吸状态以达最好的供氧；其次，维持正常循环，建立静脉通道，尽快清除皮肤等体表的毒物；最后，及早明确诊断，快速使用救治药物。重视中毒后 1 小时内的黄金抢救时间，使伤员在尽可能短的时间内获得最确切的救治。

氧疗法 是急性窒息性气体中毒急救的主要常规措施之一。采用各种方法输入充足的氧气以提高血氧张力，这不仅能大大改善脑组织和细胞的缺氧状态，从根本是阻断脑水肿发生发展的恶性循环，而且对加速一氧化碳等窒息性气体的排除，也是一种有效措施。过去曾认为细胞窒息毒物如氰化物、硫化氢的窒息机制在于细胞呼吸酶的失活，因此输氧无助于细胞内缺氧状态的改善，但后来的实验研究和临床观察证明，血氧张力增高不仅可以提高组织细胞对氧的摄取能力，而且对受到毒物抑制的细胞呼吸酶亦具有激活作用。常用的给氧方法主要是鼻导管法，其次是面罩给氧。但不论何种给氧方法均应强调必需给予较高浓度（40%~60%）的氧气吸入。此时，间断和持续低浓度输氧疗法不可取，对于严重的缺氧患者，突然或较长时间中断输氧是危险的，会使等量的 CO_2 占据原容纳氧气的肺泡空间，引起肺泡氧分压下降，以及组织和细胞急剧缺氧从而导致中枢神经系统不可逆的损害。既往认为高浓度吸氧会导致中枢神经系统 $PaCO_2$ 的增高，但短时间高浓度吸氧并不会使患者通气发生显著变化，且其通气的变化与 $PaCO_2$ 的增加无明显相关。

尽快给予解毒剂 ①一氧化碳中毒：无特殊解毒药物，应尽快吸入高浓度氧气以加速 Hb-CO 解离，使细胞得到足够的氧供应。对中毒者尽可能进行高压氧治疗。要注意防治脑水肿，可给予糖皮质激素和脱水剂。对迟发脑病者可给予高压氧、糖皮质激素、血管扩张剂等治疗。其他则为对症支持治疗。②急性氰化物中毒：采用亚硝酸钠 – 硫代硫酸钠联合解毒疗法进行驱排；有人采用高铁血红蛋白（Met-Hb）形成剂 10% 的 4-二甲基氨基苯酚（4-dimethylaminophenol，4-DMAP），效果良好，作用快，血压下降等副作用小；重症者可同时静注 15% 硫代硫酸钠，以加强解读效果。美蓝也可代替亚硝酸钠，即美蓝 – 硫代硫酸钠疗法，但剂量应大。或用对氨基苯丙酮（p-aminopropiophenone，PAPP）治疗。③硫化氢中毒：可应用小剂量美蓝（亚甲蓝）。理论上也可给予氰化氢解毒剂，但硫化氢在体内转化速率甚快，且上述措施会生成相当量 Mt-Hb 而降低血液携氧能力，故除非在中毒后立即使用，否则可能弊大于利。④苯的氨基或硝基化合物：可致高铁血红蛋白血症，以小剂量美蓝还原仍不失为最佳解毒治疗。⑤单纯性窒息性气体中毒：也无特殊解毒剂，但二氧化碳中毒可给予呼吸兴奋剂，严重者机械过度通气，以促进二氧化碳排出，也可视作"解毒"措施。

积极防治脑水肿 脑水肿是缺氧引起的最严重后果，也是窒息性气体中毒死亡的最重要的原因，是急性窒息性中毒抢救成败的关键。要点：早期防治，力求脑水肿不发生或程度较轻。除了防治缺氧性脑水肿的基础措施外，还应采取如下措施：①给予脑代谢赋活剂，如 ATP、细胞色素 C、辅酶 A，或能量合剂同时应用、肌苷、谷氨酸钠、γ-氨络酸、乙酰谷氨酰胺、胞二磷胆碱、二磷酸果糖、脑活素等。②利尿脱水，常用药物为 20% 甘露醇或 25% 山梨醇，也可与利尿药交替使用。③糖皮质激素的应用，对急性中毒脑水肿有一定效果。常用地塞米松。宜尽早使用，首日应用较大的冲击剂量。

对症支持疗法 ①谷胱甘肽。作为辅助解毒剂，加强细胞氧化，加速解毒。②低温与冬眠疗法：可减少脑氧耗量，降低神经细胞膜通透性，并有降温作用，以保护脑细胞，减轻缺氧所致脑损害。③二联抗生素。预防感染。④抗氧化剂。对活性氧包括氧自由基及其损伤作用具有明显抵御清除效果。用维生素 E、大剂量维生素 C、β-胡萝卜素及小剂量微量

元素硒等抗氧自由基。⑤纳洛酮。为特异性阿片受体拮抗剂、卓越的神经元保护剂，对一氧化碳中毒患者起到有效的治疗作用，并有可能抑制一氧化碳中毒后的大脑后脱髓鞘和细胞变性，减少一氧化碳中毒后迟发性脑病的发生率。⑥苏醒药。常用的有乙胺硫脲、甲氯芬酯、胞二磷胆碱、吡拉西坦等，配合其他脑代谢赋活药物，常可收到较好效果。⑦钙通道阻滞剂。可阻止 Ca^{2+} 向细胞内转移，并可直接阻断血栓素的损伤作用，广泛用于各种缺血缺氧性疾患。常用药物有普尼拉明、维拉帕米、硝苯地平。⑧缺氧性损伤的细胞干预措施。缺氧性损伤的分子机制主要有二，即活性氧生成及细胞内钙超载，故细胞干预措施主要针对这两点，目的在于将损伤阻遏于亚细胞层面，不使其进展为细胞及组织损伤。

预防 窒息性气体事故的主要原因是：设备缺陷与发生跑、冒、滴、漏；缺乏安全作业规程或违章操作；家庭室内用煤炉取暖。中毒死亡多发生在现场或送院途中。现场死亡除窒息性气体浓度高外，主要由于不明发生窒息事故的原因，不通风，以及缺乏急救的安全措施；缺乏有效的防护面具；劳动组合不善，在窒息性气体环境中单独操作，得不到及时发现与抢救，或窒息晕倒于水中溺死。据此，预防窒息性气体中毒的重点在于：①严格管理制度，制订并严格执行安全操作规程。②定期设备检修，防止跑、冒、滴、漏。③窒息性气体环境设置警示标识，装置自动报警设备，如一氧化碳报警器等。④加强卫生宣教，做好上岗前安全与健康教育，普及急救互救知识和技能训练。⑤添置有效防护

面具，并定期维修与效果检测。⑥在高浓度或通风不良的窒息性气体环境作业或抢救，应先进行有效的通风换气，通风量不少于环境容量的 3 倍，佩戴防护面具，并有人保护。高浓度硫化氢、氰化氢环境短期作业，可口服 4-DMAP 和 PAPP，进行预防，20 分钟即显效。4-DMAP 作用快，药效短；PAPP 作用慢，药效持久。

（林忠宁）

zhíyèxìng jíxìng yīyǎnghuàtàn zhòngdú

职业性急性一氧化碳中毒（occupational acute carbon monoxide poisoning） 吸入较高浓度一氧化碳后引起的急性脑缺氧性疾病。少数患者可有迟发的神经精神症状；部分患者亦可有其他脏器的缺氧性改变。一氧化碳（carbon monoxide，CO），俗称煤气，在通常状况下无色、无臭、无味、难溶于水的气体，熔点 - 207℃，沸点 - 191.5℃。标准状况下气体密度 l.25g/L，和空气密度（标准状况下 1.293g/L）相差很小，这也是容易发生煤气中毒的因素之一。它为中性气体，具有可燃性、还原性和毒性。

CO 是最常见的窒息性气体，因其无色、无味、无臭、无刺激性，故无警示作用，易于忽略而致中毒。凡含碳的物质燃烧不完全时，都可产生 CO 气体。急性一氧化碳中毒是中国最常见、发病和死亡人数最多的急性职业中毒，也是常见的生活性中毒之一，北方冬季尤为常见。在工业生产中接触 CO 的作业有 70 余种，如冶金工业中炼焦、炼铁、锻冶、铸造和热处理的生产；化学工业中合成氨、丙酮、光气、甲醇的生产；矿井放炮、煤矿瓦斯爆炸事故；碳素石墨电极制造；内燃机试车；以及生产金属羰化物如

羰基镍［Ni（CO）$_4$］、羰基铁［Fe（CO）$_5$］等过程，或生产、使用含 CO 的可燃气体（如水煤气含 CO 达 40%，高炉与发生炉煤气中含 30%，煤气含 5%~15%），都可能接触 CO。炸药或火药爆炸后的气体中 CO 含量 30%~60%。使用柴油、汽油的内燃机废气中 CO 含量也可以达到 1%~8%。

中毒机制 正常气压下，CO 的半排期平均为 320 分钟，但高浓度吸入需 7~10 天方可完全排出。急性毒性：致死中浓度（LC50）在小鼠为 2300m~5700mg/m^3，在豚鼠为 1000~3300mg/m^3，在兔为 4600~17200mg/m^3，在猫为 4600~45800 mg/m^3，在狗为 34400~45800 mg/m^3。亚急性和慢性毒性：大鼠吸入 0.047~0.053mg/L，4~8 小时/天，30 天，出现生长缓慢，血红蛋白及红细胞数增高，肝脏的琥珀酸脱氢酶及细胞色素氧化酶的活性受到破坏。猴吸入 0.11mg/L，经 3~6 个月引起心肌损伤。CO 可透过胎盘屏障对胎儿产生毒性。

一氧化碳随空气吸入后，通过肺泡进入血液循环，与血液中的血红蛋白（Hb）和血液外的其他某些含铁蛋白质（如肌红蛋白、二价铁的细胞色素等）形成可逆性的结合。其中 90% 以上一氧化碳与 Hb 结合成碳氧血红蛋白（Hb-CO），约 7% 的一氧化碳与肌红蛋白结合成碳氧肌红蛋白，仅少量与细胞色素结合，阻断电子传递链，抑制组织呼吸，导致细胞内窒息。一般认为一氧化碳与 Hb 的亲和力比氧与 Hb 的亲和力大 230~270 倍，故排挤血液内氧合血红蛋白（Hb-O$_2$）中的氧，形成 Hb-CO，又由于 Hb-CO 的离解比 Hb-O$_2$ 慢 3600 倍，故 Hb-CO

较之 Hb-O$_2$ 更为稳定。Hb-CO 不仅本身无携带氧的功能，它的存在还影响 Hb-O$_2$ 的离解，于是组织受到双重的缺氧作用。最终导致组织缺氧和二氧化碳潴留，产生中毒症状。

毒作用影响因素有以下几方面。①空气 CO 浓度与接触时间：CO 浓度越高，肺泡气 CO 分压越大，接触时间越长，血中 Hb-CO 饱和度就越高。可用下式表示：K=CT，式中 K 为 Hb-CO 饱和度，C 为浓度（mg/m^3），T 为时间（h）。②空气中 CO 和氧分压：肺泡膜内外 CO 分压差越大，达到平衡和饱和的时间越短，则 Hb-CO 形成的越多。Hb-CO 为可逆复合物，吸入空气中 CO 分压降低，Hb-CO 逐渐解离，并排出 CO。CO 半排期与空气中 O$_2$ 分压呈反比，吸入高氧分压空气，可加速 Hb-CO 解离和 CO 排出。如吸入氧分压为 0.21 个大气压时，CO 半排期平均为 320 分钟，吸入纯

氧可缩短至 80 分钟，而吸入 3 个大气压纯氧则缩短至 23.5 分钟。③每分钟肺通气量：劳动量增大，空气和血液中 CO 达到平衡的时间缩短。血液 Hb-CO 含量、接触时间和人体活动状态有关，CO 的分压越高，血液 Hb-CO 饱和度越大，达到饱和的时间也会越短（图）。

中枢神经系统对缺氧特别敏感。CO 的毒作用影响氧气和能量的供应，引起脑水肿、脑血液循环障碍，使大脑和基底神经节，尤其是苍白球和黑质，因血管吻合支较少和血管水肿、结构不健全，发生变性、软化、坏死，或白质广泛性脱髓鞘病变，由此出现以中枢神经系统损害为主，并伴有不同并发症的症状与体征，如颅压增高、帕金森综合征和一系列神经精神症状等，以及因 Hb-CO 为鲜红色引起皮肤黏膜呈樱桃红色，此外还会引起心肌损害等。

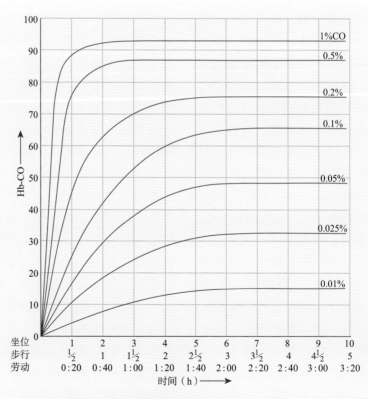

图　CO 空气浓度接触者血液中 Hb-CO 饱和度

中毒表现 因中枢神经系统对缺氧最为敏感，故首先受累。吸入 CO 气体可引起急性中毒、急性一氧化碳中毒迟发脑病（神经精神后发症）和慢性损害。

急性中毒 是吸入较高浓度 CO 后引起的急性脑缺氧性疾病，少数患者可有迟发的神经精神症状，部分患者也可有其他脏器的缺氧性改变。起病急骤、潜伏期短，主要表现为急性脑缺氧所致的中枢神经损伤，中毒程度与血中 Hb-CO 浓度有关。

轻度中毒 以脑缺氧反应为主要表现。出现剧烈的头痛、头晕、心悸、视物模糊、四肢无力、恶心、呕吐、烦躁、步态不稳、轻度至中度意识障碍（如意识模糊、朦胧状态），但无昏迷。于离开中毒场所吸入新鲜空气或氧气数小时后，症状逐渐完全恢复。血液 Hb-CO 浓度可高于 10%。

中度中毒 除上述症状加重外，口唇、指甲、皮肤黏膜出现樱桃红色，多汗，血压先升高后降低，心率加速，心律失常，烦躁，一时性感觉和运动分离（即尚有思维，但不能行动）。症状继续加重，可出现嗜睡、昏迷。血液 Hb-CO 浓度可高于 30%。经及时抢救，可较快清醒，一般无并发症和后遗症。因 Hb-CO 为鲜红色，故患者皮肤黏膜在中毒之初呈樱桃红色，与其他缺氧不同，是其临床特点之一；再是全身乏力显著，即使患者虽尚清醒，却难以行动，不能自救。

重度中毒 意识障碍严重，呈深度昏迷或植物状态。常见瞳孔缩小，对光反射正常或迟钝，四肢肌张力增高，牙关紧闭，或有阵发性去大脑强直，腹壁反射及提睾反射一般消失，腱反射存在或迟钝，并可出现大小便失禁。

脑水肿继续加重时，表现持续深度昏迷，连续去脑强直发作，瞳孔对光反应及角膜反射迟钝，体温升高达 39～40℃，脉快而弱，血压下降，面色苍白或发绀，四肢发凉，出现潮式呼吸。有的患者眼底检查见视网膜动脉不规则痉挛，静脉充盈，或见乳头水肿，提示颅内压增高并有脑疝形成的可能。但不少患者眼底检查阴性，甚至脑脊液检查压力正常，而病理解剖最后仍证实有严重的脑水肿。血液 Hb-CO 浓度高于 50%。

重度中毒患者经过救治从昏迷中苏醒的过程中，常出现躁动、意识混浊、定向力丧失，或失去远近记忆力。部分患者神志恢复后，可发现皮质功能障碍如失用、失认、失写、失语、皮质性失明或一过性失聪等异常；还可出现以智能障碍为主的精神症状。此外，短暂的轻度偏瘫、帕金森综合征、舞蹈症、手足徐动症或癫痫大发作等均有人报道。经过积极抢救治疗，多数重度中毒患者仍可完全恢复。少数出现植物状态的患者，表现为意识丧失、睁眼不语、去脑强直，预后不良。

其他系统损害 出现脑外其他器官异常，如皮肤红斑水疱、肌肉肿痛、心电图或肝肾功能异常，单神经病或听觉前庭器官损害等。较中枢神经症状出现晚，仅见于部分患者，病变一般较轻，多为一过性、暂时性。

急性一氧化碳中毒迟发脑病（delayed encephalopathy induced by acute carbon monoxide poisoning, DEACMP）指少数急性一氧化碳中毒意识障碍恢复后，经 2～60 天的"假愈期"，又出现严重的神经精神和意识障碍症状。因表现出"双相"的临床过程，亦有人称为"急性 CO 中毒神经系统后

发症"。常见症状有以下几点。①精神症状。突然发生定向力丧失、表情淡漠、反应迟钝、记忆障碍、大小便失禁、生活不能自理；或出现幻视、错觉、语无伦次、行为失常，表现如急性痴呆木僵型精神病。②脑局灶损害。包括锥体外系神经损害、锥体系神经损害和其他。锥体外系神经损害：以帕金森综合征多见，患者四肢呈铅管状或齿轮样肌张力增高、动作缓慢、步行时双上肢失去随伴运动或出现书写过小症与静止性震颤。少数患者可出现舞蹈症。锥体系神经损害：表现为一侧或两侧的轻度偏瘫，上肢屈曲强直，腱反射亢进，踝阵挛阳性，引出一侧或两侧病理反射，也可能出现运动性失语或假性球麻痹。③其他。皮质性失明、癫痫发作、顶叶综合征（失认、失用、失写或失算）亦曾有过报道。

慢性中毒 长期接触低浓度 CO 是否可以造成慢性中毒，尚有争论。有资料认为，长期接触低浓度 CO 可能对人体健康造成两方面影响。

神经系统 头晕、头痛、耳鸣、乏力、睡眠障碍、记忆力减退等脑衰弱综合征的症状比较多见，神经行为学测试可发现异常，多于脱离 CO 接触后即可恢复。上述症状顽固者，往往有多次轻度急性 CO 中毒的历史。

心血管系统 心电图可出现心律失常、ST 段下降、Q-T 间期延长，或右束支传导阻滞等异常。在职业接触者 Hb-CO 饱和度达到 5% 以上时，可以见到血清乳酸脱氢酶、羟丁酸脱氢酶、肌酸磷酸激酶增高，这些酶活性的增高可能与心肌损害有关。此外，通过人群调查，发现 20%～25% 的吸烟者血中 Hb-CO 高于 8%～10%，

这些人心肌梗死的猝死率比不吸烟者高。对 63 名冠状动脉硬化患者研究发现，在接触 CO 使 Hb-CO 水平由 0.6% 升高至 2% 及 3.9% 后，其出现心肌梗死和心绞痛的时间提前，对运动的耐受力明显减低。这些调查资料，结合动物实验研究，提示在低浓度 CO 的长期作用下，心血管系统有可能受到不利影响。其与血红蛋白结合能力为氧气的 200 倍。

实验室检查　包括以下几个方面。

加碱法 Hb-CO 定性测定　取患者血液数滴，用等量的蒸馏水进行稀释，加入 10% 氢氧化钠 1~2 滴，正常人血会呈现出棕绿色，CO 中毒者血会呈现出樱桃红色。血液中 Hb-CO 含量和接触的 CO 浓度有关，选用血中 Hb-CO 作为接触 CO 的检测指标，是诊断 CO 中毒的重要依据和特异性诊断指标之一。

可以采用扩散法和分光光度计法作 Hb-CO 定量测定，轻度中毒者约为 10%~20%，中度中毒者约为 30%~40%，重度中毒者多在 50% 以上。

脑电图及诱发电位检查　多数一氧化碳中毒患者早期会出现异常脑电图；迟发脑病患者脑电图和诱发电位改变比临床表现出现得更早。

脑 CT 和磁共振（MRI）检查　有助于早期发现脑水肿；急性中毒症状消失之后 CT 或 MRI 出现新的异常则提示有迟发脑病的可能。

心肌酶学检查。

心电图检查。

诊断　参照《职业性急性一氧化碳中毒诊断标准》（GBZ23-2002），根据吸入较高浓度一氧化碳的接触史，急性发生的中枢神经损害的症状和体征，结合血中 Hb-CO 及时测定的结果，结合现场卫生学调查及空气中一氧化碳浓度测定资料，并排除其他病因，可诊断为急性一氧化碳中毒。

接触反应　患者会出现头痛、头晕、心悸、恶心等症状，吸入新鲜空气后症状可消失。

诊断分级标准　急性一氧化碳中毒以急性脑缺氧引起的中枢神经损害为主要临床表现，故不同程度的意识障碍是临床诊断和分级的重要依据。

轻度中毒　具有以下任何一项表现者：①出现剧烈的头痛、头晕、四肢无力、恶心、呕吐。②轻度至中度意识障碍，但无昏迷者。血液碳氧血红蛋白浓度可高于 10%。

中度中毒　除有上述症状外，意识障碍表现为浅至中度昏迷，经抢救后恢复且无明显并发症者。血液碳氧血红蛋白浓度可高于 30%。

重度中毒　具备以下任何一项者：①意识障碍程度达深昏迷或去大脑皮质状态。②患者有意识障碍且并发有下列任何一项表现者：脑水肿；休克或严重的心肌损害；肺水肿；呼吸衰竭；上消化道出血；脑局灶损害。如锥体系或锥体外系损害体征。碳氧血红蛋白浓度可高于 50%。

急性一氧化碳中毒迟发脑病（神经精神后发症）　急性一氧化碳中毒意识障碍恢复后，经 2~60 天的"假愈期"，又出现下列临床表现之一者：①精神及意识障碍呈痴呆状态，谵妄状态或去大脑皮质状态。②锥体外系神经障碍出现帕金森综合征的表现。③锥体系神经损害（如偏瘫、病理反射阳性或小便失禁等）。④大脑皮质局灶性功能障碍如失语、失明等，或出现继发性癫痫。⑤头部 CT 检查可发现脑部有病理性密度减低区；脑电图检查可发现中度及高度异常。

鉴别诊断　轻度急性一氧化碳中毒需与感冒、高血压、食物中毒等鉴别；中度及重度中毒者应该注意与其他病因如脑外伤、脑膜炎、糖尿病酮症酸中毒昏迷、脑血管意外、氰化物或硫化氢中毒所致昏迷、安眠药中毒等引起的昏迷鉴别，对迟发脑病需要与其他有类似症状的疾病进行鉴别。如精神病、脑血管性痴呆、帕金森病等。根据毒物接触史、既往史和中枢神经系统阳性体征，尤其是及时检测血中 Hb-CO 及头颅 CT 检查有助于临床鉴别诊断。

治疗　及时进行急救与治疗：①轻度中毒者，可给予氧气吸入及对症治疗。②中度及重度中毒者应积极给予常压口罩吸氧，有条件时应给予高压氧治疗。重度中毒者视病情给予消除脑水肿、促进血液循环，维持呼吸循环功能及镇静等对症支持治疗。加强护理、积极防治并发症及预防迟发脑病。③对迟发脑病者，可给予高压氧、糖皮质激素、血管扩张剂或抗帕金森病药物与其他对症及支持治疗。中度及重度急性一氧化碳重度患者昏迷清醒后，应观察 2 个月，观察期间须暂时脱离一氧化碳作业。

治疗措施有以下几方面。①迅速脱离中毒现场，移至空气新鲜处，保持呼吸道通畅，静卧保暖，密切观察意识状态。②立即给予氧疗，以纠正缺氧并促进 CO 排出。有条件者尽早给予高压氧治疗。呼吸停止者及时人工呼吸或采用机械通气。③积极防治脑水肿和肺水肿：应早期、足量应用脱水剂和激素。④促进脑细胞代谢：应用能量合剂，如 ATP、辅酶 A、细胞色素 C、胞二磷胆碱、脑活素、大量维生素 C 等。⑤对症支持治疗。

预防 ①加强预防 CO 中毒的卫生宣传，普及自救、互救知识，认真执行安全生产制度和操作规程。②认真执行安全生产制度和操作规程。③经常检修煤气发生炉和管道等设备，以防漏气，产生 CO 的工作场所，必须具有良好的通风设备。④加强对空气中 CO 的检测，设立 CO 报警器。⑤严格执行职业卫生标准的规定，非高原 CO 的时间加权平均容许浓度时间加权平均容许浓度（permissible concentration-time weighted average，PC-TWA）为 20mg/m³；高原海拔 2 000~3 000m 最高容许浓度为 20mg/m³，海拔大于 3 000 m 的最高容许浓度为 15mg/m³。车间空气卫生标准：中国最高容许浓度为 30mg/m³；美国政府工业卫生学家会议规定时间加权平均阈限值（threshold limit value-time weighted average，TLV-TWA）为 29mg/m³（25ppm）。⑥加强个人防护，进入高浓度 CO 的环境工作时，要佩戴特制的 CO 防毒面具，两人同时工作，以便监护和互助。

（林忠宁）

èryǎnghuàtàn zhòngdú
二氧化碳中毒（carbon dioxide poisoning）
二氧化碳中毒是长时间处于低浓度二氧化碳环境中或突然进入高浓度二氧化碳环境中引起的中毒表现；前者主要表现为头晕、头痛、注意力不集中、记忆力减退等；后者主要表现为脑缺氧症状，也可引起反射性呼吸骤停而突发死亡。二氧化碳（carbon dioxide）是空气中常见的化合物，分子式 CO_2，由两个氧原子与一个碳原子通过共价键连接而成。常温下是无色无味气体，密度比空气略大，能溶于水，并生成碳酸。固态二氧化碳俗称干冰。二氧化碳被认为是造成温室效应的主要原因。CO_2 属于单纯窒息性气体，本身无毒，当空气中 CO_2 浓度过高时会对空气氧产生取代、排挤作用，致使空气氧含量减少、肺泡气氧分压降低、动脉血氧分压和血红蛋白（Hb）氧饱和度下降，导致机体组织缺氧窒息。

常见接触途径：①无防护进入长期不通风的矿井、密闭的仓库、轮船船底、菜窖、阴沟、下水道等。②在密闭的、狭小的厨房、浴室使用煤气热水器。③在通风不良地方使用干冰或二氧化碳灭火器灭火。④CO_2 作为血管造影剂应用于妇科和外科腹腔镜手术。

二氧化碳主要经呼吸道吸入，透过肺泡弥散入血。绝大部分以原形随呼气排出，不在体内蓄积。低浓度时为生理性呼吸兴奋药。当空气中本品含量超过正常（0.03%）时，能使呼吸加深加快，如含量为 1% 时，能使正常人呼吸量增加 25%；含量为 3% 时，使呼吸量增加 2 倍；当含量为 25% 时，则可使呼吸中枢麻痹，并引起酸中毒，故吸入浓度不宜超过 10%。

中毒机制 血液中溶解的 CO_2 较少，仅占 CO_2 总运输量的 5%，其余 95% 即以化学结合的形式来运输，其中大部分为碳酸氢盐（88%），少部分是氨基甲酸血红蛋白（7%）。从组织扩散入血的 CO_2 首先溶解于血浆，而溶解的 CO_2 可与水在碳酸酐酶的作用下生成碳酸，后者再解离成 HCO_3^- 和 H^+，H^+ 被血浆缓冲系统缓冲。溶解的 CO_2 绝大部分经单纯扩散进入红细胞，红细胞内的碳酸酐酶含量远高于血浆，在红细胞内生成碳酸的速度比血浆快 13 000 倍。由于红细胞内 HCO_3^- 浓度不断增加，HCO_3^- 便顺浓度差经红细胞膜扩散进入血浆。同时红细胞允许小的负离子 Cl^- 通过，经细胞膜上特异的 HCO_3^-–Cl^- 载体转运，Cl^- 便由血浆扩散进入红细胞，以维持正负离子的平衡。当吸入气中 CO_2 增加，导致动脉血 $PaCO_2$ 分压升高时，因中枢化学感受器对 CO_2 的反应较慢，此时外周化学感受器迅速起作用，引起呼吸加深加快。但如果 CO_2 浓度过高，肺通气量不能相应增加，则肺泡气和动脉血 $PaCO_2$ 分压迅速升高造成 CO_2 潴留，可抑制中枢神经系统包括呼吸中枢的活动。

病理改变 CO_2 中毒的肺部病理变化为气管黏膜下血管明显充血，黏膜下层以及黏膜上皮之间有中性粒细胞浸润，肺充血和水肿。尸检可见肺间质肺泡腔内散在性出血，广泛性肺气肿；心肌间质水肿，少量出血，心脏体积增大；肾间质水肿，肾小球囊内出血。

中毒表现 包括以下几方面。

急性中毒 突然进入高浓度 CO_2 环境中，大多数人可在几秒钟内，因呼吸中枢麻痹，突然倒地死亡。部分人可先感头晕、心悸、迅速出现谵妄、惊厥、昏迷，如不及时脱离现场抢救，容易发生生命危险，迅速脱离险境，患者可立刻清醒。若拖延一段时间，病情继续加重，昏迷、发绀、呕吐、咳白色或血性泡沫痰、二便失禁、抽搐、四肢强直。查体可发现角膜反射和压眶反射消失、双侧病理征阳性等。可因高热、休克、呼吸循环衰竭死亡，也可死于肝肾衰竭。幸免者 1~2 个月、甚至数月才逐渐恢复，部分患者可留有后遗症（神经衰弱、症状性癫痫、震颤性麻痹及去大脑皮质状态等）。

慢性中毒　长时间处于低浓度 CO_2 环境中，可引起头痛、头晕、心率、注意力不集中、记忆力减退等。

治疗　包括以下几方面。

治疗原则　①迅速将患者移离中毒现场至通风处，松开衣领，注意保暖，密切观察意识状态。②及时进行急救与治疗：迅速纠正缺氧状态，打破因缺氧造成的恶性循环，使机体迅速恢复。由于 CO_2 中毒并不影响血液运输氧的功能，不影响细胞内呼吸，故高压氧对 CO_2 中毒的疗效优于 CO 中毒。③及时使用高压氧治疗：高压氧可迅速改善大脑的缺氧状态，可以降低缺氧性脑病的发生率或使病情减轻，加速脑神经元和神经纤维修复；加速大脑皮质功能改善；加速受损脏器的恢复。

治疗措施　①迅速脱离中毒现场：移至空气新鲜处，保持呼吸道通畅，静卧保暖，密切观察意识状态。②立即给予氧疗：以纠正缺氧并促进 CO_2 排出；有条件者尽早给予高压氧治疗；呼吸停止者及时人工呼吸或采用机械通气。③积极防治脑水肿和肺水肿：应早期、足量应用脱水剂和激素。④促进脑细胞代谢：应用能量合剂，如 ATP、辅酶 A、细胞色素 C、胞二磷胆碱、脑活素、大量维生素 C 等。⑤对缺氧性脑病、智力恢复尚差或去皮质状态者，行间断高压氧治疗。高压氧治疗期间不应停止常规治疗。

预防　①加强预防 CO_2 中毒的卫生宣传，普及自救、互救知识，认真执行安全生产制度和操作规程。②进入地下室或低洼封闭空间前，先通风或以电扇向里吹风，再用灯火试验，确定安全后再进入。③发现地下室内有人中毒时，打开通风口或用电风扇向里吹风。可点燃一支蜡烛或油灯，用绳索吊至深处，几秒钟内灯自熄，说明室内仍缺氧，急救人员还应继续通风；如灯火未熄，应立即进入救人。救援人员必须戴氧气袋，以确保安全。

（林忠宁）

liúhuàqīng zhòngdú

硫化氢中毒（hydrogen sulfide poisoning）

接触过量硫化氢引起的中毒反应。硫化氢（hydrogen sulfide，H_2S），低浓度接触仅有呼吸道及眼的局部刺激作用，高浓度时全身作用较明显，表现为中枢神经系统症状和窒息症状。是有强烈腐败"臭蛋样"气味的窒息性、无色、易燃气体。分子量 34.08，蒸气比重 1.19，沸点 -60.7℃，熔点 -82.9℃。易积聚在较低部位，易溶于水生成氢硫酸，也易溶于乙醇、汽油、煤油和原油等石油溶剂。能与大部分金属反应形成黑色硫酸盐。对各类织物吸附性很强。

在采矿和从矿石中提炼铜、镍、钴等，煤的低温焦化，含硫石油的开采和提炼，橡胶、人造丝、鞣革、硫化染料、造纸、颜料、菜腌渍、甜菜制糖、动物胶等工业中都有硫化氢产生；开挖和整治沼泽地、沟渠、水井、下水道、潜涵、隧道和清除垃圾、污物粪便等作业，以及分析化学实验室的工作者都有接触硫化氢的机会。

中毒机制　硫化氢是神经毒剂，为窒息性气体。硫化氢在体内大部分经氧化代谢形成硫代硫酸盐和硫酸盐而解毒，少部分可经甲基化代谢而形成毒性较低的甲硫醇和甲硫醚，但高浓度甲硫醇对中枢神经系统有麻醉作用。硫化氢毒作用的主要靶器官是中枢神经系统和呼吸系统，亦可伴有心脏等多器官损害，脑对毒作用最敏感。

脑损害　硫化氢可直接作用于脑，低浓度有兴奋作用，高浓度有抑制作用，引起昏迷、呼吸中枢和血管运动中枢麻痹。因硫化氢是细胞色素氧化酶的强抑制剂，引起细胞内缺氧，造成细胞内窒息。脑组织对缺氧最敏感，故最易受损。

反射性呼吸抑制　血中高浓度硫化氢可直接刺激颈动脉窦和主动脉区的化学感受器，致反射性呼吸抑制。

刺激性　硫化氢遇到眼和呼吸道黏膜表面的水分后分解，并与组织中的碱性物质反应产生氢硫基、硫和氢离子、氢硫酸和硫化钠，对黏膜有强刺激和腐蚀作用，引起不同程度的化学性炎症反应；加之细胞内窒息，对较深的组织损伤最重，易引起肺水肿。

心肌损害　急性中毒出现心肌梗死样表现，可能由于硫化氢的直接作用使冠状血管痉挛、心肌缺血、水肿、炎性浸润及心肌细胞内氧化障碍所致。

继发性缺氧　硫化氢引起呼吸暂停或肺水肿等，导致血氧含量降低，可使病情加重，神经系统症状持久及发生多器官功能衰竭。

中毒表现　急性硫化氢中毒一般发病迅速，出现以脑和（或）呼吸系统损害为主的临床表现，亦可伴有心脏等器官功能障碍。临床表现可因接触硫化氢的浓度等因素不同而有明显差异。

轻度中毒　主要出现刺激症

状，表现为流泪、眼刺痛、流涕、咽喉部灼热感，或伴有头痛、头晕、乏力、恶心等症状。检查可见眼结膜充血、肺部可有干啰音，脱离接触后短期内可恢复。

中度中毒 接触高浓度硫化氢后以脑病表现为显著，出现头痛、头晕、易激动、步态蹒跚、烦躁、意识模糊、谵妄、癫痫样抽搐等，可突然发生昏迷，也可发生呼吸困难或呼吸停止后心搏停止。眼底检查可见个别病例有视神经盘水肿，部分病例可同时伴有肺水肿。脑病症状常较呼吸道症状出现早，可能因发生黏膜刺激作用需要一定时间。X线胸片显示肺纹理增强或有片状阴影。

重度中毒 接触极高浓度硫化氢后可发生电击样死亡，即在接触后数秒或数分钟内呼吸骤停，数分钟后可发生心跳停止；也可立即或数分钟内昏迷，并呼吸骤停而死亡。死亡可在无警觉的情况下发生，当察觉到硫化氢气味时可立即嗅觉丧失，少数病例在昏迷前瞬间可嗅到令人作呕的甜味。死亡前一般无先兆症状，可先出现呼吸深而快，随之呼吸骤停。

诊断 有明确的硫化氢接触史、患者的衣着和呼气有臭蛋气味可作为接触指标。事故现场可产生或测得硫化氢。患者在发病前闻到臭蛋气味可作参考。出现脑和（或）呼吸系统损害为主的临床表现。实验室检查：①血液中硫化氢或硫化物含量增高可作为吸收指标，但与中毒严重程度不一致，且其半衰期短，故需在停止接触后短时间内采血。②尿的硫代硫酸盐含量可增高，但受测定时间及饮食中含硫量等因素干扰。

治疗 立即使患者脱离现场至空气新鲜处，有条件时立即给予吸氧。维持生命体征，对呼吸或心脏骤停者应立即施行心肺脑复苏术。对有眼刺激症状者，立即用清水冲洗，对症处理。

高压氧治疗 对昏迷的复苏和防治脑水肿有重要作用。凡昏迷患者，不论是否已复苏，均应尽快给予高压氧治疗，但需配合综合治疗。

肾上腺皮质激素 对中毒症状明显者需早期、足量、短程给予肾上腺皮质激素，有利于防治脑水肿、肺水肿和心肌损害，控制抽搐。

心电监护及心肌酶谱测定 较重患者需进行心电监护及心肌酶谱测定，以便及时发现病情变化，及时处理。

预防 空气中浓度超标时，佩戴过滤式防毒面具。紧急事态抢救或撤离时，建议佩戴氧气呼吸器或空气呼吸器。工作中戴化学安全防护眼镜，穿防静电工作服，戴防化学品手套。工作现场严禁吸烟、进食和饮水。工作结束后，淋浴更衣，及时换洗工作服。作业人员应学会自救互救。进入罐、限制性空间或其他高浓度区作业，需有人监护。

（张正东）

wántīng zhòngdú

烷烃中毒（alkane poisoning）

工作环境中烷烃进入人体内，产生毒性作用，进而危害工人健康导致的病理状态。烷烃，即饱和烃，是只有碳－碳单键和碳氢键的链烃，是最简单的一类有机化合物。除烷烃分子里的碳原子之间以单键结合成链状（直链或含支链）外，其余化合价全部为氢原子所饱和。烷烃分子中，氢原子的数目达到最大值。烷烃的通式为 C_nH_{2n+2}。烷烃随分子中碳原子数的增多，其物理性质发生规律性变化：常温下，它们的状态由气态、液态到固态，且无论是气体还是液体，均为无色。一般 C1 ~ C4 气态，C5 ~ C16 液态，C17 以上固态；它们的熔沸点由低到高。相同数目的碳原子，支链越多，熔沸点越低；烷烃的密度由小到大，但都小于 $1g/cm^3$，即都小于水的密度；烷烃都不溶于水，易溶于有机溶剂。烷烃尤其是甲烷主要用于制造乙炔、氢气、合成氨、炭黑、硝基甲烷、一氯甲烷、二氯甲烷、三氯甲烷、二硫化碳、四氯化碳、氢氰酸、合成石油、甲醇和其他许多有机化合物的原料。烷烃为单纯窒息性气体，它在高浓度时尤其在局限空间内，对空气中的氧具有取代、排挤作用，致使空气氧含量减少，肺泡氧分压降低，动脉血氧分压和血红蛋白氧饱和度下降，导致机体组织缺氧而窒息，进而危害人体健康。甲烷是天然气、油田气、煤气、煤矿废气和沼气的主要成分，并存在于淤泥池塘和密闭窖井和煤库中。通常将甲烷含量高于90%的天然气称为干气，低于90%的称湿气。若上述环境空气中甲烷浓度高，氧含量低，再加上通风不良或防护不当可发生中毒，引起窒息，甚至死亡。小煤矿常因缺乏防护而发生急性中毒。甲烷常是煤矿瓦斯爆炸的原因。烷烃还可以用作燃料如天然气、油气田、煤气和沼气。

中毒机制 烷烃属于单纯窒息性气体，其本身基本无毒，麻醉作用极弱。空气烷烃浓度增高，则氧含量降低。经呼吸道吸入，大部分以原形随呼气排出。因其无色、无臭，高浓度吸入时不易被觉察。其毒理试验阈限值为 $660mg/m^3$，空气甲烷含量达25%~

30%时便可发生轻度中毒症状，含量超过45%～50%时即可因严重缺氧而出现呼吸困难、心动过速、昏迷甚至窒息死亡。原料天然气含硫化氢，毒性随硫化氢浓度增高而增高。净化天然气已经过脱硫处理，如家用天然气，其毒作用主要来源于甲烷。通风不良时燃气，毒性主要来自一氧化碳。

中毒表现　主要为缺氧引起的中枢神经系统和心血管系统表现。轻者有头痛、头晕、注意力不集中、乏力、恶心、呕吐、呼吸、心率加快等症状，脱离接触吸入新鲜空气后可迅速恢复。严重者出现烦躁、咳嗽、胸闷、呼吸急促、呼吸困难、发绀、心悸、心律失常、抽搐、共济失调、意识障碍以至昏迷，若不及时脱离接触和治疗，可窒息死亡。部分病例可出现精神症状。可有脑水肿、肺水肿、心肌炎、肺炎等并发症。约16.5%中、重度中毒患者可留有后遗症，主要表现为神经系统症状，如头痛、头晕、乏力、失眠多梦、反应迟钝、记忆力下降，个别有阵发性肌颤、失语、偏瘫，经过合理治疗可以恢复正常。后遗症一般为可逆性。皮肤接触含甲烷的液化气，可引起局部冻伤。长期接触天然气，主要表现为神经衰弱综合征，表现为头晕、头痛、失眠、记忆力减退、恶心、乏力、食欲不振等。

诊断　有明确的职业史，相应的临床表现，并结合现场劳动卫生学调查，排除其他因素引起的类似疾病，方可诊断。

治疗　现场急救：迅速脱离中毒现场，呼吸新鲜空气或吸氧，注意保温，间歇给氧，必要时高压氧治疗。抢救人员必须佩戴有氧防护面罩，并向"120"呼救。

积极防治脑水肿，给予甘露醇、呋塞米等脱水、利尿剂。对症处理：呼吸、心搏停止时，应立即予以复苏，人工呼吸，必要时做气管插管，应用呼吸兴奋剂洛贝林。早期、足量、短程应用地塞米松，并给予能量合剂等治疗。忌用吗啡等抑制呼吸中枢的药物。尽早防治并发症和后遗症。

预防　加强管理，制订并严格遵守安全操作规程，杜绝意外事故发生。实行密闭化生产，定期检修生产设备，防止跑、冒、滴、漏。加强生产场所通风排毒措施。认真执行职业接触限值规定。进入下水道、沼气池等可能产生甲烷的场所工作时，须先经过充分通风，并有专人监护。加强个人防护用品的应用，进入高浓度烷烃场所工作时，应佩戴防毒面具。加强职业安全卫生教育，增强自我防护意识，普及自救、互救知识与技能。

（邬堂春）

yǐxī zhòngdú

乙烯中毒（ethylene poisoning）

工作环境中乙烯进入人体内，产生毒性作用，从而危害人体健康导致的疾病状态。乙烯是最简单的烯烃，由两个碳原子和四个氢原子组成，化学式C_2H_4，分子量28.06。常温下为无色气体，略具烃类特有的臭味。熔点-169.4℃，沸点-103.9℃，蒸气密度0.61g/m³，不溶于水，微溶于乙醇、酮、苯，溶于醚，溶于四氯化碳等有机溶剂。易燃，爆炸极限为2.7%～36%。乙烯可由石油化工裂解而成，也可由煤合成。乙烯是合成纤维、合成橡胶、合成塑料（聚乙烯及聚氯乙烯）、合成乙醇（酒精）的基本化工原料，也用于制造氯乙烯、苯乙烯、环氧乙烷、醋酸、乙醛、

乙醇和炸药等，还可用作水果和蔬菜的催熟剂。乙烯为单纯窒息性气体，它在高浓度时尤其在局限空间内，对空气氧具有取代、排挤作用，致使空气氧含量减少，肺泡氧分压降低，动脉血氧分压和血红蛋白氧饱和度下降，导致机体组织缺氧而窒息，进而危害人体健康。

中毒机制　属低毒类。麻醉作用较强，对呼吸系统的影响较小。主要经呼吸道吸入，经肺泡扩散，小部分溶解于血液中。吸收后乙烯的绝大部分以原形通过肺迅速随呼气排出，停止呼吸2分钟后即在血液内消失。只有在极高浓度（80%～90%）时，乙烯在血液内消失后，还能在组织中存留数小时，故乙烯麻醉迅速，苏醒亦快。

中毒表现　乙烯作为单纯窒息性气体，其主要致病环节是引起机体缺氧。吸入大量乙烯引起的中毒表现主要有：①急性中毒。人吸入含37.5%乙烯的空气，15分钟可引起明显记忆障碍；含50%乙烯的空气，使含氧量降至10%，引起人意识丧失。若吸入含量为75%～90%乙烯与氧的混合气体，可引起麻醉，但无明显的兴奋期。吸入上述混合气体25%～45%可引起痛觉消失，意识不受影响。乙烯气体对皮肤无刺激性，但皮肤接触液态乙烯能发生冻伤。对眼和呼吸道黏膜可引起轻微的刺激症状，脱离接触后数小时可消失。②慢性中毒。长期接触乙烯的工人，常有头晕、全身不适、乏力、注意力不能集中，个别有胃肠功能紊乱，体征无特殊发现。对白细胞及肝功能的影响尚无定论。

诊断　有明确的职业史，相应的临床表现，并结合现场劳动

卫生学调查，排除其他因素引起的类似疾病，即可诊断。

治疗 ①急性中毒的处理：尽快脱离中毒现场，立即吸入新鲜空气。严密观察生命体征。危重者易发生中枢性呼吸循环衰竭，一旦发生应立即进行心肺复苏。呼吸停止者，立即人工呼吸，给予呼吸兴奋剂并发肺水肿者，给予足量、短效糖皮质激素。氧疗法采用各种方法给予较高浓度（40%~60%）的氧，提高动脉氧分压，加速乙烯排出。积极防治脑水肿。②慢性中毒的处理：慢性中毒者应调离岗位，避免进一步接触，并积极治疗。

预防 严格管理制度，制订并严格执行安全操作规程。提炼乙烯的车间，宜采用露天框架式建筑，便于乙烯扩散稀释。用乙烯作原料的工业要注意阀门及管道的密闭。液态乙烯钢瓶应加强保管和定期检查，防止意外事故发生。加强个人防护用品的应用，进入高浓度乙烯场所工作时，应佩戴防毒面具。加强职业安全卫生教育，增强自我防护意识，普及自救、互救知识与技能。

（邬堂春）

běn'àn zhòngdú

苯胺中毒（aniline poisoning）

在生产过程中，由皮肤或呼吸道吸收过量苯胺造成的以高铁血红蛋白形成、溶血作用与赫恩小体形成等血液损害为主的疾病。苯胺又称阿尼林、氨基苯等。化学式 $C_6H_5NH_2$，分子量93.1。纯品为无色油状液体，易挥发，具有特殊气味，久置颜色可变为棕色。熔点 $-62℃$，沸点184.3℃，蒸气密度3.22g/L，稍溶于水，易溶于苯、乙醇、乙醚、氯仿等。苯胺主要由人工合成，自然界中少量存在于煤焦油中。苯胺广泛应用于印染业及染料、橡胶硫化剂及促进剂、照相显影剂、塑料、离子交换树脂、香水、制药等生产过程中。

中毒机制 苯胺可经呼吸道、皮肤和消化道吸收，经皮吸收容易被忽视而成为引起职业中毒的主要原因。液体及其蒸气都可经皮吸收，其吸收率随室温和相对湿度的升高而增加。经呼吸道吸入的苯胺，90%可在体内滞留，经氧化后可形成毒性更大的中间代谢产物苯基羟胺（苯胲），然后再氧化生成对氨基酚，与硫酸、葡萄糖醛酸结合，经尿排出。少量苯胺以原形由呼吸道排出。苯胺的急性毒性：大鼠吸入4小时致死中浓度（LC_{50}）77.4mg/m³，小鼠的致死中浓度（LC_{50}）为1120mg/m³，人经口最小致死量估计为4g。苯胺中间代谢产物苯基羟胺，有很强的形成高铁血红蛋白的能力，使血红蛋白失去携氧功能，造成机体组织缺氧，引起中枢神经系统、心血管系统及其他器官系统的一系列损害（见中毒性高铁血红蛋白血症）。

中毒表现 ①急性中毒：短时间内吸收大量苯胺，可引起急性中毒，以夏季为多见。早期表现为发绀，最先见于口唇、指端及耳垂等部位，其色调与一般缺氧所见的发绀不同，呈蓝灰色，称化学性发绀。当血中高铁血红蛋白占血红蛋白总量15%时，即可出现明显发绀，但此时可无自觉症状。当高铁血红蛋白增高至30%以上时，出现头晕、头痛、乏力、恶心、手指麻木及视物模糊等症状。高铁血红蛋白升高至50%时，出现心悸、胸闷、呼吸困难、精神恍惚、恶心、呕吐、抽搐等；严重者可发生心律失常、休克，以至昏迷、瞳孔散大，甚至危及生命。较严重中毒者，中毒3~4天后可出现不同程度的溶血性贫血，并继发黄疸、中毒性肝病和膀胱刺激症状等。肾脏受损时，出现少尿、蛋白尿、血尿等，严重者可发生急性肾衰竭。少数见心肌损害。②慢性中毒：长期慢性接触苯胺可出现类神经症，如头晕、头痛、倦乏无力、失眠、记忆力减退、食欲不振等症状，并出现轻度发绀、贫血和肝脾大等体征。红细胞中可出现赫恩小体。皮肤经常接触苯胺蒸气后，可发生湿疹皮炎等。

诊断 有明确的职业史，相应的临床表现，并结合现场劳动卫生学调查，排出其他因素引起的类似疾病（如亚硝酸盐中毒），方可诊断。在实际工作中，中毒患者出现特征性蓝灰色发绀、血液呈棕红色、尿呈棕色时，有助检疫快速判断。慢性中毒尚无诊断标准。

治疗 ①急性中毒的处理：立即将中毒患者撤离中毒现场，脱去污染的衣服、鞋、袜。皮肤污染者可用5%醋酸溶液清洗皮肤，再用大量肥皂水或清水冲洗；眼部受污染，可用大量生理盐水冲洗。注意维持呼吸、循环功能，可以吸氧，必要时可辅以人工呼吸，给予呼吸中枢兴奋药及强心、升压药物等。高铁血红蛋白血症的处理：5%~10%葡萄糖溶液加维生素C静脉滴注，或50%葡萄糖溶液加维生素C静脉注射。适用于轻度中毒患者。亚甲蓝（美蓝）的应用：常用1%亚甲蓝溶液加入10%~25%葡萄糖液中静注，1~2小时可重复使用，一般用1~2次。10%~25%硫代硫酸钠静注。溶血性贫血的治疗：糖皮质激素类治疗为首选方法。中毒性肝损害的处理：除给予高糖、高蛋白、低脂肪、富维生素饮食外，应积极采取"护肝"治疗。其他：对症和支持治疗，如有高热，可用物理降温法或用人工冬眠药物，并加强护理工作，包括心理护理等。②慢性中毒的处理：慢性中毒者应调离岗位，避免进一步接触，并积极治疗。治疗主要是对症处理，如有类神经症可给予谷维素、安神补脑液、地西泮等。慢性肝病的治疗根据病情可选葡萄糖醛酸内酯，每日3次；联苯双酯，每日3次，口服。维生素C加10%葡萄糖液，静脉滴注，每日1次。

预防 ①改善生产条件，改革工艺流程：加强生产操作过程的密闭化、连续化、机械化及自动化水平。如苯胺生产用抽气泵加料代替手工操作，以免工人直接接触。②重视检修制度，遵守操作规程：工厂应定期进行设备检修，防治跑、冒、滴、漏。在检修过程中，应严格遵守各项安全操作规程，同时要做好个人防护、检修时要戴防毒面具，穿紧袖工作服、长筒胶鞋、戴胶手套等。定期打扫，定期监测。③加强宣传教育，增强个人防护意识：开展多种形式的安全健康教育，在车间内不吸烟，不吃食物，工作前后不饮酒，及时更换工作服、手套，污染毒物的物品不能随意丢弃，应妥善处理。④做好就业前体检和定期体检工作：就业前发现血液病、肝病、内分泌紊乱、心血管疾病、严重皮肤病、红细胞葡萄糖-6-磷酸脱氢酶缺乏症、眼晶状体浑浊或白内障患者，不能从事接触此类化合物的工作。每年定期体检一次，体检时，特别注意肝（包括肝功能）、血液系统及眼晶体的检查。

(邹堂春)

bǐngxī zhòngdú

丙烯中毒（propylene poisoning）

生产环境中丙烯进入人体内，引起以机体缺氧为主要表现的疾病。丙烯（$CH_2=CHCH_3$）常温下为无色、无臭、稍带有甜味的气体。分子量42.08，密度$0.5139g/cm^3$（20/4℃），熔点-185.3℃，沸点-47.4℃。易燃，爆炸极限为2%～11%。不溶于水，溶于有机溶剂。丙烯是三大合成材料的基本原料，主要用于生产丙烯腈、异丙烯、丙酮和环氧丙烷等。

中毒机制 丙烯为单纯窒息性气体，在高浓度时尤其在局限空间内，对空气氧具有取代、排挤作用，致使空气氧含量减少，肺泡氧分压降低，动脉血氧分压和血红蛋白氧饱和度下降，导致机体组织缺氧而窒息，进而危害人体健康。属低毒类。①急性毒性：丙烯的麻醉作用及对心血管系统的毒性较小。吸入40%～50%时，小鼠、大鼠、猫、狗均被麻醉，其特点是麻醉作用产生和消失均很迅速。当浓度为20%～50%时，能引起猫、狗室性早搏和心动过速。猫吸入65%丙烯和35%氧的混合气体时，血压下降。在浓度70%～80%时，猫、狗都能因血压下降，心力衰竭，呼吸停止而迅速死亡。②慢性毒性：小鼠在58天内，用35%的丙烯反复麻醉20次后，仅引起肝脏的轻微脂肪浸润。

中毒表现 ①急性中毒：丙烯主要经呼吸道侵入人体。吸入浓度为6.4%，历时2.25分钟，有感觉异常和注意力不集中；12.8%、1分钟同样的症状较明显；15%、30分钟或24%～33%、3分钟可引起意识丧失；40%以上时，仅6秒即意识丧失，并引起呕吐眩晕。数分钟接触后，尚可引起眼睑及面潮红、流泪、咳嗽；50%、2分钟引起麻醉，然而停止接触可完全恢复。丙烯嗅觉阈为$17.3mg/m^3$，近$1mg/m^3$时眼轻度敏感。②慢性中毒：长期接触乙烯的工人，常有头晕、全身不适、乏力、注意力不能集中，个别有胃肠功能紊乱，体征无特殊发现。对白细胞及肝功能的影响尚不清楚。

诊断 有明确的职业史，相应的临床表现，并结合现场劳动卫生学调查，排除其他因素引起的类似疾病，即可诊断。

治疗 ①急性中毒的处理：尽快脱离中毒现场，立即吸入新鲜空气。严密观察生命体征。危重者易发生中枢性呼吸循环衰竭，一旦发生应立即进行心肺复苏。呼吸停止者，立即人工呼吸，给予呼吸兴奋剂。并发肺水肿者，给予足量、短效糖皮质激素。氧疗法采用各种方法给予较高浓度（40%～60%）的氧，提高动脉氧分压，加速丙烯排出。积极防治脑水肿。②慢性中毒的处理：慢性中毒者应调离岗位，避免进一步接触，并积极治疗。

预防 严格管理制度，制订并严格执行安全操作规程。提炼丙烯的车间，宜采用露天框架式建筑，便于丙烯扩散稀释。用丙烯作原料的工业要注意阀门及管道的密闭。定期设备检修，防止跑、冒、滴、漏。加强个人防护用品的应用，进入高浓度丙烯场所工作时，应佩戴防毒面具。加强职业安全卫生教育，普及自救、互救知识与技能。

(邹堂春)

yǐquē zhòngdú

乙炔中毒（acetylene poisoning）

生产环境中乙炔进入人体内，

产生毒性作用，引起以机体缺氧为主要症状的疾病。乙炔，俗称风煤、电石气，是体积最小的炔烃化合物之一。化学式 C_2H_2，分子量 26.04。纯乙炔为无色无味的易燃、有毒气体。而电石制的乙炔因混有硫化氢、磷化氢、砷化氢，而带有特殊的臭味。熔点 $-80.8℃$，沸点 $-84℃$，气体比重 $0.91kg/m^3$。微溶于水，易溶于乙醇、苯、丙酮等有机溶剂。乙炔可用以照明、焊接及切断金属（氧炔焰），也是制造乙醛、醋酸、苯、合成橡胶、合成纤维等的基本原料。

中毒机制　乙炔为单纯窒息性气体，它在高浓度时尤其在局限空间内，对空气氧具有取代、排挤作用，致使空气氧含量减少，肺泡氧分压降低，动脉血氧分压和血红蛋白氧饱和度下降，导致机体组织缺氧而窒息，进而危害人体健康。纯乙炔属微毒类。经呼吸道进入人体，作用于中枢神经系统，具有麻醉作用，高浓度时可排挤空气中的氧而引起单纯性窒息。工业用乙炔中含有磷化氢、砷化氢等杂质而使毒性增加。

中毒表现　①急性中毒：人接触 $100mg/m^3$ 能耐受 30~60 分钟；吸入含量为 20% 的乙炔时引起明显缺氧症状和体征；吸入含量为 30% 的乙炔时出现共济失调；吸入含量 35% 的乙炔时，则在 5 分钟内引起意识丧失。人吸入高浓度乙炔后，先出现强烈兴奋，后转入昏迷、发绀、瞳孔反射消失，脉弱而不齐，最后呼吸停止。②亚急性和慢性中毒：动物长期吸入非致死性浓度乙炔，出现血红蛋白、网织细胞、淋巴细胞增多和中性粒细胞减少。病理检查有支气管炎、肺炎、肺水肿、肝充血和脂肪浸润。

诊断　有明确的职业史，相应的临床表现，并结合现场劳动卫生学调查，排除其他因素引起的类似疾病，方可诊断。诊断要点：①吸入一定浓度后有轻度头痛、头晕。②吸入高浓度时先兴奋、多语、哭笑不安，继而头痛、眩晕、恶心、呕吐、步态不稳、嗜睡。③严重者出现昏迷。④乙炔急性毒性主要是因为高浓度时置换了空气中的氧，引起单纯性窒息，缺氧是主要致病、致死原因。

治疗　①急性中毒的处理：尽快脱离中毒现场，立即吸入新鲜空气。严密观察生命体征。危重者易发生中枢性呼吸循环衰竭，一旦发生应立即进行心肺复苏。呼吸停止者，立即人工呼吸，给予呼吸兴奋剂。并发肺水肿者，给予足量、短效糖皮质激素。氧疗法采用各种方法给予较高浓度（40%~60%）的氧，提高动脉氧分压，加速乙烯排出。积极防治脑水肿。②慢性中毒的处理：慢性中毒者应调离岗位，避免进一步的接触，并积极治疗。

预防　严格管理制度，制订并严格执行安全操作规程。定期检修设备，防止跑、冒、滴、漏。用乙炔作原料的工业要注意阀门及管道的密闭。加强通风排毒加净化措施，防止意外事故的发生。加强个人防护用品的应用，进入高浓度乙炔场所工作时，应佩戴防毒面具。加强职业安全卫生教育，增强自我防护意识，普及自救、互救知识与技能。

（邹堂春）

qíng jí jīnglèi huàhéwù zhòngdú

氰及腈类化合物中毒（cyanogen and nitriles compounds poisoning）　短期吸入高浓度氰化物所致的以中枢神经系统和呼吸系统症状为主的全身性疾病。一般为急性中毒。化学结构中含有氰基团（-CN）的化合物称氰化合物（cyanogen compounds），多用于工业，具有较强的毒性，可以经由呼吸道、胃肠道及皮肤侵入体内，是十分重要的工业毒物。其种类很多，分无机氰化物（氰类）和有机氰化物（腈类）两大类。无机氰化物包括氢氰酸、氰化钠、氰化钾、铁氰化钾、亚铁氰化钾、亚硝基铁氰化物、氯化氰、溴化氰、硫氰酸及其盐类等；有机氰化物包括腈类（乙腈、丙腈、丙烯腈）、异腈类（甲胩、乙胩）、氰酸酯类（氰酸甲酯、氰酸乙酯）、异氰酸酯类（甲苯二异氰酸酯）、硫氰酸酯类（硫氰酸甲酯、硫氰酸乙酯）、异硫氰酸类（异硫氰酸甲酯、异硫氰酸乙酯）等。

急性职业性氢氰酸中毒，多见于氢氰酸生产，制造其他氰化物、药物、活性染料、塑料、有机玻璃，以及在电镀、船舱和仓库烟熏杀虫灭鼠等生产使用过程中发生事故，设备老化或使用不当造成的泄漏，造成氢氰酸逸散。非职业性的生活中毒主要因过量进食苦杏仁、枇杷仁、桃仁、木薯、白果，以及误服含氢氰酸的食物、饮料等所致。

氰化合物的毒性主要来源于其在体内释放的氰基（CN^-），并且毒性强弱也主要取决于 CN^- 的释放量及释放速率。无机氰化物中，简单的氰类因在体内很容易解离出氰离子，因此多为剧毒物质；而较复杂的氰类及硫氰酸类化合物，在体内则不易解离出氰离子，故毒性均较低，主要由化合物本身引起毒性。有机氰化物中，腈和异腈化合物由于在体内可解离出一定量的氰离子，故具氰基毒性，毒性大小与该化合物在体内释出 CN^- 的难易程度有很大关系。

中毒机制　CN^- 可与多种金属离子（如铁、铜、锌）等结合，且这些金属离子是体内许多酶类的重要辅基，故此种结合可以直接导致酶失活。体内能与 CN^- 结合的酶类达 40 余种，在与 CN^- 结合的金属中，以三价铁离子（Fe^{3+}）与 CN^- 的亲和力最强，反应也最为迅速；由于 Fe^{3+} 为细胞呼吸过程中重要酶类氧化型细胞色素氧化酶的辅基，因此 CN^- 与 Fe^{3+} 的结合可以抑制呼吸酶从而中断生物氧化电子传递过程，使细胞丧失对氧的利用能力，引起"细胞窒息"，最终导致细胞生理功能停止、结构受损引起细胞死亡。此外，CN^- 还可使含有巯基的酶失活，从而增强其毒性。但 CN^- 对细胞呼吸酶抑制引起的"细胞窒息"作用对机体的危害最大。

在全身各组织器官中，中枢神经系统对于缺氧最为敏感，耐受性最小，反应亦最剧烈，是氰化物最主要的毒性靶器官。氰化物中毒时最先表型为大脑皮质的抑制，其次为基底节、视丘下部及中脑，严重时波及中脑及脑干，临床上可见患者迅速出现昏迷，并有全身强直性痉挛、呼吸停止等。血中游离的 CN^- 具有亲核性质，可以迅速进入红细胞，为血红蛋白中的二价铁（Fe^{2+}）所吸引。血浆中游离的 CN^- 与红细胞中的 CN^- 形成动态平衡，成为全身组织细胞输送 CN^- 的主要来源。由于 CN^- 虽然与 Fe^{3+} 有较强的亲和力，但与 Fe^{2+} 的亲和力较低，Fe^{2+} 不能与 CN^- 形成稳定复合物，故 CN^- 虽能大量进入红细胞，但不妨碍其携氧功能。但在氰化物中毒时，由于全身组织细胞在毒作用下丧失了利用氧的能力，因此静脉血仍可保持很高的含氧量，使静脉血呈鲜红色，皮肤黏膜及尸斑也可呈鲜红色。

中毒表现　小剂量氰化物中毒时，可出现呼吸深快、心率加速、血压升高表现，并伴有眼刺痛、流泪、咽干等眼和上呼吸道刺激症状，一般在脱离接触后 24 小时内回复。较大剂量氰化物中毒可引起心脏泵血功能障碍或衰竭、心搏出量下降、休克，甚至肺水肿。一般可将急性中毒临床表现分成 4 期。①前驱期。口服中毒者有口、咽部灼热感，恶心呕吐、呕吐物有苦杏仁味，同时伴有头痛、头晕、乏力、耳鸣、胸闷、大便紧迫感等。吸入中毒时可有眼、咽喉及上呼吸道刺激症状。两侧瞳孔先缩小后扩大，此后神志迅速模糊、昏迷。②呼吸困难期。呼吸困难、脉快、瞳孔先缩小后扩大，此后神志迅速模糊、昏迷。③惊厥期。强直性或阵发性惊厥，甚至角弓反张、大小便失禁、意识丧失。④麻痹期。全身肌肉松弛，反射消失，呼吸浅慢，最后呼吸、心搏停止。

实验室检查　较为特异的指标有如下几种。①血浆氰含量（CN^-P）。此为 CN^- 进入机体后在生物材料中最为直接的显示，取材方便，但 CN^- 在血浆中的半衰期较短，如一次摄入后 4 小时，CN^-P 已经接近正常水平，故 CN^-P 仅适用作急性接触水平的生物标志物，对慢性接触意义不大。一般将 $CN^-P > 0.038\mu mol/L$（$>1\mu g/L$）视为过量氰吸收，但急性氰化氢中毒时 CN^-P 多数在 $1.92\mu mol/L$（$50\mu g/L$）以上。②血浆氰酸盐含量（SCN^-P）。SCN^- 是 CN^- 在机体的主要代谢产物，其水平可大致反映 CN^- 的摄入量，且 SCN^- 在血浆的半衰期较长，一次摄入后 4 波浪线 8 小时，血浆中仍有较多量 SCN^- 存在，在临床应用中，SCN^-P 是优于 CN^-P 的氰接触水平的标志物。一般将 $SCN^- > 206.5\mu mol/L$（$>12mg/L$）者视为有过量氰吸收（包括慢性接触），急性中毒患者 SCN^-P 在 $861\mu mol/L$（$50mg/L$）以上，SCN^-P 若是长期维持在 $1722\mu mol/L$（$100mg/L$）以上，则有毒性作用，超过 $3099\mu mol/L$（$>180mg/L$）常可致死。③尿硫氰酸盐含量（SCN^-U）。其意义与 SCN^-P 相同，并且其排泄高峰与氰摄入时间有 3 小时左右的延搁期，并能保持 12 小时左右的高排泄状态，尤其适用于入院较迟、未能及时测定 CN^-P、SCN^-P 的患者。研究表明正常不吸烟者 SCN^-U 一般都在 $172\mu mol/24h$（$10mg/24h$）以下，吸烟者多在 $258\mu mol/24h$（$15mg/24h$）以下；查过以上数值可视为有过量的氰吸收，对慢性接触者尤有意义，急性中毒者此值多在正常值数倍以上。④乳酸性酸中毒，临床可在氰化氢中毒数十分钟内即见血浆乳酸明显增加，血浆 pH 值明显下降；此种乳酸性酸中毒的程度与中毒的严重度成正相关，故可作为 CN^- 的毒性效应的生物标志物。⑤高血糖，CN^- 对胰岛 B 细胞亦有可逆性毒性作用，严重中毒时可造成胰岛素分泌不足而引起血糖升高，因此临床常常将重度急性氰化氢中毒误诊为"糖尿病昏迷"。故血糖亦可作为 CN^- 毒性效应的生物标志物，但敏感性及特异性较弱。⑥动静脉血氧差，正常情况下此值约为 $6.67kPa$，除细胞窒息性毒物如氰化氢、硫化氢等外，其他病因不会使此值减小，此值越高，提示氰化氢中毒越重。

诊断 根据短时间内接触较大量氰化物的职业史，以中枢神经系统损害为主的临床表现，结合现场职业卫生学调查和实验室检测指标，综合分析，并排除其他病因所致类似疾病，方可诊断。可分为轻度中毒和重度中毒，轻度中毒的诊断表标准为明显头痛、胸闷、心悸、恶心、呕吐、乏力、手足麻木，尿中硫氰酸盐浓度往往增高，并出现下列情况之一者：①轻中度意识障碍。②呼吸困难。③动静脉血氧浓度差小于4%或动－静脉血氧分差明显减小。④血浆乳酸浓度大于4mmol。出现下列情况之一者为重度中毒：①重度意识障碍。②癫痫大发作样抽搐。③肺水肿。④猝死。

治疗 ①迅速脱离现场，清洗污染皮肤、更换污染衣物；口服中毒者立即洗胃、并灌服活性炭；严密观察，注意病情变化。②迅速给予解毒治疗，轻度中毒者可静脉注射硫代硫酸钠溶液或使用亚硝酸盐－硫代硫酸钠疗法，重度中毒者立即使用亚硝酸盐－硫代硫酸钠疗法，并可根据病情重复应用硫代硫酸钠。③给氧，可采用吸入纯氧（100% O_2）或行高压氧治疗。④积极防治脑水肿、肺水肿，如早期足量应用糖皮质激素、抗氧化剂及脱水剂、利尿剂等。⑤积极给予其他对症及支持治疗，纠正酸中毒，维持水、电解质平衡及微循环稳定。⑥对呼吸或心搏骤停者，立即进行心肺复苏术。⑦其他处理。轻度中毒患者治愈后可恢复原工作；重度中毒患者，应调离原作业，需进行劳动能力鉴定者按《职工工伤与职业病致残程度鉴定标准》（GBT 16180-2006）处理。

预防 改革工艺，采用无氰电镀。密闭操作系统，加强通风排毒，控制工作场所空气中氰化氢的最高容许浓度为1mg/m³。严守操作规程，加强个人防护。备用防护口罩、防毒面具，于必要时使用。同时在工作场所要备用急救药品和简单器材。定期体格检查。凡患者有肾脏、呼吸道、皮肤、甲状腺等慢性疾病及精神抑郁、嗅觉不灵者，不宜从事氰及腈类化合物相关作业。

（林忠宁）

qínghuàqīng zhòngdú

氰化氢中毒（hydrogen cyanide poisoning） 机体吸入氰化氢后，引起氧的供给、摄取、运输和利用发生障碍，使全身组织细胞得不到或不能利用氧，而导致组织细胞缺氧窒息的中毒表现和全身性疾病。氰化氢是具有苦杏仁气味的无色液体，易溶于水、酒精和乙醚，易在空气中均匀弥散，在空气中可燃烧，在空气中的含量达到5.6%～12.8%时，具有爆炸性。其水溶液称氢氰酸（hydrocyanic acid）。氢氰酸属于剧毒类。化工生产是氰化氢主要的职业性接触机会，如氰化氢的制备、化工生产的副产物（如氰化钾与硫磺制备产生的硫氰酸钾）、用作化工合成原料（如丙酮和氰化氢反应制取丙酮氰醇）。除化工生产外，电镀业常使用大量氰化物，生产中有大量氰化氢逸出。氰化氢还用于冶金工业及熏蒸灭虫、灭鼠等。《国家职业卫生标准》（GBZ 2-2002）中规定工作场所中氢氰酸的最高容许浓度为1mg/m³。国内外氰化物中毒事故时有报道，病死率仍高。

中毒机制 氰化氢液体可被消化道及皮肤吸收，其蒸气尚可经呼吸道侵入体内，且最容易解离出CN⁻而迅速发挥毒性，故为氰化物中作用最快、毒性最强、最具CN⁻毒性作用特点的物质。具体病因及发病机制见氰及腈类化合物中毒。

中毒表现 急性中毒：高剂量氰化氢进入体内可在数分钟内引起死亡，发病十分迅速；如剂量较小，则病程进展较为缓慢，可大致分为4个阶段：①前驱期：接触低浓度氰化氢时，可先出现眼及上呼吸道刺激症状，如流泪、流涕，后头瘙痒，口中有苦杏仁味或者金属味，口唇麻木；继而出现恶心、呕吐，并伴有逐渐加重的全身症状，如耳鸣、眩晕、乏力。此时如立即停止接触或采取治疗措施，症状可很快消失。②呼吸困难期：若前驱期患者未及时脱离接触或采取治疗措施进入此期，此期特点为呼吸困难十分明显，由于前述症状不断加剧，且伴视力及听力下降，患者常有恐怖感。如能在此期脱离接触，迅速治疗，预后仍较好，多能痊愈。③痉挛期：患者意识丧失，牙关紧闭，并不断出现全身阵发性强直性痉挛；呼吸浅而不规则，心搏慢而弱且有心律失常；血压逐渐下降，体温逐渐降低；各种反射均消失，并能引出病理反射，但皮肤黏膜与色泽常保持鲜红，为重要的临床特点。此期已有重要器官功能受累，在进行解毒治疗的同时，应注意保护各重要器官功能，减少后遗症发生。④麻痹期：患者陷入深度昏迷，全身痉挛停止，各种反射消失，脉搏甚弱且不规则，血压明显下降，呼吸浅慢不规则，心律失常，呼吸有随时停止的可能。此期为中毒最为严重的征兆，各种器官均明显受损，后遗症较多。上述四期临床表现为延续性病程进展，很难划分明确界限，严重中毒时可很快出现抽搐、痉挛、昏迷，而无明显的前驱期、呼吸困难期。

长期在超过卫生容许浓度环境中工作，或者经常反复地有较大量氰化氢急性吸入，均可对健康产生一定影响，可表现为慢性刺激症状，如慢性结膜炎、慢性咽炎；神经衰弱综合征；运动功能障碍；甲状腺肿大。

实验室检查 检测方法见氰及腈类化合物中毒。

诊断 中国已颁布《职业性急性氰化物中毒诊断标准》（GBZ209-2008），主要诊断原则如下。

急性中毒 诊断并不困难，以下几点有助于诊断：①有氰化氢明确接触史，特别是有短时间内吸入较多量氰化氢气体，或皮肤污染氢氰酸，误服氢氰酸的病史。②同岗位或者同班组人员具有相同的、具有特征性临床表现，如衣物及呼出气带苦杏仁味、呼吸困难而肤色泛红、静脉血呈鲜红色、起病急骤且易出现强直性痉挛等。③及时抽取血液标本，可见血浆氰含量（CN^-P）明显升高，此外中毒后 12 小时内亦可见血浆氰酸盐含量（SCN^-P）明显升高，24 小时内可见尿硫氰酸盐含量（SCN^-U）明显升高。病情的分级主要依靠临床症状及体征，前述实验室指标仅能够提示有无氰化氢接触及其程度，而无法精确提示中毒的严重度。急性氰化氢中毒需注意与硫化氢中毒、一氧化碳中毒、苯的硝基或氨基化合物中毒、有机溶剂中毒、癫痫、脑出血、糖尿病、有机磷中毒、有机氟中毒等鉴别。

慢性中毒 诊断尚有一定难度，因起病缓慢，且缺乏特异性指标；CN^-P、SCN^-P、SCN^-U 升高仅能提示患者确实接触氰化氢，而不能提示是否有慢性氰化氢中毒。尚无职业性慢性氰化氢中毒的国家标准，因此需根据患者接触情况、血中 SCN^- 水平、同工作者发病情况、临床特点、实验室及器械检查结果综合分析谨慎地做出诊断；一时无法诊断者，可暂时调离氰作业岗位，并予积极治疗。

治疗 急性中毒：由于氰化氢毒性强烈迅速，无延迟作用，故出现氰化氢症状者无需留观或给予治疗，但出现症状者应尽快积极处理，不应有任何延误。要点如下。①立即脱离现场到空气新鲜处，同时注意抢救人员的自身防护。②呼吸、心搏骤停者，应立即进行心肺脑复苏术，复苏后即予氧气吸入。③急性中毒病情进展迅速，应立即就地应用解毒剂。④解毒方法：立即吸入亚硝酸异戊酯，随后 3% 亚硝酸钠静注，再以同一针头注入 25%~50% 硫代硫酸钠。必要时 1 小时后重复注射；或用 4-二甲氨基苯酚 2 肌内注射；还有研究采用 4-二甲氨基苯酚及氨基苯丙酮，也收到了很好的治疗效果。⑤口服者用 0.2% 高锰酸钾或 5% 硫代硫酸钠洗胃。⑥对症处理。

预防 氰化氢因中毒后起病急骤，严重者可在数分钟内致人死亡，故在预防上尤其重要。①工业生产应尽力做到密闭化、机械化、自动化，严防跑、冒、滴、漏，镀铜、镀镍工艺中尽量采用无氰电镀；避免手工操作。②生产设备与操作室隔离，注意维持设备间负压状态。③含氰废物应回收处理，严禁向周围环境直接排放；检修含氰设备或处理事故时应佩戴供氧式或过滤式防毒面具，并有专人在旁监护；进入密闭容器操作时，须严格遵守操作规程，在充分用氧气、空气置换后才可进入。④严格执行各项规章制度，加强防毒知识教育，学会自救、互救方法，车间及工作场所应配急救设备和药品、供氧设施，并保证作业者会使用；作业者应有经常性健康监护，包括尿硫氰酸盐测定，如发现有职业禁忌证，应立即调离岗位。

（林忠宁）

苯的氨基及硝基化合物中毒（aromatic amino and nitro compounds poisoning） 苯的氨基和硝基化合物是含氨基或硝基的化合物，由苯或其同系物苯环上的氢原子被一个或几个氨基（$-NH_2$）或硝基（$-NO_2$）取代形成。比较常见的有苯胺（aniline）（见苯胺中毒）、苯二胺（见苯二胺中毒）、联苯胺（见联苯胺中毒）、三硝基苯、三硝基甲苯（见三硝基甲苯中毒）、硝基氯苯等，苯胺和硝基苯（nitrobenzene）是代表性化合物。共同点为：沸点高、挥发性低，常温下呈固体或液体状态，多难溶或不溶于水，易溶于脂肪、醇、醚、氯仿及其他有机溶剂。如苯胺的沸点为 184.4℃，硝基苯为 210.9℃，联苯胺为 410.3℃。

（张正东）

苯的氨基化合物中毒（aromatic amino compounds poisoning） 短期内吸收大量苯的氨基化合物所致的以高铁血红蛋白血症、溶血性贫血或肝脏损害为主要病变的全身性疾病。在染料、制药、橡胶、炸药、合成树脂、油漆、塑料等行业可接触到苯的氨基化合物。进入机体主要经呼吸道和皮肤，吸收后形成高铁血红蛋白症、溶血、中毒性肝病以及肾脏的损害。一般轻中度中毒者均可治愈，不留后遗症；重症中毒者可留下永久性伤残。苯或其同系物（如甲苯、二甲苯、酚）苯环上的氢原子被一个或几个氨基（－NH₂）取代后，即形成芳香族氨基化合物。在苯环不同位置上的氢原子可由不同数量的氨基取代而形成种类繁多的衍生物。常见的苯的氨基化合物有苯胺（见苯胺中毒）、苯二胺（见苯二胺中毒）、联苯胺（见联苯胺中毒）等，其中苯胺是该类化合物的主要代表。此类化合物在常温下是固体或液体，挥发性低、沸点高（如苯胺为 184.4℃），难溶或不溶于水，易溶于脂肪、醇、醚、氯仿及其他有机溶剂，具有脂溶性的特点。几种主要的苯的氨基化合物的基本特性见表。

苯的氨基化合物广泛应用于印染、染料及染料中间体制造、制药、印刷、橡胶、炸药、农药、涂料、香料、油墨及塑料等工业。在生产条件下，苯的氨基化合物主要以粉尘或气溶胶的形态存在于空气中，既可经呼吸道吸入体内，也可经完整的皮肤吸收。由于皮肤富含脂肪组织，特别是皮肤潮湿时，可以增加毒物的吸收量。如高温和劳动强度较大时，皮肤表层毛细血管扩张，血流量增加，也可促进毒物的吸收。经皮吸收率随气温、相对湿度的增加而增加。急性苯的氨基化合物中毒大多数由于操作不慎，在生产中毒物液体直接喷洒或在分装、搬运及装卸过程中沾染皮肤所致。经消化道吸收而发生中毒者少见。

中毒机制 该类化合物吸入体内后，经氧化后转化为氨基酚，由肾脏随尿排出，苯胺的转化较快。所产生中间代谢产物的毒性常较母体化合物大。

苯的氨基化合物的毒作用大多数可引起高铁血红蛋白血症、溶血、使红细胞中的珠蛋白变性形成赫恩小体（Heinz body）等。但由于苯环上氨基的结合位置及数目不同，不同化合物的毒作用可有所不同，如苯胺以形成高铁血红蛋白为主要毒作用；邻甲苯胺可引起血尿；联苯胺和萘胺可致膀胱癌。一般来说，氨基取代的数目越多，毒性也越大。烷基、羧基、磺基取代或乙酰化可使毒性大大减弱。在苯胺分子中含有氯时，对血液的毒性更大。此类化合物的主要毒作用如下。

高铁血红蛋白血症 正常人血红蛋白分子含二价铁（Fe²⁺），与氧结合为氧合血红蛋白。当血红蛋白中铁丧失一个电子，被氧化为三价铁（Fe³⁺）时，即称为高铁血红蛋白（methemoglobin，Met-Hb）。正常人血 Met-Hb 仅占血红蛋白总量的1%左右，并且较为恒定。当血中 Met-Hb 量超过1%时，称为高铁血红蛋白血症。高铁血红蛋白不仅本身不能携氧，还妨碍血红蛋白释放氧，使氧不易释放到组织中去，进一步加重组织缺氧。绝大多数苯的氨基化合物均具有引起高铁血红蛋白的特性。高铁血红蛋白的变化是可逆的，停止接触毒物后，红细胞中的酶系统能使之还原，如给予

表　几种主要的苯的氨基化合物的基本特性

名称	理化性质	毒作用特点	工业用途
苯胺	相对分子质量93.12，油状液体，有特殊臭味及烧灼味。溶于醇、醚、苯、氯仿；相对密度1.022；熔点－6.2℃，沸点184.4℃	形成高铁血红蛋白及变性珠蛋白小体，可发生溶血性贫血，对中枢神经系统及肝、肾有不同程度的损害。对人的急性致死量约为10g	制造染料，合成药物，作为染料、塑料和离子交换树脂的中间体
硝基苯胺	相对分子质量138.12，黄色结晶，溶于水、醇、醚	强烈的高铁血红蛋白形成剂，有溶血作用，长期大量接触也可致肝损害	制造偶氮染料
5-氯－邻甲苯胺	相对分子质量141.6，灰色固体	可发生严重的出血性膀胱炎	用于染料合成
氯苯胺	相对分子质量127.57，无色或淡黄色结晶，溶于水、醇、醚	对位可形成高铁血红蛋白，邻位易引起肝、肾损害，间位两者均有。对人的急性致死量约为1g	制造染料、药物、杀虫剂、杀菌剂
苯二胺	相对分子质量108.14，淡灰色结晶，溶于水、醇、醚	有皮肤致敏作用，引起过敏性接触性皮炎；吸入粉尘引起支气管哮喘	制造染料、显影剂、合成树脂、固体化、表面活性剂
萘胺	相对分子质量143.18，白色或淡红色结晶，溶于醇、醚，微溶或不溶于水	长期接触可引起膀胱癌、接触性皮炎及重度高铁血红蛋白症，对人的急性致死量约为10g	染料中间体，橡胶硫化的促进剂
联苯胺	相对分子质量184.23，白色或淡红色粉末状或片状结晶，溶于醇、醚，微溶于水	长期接触引起出血性膀胱炎和膀胱癌，对人体的急性致死量约为10g	制造染料、化学试剂

还原剂则可使其还原速度加快。

溶血作用　维持红细胞生存，需不断供给还原型谷胱甘肽，其主要作用为：①维持细胞膜的正常功能。②与还原型辅酶Ⅱ一起防止血红蛋白氧化或使高铁血红蛋白还原。③使红细胞内产生的过氧化物分解，起解毒作用。当苯的氨基化合物进入人体后，其中间产物可使还原型谷胱甘肽减少，细胞膜失去保护作用而导致红细胞破裂，产生溶血。此外，苯的氨基化合物也可直接作用于红细胞内珠蛋白分子中的巯基，使珠蛋白变性形成赫恩小体。赫恩小体的形成可通过两条途径损伤红细胞：一是通过二硫键（-S-S-）形成二硫化合物，从而影响红细胞膜的结构和功能；二是红细胞因赫恩小体的形成而减少了表面积，对阳离子的通透性增加，导致红细胞寿命缩短。具有赫恩小体的红细胞容易发生溶血反应，但溶血程度与赫恩小体的量不一定成平行关系。

神经系统损害　由于苯的氨基化合物具有脂溶性，故容易损害富含类脂质的神经系统，可使神经细胞脂肪变性、发生自主神经功能紊乱、引起视神经损害，甚至可引起脑水肿。

泌尿系统损害　该类毒物及代谢产物可直接作用于肾脏，引起肾实质损害，也可继发于大量溶血，引起肾脏间接性损害。部分患者早期可出现化学性及出血性膀胱炎。

皮肤损害及致敏作用　有些化合物对皮肤有强烈的刺激作用和致敏作用，如对苯二胺可引起接触性及过敏性皮炎。一般在接触数日至数周后发病，脱离接触及进行适当治疗皮损可痊愈。此外，个别过敏体质者，接触对苯二胺后，还可发生支气管哮喘。

晶体损害　本类化合物中环三次甲基三硝苯胺（黑索金）可引起白内障。

致癌作用　公认β-萘胺、联苯胺为职业性膀胱癌的主要致癌物。发病工龄一般在15年以上，长者可达数十年。此外，动物实验还证实4-氨基联苯能致肝和膀胱肿瘤，金胺为肝致癌物等。

中毒表现　包括以下几方面。

急性中毒　①轻度中毒：表现为头晕、头痛、无力、食欲不振，口唇、指甲、面颊、耳壳等处呈现发绀。高铁血红蛋白一般在10%～30%，外周血红细胞中能检出少量赫恩小体。②中度中毒：全身中毒症状加重，并可出现气短、心悸、耳鸣、手指麻木、步态不稳、恶心、呕吐等症状，可有轻度溶血性贫血、化学性膀胱炎，肝脏可能肿大伴压痛，皮肤、黏膜明显发绀。高铁血红蛋白在30%～50%，赫恩小体20%～30%。③重度中毒：呼吸急促，心率增快，心音弱，可出现意识障碍、昏迷、休克等，可伴有重度溶血性贫血及较严重的肝、肾损害。重度发绀，皮肤、黏膜呈铅灰色。高铁血红蛋白、赫恩小体分别高达50%以上。

慢性中毒　①轻度中毒：有明显及持续的神经衰弱综合征表现及心动过速、过缓、多汗等自主神经功能障碍。可有食欲不振、恶心、腹胀等症状，伴肝大、肝功异常。可有轻度贫血。②重度中毒：除上述症状外，出现明显的贫血、肝功异常。有些毒物可引起黄色肝萎缩。

诊断　急性苯的氨基化合物中毒的诊断可依据国家标准《职业性急性苯的氨基、硝基化合物中毒的诊断》（GBZ 30-2015）。

治疗　包括以下几方面。

一般治疗　立即将患者移至新鲜空气处静卧，立即脱去毒物污染的衣服。用温肥皂水（忌用热水）洗净皮肤上沾染的毒物，注意指甲、毛发和皮肤皱褶部位的清洗。苯胺污染的皮肤可用5%醋酸或乙醇清洗。吸氧，如吸入含5%～7% CO_2 的氧气更好，必要时进行人工呼吸。轻度中毒口服葡萄糖及维生素C，中重度中毒可给予静脉注入葡萄糖及维生素C。

特效治疗　甲亚蓝（美蓝）为特效解毒剂。轻度中毒可用1%美蓝溶液加入25%～50%葡萄糖液静脉注入。中度、重度中毒，美蓝的首次用量为每日一次。必要时重复注射2～3日，同时并用地塞米松。如无美蓝可用10%～25%硫代硫酸钠静脉滴入。维生素 B_{12} 与美蓝有协同作用，可每天肌内注射。维生素C也能促使高铁血红蛋白变为血红蛋白，但效果不如美蓝，每日静脉滴入。严重者可输新鲜血。

对症治疗　治疗原则同内科对症治疗。

预防　包括以下几方面。

改革工艺流程及设备　尽量用低毒或无毒代替有毒的新工艺方法，如用1-磺酸β-萘胺代替β-萘胺；用湿的联苯胺盐酸盐代替联苯胺。生产过程操作实行密闭、自动化。采用隔离间进行仪表控制操作、机械手代替人工操作等以避免工人直接接触毒物。

建立检修制度，遵守操作规程　尽量杜绝或减少跑、冒、滴、漏现象，在有毒作业及设备检修过程中，做好个人防护。

合理使用防护设备，遵守卫生条例　作业工人均应穿合适的工作服、内衣、橡胶防护手套及长筒胶鞋。检修时还应戴送风式防毒面具。溅上液体化合物时，要立即更换并用温水洗净皮肤污染处或全身。不在车间内吸烟、进食；工作服、手套应勤洗勤更换等。

做好就业上岗前体检和定期体检 发现职业禁忌证，如血液病、肝肾疾病、心血管疾病、内分泌病、神经系统疾病、慢性皮肤病（如经久不愈的慢性湿疹、银屑病等）。

卫生技术措施 加强机械通风或采取局部通风，使可能溢出的毒物排出车间，并有净化回收装置。防止车间温度过高，减少有害气体的蒸发。

（张正东）

bǎn de xiāojīhuàhéwù zhòngdú

苯的硝基化合物中毒（aromatic nitro compounds poisoning）

职业性苯的硝基化合物中毒是短期内吸收大量苯的硝基化合物所致的以高铁血红蛋白血症、溶血性贫血或肝脏损害为主要病变的全身性疾病。在染料、制药、橡胶、炸药、合成树脂、油漆、塑料等行业可接触到苯的硝基化合物。进入机体主要经呼吸道和皮肤，吸收后形成高铁血红蛋白症、溶血、中毒性肝病以及肾脏的损害。一般轻中度中毒者均可治愈，不留后遗症；重症中毒者可留下永久性伤残。苯或其同系物（如甲苯、二甲苯、酚）苯环上的氢原子被一个或几个硝基（－NO₂）取代后，即形成芳香族硝基化合物。在苯环不同位置上的氢原子可由不同数量的硝基、卤素或烷基取代而形成种类繁多的衍生物。常见的苯的硝基化合物有硝基苯、二硝基苯、三硝基甲苯（见三硝基甲苯中毒）、硝基氯苯等，其中硝基苯是该类化合物的主要代表。此类化合物在常温下是固体或液体，挥发性低、沸点高（如硝基苯为 210.9℃），难溶或不溶于水，易溶于脂肪、醇、醚、氯仿及其他有机溶剂，具有脂溶性的特点。几种主要的硝基化合物的基本特性见表。

苯的硝基化合物广泛应用于印染、染料及染料中间体制造、制药、印刷、橡胶、炸药、农药、涂料、香料、油墨及塑料等工业。在生产条件下，苯的硝基化合物主要以粉尘或气溶胶的形态存在于空气中，既可经呼吸道吸入体内，也可经完整的皮肤吸收。由于皮肤富含脂肪组织，特别是皮肤潮湿时，可以增加毒物的吸收量。如高温和劳动强度较大时，皮肤表层毛细血管扩张，血流量增加，也可促进毒物的吸收。经皮吸收率随气温、相对湿度的增加而增加。急性苯的硝基化合物中毒大多数由于操作不慎，在生产中毒物液体直接喷洒或在分装、搬运及装卸过程中沾染皮肤所致。经消化道吸收而发生中毒者少见。

中毒机制 该类化合物吸入体内后，硝基苯经还原后转化为氨基酚，由肾脏随尿排出。但硝基苯的转化速度较慢。所产生中间代谢产物的毒性常较母体化合物大。

苯的硝基化合物的毒作用大多数可引起高铁血红蛋白血症、溶血、使红细胞中的珠蛋白变性形成赫恩小体（Heinz body）等。但由于苯环上硝基的结合位置及数目不同，不同化合物的毒作用可有所不同，如硝基苯对神经系统毒作用明显；三硝基甲苯则以肝、晶体损害为明显。一般来说，硝基取代的数目越多，毒性也越大。烷基、羧基、磺基取代或乙酰化可使毒性大大减弱。在硝基苯分子中含有氯时，对血液的毒性更大。此类化合物的主要毒作

表　几种主要的苯的硝基化合物的基本特性

名称	理化性质	毒作用特点	工业用途
三硝基甲苯	相对分子质量 227.13，灰黄色结晶，味苦，溶于醇、醚，不溶于水	引起重度性肝病、中毒性白内障，也可有中毒性贫血及再生障碍性贫血。对人的急性致死量为 1～2g	制造炸药、染料、照相、药品原料
二硝基苯酚	相对分子质量 184.11，无色或黄色结晶，微溶于醇、醚、水	能引起肝、肾及中枢神经系统损害，可有高热及代谢亢进	染料、炸药、显影剂、有机合成、木材防腐、杀虫剂及除锈剂
硝基苯	相对分子质量 123.11，无色或微黄色有苦杏仁味液体，易溶于醇、醚，不溶于水	形成高铁血红蛋白症较苯胺慢，恢复也慢，毒性较苯胺大，可发生溶血性贫血、中毒性肝损害	染料、香料、医药、炸药等有机合成原料和中间体
硝基氯苯	相对分子质量 157.6，淡黄色结晶，易溶于醇、醚，不溶于水	与硝基苯相似，但毒性略强于硝基苯，以邻位硝基氯苯毒性最大	染料及有机合成中间体
邻－二硝基苯	相对分子质量 168.11，无色或黄色固体，溶于醇、氯仿、苯，不溶于水	强烈的高铁血红蛋白形成剂，毒性较苯胺、硝基苯大，长期接触能致肝损害	染料、染料中间体及炸药制造

用如下表。

高铁血红蛋白血症 正常人血红蛋白分子含二价铁（Fe^{2+}），与氧结合为氧合血红蛋白。当血红蛋白中铁丧失一个电子，被氧化为三价铁（Fe^{3+}）时，即称为高铁血红蛋白（methemoglobin，Met-Hb）。正常人血 Met-Hb 仅占血红蛋白总量的1%左右，并且较为恒定。当血中 Met-Hb 量超过1%时，称为高铁血红蛋白血症。高铁血红蛋白不仅本身不能携氧，还妨碍血红蛋白释放氧，使氧不易释放到组织中去，更加重组织缺氧。绝大多数苯的硝Ⅱ基化合物均具有引起高铁血红蛋白的特性。高铁血红蛋白的变化是可逆的，停止接触毒物后，红细胞中的酶系统能使之还原，如给予还原剂则可使其还原速度加快。

溶血作用 维持红细胞生存，需不断供给还原型谷胱甘肽。还原型谷胱甘肽主要作用为：①维持细胞膜的正常功能。②与还原型辅酶一起防止血红蛋白氧化或使高铁血红蛋白还原。③使红细胞内产生的过氧化物分解，起解毒作用。当苯的硝基化合物进入人体后，其中间产物可使还原型谷胱甘肽减少，细胞膜失去保护作用而导致红细胞破裂，产生溶血。此外，苯的硝基化合物也可直接作用于红细胞内珠蛋白分子中的巯基，使珠蛋白变性形成赫恩小体。赫恩小体的形成可通过两条途径损伤红细胞：一是通过二硫键（-S-S-）形成二硫化合物，从而影响红细胞膜的结构和功能；二是红细胞因赫恩小体的形成而减少了表面积，对阳离子的通透性增加，导致红细胞寿命缩短。具有赫恩小体的红细胞容易发生溶血反应，但溶血程度与赫恩小体的量不一定成平行关系。

肝脏损害 常在中毒后 2～4 天左右出现，以硝基化合物所致的肝脏损害较为常见，发生中毒性肝病、脂肪肝甚至引起急性肝坏死。二硝基苯以及三硝基甲苯对肝脏损害最严重。一般认为是此类化合物进入人体后，在硝基还原酶的催化下，生成硝基阴离子自由基，从而启动自由基及生物膜脂质过氧化，导致膜损伤及钙失衡，产生细胞结构和功能的破坏，甚至细胞死亡。肝脏损害的病理改变主要为肝实质改变，早期出现脂肪变性，晚期可发展为肝硬化，严重的可发生急性、亚急性肝萎缩。

神经系统损害 由于苯硝基化合物具有脂溶性，故容易损害富含类脂质的神经系统，可使神经细胞脂肪变性或发生自主神经功能紊乱或引起视神经损害，甚至可引起脑水肿。

泌尿系统损害 本类毒物及代谢产物可直接作用于肾脏，引起肾实质损害，也可继发于大量溶血，引起肾脏间接性损害。部分患者早期可出现化学性及出血性膀胱炎。

皮肤损害及致敏作用 有些化合物对皮肤有强烈的刺激作用和致敏作用。如二硝基氯苯可引起接触及过敏性皮炎。一般在接触数日至数周后发病，脱离接触及进行适当治疗皮损可痊愈。此外，个别过敏体质者，接触二硝基氯苯后，还可发生支气管哮喘。

晶体损害 本类化合物中三硝基甲苯、二硝基酚可引起白内障。

中毒表现 包括以下几方面。

急性中毒 ①轻度中毒：表现为头晕、头痛、无力、食欲不振，口唇、指甲、面颊、耳壳等处呈现发绀。高铁血红蛋白一般在 10%～30%，外周血红细胞中能检出少量赫恩小体。②中度中毒：全身中毒症状加重，并可出现气短、心悸、耳鸣、手指麻木、步态不稳、恶心、呕吐等症状，可有轻度溶血性贫血、化学性膀胱炎，肝脏可能肿大伴压痛，皮肤、黏膜明显发绀。高铁血红蛋白在 30%～50%，赫恩小体 20%～30%。③重度中毒：呼吸急促，心率增快，心音弱，可出现意识障碍、昏迷、休克等，可伴有重度溶血性贫血及较严重的肝、肾损害。重度发绀，皮肤、黏膜呈铅灰色。高铁血红蛋白、赫恩小体分别高达 50% 以上。

慢性中毒 ①轻度中毒：有明显及持续的神经衰弱综合征表现及心动过速、过缓、多汗等自主神经功能障碍。可有食欲不振、恶心、腹胀等症状，伴肝大、肝功异常。可有轻度贫血。②重度中毒：除上述症状外，出现明显的贫血、肝功异常。有些毒物可引起黄色肝萎缩。

诊断 急性苯的硝基化合物中毒的诊断可依据国家标准《职业性急性苯的氨基、硝基化合物中毒的诊断》（GBZ 30-2015）。

治疗 包括以下几方面。

一般治疗 立即将患者移至新鲜空气处静卧，立即脱去毒物污染的衣服。用温肥皂水（忌用热水）洗净皮肤上沾染的毒物，注意指甲、毛发和皮肤皱褶部位的清洗。吸氧，如吸入含 5%～7% CO_2 的氧气更好，必要时进行人工呼吸。轻度中毒口服葡萄糖及维生素 C，中重度中毒可给予静脉注入葡萄糖及维生素 C。

特效治疗 亚甲蓝（美蓝）为特效解毒剂。轻度中毒可用 1% 美蓝溶液加入 25%～50% 葡萄糖液静脉注入。中重度中毒，美蓝的首次用量每日一次。必要是重复注射 2~3 日，同时并用地塞米松。

如无美蓝可用 10%~25% 硫代硫酸钠静脉滴入。维生素 B_{12} 与美蓝有协同作用，可每天肌内注射。维生素 C 也能促使高铁血红蛋白变为血红蛋白，但效果不如美蓝，每日静脉滴入。严重者可输新鲜血。

对症治疗 治疗原则同内科对症治疗。

预防 包括以下几方面。

改革工艺流程及设备 尽量用低毒或无毒代替有毒的新工艺方法，如用 1-磺酸 β-萘胺代替 β-萘胺；用湿的联苯胺盐酸盐代替联苯胺。生产过程操作实行密闭、自动化。采用隔离间进行仪表控制操作、机械手代替人工操作等以避免工人直接接触毒物。

建立检修制度，遵守操作规程 尽力杜绝或减少跑、冒、滴、漏现象。在有毒作业及设备检修过程中，做好个人防护。

合理使用防护设备，遵守卫生条例 作业工人均应穿合适的工作服、内衣、橡胶防护手套及长筒胶鞋。入釜检修时还应戴送风式防毒面具。溅上液体化合物时，要立即更换并用温水洗净皮肤污染处或全身。不在车间内吸烟、进食；工作服、手套应勤洗勤更换等。

做好就业上岗前体检和定期体检 发现职业禁忌证，如血液病、肝肾疾病、心血管疾病、内分泌病、神经系统疾病、慢性皮肤病（如经久不愈的慢性湿疹、银屑病等）。

卫生技术措施 加强机械通风或采取局部通风，使可能溢出的毒物排出车间，并有净化回收装置。防止车间温度过高，减少有害气体的蒸发。

（张正东）

liánběn'àn zhòngdú

联苯胺中毒（diaminobiphenyl poisoning） 接触联苯胺引起的中毒反应。联苯胺的固体和蒸气可经呼吸道、胃肠道、皮肤进入人体。吸入后可引起恶心、呕吐，损害肝和肾脏。对皮肤可引起接触性皮炎；对黏膜有刺激作用；长期接触可引起出血性膀胱炎，膀胱复发性乳头状瘤和膀胱癌。联苯胺和它的盐都是致癌物质。联苯胺的浓度只要达到 6.7ppb，对人体就有致癌的风险。4,4-二氨基联苯俗称联苯胺，分子式为（$C_6H_4NH_2$）$_2$，摩尔质量 184.24g/mol，外观为白色或微带淡红色的稳定针状结晶或粉末，可燃，露置于空气中光线照射时颜色加深。密度 1.25g/cm，熔点 122~125℃，难溶于冷水，微溶于热水、乙醚，易溶于乙酸、稀盐酸和乙醇。国际癌症研究机构（International Agency for Research on Cancer，IARC）将其归入第一类致癌物，有强烈的致癌作用，是染料合成的中间体，在染色的棉纺织品中容易超标，该物质还曾用于氰化物的测定。

一般常用的是联苯胺的盐类，工业上多用其硫酸盐，而实验室中多用盐酸盐和乙酸盐。联苯胺的化学性质与苯胺类似，可以与亚硝酸发生重氮化反应生成重氮盐，此盐与芳香胺或酚偶联，可得到多种染料，是染料合成的重要中间体。联苯胺及其盐都是有毒且会致癌的物质，固体及蒸气都很容易通过皮肤进入体内，引起接触性皮炎，刺激黏膜，损害肝和肾脏，且会造成膀胱癌和胰腺癌。

中毒机制 联苯胺可经呼吸道、胃肠道、皮肤进入人体。对皮肤可引起接触性皮炎；对黏膜有刺激作用；长期接触可引起出血性膀胱炎，膀胱复发性乳头状瘤和膀胱癌。联苯胺在体内的代谢产物均具有氧化血红蛋白为高铁血红蛋白的能力，造成机体组织缺氧，引起一系列的损害。联苯胺的毒性属中等毒性。急性毒性：半数致死量（LD_{50}）为 309mg/kg（大鼠经口）；214mg/kg（小鼠经口）；致癌性：联苯胺进入内环境后，靶器官为膀胱。小鼠皮下最低中毒剂量 8mg/kg（35 周，间断）致癌阳性；大鼠经口最低中毒剂量 4 500mg/kg（30 天，间断）致癌阳性；人吸入最小中毒浓度 18mg/m^3×13 年（间断）致癌阳性。

中毒表现 包括以下几方面。

急性中毒 主要引起高铁血红蛋白血症，短时间内吸入大量的联苯胺可引起急性中毒。早期表现为发绀，呈蓝灰色，称为"化学性发绀"。当血中高铁血红蛋白占血红蛋白总量的 15% 时即可出现发绀，于口唇、甲床、面颊、耳郭等处，以舌部最明显；当高铁血红蛋白增高至 30% 以上时，即出现神经系统症状，如头晕、头痛、乏力、恶心、手指麻木及视物模糊等；高铁血红蛋白升高至 50% 时，缺氧症状更为严重，可出现心悸、胸闷、呼吸困难、精神恍惚、恶心、呕吐、抽出等表现。

慢性中毒 长期慢性接触可引起类神经症，如头晕、头痛、倦乏无力、失眠、记忆力减退、食欲缺乏等，并出现轻度发绀、贫血、肝脾大等；重者可出现周围神经损害，出现感觉异常，肢端麻木等症状。

诊断 根据国家诊断标准

《职业性急性苯的氨基、硝基化合物中毒的诊断》（GBZ 30-2015）。

治疗 包括以下几方面。

一般治疗 皮肤接触，立即脱去污染的衣物，用肥皂水及清水彻底冲洗。眼睛接触，立即提起眼睑，用大量流动清水或生理盐水冲洗。吸入，迅速脱离现场至空气新鲜处。呼吸困难时给输氧。呼吸停止时，立即进行人工呼吸，就医。食入，误服者给漱口，饮水，洗胃后口服活性炭，再给以导泻，就医。灭火方法，雾状水、泡沫、二氧化碳、干粉、砂土。

对症治疗 高铁血红蛋白症的治疗，接触反应需休息，服用含糖饮料、维生素 C，必要时高渗葡萄糖、维生素 C、小剂量美蓝治疗。

预防 操作人员必须经过专门培训，严格遵守操作规程；密闭操作，提供充分的局部排风，操作尽可能机械化、自动化；设备检修人员工作时应佩戴过滤式防毒面具、防护眼镜、防毒物渗透工作服及耐油手套。

(张正东)

èrxiāojīběnfēn zhòngdú

二硝基苯酚中毒（dinitrophenol poisoning） 接触二硝基苯酚引起的中毒反应。二硝基苯中毒可引起机体烦躁不安、全身无力、胸闷、心率和呼吸加快、抽搐、肌肉强直，以致昏迷。最后可因血压下降、肺及脑水肿而死亡，慢性中毒有肝肾损害、白内障及周围神经炎，可使皮肤黄染，引起湿疹样皮炎，偶见剥脱性皮炎。2,4-二硝基苯酚又称 2,4-二硝基酚。分子式 $C_6H_4N_2O_5$，分子量 184.11，淡黄色固体。沸点升华，熔点 112~114℃，在冷水中微溶，可溶于乙醇、丙酮、苯、氯仿、

乙酸乙酯、甲苯、吡啶等。

中毒机制 可经吸入、食入、皮肤吸收进入人体。本品直接作用于能量代谢过程，可使细胞氧化过程增强，磷酰化过程抑制。六种异构体以本品毒性为大。急性毒性：半数致死量（LD_{50}）为 30mg/kg（大鼠经口），700mg/kg（豚鼠经皮），最小致死剂量（minimum lethal dose，MLD）4.3mg/kg（人经口）；刺激性：家兔经皮：300mg（4周），间歇，轻度刺激；致突变性：大肠杆菌 200ppm（3小时）；生殖毒性：小鼠腹腔最低中毒剂量（TDL_0）有胚胎毒性；危险特性：遇火种、高温、摩擦、振动或接触碱性物质、氧化剂时均易引起爆炸。与重金属粉末能起化学反应生成金属盐，增加敏感度。粉尘在流动和搅拌时，会有静电积累。

中毒表现 包括以下几方面。

急性中毒 表现为皮肤潮红、口渴、大汗、烦躁不安、全身无力、胸闷、心率和呼吸加快、体温升高（可达 40℃ 以上）、抽搐、肌肉强直，以致昏迷。最后可因血压下降、肺及脑水肿而死亡。成人口服致死量约 1g。

慢性中毒 有肝肾损害、白内障及周围神经炎。可使皮肤黄染，引起湿疹样皮炎，偶见剥脱性皮炎。

标准 中国车间空气中有害物质的最高容许浓度（TJ36-79）为 $1mg/m^3$。

治疗 皮肤接触：立即脱去污染的衣物，用肥皂水及清水彻底冲洗。眼接触：立即提起眼睑，用大量流动清水或生理盐水冲洗。吸入：迅速脱离现场至空气新鲜处。呼吸困难时给输氧。呼吸停止时，立即进行人工呼吸，就医。食入：误服者给漱口、饮水，洗

胃后口服活性炭，再给以导泻，就医。

预防 操作人员必须经过专门培训，严格遵守操作规程；密闭操作，提供充分的局部排风，操作尽可能机械化、自动化；设备检修人员工作时应穿戴过滤式防毒面具、防护眼镜、防毒物渗透工作服及耐油手套；工作现场禁止吸烟、进食、饮水；进行就业前和定期体检。

(张正东)

sānxiāojīběnjiǎxiāo'àn zhòngdú

三硝基苯甲硝胺中毒（trinitrophenylmethylnitramine poisoning） 接触三硝基甲硝胺引起的中毒反应。三硝基苯甲硝胺中毒可引起皮肤被黄染，出现眼结膜刺激症状，严重者皮炎可加剧，散布全身，呈丘疹、疱疹和湿疹，有胃肠道症状如腹痛、呕吐；体重减轻；中枢神经系统兴奋（如失眠、反射亢进等）；也可见到白细胞增多和轻度贫血。2,4,6-三硝基苯甲硝胺又称硝基胺。分子式 $C_7H_5N_5O_8$，分子量 287.15，白色或淡色结晶粉末。熔点 130℃，沸点 187℃，不溶于水，溶于乙醇、乙醚。主要用作引起爆药、导爆索及雷管的副装药。

中毒机制 侵入途径为吸入、食入。受热，接触明火，或受到摩擦、振动、撞击时可发生爆炸，着火后会转为爆轰。燃烧（分解）产物为一氧化碳、二氧化碳、氮氧化物。

中毒表现 包括以下几方面。

急性影响 其主要危害由粉尘引起，接触后皮肤被黄染，出现眼结膜刺激症状。开始接触 2~3 周内颈、胸、背和前臂内侧可发生皮炎，最先为红斑，后脱屑。严重者皮炎可加剧，散布全身，呈丘疹、疱疹和湿疹表现。如粉

尘浓度高，接触后可发生头痛、鼻出血、干咳、支气管痉挛等症状。偶见腹泻和月经异常。

慢性影响　有胃肠道症状如腹痛、呕吐；体重减轻；中枢神经系统兴奋（如失眠、反射亢进等）。也可见到白细胞增多和轻度贫血。

标准　美国车间卫生标准 $1.5mg/m^3$。

治疗　皮肤接触：立即脱去污染衣物，用肥皂水及清水彻底冲洗。眼接触：立即提起眼睑，用大量流动清水或生理盐水冲洗。吸入：应迅速脱离现场至空气新鲜处。呼吸困难时给输氧。呼吸停止时，立即进行人工呼吸。就医。误服（食）者给予漱口、饮水，洗胃后口服活性炭，再给予导泻。

预防　操作人员必须经过专门培训，严格遵守操作规程；密闭操作，提供充分的局部排风，操作尽可能机械化、自动化；设备检修人员工作时应穿戴过滤式防毒面具、防护眼镜、防毒物渗透工作服及耐油手套；工作现场禁止吸烟、进食、饮水；进行就业前和定期体检。

（张正东）

sānxiāojījiǎběn zhòngdú

三硝基甲苯中毒（trinitrotolue-nepoisoning）　接触过量三硝基甲苯（TNT）引起的主要损害晶状体、肝和血液系统的疾病。急性中毒出现高铁血红蛋白血症、发绀及中枢神经系统抑制。慢性中毒除神经衰弱综合征外，主要表现为中毒性白内障、中毒性肝炎及低色素性贫血及再生障碍性贫血，有"三硝基甲苯面容"，即面色苍白，口唇及耳郭青紫。除脱离接触外，急性中毒可使用高铁血红蛋白还原剂（美蓝等），慢性中毒可对症治疗。对白内障尚无特异治疗。2，4，6-三硝基甲苯又称 TNT，化学式 $C_6H_2CH_3(NO_2)_3$，分子质量227.13，为白色或淡黄色针状结晶，无臭，有吸湿性。熔点 $80.35 \sim 81.1℃$，沸点 $240℃$（爆炸），难溶于水、乙醇、乙醚，易溶于氯仿、苯、甲苯、丙酮。

中毒机制　可经皮、呼吸道、消化道侵入。急性毒性：大鼠经口最小致死剂量（minimum lethal dose，MLD）为 700mg/kg，兔经口 MLD 为 500mg/kg，人在 $>2mg/m^3$ 环境中产生不悦感，并引起血液轻度改变。人经口 1mg/kg 连续 4 天，未见血液方面改变。人的急性致死量估计为 $1 \sim 2g$。

中毒表现　包括以下几方面。

急性中毒　接触三硝基甲苯后局部皮肤染成橘黄色，约 1 周左右在接触部位发生皮炎，表现为红色丘疹，以后丘疹融合并脱屑。大部分人继续接触中皮疹消退，少数人病情加重。短期内吸入高浓度三硝基甲苯粉尘，可在数天后发生发绀、胸闷、呼吸困难、高铁血红蛋白血症等。

慢性中毒　全身症状表现为面色苍白，口唇和耳郭呈青紫色的"三硝基甲苯面容"，有的可为肤色掩盖，不易显露。还可能出现气急、头痛、乏力、食欲下降及晨起呕吐等表现。临床上可分为下列 4 种类型。①中毒性胃炎：患者食欲下降，上腹部剧痛，恶心、呕吐及便秘，与进食无关。胃镜发现单纯性胃炎。②中毒性肝炎：接触量多者多在 3 个月以上发生肝大伴压痛，肝功能异常。如发生黄疸，预后不佳。脱离接触，好转较快。③贫血：为低色素性贫血，可伴网状细胞增多、尿胆原和尿胆红素阳性、赫恩氏小体阳性、点形红细胞增加等。严重者可发展至再生障碍性贫血，表现为进行性贫血，全血细胞减少以及骨髓增生不良。④中毒性白内障：发生率最高，发病与工龄一般成正比。个别人接触高浓度不足一年亦可发病。初起时晶状体周边部环形暗影，随病情发展可出现中央部环形或圆盘状混浊。由于白内障呈环状分布，故对中央视力影响不大。

诊断　依据《职业性慢性三硝基甲苯中毒的诊断标准》（GBZ 69-2011）。

治疗　适当休息，加强营养，对症处理。

三硝基甲苯白内障治疗　①按白内障常规治疗处理：白内停等眼药水滴眼，中药如杞菊地黄丸、石斛夜光丸等口服，维生素 C 和维生素 E 口服治疗。②晶体完全混浊者，可施行白内障摘除术，术后酌情配矫正眼镜，有条件者可行人工晶体植入术。

中毒性肝病治疗　①脱离三硝基甲苯接触。②对症和支持疗法：卧床休息，进食营养丰富易消化食物，静脉补充葡萄糖和维生素 C；保肝药物的使用，如肝太素每日三次，维生素 B 每日三次。③重症者应用糖皮质激素：氢化可的松静滴，必要时输血和人体血蛋白。

再生障碍性贫血治疗　①脱离三硝基甲苯接触。②雄激素应用：司坦唑醇每日三次，丙酸睾丸酮肌注每日一次，疗程 $3 \sim 6$ 个月。治疗中注意肝功能。③糖皮质激素的使用：泼尼松每日三次；氢化可的松静滴以减轻出血倾向和抑制急性反应。④预防和控制感染。⑤必要时输血。有条件时可行骨髓移植。

预防　包括以下几方面。

接触控制 ①工艺改革。在三硝基甲苯的混合、装料等工序应予密闭，采取自动化操作并设置局部通风。②遵守安全操作规程。尽量减少皮肤的接触。③定期检修：生产设备应定期维修，尽可能降低粉末和蒸气的浓度。④工种轮换制。每1～2年轮换一次，可减少三硝基甲苯在体内的蓄积，防止肝部病变的发展。定期检查肝功能、血红蛋白和晶体。凡肝功能异常明显或有贫血时，结合尿中代谢物的测定，及时调离岗位。

职业禁忌证 各种肝脏疾病、乙肝表面抗原携带者、各种血液病、晶体混浊或白内障以及严重的全身性皮肤病者，均不宜从事本作业。

监护性体检 对三硝基甲苯作业工人需就业前体检；以及每年一次的监护性体检。检查项目包括内科、眼科的全面检查，肝功能检查、乙肝表面抗原测定及血象检查等。

个人防护及作业防护 工作时穿紧袖工作服，下班后彻底洗手并淋浴。可用含10%亚硫酸钾肥皂清洗。也可用浸于9∶1的酒精氢氧化钠溶液的棉球擦手，洗净者不出现黄色。工作服亦可用同样原理测试清洗程度。

（张正东）

gāofēnzǐhuàhéwù zhòngdú
高分子化合物中毒（macro-molecular compound poisoning） 在加工、受热时，与空气中的氧接触，在受热、紫外线和机械作用下可被氧化，此时产生的裂解气和烟雾毒性较大，吸入后可致急性肺水肿和化学性肺炎，此外其在燃烧过程中受到破坏，热分解时可产生各种有毒气体，吸入后可引起急性中毒。高分子化合物

又称聚合物（polymer）、共聚物，指由众多原子或原子团主要以共价键结合而成的相对分子量>10,000的化合物，是由相对分子质量很高的分子聚集而成的化合物，又称为高分子、大分子等。由于高分子多由小分子通过聚合反应而形成，因此也常被称为聚合物或共聚物，用于聚合的小分子则被称为"单体（monomer）"。如聚氯乙烯是由许多氯乙烯分子聚合而成。

高分子化合物就其来源可分为天然高分子化合物和合成高分子化合物两大类。常见的天然高分子化合物如纤维素、蛋白质、蚕丝、橡胶、淀粉等；合成高分子化合物如各种塑料，合成橡胶，合成纤维、涂料与粘接剂等。按其骨架和主链的成分，又分为有机高分子化合物和无机高分子化合物两大类。高分子化合物具有机械、力学、热学、声学、光学、电学等许多方面的优异性能，表现为强度高、质量轻、隔热、隔音、透光、绝缘性、耐腐蚀等特性，其应用形式主要包括五大类：塑料（plastics）、合成纤维（synthetic fiber）、合成橡胶（synthetic rubber）、涂料（coating）和粘胶剂（bonding agent）等，广泛应用于工业、农业、医学、化工、建筑、通讯、国防、日常生活用品等方面，也广泛应用于医学领域。

高分子化合物的基本生产原料有煤焦油、天然气、石油裂解气和少数农副产品等，以石油裂解气应用最多，主要为不饱和烯烃和芳香烃类化合物，如乙烯、丙烯、丁二烯、苯、甲苯、二甲苯等。常用的单体多为不饱和烯烃、芳香烃及其卤代化合物、氰类、二醇和二胺类化合物，这些化合物多数对人体健康有不良

影响。

在单体生产和聚合过程中，需要各种助剂（添加剂），包括催化剂、引发剂（促使聚合反应开始）、调聚剂（调节聚合物的分子量达一定数值）、凝聚剂（使聚合形成的微小胶粒凝聚成粗粒或小块）等。在聚合物树脂加工塑制为成品的成型加工过程中，为改善聚合物的外观和性能，也要加入各种助剂，如稳定剂（增加聚合物对光、热、紫外线的稳定性）、增塑剂（改善聚合物的流动性和延展性）、固化剂（使聚合物变为固体）、润滑剂、着色剂、发泡剂、填充剂等。

生产过程分为四个部分，即生产基本的化工原料；合成单体；单体聚合或缩聚；聚合物树脂的加工塑料和制品的应用。如腈纶的生产过程，先由石油裂解气丙烯与氨作用，生成丙烯腈单体，然后聚合为聚丙烯腈，经纺丝制成腈纶纤维，再织成各种织物；又如聚氯乙烯塑料的生产过程，先由石油裂解气乙烯与氯气作用生成二氯乙烯，再裂解生成氯乙烯，然后经聚合成为聚氯乙烯树脂，再将树脂加工为成品，如薄膜、管道、日用品等。

中毒机制 在高分子化合物生产过程的各阶段，作业者均可接触到不同类型的毒物。而主要来自于3方面：生产基本的化工原料、合成单体的生产过程；生产中的助剂；高分子化合物在加工、受热时产生的毒物。

高分子化合物本身在正常条件比较稳定，对人体基本无毒，但在加工或使用过程中可释出某些游离单体，对人体造成一定危害，如氯乙烯、丙烯腈，对接触者可致急慢性中毒，甚至引起职业性肿瘤；脲醛树脂对皮肤的刺

激作用大于酚醛树脂，是因其所含的游离单体甲醛较多之故。

在单体生产和聚合或缩聚过程中可接触各种助剂，由于助剂与聚合物分子大多数只是机械结合，因此很容易从聚合物内部逐渐移行至表面，进而与人体接触或污染水和食物等，影响人体健康。如含铅助剂的聚氯乙烯塑料，在使用中可析出铅，因而不能用作储存食品或食品包装；又如邻苯二甲酸（2-乙基己基）酯（Di 2-Ethyl Hexyl Phthalate，DEHP）是聚氯乙烯塑料的主要增塑剂，将血液保存在该聚氯乙烯贮血袋中3周，血液中可检出增塑剂DEHP 0.50～0.75mg/L；用含增塑剂DEHP的聚氯乙烯塑料管做血液透析时，可引起部分患者产生非特异性肝炎，血液中可析出10～20mg/L的DEHP；改用不含DEHP增塑剂的塑料管做透析后，肝炎症状和体征消失。DEHP对人类为一可能的潜在致癌物。助剂的种类繁多，在生产高分子化合物中一般接触量较少，其危害没有生产助剂时严重。助剂中的氯化汞、无机铅盐、磷酸二甲苯酯、二月桂酸二丁锡、偶氮二异丁腈等毒性较高；碳酸酯、邻苯二甲酸酯、硬脂酸盐类等毒性较低；有的助剂如顺丁烯二酸酐、六次甲基四胺、有机铝、有机硅等对皮肤黏膜有强烈的刺激作用。

某些高分子化合物在加热或氧化时，可产生毒性极强的热裂解产物，如对聚四氟乙烯加热从510～700℃时，热裂解产物中全氟异丁烯的含量可从微量增加至30%，热裂解产物的毒性也随之增高。高分子化合物加工、受热时产生的裂解气和烟雾毒性较大。聚氯乙烯在温度高于300℃时可裂解为氯化氢和二氧化碳等，600℃时有少量光气、氯气。聚四氟乙烯在高温下可裂解为剧毒的全氟异丁烯、氟光气、氟化氢等，吸入后可致急性肺水肿和化学性肺炎。高分子化合物在燃烧过程中受到破坏，热分解时产生各种有毒气体，其中一氧化碳和缺氧是主要危害。含碳、卤族元素（氯、氟）以及含氮的聚合物燃烧时，可生成窒息性或刺激性气体，如一氧化碳、氯化氢、氟化氢、氰化氢、氯气、光气等，对机体危害尤大，吸入后可引起急性中毒。

高分子化合物生产中某些化学物质的远期效应——致癌、致突变、致畸作用，值得引起重视。氯乙烯单体在20世纪70年代初及以后的动物实验、临床观察和流行病学调查研究证实为确认致癌物，可引起肝血管肉瘤和肝癌。之后，人们对与之化学结构类似的苯乙烯、丙烯腈、2-氯丁二烯、1，1-二氯乙烯等进行了研究，发现它们在体内的代谢方式大致类似，均可被氧化为环氧化物，后者具有强烈的烷化作用，主要与核酸共价结合，导致遗传物质DNA损伤，进而引起致癌和致突变作用。丙烯腈对动物具有致癌作用。不少化学物还具有致畸和生殖毒性作用。因此，对这些与氯乙烯化学结构类似的单体和一些如环氧氯丙烷、有机氟等高分子化合物生产中的其他毒物，对人是否具有致癌作用等远期效应，需加强动物实验、临床观察和流行病学调查研究，做好防治工作。

高分子化合物本身无毒或毒性很小。但某些高分子化合物粉尘，可致上呼吸道黏膜刺激症状。酚醛树脂、环氧树脂等对皮肤有原发性刺激或致敏作用。聚氯乙烯等高分子化合物粉尘对肺组织具有轻度致纤维化作用。

中毒表现　眼和呼吸道刺激症状，并有胸闷、干咳等；严重者尚有心悸、胸痛、发绀、两肺干湿啰音，甚至出现肺泡型肺水肿，此时可见呼吸急促、发绀明显、烦躁不安、咳大量泡沫痰。高浓度吸入或皮肤污染为职业性急性中毒的主要原因，主要表现为头痛、头晕、乏力、恶心、呕吐、胸闷、手足麻木、口唇发绀、意识障碍，严重者可发生昏迷、强直性抽搐，甚至呼吸循环衰竭、死亡。

高分子化合物的诊断、治疗和预防，以氯乙烯为例介绍。

诊断　具体可参见《职业性氯乙烯中毒诊断标准》（GBZ90-2002）。

治疗　急性中毒：应迅速将中毒者移至空气新鲜处，立即脱去被污染的衣服，用清水清洗被污染的皮肤，注意保暖、卧床休息。急救措施和对症治疗原则同内科对症治疗。

慢性中毒：可给予保肝及对症治疗。符合外科手术指征者，可行脾脏切除术。肢端溶骨症患者应尽早脱离接触。

预防　①加强生产设备及管道的密闭和通风，将车间空气中氯乙烯的浓度控制在职业接触限值以内（PC-TWA 10mg/m³）。②进釜出料和清洗之前，先通风换气，或用高压水或无害溶剂冲洗，经测定釜内温度和氯乙烯浓度合格后，佩戴防护服和送风式防毒面罩，并在他人监督下，方可进釜清洗。③加强健康监护，每年体检1次，接触高浓度者每1～2年做手指X线检查，并检查肝功能。精神、神经系统疾病、肝肾疾病及慢性皮肤患者禁止从事氯乙烯作业。

（张正东）

yǒujīfújùhéwù zhòngdú

有机氟聚合物中毒 (organic fluoride polymer poisoning)

工业生产中短时吸入过量有机氟单体、残液气或热裂解物，引起以呼吸系统损害为主的急性中毒。有机氟聚合物本身无毒或基本无毒，但某些单体、单体制备中的裂解气、残液气及聚合物的热裂解产物具有一定毒性，有的为剧毒物。有机氟种类很多，以氟代烃类、氟烷烃类和氟烯烃类的毒性较大。氟代烃类化合物的分子中含氟原子数目越多，毒性就越大，如氟烯烃类的八氟异丁烯 > 六氟丙烯 > 四氟乙烯 > 三氟氯乙烯 > 二氟乙烯 > 氟乙烯，其中八氟异丁烯为剧毒（见八氟异丁烯中毒）。氟聚合物本身较为稳定，但加热至 300～400℃时产生的裂解气可引起聚合物烟尘热。当聚四氟乙烯加热至 400℃时产生水解性氟化物，如氟化氢和氟光气，对呼吸道有强烈的刺激作用，可导致肺水肿。加热至450℃以上可产生四氟乙烯、六氟丙烯、八氟环丁烷和八氟异丁烯等，温度越高，散发出的成分越多，毒性亦就越大。

有机氟广泛用于制造塑料、橡胶、医药、制冷、高能燃料、杀虫剂和杀菌剂等。在有机氟聚合物的制造过程中，管道溢漏、残液处理不当、加工时自控失灵、电焊、高温切割、管道检修或更换阀门、垫圈时均可接触其热裂解物而引起中毒。

工业生产中多见二氟一氯甲烷和四氟乙烯的裂解气，以及聚四氟乙烯和聚全氟乙丙烯的单体或热分解产物等有机氟气体。这些化合物可通过多种途径进入机体，工业上以呼吸道吸入为主，在体内与血浆蛋白结合，还可与糖脂、磷脂和中性脂肪结合，结合后的氟化物主要分布在肺、肝、肾，动物实验发现其可通过脑脊液进入脑实质。在体内主要经肝脏代谢，在还原型辅酶Ⅱ和氧的参与下进行脱氢反应，生成氟乙醇或氟乙醛，再经辅酶Ⅰ转化生成氟乙酸；或与葡萄糖醛酸、硫酸结合，经呼吸道和肾脏排出。

中毒机制　氟烷烃和氟烯烃类的主要靶器官是肺，通过直接刺激呼吸道和肺泡产生毒作用，尤其是氟光气、氟化氢和八氟异丁烯、二氟化氢等，以八氟异丁烯毒性最大。其他除三氟氯乙烯有肾毒性外，大多为低毒性。有研究认为，裂解气、残液气及聚合物热解产物中有一些是强氧化物质，通过脂质过氧化作用产生大量过氧化氢破坏细胞亚微结构，导致细胞坏死，使肺泡壁通透性增高，血浆渗出，形成急性间质性肺水肿，支气管坏死，管壁充血水肿，大量炎症细胞浸润，支气管黏膜坏死、脱落，连同黏液、炎症细胞、红细胞等凝成团块，栓塞支气管腔，形成"阻塞性支气管炎"，引起支气管及细支气管坏死及随后的纤维性变，影响肺通气功能。有的可引起心肌损害。残液气中毒时由于肺间质和肺泡水肿形成低氧血症，而缺氧可激活羟脯氨酸酶，导致纤维细胞增生，使胶原纤维含量增高，因而形成肺纤维化；同时由于肺间质化学性炎症反应，巨噬细胞、中性粒细胞和淋巴细胞等免疫细胞对肺泡壁及其间质大量聚集和浸润，加上免疫球蛋白的反应从而加速肺纤维化。

中毒表现　包括以下几方面。

急性中毒　见于事故性吸入有机氟裂解气、裂解残液气和聚合物热裂解物。裂解气一般无明显上呼吸道黏膜刺激症状，因而常被忽视。根据吸入量及裂解气成分不同，一般潜伏期 0.5～24 小时，以 2～8 小时发病最多，但也有长达 72 小时者。

轻度中毒　吸入后 72 小时内出现头晕、头痛、咽痛、咳嗽、胸闷、乏力等症状。有咽部充血、体温升高、呼吸音粗糙、散在干湿啰音等体征。X 线示两肺纹理增多、增粗或紊乱，边缘模糊。

中度中毒　上述症状加重，出现烦躁、胸部紧束感、胸闷、胸痛、心悸、呼吸困难、轻度发绀。肺部局限性呼吸音减弱，两肺有较多干湿啰音。X 线两肺纹理增多、增粗、边缘模糊，有广泛网状阴影和散在小点状阴影，部分肺野呈毛玻璃状，肺野透亮度降低。

重度中毒　中度中毒临床症状加重，出现发绀、胸闷、气急、呼吸困难、咳粉红色泡沫痰。两肺呼吸音减弱或有弥漫的湿啰音，X 线两肺纹理增强紊乱、肺门增宽，两肺野透亮度降低，可见广泛的大小不等、形态不一、密度高、边缘不清的团片状阴影。较严重者可出现成人型呼吸窘迫综合征，表现为气促、发绀、鼻翼扇动、进行性呼吸窘迫，伴焦虑、烦躁、出汗等症状；也可出现头晕、头痛、乏力、恶心、嗜睡、运动不协调、意识减退甚至昏迷等神经系统症状。高浓度吸入中毒可伴有缺氧引起的震颤、惊厥和脑水肿。心脏也可受损，表现为心音低钝、心律失常、虚脱、心电图 S-T 段降低或升高或有心功能不全的临床表现。还可见肝、肾功能及血气分析异常，尿液检查可见微量蛋白、红细胞、白细胞，尿氟也可增高。

氟聚合物烟尘热 (fluoropolymer fume fever)　属特殊的临床

类型，通常发生在聚四氟乙烯、聚全氟乙丙烯热加工成型时，烧结温度在 350～380℃左右，作业工人吸入聚四氟乙烯热解物微粒所致，病程经过与金属烟热样症状相似。表现为发热、寒战、乏力、头晕、肌肉酸痛等，并伴有头痛、恶心、呕吐、呛咳、胸部紧束感、眼及咽喉干燥等。发热多在吸入后 30 分钟至数小时发生，体温 37.5～39.5℃，持续 4～12 小时。检查可见眼及咽部充血或扁桃腺肿大，白细胞总数及中性粒细胞增多，一般 1～2 天自愈。

慢性中毒 长期接触有机氟化合物生产、加工和使用过程中产生的裂解气和热解产物，可出现不同程度的类神经症，脑电图出现反映中枢神经系统抑制的 θ-慢波增多，α-波节律欠规则。还可见以氟离子形式沉积为特征的骨质增生等骨骼改变。

诊断 参照《国家职业性急性有机氟中毒诊断标准》（GBZ66-2002），有短期高浓度有机氟聚合物单体或热裂解物吸入的职业史及相应症状、体征，结合 X 线胸片、心电图、肾功能等检查所见，排除其他疾病，综合分析，方可诊断。诊断分为观察对象、急性中毒和氟聚合物烟尘热。

治疗 迅速将患者脱离现场，临床观察 24～72 小时。除氟聚合物烟尘热外，均需绝对卧床休息。早期给氧、镇静、保暖、退热等对症处理及支持疗法。为防治肺水肿，早期、足量、短程（3～5 天）应用糖皮质激素；并继续应用小剂量糖皮质激素治疗 1～2 周，以防肺纤维化的发生。其他急救和治疗措施与内科相同。出现中毒性心肌病变、肾病变时治疗与内科治疗相同。氟聚合物烟尘热，一般给予对症治疗。

预防 加强设备及管道的密闭、通风和维修保养，防止跑、冒、滴、漏；加强作业场所空气中毒物浓度监测，将车间空气中有机氟的浓度控制在职业接触限值以内；注意个人防护，保持良好卫生习惯，在采样、检修或处理残液时须佩戴供氧式防毒面具；职业禁忌证：凡有明显的呼吸、心血管系统和肝肾疾病者，均不宜从事有机氟工作。

（孙贵范）

lǜyǐxī zhòngdú

氯乙烯中毒（vinyl chloride poisoning） 在生产环境中长期接触氯乙烯气体引起的神经、消化、呼吸等系统病变以及导致肢端溶骨症或肝血管肉瘤的临床改变。氯乙烯分子式 $CH_2 = CHCl$，分子量 62.5，常温、常压下为无色气体，略具有芳香气味；加压或在 12～14℃ 时变为液体，凝固点 $-159.7℃$，沸点 $-13.9℃$，蒸气压 403.5kPa（25.7℃），蒸气密度 2.15g/L，闪点 $-78℃$。微溶于水，可溶于盐水、乙醇、二氯乙烷、轻汽油，极易溶于乙醚、四氯化碳；在阳光直射下可聚合成黏稠物质。易燃、易爆，与空气混合时的爆炸极限为 3.6%～26.4%（容积百分）。

氯乙烯生产始于 20 世纪 20 年代，主要作为制造聚氯乙烯塑料的单体，也可与丙烯腈、醋酸乙烯、偏氯乙烯等制成共聚物，用作绝缘材料、粘合剂、涂料，或制造合成纤维、薄膜；还可作为反应中间体或溶剂。氯乙烯合成过程中，在转化器、分馏塔、贮槽、压缩机及聚合釜、离心机处都可能接触到氯乙烯，特别是进入聚合釜内清洗或抢修、意外事故时，短时接触浓度最高。

中毒机制 氯乙烯主要通过呼吸道进入人体，液体氯乙烯污染皮肤时可部分经皮肤吸收。吸入人体的氯乙烯大部分以原形从呼吸道排出，少部分进入体内，分布于皮肤、肝脏、肾脏中。在停止接触氯乙烯 10 分钟内约有 82% 被排出体外，尿中可检出氯乙烯和氯乙醛。

氯乙烯代谢与浓度有关，低浓度吸入时，主要经醇脱氢酶途径在肝脏代谢，先水解为 2-氯乙醇，再形成氯乙醛和氯乙酸；吸入高浓度氯乙烯时，醇脱氢酶的代谢途径很快达到饱和，主要经肝微粒体细胞色素 P450 酶的作用而环氧化，生成高活性的中间代谢物环氧化物——氧化氯乙烯（chloroethylene oxide，CEO），后者不稳定，可自发重排（或经氧化）形成氯乙醛（chloroacetaldehyde，CAO），这些中间活性产物在谷胱甘肽 - S-转移酶催化下，与谷胱甘肽（glutathione，GSH）结合形成 S-甲酰甲基谷胱甘肽（S-formylmethyl glutathione），然后 GSH 分子中的谷氨酸与甘氨酸分离，使结合物水解，形成 S-甲酰甲基半胱氨酸（S-formylmethyl cysteine）随尿排出；或进一步氧化形成 N-乙酰 - S-（2-羟乙基）半胱氨酸［N-acetyl-s-（2-hydroxyethyl）cysteine］随尿排出；氯乙醛还可在醛脱氢酶作用下转变为氯乙酸（chloroacetic acid），部分经尿排出，部分与 GSH 结合，进一步氧化分解为 CO_2，形成硫代二乙酸（thiodiacetic acid）随尿排出。

中毒表现 包括以下几方面。

急性中毒 主要由检修设备或意外事故大量吸入氯乙烯所致，多见于聚合釜清釜和泄漏事故。主要表现为麻醉作用，轻度中毒有醉酒感，如眩晕、头痛、恶心、乏力、恶心、胸闷、嗜睡、步态蹒跚等；若及时脱离接触，吸入新鲜空气，症状可减轻或消失。重度中毒可出现意识不清、抽搐，并可有急性肺损伤甚至脑水肿表现，严重患者可持续昏迷甚至发生死亡。氯乙烯液体污染皮肤，可致局部麻木，随之出现红斑、水肿以至局部坏死等；污染眼部可呈明显刺激症状。

慢性中毒　长期接触氯乙烯，对人体健康可产生不同程度的影响，如类神经症、雷诺综合征、周围神经病、肢端溶骨症、肝脾肿大、肝功异常、血小板减少等，有人将这些症状称为"氯乙烯病"或"氯乙烯综合征"。①神经系统：以类神经症和自主神经功能紊乱为主，其中以睡眠障碍、多梦、手掌多汗为常见。②消化系统：有食欲减退、呃逆、恶心、腹胀、便秘或腹泻等症状，可有肝、脾不同程度肿大，也可有单纯肝功能异常。③肢端溶骨症（acroosteolysis，AOL）：多见于工龄较长者，特点为末节指骨骨质溶解性损害，早期可见手指麻木、疼痛、肿胀、僵硬等，X线常见一指或数指末节指骨粗隆边缘半月形缺损及骨折线，常见骨皮质硬化；严重者发展至指骨变粗变短，呈杵状指。④血液系统：有贫血倾向，伴轻微溶血，白细胞计数一般尚正常，但嗜酸性粒细胞可增多，重度患者多有血小板减少，凝血障碍等。⑤皮肤：有干燥、皲裂、丘疹、粉刺或手掌皮肤角化、指甲变薄等症状。⑥肿瘤：1974年美国首次报道3名氯乙烯清釜作业工人患肝血管肉瘤（hepatic angiosarcoma）。肝血管肉瘤较为罕见，一般人群其发病率约为0.014/10万。⑦其他：一定的生殖毒性；上呼吸道刺激症状；暂时性性功能障碍；甲状腺功能受损。

诊断　①急性氯乙烯中毒：短时间内吸入大剂量氯乙烯气体，以中枢神经系统麻醉为主要临床表现，并排除其他病因，方可诊断。②慢性氯乙烯中毒：有长期接触氯乙烯的职业史，主要有肝脏和（或）脾脏损害、肢端溶骨症及肝血管肉瘤等临床表现，结合实验室检查、现场危害调查与评价，综合分析，并排除其他疾病引起的类似损害，方可诊断。

治疗　包括以下几方面。

治疗原则　①急性中毒：应迅速将中毒者移至空气新鲜处，立即脱去被污染的衣服，用清水清洗被污染的皮肤，注意保暖，卧床休息。氯乙烯尚无特异解毒剂，仍以对症支持措施为主，治疗原则与内科相同。②慢性中毒：可给予保肝及对症治疗；脾大符合外科手术指征者，可行脾脏切除术；肢端溶骨症患者应尽早脱离接触。

其他处理　①急性中毒：轻度中毒者治愈后，可返回原岗位工作；重度中毒者治愈后，应调离有毒作业岗位。②慢性中毒：轻度中毒者和中度中毒者治愈后，一般应调离有害作业岗位；重度中毒者应调离有毒有害作业岗位，应予以适当的治疗和长期休息。如需职业病伤残程度鉴定，按《职工工伤与职业病致残程度鉴定标准》（GB/T16180-1996）处理。

预防　①严格进行上岗前职业卫生培训，加强职业卫生宣教。②加强生产设备及管道的密闭和通风，降低车间空气中氯乙烯浓度，将车间空气中氯乙烯的浓度控制在职业接触限值（PC-TWA 10mg/m³，PC-STEL25mg/m³）以内。③在出料和清釜时，进釜前需先进行釜内通风换气，或用高压水或无害溶剂冲洗，并经测定釜内温度和氯乙烯浓度合格后，佩戴防护服和送风式防毒面罩，并在他人监督下，方可入釜清洗。为防止粘釜和减少清釜次数及清釜时间，可在釜内涂以"阻聚剂"。④加强健康监护，每年1次体检，接触浓度高者每1～2年做手指X线检查，并查肝功。精神、神经系统疾病、肝肾疾病及慢性皮肤患者禁止从事氯乙烯作业。

（夏昭林　冯楠楠）

dīng'èrxī zhòngdú

丁二烯中毒（butadiene poisoning）

在生产活动过程中暴露过量丁二烯而引起的疾病状态。多见于橡胶行业的暴露工人。丁二烯是最简单的共轭二烯分子，为 $CH_2 = CH$ 单的共轭二烯分子，即 1，3-丁二烯（1，3-butadiene，BD），分子量54.09；熔点 $-108.9℃$；沸点 $-4.5℃$，相对密度0.62。为无色无臭气体，易液化；溶于醇和醚，也溶于丙酮、苯、二氯乙烷、醋酸戊酯和糠醛、醋酸铜氨溶液，不溶于水。易燃，与空气混合能形成爆炸性混合物；接触热、火或氧化剂易燃烧爆炸；若遇高热，可发生聚合反应，放出大量热能而引起容器破裂等爆炸事故。

丁二烯是生产合成橡胶（丁苯橡胶、顺丁橡胶、丁腈橡胶、氯丁橡胶）的主要原料；利用苯乙烯与丁二烯共聚，可生产出各种用途广泛的树脂（如ABS树脂、SBS树脂、BS树脂、MBS树脂）。此外，丁二烯还用于生产1,4-丁二醇（工程塑料单体）、己二腈（尼龙66单体）、环丁砜、蒽醌、四氢呋喃等化工产品。其主要接触途径有：①在以丁二烯为原料的橡胶生产中，工人主要经过呼吸道吸入。②从汽车尾气、木材燃烧、香烟烟雾、石油产品等均可能接触一定量的丁二烯。

中毒机制 2000 年美国卫生和人类服务部（US Department of Health and Human Services）将 BD 归为已知的人类致癌物；2002 年美国环保局（Environmental Protection Agency，EPA）将 BD 列为呼吸道侵入途径的人类致癌化学物；国际癌症研究机构已经在 2008 年将 BD 归类于确认人类致癌物（G1）。

职业流行病学调查显示，丁二烯职业接触人群发生淋巴系统和造血系统肿瘤的危险性明显升高。丁二烯本身不具有致癌性，其对机体的损伤与其在生物体内的代谢过程密切相关。进入体内的 BD，首先在细胞色素 P450 酶系（CYPs，人体内主要是 CYP2E1）氧化下，生成 1,2－环氧丁烯（EB），EB 可以直接与 DNA 和蛋白质反应；EB 可进一步氧化成 1,2,3,4-双环氧丁烷（DEB）或被微粒体环氧化物水化酶（mEH）水解成为 EB 二醇；后者在谷胱甘肽 S-转移酶（GST）作用下形成谷胱甘肽结合物，DEB 则被 mEH 催化生成 3,4-环氧－1,2-丁二醇（EBDiol），其可直接与 DNA 和蛋白质反应，未参加结合反应的 EBDiol 则与 GSH 结合后水解成三羟基尿代谢产物，最终经乙酰化作用裂解，产生巯基尿酸衍生物，通过尿液排泄。丁二烯的主要的环氧化代谢产物都可与蛋白质和 DNA 发生共价结合，具有遗传毒性。

毒理学资料显示，1,3-丁二烯的急性毒性：半数致死量（LD_{50}）为 5 480 mg/kg（大鼠经口）；致死中浓度（LC_{50}）为 285 000 mg/m³，4 小时（大鼠吸入）。亚急性和慢性毒性：大鼠吸入 30 mg/m³，81 天，造血功能亢进，心肌和肾脏有轻度退行性变。微生物致突变性：鼠伤寒沙门氏菌 2ppm。生殖毒性：大鼠吸入最低中毒浓度为 8 000ppm（6 小时），（孕后 6~15 天），对胎鼠的骨骼、肌肉有影响。基因毒性：在体外和体内实验中，可以引起点突变、染色体畸变、姊妹染色单体交换和微核。

中毒表现 急性刺激：本品具有麻醉和刺激作用，具有呼吸道刺激症状和消化道不适反应严重者可出现抽搐和昏迷。气体丁二烯可引起接触性皮炎，液体可造成皮肤冻伤；偶尔也可引起皮炎和周围神经病。长期接触可引起血压偏低、血沉偏快、血红蛋白偏低、血液中性粒细胞吞噬活动减低，白细胞和血小板计数减少，有报道严重者可发生白血病。丁二烯主要经过肝脏代谢，肾脏排泄，中毒者有伴随肝功下降、肾功能降低的情况。

急性中毒 人吸入 1% 浓度可引起头晕、头痛、恶心、口干、嗜睡、脉速等，并伴有上呼吸道刺激症状；在 17.6g/m³ 浓度下接触 8 小时，除眼和上呼吸道刺激症状外，无其他症状；在 30%~35% 浓度下，很快出现头痛、头晕、咽喉痛、耳鸣、全身无力、口有甜味、恶心等症状，有时有呕吐、醉酒状态、皮肤苍白、胸闷呼吸、困难和表浅、脉速等表现，后即转入意识丧失和抽搐。脱离接触后可迅速恢复，但头痛和嗜睡有时可持续一段时间。

慢性毒性 长期接触一定浓度丁二烯，可引起头晕、头痛、全身乏力、易激动或表情淡漠、失眠、记忆减退、注意力不能集中，另有鼻及咽喉不适、恶心、暖气、胃烧灼感、心悸、嗅觉减退等；常有角膜反射迟钝、腱反射亢进及眼睑、舌和手震颤等表现。调查结果显示，合成橡胶工人长期接触 100mg/m³ 左右浓度 BD 时，有类神经症、血压偏低、血沉偏快、血红蛋白偏低、血液中性粒细胞吞噬活动减低、C-反应蛋白阳性及眼和鼻咽黏膜轻度刺激症状等表现；有的还发现白细胞和血小板计数明显低于对照组，葡萄糖－6－磷酸脱氢酶（glucose-6-phosphatedehydrogenase，G-6-PD）降低及总胆固醇含量升高。

诊断 在中国，丁二烯职业中毒目前没有专门的急慢性诊断标准。可以参照《职业性急性化学物中毒诊断标准》（GBZ71-2002），根据明确的 1,3-丁二烯接触史，临床表现为急性化学性肺炎、肺水肿或急性胃肠炎等，结合实验室检查结果，诊断多无困难；同工作者同时发病有重要的提示意义。

急性 1,3-丁二烯中毒应注意与急性呼吸道感染、金属烟热、哮喘等鉴别。应进行纤维支气管镜检查，可明确气管、支气管的损伤部位和程度。定期进行胸部 X 检查，及时做血气分析及碳氧血红蛋白测定，以了解呼吸功能和肺部病变。

慢性长期接触时，应当定期进行体检，密切观察血象变化，尤其是白细胞变化和造血功能能力，检查其遗传损伤情况。

治疗 视病情需要可早期给予短程大剂量糖皮质激素、吸氧，并注意保持呼吸道通畅；如有呼吸困难，应立即给予机械呼吸。皮肤接触立即脱去被污染的衣着，用大量流动清水冲洗，至少15分钟后就医。眼接触者应提起眼睑，用流动清水或生理盐水彻底冲洗后就医。慢性中毒处理同一般临床处理，对症治疗，着重改善血象和造血功能；保肝护肾。

预防 中国 2002 年制定的时间加权平均容许浓度为 5mg/m³（GBZ2-2002-71-36-3），美国职业安全与卫生管理局（Occupational Safety and Health Administration, OSHA）1997 年规定的职业接触限值为 1ppm，约为 2.2mg/m³。①1,3-丁二烯作业工人应做就业前体检和年度健康检查。各种肾脏疾病、慢性呼吸系统疾病、肝脏疾病、贫血、高血压、软骨病等应列为职业禁忌证。②生产操作过程中，接触高浓度时应佩戴自吸过滤式防毒面具（半面罩）。必要时，戴化学安全防护眼镜，戴一般作业防护手套，穿防静电工作服。③工作现场严禁吸烟，应避免长期反复接触。进入反应罐、限制性空间或其他高浓度区作业时，须有人监护。

（夏昭林　张光辉）

lǜdīng'èrxī zhòngdú

氯丁二烯中毒（chloroprene poisoning）

吸收氯丁二烯蒸气或液体所致的急性或慢性全身性疾病。是中国的法定职业病。氯丁二烯分子式为 $CH_2 = CCl - CH = CH_2$，熔点 -130℃，相对密度 0.96（水 =1），闪点 -22℃，自燃温度 320℃，常温下为无色有特殊刺鼻气味的易挥发液体，稍溶于水，易溶于乙醇、乙醚、苯、氯仿等有机溶剂，主要用作生产氯丁橡胶的单体。氯丁橡胶生产和加工时可逸出氯丁二烯，其中毒症状与氯乙烯类似。中国氯丁橡胶生产工艺流程仍沿用电石乙炔法，其工艺流程为：电石加水产生乙炔（乙炔工段），乙炔二聚成乙烯基乙炔，再与氯气作用生成氯丁二烯单体（合成工段），单体经聚合、干燥（长网工段）等加工成市售氯丁橡胶。整个工艺过程中，大致可以分为两个阶段：合成阶段与聚合阶段。合成阶段最后的反应部分才出现氯丁二烯，聚合阶段自始至终都可能有氯丁二烯接触。

中毒机制 氯丁二烯属中等毒类，可经呼吸道、消化道及皮肤吸收，大部分在体内转化为环氧化中间产物，可抑制巯基酶活性。急性中毒以中枢神经系统抑制和呼吸道刺激作用的表现为主，有呼吸道黏膜刺激症状，重症出现血压下降甚至意识丧失。慢性中毒以肝损害和神经衰弱综合征为主，可出现神经衰弱综合征、低血压，部分中毒性肝病，出现肝大、肝区痛、肝功能异常。脱发和指甲变色是较为特殊的体征。少数患者有接触性皮炎。

中毒表现 包括以下几种。

轻度中毒　接触低浓度氯丁二烯，可引起强烈的刺激症状，出现眼结膜充血、流泪、咳嗽、胸痛，以及头痛、头晕、嗜睡、恶心、呕吐等症状。

重度中毒　吸入高浓度氯丁二烯，可引起严重呕吐、烦躁不安、兴奋、抽搐、血压下降、肺水肿、休克。严重者迅速陷入昏迷。

长期慢性接触可致毛发脱落，发生接触性皮炎，结膜炎，角膜周边性坏死以及贫血和肾脏损害。

实验室检查 血中谷胱甘肽明显减少可作诊断中毒的参考。另外可出现蛋白尿，外周血红细胞、白细胞、血小板可下降，网织红细胞增多。

诊断 按《职业性氯丁二烯中毒诊断标准》（GBZ 32-2002）进行。具有头晕、头痛、失眠、记忆力减退、乏力、食欲减退等神经衰弱综合征的表现，有同时下列改变之一者列为观察对象：①轻度脱发。②指甲变色。③β球蛋白自身对比降低 20% 以上。④肝脏在锁骨中线肋缘下 1.0cm 以内，质度及肝功能均有改变。

根据短期大量或长期密切的职业接触史和以麻醉作用或肝损害为主的临床表现，结合劳动卫生学调查及必要的动态观察资料，进行综合分析，排除其他疾病，特别是病毒性肝炎，方可诊断为急性或慢性氯丁二烯中毒。

慢性轻度中毒　除上述神经衰弱综合征表现加重外，具备以下任何一项者，可诊断为轻度中毒：①中度或重度脱发。②肝下缘在锁骨中线肋缘下 1.0 ～ 1.5cm，伴有触痛并有肝功能异常；或肝大超过锁骨中线肋缘下 1.5cm 以上，而无肝功能异常；检查乙型肝炎病毒感染的血清学指标：HBsAg（-），HBeAg（-），抗 HBc-IgM（-），以便尽可能除外病毒性乙型肝炎。

慢性重度中毒　在氯丁二烯慢性轻度中毒性肝病的基础上，出现肝硬化者。

急性轻度中毒　具有下述临床表现者，可诊断为轻度中毒：①头晕、头痛、乏力、四肢麻木、步态不稳或短暂的意识障碍、恶心、呕吐。②流泪、咽部干痛、咳嗽、胸闷、呼吸困难。③眼结膜充血、咽部充血、肺部可有散在干湿啰音。④X-线胸片可有肺纹理增强。

急性重度中毒　上述临床表现加重，并具有下列表现之一者：①昏迷。②癫痫样抽搐。

治疗 按《职业性氯丁二烯中毒诊断标准》（GBZ 32-2002）

要求原则进行。①治疗原则。对于急性中毒者，应立即脱离现场，保持安静、保暖、给氧、清洗污染皮肤，更换污染衣服，用清水、生理盐水或1%~2%碳酸氢钠溶液冲洗污染的眼部。急性期应注意卧床休息、对症处理。对应慢性中毒适当休息、加强营养、对症治疗。②其他处理。对于观察对象，应每半年复查一次。慢性轻度中毒的中度或重度脱发者，应休息1~2月，并进行对症治疗。有肝损害者应给予及时治疗，治愈后恢复原工作。慢性重度中毒者全休，不再从事氯丁二烯作业，可视病情半休或从事轻工作。急性轻度中毒者经治愈后，恢复原工作。急性重度中毒者经治愈后，应休息2月；如无肝损害恢复原工作；急性重度中毒后1~2月，可出现肝损害，应按慢性轻度中毒肝损害处理。妊娠期和哺乳期妇女，应暂时脱离氯丁二烯作业。

预防 相关的工业领域应对氯丁二烯进行密闭管理，工作场所应有有效的通风设备。要加强空气中氯丁二烯的监测，车间空气中氯丁二烯的时间加权平均容许浓度为4mg/m³（皮）。工作人员要配备必要的防护设备，做好上岗前和在岗的定期医学监护。

（夏昭林 缪文彬）

bǐngxījīng zhòngdú

丙烯腈中毒（acrylonitrile poisoning） 在生产活动过程中过量暴露丙烯腈引起的疾病状态。丙烯腈分子式 $CH_2=CHCN$，分子量56.03，常温下为无色液体，易挥发，有特殊杏仁味。密度0.8060，折射率1.3888（25℃），沸点77.3~77.4℃，凝固点为-83~-84℃。稍溶于水，易溶于一般有机溶剂。蒸气与空气混合形成爆炸性混合物，爆炸极限3.05%~17.0%（体积）。水解时生成丙烯酸，还原时生成丙腈。纯品易自聚，特别是在缺氧或暴露在可见光情况下，更易聚合；在浓碱存在下能强烈聚合，也能与乙酸乙烯、氯乙烯等单体共聚。

生产、运输和使用丙烯腈是职业接触丙烯腈的主要途径；在现代外科手术室使用电刀所产生的烟雾也含有丙烯腈，因而外科手术室的医务人员也有接触机会；在日常生活中，吸烟以及使用丙烯腈制品也可接触微量的丙烯腈。主要职业接触机会如下。①丙烯腈的生产：中国的丙烯腈生产主要采用丙烯氨氧化法和丙烷氨氧化法，丙烯腈是其终产品，氢氰酸是其副产品，因而丙烯腈制造作业人员在接触丙烯腈的同时，往往也接触氢氰酸。②丙烯腈的运输和贮存：常温下，丙烯腈虽为液体，但容易蒸发，在运输和储存过程中，容易发生跑冒滴漏，释放到周围空气和水体中，加之生产过程中的排放，丙烯腈已被美国环境保护局列为有害的空气污染物之一。③生产腈纶：通过聚合反应，生产聚丙烯腈纤维（即腈纶）是中国丙烯腈的最主要用途，消费量约占丙烯腈总消耗量的52%。与生产丙烯腈的露天框架建筑相比，腈纶生产需要特殊的工艺条件，生产车间要求相对密闭，湿度偏大，因而生产车间空气中的丙烯腈浓度也相对较高。④生产丙烯腈-丁二烯-苯乙烯树脂：中国发展较快的产业，消费量占总用量的27%，仅次于腈纶。⑤制造丙烯酰胺：主要采用丙烯腈水合反应制备，丙烯酰胺主要用于水处理以及凝胶分离。⑥其他：用于制造丁腈橡胶和其他合成树脂；也采用电解工艺制造己二腈。

中毒机制 基本可以归结为3个方面：一是与谷胱甘肽结合，导致抗氧化物质耗竭，诱发氧化性损伤；二是代谢后释放的氢氰根离子，产生毒性作用；三是和含有半胱氨酸的蛋白质结合，损伤机体。丙烯腈的急性毒性与无机氰化物相似，其在体内可分解游离出 CN^-，CN^- 与氧化型细胞色素氧化酶三价铁结合，阻碍其被还原成二价铁，使呼吸链代谢受阻，组织呼吸障碍，造成细胞内窒息。

中毒表现 包括以下几方面。

急性中毒 急性丙烯腈中毒是短时间内接触大量丙烯腈所致的以中枢神经系统损害为主，伴有黏膜刺激、局部皮肤损害等临床表现的疾病。中毒症状与氢氰酸中毒相似，但发病较缓（多在接触后1~2小时内才出现症状），症状出现时间与接触剂量有关。轻度中毒多有头晕、头痛、乏力、上腹不适、恶心、呕吐、胸闷、手足麻木等症状，并可出现短暂的意识朦胧、口唇发绀、眼结膜及鼻、咽部充血；尿硫氰酸盐含量明显增高，病程中血清ALT（GPT）可增高。大量接触后，可致重度中毒，可于短时间内出现四肢阵发性强直性抽搐或昏迷。

丙烯腈污染皮肤可出现接触性皮炎，表现为接触部位疼痛、红肿、丘疹、水疱等。

慢性中毒 长期接触丙烯腈，可出现神经衰弱样症状及易激动、颤抖、不自主运动等神经症样症状。神经行为功能可出现改变，如情绪低落、短期记忆力下降等。

诊断 中国已颁布《职业性急性丙烯腈中毒诊断标准》（GBZ13-2002），其对急性丙烯腈中毒的定义为在职业活动中，短时间内接触较大量丙烯腈引起的以中枢神经系统损害为主的全身性疾病，可伴有心、肝、肺等脏器损害。诊断原则为根据短时间高浓度或长期密切的职业接触史，以神经系统损害为主的临床表现以及尿硫氰酸测定结果，参考现场卫生学调查资料，经鉴别诊断排除其他类似疾病后，方可诊断。该标准将急性丙烯腈中毒的病情分为3级。

接触反应 表现为头痛、头晕、乏力、咽干、结膜及鼻咽部充血等表现，脱离接触后在短时间内恢复。但中国尚未将此期病情列入法定职业病范畴。

轻度中毒 表现为头痛、头晕加重，上腹部不适、恶心、呕吐、手足麻木、胸闷、呼吸困难、腱反射亢进；有嗜睡状态或意识模糊；可有血清转氨酶升高、心电图或心肌酶谱异常。

重度中毒 在轻度中毒的基础上，出现以下一项者：①癫痫大发作样抽搐。②昏迷。③肺水肿。

治疗 ①迅速脱离现场，脱去被污染的衣物，皮肤污染部位用清水彻底冲洗。②接触反应者应严密观察，轻度中毒者可静脉注射硫代硫酸钠，重度中毒者可使用高铁血红蛋白形成剂和硫代硫酸钠；硫代硫酸钠根据病情可重复应用。症状较重者还应给予对症处理。③给氧，还可根据病情采用高压氧治疗。④出现脑水肿者可应用糖皮质激素及脱水、利尿等处理。⑤其他处理。轻度中毒者经治疗及适当休息后可恢复原工作；重度中毒者如神经系统症状、体征恢复不全，应调离原作业，并根据病情恢复情况需继续休息或安排轻工作。需进行劳动能力鉴定者按《职工工伤与职业病致残程度鉴定标准》（GBT 16180-2006）处理。

预防 ①加强岗前培训。②采用管道化密闭化生产，加强车间通风，严格执行职业卫生标准。③每年应坚持健康检查，重点是呼吸、神经和心血管系统。就业前体检必须排除各种慢性呼吸系统疾病、肝脏疾病、肾脏疾病、神经系统疾病以及过敏等可能的职业禁忌证。

（夏昭林 许艳丹）

bǐngxīquán zhòngdú

丙烯醛中毒 （acrylic aldehyde poisoning）

在生产活动过程中过量暴露丙烯醛引起的疾病状态。丙烯醛又称烯丙醛，分子式 C_3H_4O （CH_2CHCHO）。丙烯醛为无色或淡黄色液体，有恶臭。分子量 56.06，蒸气压 28.53kPa/20℃，闪点 −26℃，熔点 −87.7℃，沸点 52.5℃。溶于水，易溶于醇、丙酮等多数有机溶剂。丙烯醛相对密度（水 =1）0.84；相对密度（空气 = 1）1.94。是合成树脂工业的重要原料之一，也大量用于有机合成与药物合成。其化学性质不稳定，应密封阴凉避光保存，且不宜久贮。一般丙烯醛由丙烯催化氧化或由甲醛和乙醛缩合再失水而制得。

中毒机制 丙烯醛是制造许多有机物的原料，在工业上，可吸入、食入或经皮吸收。其有很强的刺激性和高蒸气压，可迅速形成有害的大气浓度。丙烯醛是低分子量不饱和醛，具有亲电子活性，吸入丙烯醛后可引起肺内前炎介质释放和炎性细胞募集，同时可激活多种信号通路及核转录因子，具有高度反应活性，其急性毒性强烈，对皮肤、眼、上呼吸道均产生刺激作用，可引起头痛、支气管损伤，降低肺的抗菌能力。且已证实丙烯醛可明显阻断人气管损伤上皮细胞的修复作用，并诱导气道黏液高分泌和炎症反应等。但是，丙烯醛具有良好的警告特性，在低于危险浓度时已发生剧烈的刺激，空气中 $1mg/m^3$ 低浓度时它的强烈催泪作用就使得人们不得不跑离污染区去寻找防护设备。接触往往是因管道或容器泄漏和溢出所造成。

中毒表现 本品有强烈刺激性。吸入蒸气损害呼吸道，出现咽喉炎、胸部压迫感、支气管炎；大量吸入可致肺炎、肺水肿，尚可出现休克、肾炎及心力衰竭。可致死。液体及蒸气损害眼；皮肤接触可致灼伤。口服引起口腔及胃刺激或灼伤。人吸入 10 分钟致死量为 $351.9mg/m^3$。大鼠经口半数致死量（LD_{50}）为 46 mg/kg 体重。未见丙烯醛慢性中毒病例。

诊断 根据短期内有较大量丙烯醛的接触史，临床表现和实验室检查结果，结合现场劳动卫生学调查，综合分析，排除其他原因引起的类似疾病，方可诊断。

治疗 泄漏应急处理：应迅速撤离泄漏污染区人员至安全区，并立即进行隔离，小泄漏时隔离150 米，大泄漏时隔离 300 米，严格限制出入。切断火源。建议应急处理人员戴自给正压式呼吸器，穿防毒服。不要直接接触泄漏物。尽可能切断泄漏源。防止进入下水道、排洪沟等限制性空间。小量泄漏：用活性面料或其他惰性材料吸收。也可以用大量水冲洗，洗水稀释后放入废水系统。大量泄漏：构筑围堤或挖坑收容；用泡沫覆盖，降低蒸气灾害。用防爆泵转移至槽车或专用收集器内，回收或运至废物处理场所处置。

皮肤接触：应立即脱去被污染的衣着，用大量流动清水冲洗，至少 15 分钟。眼接触：应立即提起眼睑，用大量流动清水或生理盐水彻底冲洗至少 15 分钟。就医。吸入：应迅速脱离现场至空气新鲜处。保持呼吸道通畅。如呼吸困难，给输氧。如呼吸停止，立即进行人工呼吸。食入误服者用水漱口，给饮牛奶或蛋清。即使呼吸障碍不明显，亦应给予肾上腺皮质激素加奥索拉明，以治疗原发性和继发性肺炎。此后再给予氧气和对症处理。灭火方法为消防人员戴好防毒面具，在安全距离以外，在上风向灭火，灭火剂有抗溶性泡沫、干粉、二氧化碳、砂土等类型。用水灭火无效。

预防　中国规定车间空气中丙烯醛的最高容许浓度为 0.3mg/m³。丙烯醛应尽可能地在室外或四壁敞开的场所中储存、操作和加工。操作设备应完全密闭且保持无氧气氛。使用防火、接地以防止大量静电负荷的电气设备，禁止吸烟，避免所有火种。可能接触其蒸气时，对于呼吸系统防护，必须佩戴自吸过滤式防毒面具（全面罩），这也可加强眼防护。如要对身体进行防护，则应穿防静电工作服，戴橡胶手套。工作现场禁止吸烟、进食和饮水。工作完毕，淋浴更衣。保持良好的卫生习惯。

（夏昭林　孙　原）

jǐng jíqí tóngxìwù zhòngdú

肼及其同系物中毒（hydrazine and its homologues poisoning）

在职业活动中，短期内接触较大量的肼及其同系物引起的以中枢神经系统损害为主的疾病。

肼（hydrazine）又称联氨（NH₂·NH₂），同系物主要有水合肼（$N_2H_4 \cdot H_2O$）、甲基肼（CH_3NHNH_2）及偏二甲基肼[（CH_3）$_2NNH_2$]。肼、水合肼为重要化工原料，用于塑料、橡胶发泡剂、显影剂、制药、焊接、聚酰胺和环氧树脂的制造等工业，以及锅炉水的除氧剂等。肼、甲基肼和偏二甲基肼又可组成比冲最高的可贮存液体推进剂，是良好的火箭燃料，肼还可作为单元推进剂，普遍用于卫星和导弹的姿态控制。肼及其同系物都是无色、透明液体，具有氨样或鱼腥样臭气味，易燃易爆，有较强的吸湿性。其主要物理性质见下表。

肼及其同系物呈碱性，与酸反应生成盐。都是强还原剂，与发烟硝酸、四氧化二氮、浓过氧化氢等强氧化剂作用则燃烧或爆炸。它们都是极性物质，与水任意混合，易溶于乙醇。偏二甲基肼溶于煤油。

中毒机制　肼及其同系物主要通过肺和皮肤吸收，也可由消化道吸收。在爆炸或着火时，可经创面吸收中毒，主要作用为损害中枢神经系统及刺激皮肤、黏膜，肼的刺激作用较其同系物更为明显。肼、甲基肼和偏二甲基肼干扰体内维生素 B_6 代谢，因而抑制以 5-磷酸吡哆醛为辅酶的酶系如转氨酶及脱酸酶。降低谷氨酸脱羧酶和 γ-氨基丁酸转氨酶的活性，使脑内 γ-酪氨酸含量减少，引起痉挛和脑兴奋。肼还抑制单胺氧化酶。甲肼类是较弱的高铁血红蛋白形成剂。

中毒表现　肼对眼有刺激作用，能引起延迟性发炎，对皮肤和黏膜也有强烈的腐蚀作用。肼的沸点较高，吸入引起的肼中毒极少，急性中毒多由皮肤、创面大量吸收或误服肼引起。中毒者先有局部刺激症状，继之呕吐。以后出现中枢神经系统症状如嗜睡、共济失调，甚至抽搐、昏迷等。部分患者有肝功能损害，如引起血清谷丙转氨酶活性增高。

吸入高浓度偏二甲基肼，有眼及呼吸道刺激症状，严重者可致肺水肿。患者精神抑郁、乏力、恶心、呕吐，重者有肌纤维颤动、四肢抽搐及癫痫样大发作。

液态肼、甲基肼和偏二甲基肼溅入眼内，可引起角膜侵蚀，结膜与眼睑充血及水肿、流泪、畏光、剧痛、病程一般 1~2 周或更久。皮肤接触可致一、二度烧伤，部分患者发生过敏性皮炎。长期接触肼类引起神经系统、消化系统的症状，包括头晕、烦躁易怒、记忆力减退、失眠等神经衰弱综合征及食欲减退、恶心、呕吐、腹胀、腹泻、肝功能异常等。

诊断　根据短时间内吸入或皮肤污染较大量肼或其同系物的职业史，结合中枢神经系统损害及肝脏损害等临床表现，参考现场劳动卫生学调查资料，综合分析，并排除其他病因所致类似疾病，方可诊断。肼、甲基肼等中毒依照《职业性急性化学物中毒诊断标准（总则）》（GBZ71-2013），偏二甲基肼中毒依照《职业性急性偏二甲基肼中毒诊断标准》（GBZ86-2002）。

治疗　中毒后迅速脱离染毒

表　肼及其同系物的物理性质

	分子量	沸点（℃）	相对密度	蒸气压（kPa）	溶解度
肼	32.05	113.5	1.0083	192	溶于乙醇
甲基肼	46.07	87.5	0.8788	662	溶于水、醇、醚
偏二甲基肼	60.10	63	0.7911	21.20	溶于水、醇、醚

区，用大量水洗眼及冲洗皮肤，阻止毒物继续吸收。肼在体内与酮酸结合生成腙类化合物而解毒，并由尿排出体外，所以动物实验肼中毒早期注射丙酮酸钠，尤其是α-氧代戊二酸有效。精氨酸、谷氨酸及γ-酪氨酸也有一定疗效。偏二甲基肼中毒常用特效解毒剂维生素 B₆进行治疗，也可应用地西泮、巴比妥钠等解痉药物。肼、甲基肼痉挛发作时，也可使用维生素 B₆治疗。

预防 对于短期、大剂量接触肼及其同系物的人员，可通过穿戴隔绝式防毒服和服用药物进行防护；但对于低剂量长期接触的人员，可从卫生习惯、营养保健、降低机体敏感性、加强环境监测等方面进行安全防护。应严格按规范操作；加强环境监测工作；合理使用抗毒剂和营养防护；坚持医疗保健原则；防止降解产物的慢性中毒；增强体质，预防慢性中毒。

(姚 武)

huánwù'èrxī zhòngdú

环戊二烯中毒 (cyclopentadiene poisoning) 短时间高剂量接触或长期低剂量接触环戊二烯引起的对中枢神经系统及呼吸道的损害。

环戊二烯 (cyclopentadiene) 为无色液体，有类似萜烯气味。分子式 CH₂CHCHCHCH，分子量 66.10，相对密度 0.8021 (20℃)，熔点 -85℃，沸点 42.5℃。不溶于水，溶于乙醇、乙醚、苯等多数有机溶剂。因含有 2 个双键和一个亚甲基，是化学活性很高的脂环烃。

环戊二烯在室温下聚合，生成二聚环戊二烯，工业品也是二聚体；在 100℃以上聚合，生成三聚体、四聚体。存在于煤焦油中；石油馏分如石脑油或瓦斯油裂解时，也生成环戊二烯，因此又称"苯头份"。工业上主要用作有机合成中间体，及制造农药杀虫剂（如狄氏剂、艾氏剂、氯丹等）。

中毒机制 环戊二烯有麻醉作用，对皮肤及黏膜有强烈刺激作用。一般通过吸入、食入途径对健康造成危害，主要对中枢神经系统及呼吸道造成损害。

中毒表现 急性中毒在接触后短时间内，绝大多数患者呈现黏膜刺激症状，如流泪、呛咳、气憋、咽痛及声嘶等。同时伴有头晕、头部胀痛、全身无力等症状；较严重者出现大脑皮质受抑制的现象，如昏迷、躁动不安等。长期接触环戊二烯后，有头痛、疲劳、失眠、易激惹、食欲减退、腹痛、恶心等，引起接触性皮炎。

诊断 根据短时间高剂量接触或长期低剂量接触环戊二烯的职业史，结合中枢神经系统损害及呼吸系统等临床表现，参考现场劳动卫生学调查资料，排除其他病因所致类似疾病，即可诊断。

治疗 按一般麻醉药物中毒处理。由于中毒症状主要以中枢神经抑制及黏膜刺激为主，故当以维持呼吸循环功能，保持呼吸道通畅，兴奋中枢神经及预防肺部感染等原则为主。慢性影响主要为对症治疗。

预防 煤焦油分馏中"苯头份"要做好回收综合利用，以免环戊二烯逸出。空气中浓度超标时，佩戴自吸过滤式防毒面具，戴化学安全防护眼镜，穿防静电工作服，戴乳胶手套。工作现场严禁吸烟。避免长期反复接触。

(姚 武)

lǜjiǎwán zhòngdú

氯甲烷中毒 (chloromethane poisoning) 在职业活动过程中经呼吸道吸入氯甲烷引起的以中枢神经系统损害为主的中毒反应。

氯甲烷 (CH₃Cl) 又称甲基氯或一氯甲烷，为无色、易液化的气体，具有乙醚的气味和甜味。分子量 50.49，液体密度 0.92g/cm³，气体密度 1.785g/L，沸点 -23.76℃。微溶于水，易溶于氯仿、乙醚、乙醇、丙酮等有机溶剂。不易燃烧和爆炸，无腐蚀性。高温时（400℃以上）和强光下分解成甲醇和盐酸，加热或遇火焰成光气。氯甲烷主要用作化学工业中的溶剂、甲基化剂和氯化剂，制备硅酮聚合物的原料、制备泡沫塑料的发泡剂。

中毒机制 氯甲烷主要经呼吸道吸收中毒，液态可引起皮肤冻伤。进入体内氯甲烷很快进入组织，分布于肝、肾、肌肉、脑，70%氯甲烷进行代谢转化，先水解为甲醇和氯化氢，再经氧化为甲醛和甲酸。60% 以二氧化碳形式排出，35% 从尿排出，极少量以原形从肺排出，其余部分存留于脑、心、肝、肾、胃、肌肉、脾等组织中。它在体内的主要代谢途径是与组织内谷胱甘肽结合形成半胱氨酸甲酯，可转化为甲硫醇。

氯甲烷属低毒性，小鼠 LC₅₀ 5800mg/m³。主要作用于中枢神经系统，有麻醉和抑制作用，也可损及肝、肾。发病机制尚未阐明，有人认为与其代谢物甲醇、甲硫醇的毒性有关，也有人认为与其在体内干扰了甲基化过程有关。

中毒表现 急性中毒发生在吸入浓度超过 1000mg/m³，工业生产过程中不常见。一般经数分钟到数小时潜伏期后出现头痛、头晕、恶心、呕吐、视物模糊、步态蹒跚、精神错乱，严重者可出现谵妄、躁动、抽搐、震颤、视力障碍、昏迷、肺水肿等，甚至呼吸抑制和循环衰竭，呼出气中有酮体味，尿中出现蛋白、红白细胞，尿中还可检出甲酸盐和丙酮。部分病例出现肺水肿、肾功能损害。反复接触 600mg/m³ 左右的氯甲烷可发生亚急性中毒，患者有定向障碍、言语迟钝、视觉减退、吞咽困难、平衡失调、性格改变等，部分患者可伴有血压升高。中毒恢复期可留有头晕、头痛、失眠等症状。长期接触氯甲烷可发生慢性中毒，轻者困倦、嗜睡、头痛、烦躁不安、易激惹、情绪不稳定、感觉异常，重者步态蹒跚、视力障碍、震颤。长期接触者还可有肝肾损害，皮肤干燥、皲裂。

诊断 根据经呼吸道接触氯甲烷的职业史，结合中枢神经系统损害及其他临床表现，参考现场劳动卫生学调查资料，综合分析，并排除其他病因所致类似疾病，即可诊断。呼出气中有特殊的丙酮气味，尿中检出甲酸盐、丙酮可作诊断参考指标。急性中毒临床表现有时类似甲醇中毒或硫化氢中毒，应予鉴别。慢性中毒起病缓慢，常无特殊体征，除无发热外，临床表现易与流行性感冒或其他病毒性疾病混淆，应注意鉴别。

治疗 中毒者立即脱离现场，脱去污染的衣物，用大量清水清洗皮肤。目前尚无特殊解毒剂，主要采用对症和支持疗法，重点是镇静、解痉、防治脑水肿、肺水肿。忌用水合氯醛，以免加重肝损害。

预防 生产氯甲烷设备和管道要密闭，检修设备时应戴防毒面具，加压装瓶时要预防压缩液体喷射到人体。禁止有中枢神经系统功能紊乱、贫血、酒精中毒、

肝和肾病者接触氯甲烷。中度或重度中毒患者治愈后应调离原工作岗位。

（姚 武）

lǜfǎng zhòngdú

氯仿中毒（chloroform poisoning） 指在职业活动中因接触氯仿而引起的中毒。

氯仿（CHCl₂）又称三氯甲烷，为无色、透明、有特殊甜味的液体，闻起来似乙醚味，具 X 线不透性。分子量 119.39，密度 1.4984g/cm³（15/4℃），沸点 61.2℃，蒸气压 26.66kPa（25℃）。易挥发。微溶于水，溶于有机溶剂。不易燃烧。在光和火焰的作用下或与热金属表面接触时，能在空气中氧化成光气、氯化氢及氯。氯仿自 1847 年起，曾被用于吸入性麻醉剂用途；然而因其肝毒性较大，自 1912 年后，不建议用于医疗用途。氯仿在工业上主要用作有机溶剂，亦用于青霉素等抗生素和维生素 B₁₂ 等药物的提纯，还可被用做树脂、橡胶制造的溶剂、黏着剂、谷物熏蒸除虫剂。在实验室中常用以萃取 DNA、RNA 及脂肪。

中毒机制 氯仿可经消化道、呼吸道和皮肤接触进入机体。经消化道吸收快而完全。以蒸气形式经呼吸道吸入时，人体吸收率为 66.6%（49%~77%）左右。双手浸入氯仿液体 1 分钟（800cm³，1 分钟），相当于吸入 11.8g/m³ 浓度氯仿 1 分钟。氯仿进入机体后，迅速分布于全身各组织，在体脂、脑、肝、肾的含量逐渐升高，吸入 2 小时左右可达高峰。氯仿在体内生物转化的最初产物是三氯甲醇，进一步脱氯形成光气，中间产物尚有二氯甲烷、一氯甲烷和甲醛。氯仿在人体的代谢率为 33% 左右。未被

代谢的氯仿除少量蓄积于脂肪组织外，大部分经肺呼出。氯仿的代谢产物主要经肺（CO₂）和肾（OTZ-2-氧噻唑烷羧酸、Cl⁻）排出。氯仿可随乳汁分泌，亦可经胎盘进入胎儿体内。

氯仿的损害是多方面的：具有麻醉作用，可导致中枢神经系统症状；抑制血管运动中枢和心脏，导致血压下降、心室颤动；抑制呼吸中枢，出现呼吸系统症状；对肝、肾均有损害。一般认为氯仿可诱发肝、肾毒性的关键是其中间代谢产物光气所致的谷胱甘肽耗竭和脂质过氧化过程。另外氯仿对皮肤和眼具有刺激、脱脂作用。

中毒表现 急性吸入中毒早期，患者颜面和体表有潮热感、兴奋激动、头痛、头晕、恶心呕吐、欣快感、呼吸表浅、心律失常，数分钟内进入麻醉状态，反射消失、昏迷。严重者可发生呼吸麻痹、心室颤动和心力衰竭，并可伴有肝、肾损害。误服中毒者，中上腹有烧灼感，伴恶心、呕吐、腹疼、腹泻，随后出现麻醉症状。皮肤接触氯仿先出呈烧灼感，继而发生红斑、水肿、水疱，甚至冻伤。

长期接触氯仿，主要出现肝脏损害。伴有消化不良、精神抑郁、失眠、头痛、头晕、智力衰退、乏力、共济失调等症状。少数病例有肾损害和嗜氯仿癖。国际癌症研究机构认为氯仿对人有潜在性致癌性。

诊断 根据经呼吸道、消化道、和皮肤接触氯仿的职业史，结合中枢神经系统损害及心脏、肝脏、肾脏损害等临床表现，参考现场劳动卫生学调查资料，综合分析，并排除其他病因所致类似疾病，即可诊断。

治疗 主要为对症治疗。急性中毒禁用肾上腺素。贮存时可加入1%～2%乙醇，使生成的光气与乙醇反应而形成无毒的碳酸乙酯 $[CO(OC_2H_5)_2]$。

预防 生产中注意设备的密闭化，改用其他毒性较低的溶剂作清洗剂，加强通风和个人防护，避免皮肤接触。禁止肝病患者接触氯仿。氯仿遇紫外线和高热可形成光气，要注意保护。贮存氯仿要加1%～2%乙醇，使生成的光气与乙醇作用成碳酸乙酯，消除其毒性。

（姚 武）

lǜhuàkǔ zhòngdú

氯化苦中毒（chloropicrin poisoning）

职业活动中经呼吸道吸入氯化苦引起的一系列中毒反应。氯化苦（nitrotrichloromethane，chloropicrin，CCl_3NO_2），又称硝基三氯甲烷，属于脂肪族硝基化合物。无色或微黄色油状液体，有特殊刺激气味，空气中浓度低至0.0084mg/L即可嗅到其气味。分子量164.39，相对密度1.69，熔点-64℃，沸点112℃。化学性质相对稳定，不着火、不爆炸。不溶于水，溶于乙醇、苯等多数有机溶剂。遇发烟硫酸分解成光气和亚硝基硫酸，在碱的乙醇溶液中分解加快。氯化苦是有警戒性的熏蒸剂，能够杀虫、杀菌、杀鼠，可用作仓库粮食熏蒸剂，还可用于木材防腐及房屋、船舶、土壤、植物种子等消毒。

中毒机制 氯化苦属中等毒类，以呼吸道吸入其蒸气中毒为主，也可自皮肤吸收。浓度为100mg/m³时，吸入几分钟可出现呼吸道症状；浓度达800mg/m³时，半小时内可致死。进入机体后，部分可转化为亚硝酸盐及醛类，引致高铁血红蛋白血症及有关中毒症状。氯化苦是催泪及窒息性毒剂，除对眼、鼻、咽黏膜及呼吸道刺激外，还可引致肺水肿。氯化苦对毛细血管有损害，可增加其通透性，故能引发皮下、脑、心内膜、心包等处出血。还会引起心、肝、肾退行性变。反复接触或中毒，可提高对氯化苦的敏感性，极易发生中毒。

中毒表现 包括以下几方面。

急性中毒 分轻、重两级，接触后几乎立即出现刺激作用，发病顺序是眼刺激→上呼吸道炎→支气管炎→中毒性肺炎和肺水肿。

轻度中毒主要为眼及呼吸道受刺激的临床征象：①眼有刺痛、大量流泪、畏光、眼睑痉挛，检查见瞳孔缩小，眼结膜充血水肿，分泌物增多，角膜及虹膜可见化学性炎症性损伤，视网膜充血及视力减退等。②鼻、咽症状有流涕、喷嚏、咽干、喉痛等，检查见鼻、咽黏膜充血水肿。③支气管受刺激后频发刺激性干咳，检查两肺可闻散在干湿啰音。④呼吸、心率略快，心音偏低。轻度中毒脱离接触后，中毒征象逐步减轻，一般可于3～5日内恢复。

重度中毒除刺激征象剧烈外，常出现呼吸困难和肺水肿表现，呼吸急促，胸闷有压迫感，咳多量粉红色或白色泡沫痰，两肺可闻干湿啰音。心率快而心音低钝，可伴心律失常，较多为房性期前收缩。同时尚可有恶心、呕吐、腹痛等消化道刺激症状和头晕、头痛、乏力、神志异常等神经中毒症状。检查可见体温轻度升高，毛细血管脆性增加，可能有皮下及内脏出血的表现。多数患者视网膜充血，致不定期性视力减退，少数患者视网膜出血或视网膜炎，致视力顽固持久减退。个别病例肝大。

亚急性中毒 较长时间吸入低浓度氯化苦，可引起亚急性中毒，起病较慢，刺激症状轻微，但常伴有皮下出血，经治疗较易恢复。

诊断 根据经呼吸道接触氯仿的职业史，结合临床表现，参考现场劳动卫生学调查资料，综合分析，并排除其他病因所致类似疾病，方可诊断。实验室检查可见外周血白细胞总数增加、嗜酸性粒细胞增多，血小板减少，红细胞沉降率增快，可能伴有凝血功能障碍及蛋白尿。胸部X线检查可发现化学性支气管炎（肺纹理增多加深）、肺炎或肺水肿（透光度降低，浸润病灶等）的相应改变。但这些均无诊断特异性。胸部X线检查是重要的参考依据。

治疗 包括以下几方面。

现场处理与救治 急救者应戴防毒面具（选择供气式较好）进入现场，迅速将中毒者移至上风向空气新鲜处。与此同时，如继续有氯化苦液泄漏，还应做堵漏处理。现场泄漏处应喷洒大量亚硫酸钠、硫化钠或多硫化钙液，能较好地破坏氯化苦，使其转变为氯化钠，以防继续危害人群。中毒者移离现场后，应脱除污染衣服，静卧保暖，吸新鲜空气，有条件者应予吸氧。

对症综合治疗 尚无特效的药物解毒治疗，主要进行对症治疗、支持治疗等综合处理。

氧疗 凡中毒者均宜给氧，呼吸困难者可用氧气面罩、氧气帐、呼吸道内高频给氧等方法大流量给氧。因氯化苦对呼吸道有直接损害，一般不宜用人工加压辅助呼吸供氧。

雾化吸入 有呼吸道刺激的一般病例，可用1%～2%碳酸氢钠液做超声雾化吸入，或吸入抗烟剂，有鼻塞者先用 0.5% ~1% 麻黄素滴鼻；严重病例于超声雾化液中加入支气管解痉剂、糖皮质激素和抗生素，有泡沫痰者还应加消泡剂二甲硅油（消泡净），成人每次用 1% 二甲硅油。

眼损害处理　先用 2% 碳酸氢钠液、生理盐水或 2% ~3% 硼酸液冲洗，然后滴氯霉素和可的松点眼液，其后再涂 2% 氨苯磺胺或金霉素软膏，并应让患者戴上黑色护目镜。

全身治疗　①补液利尿。适当于补液中加用高渗葡萄糖、维生素 C 和硫代硫酸钠，以利毒物排泄和辅助消除毛细血管损伤和致高铁血红蛋白形成的毒作用。②中毒性肺水肿救治。以糖皮质激素为主的综合治疗。③止血治疗。有出血现象者除用止血药物外，尚应加用大剂量维生素 C 和糖皮质激素静脉滴注。

皮肤污染处理　污染局部先用肥皂水清洗，然后再用清水冲洗，其后根据损害程度按化学酸灼伤处理。

预防　使用氯化苦熏蒸杀虫时，必须密闭仓库门、窗、通风口。施药燃烧时应注意产生光气的可能；施药后应进行充分通气换气，方可进入。大量气体外溢时，可喷洒亚硫酸钠或硫化钠，使其生成氯化钠，以减轻毒作用。

呼吸系统防护：可能接触其蒸气时，必须佩戴自吸过滤式防毒面具（全面罩）。紧急事态抢救或撤离时，佩戴自给式呼吸器、穿防毒服、戴橡胶手套。

工作现场禁止吸烟、进食和饮水。工作完毕，彻底清洗。工作服不准带至非作业场所。单独存放被毒物污染的衣服，洗后备用。

（姚 武）

fúlì'áng zhòngdú
氟利昂中毒（freon poisoning）

吸入高浓度氟利昂气体引起的以缺氧窒息为主要表现的中毒。氟利昂为多氟卤烷类中含氯物的商品名，是氟氯代甲烷和氟氯代乙烷的总称，又称氟氯烷或氟氯烃。常温下呈气态或液态，略有香味，低毒，化学性质稳定。用作致冷剂、灭火剂、氟化剂、喷射剂、杀虫剂和氟树脂的原料等。本类物质多数为纯品，毒性低，其麻醉作用可随氟化程度增加而降低，随氯原子数增多而升高。主要毒作用由其裂解气引起。氟利昂包括 20 多种化合物，其中最常用的是二氯二氟甲烷（CCl_2F_2），常温、常压下为无色几乎无臭的气体，高浓度时有类似醚的气味且有麻醉性。不可燃，无刺激性和腐蚀性。熔点 −157.7℃（115.5K），沸点 − 29.8℃（243.3K），密度 1.486 克/cm³（− 29.8℃，液态），蒸气压 568kPa（20℃）。不溶于水，易溶于乙醇和乙醚。与酸、碱不反应。二氯二氟甲烷可由四氯化碳与无水氟化氢在催化剂存在下反应制成。

氟利昂作为 20 世纪 20 年代出现的一类制冷剂，解决了当时空调制造中制冷剂的关键问题。由于其化学性质稳定，不具有可燃性和毒性，还被广泛用于家用电器、泡沫塑料、日用化学品、汽车、消防器材等行业。20 世纪 80 年代后期，氟利昂的生产达到高峰，年产量达到 144 万吨。在对氟利昂实行控制之前，全世界向大气中排放的氟利昂已达到 2 000 万吨。

氟利昂之所以破坏臭氧层是因为氯元素。由于氯元素化学性质稳定，在大气中的平均寿命达数百年，大部分停留在对流层且相当稳定，一小部上升进入平流层后，会在强烈紫外线的作用下被分解，释放出的氯原子同臭氧分子发生连锁反应，生成氧化氯和氧分子。氧化氯能与臭氧发生反应，又生成氯原子和氧分子。这样不断重复，使臭氧大量被破坏，因此氟利昂被认为是臭氧层破坏的元凶。臭氧层被大量损耗后，吸收紫外线辐射的能力大大减弱，导致到达地球表面的中波紫外线明显增加，给人类健康和生态环境带来多方面的危害，如导致白内障和皮肤癌的发病率增加等。

氟利昂中毒多为事故原因造成，如设备缺陷或发生跑、冒、滴、漏、缺乏安全作业规程或违章操作等。中毒死亡多发生在现场或送医院途中。核潜艇上的灭火系统和制冷装置中使用氟利昂，用于阻隔氧气灭火或降低燃烧物体表面温度。历史上曾发生俄罗斯"猎豹"号核潜艇氟利昂严重泄漏、美国"海狼"号核潜艇制冷装置中的氟利昂大量泄漏以及美国"帕·亨利"号弹道导弹核潜艇氟利昂 − 12 泄漏等致人死伤事故。

由于氟利昂应用带来的问题，特别是对臭氧层的破坏，联合国 1987 年 9 月达成了关于臭氧层保护的《蒙特利尔公约》，分阶段限制使用氟利昂，并规定 1996 年 1 月 1 日起禁止生产。中国政府颁布在 2010 年 1 月 1 日全面禁用氟利昂类物质。

中毒机制　吸入氟利昂引起的中毒与单纯性窒息性气体中毒相同（见窒息性气体中毒）。单纯性窒息性气体本身无毒或毒性很低，但由于其高浓度存在，对空气氧具有取代、排挤作用，致使空气氧含量减少，肺泡气氧分压降低，动脉血氧分压和血红蛋白氧饱和度下降，导致机体组织缺氧窒息。氟利昂就属于这种单纯性窒息性气体。机体吸入后，使氧的供给、摄取、运输和利用发生障碍，全身组织细胞得不到或不能利用氧，导致组织细胞缺氧，引起中毒症状。可表现为多个系统受损，但首先是神经系统，脑对缺氧极为敏感。轻度缺氧即可引起智力下降、注意力不集中、定向能力障碍等；较重时出现头痛、耳鸣、恶心、呕吐、乏力、嗜睡，甚至昏迷；进一步发展可出现脑水肿。

中毒表现 吸入浓度较高的氟利昂气体后，开始常无明显症状，经 2～8 小时潜伏期后，出现头晕、头痛、胸闷、恶心、喉痛、畏寒等。一般在 24 小时后，呼吸道症状加剧，发生化学性支气管炎或肺炎，患者可剧咳、气短、胸痛、发热等。X 线检查可见两肺散在小片状阴影。严重者可出现间质性肺水肿，个别患者并发纵隔气肿或气胸。亦可致心肌损害，出现心律失常及房室传导阻滞。

诊断 职业暴露清楚，排除其他窒息性气体吸入，一般较易做出诊断。

治疗 事故现场急救时，应使暴露者尽快脱离中毒现场，立即吸入新鲜空气，彻底清洗被污染的皮肤，严密观察生命体征。发生呼吸循环衰竭，立即进行心肺复苏以及相应的抢救措施。氧疗法是急性窒息性气体中毒急救的主要常规措施之一。采用各种方法给予较高浓度（40%～60%）的氧，以提高动脉血氧分压，增加组织细胞对氧的摄取能力，激活受抑制的细胞呼吸酶，改善脑组织缺氧，阻断脑水肿恶性循环，加速窒息性气体排出。

氟利昂中毒无特殊解毒剂，积极防治脑水肿是抢救成败的关键。治疗主要为针对化学性肺炎、肺水肿及呼吸衰竭进行对症和支持疗法。预防或控制感染，保护心脏。

预防 严格管理制度，对尚在使用氟利昂的设备定期检修与检测，环境设置警示标识，装置自动报警设备；加强卫生宣教，做好上岗前安全与健康教育，普及急救互救知识和技能训练。

(孙贵范)

sìlǜyǐxī zhòngdú

四氯乙烯中毒（ethylene tetrachloride poisoning）

暴露四氯乙烯引起的以中枢神经系统刺激和麻醉为主要损伤症状的中毒。四氯乙烯又称全氯乙烯（$CCl_2 = CCl_2$），为乙烯中全部氢原子被氯取代而生成的化合物，具有特殊芳香气味的无色液体。容易挥发，很多人在空气含有百万分之一四氯乙烯的时候就可以闻到。分子量 165.85，熔点 -19℃（254K），沸点 121.1℃（394K），蒸气压 2.5kPa（25℃），蒸气比重 5.7。不溶于水，可混溶于乙醇、乙醚等多数有机溶剂。工业上主要用作溶剂，被广泛用于干洗和金属除油，也可用作化工合成的中间体及医药上的驱虫剂。

中毒机制 可经呼吸道、消化道和皮肤吸收，在体内迅速代谢。吸收后，约 50% 以原形自肺排出，部分以三氯乙酸及乙二酸（草酸）等代谢产物经肾脏排出。四氯乙烯主要有刺激和麻醉中枢神经系统的作用，也损害周围神经，对肝也有损害，另外，四氯乙烯还可以引起肾小管上皮细胞的变形和坏死，导致肾损害。

中毒表现 高浓度暴露可刺激眼、鼻黏膜。急性吸入中毒可致上呼吸道刺激症状，流泪、流涎、全身不适、乏力，随之出现头晕、头痛、恶心、运动失调及酒醉样症状。误服中毒后出现头痛、头晕、倦怠、恶心、呕吐、腹痛、视物模糊、四肢麻木，甚至兴奋不安、抽搐，以至昏迷、死亡。长期接触可出现乏力、眩晕、恶心、酪酊状态等。反复接触可引起皮肤干燥、皲裂。

治疗与预防 职业中毒以急救、对症治疗为主。注意保护肝、肾。口服中毒洗胃时，可先用液体石蜡或植物油溶解毒物，并严防吸入呼吸道，忌用肾上腺素及含乙醇的药物，以防诱发心室颤动使病情加重。出现肾衰竭时，可做血液透析或腹膜透析治疗。无特殊的解毒药物，治疗重点在于保肝治疗。

干洗店采用四氯乙烯作干洗剂，可使衣服颜色鲜艳柔软，洗净力强，但四氯乙烯会被衣服纤维吸附，待衣服干燥时可能会从衣服内释放出来。好的全封锁式干洗机可将衣服上的四氯乙烯全部回收，但使用漏气的开启式干洗机，干洗过的衣服上四氯乙烯残留量可能超标。所以干洗衣服最少应悬挂 2 天再穿。

(孙贵范)

bāfúyìdīngxī zhòngdú

八氟异丁烯中毒（octafluoroisobutylene poisoning, perfluoroisobutylene poisoning）

短期吸入八氟异丁烯气体引起的以呼吸道刺激症状，特别是急性肺水肿为主的急性中毒。八氟异丁烯又称全氟异丁烯 [$(CF_3)_2 - C = CF_2$]，为无色略带青草气味的气体。分子量 200.02（蒸气压），沸点 6.5～7.0℃，微溶于水，溶于乙醚、苯，易氧化生成氟光气（COF₂）及氟化氢。含氟塑料制造和热加工过程中可产生，也是二氟一氯甲烷热裂解生产四氟乙烯和六氟丙烯过程中的副产物。

氟烯烃类化合物均有毒性，其中八氟异丁烯为剧毒，其毒作用带窄，危险性大，毒性是光气的10倍。吸入后主要引起急性肺水肿，甚至导致死亡。吸入这种气体，在5分钟内肺部组织在显微镜下即显示有明显的水肿。八氟异丁烯是《关于禁止发展、生产、储存和使用化学武器及销毁此种武器的公约》（CWC，简称《禁止化学武器公约》）严格控制的化学危险品之一，多用作制备耐腐蚀性聚合物的原料。

中毒机制 八氟异丁烯是强亲电子试剂，能与所有亲核试剂反应，如其能与氮羰基和亚硝基试剂反应；与胺、醇，特别是巯基化合物反应。八氟异丁烯溶解在水中时分解很快，形成多种反应中间体和氟代光气，然后分解成二氧化碳、阴离子基团和氟化氢。

八氟异丁烯同其他氟烷烃和氟烯烃类一样，主要靶器官是肺，通过直接刺激呼吸道和肺泡产生毒作用，通过脂质过氧化作用产生大量过氧化氢，破坏细胞亚微结构，导致细胞坏死，使肺泡壁通透性增高，血浆渗出，形成急性间质性肺水肿（见有机氟聚合物中毒）。

临床表现 急性中毒早期可有胸闷、胸痛，上呼吸道黏膜刺激症状可不明显，4~6小时后可出现咳嗽、气急、胸闷、头痛、头晕、恶心、呕吐等症状。严重者发生急性肺水肿，表现为咳嗽加剧、咳粉红色泡沫样痰、呼吸困难、胸痛、发绀、体温升高、

心率加快，两肺散在干湿性啰音等，同时亦可出现化学性肺炎或急性心肌损害等。

治疗 吸入者立即脱离中毒现场，保持呼吸道通畅。密切观察72小时，对症及支持治疗。皮肤接触：脱去污染的衣物，用流动清水冲洗。眼接触：立即翻开上下眼睑，用流动清水冲洗15分钟。呼吸困难时输氧。呼吸停止时，立即进行人工呼吸。

预防 呼吸系统防护：空气中浓度超标时，必须佩戴防毒面具。紧急事态抢救或撤离时，佩戴正压自给式呼吸器。眼防护：必要时戴安全防护眼镜。

（孙贵范）

jiǎ'àn zhòngdú
甲胺中毒（methylaminepoisoning）
主要是高浓度一甲胺气体直接刺激和腐蚀皮肤、黏膜，致化学性灼伤。呼吸道黏膜充血、水肿，甚至坏死、脱落；黏膜下腺体分泌亢进，分泌物增多；支气管痉挛；肺泡毛细血管通透性增大，渗出增多。由此可堵塞呼吸道，造成管腔狭窄，影响通气功能，出现低氧血症。甲胺又称一甲胺、氨基甲烷。分子式 CH₃NH₂，分子量31.10，无色液化气体，有特殊气味。沸点-6.8℃，熔点-93.5℃，易溶于水，溶于乙醇、乙醚等。与空气混合能形成爆炸性混合物，遇明火、高热能引起燃烧爆炸。若遇高热，容器内压增大，有开裂和爆炸的危险。爆炸下限4.9（V%），爆炸上限20.8（V%）。甲胺用于制药（异丙嗪、磺胺、咖啡因等）、橡胶硫化促进剂、染料、炸药、制革、有机合成、作脱漆剂、涂料和添加剂等。

中毒机制 属低毒类，具有刺激性和腐蚀性。吸入后，可引

起咽喉炎、支气管炎、支气管周围炎、支气管肺炎，重者引起肺水肿而死亡；极高浓度吸入引起喉头痉挛、水肿窒息而死亡。可致呼吸道灼伤，对眼和皮肤有强烈刺激性，重者可致灼伤。摄入可致口、咽、食管灼伤。

急性毒性 小鼠半数致死量（LD₅₀）为5.7g/m³（吸入），大鼠经口LD₅₀为0.1~0.2g/kg。兔以300mg/m³染毒，出现非条件反射特征改变；以130mg/m³染毒，出现呼吸节律改变；以50mg/m³染毒40分钟，条件反射活动被破坏。小鼠以250mg/m³染毒4小时/天，30天动物体重减轻，浮游时间缩短，肺、肝、肾有组织学改变。一甲胺对皮肤、眼、呼吸道黏膜有刺激作用，猫接触200mg/m³甲胺，数分钟即出现上呼吸道刺激体征。40%甲胺水溶液0.1ml使兔皮坏死、角膜损伤。甲胺低于12.7mg/m³时仅有微臭味，长期接触对人无刺激；浓度增加2~10倍时，气味加重，有浓烈的鱼腥臭；浓度增加10~50倍时，有难闻的氨味。甲胺的嗅觉阈为0.5~1mg/m³、刺激阈为10mg/m³。

慢性毒性 未见致癌、致畸、致突变报道。侵入体内的甲胺能被甲基化形成二甲胺，直接经尿中排出，排出率高达91.5%，无明显蓄积作用。

中毒表现 甲胺类对人体的危害主要是对眼和上呼吸道的刺激。大量甲胺进入体内尚可作用于大脑、视觉中枢等，引起皮质性损害、球后视神经炎、脉络膜炎、中枢性弱视、视神经萎缩、眼肌麻痹、瞳孔散大或缩小、白内障。

眼部刺激 眼内溅入40%甲胺溶液能引起畏光、流泪、眼睑

红肿、结膜充血、视物不清、眼异物感、眼睑沉重感，重者视物不见，眼睑不能睁开，有摩擦疼痛感等，症状可持续1周左右。并有口腔、鼻、咽喉部及上呼吸道黏膜刺激、灼伤、水肿。甲胺可溶于泪液，其水溶液的氢氧离子与组织中的脂肪、蛋白质结合形成可溶性蛋白质化合物，使甲胺向深部扩散，可能产生角膜穿孔、虹膜萎缩、青光眼等并发症。

上呼吸道刺激　可有咽干、咽痛等呼吸道灼伤，可产生支气管黏膜坏死、脱落。

神经系统刺激　可有头痛、头晕、意识障碍，个别病例可出现锥体束征阳性，脑脊液蛋白阳性，细胞数增多。这些在其他刺激性气体中毒中少见。急性中毒时白细胞可增多，这与急性刺激及继发性肺部感染有关。尿中可出现蛋白、红细胞、白细胞及管型，部分伴有血清尿素氮和肌酐升高，1～2周左右可恢复正常。血清谷丙转氨酶可升高，约1个月内可恢复。

其他表现　重度中毒者中半数以上可出现低氧血症、低碳酸血症，1/3左右为呼吸性碱中毒，少数为代谢性酸中毒。个别可留有慢性气道阻塞，肺纤维化、肺源性心脏病等后遗症，严重丧失劳动能力。

诊断　依据《职业性急性一甲胺中毒诊断标准》（GBZ 80-2002）。

治疗　中毒者应尽快离开现场，尽可能地减少吸入。入院患者除卧床休息、保持安静外，必要时可给予镇静剂。

吸氧　必要时气管切开加压给氧。

超声雾化吸入　可以缓解喉头水肿和支气管痉挛，改善通气，

缓解肺水肿。咳粉红色泡沫痰者，加用10%二甲基硅油气雾剂吸入。亦可考虑加用二丙酸培氯米松等雾化吸入。

皮质激素应用　对较重患者，尤其是有肺水肿指征者应及早大量给予皮质激素治疗。一般为地塞米松静注，视病情严重程度可增加剂量。可加入东莨菪碱，疗效更好。

抗生素应用　宜早期联合用药。可给予氨苄西林加庆大霉素或加丁胺卡那霉素，及早送痰培养，根据其培养结果，调整抗生素。

气管切开疗法　对出现进行性呼吸困难、三凹征、发绀窒息者，应立即进行气管切开术，并用高频机械呼吸机、机械呼吸机或人工加压呼吸器进行加压给氧进行抢救。

眼部处理　用大量清水冲洗眼部，应尽快用3%硼酸液冲洗结膜囊。眼部症状轻者用0.25%氯霉素眼药水滴眼，每2小时一次；0.5%醋酸可的松眼药水滴眼，每日3次；0.5%红霉素眼膏涂眼，每日2次。局部有摩擦痛者，短期内加用1%地卡因滴眼，每日2次，并避光休息。严重者除上述治疗外，给予维生素C、庆大霉素等。亦可进行球结膜下注射、散瞳及包扎双眼等治疗。一般20天左右即可治愈，轻者不留后遗症，重者可留有角膜薄繁、角膜斑繁、角膜白斑。晶体混浊者，不易好转。

对症及支持疗法　给予高蛋白饮食，鼓励进食，严重患者输白蛋白、血浆、新鲜血、氨基酸等。

加强护理　灼伤创面保持清洁，保持口腔卫生，病房消毒，负压抽吸喉头及支气管分泌物，

拍背引流，气道湿化。

预防　应进行职业安全教育以及群众卫生防毒知识教育，对基层人员进行培训，建立急救网络及中毒救援控制中心，对医务人员进行急救知识教育，提高防毒及抢救水平。

（张正东）

yǐ'èr'àn zhòngdú

乙二胺中毒（diaminoethane poisoning）

乙二胺蒸气对黏膜和皮肤有强烈刺激性，接触蒸气引起结膜炎、支气管炎、肺炎或肺水肿，并可发生接触性皮炎。可引起肝肾损害。皮肤和眼直接接触其液体可致灼伤。该品可引起职业性哮喘。1,2-乙二胺又称1,2-二氨基乙烷，分子式$C_2H_8N_2$，分子量60.10，无色透明黏稠液体，有氨的气味。熔点8.5℃，沸点116.5℃，闪点43℃，密度0.898g/cm³（25℃）。易溶于水、醇，微溶于醚、苯。能随水蒸气挥发，易吸收空气中二氧化碳，生成非挥发性碳酸盐。主要用于有机合成、农药、活性染料、医药和环氧树脂固化剂等的制取。

中毒机制　吸入、食入、经皮吸收进入人体。接触本品蒸气可产生呼吸道刺激；个别接触者有过敏性哮喘及全身不适，如持续性头痛。对眼有刺激性。可因原发刺激性及致敏作用引起皮肤损害。乙二胺属低毒类。

急性毒性　半数致死量（LD_{50}）为1298mg/kg（大鼠经口），730mg/kg（兔经皮）。乙二胺对人体皮肤、黏膜有刺激作用，液体溅入眼内可致严重灼伤、角膜水肿；污染皮肤致水疱、坏死。

亚急性和慢性毒性　中毒表现为先兴奋后抑制并有强烈的刺激症状。染毒期间死亡的小鼠，尸检见肺充血、水肿，脑、肝、

脾充血；染毒后若干天死亡者，除肺充血、水肿、脑充血外，支气管上皮细胞肿大，肝细胞呈弥漫性脂肪变性和小灶性渐进性坏死，有时有脑膜水肿。

其他毒性 刺激性：家兔经眼 675 μg，出现重度刺激；生物降解性：进入水体的乙二胺可生物降解，且能够和腐殖质或金属离子反应。爆炸性：遇明火、高热或与氧化剂接触，有引起燃烧爆炸的危险。与硫酸、硝酸、盐酸等强酸发生剧烈反应。

中毒表现 乙二胺对人皮肤及呼吸道有刺激作用，个别可发生过敏性哮喘。皮肤接触后可出现局部起疱，出现溃疡，手臂、面部、胸部有湿疹样皮损。

诊断 依据接触史、临床表现及实验室检查。

治疗 皮肤接触：脱去污染的衣物，立即用水冲洗至少15分钟。若有灼伤，就医治疗。眼接触：立即提起眼睑，用流动清水或生理盐水冲洗至少15分钟。就医。吸入，迅速脱离现场至空气新鲜处。必要时进行人工呼吸。就医。乙二胺中毒治疗以对症处理为主。

预防 有可能接触其蒸气时，佩戴防毒面具。紧急事态抢救或逃生时，建议佩戴自给式呼吸器。眼防护戴化学安全防护眼镜。穿工作服（防腐材料制作），戴橡皮手套。工作现场禁止吸烟、进食和饮水。工作后淋浴更衣。进行就业前和定期体检。

（张正东）

jǐ'èr'àn zhòngdú

己二胺中毒（1,6-diaminohexane poisoning） 皮肤接触高浓度己二胺，可致干性或湿性坏死，低浓度可引起皮炎和湿疹；溅入眼内引起眼睑红肿，结膜充血，甚至失明；如果长期吸入己二胺，对眼、喉、上呼吸道有强烈的刺激作用，可通过皮肤及呼吸道引起中毒，轻者引发充血、分泌物增多、肺水肿、支气管炎、皮炎，重者可发生喉头水肿、喉痉挛，也可引起呼吸困难、昏迷、休克等，高含量甚至可引起反射性呼吸停止。1,6-己二胺又称 1,6-二氨基己烷，分子式 NH_2（CH_2）$_6$ NH_2，分子量 116.21，具有氨味的无色片状结晶。熔点42℃，沸点205℃，闪点81℃，易溶于水，溶于乙醇、乙醚。遇明火、高热或与氧化剂接触，有引起燃烧的危险，有腐蚀性。主要用于有机合成、高分子化合物的聚合、环氧树脂固化剂和化学试剂等。

中毒机制 可经吸入、食入、经皮吸收等途径进入人体。其毒性较大，可引起神经系统、血管张力和造血功能的改变。吸入高浓度己二胺可引起剧烈头痛。皮肤接触高浓度己二胺，可导致干性或湿性坏死，低浓度可引起皮炎和湿疹。溅入眼内引起眼睑红肿，结膜充血，甚至失明。对人眼的光敏阈为 $0.0027mg/m^3$，嗅阈为 $0.0033mg/m^3$。工作场所最高容许浓度 $1mg/m^3$。

急性毒性 半数致死量（LD_{50}）为 750mg/kg（大鼠经口）；1110mg/kg（兔经皮）；大鼠吸入 $10g/m^3 \times 6$ 小时，1/4 死亡。

亚急性和慢性毒性 如果长期吸入己二胺，对眼、喉、上呼吸道有强烈的刺激作用，可通过皮肤及呼吸道引起中毒，轻者引发充血、分泌物增多、肺水肿、支气管炎、皮炎，重者可发生喉头水肿、喉痉挛，也可引起呼吸困难、昏迷、休克等，高浓度甚至可引起反射性呼吸停止。大鼠接触 $1 \sim 10mg/m^3$，4 小时/天，6 个月，见体重增长缓慢，神经系统兴奋性低下，血红蛋白降低，胆碱酯酶活力轻度抑制。如接触 $7mg/m^3$，三个半月，见肺、肝、肾血管有组织学改变。

刺激性 家兔经眼 675 μg，出现重度刺激。家兔经皮开放性刺激试验450mg，出现中度刺激。

生殖毒性 大鼠经口最低中毒剂量（TDL_0）：3g/kg（孕 6 ~ 16 天用药），致胚胎毒性、肝胆系统发育异常。大鼠经口最低中毒剂量（TDL_0）：1840mg/kg（孕 6 ~ 16 天用药），致泌尿生殖系统发育异常。

中毒表现 己二胺蒸气对眼和上呼吸道有刺激作用。吸入高浓度时，可引起剧烈头痛，溅入眼内，处理不当，可引起失明。长期接触的工人可有头晕、失眠等症状。

诊断 依据接触史、临床表现及实验室检查。

治疗 皮肤接触：脱去污染的衣物，可用3%醋酸溶液湿敷，用大量流动清水彻底冲洗。眼接触：立即提起眼睑，用流动清水或生理盐水冲洗至少15分钟。就医。吸入：迅速脱离现场至空气新鲜处，雾化吸入1%硼酸溶液。保持呼吸道通畅。必要时进行人工呼吸。就医。食入：误服者立即漱口，给饮牛奶或蛋清。就医。

预防 空气中浓度较高时，佩戴防毒口罩，戴安全防护眼镜，穿工作服（防腐材料制作），戴橡皮手套。工作后淋浴更衣。进行就业前和定期体检。

（张正东）

nàizhòngdú

萘中毒（naphthalene poisoning） 在职业活动中因接触萘，经呼吸道吸收引起的中毒。萘主要由进入人体，引起毒性症状。萘（$C_{10}H_8$）是从煤焦油分离出来的重要组分。为白色鳞片状结晶，具有特殊的煤焦油样气味。分子量 128.16，密度 $1.15g/cm^3$（25℃），熔点 80.6℃，沸点 219.9℃，闪点 87.8℃，蒸气压 0.011kPa（25℃），空气中饱和浓度 0.01%（101.31kPa，25℃），爆炸极限 0.9%~5.9%；难溶于水，溶于乙醇、乙醚；易氧化。

萘在工农业生产中被广泛使用，用于生产燃料、树脂、溶剂、炸药、消毒剂、杀虫剂、防腐剂、防蛀剂以及碳化照明气，这些过程中均可接触本品。另外，在生活中还可因吸烟或被动吸烟而接触萘。

中毒机制 萘在生产环境中主要以蒸气或粉尘形式经呼吸道进入人体，经皮肤少量吸收。虽经消化道可以吸收，但实际意义不大。萘进入机体后，通过血液运输，迅速分布到肝、生殖系统和肌肉组织，24 小时以后各组织中的浓度下降。萘在体内的主要代谢产物为萘酚和萘醌、二氢二醇及其与葡萄糖甘酸及磺酸的结合物。萘在体内主要被微粒体混合功能氧化酶催化代谢，生成的产物再在谷胱甘肽转移酶（GSH-TX）作用下，与谷胱甘肽（glutathione，GSH）发生加合反应而排出体外；或在环氧化物水化酶（EH）的作用下，转化为二氢二醇或重新排列为单羟基化合物。萘的中间代谢产物在 GSH-TX 作用下，与 GSH 发生加合反应可生成三种加合物。

中毒表现 萘属低毒类，较大量摄入，可致溶血性贫血、血红蛋白尿、肾损害、视神经炎和白内障等。

急性中毒 短时间内吸入高浓度萘引起的中毒。出现结膜刺激症状、角膜混浊、头痛、乏力、精神萎靡、恶心、呕吐、多汗、视神经炎。也可产生肾区痛、尿频、血尿及蛋白尿。严重者可有肝损伤、抽搐、昏迷。误服引起的急性中毒症状主要为溶血及肝、肾损害，首先出现恶心、呕吐、腹痛、腹泻，继而寒战、发热、腰痛。实验室检查可见溶血性贫血、黄疸、血红蛋白尿、血尿。有的尿少，甚至无尿而出现急性肾衰竭。往往伴有肝大、肝功能异常，甚至发生肝坏死。成人致死剂量为 5~10g，年长儿中毒量 2g。

慢性中毒 长期接触低浓度萘可导致慢性中毒，出现乏力、头痛、恶心、呕吐和血红蛋白减低，红细胞出现多染性及嗜碱性颗粒等。有报道对 29 名慢性萘中毒接触工人的外周血淋巴细胞染色体畸变和微核进行分析，结果阳性检出率显著高于对照组。畸变类型以染色体断裂为主。

另外，还可引起角膜溃疡、白内障、视神经炎、视网膜脉络膜炎等眼部病变。皮肤接触萘可产生湿疹样皮炎等。

诊断 依据是否有萘蒸气或粉尘等接触史，有无相应的临床表现并能排除其他疾病，同时结合实验室检查等辅助诊断如血尿常规检验（尿呈黑色或橄榄绿色）以及肝、肾功能试验等，方可诊断。

治疗 急性中毒无特效解毒药。应迅速将中毒患者移至空气新鲜处，立即脱去被萘污染的衣服，用肥皂水清洗被污染的皮肤，注意保暖。针对溶血采取各种治疗措施，注意保肝治疗。慢性中毒主要是对症处理，如多饮水、补液、输血、保护肝、肾功能，

必要时输新鲜血液、供氧。重症患者可给予糖皮质激素。

预防 企业有关部门应对接触有毒有害作业的职工进行安全卫生教育，并开展自救互救的教育培训。对外购产品，尤其是涉及压力容器的阀门管道等部件应有严格的质量监管措施，应建立健全劳动卫生操作制度，严防跑、冒、滴、漏。

（姚 武）

běnyǐxī zhòngdú

苯乙烯中毒 (styrene poisoning)

在职业活动中因接触苯乙烯而引起的中毒。苯乙烯存在于苏合香脂（一种天然香料）中，为无色、有特殊香气的油状液体。熔点 -30.6℃，沸点 145.2℃，相对密度 0.9060（20/4℃），折光率 1.5469，黏度 0.762 cP（68 °F）。不溶于水（<1%），能与乙醇、乙醚等有机溶剂混溶。易燃，为可疑致癌物，具刺激性。

苯乙烯在室温下即能缓慢聚合，要加阻聚剂对苯二酚或叔丁基邻苯二酚（0.0002%~0.002%）作稳定剂，延缓其聚合才能贮存。苯乙烯自聚生成聚苯乙烯树脂，还能与其他的不饱和化合物共聚，生成合成橡胶和树脂等多种产物。如丁苯橡胶是丁二烯和苯乙烯的共聚物；ABS 树脂是丙烯腈（A）、丁二烯（B）和苯乙烯（S）的共聚物；离子交换树脂的原料是苯乙烯和少量 1,4-二（乙烯基）苯的共聚物。苯乙烯还可以发生烯烃特有的加成反应。在苯乙烯的合成和聚合过程中，特别是当清洗聚合釜或管道、检修设备时，有较大量的苯乙烯蒸气或液体逸出，由呼吸道吸入或皮肤接触，可引起中毒。

中毒机制 主要通过呼吸道和皮肤黏膜进入人体，引起神经

系统损伤。对眼和上呼吸道黏膜有刺激和麻醉作用。有学者确认，苯乙烯可通过多巴胺通路对机体的神经产生损伤，并对男性血液中谷胱甘肽的含量有所影响。

急性染毒实验，大鼠经口半数致死量（LD_{50}）为 5 000mg/kg；大鼠吸入致死中浓度（LC_{50}）为 24 000mg/m^3，4 小时。家兔经眼刺激时，100mg 为重度刺激，经皮开放性刺激试验，500mg 为轻度刺激。

中毒表现 包括以下几方面。

急性中毒 高浓度时，立即引起眼及上呼吸道黏膜的刺激，出现眼痛、流泪、流涕、喷嚏、咽痛、咳嗽等，继之出现头痛、头晕、恶心、呕吐、全身乏力等；严重者可有眩晕、步态蹒跚。眼部受苯乙烯液体污染时，可致灼伤。

慢性影响 常见神经衰弱综合征，有头痛、乏力、恶心、食欲减退、腹胀、忧郁、健忘、指颤等。对呼吸道有刺激作用，长期接触有时引起阻塞性肺部病变。长期皮肤接触会引起皮肤粗糙、皲裂和增厚。

有关苯乙烯致癌作用的研究，已积累了大量动物实验和流行病学调查资料。但是由于缺乏明确的剂量 - 反应关系，一直未能定论，苯乙烯被分类为可疑致癌物。

诊断 主要根据职业接触史，现场劳动卫生学资料以及临床表现，排除其他类似疾病后，综合分析，做出诊断。

治疗 移离中毒现场至空气清新场所，脱去污染衣服，以温肥皂水清洗皮肤，注意保暖；保持呼吸道通畅，必要时吸氧，口服中毒者应及时洗胃；葡醛内酯（肝太乐）及维生素 C 加入 10% 葡萄糖液中静脉滴注，每日 1 ~ 2

次，以加速与苯乙烯的代谢产物酚类结合。

对症治疗 烦躁不安可用异丙嗪肌内注射。抽搐可用苯巴妥肌内注射，或 10% 水合氯醛加温水灌肠。呼吸衰竭用二甲弗林或洛贝林肌内注射。呼吸停止应立即人工呼吸。如无心搏骤停，禁用肾上腺素，以免诱发心室颤动。昏迷者应积极防治脑水肿，可用 50% 葡萄糖或 20% 甘露醇静脉注射，每日 2 ~ 3 次。休克者在补足血容量基础上，可先给去氧肾上腺素（苯福林、新福林）肌内注射，再将升压药加入输液内静脉滴注，以维持血压。眼灼伤应以温水彻底冲洗，并用诺氟沙星滴眼液和可的松眼液滴眼。对白细胞减少的患者可用鲨肝醇、维生素 B_4（adenine phosphate，又称腺嘌呤磷酸盐）、肌苷。

预防 严格执行职业卫生有关制度，加强生产环境中苯乙烯的浓度监测；加强通风、排风措施；尽可能使工人密闭操作，高浓度接触时应佩戴过滤式防毒面具、化学安全防护眼镜，穿防毒物渗透工作服，戴橡胶耐油手套。工作场所严禁吸烟、进食和饮水。工作完毕淋浴更衣，保持良好的卫生习惯。

（姚 武）

xiāojīběn zhòngdú

硝基苯中毒（nitrobenzene poisoning） 在职业活动中通过呼吸道吸入硝基苯引起的中毒。硝基苯（$C_6H_5NO_2$）商品名密斑油或人造苦杏仁油，是苯或其同系物（如甲苯、二甲苯、酚）苯环上的氢原子被一个或几个硝基（$-NO_2$）取代后，形成的芳香族硝基化合物。因苯环不同位置上的氢可由不同数量的硝基取代，可形成种类繁多的衍生物，较常

见的有二硝基甲苯、三硝基甲苯、硝基氯苯等。

硝基苯是有苦杏仁味、无色或微黄色的油状液体。分子量 123.11，比重 1.1987（25℃），熔点 5.7℃，沸点 210.9℃，蒸气密度 4.1g/L。多难溶或不溶于水，易溶于乙醇、苯、乙醚和油类。硝基苯是制造联苯胺、喹啉、苯胺、偶氮苯、染料等的基本原料，广泛应用于染料、香料、炸药、腊漆、鞋油及墨水等相关工业，也用作气象色谱固定液，用于低级烃分析。

中毒机制 在生产条件下，主要以粉尘或蒸气的形式存在于空气中，主要经呼吸道和皮肤吸收，进入体内后在肝脏代谢，经氧化生成对硝基酚，经还原生成对氨基酚，大部分代谢终产物经肾脏随尿排出。硝基苯的慢性毒性较为明显，主要为肝损害、晶体损害以及血液系统、神经系统、生殖系统损害等，但其形成机制尚不明了。

中毒表现 包括以下几方面。

血液损害 ①形成高铁血红蛋白。主要是硝基苯在体内生物转化产生的中间产物对氨基酚、间硝基酚等的作用。②硫血红蛋白形成：血红蛋白中含一个或以上的硫原子即为硫血红蛋白。大量吸收硝基苯可致硫血红蛋白升高，当硫血红蛋白含量大于 0.5g% 时即可出现发绀。③溶血作用。发生机制与形成高铁血红蛋白的毒性有密切关系。硝基苯进入人体后，经过转化产生的中间物质，可使维持细胞膜正常功能的还原型谷胱甘肽减少，从而引起红细胞破裂，发生溶血。④贫血。长期较高浓度接触可致贫血，出现点彩红细胞、网织红细胞增多，骨髓象显示增生不良，

呈进行性发展，甚至出现再生障碍性贫血。

肝肾损害 硝基苯可直接作用于肝细胞致肝实质病变，早期出现肝脏脂肪变性，晚期可发展为肝硬化，严重者可发生亚急性肝坏死；代谢产物直接作用于肾脏，引起肝实质性损害，使肾小球及肾小管上皮细胞发生变性、坏死。中毒性肝、肾损害亦可由于大量红细胞破坏，血红蛋白及其分解产物沉积于肝脏或肾脏，而引起继发性损害，此种损害一般恢复较快。

神经系统损害 硝基苯易溶于脂肪，进入机体几天后易与含大量类脂质的神经细胞发生作用，引起神经系统损害。重度中毒患者可有神经细胞脂肪变性，视神经区受损，发生视神经炎、视神经周围炎等。

晶体损害表现 慢性中毒患者出现晶体损害即中毒性白内障是常见而且具有特征性的体征。TNT 中毒性白内障常在开始时于双眼晶状体周边部呈环形混浊，环多数为尖向内、底向外的楔形混浊融合而成，进一步发展晶体中央部出现盘状混浊。

皮肤损害和致敏作用 一般在接触后数日或数周发病，脱离接触并进行适当治疗后多可痊愈。

诊断 依照《职业性急性苯的氨基、硝基化合物（不包括三硝基甲苯）中毒诊断标准》（GBZ 30-2015）、《职业性三硝基甲苯白内障诊断标准》（GBZ45-2010）、《职业性慢性三硝基甲苯中毒诊断标准》（GBZ69-2011）进行诊断。出现单纯性肝损害，参照《职业性中毒性肝病诊断标准》（GBZ 59-2010）进行诊断。引起皮肤损害可参照《职业性皮肤病的诊断》（GBZ 18-2013）和《职业性化学

性皮肤灼伤诊断标准》（GBZ 51-2009）进行诊断。急性或亚急性中毒根据短期内硝基苯接触史及临床表现诊断，排除硫化血红蛋白血症、肠原性青紫症、NADH-MHb 还原酶缺乏症、血红蛋白 M 病、各种原因的缺氧性发绀症等其他病因后，可诊断。慢性中毒根据职业接触史，肝脏及肾脏、眼晶体损害和实验室检查结果，并结合职业卫生现场调查及相关必要的动态监测空气中硝基苯浓度，并排除其他疾病引起的肝肾、眼及血常规改变，方可诊断。

治疗 包括以下几方面。

急性中毒处理 迅速将患者移离中毒现场至通风处，脱去污染的衣物、鞋袜，用5%醋酸溶液清洗皮肤、再用大量肥皂水或清水冲洗；严密观察各项生命体征，维持呼吸、循环功能，必要时可辅以人工呼吸，给予呼吸中枢兴奋药及强心、升压药物等。

高铁血红蛋白血症 5%～10% 葡萄糖溶液加维生素 C 静脉滴注，或50% 葡萄糖溶液加维生素 C 静脉注射，适用于轻度中毒患者；应用 1% 亚甲蓝（methylene blue）溶液加入 10%～25% 葡萄糖溶液中静注，1～2 小时可重复使用，一般用 1～2 次；4% 甲苯胺蓝缓慢静滴，每 3～4 小时一次，0.2% 硫堇溶液静脉注射或肌内注射，每 30 分钟一次；10%～25% 硫代硫酸钠静滴。

用亚甲蓝处理的机制是：亚甲蓝作为还原剂可促进 Met-Hb 还原，亚甲蓝作为中间电子传递体加快正常红细胞 Met-Hb 的酶还原系统的作用，促进 NADPH 还原 Met-Hb。亚甲蓝的副作用是注射过快或一次应用剂量过大易出现恶心、呕吐、腹痛，甚至抽搐、惊厥等。甲苯胺蓝和硫堇也可使

Met-Hb 还原，加快还原速度。

溶血性贫血 可根据病情严重程度采取综合治疗措施，首选糖皮质激素，一般用大剂量静脉快速给药，以稳住溶酶体，避免红细胞破坏。对于急性溶血危象和严重贫血应立即输血。给予 5% 碳酸氢钠溶液静滴，使尿碱化，以预防血红蛋白在肾小管凝聚，严重者可采用置换血浆和血液净化疗法。

中毒性肝损伤 除给予高糖、高蛋白、低脂肪、富维生素饮食外，应积极采取保肝治疗，可用护肝片、肝泰乐、联苯双酯等。

其他 根据病情采取对症支持治疗，如有类神经症可给予谷维素、安神补脑液、地西泮等。

特殊疗法 严重持续时间长的病例可用透析疗法，严重缺氧也可采用高压氧治疗。

预防 包括以下几方面。

改善生产设备，改革工艺流程 加强生产操作过程密闭化、连续化，采用电子计算机等自动化控制设备。加强通风排毒，安装有充分效果的局部抽风排毒设备，降低工作环境内硝基苯的浓度。以无毒或低毒物质代替，用硝基苯加氢法代替还原法生产苯胺等工艺。

重视检修制度，遵守操作规程 工厂应定期进行设备检修，防止跑、冒、滴、漏。在检修过程中应严格遵守各项安全操作规程，做好个人防护，检修时要戴防毒面具，穿紧袖工作服、长筒胶鞋、戴胶手套等，定期清扫，定期检测。

加强宣传教育，增强个人防护意识 开展安全健康教育，在车间内不吸烟、不进食，工作前后不饮酒，及时更换工作服、手套。工作后应用温水彻底淋浴。

做好就业前体检的定期体检就业前发现血液病、肝病、内分泌紊乱、心血管疾病、严重皮肤病、红细胞葡萄糖－6－磷酸脱氢酶缺乏症、眼晶状体混浊或白内障患者，不能从事此类工作。每年定期体检一次，及时发现早期病例。

（姚 武）

piān'èrjiǎjījīng zhòngdú
偏二甲基肼中毒（unsymmetrical dimethylhydrazine poisoning）

短期内接触较大量的偏二甲基肼引起的以中枢神经系统损害为主的疾病。常伴有肝脏损害。

偏二甲基肼（unsymmetrical dimethylhydrazine，1,1-dimethylhydrazine，UDMH）又称偏二甲肼、1,1-二甲基肼和N,N-二甲基肼，为无色透明的碱性液体，具有氨样气味，易挥发、易燃、易爆、易溶于水、醇及醚。沸点63℃。

偏二甲基肼的沸点较低，易挥发，经呼吸道吸入而引起急性中毒。偏二甲基肼主要用做火箭、卫星等航天器的推进剂。在偏二甲基肼的研究、生产、运输、装填过程中可能造成泄漏而发生中毒事件。

中毒机制 偏二甲基肼中毒的典型表现为中枢神经系统症状。其发生是偏二甲基肼对体内新陈代谢过程中部分酶的抑制，即偏二甲基肼与维生素 B_6（吡哆醇）及同类物吡哆醛和5-磷酸吡哆醛结合，发生成腙反应，使体内维生素 B_6 含量下降，造成体内维生素 B_6 缺乏。由于腙具有抑制吡哆醛激酶活性作用，导致5-磷酸吡哆醛含量下降，而5-磷酸吡哆醛是谷氨酸脱羧酶、γ-氨基丁酸转氨酶等维生素 B_6 系统酶的辅酶，脑内5-磷酸吡哆醛含量的降低影响这两种酶的活性，阻碍γ-氨基丁酸的生成，导致脑内γ-氨基丁酸含量下降。由于γ-氨基丁酸为中枢神经系统内特有的抑制因子，其γ-氨基丁酸含量的降低可使中枢神经系统兴奋性增高，导致机体痉挛发作，甚至发生惊厥。

中毒表现 包括以下几方面。

急性中毒 ①神经系统表现。以中毒性脑病为主要临床表现。早期多有头晕、头痛、言语不清、乏力等，继而出现兴奋、烦躁不安、肢体阵挛性抽搐，严重者出现全身阵发性强直性痉挛、癫痫样大发作、昏迷，四肢腱反射亢进等。②其他。由于该毒物具有氨样或鱼腥样臭味，患者可有眼刺痒、畏光、流泪、眼睑痉挛、咳嗽、流涕、咽部不适、胸闷、气短甚至呼吸困难等临床表现，双肺可闻哮鸣音。皮肤接触偏二甲基肼液滴可引起皮肤局部烧灼感。此外，可有消化系统症状，如食欲不振、恶心、呕吐、腹痛、肝区疼痛等。

慢性中毒 职业性慢性偏二甲基肼中毒是在职业活动中长期吸入少量的偏二甲基肼引起的以溶血性贫血（见中毒性溶血性贫血）和肝功能改变为主的疾病。主要表现为高铁血红蛋白引起的溶血性贫血，长期接触可有肝功能改变，少数可致肝脂肪变性。

诊断 根据短时间内吸入或皮肤污染较大量偏二甲基肼的职业史，结合中枢神经系统损害及肝脏损害的临床表现，参考现场职业卫生学调查资料，综合分析，并排除其他病因所致类似疾病，方可诊断。根据中华人民共和国职业卫生标准《职业性急性偏二甲基肼中毒诊断标准》（GBZ86-2002）诊断分级如下。①轻度中毒：有明显的头晕、头痛、乏力、失眠、恶心、呕吐、食欲不振等症状，在此基础上出现兴奋、烦躁不安、肢体抽搐等神经系统阳性体征，或出现肝区疼痛、轻度肝功能异常等表现，符合急性轻度中毒性肝病者，可诊断为轻度中毒。②重度中毒：出现全身阵发性强直性痉挛，可诊断为重度中毒。

鉴别诊断 应与癫痫发作、其他毒物引起的中毒性脑病鉴别。鉴别要点应包括既往病史、中毒史、现场卫生学调查、流行病学调查、临床表现及实验室检查。通过全面了解、综合分析及进行必要的动态观察做出判断。

治疗 ①现场急救措施：迅速将患者撤离中毒现场至空气新鲜处，脱去污染的衣物。体表污染液态偏二甲基肼时，立即用清水冲洗。皮肤局部小面积污染者可用2.5%碘酒擦洗至碘酒不退色为止。眼接触高浓度的肼类蒸气或溅入肼类液滴，应立即用大量清水、生理盐水或3%硼酸溶液冲洗结膜囊15分钟以上。②特效解毒剂的使用：维生素 B_6 是偏二甲基肼中毒的特效解毒药。③对症支持治疗：阵发性强直性痉挛患者，在用维生素 B_6 治疗的同时可配合给予苯巴比妥、地西泮等。

愈后处理 急性轻度中毒患者多在数天内恢复，痊愈后可恢复原工作。重度中毒患者经积极治疗后也可完全恢复。少数患者抢救脱险后，恢复期症状有一定反复，可根据检查结果，参照《职工工伤与职业病致残程度鉴定标准》（GB/T 16180-2006）处理。

（贾 光）

línhuàxīn、línhuàlǚ zhòngdú
磷化锌、磷化铝中毒（zinc phosphide or aluminum phosphide poisoning）

在生产活动过程中过量接触磷化锌或者磷化铝引起的

疾病状态。磷化锌（zinc phosphide，Zn_3P_2）为灰色粉末，分子量258.12，具有大蒜样气味，熔点419.4℃，沸点1000℃，密度4.55g/cm³（13℃），不溶于水和酒精，可溶于苯和二硫化碳，对金属有腐蚀性。磷化铝（aluminum phosphide，AIP）灰黄色粉末，分子量57.95，具有大蒜样气味，熔点超过2550℃，密度2.85g/cm³（15℃/4℃）。磷化锌和磷化铝都是灭鼠剂和粮仓熏蒸剂，二者都是遇水分解为磷化氢发挥药效作用，粮仓熏蒸工可吸入空气中的磷化锌或磷化铝气溶胶。由于常与食物配制成毒饵使用，因此可能通过误食或者自杀接触。

中毒机制　二者对心、肺、肝、肾和神经系统的毒性作用较大，可引起心、肝、肺、肾衰竭而死亡。可通过皮肤和消化道吸收。二者在体内无蓄积，代谢产物主要为次磷酸盐、磷化氢、磷酸和磷酸盐等，均经尿排出。一般磷化锌的致死剂量为40mg/kg（成人），也有报道服2～4g致死、服50g却存活者。磷化铝的半数致死量（LD_{50}）为20mg/kg（成人），体重为70kg的成年人注射不足500mg磷化铝即可致死，口服致死剂量达3g。

中毒表现　①急性中毒：主要表现为神经系统症状（头痛、头晕、乏力、共济失调等）和呼吸系统症状（咳嗽、胸闷、发绀等），严重者可出现迟发性肺水肿，最终惊厥而死。口服中毒者，常出现恶心、频繁呕吐（呕吐物有电石气臭味）、胃部烧灼痛以及肝功能异常等。②慢性中毒：主要表现为肝脏肿胀、肝坏死、肾衰竭及心肌玻璃样变性。磷化铝施药工接触磷化氢浓度为0.2～

149mg/m³，平均17.3年，发现嗅觉减退、鼻咽部干燥/充血、胸闷、气短、咳嗽的发生率增高，肺纹理粗乱、点网状影及间质性改变等异常改变增多。

诊断　依据磷化锌和磷化铝接触史，以及上述神经系统、肝脏坏死、肾衰竭及心肌玻璃样变性等临床表现和实验室检查结果，结合现场劳动卫生学调查，综合分析，排除其他原因引起的类似疾病，方可诊断。

治疗　磷化锌和磷化铝中毒无特效解毒药，发现中毒者，应立即脱离中毒现场，安静休息，吸入高浓度者，至少要观察24～48小时，有利于早发现迟发性肺水肿。口服中毒者催吐后立即用1:5000高锰酸钾或2%碳酸氢钠或清水洗胃，并给予活性炭吸附后用硫酸镁导泻，禁用油脂类物质，并进行相应的对症治疗。

预防　在生产和运输过程中注意密闭，保持通风系统运行良好。在使用过程中严格遵守操作规程。工人应做好个人防护，按照要求佩戴防护器具。

职业接触限值　中国尚没有关于磷化锌和磷化铝的职业接触限值的规定。美国政府工业卫生学家会议（American Conference of Governmental Industrial Hygienists，ACGIH）推荐的磷化锌的职业安全接触限值为0.1mg/m³（respirable fraction），2mg/m³（inhalable fraction，无机-Zn）；美国职业安全卫生研究所建议磷化铝接触限值为：1mg/m³（REL-TWA，可吸收部分，铝金属和不溶性化合物）。

（郑玉新）

gōngyèxìng fúbìng

工业性氟病（industrial fluorosis）　在工业生产过程中长期接触过

量无机氟化物所致的以骨骼改变为主的全身性疾病。氟（F）及其化合物在工农业生产中应用很广，如铝冶炼、磷肥生产、钢铁、农药、化工、含氟塑料和橡胶、铀提炼等多种工业。

发病机制　氟及其化合物主要以气体及粉尘形态经呼吸道和胃肠道进入人体，氢氟酸则可通过皮肤吸收一部分。经常接触低浓度氟化物可出现慢性鼻炎、咽喉炎、支气管炎及牙齿酸蚀症，氟骨症是慢性氟中毒和地方性氟病的主要病变，一般先损及躯干骨，以后累积长骨。严重病例可因骨骼畸形压迫神经，影响生活和工作能力，也可累及关节引起活动受限。

临床表现　眼、上呼吸道和皮肤刺激症状和慢性炎症出现较早，尿氟含量往往超过当地正常值。腰背和四肢疼痛、神经衰弱综合征以及消化道症状（食欲不振、恶心、呕吐和上腹痛等）比较常见。

骨骼改变可由X线检查发现，最先出现于躯干骨尤其是骨盆和腰椎，继而桡、尺骨和胫、腓骨亦可受累。骨密度增高，骨小梁增粗、增浓，交叉成网织状，呈"纱布样"或"麻袋纹样"，严重者如"大理石样"。桡骨、尺骨、胫骨、腓骨、骨盆和腰椎等处的骨膜、骨间膜、肌腱和韧带出现大小不等、形态不一（萌芽状、玫瑰刺状或烛泪状等）的钙化或骨化等骨周改变。

诊断　根据密切的职业接触史和骨骼X线改变，同时参考临床症状及实验室检查等，并且进行综合分析，排除其他疾病，即可确诊。

本病是由于长期接触过量无机氟化物所致，故必须有在高浓度环境下工作多年的历史，发病年限一般在 10 年以上，劳动条件特别恶劣的特殊情况，接触 3 年者也有发病。

本病的临床表现较为复杂，几乎累及每一个器官。这些症状虽非特异，但却可先于骨骼改变或与骨骼改变同时存在，是发现疾病的重要线索，在综合分析中能提供有力佐证。诊断时应参考临床症状，但因临床症状与骨骼 X 线改变多不一致，故临床诊断与分期主要以骨骼 X 线改变为依据。

由于骨骼 X 线改变仅具有相对的特异性，故必须排除具有类似骨骼 X 线改变的其他疾病，如地方性氟病、类风湿关节炎、石骨症、骨转移瘤和肾性骨病等。

尿氟检查结果不规律，波动性大，除受饮水和食物影响外，主要原因是留尿时间不一致。氟作业工人尿氟上班后随接触情况而升降，休息 24 小时后，基本上恢复到原来水平，故留脱离接触24 小时后的班前尿较能反映工人体内的实际水平。考虑到尿氟的自然波动，应每周留一次，连续三次以上，取其平均值作为衡量尿氟高低的依据。

观察对象 骨质密度在正常范围内，骨小梁稍有增粗，骨周有轻微改变。

Ⅰ期 骨质密度增高，骨小梁增粗、增浓，交叉呈"纱布样"表现；桡、尺骨或胫、腓骨骨膜、骨间膜有明确的钙化或骨化。在骨质或骨周改变中，如有一项显著而其他改变轻微者，亦可诊断。

Ⅱ期 除躯干骨外其他部位亦可受累，骨质密度明显增高，骨小梁明显增粗，呈"麻袋纹样"表现，骨周改变较为明显和广泛。

Ⅲ期 全身大部分骨骼受累，

骨质密度显著增高，骨小梁模糊不清如"大理石样"，长骨皮质增厚，髓腔变窄，骨周改变更为明显和广泛，椎体间可有骨桥形成。

治疗 主要对症治疗。可适当加强营养，补充维生素类。Ⅰ期患者一般不必调离氟作业。Ⅱ期及Ⅲ期患者需调离氟作业，根据机体功能状态安排适当工作或休息。

预防 降低车间空气中氟化物浓度是预防的关键。重点是加强生产工艺改造和个人防护，减少氟化物的暴露和吸收。如生产过程中的通风、除尘；使用过程中的个人防护等。生产车间空气中氟化物（不含氟化氢）最高容许浓度为 1.0mg/m³（以氟计）。

(孙贵范)

jiǎchún zhòngdú
甲醇中毒（methanol poisoning）

在生产和使用过程中因密切接触甲醇所致的以中枢神经系统、眼部损害及代谢性酸中毒为主的疾病。甲醇又称木醇、工业酒精，是无色、透明、易燃、易挥发的有毒液体，无色、透明、略有乙醇气味和味道，是工业酒精的主要成分之一。

职业中毒主要见于甲醇生产、搬运和以甲醇为原料或溶剂的工业。在用甲醇制造甲醛或生产纤维素、摄影胶片、防冻液和变性剂等接触甲醇岗位，如通风不良或发生意外事故，可在短期内吸入高浓度甲醇，引起急性或亚急性中毒。此外，在包装或搬运时，如容器破裂或泄漏，可经皮肤吸收大量甲醇而引起中毒。经口中毒多数为误服甲醇污染的酒类或饮料所致，部分为企图自杀者。人口服中毒最低剂量约为 100mg/kg 体重，经口摄入 0.3～1g/kg 体重可致死。甲醇的参考中毒量 5～

10ml（4～8g），参考致死量 30ml（约 24g），但有少至 5ml、多到250ml 致死的报道。假酒多系用甲醇或含甲醇很高的工业酒精勾兑而成。

中毒机制 甲醇对人体的毒作用由甲醇本身及其代谢产物甲醛和甲酸引起。甲醇经呼吸道和消化道吸收，皮肤也可部分吸收。分布于脑脊液、血、胆汁和尿中且含量极高，骨髓和脂肪组织中最低。甲醇在体内氧化和排泄均缓慢，故有明显蓄积作用。甲醇的主要毒性机制为：①对神经系统有麻醉作用，对神经细胞有直接毒作用。②摄入体内的大部分甲醇经肝脏在醇脱氧酶、过氧化酶、醛脱氢酶和过氧化氢酶作用下，氧化为甲醛、甲酸，最后转化为二氧化碳和水随尿和呼气排出，小部分以原形随尿和呼气排出。甲醇对机体的毒作用由甲醇本身和其代谢产物甲醛和甲酸引起。甲醛和甲酸抑制某些氧化酶系统，致需氧代谢障碍，体内乳酸及其他有机酸积聚，引起酸中毒。③眼房水和玻璃体内甲醇的代谢物甲醛，可抑制视网膜氧化磷酸化过程，使视网膜和视神经发生病变，导致视神经萎缩。

中毒表现 包括以下几方面。

急性中毒 引起以中枢神经系统、眼部损害及代谢性酸中毒为主的全身性疾病，主要见于大量吸入甲醇蒸气或误作乙醇饮入所致。潜伏期 8～36 小时，亦有短至几十分钟、长至 4 天后发病者。同时摄入乙醇，可使潜伏期延长。中毒早期呈酒醉状态，出现头晕、头痛、乏力、视物模糊和失眠。严重时出现谵妄、意识模糊、昏迷等，并可出现脑水肿、甚至死亡。双眼可有疼痛、复视、甚至失明。眼底检查可见视网膜充血、出血、视神经乳头苍白及视神经萎缩等。血液中甲醇、甲酸增高，个别有肝肾损害。二氧化碳结合力降低，血气分析可见pH降低、标准碳酸氢盐减少及碱过剩负值增加等。急性中毒可并发急性胰腺炎、心律失常、转氨酶升高和肾功能减退等。

慢性中毒 可出现视力减退、视野缺损、视神经萎缩，以及神经衰弱综合征和自主神经功能紊乱等。

诊断 急性甲醇中毒诊断参考《职业性急性甲醇中毒诊断标准》（GBZ 53-2002），职业性急性甲醇中毒是生产或使用过程中接触甲醇引起的以中枢神经系统损害、眼部损害及代谢性酸中毒为主的全身性疾病，主要见于大量吸入甲醇蒸气或误作乙醇饮入所致。根据较高浓度的职业接触史，经短时的潜伏期后，出现典型的临床症状和体征，结合实验室检查，综合分析，排除其他类似疾病，方可诊断。慢性中毒者为长期接触甲醇，出现视力减退、视野缺损、视神经萎缩，以及伴有神经衰弱综合征和自主神经功能紊乱等。血液甲醇和甲酸测定可帮助明确诊断和指导治疗。

治疗 甲醇中毒的处理包括清除毒物、呼吸循环支持治疗、对症治疗、纠正代谢性酸中毒、特效解毒剂和血液透析治疗。

清除毒物 立即移离现场，脱去污染的衣服。经口吸入中毒患者，视病情采用催吐或洗胃。

纠正酸中毒 根据血气分析或二氧化碳结合力测定及临床表现，及早给予碳酸氢钠溶液。使用解毒剂：国外已普遍应用乙醇治疗口服甲醇中毒。乙醇可口服或将其混溶于5%葡萄糖注射液中，配成10%浓度静脉滴注。在应用乙醇过程中，要经常测定血液中乙醇浓度，以调整乙醇剂量和进入速度，使血液中乙醇浓度维持在21.7~32.6mmol/L（1000~1500mg/L）。

血液或腹膜透析 以清除已吸收的甲醇及其代谢产物。血液透析疗法的指征为：血液甲醇>15.6mmol/L或甲酸4.34mmol/L；严重代谢性酸中毒；视力严重障碍或视盘、视网膜水肿。

支持和对症治疗 包括：①保持呼吸道通畅，危重患者床旁应置有呼吸机，以备突发呼吸骤停时用。②积极防治脑水肿。③有意识模糊，朦胧状态或嗜睡等轻度意识障碍者可给予纳洛酮。④有癫痫样发作者可用苯妥英钠。⑤纠正水与电解质平衡失调。⑥适当增加营养，补充多种维生素。⑦用纱布或眼罩遮盖双眼，避免光线直接刺激。

其他处理 轻度中毒治愈后可恢复原工作。重度中毒者根据临床情况，妥善处理，调离有害作业。

预防 严格执行工作场所空气苯浓度职业卫生标准，发达国家甲醇职业接触限值大多为100~260mg/m³，PC-STEL为300mg/m³~350mg/m³。中国《工作场所有害因素职业接触限值》（GBZ 2.2-2007）中规定甲醇时间加权平均容许浓度（permissible concentration-time weighted average，PC-TWA）为25mg/m³，短时间接触容许浓度（permissible concentration-short term exposure limit，PC-STEL）为50mg/m³，同时提出由于甲醇可因皮肤、黏膜和眼直接接触，通过完整的皮肤吸收引起全身效应，即使空气中甲醇浓度等于或低于PC-TWA时，通过皮肤接触也可引起过量接触。因此

在接触高浓度甲醇，特别是在皮肤大面积、长时间接触的情况下，需采取特殊预防措施减少或避免皮肤直接接触。

预防措施包括：①加强酒类生产经营的管理，生产酒类必须获得卫生许可证，配制酒类的原料及添加剂必须符合《中华人民共和国食品卫生法》和有关国家标准的规定。②严格甲醇等化工产品的生产、运输、储存及销售管理。③广泛开展卫生宣传教育，普及预防中毒知识，提高消费者自我保护意识。④严格遵守操作规程，改革生产工艺，尽可能用乙醇或者其他溶剂代替甲醇，生产的甲醇或废液包装容器的标签上应注明"剧毒""禁止食用"等字样和骷髅标志以防误食、误用。此外，在发生甲醇中毒的地区，应立即查明中毒原因，采取应急防治措施，做到早发现、早诊断、早报告、早治疗和早控制，防止中毒事故扩大蔓延，并严厉依法制裁违法分子，杜绝中毒事故发生。

(孙贵范)

fēnzhòngdú

酚中毒（phenol poisoning）

由于酚对皮肤和黏膜的强烈腐蚀性，其经皮肤黏膜吸收后分布到各组织，透入细胞引起的全身中毒症状。酚又称羟基苯、苯酚或石炭酸，为白色针状结晶，有令人不快的芳香气味。酚中毒系由皮肤接触后吸收或消化道摄入引起。酚用于生产塑料、炸药、香料，在医药上用作消毒剂、止痒剂和灭虫剂等。

中毒机制 酚类引起的中毒以职业上或日常生活中意外口服或皮肤接触引起为主，其中口服更为多见，少数因医疗上使用过量或自杀引起中毒。常用酚类药

物有石灰酸（苯酚）、来苏儿（煤酚皂溶液）、木馏油、雷锁辛（间苯二酚）、六氯酚、臭药水（煤焦油皂溶液）等，其中以石炭酸的毒性和腐蚀性最大，酚类对皮肤、黏膜有刺激、麻痹和引起坏死的作用，吸收后对中枢神经系统的作用是先兴奋后抑制，并能直接损伤心肌和小血管等。

中毒表现 酚中毒初期表现为皮肤苍白、起皱、软化、疼痛；后转为红色、棕黑色，严重时坏死。皮肤接触面积较大时可引起急性中毒，出现头痛、眩晕、乏力、呼吸困难等症状。酚溅入眼内，若未及时用水冲洗，可导致结膜、角膜灼伤甚至坏死。酚类误服后可引起唇及口腔、咽喉部、食管、胃肠等处黏膜的灼伤、腐烂、坏死等改变，患者感到上述部位有烧灼痛，并有恶心、呕吐、吐出物可为血性或白色凝块（腐蚀的组织），出现吞咽困难、腹痛、腹泻、头痛、耳鸣、呼气及呕吐物有酚味，粪便带血。长期吸入低浓度酚可引起恶心、呕吐、食欲减退和腹泻等消化道症状。酚还可能引起过敏性皮炎和湿疹。酚的主要靶器官是肾脏，肾损害较重时，尿少，呈深绿色，渐变黑色，其中含有蛋白、血红蛋白、管型及酚等。重症常致尿毒症，同时可有肝损害，出现黄疸。严重者并有痉挛、昏迷、瞳孔缩小、心动过速，体温及血压下降，腱反射消失，甚至在中毒后数分钟发生休克和呼吸衰竭等危象，后期可有食管狭窄后遗症。患者偶可发生高铁血红蛋白血症。

诊断 ①有确切的酚接触史。②全身中毒表现。酚皮肤大面烧伤（>13%），吸入高浓度酚蒸气以及经口进入体内均可发生，表现为头晕、头痛、乏力、意识障碍、昏迷、抽搐；呼吸困难、呼吸节律改变、肺水肿、呼吸衰竭；脉搏细速、血压下降、尿成棕黑色、尿少、无尿、急性肾衰竭。口服酚可有胸骨后疼痛、腹痛、腹泻、呕吐、便血等。③局部烧伤表现。溅入眼内、皮肤可发生灼伤、坏死，颜色可由苍白转为红色、棕色乃至黑色。④尿酚为酚的吸收指标，尿酚检测宜在灼伤早期进行。尿酚值与酚灼伤的面积、深度、部位及酚中毒的病情程度无相关性，但有助于鉴别诊断。尿酚增高与棕褐色尿无明显关系，需考虑溶血因素。尿酚正常参考值 5 ~ 25mg/24 小时[《尿中酚的分光光度测定方法》（WS/T48-1996)]。⑤肾脏是酚中毒最常见的靶器官。小面积的酚灼伤（10%）也可发生肾损害。一般可在灼伤后 24 小时内出现。急性肾衰竭常是导致酚中毒死亡的主要原因，因此肾损害可作为主要诊断指标。轻中度肾损害指尿常规中具有二项异常者，如蛋白尿、管型尿、血尿、低比重尿等，和（或）血肌酐、尿素氮增高。重度肾损害指急性肾衰竭。参照《职业性急性中毒性肾病诊断标准》（GBZ 79-2013）。

治疗 酚中毒的治疗尚无特效解毒剂，为防治酚中毒，灼伤创面的早期处理至关重要。其创面治疗原则按 GBZ 51 处理。首先接触者应立即脱去污染衣物，并用大量流动清水彻底冲洗。由于酚微溶于水，通常在冲洗后即用浸过 30% ~ 50% 酒精棉花反复擦洗创面至无酚味为止（注意不能将患处浸泡于酒精溶液中），再继用 4% ~ 5% 碳酸氢钠溶液湿敷创面 2 ~ 4 小时。口服中毒者迅速给生蛋清或牛奶内服，使其与酚结合，随即选用微温水或植物油（蓖麻油）洗胃，直至洗出液清澈而无酚味为止，洗胃后留置 60 ~ 90ml 植物油于胃中，以防止残余酚被吸收并保护胃黏膜。洗胃后可再给牛奶、生蛋清、豆浆、氢氧化铝凝胶等。洗胃很重要，即使服毒稍久，亦须进行。若腐蚀性较重，应谨慎从事。忌用矿物油和酒精，因可增加胃对酚的吸收。洗胃后灌入少量植物油（蓖麻油），并给硫酸钠或硫酸镁导泻。必须及早输液，纠正脱水，预防休克，维持电解质平衡，利尿并维持碱性尿，以利排泄。如有酸中毒，加用适量乳酸钠或碳酸氢钠，酌用抗生素防止感染。对症治疗。恢复期中可用泼尼松、糜蛋白酶等防止瘢痕形成。

如有大量酚类接触皮肤，用棉花浸沾甘油、聚乙二醇抹去污染物，然后用清水或生理盐水冲洗，皮肤灼伤处可用硫酸钠饱和溶液湿敷。如酚类溅入眼内，用温水冲洗至少 15 分钟，并按眼灼伤处理。黏膜受到污染，用甘油、植物油等涂洗后，再以清水冲洗。

血液净化治疗既可防治急性肾衰竭，又可清除体内的酚。血液净化技术可根据各自不同条件采用血液透析和血液灌流等方法。血液净化疗法的指征原则上宜尽早进行，甚至采用预防性透析，如氮质血症进行性增高，早期出现反复抽搐、昏迷等征象，就应立即采用。

预防 职业中经常接触酚类产品的工人，应当采取一定的防护措施，尽量避免皮肤、眼接触。当皮肤接触大于5%的酚类时，立即用大量清水冲洗，有条件时可先用聚乙二醇或异丙醇冲洗，再用清水清洗。眼接触者用清水冲洗15分钟，如还有不适感觉，应请眼科医生治疗。酚职业接触限值如下：时间加权平均容许浓度为 $10mg/m^3$。

（夏昭林　张　静）

wǔlǜfēn zhòngdú

五氯酚中毒（pentachlorophenol poisoning）

暴露于五氯酚或五氯酚钠引起以热量代谢异常为特征的全身性疾病。五氯酚中毒主要表现为高热、大汗，并可发生肺、心、肝、肾等脏器和中枢神经系统的损害。主要根据职业暴露史和临床表现予以诊断。五氯酚（pentachlorophenol）为白色针状结晶，具有刺激性酚样气味，相对分子量为 266.35，而蒸气相对密度为 9.2。溶于乙醚、苯和醇，虽不溶于水，但其钠盐溶于水。主要用作杀菌剂、杀虫剂和除草剂，还用于木材防腐和皮革防霉，可对相关工作环境造成污染。中毒机制：五氯酚属高毒，以皮肤吸收为主，也可经呼吸道和消化道进入人体，具有蓄积作用。主要分布在心、肝、肾、肺等脏器。大部分（约74%）以原形从尿中排出体外，但排泄速度缓慢。五氯酚除对眼和呼吸道有刺激作用外，进入机体后与血浆蛋白结合，可阻断体内氧化磷酸化（oxidative phospholation）过程，使体内氧化代谢能量不能转变成 ATP 或磷酸肌酶得以储存，而是转化为热量并大量散发，出现代谢亢进、高热和肌无力（myasthenia），造成肝、肾和中枢神经系统损害。临床表现：五氯酚职业中毒常是因为人体皮肤直接接触所致。暴露后常经数小时潜伏期，随后出现乏力、低热、体温可在 1～2 小时内突然升至 40℃以上，大汗淋漓。除常见肝、肾损害外，还常伴有头晕、头痛、烦躁、恶心、呕吐、上腹痛、抽搐、意识模糊或昏迷。皮肤可出现局部疼痛、红斑、水疱。呼吸道可表现为黏膜刺激症状及气管炎。引起眼流泪、刺痛、结膜炎。正常人尿中不含五氯酚，患者尿五氯酚增加，但与患者病情不一定成平行关系。防治措施：及时脱离暴露现场，脱去污染的衣物，清洗体表（皮肤、头发、指甲）。口服者要立即洗胃。对所有接触者至少观察 24 小时，严密观察其意识和体温变化。控制发热是最主要的治疗措施。合理补液，保持电解质平衡。必要时可用肾上腺皮质激素，注意保护主要脏器。适时辅以心理治疗（psychotherapy）。一般预后良好，无后遗症。轻度中毒者出院愈后，至少调离原岗位 1 个月，重度中毒者至少 3 个月后方可恢复原工作。

国家标准规定工作场所空气中五氯酚及其钠盐的最高容许浓度为 $0.3\ mg/m^3$。

（金永堂）

nài'àn zhòngdú

萘胺中毒（naphthylamine poisoning）

人体接触萘胺引发的中毒反应。萘胺（naphthylamine）分子量 143.18，包括甲萘胺（1-萘胺或 α-萘胺）和乙萘胺（2-萘胺或 β-萘胺）二种异构体。甲萘胺（α-naphthylamine）为黄色针状结晶，易溶于醚和醇，难溶于水，密度 1.13，熔点 50℃，沸点 300.8℃；乙萘胺（β-naphthylamine）为无色或粉红色片状结晶，溶于醚、醇、苯和热水，密度 1.061，熔点 110.2℃，沸点 301.1℃。萘胺主要用作工业染料，可作为橡胶硫化的促进剂。甲萘胺还用于合成一些含萘基的化合物。中毒机制：萘胺既可经呼吸道又可由消化道和皮肤进入人体。进入人体后，除一小部分以原形由尿排出体外，绝大部分在体内将转变成有致癌作用的羟基衍生物和醌亚胺类衍生物。临床表现：乙萘胺可致接触性皮炎，表现为红斑、丘疹、水肿、水疱等，自觉受损部位有瘙痒、灼热或疼痛感；可引起高铁血红蛋白血症（methemoglobinemia）或急性出血性膀胱炎等急性中毒表现；长期接触乙萘胺的主要危害是诱发膀胱肿瘤，且潜伏期平均 15～20 年。少数人在调离工作以后才发生膀胱癌（bladder cancer），其典型发病特征为起病缓慢，早期为突然发生无痛性血尿，或显微镜下血尿。膀胱镜检可辅助确诊。

防治措施：急性中毒时，所有接触者应立即脱离现场，清洗皮肤与衣物；加强工作场所通风换气，控制污染，加强个人防护；膀胱癌患者一旦确诊，应立即进行手术治疗，其他患者采取对症治疗；中国要求工作场所不得测出萘胺。

（金永堂）

sānlǜyǐxī zhòngdú

三氯乙烯中毒（trichloroethlyene poisoning）

短时间内暴露于高浓度三氯乙烯，或者长时间反复暴露于低浓度三氯乙烯（trichlorethlyene），可使暴露人群出现以神经系统为主的不良反应、急慢性危害甚至死亡。主要根据职业暴露史和临床表现予以诊断。

三氯乙烯气味似三氯甲烷（trichloromethane），为无色易挥发液体，难溶于水，与醇、醚等有机溶剂混溶。接触强氧化剂可发生化学反应，明火和高热通常引起爆炸。有空气存在，当温度高于 400℃时，可分解生成一氧化碳、氯化氢和光气。水溶度、脂溶度、空气中浓度和机体的肺活量等决定了三氯乙烯进入和排出机体的途径。

三氯乙烯具有良好的脱脂性能，因此广泛用于金属部件的脱脂去污和冷清洗，石蜡与油脂的萃取，用作树脂、橡胶、脂肪、生物碱和蜡的溶剂。此外，还用作衣物干洗剂、印刷油墨粘合剂、化妆用清洁液、杀虫剂及用于农药制备与有机合成等。空气中三氯乙烯浓度在 6 900mg/m³ 以下，10 分钟人体即可出现中毒症状；口服 2 143mg/kg 也可发生中毒，而达到 7g/kg 可致死亡。

中毒机制 空气中三氯乙烯主要经呼吸道侵入人体，也可经消化道进入和皮肤吸收。三氯乙烯为脂溶性毒物，属于蓄积性麻醉剂，麻醉作用仅次于三氯甲烷，对中枢神经系统有强烈的抑制作用，可累及三叉神经等脑神经，对实质脏器如心、肝、肾等也有毒性。机体慢性长期暴露于三氯乙烯可致成瘾或精神依赖性，且乙醇可增强其毒性作用。

中毒表现 包括急性中毒、慢性中毒和药疹样皮炎。①急性中毒。多见于突发性事故，发病迅速。早期以颜面潮红、头晕、头痛、乏力、上呼吸道刺激症状等表现为主。如及时脱离现场，这些症状与体征 24 小时内可恢复正常。暴露数小时后可出现轻度中毒，除上述症状外，还可有恶心、食欲不振、心悸、胸闷等，产生欣快感、易激惹、步态不稳、轻度意识障碍（consciousness disorder）如嗜睡、意识模糊不清。少数人肝或肾轻度损害。短时间暴露于高浓度三氯乙烯，可伴有三叉神经损害。重度中毒则表现为重度意识障碍、谵妄、幻觉、抽搐、昏迷及呼吸抑制。可有心、肝、肾单一的或多脏器的明显损害。在极高空气污染浓度下（> 53.8g/m³），患者可在没有任何前驱症状的情况下迅速昏迷。②慢性中毒。长期反复接触低浓度三氯乙烯，可出现情绪不稳定、判断力下降、神经衰弱综合征（neurasthenic syndrome）和共济失调（ataxia）等。③药疹样皮炎。一般先发热、后出皮疹，甚至出现严重肝损害，有的还伴肾和多脏器损害，越来越引起人们的关注。

预防 ①暴露处置：患者应迅速脱离现场，至空气新鲜处。脱去污染的衣服，清洗皮肤、眼、头发和指甲等体表的污染。误服中毒者及时予以洗胃、导泻。密切观察患者病情。对暴露者至少观察 24 小时，视情况给予对症治疗。②对症治疗：对三氯乙烯中毒尚无特效解毒药，以对症及支持治疗为主。主要是积极防治心、肝、肾损害和脑水肿。心搏和呼吸停止者，迅速施行复苏术。对脑神经损害者进行神经科相应的治疗。抢救时可适当使用糖皮质激素，忌用拟肾上腺素类药物，避免使用含乙醇的药物如氢化可的松注射剂等。③其他：轻度中毒者愈后可恢复原工作，而中重度中毒者应调离三氯乙烯相关的工作岗位。④适时辅以心理治疗。

（金永堂）

lǜbǐngxī zhòngdú

氯丙烯中毒（allyl chloride poisoning） 在生产活动过程中过量暴露氯丙烯引起的疾病状态。氯丙烯有四种同分异构体。分别为 3-氯丙烯（3-chloropropylene.）、2-氯丙烯（2-chloropropylene），以及 1-氯丙烯顺反（1-chloro-1-propene，trans-1-chloro-prop-1-ene）两种同分异构体。是无色易燃的液体，难溶于水，但是可以和大多数的有机溶剂混溶。氯丙烯在常温下均为液态，但沸点低，易于挥发，通常通过呼吸道吸入，皮肤接触侵入或是误食经过消化道进入。

氯丙烯可作为生产环氧氯丙烷、丙烯醇、甘油等的中间体，用作特殊反应的溶剂，也是农药、医药、香料、涂料的原料，用于有机合成及制药工业。

3-氯丙烯又称烯丙基氯，是有机合成原料，在农药上用于合成杀虫单、杀虫双及杀螟丹的中间体 N，N-二甲基丙烯胺和拟除虫菊酯中间体丙烯醇酮；此外也是医药、合成树脂、涂料、香料等的重要原料。还可用作粘结剂、增塑剂、稳定剂、表面活性剂、润滑剂、土壤改良剂等精细化学品的原料。

中毒机制 气态挥发的氯丙烯大多通过呼吸道吸收，液态的亦可通过皮肤或消化道吸收。氯丙烯进入体内，可能通过影响血清巯基类物质的含量、脊髓内神经丝蛋白含量和神经丝蛋白交联以及钙离子或其他离子的内稳态，从而影响神经元细胞的正常代谢和生长，造成神经性损伤。

中毒表现 慢性氯丙烯中毒是工业生产中密切接触氯丙烯（烯丙基氯）所致的以周围神经损害为主的疾病。在工业中生产甘油与环氧树脂的中间体时，以及用作农药的化学原料时均可接触氯丙烯。它具有高度的挥发性和脂溶性，经呼吸道及皮肤等途径吸收。皮肤接触可产生轻度刺激，接触部位的深部可有疼痛感。高浓度对皮肤黏膜有刺激性，当浓度达 156～313mg/m³ 时，即可出现流泪、眼部疼痛等症状；783mg/m³ 时，出现咽干、胸闷、头沉、头晕、嗜睡、全身无力等神经系统症状，脱离后症状迅速消失。慢性氯丙烯中毒引起的周围神经损害属于轴索变性，受损的神经纤维虽可再生，但恢复缓慢，重度中毒者可长期留下肌萎缩等后遗症。主要表现为周围神经病，出现四肢无力，手套袜套样感觉丧失，甚至瘫痪、肌肉萎缩。除脱离接触外，可对症治疗。

诊断 具体诊断标准可见《职业性急性化学物中毒性神经系统疾病诊断标准》（GBZ 76-2002）。

观察对象 氯丙烯吸入中毒，具备下列任何一项者：①双腿沉重乏力，出现四肢远端麻木、酸胀、抽痛、发凉等症状，神经 - 肌电图可有可疑的神经源性损害，无周围神经损害体征者。②仅神经 - 肌电图显示有可疑的神经源性损害而无周围神经损害的典型症状及体征者。

轻度中毒 除上述症状外，具备以下任何一项者：①对称性的手套、袜套样分布痛觉、触觉、音叉振动觉障碍，同时有跟腱反射减弱。②体征轻微或不明显，但神经 - 肌电图显示有肯定的神经源性损害者。

重度中毒 同时具有以下四项中任何三项者：①四肢肌力减弱肌力 3 级或不足 3 级，或有四肢远端肌肉萎缩者。②四肢痛觉、触觉、音叉振动觉障碍，多数呈对称性手套袜套样分布，且上界达肘部或膝部者。③跟腱反射消失。④肌电图检查出现神经源性损害，并有较多自发性失神经电位。

治疗 ①治疗原则。可用 B 族维生素、能量合剂或具有活血通络作用的中药治疗，并辅以体疗、理疗、针灸疗法和对症处理。②观察对象。一般不调离氯丙烯作业，应半年复查一次，尽可能做神经 - 肌电图检查，进行动态观察。③凡诊断为轻度慢性氯丙烯中毒者，调离氯丙烯作业，经短期治疗后可从事其他工作并应定期复查。④凡诊断为重度慢性氯丙烯中毒的患者，不再从事氯丙烯及其他对神经系统有害的作业。治疗后根据检查结果安排休息与工作。

预防 见职业中毒。注意防火、防爆。一旦失火使用干粉、干沙、二氧化碳、泡沫和 1211 灭火剂。注意库房通风低温干燥；与氧化剂、酸类和碱类分开存放，避免明火高温。中国的职业接触限值是：时间加权平均容许浓度 $2mg/m^3$，短时间接触容许浓度 $4mg/m^3$。

（夏昭林 叶云杰）

lǜběn zhòngdú

氯苯中毒（chlorobenzene poisoning）

在生产活动过程中过量暴露氯苯引起的疾病状态。氯苯为具有苦杏仁味的无色透明液体，分子式 C_6H_5Cl，分子量 112.56，相对密度 1.10（25℃），熔点 -45.2℃，沸点 132.2℃，闪点 28℃，蒸气密度 3.9，自燃点 590℃，氯苯蒸气与空气混合物的爆炸极限为 1.3%~9.6%。氯苯不溶于水，易溶于乙醇、乙醚、氯仿、二硫化碳、苯等多种有机溶剂。氯苯易燃，遇明火、高温或与氧化剂接触，有引起燃烧爆炸的危险。与过氯酸银、二甲亚砜反应剧烈。自 1940 年以来，氯苯被大量用于生产滴滴涕（DDT）杀虫剂。1960 年后，DDT 逐渐被高效低残毒的其他农药所取代，氯苯的需求量日趋下降。氯苯主要用作乙基纤维素和许多树脂的溶剂，生产多种其他苯系中间体；此外还可用于合成染料农药原料以及西药、炸药、橡胶助剂、油漆等。氯苯的生产方法有直接氯化法和氧氯化法两种。

中毒机制 氯苯很容易经呼吸道和消化道吸收，并进入脂肪组织。进入体内后，有 27% 的氯苯以原形从呼气中排出。氯苯属于中等毒性的毒物，在人体内代谢的主要产物是 4-氯邻苯二酚。氯苯在体内蓄积很少，主要经尿液排泄，尿中出现的有 25% 形成葡萄糖苷酸，27% 为硫酸酚酯，20% 为巯基尿酸。

氯苯的急性毒性较低，急性接触的主要靶器官是肝脏和肾脏。氯苯的中毒机制主要是对中枢神经系统的抑制作用和麻醉作用以及对皮肤和黏膜的刺激作用。中毒机制主要包括以下三点：①进入细胞内的氯苯与蛋白质或 DNA 共价结合，改变生物大分子的构象，破坏人体内的酶的活性，干扰细胞的正常代谢。②氯苯能直接损伤生物体内的 DNA，引起中毒。③氯苯能诱导体内产生活性氧自由基，引起细胞膜的脂质过氧化，改变生物膜的通透性，使机体发生氧化损伤。动物实验和致突变实验没有发现氯苯的致癌性、致畸性、致突变性的证据。

中毒表现 氯苯对中枢神经系统有抑制和麻醉作用；对皮肤和黏膜具有刺激性。急性中毒主要发生于密闭的作业场所，特别是在氯苯浓度很高的状况下。中毒者可出现发绀、面部肌肉抽搐和意识丧失，接触高浓度可引起麻醉症状，甚至出现昏迷。及时脱离现场并经过积极救治后，可较快恢复，但数日内仍有头痛、头晕、无力、食欲减退等症状。液体对皮肤有轻度刺激性，但反复接触，则引起红斑或有轻度表浅性坏死。长期暴露于含氯苯的空气中可引起慢性中毒，主要表现为头痛、头晕、失眠、记忆力减退等神经衰弱症状；常有眼痛、流泪、结膜充血；重者引起中毒性肝炎，个别可发生肾损害。氯苯是环境致癌物，可诱发淋巴瘤，但对血液系统的毒性影响比苯的毒性小很多。

诊断 急性氯苯中毒的诊断主要是依据职业接触史、典型的中枢神经系统抑制症状和麻醉症状，以及上呼吸道的刺激性反应。尿中的硫酸酚酯含量增高有助于诊断。主要依据以下三项临床特征对氯苯中毒进行诊断和鉴别诊断：①高浓度吸入主要引起眼和上呼吸道刺激症状、恶心、口干、口唇麻木，及中枢神经麻痹症状。②有皮肤、黏膜刺激作用。③对血液系统及造血器官的损害比苯轻。

治疗 急性氯苯中毒的处理原则是：①首先给患者输入纯氧。②若患者出现意识模糊的症状，不应进行催吐治疗，应将患者置于复苏姿势。若出现呼吸或心搏停止，应立即给予心脏复苏术。③患者若有自发性呕吐，应将患者保持为前倾的姿势，以减少吸入呕吐物造成呼吸道阻塞的危险。④远离受到氯苯污染的物品，若不慎接触到，应立即用大量的流动清水冲洗皮肤和眼。

对于皮肤接触者应立即脱去被污染的衣着，用肥皂水和清水彻底冲洗皮肤。对于眼接触者应将眼睑提起并用流动的清水或生理盐水冲洗。对于吸入高浓度氯苯蒸气者迅速脱离现场至空气新鲜处，保持呼吸道通畅。如中毒者出现呼吸困难的症状，则应给予输氧。如出现呼吸停止，则应立即进行人工呼吸。误服氯苯者应饮足量温水并催吐。

预防 包括以下几方面。

生产工艺改革 采用自动化包装降低车间空气中氯苯的浓度，

或改用大包装，以减少工人直接接触氯苯的时间。中国规定的氯苯职业接触限值为：时间加权平均容许浓度 50mg/m³，短时间接触容许浓度 100mg/m³。

个体防护 在生产环境中的氯苯浓度较高时，加强作业工人的个体防护可有效地保护工人。①呼吸系统防护。佩戴自吸过滤式防毒面具。②眼部防护。一般不需要特殊防护，高浓度接触时可戴防护眼镜。③身体防护。穿防毒物渗透工作服。④手部防护。戴橡胶耐油手套。⑤其他防护。工作现场严禁吸烟。工作完毕，淋浴更衣。注意个人卫生。

职业卫生管理 严格加强企业的职业卫生管理力度，并加强工人的健康安全教育。

事故处理 当出现氯苯泄漏事故等紧急情况时，迅速撤离泄漏污染区人员至安全区，并对污染区域进行隔离，严格限制人员出入，尽快切断火源和泄漏源，防止氯苯流入下水道等局限空间。应急处理人员进行现场处理时应佩戴自给正压式呼吸器，穿防毒服进入隔离区。小量氯苯泄漏可用砂土或其他不燃材料吸附或吸收。也可以用不燃性分散剂制成的乳液刷洗，洗液稀释后放入废水系统。大量泄漏时应构筑围堤或挖坑收容，并用泡沫覆盖，降低蒸气灾害。用防爆泵转移至槽车或专用收集器内，回收或运至废物处理场所处置。

(夏昭林　柯居中)

lǜnài zhòngdú

氯萘中毒（chloronaphthalene poisoning）

在生产活动过程中过量暴露氯萘引起的疾病状态。主要表现为由接触引起的痤疮型皮炎以及肝炎。多见于从事接触石油、焦油类化学物及卤代芳烃

化合物的工作的工人。商品氯萘比重为 1.5～1.7，熔点 85～130℃，含氯量 43%～70%。能溶解于多种溶剂和油中。在不同温度下，物质状态从流动的液体到蜡状的固体不等。在 20 世纪 80 年代前主要用于电力行业，如电容器或变压器中的绝缘油、电缆绝缘体、阻燃剂等。除历史上的工业生产外，在垃圾焚烧、金属冶炼、化工生产等过程中也会有氯萘产生。在工业上使用的氯萘是三氯萘、四氯萘、五氯萘和六氯萘的混合物，用作增塑剂、除积碳剂、热交换介质、溶剂和防火剂等。八氯萘主要作电气工业的绝缘材料、磨轮介质及切割油冷却剂的添加剂，也用于合成杀菌剂、杀藻剂。氯萘由于化学性状稳定、绝缘和抗水性能好、热塑性好、价格低廉等特点，在工业生产中有广泛应用。氯萘的毒性随氯化程度提高而增加，同时溶解度和挥发度相应降低。

本品可经呼吸道、消化道或皮肤吸收，进而对人体产生危害。较大剂量的氯萘暴露可以引起肝损害，严重时引起急性肝萎缩。氯萘暴露最明显的反应是皮肤长期接触能引起氯痤疮，以含五氯萘、六氯萘毒性作用最大。在制造氯萘或用其涂覆导线、电容器，以及拆除用其作导线的过程中，有中毒案例的报道。主要表现为由接触引起的痤疮型皮炎以及肝炎。由氯代烃导致的痤疮损害比其他致痤疮物质造成的损害更为严重。同时，氯萘对皮肤具有光敏作用。

中毒机制 氯萘的毒性作用机制尚未完全明了，认为与其在体内代谢过程有关。氯萘可以经呼吸道、皮肤和胃肠道吸收进入体内，对皮肤、黏膜有刺激性，

可经皮肤接触而中毒。急性中毒发生原因多数为生产故障，设备漏裂，或在检修设备时，未采取有效的防护措施，大量接触毒物，中毒常是吸入和皮肤吸收并存，且以皮肤吸收为主。

中毒表现 接触其蒸气引起眼、呼吸道和皮肤炎症。经呼吸道、皮肤吸收后可引起中毒。轻者表现为嗜睡、乏力、食欲减退、恶心、腹胀、腹痛、肝大、黄疸、腹水等。化验有肝功能异常及血浆蛋白减低，重者因肝坏死引起昏迷及肝肾综合征而危及生命。

诊断 依据明确的接触史，以及肝损害的临床表现，参考实验室检查提示肝功能、肾功能异常及测定血液、尿液、胃液中毒物或代谢产物的结果，结合现场职业卫生调查资料，综合分析，急性氯萘中毒诊断并不难，主要应该注意与其他化学物中毒及其他病因引起类似临床表现的疾病鉴别诊断。

治疗 ①急救与治疗：皮肤污染时脱去污染衣物，立即用肥皂水和清水冲洗皮肤，然后涂3%碳酸氢钠软膏。眼受污染时用水冲洗。然后按化学烧伤处理原则治疗。②慢性中毒无特殊解毒剂，主要对症治疗，注意保护肝脏。

预防 严格执行中国车间空气中氯萘职业卫生标准（时间加权平均容许浓度 $0.2mg/m^3$）。为防止皮肤损伤和全身中毒，操作中要保持清洁，防止氯萘污染。特别重要的是应有足够的通风设备。电容器充电及其他接触融化氯萘的操作均应封闭或使用有效的局部通风排气设备。尽可能避免氯萘或含氯萘物质接触皮肤。工作服需经常检查并每天清洗。适当使用防护膏，提高保护效果。良好的个人习惯，如每天淋浴，

提高工人自我保护意识。

（夏昭林 郝延慧）

yǐchún zhòngdú

乙醇中毒（alcohol poisoning）过量饮酒引起的中枢神经系统的兴奋或抑制状态。乙醇，又称酒精，是酒的有效成分，是无色、易燃、易挥发的液体，具有醇香气味，易溶于水。各种酒类的乙醇含量各不相同，由谷类或水果发酵制成的酒类乙醇浓度通常较低，以容量（L）计，啤酒为3%~5%，黄酒为12%~15%，葡萄酒为10%~15%；而由蒸馏形成的烈性酒，其浓度通常较高，如白酒、白兰地、威士忌中的乙醇浓度可达40%~60%。

中毒机制 ①中枢神经系统抑制作用：乙醇具有脂溶性，可迅速透过脑中枢神经细胞膜，并作用于膜上的某些酶而影响细胞功能。随着剂量的增加，乙醇对中枢神经系统的抑制作用由大脑机制向下，通过边缘系统、小脑、网状结构到延髓。小剂量时出现兴奋作用，这是由于乙醇作用于脑中突触后膜苯二氮草-γ-氨基丁酸受体，抑制了γ-氨基丁酸对脑的抑制作用；当血乙醇浓度增高，作用于小脑会引起共济失调，作用于网状结构会引起昏睡和昏迷，极高浓度乙醇抑制延髓中枢会引起呼吸、循环衰竭。②代谢异常：血乙醇浓度过高时，烟酰胺腺嘌呤二核苷酸（nicotinamide adenine dinucleotide，NAD）比值增加，影响依赖 NAD 的代谢反应，如糖原异生作用障碍引起严重低血糖，血乳酸增高和酮体蓄积，发生代谢性酸中毒。③影响维生素 B_1 代谢：影响和抑制维生素 B_1 的吸收及在肝脏内的储存，导致患者体内维生素 B_1 水平明显低于正常人。一般情况下，神经

组织的主要能量来源于糖代谢，在维生素 B_1 缺乏时，由于焦磷酸硫胺素的减少，可造成糖代谢的障碍，引起神经组织的供能减少，进而产生神经组织功能和结构上的异常。④心脏作用：急性乙醇中毒时，心率加快、心排血量增加、收缩压升高、脉压加大、心肌耗氧量增加，可引起心肌损害和左室收缩功能下降。冠心病者乙醇浓度达 500mg/L 即可引起心排血量和血压下降。嗜酒者，急性乙醇中毒时心肌抑制作用更明显。心力衰竭者，乙醇中毒出现房性（常见心房颤动）或室性心律失常。

中毒表现 乙醇中毒者呼出气有浓厚乙醇味。临床上分为3期：①兴奋期。头痛、欣快感、健谈、情绪不稳定、易激惹，有时可沉默、孤僻或入睡，驾车易发生车祸。②共济失调期。言语不清、视物模糊、复视、眼球震颤、行动笨拙、步态不稳和共济失调。③昏迷期。昏睡、瞳孔散大、体温降低、心率增快、血压降低，呼吸慢并有鼾音，严重者因呼吸或循环衰竭致死。

无乙醇耐受者酒精清醒后，可有头痛、头晕、无力、恶心、震颤等症状；耐受者，症状较轻。此外，重症中毒患者常发生轻度酸碱平衡和电解质平衡失常、低血糖和吸入性肺炎等。有时发生急性肌病，表现为肌痛或伴有肌球蛋白尿。

诊断 ①毒物接触史：有明确的过量乙醇摄入史。②临床表现：乙醇中毒者呼出气中有浓厚的乙醇味，临床表现与患者的饮酒量、耐受性和血乙醇浓度有关。临床上分兴奋期、共济失调期、昏迷期3期，主要表现如上所述。③实验室检查：血及呼出气中乙

醇含量明显增高；血液生化检查可出现低血糖、低钾血症、低镁血症和低钙血症等；动脉血气分析可有轻度代谢性酸中毒表现。

治疗 轻者无需特殊处理，有共济失调者严格限制活动，以免发生外伤。昏迷者应迅速治疗，大多数患者在数小时内缓解。①维持呼吸功能。保证气道通畅、供氧，必要时行气管内插管或机械通气辅助呼吸。②维持循环功能。监测血压、心律（率）和心功能状态，静脉输注5%葡萄糖生理盐水溶液维持有效循环容量。③洗胃或导泻。清醒者迅速催吐。神志障碍或昏睡者，进行气管内插管后洗胃，由于摄入乙醇后很快吸收，洗胃和导泻效果不佳。同时服用其他毒物时，予活性炭吸附或导泻。④纳洛酮。能使血乙醇浓度明显下降，逆转急性乙醇中毒对中枢的抑制作用，可作为非特异性的催醒药。此外，纳洛酮还可能有减少氧自由基介导的脂质过氧化反应和肝脏NAD氧化代谢作用。⑤血液透析。血乙醇浓度超过4 000mg/L时，考虑血液透析。⑥支持治疗。注意保暖；给予足够热量、复合维生素B等，以防止肝脏损害。昏迷者，静脉输注葡萄糖，肌注维生素B$_1$，维持体内水、电解质和酸碱平衡。果糖能加速乙醇代谢，但也能加重乙醇引起的代谢性酸中毒，不宜应用。⑦监测。严密检测神志、血压、脉搏、呼吸和体温。

预防 ①要充分认识酒的危害，饮用酒时，应掌握好量，切勿酗酒。②不要空服饮酒。空腹饮酒，乙醇吸收快，易引起中毒。③饮酒过量时，用探咽催吐的办法尽快排出胃内乙醇，减少乙醇的吸收，减轻中毒。

（夏昭林 冯楠楠）

乙二醇中毒（ethylene glycol poisoning） 由消化道、呼吸道和皮肤吸收乙二醇所致的中毒。乙二醇又称甘醇，1,2-亚乙基二醇，简称EG。化学式为（HOCH$_2$）$_2$，是最简单的二元醇。分子量62.07，比重1.1135（20℃），沸点197.6℃，蒸气压8.0Pa（20℃），为无色无臭、有甜味的液体，对动物有毒性，人类致死剂量约为1.6g/kg。乙二醇能与水、低脂肪醇、醛及丙酮互溶，但在醚类中溶解度较小。用作溶剂、防冻剂以及合成涤纶的原料。乙二醇的高聚物聚乙二醇是相转移催化剂，也用于细胞融合；其硝酸酯是一种炸药。

乙二醇中毒系由消化道、呼吸道和皮肤吸收乙二醇所致，但本品在常温下不易挥发，故吸入中毒可能性不大。人一次口服致死量估计为1.4ml/kg。乙二醇对黏膜有刺激作用，蒸气可引起流泪，口服引起口腔炎和胃肠炎。乙二醇为生产涤纶纤维的主要原料，并可作为防冻剂、炸药和染料的溶剂。

中毒机制 乙二醇的毒性作用机制尚未完全明了，认为肾损害与乙二醇氧化物草酸盐结晶堵塞肾小管和乙二醇本身及其代谢中间产物乙醇醛、乙醛酸等对肾脏的直接毒性有关。乙二醇中毒会产生两种代谢产物而造成毒性：草酸和甲酸。乙二醇经由甲醇去氢酵素（alcohol dehydrogenase）代谢形成乙二醇醛（glycolaldehyde），再形成乙二酸（glycolic acid），乙二酸堆积是造成人类乙二醇中毒时出现代谢性酸中毒的主要原因。乙二酸会进一步代谢成乙醛酸（glyoxylic acid），乙醛酸会经由乙二酸氧化酵素（glycol-ic acid oxidase）形成草酸（oxalate）。尿液中有草酸钙的结晶是乙二醇中毒的特征之一。然而，在人体血浆中草酸的浓度很低，可能因为草酸很快形成草酸钙而沉积，造成低血钙也是乙二醇中毒的另一个特征，草酸钙在肾小管的沉积被认为是造成肾衰竭的重要原因。

中毒表现 乙二醇中毒主要分成三阶段。①第一阶段是中枢神经系统症状：在误食乙二醇之后30分钟到12小时发生，会有意识模糊、步态不稳、口齿不清。②第二阶段是心肺系统症状：在误食后12～24小时发生，会造成高血压、心跳加速和充血性心力衰竭。③第三阶段是肾衰竭：发生在第24～72小时之后，会有腰痛、草酸钙结晶尿、无尿而肾衰竭。

诊断 主要依赖于气相色谱法检测血清中乙二醇的含量是否超标。乙二醇升高假阳性多见于血清乳酸脱氢酶（LDH）升高、乳酸含量升高以及酮症酸中毒等情况。

诊断原则 根据短期内有乙二醇接触史，临床表现及实验室检查结果，结合现场职业卫生学调查，经综合分析，并排除其他原因引起的类似疾病，方可诊断。①有乙二醇接触史。②临床表现：类似乙醇中毒，但患者呼出气中无酒精气味。多于误服后数十分钟至数小时出现症状，轻者呈醉酒样，重症病例表现为发作性神志模糊、昏睡、昏迷、抽搐、大小便失禁及脑水肿。抽搐呈强直－阵挛性发作，患者可有眼球震颤、视盘水肿等。患者进入昏迷状态，可有低血压、心动过速、呼吸急促、发绀。重症患者可有肺水肿、心脏扩大、充血性心力衰竭。个别患者有急腹症表现，并可出现不同程度的肾损害，重者可因急性肾小管坏死出现尿闭而死亡。③实验室诊断：实验室检查包括电解质、动脉气体分析、血液渗透浓度间隙、尿液镜检和血中乙二醇浓度。但需注意在甲醇（methanol）、异丙醇（isopropyl alcohol）、乙醇（ethanol）及丙酮（acetone）等物质存在时，也可能会出现血中渗透压差（渗透间隙，osmolal gap）增加，需小心鉴别诊断。尿液镜检可发现草酸钙结晶，也有可能出现蛋白尿和血尿。

治疗　美国临床毒理学会推荐在下列情况时给予乙醇或甲吡唑治疗：血清乙二醇浓度 > 20mg/dl 或病史中有明确服用中毒剂量乙二醇，或血清渗透压间隙 > 10mOsm/L，或病程中有可疑的乙二醇中毒症状出现。下列标准中符合两项也应给予乙醇或甲吡唑救治：动脉血气 pH < 7.3，血清 HCO_3^- < 20mEq/L，渗透压间隙 > 10mOsm/L，有草酸盐结晶表现。

血液透析（hemodialysis，HD）可以快速降低乙二醇含量，清除羟乙酸盐。HD 主要推荐用于乙二醇中毒后导致的严重的、传统治疗无效的代谢性酸中毒（动脉血气 pH < 7.25），以及严重肾衰竭和乙二醇浓度 > 50mg/dl 者。因为血清羟乙酸含量是关系预后的一个重要因素，当其含量 > 8 ~ 10mmol/L 时也应积极考虑 HD 治疗。维生素 B_6（pyridoxine）和 B_1（thiamine）在每天剂量达到 100mg 时可使乙二醇的中间产物代谢成非毒性的产物。

预防　相关的工业领域应对乙二醇进行密闭管理，工作场所应有有效的通风设备。盛有乙二醇的容器应有"毒剂"标记。要加强空气中乙二醇的监测，空气中乙二醇的时间加权平均容许浓度（permissible concentration-time weighted average，PC-TWA）为 $20mg/m^3$（GBZ 2.1-2007，中国），短时间接触容许浓度（permissible concentration-short term exposure limit，PC-STEL）为 $40mg/m^3$（GBZ 2.1-2007，中国）。工作人员要配备必要的防护设备，做好上岗前和在岗的定期医学监护。

（夏昭林　焦洁）

lǜyǐchún zhòngdú

氯乙醇中毒（chlorohydrin poisoning）

在生产活动过程中过量暴露氯乙醇引起的疾病状态。多见用于制造乙二醇、环氧乙烷，及医药、染料、农药合成等行业的暴露工人。氯乙醇又称 2-氯乙醇，分子式 C_2H_5ClO，分子量 80.52；外观为无色或淡黄色液体，具有醚样气味，易溶于水、乙醇、汽油等多种有机溶剂；熔点 -67.5℃，沸点 128.8℃。本品易燃、易爆、具有刺激性。其蒸气与空气可形成爆炸性混合气体，遇明火、高热能引起燃烧爆炸。遇水或水蒸气反应放热并产生有毒有害的腐蚀性气体。其蒸气比重重于空气，能够在空气中扩散，在工业中广泛用作溶剂、合成原料及清洗剂。

中毒机制　氯乙醇具有中等毒性，可经呼吸道、皮肤和消化道吸收。生产环境中可因皮肤污染、吸入蒸气中毒或误作酒精使用而进入机体。氯乙醇对皮肤无刺激性，但对黏膜有显著刺激作用。氯乙醇为亲肝毒物，在体内经辅酶Ⅰ的作用，转变为氯乙醛，可致中毒性肝炎及类脂质代谢紊乱以及肝脂肪性病变等疾病。该品代谢完全，排泄快，蓄积毒性低。

氯乙醇在体内经辅酶Ⅰ作用后，转变为氯乙醛。氯乙醇中毒引起内质网变化，可导致肝细胞色素 P450 含量和活性的改变。动物实验发现氯乙醇染毒后在肝脏引起了强烈的脂质过氧化作用，且具有明显的时间 - 效应关系与剂量 - 反应关系，并可导致肝脏微粒体和线粒体损伤、胆汁合成与分泌障碍及脂质代谢障碍等。就出现的时间而言，脂质过氧化作用出现较早，就其作用强度而言，随着脂质过氧化效应逐渐增强，肝细胞的损伤亦越趋严重。亚细胞水平的研究还表明，微粒体和线粒体脂质过氧化强度与其损伤程度明显相关，提示脂质过氧化在氯乙醇肝损害作用的发生发展中具有重要意义。

中毒表现　高浓度的氯乙醇蒸气对眼、上呼吸道有刺激性。高浓度吸入出现头痛、头晕、嗜睡、恶心、呕吐，继之乏力、呼吸困难、发绀、共济失调、抽搐、昏迷等症状。重者发生脑水肿和（或）肺水肿。可因循环和（或）呼吸衰竭而死亡。皮肤接触，可出现皮肤红斑、异样感；可经皮吸收引起中毒。口服可致死，有报道误作乙醇口服。慢性影响有头痛、乏力、血压降低和消瘦等。①皮肤：在氯乙醇的生产、使用、运输过程中，由于液体的跑、冒、滴、漏，或一些事故等原因，导致氯乙醇溅到皮肤或者衣服上，没有及时清洗、处理时，其会通过皮肤进入机体，导致急性反应。②呼吸道：吸入是氯乙醇进入机体的主要途径，在职业场所中氯乙醇以气体的形式逸散到空气中，主要通过呼吸道进入机体。③消化道：摄入比较少见，多为误作乙醇摄入。④急性中毒：在工业生产或分装、搬运等过程中如不注意防护，可因吸入高浓度的氯乙醇蒸气或污染皮肤而引起急性中毒。一次性暴露或短时间多次暴露过量氯乙醇可导致急性中毒。轻者可感到头晕、乏力、胸闷以及恶心等不适自觉症状。严重者可致症状继续加重，并且呕吐、不能进食；脉搏降低、血压降低、可能致肝、肾毒性；精神萎靡；呼吸困难、发绀、共济失调、抽搐、昏迷等症状。重者可发生脑水肿和（或）肺水肿，甚至导致死亡。

诊断 氯乙醇职业中毒在职业中毒中不常见，没有专门的急慢性诊断标准。可参照《职业性急性化学物中毒诊断标准》（GBZ71-2002）。

患者具有职业接触史或明确的氯乙醇操作史，以肺、脑、肝损害为主的临床表现，及实验室检查结果，结合现场劳动卫生学调查，综合分析，排除其他原因引起的类似疾病，方可诊断。

治疗 ①迅速移离中毒现场至安全地带，采取紧急措施，维持生命体征，皮肤污染者用清水或2%～4%碳酸氢钠溶液清洗皮肤。②对症处理，注意保护心、肝、肾，防治脑水肿、肺水肿，忌用肾上腺素。

预防 国标《工作场所有害因素职业接触限值》（GBZ 2-2002）规定经皮接触最高容许浓度为2mg/m³，定期进行环境监测。氯乙醇具有芳香气味，在职业工人的车间作业、搬运、运输过程中，及时检查机器、设备，排除故障，如果闻见异味，很可能是出现跑、滴、漏、冒等意外事故。及时处理，并检测氯乙醇浓度，加大通风力度，严重时工作人员撤离现场。

（夏昭林 张光辉）

èrlǜbǐngchún zhòngdú

二氯丙醇中毒（dichloropropanol poisoning） 在生产活动过程中过量接触二氯丙醇引起的疾病状态。二氯丙醇又称1,3-二氯丙醇、1,3-二氯－2-丙醇、二氯甘油、1,3-二氯异丙醇。分子式 $C_3H_6Cl_2O$，分子量128.98。无色气体，微有氯仿气味。熔点－4℃，沸点174℃，相对密度（水=1）1.37，相对密度（空气=1）4.45，饱和蒸气压0.13kPa（28.0℃），不溶于水，溶于乙醇，乙醚等多数有机溶剂。遇高热、明火或与氧化剂接触，有引起燃烧的危险。燃烧产物为一氧化碳、二氧化碳、氯化氢、光气。受高热分解可产生有毒的腐蚀性气体。若遇高热，容器内压增大，有开裂和爆炸的危险。其主要接触机会如下：①急性中毒发生于生产设备故障，设备漏液，或在设备检修前反应塔冲洗、通风不彻底，检修过程中过量接触。②二氯丙醇是合成抗病毒药物"更昔洛韦"（用于治疗器官移植病毒感染、艾滋病等）、1,3-二氯丙酮（法莫替丁、高效低毒深部抗真菌药氟康唑的原料）、交联剂、水处理剂等多种化工产品的原料。③食品加工贮藏过程中均会受到氯丙醇污染，其中酱油、蚝油等调味品加工过程中产生氯丙醇是其污染食品主要途径，已成为国际性食品安全问题。

中毒机制 其毒性作用机制尚未完全明了，认为与其体内代谢过程有关。蒸发后可经呼吸道吸收，液体也可经完整的皮肤及消化道进入人体引起中毒。属中等毒类，半数致死量（LD_{50}）：90mg/kg（大鼠经口）；致死中浓度（LC_{50}）：200mg/kg（兔经皮）。本品对黏膜有强烈刺激性，吸入后损害呼吸道。此外，尚有麻醉和损害实质性脏器的作用。

中毒表现 ①对中枢神经系统呈抑制作用。中枢神经系统症状相对较轻，主要表现为四肢肌肉颤动或强直性痉挛、共济失调、膝腱反射对称性迟钝，头晕、嗜睡等，体温可达39℃以上。急性吸入或经皮吸收中毒时，患者常有食欲不振，出现头痛、头晕、乏力、嗜睡、恶心、呕吐，重者有谵妄、休克和昏迷。②肾损害。其直接侵犯肾脏组织、大量破坏，造成类似肾小单位肾病，出现尿量少。③破坏毛细血管。表现为皮肤黏膜出血，手、膝关节有点状和片状出血斑，以及溶血性贫血、血压下降等，较重者可由鼻腔和口腔流血。④中毒性胃炎。表现为恶心、呕吐、呕吐物为黄绿色液体，腹部不适及便秘等，少数病例有中上腹痛。⑤溶血性黄疸和溶血性贫血。直接接触时，损害皮肤和眼，全身皮肤轻度发黄，巩膜轻度发黄，两眼瞳孔散大，对光反射迟钝，口唇干燥。

诊断 有二氯丙醇的接触史，以神经系统、肾、肝损害为主的临床表现以及实验室检查结果，结合现场劳动卫生学调查，综合分析；排除其他原因引起的类似疾病后诊断。可参照《职业性急性化学物中毒诊断标准》（GBZ71-2002）。

治疗 二氯丙醇中毒无特效解毒剂。①应争取早期大量输液，以稀释体内毒物，促进排泄。②维持血压，以改善血液循环、纠正休克，以用肾上腺素为佳。③肾上腺皮质功能不全时，不应使用垂体促肾上腺皮质激素，宜用皮质素或氢皮质素。④应用利尿剂，以扩张血管类药物为佳，如氨茶碱类药物。⑤给予高蛋白、高碳水化合物饮食。

预防 ①工程控制。严加密闭，提供充分的局部排风。②呼吸系统防护。高浓度环境中，应该佩戴防毒面具。③紧急事态抢救或逃生时，佩戴自给式呼吸器。④眼防护。戴化学安全防护眼镜。⑤防护服。穿相应的防护服。⑥手防护。戴防化学品手套。⑦其他。工作现场禁止吸烟、进食和饮水。工作后，彻底清洗。单独存放被毒物污染的衣服，洗后再使用。注意个人清洁卫生。⑧泄漏处置：疏散泄漏污染区人员至安全区，禁止无关人员进入污染区，切断火源。建议应急处理人员戴自给式呼吸器，穿化学防护服。不要直接接触泄漏物，在确保安全情况下堵漏。用沙土、干燥石灰或苏打灰混合，然后收集运至废物处理场所处置。也可以用不燃性分散剂制成的乳液刷洗，经稀释的洗水放入废水系统。如大量泄漏，需收集回收或无害处理。中国的二氯丙醇接触限值MAC：5mg/m³［皮］。

（夏昭林 许艳丹）

běn'èrfēn zhòngdú

苯二酚中毒（hydroquinone poisoning）

在生产过程中由于劳动者过量暴露苯二酚引起的以中枢神经系统、肾脏、心血管、血液等一个或多个器官、系统急性损害为主的疾病状态。苯二酚有 3 种异构体，邻苯二酚（1,2-dihydroxybenzene）、间苯二酚（m-dihydroxybenzene）和对苯二酚（p-dihydroxybenzene），CAS 号分别为 120-80-9，108-46-3 和 123-31-9，其毒性有所不同。三种异构体理化特性相近，苯二酚化学式 $C_6H_4(OH)_2$，分子量110.11，白色晶体，置于空气中逐渐变红，相对密度（水 = 1）：1.28 ~ 1.34，熔点 105 ~ 170.5℃，沸点 246 ~ 285℃，可溶于水、乙醇、乙醚、吡啶、苯、碱性水溶液。苯二酚是工业上最重要的二元酚，稳定性好，有抗氧化、防腐、杀菌等优点。是医药工业重要的中间体，用于制备黄连素、异丙肾上腺等药品。也是重要的基本有机化工原料，广泛用于染料、光稳定剂、感光材料、香料、防腐剂、促进剂、特种墨水、电镀材料、生漆阻燃剂；另外，还是使用很广泛的收敛剂和抗氧化剂。炼焦、冶金、农药、炼油、化肥、玻璃等许多工业部门都有可能排出含酚废水，故其污染危害应引起足够重视。

中毒机制 苯二酚可经胃肠道、皮肤和呼吸道吸收。进入体内的苯二酚部分被多酚氧化酶氧化成邻苯醌，另一部分与己糖醛酸、硫酸及其他的酸结合，少量以游离形式随尿排出。结合部分易在尿中水解出游离化合物，氧化变为暗黑色，使尿成烟色。

中毒表现 间苯二酚与对苯二酚的毒性高于邻苯二酚。苯二酚导致的中毒表现与酚中毒类似，但对皮肤的刺激作用要弱于后者。大剂量接触所致的急性病理变化有肾小管退行性变、心肌脂肪变性等。长期接触低浓度苯二酚，可引起呼吸道刺激症状及皮肤损害（如湿疹样皮炎）、贫血等。严重中毒可抑制中枢神经系统致烦躁不安、嗜睡、出现高铁血红蛋白血症、心动过速和呼吸困难等症状。苯二酚无肯定致癌、致畸和致突变作用，但体外实验中，对苯二酚能诱导造血干细胞和骨髓单核细胞发生凋亡，并存在剂量/效应关系。

诊断 参照《国家职业性急性酚中毒诊断标准》（GBZ91-2008），据短期内有大量苯二酚的职业接触史，出现以中枢神经系统、肾脏、心血管、血液等一个或多个器官系统急性损害为主的临床表现，结合实验室检查结果和职业卫生学资料，综合分析，并排除其他原因所引起的类似疾病，方可诊断。

接触反应 短期接触苯二酚后，出现头痛、头晕、恶心、乏力、烦躁不安等症状，可伴有一过性血压升高，并于脱离接触后短时间内（通常 2 ~ 3 日）恢复。

轻度中毒 头痛、头晕、恶心、乏力等症状加重，且具备下列表现之一者：①轻度意识障碍。②轻度中毒性肾病。③急性血管内溶血。④心电图显示出现 ST-T 段轻度异常改变或轻度心律失常，如频发过早搏动、室上性心动过速。

中度中毒 具备下列表现之一者：①中度意识障碍。②中度中毒性肾病。③心电图出现心肌缺血或较重的心律失常，如心房颤动或扑动。

重度中毒 具备下列表现之一者：①重度意识障碍。②重度中毒性肾病。③休克。④重度心律失常，如心室颤动或扑动。

治疗 急性中毒患者应迅速脱离现场，脱去污染衣物，并立即用大量流动清水彻底冲洗污染创面，同时使用浸过聚乙烯乙二醇的棉球或浸过 30% ~ 50% 酒精棉球擦洗创面至无酚味为止。凡皮肤被酚灼伤后，不论面积大小，均需医学观察 24 ~ 48 小时。急性苯二酚中毒处理采用血液透析或血液灌流，尽早清除体内的苯二酚，并有助于防治急性肾衰竭。积极给予对症支持处理，重点保护中枢神经、肾脏功能，防治血管内溶血。

预防 通过工艺改革和密闭

通风措施，将作业场所空气中苯二酚浓度控制在国家卫生标准以下。中国间苯二酚职业接触限值为：时间加权平均容许浓度，20mg/m³。操作人员必须配戴防护用具，注意个人清洁卫生，定期进行健康检查。

（兰亚佳 崔 鹏）

yǐmí zhòngdú

乙醚中毒（ethyl ether poisoning） 劳动者在生产过程中由于过量暴露乙醚引起的以中枢神经系统损害为主的疾病状态。乙醚的化学式 $C_4H_{10}O$，CAS 号 60-29-7，为无色透明液体，具特殊气味，分子量 74.12，相对密度 0.7138（20/4℃），极易挥发和燃烧，沸点 34.6℃，燃点 160℃，爆炸极限为 1.85%～36.5%。微溶于水，易与低碳醇、苯、氯仿、石油醚等有机溶剂互溶。主要用作工业溶剂，作为制造染料、人造纤维、照相底片、塑料等的溶剂和萃取剂，在医疗上用作吸入性麻醉药。工业中因急性吸入乙醚致死者罕见。

中毒机制 乙醚可经呼吸道和皮肤进入人体，吸收后迅速分布到脑和脂肪组织中。吸入的乙醚约有 87% 以原形呼出，1%～2% 随尿排出。乙醚在肝脏经微粒体酶转化为乙醛、乙醇、乙酸和二氧化碳，后经呼吸道和尿排出。停止接触后，乙醚在血液中的含量很快下降，而在脂肪组织中仍保持相当高的浓度。乙醚主要作用于中枢神经系统，引起全身麻醉。其麻醉机制可能是干扰了神经细胞的氧化代谢过程，导致细胞色素还原酶或与磷酸核苷酸脱氢酶结合的黄素蛋白可逆性失活。

中毒表现 对皮肤、眼及呼吸道黏膜有轻微刺激作用。短期内大量接触者可有头晕、癫病样发作、精神错乱，进而出现嗜睡、呕吐、脸色苍白、脉率降低、体温下降和呼吸不规则。在麻醉过程和恢复期中可见流涎、流泪、咳嗽、支气管分泌物增多等，偶见合并喉麻痹或肺水肿。长期接触较低浓度乙醚者会出现头痛、眩晕、疲倦、食欲减退、体重减轻、恶心、呕吐、便秘、多发性神经炎、红细胞增多和蛋白尿等表现。还可引起皮肤干燥、脱屑、皲裂和皮炎等。

诊断 发病前有确切的乙醚接触史，工作现场存在发生乙醚中毒可能的现实条件，出现乙醚中毒的临床症状和体征，特别是出现呼出气中有乙醚气味（类似大蒜的气味）、瞳孔缩小、肌纤维颤动、支气管分泌增多和肺水肿等，排除其他原因所引起的类似疾病，可作出诊断。如果毒物分析在生物样本（尿液、粪、血标本）检出乙醚，即可确诊。

治疗 迅速脱离现场至新鲜空气处，脱去污染衣物，用大量清水冲洗。保持呼吸通畅，有呼吸抑制时，给予吸氧或人工呼吸。

预防 通过工艺改革和密闭通风措施，将作业场所空气中乙醚浓度控制在国家卫生标准以下。中国乙醚职业接触限值为：时间加权平均容许浓度，300mg/m³；短时间接触容许浓度 500mg/m³。操作人员需配戴防护用具，工作场所严禁吸烟，禁止使用易产生火花的工具。将乙醚贮于低温通风处，远离火种、热源。与氧化剂、卤素、酸类分开储藏。

（兰亚佳 王小皙）

liánběn-liánběnmí zhòngdú

联苯－联苯醚中毒（biphenyl and biphenyl ether poisoning） 劳动者在生产环境中暴露于过量的联苯－联苯醚导致的以中枢神经系统症状和皮肤黏膜刺激症状为主的疾病状态。联苯－联苯醚是 26.5% 联苯和 73.5% 联苯醚的混合物（重量比），是化工合成工业中广泛应用的载热体。又称导生 A（dowtherm A）、二尼尔、苯醚－联苯低共熔混合物。是无色至稻草黄色液体，有明显恶臭。平均分子量 166，比重 1.06，沸点 257.4℃，蒸气压 0.011kPa（25℃）。本品不溶于水，易溶于醇、醚和苯。本品是高沸点的有机载热体，常作为传热的介质，具有温度高、压力低、无腐蚀、黏度小等优点，广泛用于涤纶、丙纶、绵纶及合成橡胶和塑料生产。在密闭装置中加热和储藏时，可有少量的液体或蒸气从接头或垫圈处逸出，造成作业工人暴露；温度剧烈改变、管道破损会导致蒸气大量逸出，极易引起中毒。

中毒机制 经呼吸道、皮肤及消化道进入体内，代谢为 4-羟基化合物，与葡萄糖醛酸或硫酸结合后从尿中排除。联苯－联苯醚属低毒类化学物。大鼠经口半数致死量（LD_{50}）为 5.66g/kg，豚鼠为 0.3～4.4g/kg。将大鼠置于 10mg/m³ 或 100mg/m³ 本品浓度的环境中，每天 4 小时，连续 6 个月后出现营养和血压降低，血液淋巴细胞增多，胆碱酯酶活力抑制等。大鼠、豚鼠和猴在 182mg/m³ 空气浓度下，每日 8 小时，大多⌉数动物有中毒表现。在接触后 22～34 天，多数动物死亡。猴在最初接触的几天出现呕吐、恶心、但未观察到血压改变。将本品涂于兔耳，局部有充血、水肿、脱屑、脱毛等轻度刺激症状。滴入兔眼则引起结膜刺激，但无溃疡。包敷于兔腹 3 天产生充血、起泡。

中毒表现 急性中毒的常见

症状包括胸闷、咳嗽、恶心、呕吐、食欲不振、心悸、咽干。中国学者报道在某人造林制品有限公司发生的 39 人本品急性中毒中，发现中毒者普遍血小板降低，前白蛋白升高、球蛋白降低、谷丙转氨酶升高。在国外急性中毒报道中，曾有一人在中毒 1 小时候后意识短暂丧失、随之头晕、腿痉挛、嗜睡。检查皮肤苍白、罗姆伯格（Romberg）征阳性。经治疗后，在 10 年内仍经常出现寒战、头部颞区疼痛，心悸，多汗，全身酸痛、眼痛、并有中毒性神经炎症状。

有关慢性中毒的研究显示，长期接触本品的工人表现出头痛、头晕、睡眠障碍、乏力、心悸、咽部干燥、鼻黏膜腐烂、咽部充血、少数有皮炎和嗅觉减退。血常规、血清总蛋白、白蛋白、球蛋白含量均在正常范围，肝功能无明显异常，仅可见空腹血清甘胆酸有升高。

诊断 可结合职业史，职业卫生现场调查，症状和体征，实验室指标等综合判断。

治疗 无特殊疗法，对症治疗为主，注重保护重要脏器功能。

预防 严格避免跑、冒、滴、漏，防止燃烧和爆炸。注意加强设备的密封性和通风效果，设置自动报警系统。严守操作规程，及时检修管道及锅炉，加强安全管理和思想教育，加强卫生监督，严守国家卫生标准（7mg/m³），做到不超标。此外，开展技术革新，可用电炉栅加热代替联苯－联苯醚，从根本上消除毒物。

（兰亚佳　崔　鹏）

yǐquán zhòngdú

乙醛中毒 （acetaldehyde poisoning） 劳动者在生产劳动过程中由于过量暴露乙醛引起的以眼及

呼吸系统损害为主的疾病状态。乙醛又称醋醛，分子式 C_2H_4O，CAS 号 75-07-0，是无色易流动液体，有刺激性气味。相对分子量为 44.05，密度 0.778g/cm³，熔点 –121℃，沸点 20.8℃，易燃，易挥发。乙醛为高度活泼的化合物，可发生缩合、加成、聚合反应。其蒸气与空气能形成爆炸性混合物，爆炸极限为 4.5% ~ 60.5%（体积）。可溶于水及乙醇、乙醚、氯仿、丙酮、苯等有机溶剂。与酸酐、醇类、酮类、酚类、强碱和胺类等发生剧烈反应。乙醛在工业上主要用于制造醋酸、醋酐、合成树脂、橡胶、塑料、香料，也用于制革、制药、造纸、医药，用作防腐剂、防毒剂、显像剂、溶剂、还原剂等多种工业材料。

中毒机制 乙醛主要经呼吸道和胃肠道进入机体，另外还可经皮肤或眼黏膜吸收。经呼吸道吸入的乙醛蒸气 45% ~ 70% 滞留在呼吸道。吸收入血的乙醛在红细胞中浓度约为血浆的 10 倍。体内乙醛主要经肝脏 NAD 依赖性醛脱氢酶氧化代谢成乙酸，进一步代谢成二氧化碳和水的最终形式排出体外。乙醛也是体内糖代谢的中间产物，乙醇入体内后经肝脏 NAD 依赖性醇脱氢酶氧化代谢形成乙醛。

乙醛属于微毒类物质，大鼠经口半数致死量（LD_{50}）为 660 ~ 1903mg/kg；吸入致死中浓度（LC_{50}）为 24g/m³（4 小时）和 37g/m³（0.5 小时）。其刺激性实验显示，家兔经眼：40mg，重度刺激；家兔经皮开放性刺激试验：500mg，轻度刺激。高等动物致畸性实验结果阴性，但可引起植物及低等动物染色体畸变。生殖毒性实验表明小鼠静脉最低中毒剂

量（TDL_0）：120mg/kg（孕后 7 ~ 9 天用药），胚泡植入后死亡率增高，对胎鼠有毒性。大鼠长期吸入乙醛蒸气后，鼻腺癌和鳞状细胞癌发生率显著增高，国际癌症研究机构将乙醛列为人类可能的致癌物。

乙醛的中毒机制不甚清楚，可能与下列因素有关。①对心血管系统的毒性作用：使心输出量减少，有效循环血量不足，血压降低。②对肾血管的毒性作用：二者均使肾血流量下降，肾小球滤过液减少，从而使代谢产物在体内积聚，进而引起酸中毒。

中毒表现 乙醛急性中毒较少见，以职业性中毒为主，主要是因吸入大量乙醛气体，生活性中毒多为误服本品所致。接触低浓度乙醛蒸气可引起眼、鼻及上呼吸道刺激症状及支气管炎。高浓度吸入有麻醉作用，表现有胸闷、气短、头痛、嗜睡、神志不清及支气管炎、肺水肿、腹泻、蛋白尿肝和心肌脂肪性变，处理不及时可致死。误服出现胃肠道刺激症状、麻醉作用及心、肝、肾损害。对皮肤有致敏性。反复接触蒸气引起皮炎、结膜炎。慢性中毒表现类似酒精中毒，主要有体重减轻、贫血、谵妄、视听幻觉、智力丧失和精神障碍。

诊断 职业性急性乙醛中毒诊断主要依据是短期内吸入高浓度乙醛蒸气的接触史和以眼及呼吸系统损害为主的临床表现。乙醛中毒的诊断没有国家标准。

吸入中毒 轻者表现为眼、鼻上呼吸道刺激症状及支气管炎，重者出现肺水肿、头痛、嗜睡、意识障碍。

口服中毒 表现为恶心、呕吐、腹泻、意识障碍，并可出现肝、肾和心肌损害。

皮肤接触 可发生刺激性接触性皮炎，有时可引起变应性接触性皮炎。

治疗 无特殊解毒剂，主要为对症和支持治疗。具体措施如下：①吸入中毒者应迅速脱离现场。必要时吸氧，雾化吸入2%碳酸氢钠、地塞米松等。给予镇咳、解痉药。早期给地塞米松静脉推注。出现肺炎或肺水肿时及早对症处理，应用糖皮质激素。②误服后，尽快以清水洗胃，洗胃后可给予3%碳酸铵或15%醋酸铵，口服牛奶或豆浆，以保护胃黏膜。③皮肤和黏膜接触后，先用大量清水冲洗，再用肥皂水或2%碳酸氢钠液冲洗，更换被污染衣服。④过敏者可给予抗过敏药。

预防 在乙醛的生产、灌注和运输以及含乙醛产品的制造和使用过程中应机械化、密闭化，并加强通风和局部排气。生产工人应加强自我防护意识，在作业过程中，应严格遵守操作规范，正确使用防护设备，如戴化学安全防护眼镜，穿防静电工作服，戴橡胶手套等；作业现场禁止吸烟、进食和饮水，工作完毕，淋浴更衣，保持良好的卫生习惯。

（兰亚佳）

bǐngtóng zhòngdú

丙酮中毒（acetone poisoning）劳动者在生产劳动过程中由于过量暴露丙酮引起的疾病状态。丙酮又称阿西通、醋酮、二甲基甲酮，分子式 C_3H_6O，CAS 号 67-64-1，是无色透明、易挥发、吸湿液体，具有令人愉快的气味（辛辣甜味）。分子量 58.08，密度 0.791g/cm^3，熔点 - 94℃，沸点 56.5℃，蒸气压（20℃）24kPa，挥发度在室温下为 711mg/L。能与水、乙醇、N，N-二甲基甲酰胺、氯仿、乙醚及大多数油类混

溶。丙酮在工业上用作合成纤维、树脂、塑料、橡胶、油漆等的溶剂；用来生产润滑油、三氯甲烷、碘仿、烯酮以及各种药物与农药的中间体；用于照相材料、雨衣制造及相关化学工业之中；还常用作分析试剂、溶剂及色谱分析标准物质。

中毒机制 主要经呼吸道、胃肠道和皮肤吸收。经肺和胃肠道吸收较快且完全。经皮吸收稍慢，吸收量较低。由于水溶性高，丙酮易溶解和吸收入血液中，并迅速分布全身组织。人吸入低浓度后，约 20% 以原形经肺排出，75% 以上代谢后经尿排出。丙酮是人体内正常的内生性物质，内源性丙酮形成与体内贮存的脂肪的分解和利用密切相关。在非职业接触者的血、尿、呼出气、脑脊液和乳汁等生物材料中均可检出丙酮的存在。健康成人在非禁食状态下，血浆丙酮均值为 0.41 ~ 4.35mg/L，尿丙酮均值为 0.31 ~ 3.02mg/L。在糖尿病患者及发热、厌食、饥饿、剧烈运动时，体内有过多的丙酮产生。

丙酮属于微毒类物质。急性毒性主要是对中枢神经系统的抑制、麻醉作用，高浓度接触对个别人可能出现肝、肾和胰腺损害。大鼠经口半数致死量（LD$_{50}$）为 8.5 ~ 9.8g/kg，吸入的致死中浓度（LC$_{50}$）为 50.1g/m^3（8 小时）。狗经口引起麻醉的最低剂量为 4g/kg。兔经口 LD$_{50}$ > 20ml/kg。大鼠吸入 45g/m^3，每天 3 小时，每周 5 天，历时 8 周，血清乳糖脱氢酶、门冬氨酸转氨酶和尿素氮均未见异常，肺、肝、脑、肾、心组织病理学检查未见损害，仅见脑和肾的绝对重量减轻。

临床表现 由于丙酮毒性低，代谢解毒快，生产条件下急性中

毒较为少见。急性中毒时可发生呕吐、气急、痉挛甚至昏迷。口服后，出现口唇、咽喉烧灼感，经数小时的潜伏期后可出现口干、呕吐、昏睡、酸中毒和酮症，甚至暂时性意识障碍。

丙酮对人体的长期损害表现为对眼的刺激症状如流泪、畏光和角膜上皮浸润等，还可表现为眩晕、灼热感、咽喉刺激、咳嗽等。国外曾对长期接触时间加权平均值为 900、1825 和 2536mg/m^3 丙酮蒸气的 948 名工人进行流行病学调查研究，未见血液学和其他临床检验指标异常，心血管疾病和恶性肿瘤死亡的观测值低于预期值。

诊断 根据短期大量接触史，出现以黏膜刺激和中枢神经系统抑制症状为主的临床表现，急性中毒诊断并不困难。需要鉴别的疾病主要有糖尿病酮症酸中毒和其他可致麻醉和黏膜刺激作用的溶剂中毒。丙酮中毒的诊断没有国家标准。

治疗 急性吸入中毒者应迅速移离现场，给予吸氧，注射洛贝林或尼可刹米中枢兴奋剂等对症治疗。口服中毒者应及早洗胃，并灌以浓茶等以减缓吸收。静脉输注液体，促进丙酮排泄。出现酸中毒时，应给予碳酸氢钠溶液。重症患者应注意保护心、肝、肾等重要脏器功能。皮肤和眼接触后尽快用大量清水冲洗。

预防 在丙酮的生产、灌注和运输以及含丙酮产品的制造和使用过程应机械化、密闭化，并加强通风和局部排气。在工作场所严禁吸烟，远离火种、热源，并避免与氧化剂接触。提供便捷的淋浴和洗眼设施，配备相应品种和数量的消防器材及泄漏应急处理设备。紧急救援时佩戴空气

呼吸器。生产工人应加强自我防护意识，在作业过程中，正确使用防护设备，如戴化学安全防护眼镜，穿防静电工作服，戴橡胶手套等。应建立健全职业病防护制度和操作规程，并对作业人员进行专门培训。

（兰亚佳 黄程君）

huánjǐtóng zhòngdú

环己酮中毒（cyclohexanone poisoning）

在生产活动过程中过量接触环己酮引起的呼吸黏膜刺激和中枢神经系统受损的疾病状态。环己酮（cyclohexanone），$C_6H_{10}O$ 为从无色透明到浅黄色油状液体，薄荷样气味，分子量98.14，密度0.948g/cm³（20/4℃）/0.942g/cm³（25℃），沸点155.6℃，蒸气压0.69kPa（25℃），蒸气密度3.4g/L，可溶于水、丙酮、乙醇和乙醚等有机溶剂，脂水分配系数为 $Log^{kow} = 0.81$，表面张力为35.05 dynes/cm（20℃），黏度系数为2.2mPa·s（25℃）。环己酮主要用于尼龙等聚合物的合成以及用作酯类、燃料、树脂、漆、虫胶和油墨等的溶剂，也可用作纺织品去污剂和干洗剂、皮革和金属的脱脂剂等，在上述生产和使用本品过程中，均有可能接触环己酮。

中毒机制 环己酮可经呼吸道、胃肠道和皮肤进入机体，可在肝和肾脏蓄积，也可被还原为环己醇，后者主要与葡萄糖醛酸结合为环己基葡萄糖醛酸从尿中排出，少量与巯基尿酸结合为羟基环己基尿酸和顺式 - 2-羟基环己基巯基尿酸经尿排出。此外，尿中可检出微量游离的环己酮或环己醇。环己酮对眼、鼻、喉有轻微的刺激作用，急性毒性主要为黏膜刺激、肝肾毒性和对中枢神经系统的抑制作用，大鼠经口

半数致死量（LD₅₀）为1.62 ~ 1.84ml/mg，吸入 8g/m³（4小时）。兔经皮 LD₅₀ 为1ml/mg。本稀释品滴入兔眼，可引起明显刺激和角膜损伤。

中毒表现 ①急性中毒。急性口服中毒主要表现为呼吸黏膜刺激和中枢神经系统受抑制，呼出气有环己酮样薄荷气味、气促、烦躁不安、呕吐带咖啡样和红色血样胃液、全身皮肤潮红、双上肢抽搐等，大便隐血强阳性等。急性吸入毒性主要取决于吸入的剂量和持续的时间，会出现上呼吸道不适、恶心、呕吐、头痛、眩晕、震颤、抽搐、麻醉、心动过速、甚至心肺衰竭，多数情况下可迅速恢复。②慢性中毒。主要表现为麻醉、共济失调、感觉异常、肌无力等继发性轴索髓鞘损害，病理学检查可见不同程度的肝和肾损伤。在环己酮暴露5年以上的工人中发现肝、肾功能紊乱。

诊断依据 环己酮职业接触史，以及上述呼吸系统和神经系统损害等临床表现和实验室检查结果，结合现场劳动卫生学调查，综合分析，排除其他原因引起的类似疾病，方可诊断。

治疗 环己酮中毒无特效解毒药，吸入中毒后，应立即将患者转移至新鲜空气处，对症治疗。口服患者应积极洗胃，及时注意水和电解质平衡，保护重要脏器。若溅入眼内，应立即用生理盐水或清水反复冲洗。

预防 主要预防措施为减少暴露时间和剂量，穿戴防护衣和防护手套。

职业接触限值为：中国《工作场所有害因素职业接触限值》（GBZ2.1-2007）规定了工作场所环己酮的职业接触限值 50mg/m³

[时间加权平均容许浓度（permissible concentration-time weighted average，PC-TWA）]，美国职业安全卫生研究所建议的环己酮接触限值为 20ppm（PC-TWA），为50ppm [短时间接触容许浓度（short term exposure limit，STEL）]。

（郑玉新）

huányǎngyǐwán zhòngdú

环氧乙烷中毒（epoxyethane poisoning）

在生产活动过程中过量接触环氧乙烷引起的以呼吸、神经和循环系统受损的疾病状态。环氧乙烷常温下为气态，低于12℃时为无色液体，醚样气味，略带甜味，分子量44.05，密度0.882g/cm³（25℃），蒸气密度1.49g/L，凝点 - 112℃，沸点10.6℃，闪点 - 6℃，爆炸极限3% ~ 50%，液态较稳定，易溶于水、乙醇、乙醚、苯、四氯化碳等有机溶剂，有腐蚀性。环氧乙烷由乙烯聚合氧化合成，同时也是合成乙二醇及其衍生物、乙胺、表面活性剂和丙烯腈等化工原料的中间体，主要用于医院和医疗器械的灭菌、香料的熏蒸及与二硫化碳混合生产杀虫剂和杀菌剂等。在上述生产和使用本品过程中，均有可能接触环氧乙烷。

中毒机制 环氧乙烷多经呼吸、消化和皮肤吸收，消除半衰期为40 ~ 50分钟，可与谷胱甘肽反应生成半胱氨酸衍生物，也可转化为乙二醇或甲醛，代谢物乙二醇也可与谷胱甘肽交联生成乙二醇谷胱甘肽轭合物等。环氧乙烷中的活性基团（-C-O-C-）是直接烷化剂，可直接与 DNA 大分子结合产生遗传损伤，也可直接与三甲胺结合形成乙酰胆碱，进而抑制神经系统。有致癌、致畸、致突变效应，已被国际癌症研究机构定义为 I 类致癌物（确认人

类致癌物），大鼠半数致死量（LC_{50}）为 8 000ppm（4 小时）。

中毒表现 ①急性中毒。初期主要表现为呼吸、神经和循环系统疾病，呼吸系统主要表现为咳嗽、气急、胸闷等，血气分析有低氧血症、呼吸性酸/碱中毒，X 线胸片显示支气管炎、支气管周围炎、肺水肿等；神经系统主要表现为头晕头痛、乏力、萎靡不振、共济失调等，严重时会出现意识障碍、昏迷、精神失常等；循环系统主要表现为心律失常；此外还会出现恶心、呕吐、腹泻、皮肤潮红、水疱、自觉疼痛等。②慢性中毒。主要表现为神经衰弱和自主神经功能紊乱等；人群流行病学资料显示，从事环氧乙烷消毒工人较对照组工人的晶状体白内障、胃癌和白血病发生率明显升高；此外，环氧乙烷暴露工人的遗传损伤指标（染色体畸变、微核、DNA 单链断裂和修复指数等）与环氧乙烷接触水平明显相关。

诊断 依据环氧乙烷接触史，以及上述呼吸、神经和循环系统损害等临床表现和实验室检查结果，方可诊断。急性中毒早起临床表现与感冒相似，易被误诊。

治疗 无特效解毒剂，主要是对症治疗。吸入中毒者，应立即脱离中毒环境，安静休息，期间可用糖皮质激素、抗生素和解痉剂的混合液雾化吸入，1~2 次/天，密切观察主要心、脑、肺、肾等主要生命体征的变化，必要时可进行高压氧治疗，皮肤接触者，先用生理盐水或清水冲洗后，再涂一些苯海拉明、紫草油等。

预防 保持管道和容器的密闭性，减少泄漏。降低作业个人暴露时间和剂量，预防经呼吸道吸收、作业时佩戴呼吸防护器具。

职业接触限值为：中国《工作场所有害因素职业接触限值》（GBZ2.1-2007）规定工作场所空气中环氧乙烷的时间加权平均容许浓度为 $2mg/m^3$。美国职业安全卫生研究所建议环氧乙烷的接触限值为 1ppm。

（郑玉新）

huányǎngbǐngwán zhòngdú

环氧丙烷中毒（epoxypropane poisoning）

在生产活动过程中过量接触环氧乙烷引起的以呼吸、神经和循环系统受损的疾病状态。环氧丙烷（epoxypropane），C_3H_6O 为无色气体，醚样气味略带甜味，分子量 58.08，密度 $0.8304g/cm^3$（20℃），沸点 34.2℃，蒸气密度 2.0g/L，闪点 -37℃，爆炸极限 2.1%~21.5%，易挥发、易燃、易爆，可溶于水、乙醇、苯、乙醚、丙酮等。环氧丙烷是合成丙二醇及其衍生物、异丙醇胺、表面活性剂和聚醚多元醇等高分子聚合物的中间体，可用作食物添加剂、熏蒸剂、除锈剂和工业溶剂等，在生产和应用本品过程中，均有可能接触。

中毒机制 主要经呼吸和消化道吸收，少量经皮肤吸收。摄入体内的环氧丙烷可与 DNA 反应生成 N-7-（2-羟丙基）鸟嘌呤及 N-3-（2-羟丙基）腺嘌呤；也可分别转化为丙二醇和 S-（2-羟基-1-丙基）谷胱甘肽，进一步氧化为乳酸和丙酮酸参与体内代谢或半胱氨酸衍生物及硫醚氨酸。环氧丙烷大鼠半数致死量（LC_{50}）为 4 000ppm（4 小时）。环氧丙烷属原浆毒，对上呼吸道黏膜有刺激和细胞原浆毒作用，高浓度环氧丙烷对中枢神经系统有轻微的抑制。本品是直接烷化剂，可与 DNA 共价结合或抑制 DNA 合成，也可与蛋白质结合形成蛋白加合

物而产生毒作用，动物实验表明本品有三致效应（致畸、致癌、致突变），已被国际癌症研究机构认定为 2B 类致癌物（可疑人类致癌物）。

中毒表现 ①急性中毒：短时间内摄入大剂量环氧丙烷可引起中枢神经系统抑制（头晕、头痛、谵妄等）、眼、鼻、呼吸道刺激，恶心、呕吐、心率异常及轻度醉酒样。某俄罗斯人暴露于 1500ppm 环氧丙烷 10 分钟后，先出现肺刺激症状如咳嗽、气喘等，头痛、全身无力及腹泻等，2 小时后出现发绀、瘫痪、休克，经过高压氧疗及抗组胺治疗后，恢复知觉，但依然虚弱、精神萎靡。皮肤接触环氧丙烷会引起接触性皮炎。②慢性中毒：主要表现为眼痛、流泪、咽部充血、胸闷等呼吸系统症状，流行病学调查显示长期暴露于环氧丙烷可抑制 DNA 程序外合成。有资料显示在环氧丙烷暴露工人体内检测到血红蛋白加合物，且加合物水平与环氧丙烷暴露呈时间剂量-效应关系。

诊断依据 环氧丙烷接触史，以及上述神经和呼吸系统损害等临床表现和实验室检查结果，结合现场劳动卫生学调查，综合分析，排除其他原因引起的类似疾病，方可诊断。

治疗 无特效解毒剂，主要是对症治疗。急性中毒者应立即脱离现场，吸氧，静卧休息，此间可用糖皮质激素和抗生素混合液雾化吸入，密切观察主要生命体征变化，必要时给予促进脑循环和改善脑代谢制剂。皮肤接触者，先用生理盐水或清水冲洗后，再涂一些紫草油等灼伤药。眼灼伤者，用清水冲洗后，用 0.5% 氢化可的松眼药水及抗生素眼药水

交替滴眼，必要时到医院就诊。

预防 主要预防措施为减少暴露时间和剂量，预防经呼吸道吸收、在超标环境作业时佩戴呼吸防护器具。

职业接触限值：中国《工作场所有害因素职业接触限值》（GBZ2.1-2007）规定工作场所空气中环氧丙烷的时间加权平均容许浓度为 $5mg/m^3$。美国职业安全和卫生管理局规定环己酮的容许接触限值为 100ppm。

(郑玉新)

huányǎnglǜbǐngwán zhòngdú

环氧氯丙烷中毒 (epichlorohydrin poisoning) 在生产活动过程中过量接触环氧乙烷引起的以皮肤、呼吸道和神经系统受损的疾病状态。环氧氯丙烷又称表氯醇、γ-氧化氯丙烯、3-氯－1,2-环氧丙烷。为无色、透明、易挥发的液体，具氯仿样刺激气味，分子量 92.53，密度 $1.18g/cm^3$（20/4℃），沸点 116.1℃，蒸气压 1.8kPa（20℃）。微溶于水，可与醚、醇、四氯化碳和苯等有机溶剂混溶。工业上主要用于合成甘油、环氧树脂、表面活性剂、杀虫剂、离子交换树脂类和溶剂。也是含氯物质的稳定剂和化学中间体。

中毒机制 可经呼吸道、皮肤和消化道吸收，在体内的生物转化过程不详。本品有强烈的刺激和腐蚀作用，对神经系统影响尚无确切的病例报告。小鼠和大鼠的急性经口半数致死量（LD_{50}）分别为 2 120 和 $950mg/m^3$，豚鼠和兔吸入 4 小时 LC_{50} 分别为 2 120 和 $1 680mg/m^3$。流行病学研究及动物实验研究发现，长期暴露会导致呼吸系统肿瘤。对暴露工人进行外周淋巴细胞染色体畸变检查，结果发现畸变率明显升高。

中毒表现 由于本品沸点高、挥发性低，故很少引起急性吸入中毒。较高浓度可引起眼刺痛、流泪、咽干、咳嗽、喘息性支气管炎及肝肾损害，严重患者可发生肺水肿。皮肤直接接触本品几天后出现红斑、水肿和丘疹，严重者出现水疱和溃疡。长期吸入低浓度蒸气，可引起四肢肌肉酸痛、腓肠肌压痛、腿软无力、全身乏力及头晕、失眠、多梦等。严重者可发生多发性神经炎。

诊断 对于皮肤和呼吸道损害，可依据其职业接触史和临床表现作出诊断。其导致的神经系统损害的诊断，需要排除其他病因的可能性。

治疗 对症处理。皮肤接触液体后应立即用大量清水冲洗，出现红斑者涂以紫草油，已出现水疱或溃疡者可用 α-糜蛋白酶以生理盐水稀释后湿敷，而后再以凡士林或紫草油纱布换药处理可迅速痊愈。呼吸道损害者，给予地塞米松、异丙基肾上腺素和抗生素混合液雾化吸入。必要时静脉滴注抗生素。

预防 由于本品为高沸点，在正常生产条件下从呼吸道侵入人体机会较少，但应防止跑、冒、滴、漏造成皮肤直接接触或短暂性高浓度呼吸道接触。因此，在生产过程中应尽可能实现管道化、密闭化和自动化生产，在灌装、运输过程中要戴好橡胶手套，避免皮肤直接接触。

职业接触限值：中国《工作场所有害因素职业接触限值》（GBZ2.1-2007）规定了工作场所中环氧氯丙烷（皮）时间加权平均容许浓度为 $1mg/m^3$，最高容许浓度为 $2mg/m^3$。美国职业安全卫生研究所建议职业接触限值为 $2mg/m^3$。

(郑玉新)

bǎohézhīfángsuān zhòngdú

饱和脂肪酸中毒 (saturated fatty acid poisoning) 在生产活动中接触饱和脂肪酸引起的以局部刺激和腐蚀作用为主要表现的状态。饱和脂肪酸属于有机酸类，其性状类似弱的无机酸，遇碱能中和并生成盐类。由于酸分子中的羧基数不同，这类酸可以是一元、二元或多元的。饱和脂肪族一元酸结构通式为 $C_nH_{2n}O_2$，其命名原则基本上以主链所含碳原子数而定，如甲酸、乙酸、丙酸、丁酸等，但也常用其俗名，如蚁酸、醋酸、油酸等。10 个碳原子以下的饱和一元羧酸在常温下为液态，并具有强烈的气味，可溶于水，但溶解度随链增长而降低，10 个碳原子以上者则几乎不溶于水。二元羧酸在室温下为晶体，与同分子量的一元羧酸相比熔点较高。多元酸分子中含有一个以上的羧基，在工业上也常用。

此类化合物主要用于制造纤维素树脂和各种溶剂用酯，也用于造纸、纺织、印染、洗涤、食品、医药及化妆品等生产。工业生产中，由于酸的挥发或加热时形成蒸气或烟雾，可通过呼吸道吸入体内；也可因运输或使用时，不慎污染皮肤而接触；固态的酸或酐，则可以粉尘的形式扩散于生产环境中。

中毒机制 这类物质的毒性一般较小，多数属低毒或微毒。一般也无体内蓄积作用。此类化合物因其化学结构上的不同，其毒作用可有三种类型，其中最主要的为对组织的原发性刺激作用，其强度与酸的解离度、水溶性、蒸气压及其对皮肤和黏膜的穿透力等因素有关；此外，还有对皮肤的致敏作用和对酶的抑制作用。

治疗 针对原发性刺激作用，主要采用一般急救措施，如冲洗、对症治疗；有灼伤时，可参照无机酸灼伤的治疗；发现有致敏作用，应立即停止接触过敏原，并给予抗过敏药物。

预防 有机酸生产操作工人应避免与酸直接接触；发生酸雾、蒸气或粉尘的设备应加以封闭，工作现场应有足够的吸出式通风；排出量或排放浓度超过大气排放标准者应采取净化措施，再行排出；工作人员应配备、使用个人防护用品，如手套、衣服、围裙和防护面罩等。

职业接触限值 中国《工作场所有害因素职业接触限值》（GBZ2.1-2007）规定了工作场所中部分有机酸的职业接触限值，其中甲酸和乙酸皆为 $10mg/m^3$（时间加权平均容许浓度）和 $20mg/m^3$（短时间接触容许浓度）；丙酸为 $30mg/m^3$（时间加权平均容许浓度）。美国工业卫生学家会议推荐甲酸接触限值为 5ppm（时间加权平均阈限值），乙酸和丙酸为 10ppm（时间加权平均阈限值）。美国 OSHA 规定甲酸容许接触限值为 5ppm（容许浓度），乙酸为 10ppm（容许浓度）。

（郑玉新）

shùndīngxī'èrsuāngān zhòngdú

顺丁烯二酸酐中毒（maletican-hydride poisoning）

生产活动过程中过量接触顺丁烯二酸酐引起的以眼刺激和呼吸系统受损的疾病状态。顺丁烯二酸酐又称马来酸酐、失水苹果酸酐，为白色或无色、斜方形针状结晶，具有强烈刺激性气味，易升华。分子量98.06，比重 $1.48g/cm^3$，熔点52℃，沸点202℃（升华）。溶于水形成顺丁烯二酸，溶于醚、氯仿、苯、甲苯、四氯化碳和丙酮等有机溶剂。其粉尘与空气混合可爆炸。顺丁烯二酸酐主要为不饱和聚酯、四氢呋喃、富马酸、氯乙烯生产过程中的稳定剂、增塑剂，农药和表面活性剂的生产中也有其应用。在生产和使用过程中都有职业接触。

中毒机制 属急性低毒类。大鼠经口半数致死量（LD_{50}）为 $400\sim800mg/kg$；豚鼠经皮 $LD_{50} > 20g/kg$，可发生严重皮炎，反复涂皮可致豚鼠皮肤过敏。

中毒表现 顺丁烯二酸酐具有强烈刺激性，反复接触可产生皮肤过敏。接触马来酸酐粉尘或蒸气可发生浅表性角膜炎，部分接触者可出现严重的结膜炎、畏光和复视；吸入后引起咽炎、喉炎和支气管炎。反复接触 $5mg/m^3$ 或更高浓度，可致哮喘性支气管炎，也能导致慢性眼、鼻黏膜的溃疡和炎症急性中毒，出现急性结膜炎和上呼吸道刺激症状，体温轻度升高，部分患者有急性腹痛。

诊断 依据职业接触史和临床表现可以诊断。在接触工人发生哮喘时，可以进行皮肤变应试验或支气管激发试验等方法进行诊断。

治疗 皮肤接触者，立即用清水及 10% 碳酸钠溶液清洗；眼及咽喉可用 1% 碳酸钠溶液冲洗及漱口。有哮喘发作时，给予抗哮喘药物及糖皮质激素治疗，轻者雾化吸入即可达到较好效果。工业使用中应该严格防止本品或其溶液接触皮肤和眼。

预防 主要预防措施为减少暴露时间和剂量，预防经呼吸道吸收、在超标环境作业时佩戴呼吸防护器具。

职业接触限值：中国《工作场所有害因素职业接触限值》（GBZ2.1-2007）规定了工作场所中顺丁烯二酸酐（致敏）接触限值为 $1mg/m^3$（时间加权平均容许浓度）。美国政府工业卫生学家会议推荐的顺丁烯二酸酐接触限值为 $1mg/m^3$（时间加权平均阈限值）。

（郑玉新）

línběn'èrsuāngān zhòngdú

邻苯二酸酐中毒（phthalicanhydride poisoning）

生产活动过程中过量接触顺丁烯二酸酐引起的以眼刺激和呼吸系统受损的疾病状态。邻苯二酸酐又称酞酐，为具有特殊气味的白色、针状晶体。分子量148.11，比重 $1.53g/cm^3$，熔点130.8℃，沸点295℃。易溶于热水，在热水中溶解为酞酸；亦可溶于醇；难溶于二硫化碳；微溶于冷水。用于乙烯树脂、醋酸树脂和醇酸树脂增塑剂的生产及酚酞和染料的制造，亦可作合成纤维涤纶的原料。

中毒机制 属急性低毒类，可经呼吸道、消化道和皮肤吸收。大鼠经口半数致死量（LD_{50}）为 $800\sim1600mg/kg$；豚鼠腹腔注射 $< 100mg/kg$。遇水生成酸，对皮肤和黏膜产生刺激作用。还可能引起支气管炎和肺气肿，以及哮喘等。动物实验表明长期吸入可能对生殖系统有所损害。

中毒表现 遇水形成邻苯二酸。对皮肤、眼和上呼吸道有强烈刺激作用，可刺激皮肤出现接触性皮炎、湿疹，个别可出现荨麻疹，甚至引起灼伤。可致结膜炎和上呼吸道炎，表现为流泪、鼻分泌物增多、鼻出血。短时间吸入大量粉尘引起急性酞酐中毒，潜伏期 $8\sim20$ 小时。患者自觉咽部异物感、刺痛，手指末端粗糙感、咳嗽、痰多而黏稠，血性鼻涕，脐周阵发性疼痛，并伴有头晕、乏力、嗜睡等全身症状；有的患者可有胸闷、胸痛、腹泻或便秘，视物模糊等症状。长期接触可发生鼻黏膜萎缩、嗅觉丧失、声音嘶哑、咳嗽、咳血痰以及肺气肿等改变，可有轻度消化系统和神经系统症状。个别可出现支气管哮喘发作以及血清特异 IgE 抗体改变。

诊断 依据职业史和临床表现可以诊断。在接触工人发生支气管哮喘时，应进行抗原特异性检查再进行诊断。

治疗 皮肤、眼部灼伤后立即用清水冲洗，然后按灼伤处理；咽喉刺激症状可用中草药治疗；急性中毒给予抗感染和对症治疗，1 周后症状即可好转。哮喘发作时，应用糖皮质激素及抗哮喘药物治疗。

预防 主要预防措施为减少暴露时间和剂量，预防经呼吸道吸收、在超标环境作业时佩戴呼吸防护器具。工作场所应配备冲洗器，以便及时清除皮肤和眼中的污染物。

职业接触限值：中国《工作场所有害因素职业接触限值》（GBZ2.1-2007）规定工作场所中邻苯二酸酐（敏）最高容许浓度为 $1mg/m^3$；美国政府工业卫生学家会议推荐时间加权平均阈限值为 $1.5mg/m^3$；联邦职业安全健康管理局规定容许浓度限值为 $3mg/m^3$。

（郑玉新）

jǐnèixiān'àn zhòngdú

己内酰胺中毒（caprolactam-hazards poisoning）

生产活动过程中过量接触己内酰胺引起的以黏膜刺激和神经系统受损的疾病状态。己内酰胺在常温下为白色晶体或粉末，有微弱的胺类刺激味，分子量 113.18，密度 $1.02g/m^3$

（75℃），熔点 68～70℃，沸点 139℃。易溶于水，可发生潮解，溶于甲醇、乙醇、乙醚、氯仿和苯等有机溶剂。受热后容易发生聚合，遇高热、明火或与氧化剂接触可燃。受高热分解释放有毒的氮氧化物。粉体与空气混合物达到一定的浓度时，遇火星发生爆炸。广泛应用于纺织、电子、汽车和机械等领域，主要用于生产聚己内酰胺树脂、锦纶纤维和人造革等，也可用在医药原料。在上述生产过程中，均可接触己内酰胺。

中毒机制 己内酰胺属于急性低毒类化学物，大鼠经口半数致死量（LD_{50}）为 1.16g/kg。主要以粉尘及蒸气的形式经皮肤、呼吸道进入体内，部分水解为氨基己酸，由尿排出体外。己内酰胺在体内代谢快，每小时 60～70mg/kg，无明显蓄积作用。可对中枢神经系统抑制性递质（γ-氨基丁酸）产生抑制，主要作用于中枢神经，特别是脑干。

中毒表现 急性接触己内酰胺对皮肤、眼、鼻有刺激性，在浓度较高的情况下可见胃灼热感。曾报道短期内大剂量接触后，发生全身强直-痉挛性癫痫、皮炎、发热以及白细胞增多。长期接触粉尘和蒸气后出现头痛、头晕乏力、记忆力减退、全身不适、睡眠障碍、焦虑、易怒等神经衰弱症状，也可出现眼部刺激症状、上呼吸道炎症、鼻黏膜干燥、鼻出血、胸闷、口苦、腹胀等症状。有报道接触本品的女工月经异常，先兆流产、子痫及产后大出血发病率高。皮肤长期接触能引起皮肤损害，表现为皮肤发红、干燥、角质层增厚、皲裂和脱屑，指甲变脆、变形、水疱、灼伤及过敏反应，亦可引起皮炎。

诊断 依据己内酰胺接触史，以及上呼吸道和皮肤损害等临床表现，结合现场劳动卫生学调查，综合分析，排除其他原因引起的类似疾病，方可诊断。

治疗 无特效解毒药。急性中毒以对症和支持疗法为主。皮肤接触者首先脱去污染的衣物，用大量流动清水彻底冲洗；眼接触者立即翻开上下眼睑，用大量流动清水或生理盐水冲洗；吸入者脱离现场至空气新鲜处；误服者温水漱口，给饮牛奶或蛋清。严重者即时就医。慢性接触有症状者应该脱离暴露环境，并避免再次接触。

预防 主要预防措施为减少暴露时间和剂量，预防经呼吸道吸收、在超标环境作业时佩戴呼吸防护器具。

职业接触限值：中国《工作场所有害因素职业接触限值》（GBZ2.1-2007）规定工作场所空气中己内酰胺职业接触限值为 $5mg/m^3$（时间加权平均容许浓度）。

（郑玉新）

jiǎsuānjiǎzhǐ zhòngdú

甲酸甲酯中毒（methyl formate poisoning）

在生产活动过程中过量暴露甲酸甲酯引起的黏膜刺激和中枢神经系统受损的疾病状态。甲酸甲酯为无色易燃、具有乙醚香味的易挥发液体，分子量 60.05，密度 $0.975g/cm^3$（20℃），熔点 -99.8℃，沸点 32℃，蒸气密度 2.07g/L。可溶于水、乙醇、甲醇和乙醚等。极易燃，其蒸气与空气可形成爆炸性混合物，爆炸极限 5.9%～20%。主要用于有机合成、硝酸纤维和醋酸纤维素等的溶剂、熏蒸杀虫剂、杀菌剂、固化剂、制备抗白血病药物、分析试剂等，在生产和使用过程中均可接触甲酸甲酯。

中毒机制 本品属急性低毒类化学物，可经呼吸道、消化道和皮肤进入体内。可蓄积于脑和肝脏，在体内水解为甲醇和甲酸，进而产生麻醉和刺激作用；动物实验显示高浓度甲酸甲酯可出现肺脏充血、肺水肿，肾、肾上腺、肝脏及脑膜充血，可致麻醉状态、呼吸困难、惊厥、痉挛、昏迷甚至死亡。

中毒表现 人接触甲酸甲酯浓度在40mg/m³以下时，1分钟内未见刺激症状；超过此浓度，对呼吸道和眼结膜明显的刺激作用，轻者出现流泪、恶心、结膜充血、咽喉烧灼感等不适，继续吸入可出现结膜水肿，较重者可出现虚脱、发绀、呼吸变慢和呼吸困难，可见暂时性意识障碍和视力障碍等中枢神经系统症状，严重者也可引起肺部损害和痉挛，以致死亡。其慢性毒性机制不详。

诊断依据 甲酸甲酯的职业接触史，以及上述黏膜刺激和神经系统损害等临床表现，结合现场劳动卫生学调查，综合分析，排除其他原因引起的类似疾病，方可诊断。

治疗 甲酸甲酯中毒治疗无特效解毒药，主要采取对症支持等综合治疗措施。对皮肤污染，需要脱去被污染的衣物，用肥皂水和清水彻底冲洗皮肤；对眼接触用流动清水或生理盐水冲洗；对呼吸道吸入接触，需迅速脱离现场至空气新鲜处，保持呼吸道通畅，如呼吸困难，给输氧；误食者饮足量温水，催吐。重症患者立即就医，主要采取对症支持等综合治疗措施。

预防 减少暴露时间和剂量，穿戴个人防护器具。职业接触限值：中国尚未制定工作场所空气中甲酸甲酯的职业接触限值。

（郑玉新）

yǐsuānyǐzhǐ zhòngdú

乙酸乙酯中毒（ethyl acetate poisoning） 在生产活动过程中过量接触甲酸甲酯引起的黏膜刺激和中枢神经系统受损的疾病状态。乙酸乙酯又称醋酸乙酯，属低碳饱和一元酸酯。为无色透明、易挥发、易燃、带有水果香味的气体。分子量88.10，密度0.901g/cm³（25℃），熔点为-83.6℃，沸点77.2℃，蒸气密度3.04g/L。其蒸气与空气可形成爆炸性混合物，遇明火、高热能引起燃烧爆炸。爆炸极限为2.2%~11.5%。微溶于水，溶于醇、酮、醚、氯仿等多数有机溶剂，在碱性环境中易发生水解反应。作为工业溶剂，用于涂料、粘合剂、乙基纤维素、人造革、油毡着色剂、人造纤维等产品中；作为粘合剂，用于印刷油墨、人造珍珠的生产；作为提取剂，用于医药、有机酸等产品的生产；作为化工原料，可用于制造乙酰胺、乙酰醋酸酯、甲基庚烯酮等，并且是香精和香料的主要原料；用作分析试剂、色谱分析标准物质及溶剂。在上述生产和使用过程中都可能接触乙酸乙酯。

中毒机制 乙酸乙酯属于急性低毒类，大鼠经口半数致死量（LD_{50}）为5.56g/kg。多因吸入蒸气而致中毒，也可经皮肤吸收。吸收后，在体内水解产生酸，可引起酸中毒。急性乙酸乙酯中毒死亡主要因麻醉和缺氧所致。动物试验显示，乙酸乙酯进入体内后，迅速代谢为乙酸和乙醇，血液丙酮酸和乳酸含量升高，糖酵解酶活力增强，长期吸入可引起贫血、白细胞增多、内脏水肿和脂肪变性。对黏膜有刺激作用，严重时会对中枢神经系统有麻醉作用。

中毒表现 人接触高浓度乙酸乙酯，可引起眼、鼻、咽喉和呼吸道刺激症状；重复长时间接触，中枢神经出现进行性麻醉作用，停止接触后恢复缓慢；持续高浓度吸入，可致肺和呼吸麻痹、肝肾损害。对急性中毒者尸检显示，上呼吸道明显充血，心包及胸膜点状出血，肝、肾充血及出血性胃炎。接触乙酸乙酯偶见过敏患者，小量吸入后可因血管神经性障碍而致牙龈充血及黏膜炎症；皮肤可出现湿疹样皮炎；慢性接触者可出现继发性贫血、白细胞增多和角膜混浊等。

诊断 依据乙酸乙酯接触史，以及上述黏膜刺激和神经系统损害等临床表现，结合现场劳动卫生学调查，综合分析，排除其他原因引起的类似疾病，方可诊断。

治疗 无特殊解毒剂，以对症治疗为主。发生乙酸乙酯急性中毒时，应尽快将患者转移到新鲜空气处，脱去污染衣服，注意保温。对皮肤接触者应脱去污染的衣服，用流动清水冲洗；对眼接触者，立即提起眼睑，用大量流动清水彻底冲洗。对吸入接触者，需要脱离现场至空气新鲜处，呼吸困难时给氧，必要时进行人工呼吸。误服者给饮大量温水，催吐。严重者立即就医。有酸中毒者应予以纠正，重症可应用糖皮质激素治疗。

预防 主要预防措施为减少暴露时间和剂量，正确使用个人防护用品。

职业接触限值：中国《工作场所有害因素职业接触限值》（GBZ2.1-2007）规定了工作场所乙酸乙酯的职业接触限值为200mg/m³（时间加权平均容许浓度）。

（郑玉新）

línsuānsānjiǎběnzhǐ zhòngdú

磷酸三甲苯酯中毒 （tricresyl phosphate poisoning）

在生产活动过程中过量暴露磷酸三甲苯酯引起的消化系统和中枢神经系统受损的疾病状态。磷酸三甲苯酯有邻位、间位和对位三种异构体，前二者为无色或淡黄透明油状液体，后者为针状晶体，含三种异构体的混合物也呈油状液体。磷酸三甲苯酯不溶于水，邻位及间位微溶于醇，易溶于醚；对位易溶于醇和醚。一般商品多为异构体的混合物，其分子量 368.36。邻位的比重 1.176，沸点 410℃，蒸气密度 12.7g/L，遇明火、高热可燃；燃烧时放出有毒的磷氧化物气体。主要用于塑料、树脂、合成纤维和橡胶等工业，主要用作增塑剂或溶剂，并用作汽油添加剂和分析试剂。偶也用于对某种外科医疗器械的消毒。在生产和使用过程中可以接触磷酸三甲苯酯。

中毒机制 磷酸三甲苯酯的对位和间位异构体的毒性相对较低，引起中毒多由邻位异构体即磷酸三邻甲苯酯（triorthocresylphosphate，TOPC）所致。本品加温或使用混有本品的溶剂时，可经呼吸道和皮肤吸入，此外还见因食物容器污染或误食而引起中毒病例。TOPC 在体内选择性抑制假性胆碱酯酶活性，对真性胆碱酯酶的活性抑制很小。动物试验证明，TOPC 中毒可抑制红细胞胆碱酯酶的活性。研究显示 TOPC 中毒可能与具有酯酶活性的神经毒性蛋白－神经靶酯酶（neuropathy target esterase，NTE）有关。TOPC 中毒所致神经病，是以轴索变性伴脱髓鞘为特征的中毒性神经病。可同时损害感觉和运动神经远端，重者可损害锥体束和脊髓小脑束等中枢神经系统，表现为中枢周围远端型轴索病。TOPC 代谢和神经毒性机制尚不完全清楚，研究表明是药物代谢酶的诱导剂。

中毒表现 急性中毒早期发生恶心、呕吐和腹泻等症状，一日至数日内消失，经一周或数周后出现周围神经损害症状，最先出现腓肠肌疼痛，足趾和手指麻木，肢端感觉障碍，肌无力，行走困难，以致足和腕下垂，可呈弛缓性或痉挛性麻痹，下肢麻痹多见，以运动神经损害为主，下肢重于上肢，并可有肌肉萎缩。重症患者锥体束和脊髓小脑束受损，危重者可出现咽喉肌肉、眼肌、呼吸肌麻痹，导致死亡。轻症患者 1 年左右恢复，重症患者恢复缓慢，且难以完全恢复。慢性中毒发生较少，可无明显症状，也可发生与急性毒性相同的神经系统损害。

诊断 依据磷酸三甲苯酯接触史，以及上述消化道和神经系统损害等临床表现，结合现场劳动卫生学调查，综合分析，排除其他原因的类似疾病，方可诊断。

治疗 磷酸三甲苯酯中毒治疗应首先去除毒源，同时采取一般急救措施和对症治疗。对急性中毒初期，应用胆碱酯酶复能剂和小剂量抗胆碱能药物。其所致的多发性神经病，采取对症治疗，可给予维生素 B 族药物。有报道糖皮质激素可促进其恢复。疾病恢复期进行理疗、加强被动和主动运动及功能锻炼。

预防 主要预防措施为减少暴露时间和剂量，穿戴防护器具。

职业接触限值：中国《工作场所有害因素职业接触限值》（GBZ2.1-2007）规定工作场所磷酸三甲苯酯的职业接触限值为 0.3mg/m³（时间加权平均容许浓度）。

（郑玉新）

jiǎjībǐngxīsuānjiǎzhǐ zhòngdú

甲基丙烯酸甲酯中毒 （methyl methacrylate poisoning）

在生产活动过程中过量接触甲基丙烯酸甲酯引起的皮肤黏膜刺激和中枢神经系统受损的疾病状态。甲基丙烯酸甲酯是丙烯酸甲酯 α-甲基衍生物，为无色、透明、易挥发、易燃的液体。分子量 100.11，密度 0.936g/m³（20℃）。熔点为 -48℃，沸点 101.0℃，蒸气密度 3.45g/L。爆炸极限 2.1%~12.5%。微溶于水，易溶于乙醇和乙醚。在光、热、电离辐射和催化剂存在下易聚合。甲基丙烯酸甲酯用作有机玻璃的单体（聚甲基丙烯酸甲酯），也用于制造其他树脂、塑料、涂料、粘合剂、润滑剂、木材和软木的浸润剂、纸张上光剂等。在医疗方面可用作骨粘固剂，无刺激性胶布溶液以及用作牙科陶瓷填料和义齿等生产。在生产和使用过程中可以接触甲基丙烯酸甲酯。

中毒机制 甲基丙烯酸甲酯对眼、呼吸道黏膜和皮肤有刺激作用，对黏膜尚有腐蚀作用。主要以呼吸道形式进入机体，进入体内水解后，甲基丙烯酸甲酯衍生物主要分布肝、肾。高浓度可引起中枢神经系统功能变化，并显示坐骨神经的脱髓鞘征象。甲基丙烯酸甲酯是致敏物，尤其与氢醌或叔胺合用时，认为是由丙烯酸衍生物和甲基丙烯酸甲酯引起。其还是麻醉剂，麻醉浓度和致死浓度接近。

中毒表现 急性中毒有呼吸系统症状和全身反应。人接触 277mg/m³甲基丙烯酸甲酯，即可发生黏膜刺激症状，出现流泪、咽痛、咳嗽，伴头痛、眩晕无力、周身热感、胸闷、恶心等；接触 $56 \sim 112mg/m^3$ 时，吸入 $20 \sim 90$ 分钟，可有头晕、意识障碍；接触浓度为 $800 \sim 950mg/m^3$ 时，可发现接触者血压增高、萎缩性鼻炎、眼结膜炎和自主神经功能障碍等。慢性影响出现神经衰弱综合征、皮肤温度调节障碍以及慢性咽炎和萎缩性鼻炎，长时间接触可致麻醉作用，个别发生中毒性脑病。接触本品可致接触性和过敏性皮炎。动物试验证明，其还有生殖毒性和致突变作用。

诊断 依据甲基丙烯酸甲酯接触史，以及上述皮肤黏膜刺激和神经系统损害等临床表现，结合现场劳动卫生学调查，综合分析，排除其他原因引起的类似疾病，方可诊断。

治疗 甲基丙烯酸甲酯中毒，应尽快将患者转移到新鲜空气处，脱去污染衣物，目前尚无特殊治疗方法，一般采用对症支持疗法。皮肤接触者：用肥皂水和清水彻底冲洗；眼接触者：立即提起眼睑，用大量流动清水或生理盐水冲洗。吸入者：脱离现场至空气新鲜处，呼吸困难时给氧，必要时进行人工呼吸。误服者给饮大量温水，催吐。严重者立即就医。除病情特别危重者，一般可取得满意的效果。

预防 主要预防措施为减少暴露时间和剂量，穿戴防护器具、防护眼镜和防护手套。

职业接触限值：中国《工作场所有害因素职业接触限值》（GBZ2.1-2007）规定了工作场所甲基丙烯酸甲酯的职业接触限值为 $100mg/m^3$（时间加权平均容许浓度）。

（郑玉新）

jiǎběn'èryìqíngsuānzhǐ zhòngdú
甲苯二异氰酸酯中毒（toluene diisocyanate poisoning）

在生产活动过程中过量接触甲苯二异氰酸酯引起的以呼吸系统受损的疾病状态。甲苯二异氰酸酯为无色透明至淡黄色液体，有刺激性气味，遇光颜色变深。分子式 $CH_3C_6H_3(NCO)_2$，分子量 174.16，相对密度 1.22（25℃），熔点 $19.5 \sim 21.5℃$，沸点 251℃，蒸气密度 6.0，蒸气压 0.13kPa（0.01mmHg 20℃），蒸气与空气混合物可燃限 $0.9\% \sim 9.5\%$；不溶于水，溶于丙酮、乙酸乙酯和甲苯等。甲苯二异氰酸酯又称二异氰酸甲苯酯，有两种异构体，即 2,4-和 2,6-甲苯二异氰酸酯，其同系物有二甲撑二异氰酸酯、六甲撑二异氰酸酯、萘撑二异氰酸酯、聚甲撑聚苯基异氰酸酯等。甲苯二异氰酸酯及其同系物是制造聚氨酯树脂及其他泡沫塑料的主要原料，广泛应用于保温、绝热、隔音、防震的衬垫材料中，也用于坐垫、床垫、包装器材、橡胶、弹性纤维、涂料、粘合剂、人造毛皮、人造革、液体密封胶等制造业中。在生产和使用过程中可以接触甲苯二异氰酸酯。

中毒机制 呼吸道吸入是职业中毒的主要途径，难经完整的皮肤吸收，吸入后在小鼠的血液、尿液、粪便中均检出其代谢产物 2,4 甲苯二胺。属低毒类，有明显的刺激和致敏作用。制造和使用过程，尤其是蒸馏、混合、发泡、喷涂、浇注等操作工人可因吸入高浓度蒸气或皮肤污染引起急慢性中毒。急性刺激可引起结膜炎、鼻炎、咽炎、支气管炎甚至阻塞性细支气管炎。对皮肤刺激作用较黏膜小，但可发生接触性或过敏性皮炎。致敏作用可引起支气管哮喘，甚至哮喘持续状态。

中毒表现 主要影响眼和呼吸系统。接触浓度较高时可致眼和上呼吸道刺激症状。眼部有发痒、辛辣痛感、流泪、视物模糊和结膜充血等症状，可发生角膜炎或角结膜炎并有咽喉干燥，剧咳、胸闷、呼吸困难，可有喘息性支气管炎等症状，严重者出现肺水肿。一般在停止接触后症状即可消失，少数患者因反复发作，逐渐发展成慢性支气管炎、支气管扩张甚至肺源性心脏病。

诊断 急性中毒根据短时间内吸入高浓度甲苯二异氰酸酯的职业接触史，以眼、呼吸道刺激症状为主的临床表现，结合现场职业卫生调查结果，综合分析，做出诊断。职业性 TDI 哮喘可参照《职业性哮喘诊断标准》（GBZ57-2008）进行诊断，主要依据明确的职业接触史和哮喘史，结合职业卫生、流行病学调查及实验室资料综合分析，注意与非职业性支气管哮喘、上呼吸道感染、慢性喘息性支气管炎等进行鉴别诊断。

治疗 急性中毒应立即脱离现场转移至空气新鲜处，用清水彻底冲洗被污染的皮肤和眼部。有黏膜刺激症状者应密切观察，早期吸氧，对症处理，必要时给予糖皮质激素，限制水量，合理使用抗生素，防治肺水肿。职业性 TDI 哮喘急性发作时应尽快脱离作业场所，应用平喘药平喘，给予适当及时的对症治疗。重者可适量应用激素和抗过敏药。哮喘反复发作者需给予支持治疗并及时调离作业岗位。

预防 主要预防措施为减少暴露时间和剂量，预防经呼吸道吸收、在超标环境作业时佩戴呼吸防护器具。

职业接触限值：中国《工作场所有害因素职业接触限值》（GBZ2.1-2007）规定工作场所2，4-甲苯二异氰酸酯的职业接触限值为 0.1mg/m³（时间加权平均容许浓度）和 0.2mg/m³（短时间接触容许浓度）。美国政府工业卫生学家会议推荐的2，4-甲苯二异氰酸和2，6-甲苯二异氰酸酯的接触限值均为 0.036mg/m³（时间加权平均阈限值）和 0.14mg/m³（瞬时阈值）；美国联邦职业安全健康管理局的颁布的工作场所容许职业接触限值为 0.14mg/m³（容许浓度）。

（郑玉新）

liúsuān'èrjiǎzhǐ zhòngdú

硫酸二甲酯中毒（dimethyl sulfate poisoning）

在生产活动过程中过量接触硫酸二甲酯引起的黏膜刺激和呼吸系统受损的疾病状态。硫酸二甲酯为无色略带洋葱气味的油状液体，分子式（CH₃）₂SO₄，分子量 126.13，相对密度 1.33（20℃），熔点 −31.8℃，沸点 188.3℃，蒸气密度 4.35，蒸气压 2.00kPa（15mmHg，76℃）；溶于乙醇和乙醚，在水中溶解度为 2.8g/100ml；在冷水中缓慢分解，遇热、明火或氧化剂可燃。主要用于制药、染料、香料等工业及作为胺类和醇类的甲基化剂，曾用作战争毒剂。在生产和使用过程中可以接触硫酸二甲酯。

中毒机制 可经呼吸道、消化道、皮肤吸收，其蒸气经呼吸道吸入并附着于湿润的黏膜表面，水解产物主要为硫酸和甲醇。属高毒类化合物，对眼、上呼吸道有强烈的刺激作用，对皮肤有强腐蚀性。急性中毒常经过 6~8小时的潜伏期后迅速发病，潜伏期越短症状越重，人接触剂量达

500mg/m³，10 分钟内致死。

中毒表现 急性吸入后可立即出现强烈的黏膜刺激症状，如畏光、流泪、眼痛、咽痛、呛咳等，伴结膜角膜水肿，口腔及咽喉部充血、水肿、糜烂、点状出血，较重者出现声音嘶哑，吞咽困难，剧咳，气急，两肺可有干湿啰音。部分患者咽喉部产生白色假膜，喉头水肿，声带痉挛。严重者在数十分钟至数小时内出现肺水肿，继之躁动不安，血压下降直至休克。病程稍长者可出现肝、肾或心肌损害，亦有咳出大片假膜者。严重中毒恢复后，部分患者可在一定时期内出现视力减退、色觉障碍或遗留慢性呼吸系统症状。皮肤污染后可出现皮疹、水疱等，愈合较慢。长期低浓度接触可发生眼部及呼吸系统慢性炎症。

诊断 参照《职业性急性硫酸二甲酯中毒诊断标准》（GBZ40-2002），根据短期内接触较大量的硫酸二甲酯职业史，急性呼吸系统损害的临床症状及胸部 X 线表现，参考血气分析及现场劳动卫生学调查资料，并排除其他病因所致类似疾病，方可诊断。

治疗 急性中毒应迅速、安全脱离现场，脱去被污染衣物，立即用流动清水彻底冲洗污染的眼及皮肤。对出现刺激症状者，应严密观察 24 小时，观察期应避免活动，卧床休息，保持安静。给予对症治疗，控制病情进展，预防喉水肿及肺水肿的发生。保持呼吸道通畅，可给予雾化吸入疗法、支气管解痉剂、去泡沫剂（如二甲基硅油）等，必要时行气管切开术。合理氧疗。早期、足量、短程应用糖皮质激素。预防感染，防治并发症，维持水及电解质平衡。积极治疗眼、皮肤灼

伤。轻中度中毒患者治愈后可恢复原工作；重度中毒患者应调离原工作岗位。

预防 主要预防措施为减少暴露时间和剂量，穿戴防护衣和防护手套。有肺部疾病和哮喘史者应避免接触。

职业接触限值：中国《工作场所有害因素职业接触限值（GBZ2.1-2007）》中规定工作场所空气中硫酸二甲酯的接触限值为 0.5mg/m³（时间加权平均容许浓度）。美国政府工业卫生家会议推荐的接触限值为 0.52mg/m³（时间加权平均阈限值）；美国联邦职业安全健康管理局颁布的容许限值为：0.5mg/m³（容许浓度）；美国职业安全卫生研究所的建议的接触限值为 0.5mg/m³。

（郑玉新）

bǐngxīxiān'àn zhòngdú

丙烯酰胺中毒（acrylamide poisoning）

在生产和使用过程中因密切接触丙烯酰胺所致的以神经系统改变为主的疾病。丙烯酰胺是不饱和酰胺，其单体为无色透明片状结晶，沸点 125℃（3 325Pa），熔点 84~85℃，密度 1.122g/cm³。能溶于水、乙醇、乙醚、丙酮、氯仿，不溶于苯及庚烷，在酸碱环境中可水解成丙烯酸。丙烯酰胺单体在室温下很稳定，但当处于熔点或以上温度、氧化条件以及在紫外线的作用下很容易发生聚合反应。当加热使其溶解时，丙烯酰胺释放出强烈的腐蚀性气体和氮的氧化物类化合物。

丙烯酰胺最重要的用途是作为单体用于生产聚丙烯酰胺。后者稳定无毒，常作为高分子絮凝剂广泛用于石油和矿山开采、隧道建筑、造纸、污染处理；用于树脂合成、粘合剂、金属涂料，

还可用于化妆品添加剂、整形外科用的软组织填充剂。在上述生产、使用丙烯酰胺单体的过程中，会接触到本品，如在通风不当和缺乏个人防护时可引起中毒。除职业性接触外，非职业性接触丙烯酰胺主要来自被丙烯酰胺污染的饮用水和食物。淀粉类食品在高温（＞120℃）烹调下容易产生丙烯酰胺。此外，人体还可能通过吸烟等途径接触丙烯酰胺。

中毒机制　多在生产劳动过程中由于通风不良或发生意外事故，经呼吸道吸入丙烯酰胺粉尘或经皮肤直接接触其水溶液而导致中毒。丙烯酰胺在体内有蓄积作用，主要影响神经系统，可能与神经系统中蛋白质的巯基结合有关。研究表明，人体可通过消化道、呼吸道、皮肤黏膜等多种途径接触丙烯酰胺，其中经消化道吸收最快。进入人体内的丙烯酰胺约90%被代谢，仅少量以原形经尿液排出。丙烯酰胺进入体内后，会在体内与DNA上的鸟嘌呤结合形成加合物，导致遗传物质损伤和基因突变。对接触丙烯酰胺的职业人群和偶然暴露于丙烯酰胺人群的调查表明，丙烯酰胺具有神经毒性作用。动物实验资料证明，丙烯酰胺对神经系统的作用部位大概在皮质下，受损部位包括大脑皮质、小脑、视丘、苍白球、薄束核、脊髓前角细胞、脊神经节细胞和周围神经远端部分。丙烯酰胺水溶液很容易通过皮肤吸收，对眼和皮肤有一定的刺激性。国际癌症研究机构（international agency for research on cancer，IARC）1994年对其致癌性进行了评价，将丙烯酰胺列为人类可能致癌物，其主要依据为丙烯酰胺在动物和人体均可代谢转化为其致癌活性代谢产物环氧丙酰胺。

中毒表现　丙烯酰胺中毒的临床表现取决于接触的剂量和浓度。体内丙烯酰胺需积累到80～130mg/kg时才发病，故急性中毒十分罕见，主要表现为迟发性毒作用，引起亚急性和慢性中毒。慢性中毒以周围神经损害为主；亚急性或急性中毒以中枢神经系统及小脑功能障碍为主，脑症状恢复后可出现周围神经变性。

急性、亚急性中毒　误服经消化道中毒者可导致丙烯酰胺急性中毒，出现嗜睡、意识障碍、谵妄、躁动不安、抽搐、昏迷等中毒性脑病症状，严重者可因多器官功能衰竭而死亡。短时间高浓度接触多呈亚急性发病，出现四肢无力、嗜睡及小脑功能障碍症状，表现为眼球水平震颤、言语含糊、共济失调、指鼻和跟膝胫试验不稳、轮替动作失调、步态不稳等。约数周后中毒脑病症状消退，逐渐出现感觉运动型多发性周围神经病，肢体麻木、刺痛，下肢无力。音叉振动觉和跟腱反射试验减退具有早期诊断价值。偶有眼损伤报道，出现视野缩小、视神经萎缩。

慢性中毒　接触本品数月、数年后发病。出现头痛、头晕、疲乏无力、嗜睡、食欲不振、消瘦等。随病情进展渐出现手足多汗成滴、湿冷、手掌红斑脱屑，进一步出现肢端麻木、四肢无力、手持物不牢、精细动作困难、步态蹒跚、易向前倾倒。神经系统检查可见跟腱反射减弱或消失、四肢末端呈手套、袜套样感觉障碍，中度中毒时可扩展到肘、膝水平。深感觉障碍时导致共济失调，此时音叉振动觉和位置觉减退，闭目难立试验阳性等。重度中毒时四肢肌肉萎缩，可影响到

运动能力。小脑功能障碍表现为眼球水平性震颤、言语含糊、四肢肌张力降低、指鼻和跟膝试验不稳、轮替动作失调、步态蹒跚。

诊断　根据密切接触丙烯酰胺的职业史，具有多发性周围神经病或脑病的临床表现如振动觉或痛觉、触觉障碍，跟腱反射减弱或消失，肌肉萎缩，嗜睡、小脑功能障碍，以及神经－肌电图显示神经源性损害和出现自发性失神经电位等，结合现场卫生学调查，并排除其他疾病可做出诊断。中国对慢性丙烯酰胺中毒已制定了诊断及分级诊断标准，根据病情可分为观察对象及轻、中、重度中毒三级，具体参见《职业性慢性丙烯酰胺中毒诊断标准》（GBZ50-2002）。

治疗　①皮肤接触者应用温水彻底清洗皮肤、更换衣物，误服者应彻底洗胃、导泻。②急性中毒者应送医院迅速抢救，治疗中毒性脑水肿、保护脏器功能等。③药物治疗：主要采用B族维生素、短程激素、能量合剂及神经营养剂等综合治疗方法。此外，还可给予复方丹参、脉络宁等改善微循环，地巴唑或已酮可可碱等扩张外周血管，同时可配合理疗、功能训练等治疗。④其他处理：观察对象一般不调离丙烯酰胺作业，半年复查一次，尽可能作神经－肌电图检查，进行动态观察；轻度中毒者患病期间暂时调离丙烯酰胺作业，经治愈后可恢复原工作，并定期复查；中度及重度中毒者应调离丙烯酰胺和其他对神经系统有害的作业，经治疗后根据检查结果安排休息或工作。

预防　严格执行工作场所空气苯浓度职业卫生标准，发达国家丙烯酰胺时间加权平均容许浓

度大多在 $0.03mg/m^3 \sim 0.3mg/m^3$ 之间，其中丹麦的时间加权平均容许浓度最低，为 $0.03mg/m^3$。中国规定丙烯酰胺时间加权平均容许浓度为 $0.3mg/m^3$，且提出丙烯酰胺可因皮肤、黏膜和眼直接接触，通过完整的皮肤吸收引起全身效应，提示即使空气中丙烯酰胺浓度等于或低于时间加权平均容许浓度时，通过皮肤接触也可引起过量接触。因此在接触高浓度丙烯酰胺，特别是在皮肤大面积、长时间接触的情况下，需采取特殊预防措施减少或避免皮肤直接接触。

丙烯酰胺中毒最有效的预防措施是进行工艺改革与技术革新，从根本上降低工作场所丙烯酰胺浓度，如采用密闭式生产，最大限度地减少职工接触丙烯酰胺，如送料采用罐装真空泵输送，离心机、烘干机密闭，装料自动化等。由于丙烯酰胺污染地面后经扬尘可长期飘浮在空气中，所以厂房设计至关重要，要有良好的通风条件。

丙烯酰胺易溶于水，对车间内及存放、运输丙烯酰胺的地面应湿化作业，班前班后及时冲刷地面。对烘干等特殊岗位不能湿化作业环节应注意尽量密闭生产。定期检查设备管道密闭性，防止丙烯酰胺泄漏，同时加强工人岗前职业健康教育，了解丙烯酰胺的毒性，掌握防治知识，自觉有效地做好个人防护，如及时更换破损手套，彻底清洗污染皮肤等。丙烯酰胺是主要经皮肤吸收的毒物，因此除对空气中丙烯酰胺监测外，还应对皮肤污染量进行测定，并对超标岗位及人员应及时进行处理。

定期健康检查，发现职业中毒者及时进行治疗，发现亚临床患者，如无自觉症状，但有阳性体征改变及肌电图阳性结果，应及时脱离丙烯酰胺接触。

（夏昭林　周莉芳）

èrjiǎjījiǎxiān'àn zhòngdú

二甲基甲酰胺中毒（dimethylformamide poisoning）

在生产活动过程中过量暴露二甲基甲酰胺引起的疾病状态。多见于聚氨酯、腈纶、医药、农药、染料、电子等行业的暴露工人。是中国的法定职业病。二甲基甲酰胺（dimethylformamide；N,N-dimethylformamide）为无色、有鱼腥味的液体。分子式 C_3H_7NO，分子量73.10，相对密度0.9445（25℃）。熔点 $-61℃$，沸点152.8℃，闪点57.78℃，蒸气密度2.51，自燃点445℃。通常与水和有机溶剂混溶，蒸气与空气混合物爆炸极限为2.2%～15.2%，遇明火、高热可引起燃烧爆炸。能与浓硫酸、发烟硝酸剧烈反应甚至发生爆炸。主要用作萃取乙炔和制造聚丙烯腈纤维的溶剂，亦用于有机合成、染料、制药、石油提炼和树脂等工业。

急性中毒发生于生产设备故障，设备漏液，或在设备检修前反应塔冲洗、通风不彻底，检修过程中过量接触。以二甲基甲酰胺作为树脂、染料稀释剂时，在树脂涂布上浆时，也易发生中毒。其他中毒情况少见，但有口服以及将本品灌肠作为治疗溃疡性结肠炎的药物而引起严重中毒的病例。

中毒机制　二甲基甲酰胺可以经呼吸道、皮肤和胃肠道吸收进入体内，职业中毒常是吸入和皮肤吸收并存，且以皮肤吸收为主。二甲基甲酰胺对皮肤、黏膜有刺激性，进入人体后可损伤中枢神经系统和肝、肾、胃等重要脏器。部分二甲基甲酰以原形从呼吸道及尿中排出，部分在体内脱去一个甲基后形成甲基甲酰胺经尿排出。二甲基甲酰胺的毒性作用机制尚未完全明了，认为与其体内代谢过程有关。

中毒表现　呼吸道吸入后一般经6～12小时后发生急性中毒；皮肤侵入，潜伏期可较长，也有在皮肤灼伤基本愈合后再出现中毒的报道。

亚急性中毒　自接触至发病为2～4周时间。其中毒特点如下。

刺激症状　二甲基甲酰胺蒸气可引起眼、上呼吸道轻中度刺激症状。

皮肤　污染皮肤可致轻重不等的灼伤，皮肤起皱，肤色发白，伴有灼痛感，严重者可使皮肤胀肿，剧烈灼痛。

眼　污染眼引起灼痛、流泪、结膜充血；严重者可引起角膜坏死。

胃肠道症状　患者常有食欲不振、恶心、呕吐、腹部不适及便秘等，少数病例有中上腹痛。

肝脏　急性中毒时肝损害常较为突出，患者有明显乏力，右上腹胀痛，不适，出现黄疸，肝脏逐渐肿大，有压痛，常规肝功能检查示异常，其中血清转氨酶升高较明显。病变一般不严重，经治疗可逐步减轻，数周内病情可完全恢复。

严重急性中毒　表现为重症中毒性肝病，职业性中毒为少见，接触高浓度，尤其是皮肤污染严重，未及时彻底洗清者，应警惕发生严重中毒。

生活性中毒　曾有原患慢性溃疡性结肠炎患者，以二甲基甲酰胺灌肠，作为治疗药物而引起肝病，病情呈进行性加剧，类似亚急性肝坏死型肝炎，2 周内出现肝昏迷，预后凶险。

特殊危险者 原患有各种原因的肝脏疾病者，对二甲基甲酰胺较为敏感。

诊断 参照《职业性急性二甲基甲酰胺中毒诊断标准》（GBZ 85-2002），根据短期内有较大量二甲基甲酰胺的接触史，以肝脏损害为主的临床表现及实验室检查结果，结合现场劳动卫生学调查，综合分析，排除其他原因引起的类似疾病，方可诊断。

接触反应 具有下列一项者：①接触后有头晕、恶心、食欲不振等症状，腹部无阳性体征，实验室检查无异常。②接触后皮肤、黏膜出现灼痛、胀痛、麻木等刺激症状。

轻度中毒 具备下列一项者：①表现符合急性轻度中毒性肝病（GBZ59-2002 中 4.1.1）。②出血性胃肠炎。

中度中毒 表现符合急性中度中毒性肝病（GBZ 59-2002 中 4.1.2）。

重度中毒 表现符合急性重度中毒性肝病（GBZ 59-2002 中 4.1.2）。

处理原则 ①治疗原则：脱离现场，脱去污染的衣物，皮肤污染时立即用清水冲洗。无特效解毒药物，主要保护肝脏、治疗出血性胃肠炎等对症治疗。重度中毒者可应用肾上腺糖皮质激素。②其他处理：轻度中毒治愈后可恢复原工作；中度中毒治愈后，一般不应从事肝脏毒物作业；重度中毒治愈后不宜再从事毒物作业。③需进行劳动能力鉴定者，按《职工工伤与职业病致残程度鉴定标准》（GBT 16180-2006）处理。

治疗 二甲基甲酰胺中毒无特效解毒剂。中毒发生后应及时脱离现场，皮肤及眼部受污染后，用大量清水彻底冲洗。治疗重点为防治中毒性肝病，保护胃肠道。腹痛可选用阿托品、654-2（山莨菪碱，anisodamine）、制酸剂及胃黏膜保护剂。维生素 C、ATP、辅酶 A、肌苷、葡醛内酯可用于防治肝功能损害；肾上腺皮质激素是非特异性解毒剂，具有抗休克、抗炎、解毒作用，短时应用可迅速减轻肝脏、心脏、肾脏的中毒性改变，必要时可用地塞米松。但应权衡该类药物对胃肠道的不良影响，应与制酸剂、胃黏膜保护剂合用；加强护理及支持治疗，大部分患者在 1 ~ 2 周内恢复；皮肤损害严重者可选用雷弗诺尔湿敷、皮康霜及抗生素治疗，2 周内可恢复，且不留疤痕；长期接触者如有明显神经衰弱综合征或肝脏病变，可调离工作，对症治疗。

预防 相关的工业领域应对二甲基甲酰胺进行密闭管理，工作场所应有有效的通风设备。要加强空气中二甲基甲酰胺的监测，空气中二甲基甲酰胺的最高容许浓度为 $10mg/m^3$。工作人员要配备必要的防护设备，做好上岗前和在岗的定期医学监护，如上岗前体检和定期健康检查。

职业接触限值：中国规定时间加权平均阈限值 $20mg/m^3$（GBZ2.2-2007）；短时间接触水平不超过 2 倍时间加权平均容许浓度。美国政府工业卫生学家会议规定时间加权平均阈限值 $30mg/m^3$。

（于素芳）

bǐdìng zhòngdú

吡啶中毒（pyridine poisoning）在生产活动过程中过量接触吡啶引起的疾病状态。吡啶为无色液体，具有特殊臭味，分子式 C_5H_5N，分子量 79.10，相对密度 0.9780（25℃），熔点 – 41.6℃，沸点 115.3℃，蒸气密度 2.73，引燃温度 482℃，易燃易爆；溶于水、醇、醚等多数有机溶剂，能与水以任何比例互溶，同时又能溶解大多数极性及非极性有机化合物，还可溶解某些无机盐类。主要用作溶剂、染料、药剂、炸药的原药，也用于橡胶、油漆等工业。在生产和使用过程中可以接触吡啶。

中毒机制 可经呼吸道、消化道、皮肤吸收。进入体内后一部分与蛋氨酸作用，被甲基化或羟基化和氧化，另一部分以原形从尿中排出。属急性低毒类，其蒸气对皮肤、黏膜有刺激作用，高浓度蒸气可产生麻醉作用。

中毒表现 误服吡啶可发生急性中毒，出现呕吐、心前区痛、腹痛、咽部阻塞感、轻度发绀、体温升高、呼吸及脉率加快、谵妄，有时可发生肝、肾损害甚至死亡。吸入较高浓度吡啶蒸气时有咽部烧灼感、流泪、咽痛、咳嗽、恶心、呕吐、腹痛、腹泻、头晕、头痛等症状。严重者呼吸困难甚至出现意识模糊、酒醉步态、大小便失禁、抽搐、昏迷。职业性严重中毒极为少见。长期接触低浓度吡啶（20 ~ 40mg/m³）可出现头痛、头晕、失眠、易激惹、记忆力减退、食欲减退、恶心、腹泻、血压偏低、多汗等症状。极少数患者出现肝、肾损害，亦可发生多发性神经炎及支气管哮喘。

诊断 依据明确的吡啶职业接触史，结合职业卫生、流行病学调查及实验室资料综合分析，注意与其他症状近似的职业性和非职业性疾病进行鉴别诊断。

治疗 急性中毒以对症治疗为主，慢性中毒可给予维生素 B_1 等。

预防 相关的工业领域应对吡啶进行密闭管理，工作场所应有有效的通风设备。要加强空气中吡啶的监测。工作人员要配备必要的防护设备，做好上岗前和在岗的定期医学监护。

职业接触限值：中国《工作场所有害因素职业接触限值》（GBZ 2.1-2007）规定工作场所空气中吡啶的职业接触限值为 $4mg/m^3$（时间加权平均容许浓度）。美国政府工业卫生学家会议的推荐的接触限值为 $3.2mg/m^3$（时间加权平均阈限值）。美国联邦职业安全健康管理局颁布的容许限值为 $15mg/m^3$（容许浓度）。美国职业安全卫生研究所的建议限值为 $15mg/m^3$。

(郑玉新)

nóngyào zhòngdú

农药中毒 (pesticide poisoning)

在生产活动过程中通过呼吸道、皮肤和消化道过量暴露接触农药引起的疾病状态。农药主要指农业生产中用于消除有害动植物（害虫、病菌、鼠类、杂草等）和调节植物生长的各种药物。农药种类不同，理化性质各异。如有机磷农药原药多为油状液体，少数为晶状固体；多数有蒜臭味，易溶于有机溶剂，不溶或微溶于水；对光、热、氧较稳定，遇碱易分解。拟除虫菊酯类农药大多为黏稠状液体，少数为白色结晶，多数难溶于水，易溶于有机溶剂；在酸性条件下稳定，遇碱易分解。氨基甲酸酯类农药大多为白色结晶，无特殊气味，易溶于多种有机溶剂，难溶于水，在酸性条件下稳定，遇碱易分解。

农药应用范围很广，除用于农业生产外，广泛应用于农产品和某些工业品的仓库贮存以及林业、畜牧业、交通运输业和医药卫生等行业。农药的种类繁多，按用途可分为杀菌剂、杀虫剂、杀螨剂、杀线虫剂、杀软体动物剂、杀鼠剂、除草剂（除莠剂）、脱叶剂、植物生长调节剂等。其中以杀虫剂的应用最广，用量最大。在生产和使用过程中可能接触农药。

中毒机制 农药种类不同，吸收代谢各有特点，如有机磷农药可经胃肠道、呼吸道及完好的皮肤黏膜吸收；氨基甲酸酯类主要通过呼吸道和胃肠道侵入机体；拟除虫菊酯类农药可经呼吸道、皮肤及消化道吸收等。进入体内的农药经过不同的生物转化，有的代谢活化，有的代谢失活，以原形或代谢产物的形式经由尿液、粪便、呼出气等排出体外。

各种农药引起中毒的危险性差别很大。在农药的生产和使用中以有机磷农药中毒最为常见。中国国家技术监督局发布的国家标准《农药登记毒理学试验方法》（GB15670-1995）中依据农药的大鼠急性毒性将农药分为剧毒、高毒、中等毒和低毒 4 类，不同毒性级别的农药在登记时其应用范围受到严格限制（表）。

混配农药使用非常普遍，约占使用品种的 60% 以上，以有机磷与拟除虫菊酯，有机磷与另一种有机磷，以及两种不同有机磷与拟除虫菊酯混配的情况最常见。其他混配制剂包括有机磷与氨基甲酸酯的混剂以及有机磷与氨基甲酸酯和拟除虫菊酯的三元混配制剂等。混配农药的毒性大多呈相加作用，少数为协同，对人体的危害更大，因此对识别中毒原因提出更高的要求。中国已禁止使用的部分危害较大的农药包括：敌枯双及普特丹、二溴乙烷及杀虫脒、二溴氯丙烷、蝇毒磷、艾氏剂、狄氏剂、六六六、滴滴涕、氟乙酰胺、有机汞类（如氯化乙基汞、醋酸苯汞）、有机锡类（如三苯基锡及三丁基锡）等。

农药对人体的影响主要包括急性中毒和长期接触后的不良健康效应。急性中毒主要取决于农药的急性毒性大小和人群短时间内可能的接触剂量和接触方式。应根据农药不同进入途径的 LD_{50} 或（LC_{50}）、急性毒性分级结果等综合评价该种农药的急性毒性。农药急性毒性的分级结果仅能反映其危害的一个方面，如某些农药的急性毒性较低，但可在体内大量蓄积而导致慢性中毒。农药的慢性危害比较复杂，如致癌、致畸、免疫损伤等。某些农药可遗留迟发毒性，如有机磷农药可致迟发性神经病。

诊断 农药中毒重在预防，一旦中毒发生，应根据接触史、中毒症状、农药特性等进行正确的诊断并进行合理的鉴别诊断，可参考各种农药的诊断标准进行，

表 农药分级标准

毒性分级	经口 LD_{50}（mg/kg）	吸入 LD_{50}（mg/m³, 2h）	经皮 LD_{50}（mg/kg, 4h）
剧毒	<5	<20	<20
高毒	5~50	20~200	20~200
中等毒	50~500	200~2000	200~2000
低毒	>500	>2000	>2000

LD_{50}——半数致死量

如《职业性急性有机磷杀虫剂中毒诊断标准》（GBZ8-2002）、《职业性急性拟除虫菊酯中毒诊断标准》（GBZ43-2002）、《职业性急性氨基甲酸酯中毒诊断标准》（GBZ52-002）等。

治疗 急性中毒应及时施救，切断毒源，脱离中毒现场，积极对症治疗。尽快明确毒物接触史：包括毒物名称、理化性质与状态、接触时间和吸收量，若不能立即明确，须及时留取洗胃液、呕吐物及排泄物送检，尽早足量地使用特效解毒剂。慢性中毒可根据情况给予支持疗法，促进康复，防止并发症和后遗症。

预防 农药中毒的预防措施与其他化工产品原则基本相同，但基于农药广泛应用的特征，除《中华人民共和国农药管理条例》外，国家及有关主管部门颁发了《农药安全使用规定》和《农药合理使用准则》等法规。预防农药中毒的关键是加强领导和普及安全用药知识，具体包括 5 个方面：①严格执行农药登记管理法规，国内农药产品投产前及国外农药进口前必须登记。积极发展高效低毒农药，限制或禁止使用对人、畜危害大的农药。②积极向有关人员宣传预防农药中毒管理办法等有关法规，开展安全使用农药的教育，提高防毒知识，加强个人卫生防护。③改进农药生产工艺及施药器械，防止跑、冒、滴、漏，加强通风排毒。④加强对剧毒、高毒农药在运输、储存、销售中的管理。农药容器的标签上必须标明其为剧毒或高毒，设专柜保存，专架销售。⑤对农药生产工人应进行就业前体检及就业后定期健康监护，防治农药对接触工人健康的危害。

（郑玉新）

yǒujīlín nóngyào zhòngdú

有机磷农药中毒（organophosphorus pesticide poisoning） 在生产活动过程中过量接触有机磷农药引起的以神经系统受损为主要表现的疾病状态。有机磷农药（organophosphorus pesticide）其通

式为：

$$R_1 \diagdown \overset{O}{\underset{X}{P}}$$

其中，R_1 R_2 为碱性基团，如烷氧基、苯基、烷胺基等；X 为酸性基团，如 $-F$、$-CN$、$-OCN$、$-SCN$、烷基、烷氧基、硫代烷基、芳基、芳氧基等。按取代基不同可将有机磷农药分为磷酸酯、硫代磷酸酯、磷酰胺及硫代磷酰胺、焦磷酸酯、硫代焦磷酸酯及焦磷酰胺等类别。原药多为油状液体，少数为晶状固体；多数有蒜臭味，对硫磷的纯品无臭无味；易溶于有机溶剂，不溶或微溶于水；对光、热、氧较稳定，遇碱易分解；美曲膦酯能溶于水，遇碱可转变为毒性较大的敌敌畏。主要用作杀虫剂，少数品种可用作杀菌剂、杀鼠剂和脱叶剂。在生产和使用过程中可以接触有机磷农药。

中毒机制 可经胃肠道、呼吸道及皮肤黏膜吸收，职业中毒以皮肤吸收为主。进入体内后，迅速分布到全身器官，与组织蛋白牢固结合，多数品种不易通过血脑屏障，在体内的代谢主要为氧化和水解两种形式。如对硫磷先经肝细胞微粒体氧化酶系统氧化成毒性较大的马拉氧磷，又可被羧基酯酶、磷酸酯酶及脱甲基酶等分解失效或降低毒性。乐果氧化成氧化乐果，同时可经肝脏的酰胺酶水解为乐果酸，进一步代谢转变为无毒产物由尿排出。一般情况下，氧化产物比原药毒性强，而水解产物毒性降低，排

泄较快，主要通过肾脏，少量从呼出气及粪便排出。有机磷在体内无蓄积，但对胆碱酯酶的抑制有累积作用。

有机磷农药的主要毒作用机制为抑制胆碱酯酶活性。胆碱酯酶可分为两类，一类存在于中枢神经系统灰质、红细胞、交感神经节和运动终板，称乙酰胆碱酯酶，即"真性"或"特异性"胆碱酯酶，对生理浓度的乙酰胆碱水解作用最强；另一类称丁酰胆碱酯酶，即"假性"或"非特异性"胆碱酯酶，存在于血清、唾液腺等，除水解乙酰胆碱外，还能分解丁酰胆碱。神经末梢释放乙酰胆碱后，即将神经冲动传递给相应的效应器，表现为效应器的兴奋或抑制。正常情况下，完成生理功能后的乙酰胆碱在胆碱酯酶作用下迅速水解失效。有机磷农药的结构和乙酰胆碱类似，进入机体后，其带正电荷部位与胆碱酯酶的负矩结合，而亲电性的磷与胆碱酯酶的酯解部位结合，形成磷酰化胆碱酯酶，丧失对乙酰胆碱的分解能力，使乙酰胆碱在体内蓄积，造成神经传导功能障碍而出现系列中毒症状。磷酰化胆碱酯酶形成后，水解速度很慢，有些品种中毒早期使用复能剂，可恢复胆碱酯酶活性，但中毒时间较长，毒酰化胆碱酯酶已成"老化酶"，复能剂也不易使其再活化。有机磷农药除抑制体内胆碱酯酶活性外，还具有非特异性作用，如使血中过氧化氢酶、过氧化酶、醛缩酶和脑、肝的单胺氧化酶活性改变以及脑、胃肠、胰腺的细胞内核糖核酸含量降低等。

常用有机磷农药中，甲拌磷、内吸磷、对硫磷、甲基对硫磷等毒性较高；敌敌畏、二溴磷、倍

硫磷、乐果、美曲膦酯（敌百虫）等毒性中等；马拉硫磷毒性较低。

中毒表现　急性中毒的主要临床症状如下。①毒蕈碱样症状。瞳孔缩小，呈针尖状，对光反应消失，但少数患者早期或临危期瞳孔可不缩小甚至散大；腺体分泌增多，多汗，流涎，口、鼻有大量分泌物；恶心，呕吐，腹痛，大小便失禁；支气管痉挛，呼吸困难，严重者出现肺水肿。②烟碱样症状。肌纤维颤动，常先出现在面部、胸部或大腿，继而发展至全身，可因呼吸肌麻痹致死。③中枢神经系统症状。早期出现头晕、头痛、乏力，神志恍惚，语言不清，严重者谵妄，昏迷；晚期颅压增高，血压上升，抽搐，可因中枢性呼吸衰竭致死。在重症急性中毒后1～2周可发生迟发性神经病，首先出现腓肠肌酸痛及压痛，数日后出现下肢无力呈弛缓性麻痹，远端明显，继而影响上肢，多伴有肢体远端套式感觉障碍，跟腱反射消失。较重者1～2月后逐渐出现肢体远端肌肉萎缩或自主神经功能失调。在急性中毒胆碱能危象消失后，迟发性神经病之前，某些病例突然出现呼吸困难、发绀、声嘶、吞咽困难、咽反射消失、眼球活动受限、四肢肌力减退、抬头困难、腱反射消失或减弱，但神志清楚、感觉无异常，严重者可因呼吸肌麻痹致死，该现象称为中间综合征。慢性中毒多发生于作业工人，症状一般较轻，可有类神经症，部分出现毒蕈碱样症状，偶有肌束颤动，瞳孔变化，神经肌电图和脑电图变化等，全血胆碱酯酶活性持续降至50%以下，但酶活性下降与症状并不完全平行。敌敌畏对皮肤、黏膜刺激作用较强，接触局部可有瘙痒或灼热感，皮肤潮红、肿胀，继而出现大小不等的水疱，可融合成大疱，疱液澄清或糜烂有渗出。经口中毒可致胃肠道黏膜损伤，发生腐蚀性胃炎甚至上消化道出血。眼被污染可引起瞳孔极度缩小，视物模糊，眼疼痛等。

诊断　参照《职业性急性有机磷杀虫剂中毒诊断标准》（GBZ8-2002），根据短时间接触大量有机磷的职业史，相应的临床表现，结合全血胆碱酯酶活性降低，参考作业环境的劳动卫生调查资料和皮肤污染情况，综合分析，排除其他疾病后，方可诊断。具体的诊断和分级标准如下。

观察对象　有轻度毒蕈碱样、烟碱样症状或中枢神经系统症状，而全血胆碱酯酶活性不低于70%者；无明显中毒临床表现，而全血胆碱酯酶活性在70%以下者。

急性轻度中毒　短时间内接触较大量的有机磷农药后在24小时内出现头晕、头痛、恶心、呕吐、多汗、胸闷、视物模糊、无力等症状，瞳孔可能缩小。全血胆碱酯酶活性一般在50%～70%。

急性中度中毒　除较重的上述症状外还有肌束震颤、瞳孔缩小、轻度呼吸困难、流涎、腹痛、腹泻、步态蹒跚、意识清楚或模糊。全血胆碱酯酶活性一般在30%～50%。

急性重度中毒　除上述症状外并出现下列情况之一者可诊断为重度中毒：①肺水肿。②昏迷。③呼吸麻痹。④脑水肿。全血胆碱酯酶活性一般在30%以下。

迟发性神经病　在急性重度中毒症状消失后2～3周，有的病例可出现感觉、运动型周围神经病，神经-肌电图检查显示神经源性损害。

治疗　立即将患者脱离中毒现场，脱去污染衣服，用肥皂水（忌用热水）彻底清洗污染的皮肤、头发、指甲；眼部如受污染，应迅速用清水或2%碳酸氢钠溶液冲洗。迅速给予解毒药物，轻度中毒者可单独给予阿托品；中度或重度中毒者需要阿托品及胆碱酯酶复能剂（如氯解磷定、解磷定）并用。合并使用时有协同作用的剂量应适当减少。敌敌畏、乐果等中毒时，使用胆碱酯酶复能剂的效果较差，治疗应以阿托品为主。对症治疗处理原则同内科。治疗过程中应保持呼吸道通畅，出现呼吸衰竭或呼吸麻痹时立即给予机械通气，必要时做气管插管或切开。急性中毒患者临床表现消失后仍应继续观察2～3天；乐果、马拉硫磷、久效磷中毒者应延长治疗观察时间。重度中毒患者避免过早活动，防止病情突变。

预防　在生产和运输过程中注意密闭，保持通风系统。在使用过程中严格遵守操作规程。工人应做好个人防护，按照要求佩戴防护器具。对农药生产工人进行就业前体检及就业后定期健康监护，防止接触工人的健康危害。

职业接触限值：中国《工作场所有害因素职业接触限值（GBZ2.1-2007）》中对一些主要的有机磷农药做出职业接触限值的具体规定，美国政府工业卫生学家会议（American Conference of Govermmental Industrial Hygienists，ACGIH）、美国职业安全卫生研究所（National Institute for Occupational Safe and Health，NIOSH）、联邦职业安全健康管理局（Occupational Safety & Health Administration，OSHA）等机构也制订了相关限值标准，具体如下表。

（郑玉新）

表　有机磷农药的职业接触限值

有机磷农药类别	中国			ACGIH	NIOSH	OSHA
	MAC （mg/m³）	PC-TWA （mg/m³）	PC-STEL （mg/m³）	TLV-TWA （mg/m³）	REL-TWA （mg/m³）	PEL-TWA （mg/m³）
内吸磷（Demeton）		0.05（皮）		0.11（皮）	0.1（皮）	0.1（皮）
对硫磷（Parathion）		0.05（皮）	0.1（皮）	0.1（皮）	0.05（皮）	0.1（皮）
甲拌磷（Thimet，Phorate）	0.01（皮）			0.05（皮）	0.05（皮）	
马拉硫磷（Malathion）		2（皮）		10（皮）	10（皮）	10（皮）
甲基内吸磷（Methyl demeton）		0.2（皮）		0.5（皮）	0.5（皮）	
乐果（Rogor，dimethoate）		1（皮）				
敌百虫（Trichlorfon）		0.5	1	1		

yǒujīlǜ nóngyào zhòngdú

有机氯农药中毒（chlorinated hydrocarbon pesticide poisoning）

在生产活动中接触有机氯农药引起的以神经、消化、血液、内分泌和生殖等多系统损害的疾病状态。20 世纪 60-70 年代，有机氯农药被广泛用于农业和卫生杀虫剂，包括以氯化苯系和氯化脂环类两大类。前者包括使用最早、应用最广的杀虫剂滴滴涕和六六六等。后者包括狄氏剂、毒杀芬等。该类化合物不溶于水，易溶于有机溶剂，在环境和生物体内稳定，不易分解。由于该类农药残留期长，对人类可以产生多系统损害，并严重影响生态环境。中国于 1983 年停止生产和进口此类农药，近年来中毒病例罕见。

中毒机制　有机氯农药可以经过呼吸道、消化道以及皮肤进入体内。能在肝、肾、心脏等组织中蓄积。由于其脂溶性大，所以在脂肪中的蓄积最多。体内的蓄积农药也可以通过母乳排除，影响婴儿健康。有机氯农药主要影响神经系统，包括中枢神经系统和周围神经系统的感觉神经。对中枢神经系统主要作用部位是运动中枢系统和小脑，导致其兴奋性增高甚至发生惊厥。一般认为其作用是通过导致神经细胞水肿、空泡形成，以及干扰神经递质而影响神经系统的正常功能。有机氯农药是肝微粒体酶系统的诱导剂，还可以降低谷胱甘肽的含量，继而影响多种毒物和药物的代谢过程，产生复杂的相互作用。对血液系统，可以通过影响骨髓的造血功能而引起再生障碍性贫血和白血病。对内分泌系统的影响也十分广泛，包括对类固醇激素和性激素等。对泌尿生殖系统、皮肤也有毒性。此外，它也具有致癌、致畸、致突变作用。

临床表现　有机氯农药轻度中毒可出现头痛、头晕、无力、出汗、失眠、恶心、呕吐，偶有手及手指肌肉抽动震颤等症状。重度中毒常伴发高热、多汗、呕吐、腹泻；神经系统兴奋，上下肢和面部肌肉呈强直性抽搐，并有癫痫样抽搐、惊厥发作；出现呼吸障碍、呼吸困难、发绀、有时有肺水肿，甚至呼吸衰竭；对肝肾脏器损害，表现为肝大、肝功能改变，以及少尿、无尿、尿中有蛋白、红细胞等；对皮肤刺激可发生红肿、灼烧感、瘙痒，还可有皮炎发生，如溅入眼内，可使眼暂时性失明。慢性中毒症状包括食欲不振，并有头痛、头晕、肌肉无力、疲乏、失眠、视力及语言障碍、震颤、贫血、四肢深反射减弱等。还可能有肝肾损害、皮肤病变、心脏有心律不齐、心音弱、窦性心动过缓、束支传导阻滞及心肌损害等。此外，还有再生障碍性贫血、白血病、畸形等。

治疗原则　无特效解毒剂，主要为对症处理。①急性中毒者必须先去毒物，口服中毒的应立即催吐，误食滴滴涕时，要立即进行催吐、洗胃，给中毒者喝下大量清水或小苏打等碱性溶液，然后用手指或筷子刺激咽喉壁，诱导催吐，将胃内有毒物质吐出，这样可以加速体内的毒物排出，减少人体对毒素的吸收，减轻症状，控制病情。②吸入性中毒或皮肤、眼沾染的，应迅速使患者离开现场，吸入新鲜空气，皮肤用肥皂水或苏打水清洗，并涂上氢化可的松软膏，眼用清水或 2% 苏打水冲洗，并点滴盐酸普鲁卡因眼药水镇痛。如果因衣服和皮肤污染而中毒，应立即将所污染的衣服脱掉，先用清水冲洗；再用小苏打或碱性肥皂水冲洗，以阻断毒源。还应注意保暖。③为了尽快排出体内毒物，还应采取导泻的办法，服用泻药，但切记不能用油类泻药，因为油剂能促使身体对有机氯的吸收，加重中毒。④重度中毒者若出现呼吸、心搏停止者，应立即进行胸外心脏按压术和人工呼吸，并急送医院抢救。

预防 中国已经停止使用有机氯农药，目前接触机会比较少。主要预防措施为减少暴露时间和剂量。预防经呼吸道和皮肤吸收。在处理这类化合物过程中佩戴呼吸防护器具和加强皮肤防护。

职业接触限值：中国《工作场所有害因素职业接触限值》（GBZ2.1-2007）规定了工作场所中部分有机氯农药的接触限值。其中，滴滴涕为 $0.2mg/m^3$（时间加权平均容许浓度）；六六六为 $0.3mg/m^3$（时间加权平均容许浓度）和 $0.5mg/m^3$（短时间接触容许浓度）；γ-六六六为 $0.05mg/m^3$（时间加权平均容许浓度）和 $0.1mg/m^3$（短时间接触容许浓度）。美国 OSHA 颁布的滴滴涕容许接触限值为 $1mg/m^3$（容许浓度）。

（郑玉新）

yǒujīgǒng nóngyào zhòngdú

有机汞农药中毒（organomercuric fungicides poisoning） 在生产活动过程中过量接触有机汞农药引起的神经系统和消化系统为主要损害的疾病状态。有机汞农药在农业上多用做杀菌剂。包括氯化乙基汞、磷酸乙基汞、甲基汞、苯基汞、醋酸苯汞、磺胺苯汞、甲氧乙基汞等。由于其危害大，在生态环境中容易富集并长期存在，中国已经不生产、进口和使用有机汞农药，因此接触机会很少。

中毒机制 有机汞农药可经呼吸道、消化道与皮肤进入人体。可通过血脑屏障和胎盘屏障。在体内不易分解，分布在肝脏、肾脏、脑及睾丸等脏器。可以在脑内长期蓄积。主要经胆汁由肠道排出。有机汞化合物的急性和慢性毒作用主要损害中枢神经系统。其中烷基汞对神经系统的毒性作用最强；芳基汞对肝脏和皮肤的损伤明显；烷氧烷基汞对肾脏损害为主。有机汞在细胞内可以与线粒体、内质网、高尔基体、溶酶体、核膜结合。可以集中细胞的多种酶活性，特别是影响巯基酶，如细胞色素氧化酶、琥珀酸氧化酶、琥珀酸脱氢酶、乳酸脱氢酶的活性。进而影响细胞代谢、核酸和蛋白质合成的重要生物学功能。神经系统、心脏和肾脏都是最容易受累的器官。有机汞对胎儿的发育影响很大，可以导致胎儿畸形。由于汞可以通过乳汁排除，因此可以影响新生儿健康。

临床表现 有机汞农药中毒的临床表现可以分为三个阶段，第一阶段是有机汞在体内未分解前所引起的特有的临床表现；第二阶段为部分有机汞分解为无机汞，与有机汞中毒的混合症状；第三阶段为有机汞代谢分解为无机汞，在体内表现的无机汞中毒的症状占优势。有机汞中毒的临床表现与有机基团的种类密切相关。一般情况下，烷基汞引起的症状较重，苯基汞和烷氧烷基汞在体内迅速转化为无机汞，其症状相对较轻。急性有机汞中毒多因口服引起，职业中毒很少见。口服有机汞引起的急性中毒的神经精神症状有神经衰弱综合征、精神障碍、谵妄、昏迷、瘫痪、震颤、共济失调、向心性视野缩小等；也可出现消化系统损害症状、肾衰竭、心血管系统改变以及肝脏和皮肤损害。皮肤接触可以引起接触性皮炎，出现丘疹、水疱。慢性中毒多由职业接触所致，一般在接触数月后发病。主要表现为类神经症，部分病人可见自主神经功能障碍，严重者表现为神经精神异常，以及中毒性脑病或心、肝肾等器官损害。

治疗 使用络合剂进行驱汞治疗，并进行对症与支持疗法，保护神经、新肝、肾等重要器官。对皮肤接触应脱去被污染的衣着，用肥皂水和清水彻底冲洗皮肤之后就医。对于眼接触，应对提起眼睑，用流动清水或生理盐水冲洗。对吸入接触，应迅速脱离现场至空气新鲜处。保持呼吸道通畅。如呼吸困难，给输氧。经口食入，应当饮足量温水，催吐，洗胃之后就医。驱汞药物的使用，见汞中毒。

预防 中国已经停止生产和使用有机汞农药，在职业环境中接触的机会较小。在处置有机汞农药的过程中，应当严格执行操作规程，防止经呼吸道和皮肤吸收。

职业接触限值 中国尚未制定有机汞农药的职业接触限值。中国《工作场所有害因素职业接触限值》（GBZ2.1-2007）规定工作场所有机汞化合物的职业接触限值为 $0.01mg/m^3$（时间加权平均容许浓度）和 $0.03mg/m^3$（短时间接触容许浓度）（以汞计）。美国颁布氯化乙基汞的容许接触限值为 $0.01\ mg/m^3$（容许浓度）、醋酸苯汞的容许接触限值为 $0.1\ mg/m^3$（容许浓度）、氧化甲氧乙基汞的容许接触限值为 $0.01\ mg/m^3$（容许浓度）。

（郑玉新）

yǒujīliú nóngyào zhòngdú

有机硫农药中毒（organo-sulfurpesticides，OSPs） 在生产活动过程中过量接触有机硫农药引起的疾病状态。有机硫农药是用于防治植物病害的含硫有机化合物农药，是秋兰姆类衍生物和二硫代氮氨基甲酸酯系杀菌剂的总称。氨基甲酸的烷基酯有二甲基型和二乙烯基型。前者在细菌体内保持氧化型－还原型平衡的状态，后者生产异硫氰酸，由于巯基的烷基化而钝化。稻瘟灵虽是有机硫化合物，但因其含有二、四氢噻吩环，作用机制不同于有机硫农药，所以不包括在内。常见的福美双、福美锌、福美铁、代森锌和代森锰等都属于此类农药。此类农药多为无臭、无味的粉末或结晶，熔点在 $100 \sim 200℃$，大多数在遇光、热、酸、碱或受潮时分解，有些品种分解时，可释放出二硫化碳。除个别品种外，皆不溶或仅微溶于水，而溶于不同的有机溶剂。在有机硫类杀菌剂中，二硫代氨基甲酸衍生物如代森锌、福美锌、福美双等，虽然有一定的稳定性，但在强碱性条件下亦分解失效，不宜和碱性农药复配混用。

有机硫农药是高效、低毒的广泛应用于农业生产的杀菌剂，常用作蔬菜、水稻、麦类、果树等植物的病害防治，如小麦锈病、水稻纹枯病和叶枯病。有些品种还具有促进植物生长的作用。代森锌、代森锰、福美铁、福美锌等都属于有机硫农药，这些杀菌剂高效、低毒、对植物安全，对环境的危害也小，特别是能取代有机汞、铜等杀菌剂，可减少金属铜和汞进入环境的机会。在生产和使用过程中可以接触有机硫农药。

中毒机制 此类农药产生中毒的原因是它们在体内代谢时能生成对神经系统有毒的二硫化碳产物。代森类农药能分解出毒性更高的异硫代氰酸酯，它与蛋白质中的巯基或氨基发生反应产生毒性，使组织细胞的氧化还原系统和正常的新陈代谢作用受到干扰。

本类化合物多数品种可经呼吸道、皮肤及消化道吸收，在体内代谢后成为二硫化碳，部分随呼出气排出，少量以原形物及其还原物由尿中排出，极少量可存在于血浆中。

本类化合物的主要毒性：①皮肤黏膜：对皮肤黏膜有刺激致敏作用。皮肤接触时可产生接触性皮炎，甚至湿疹病变。②消化系统：大量口服可引起胃肠道功能紊乱。长期接触可引起食欲减退。③泌尿生殖系统：某些品种可能会引起肾损害及精子细胞损伤。④内分泌系统：某些品种可有抗甲状腺的作用，对性腺也有一定的毒性。⑤神经系统：福美双可引起坐骨神经的神经纤维变性及腓肠肌萎缩。⑥造血系统：某些品种可抑制白细胞生成的作用，长期接触可致贫血。⑦其他：某些品种可引起眼部的损害，对胚胎也有一定的毒性作用。

中毒表现 口服有机硫农药引起的急性中毒，轻者有恶心、呕吐、腹痛、腹泻、头痛、头晕、全身乏力或呈癔症样发作。重者可有抽搐、昏迷，并有肝肾功能损伤。严重时心率加快，呼吸加快，血压下降，循环衰竭，甚至出现呼吸中枢麻痹而死亡。呼吸道吸入和皮肤污染，主要表现上呼吸道和皮肤的刺激症状。红细胞 6-磷酸葡萄糖脱水酶缺乏患者接触代森锌后可发生急性溶血性贫血。长期接触本类化合物，尤其是秋兰姆类化合物，对皮肤有致敏作用，可发生接触性皮炎。皮肤外露部位有瘙痒、潮红、斑丘疹，甚至发生水疱或糜烂。常伴有眼和上呼吸道刺激症状和慢性炎症，有时伴有食欲减退等胃肠道症状。

诊断依据 有机硫农药接触史，以及上述临床表现，结合现场劳动卫生学调查，综合分析，排除其他原因引起的类似疾病，方可诊断。

治疗 有机硫农药中毒的治疗无特效药，主要以对症处理为主。其急救措施包括：①皮肤受毒物污染时，可用温水清洗，并换去污染的衣服、鞋帽。②对口服中毒者，应立即催吐、洗胃、导泻，用温水或 $1:5\,000$ 高锰酸钾溶液洗胃，然后用 50% 硫酸镁导泻。禁用油类泻剂，以防加速毒物吸收。③进行补液，防止循环衰竭。给予保护胃黏膜、利尿、维生素 C 等治疗，加快排出毒物，并要注意水电解质的平衡。④对症治疗，忌油类食物、禁酒，因为饮酒可增加毒性。

预防 在生产和运输过程中注意密闭，保持通风系统。在使用过程中严格遵守操作规程。工人应做好个人防护，按照要求佩戴防护器具。

职业接触限值：中国尚未制定职业接触有机硫类农药的职业接触限值。美国工业卫生家会议推荐的福美双接触限值为 $5\mathrm{mg/m^3}$（时间加权平均阈限值），福美铁为 $10\mathrm{mg/m^3}$（时间加权平均阈限值）。

（郑玉新）

yǒujīxī nóngyào zhòngdú

有机锡农药中毒（organotin pesticides） 在生产活动过程中过量接触有机锡引起的以中枢神经和消化系统系统受损为主要表现的疾病状态。有机锡农药是用于杀菌和杀螨的含锡有机化合物农药，是三烷基锡、三芳基锡等有机化合物在内的农药总称。有机锡化合物通常有四种类型：一烃基锡化合物、二烃基锡化合物、三烃基锡化合物和四烃基锡化合物，在农业上应用为杀菌剂和杀霉剂的主要是三烃基锡化合物。有机锡农药多为固体或油状液体，具有腐败的青草气味和强烈的刺激性。常温下易挥发。不溶或难溶于水，易溶于有机溶剂。部分此类化合物可被漂白粉或高锰酸钾分解形成无机锡。

20世纪70年代初期，因在生产和使用三乙基溴化锡苯胺络合物过程发生了多人中毒，且某些有机锡农药有致癌性，因此有些国家已禁止某些有机锡农药的使用。在生产和使用过程中可以接触有机锡农药。

中毒机制 这类农药可由呼吸道、消化道、皮肤黏膜进入人体，其中三苯基锡不易透过无损皮肤，而三乙基硫酸锡则易透过无损皮肤。进入机体内后，首先吸收到血液，部分可与血红蛋白结合，主要分布于肝、肾、脑等组织内。主要经肾脏和胃肠道排出体外，还可经唾液、乳汁排出，有的还可从呼吸道黏膜排出。在体内，大部分经肝微粒体酶脱烷基，进而达到代谢转化。

此类农药属剧烈神经毒物。三烷基锡是各价有机锡化合物中毒性最强的一类毒物。急性三烷基锡中毒一般潜伏期为2~5天，大量接触后，亦可在短期内出现头痛、头晕等症状。潜伏期的长短与有机锡化合物的品种、吸入量、个体敏感性和原有的健康状况等有关。主要是以中枢神经系统损害为主的全身性疾病，严重者可发生脑水肿、脑疝而猝死。

中毒表现 急性中毒的主要症状为剧烈头痛，早期为阵发性，后期则为持续性；慢性影响最常见的症状为神经衰弱综合征，少

数可有乏力、消瘦等。慢性中毒临床表现可分为轻度和重度中毒。轻度中毒：出现头痛、头晕、乏力、食欲减退、体重减轻、四肢麻木、多汗等症状。重度中毒：出现阵发性头痛，继后出现持续性头痛，剧烈头痛，服用镇痛剂也无效，还有的表现为全身虚弱，精神萎靡，恶心，呕吐，周身大汗淋漓，排尿困难，癫痫样抽搐，谵妄，精神错乱或失语，血压升高，脉搏、呼吸减慢，神经乳头、视网膜水肿，严重时出现昏迷，呼吸、循环衰竭，肝脏受损。皮肤接触可发生皮肤灼伤、接触性皮炎或过敏性皮炎，伴有丘疹，局部痛痒等。

治疗 急性中毒治疗要点为降低颅内压及对症治疗，应强调卧床休息，密切观察病情变化。因有机锡类农药的比重大于空气，因此，当皮肤或工作环境受污染时，可用高锰酸钾溶液或漂白粉液清洗，以促进毒物氧化。具体的处理如下：①皮肤污染中毒后立即脱离现场，可用5%漂白粉液、1:100高锰酸钾液或5%硫代硫酸钠液冲洗，然后用肥皂，再清水冲洗干净。②误服中毒者应立即催吐、洗胃、导泻，用1:5 000高锰酸钾溶液洗胃。③发现中毒后应以预防治疗，防止脑水肿的发生。可用50%葡萄糖加维生素C静脉注射，每日2次。必要时用20%甘露醇静注。还可用氢化可的松静注，可减少毛细血管的通透性。特别要提醒的是，严禁大量输液。严重中毒者给高渗葡萄糖、血清白蛋白、能量合剂。有条件地方可采用高压氧舱治疗。

预防 在生产和运输过程中注意密闭，保持通风系统。在使用过程中严格遵守操作规程。工

人应做好个人防护，按照要求佩戴防护器具。接触有机锡农药杀菌剂时，必须遵守规定的"脱离接触期"，即一定的从施药到收割前之间的间隔期，如醋酸三苯基锡的间隔期就需要56天以上，对已用有机锡农药处理过的粮食种子，必须单独存放，以免误食。

职业接触限值：中国《工作场所有害因素职业接触限值》（GBZ2.1-2007）规定三乙基氯化锡的职业接触限值为$0.05mg/m^3$（时间加权平均容许浓度）和$0.1mg/m^3$（短时间接触容许浓度）。美国联邦职业安全健康管理局颁布的容许接触限值为$0.1mg/m^3$（容许浓度）；美国政府工业卫生学家会议推荐的有机锡化合物接触限值为$0.1mg/m^3$（时间加权平均阈限值）和$0.2mg/m^3$（瞬时阈值）。美国职业安全卫生研究所建议的有机锡化合物接触限值为$0.1mg/m^3$。

（郑玉新）

yǒujīfú nóngyào zhòngdú

有机氟农药中毒（organic fluorinated pesticides poisoning） 在生产活动过程中接触有机氟引起的以中枢神经系统、循环系统和消化系统系统受损为主要表现的疾病状态。常用的有机氟农药包括氟乙酰胺（敌蚜胺）、氟乙酸钠、甘氟（伏鼠醇）等。主要用于防治棉蚜、红蜘蛛、森林介壳螨及灭鼠。生产和使用过程中可以接触到有机氟农药。

中毒机制 可经消化道、皮肤、呼吸道吸收。在体内代谢排泄缓慢，易致蓄积中毒。氟乙酰胺又称敌蚜胺、氟素儿，为白色、无嗅无味的针状晶体，分子式C_2H_4FNO，分子量77.06，熔点105~108℃；易溶于水和丙酮，微溶于氯仿；易吸收空气中的水分而

潮解，加热升华；在水中不稳定，逐渐水解，在碱性溶液中水解加快。氟乙酰胺进入人体后脱氨形成氟乙酸，氟乙酸在体内经活化生成氟化乙酰辅酶 A，在缩合酶的作用下与草酰乙酸缩合生成氟柠檬酸。氟乙酰胺及其代谢产物氟乙酸主要经尿排出，较少从粪、汗液排出。氟乙酰胺属高毒农药，中国已于 20 世纪 70 年代停止本品的生产、销售和使用，但仍有少量散布于社会，中毒事件时有发生，系误服本品或食用本品毒死的畜禽所致。

中毒表现 急性中毒的潜伏期与中毒原因、侵入途径和摄入量有关，一般为 10 ~ 15 小时，严重者可在 0.5 ~ 1 小时内发病，按症状分为神经型和心脏型。轻度中毒表现为突起头痛、头晕、瞳孔扩大、视物模糊、对光反射迟钝、疲乏无力、四肢麻木、肢体小抽动，恶心、呕吐、口渴、上腹部烧灼感、腹痛、窦性心动过速、体温下降等。中度中毒的表现除轻度中毒症状外，尚有分泌增多、呼吸困难、烦躁不安、肢体间歇性痉挛性抽搐、血压下降、心电图出现低电压、QT 间期延长、ST 段低平、出现 U 波及心肌损伤表现。重度中毒表现为出现昏迷、惊厥、强直、瞳孔缩小、肠麻痹、大小便失禁、发绀、呼吸衰竭、心力衰竭、休克、心律失常等。

诊断 参考《职业性急性有机氟中毒诊断标准和治疗原则》（GBT4867-1996），根据明确的有机氟农药接触史，结合职业卫生、流行病学调查及实验室资料综合分析，注意与其他症状近似的职业性和非职业性疾病进行鉴别诊断。诊断要点如下。①潜伏期。一般为 10 ~ 15 小时，严重中毒病

例可在 30 分钟至 1 小时内发病。②神经系统。是氟乙酸中毒最早也是最主要的表现，有头痛、头晕、无力、四肢麻木、易激惹、肌束震颤等。随着病情发展，出现不同程度意识障碍及全身阵发性、强直性抽搐，反复发作，常导致呼吸衰竭而死。部分患者可有谵妄、语无伦次。③消化系统。口服中毒者常有恶心、呕吐、可出现血性呕出物、食欲不振、流涎、口渴、上腹部烧灼感。④心血管系统。早期表现心悸、心动过速。严重者有心肌损害、心律失常，甚至心室颤动、血压下降。心电图显示 Q-T 间期延长、ST-T 段改变。⑤呼吸系统。呼吸道分泌物增多、呼吸困难。⑥实验室检查。可见血氟、尿氟含量增高；血钙降低、血酮增加；口服中毒患者，从呕吐物或洗胃液中检测出氟乙酰胺。

治疗 使用特效解毒剂乙酸胺和对症治疗。包括：①皮肤污染者，用清水彻底清洗，更换受污染衣服。②口服中毒者立即催吐，继之用 1：5000 高锰酸钾溶液或清水彻底洗胃，再用硫酸镁或硫酸钠导泻。为保护消化道黏膜，洗胃后给予牛乳或生鸡蛋清或氢氧化铝凝胶。③乙酸胺是氟乙酰胺中毒的特效解毒剂。④乙醇治疗，在没有乙酸胺的情况下，可用无水乙醇溶于 10% 葡萄糖液中，静脉滴入，每天 2 ~ 4 次。⑤对症与支持疗法重点是控制抽搐发作，可选用地西泮或苯巴比妥钠等止痉药物。昏迷患者应注意防治脑水肿。心肌损害者用 1,6-2 磷酸果糖静脉滴注，或用能量合剂。

预防 在生产和运输过程中注意密闭，保持通风系统。在使用过程中严格遵守操作规程。工

人应做好个人防护，按照要求佩戴防护器具。

职业接触限值：目前，中国《工作场所有害因素职业接触限值》（GBZ2.1-2007）规定的工作场所有机氟的职业接触限值为 2mg/m³（按氟计，时间加权平均容许浓度）。

（郑玉新）

yǒujīdàn nóngyào zhòngdú
有机氮农药中毒（organonitrogen pesticides poisoning） 在生产活动过程中接触有机氮农药引起的疾病状态。有机氮农药是用作防治植物病、虫、草害，主要是氨基甲酸酯类化合物，也包括脒类、硫脲类、取代脲类和酰胺类等化合物。脒类化合物用作农药的品种主要是杀虫脒。硫脲类化合物用作农药的有杀虫剂螟蛉畏。取代脲类农药的主要品种均系除莠剂，如利谷隆、非草隆、灭草隆、敌草隆、秀谷隆等。酰胺类农药主要是除莠剂，如敌稗、克草尔等。在硫代氨基甲酰类农药中有典型的杀虫剂巴丹。此类农药一般在环境中较易分解，多数品种对人、畜的急性毒性不大，不易发生药害，但其慢性毒性正在引起人们的重视，部分产品被限制使用。

杀虫脒又称氯苯脒、杀螨脒，白色结晶，带氨气味，分子式 Cl(CH₃) C₆H₃N = CHN(CH₃)₂，分子量 196.7，熔点 32℃，沸点 163 ~ 165℃（1.862kPa），其盐酸盐易溶于水和甲醇，难溶于氯仿和其他有机溶剂。主要接触环节为药剂的生产和使用过程。由于杀虫脒高效、广谱、低毒且对农药抗性的害虫仍有效，20 世纪 70 年代开始使用，后发现对人体具有较强的毒性及潜在致癌作用，1992 年中国已禁止生产和使用杀

虫脒，但中毒事件仍有发生。在生产和使用过程中均有发生。

中毒机制　杀虫脒可经由消化道、呼吸道和皮肤吸收，但生产性中毒主要由皮肤污染引起。进入机体的杀虫脒较易降解，排泄较快，排泄途径以肾脏为主，其次随粪、胆汁、乳汁排出。其代谢产物主要为去甲基杀虫脒、N-甲酰–对氯邻甲苯胺、4-氯邻甲苯胺、5-氯邻氨基苯甲酸等。属中等毒类农药，是可逆性的单胺氧化酶抑制剂（无胆碱酯酶抑制作用），可引起体内单胺（5-羟色胺，去甲肾上腺素）堆积，导致胺中毒症状；可将血红蛋白氧化成高铁血红蛋白，使之失去携氧能力；使线粒体呼吸链的氧化磷酸化过程解偶联，致电子传递障碍。对心脏和血管平滑肌有直接损害作用，抑制脑神经胺的乙酰基移换酶，可逆性地抑制神经肌肉装置兴奋联接点的电位，最终导致中枢神经功能障碍。

中毒表现　主要表现为意识障碍、高铁蛋白血症和出血性膀胱炎，心肌、肝、肾也有不同程度的损害。生产性中毒的潜伏期为 2~6 小时，口服的潜伏期约数十分钟。轻度中毒：出现头晕、头痛、乏力、精神萎靡、恶心、厌食、四肢麻木及明显嗜睡，并可有发绀、心率减慢、血压降低，以及显微镜下血尿。中度中毒：除上述症状外，出现浅昏迷和明显发绀，可有尿频、尿急、尿痛和血尿等出血性膀胱炎症状。心电图出现 Q-T 间期延长和期前收缩等，高铁血红蛋白可在 30%~50%。重度中毒可发生深昏迷和严重发绀，伴有血压下降、休克、心力衰竭，或出现肺水肿、脑水肿、畸形肾衰竭、溶血性贫血或弥散性血管内凝血。心电图可见

室上性或室性心动过速、传导阻滞、心房纤维性颤动等严重心率失常，Met-Hb 常高于 50%。

诊断　依据《职业性急性杀虫脒中毒诊断》（GBZ46-2002），根据接触史和临床表现，结合职业卫生、流行病学调查及实验室资料综合分析，注意与肠原性紫绀病、食物中毒、中暑、乙型脑炎、泌尿道感染及有机磷杀虫剂等其他农药中毒进行鉴别诊断。

治疗　彻底清洗污染皮肤，脱除污染衣物。口服者应洗胃导泻，立即投用亚甲蓝，必要时可 1~2 小时重复一次，并可投用维生素 C 及葡萄糖静点；早期给予糖皮质激素、吸氧；静脉点滴 5%碳酸氢钠或口服苏打片，使尿液维持碱性；积极补液利尿，并应注意防护心、肝、肾损害，及时处理呼吸、循环衰竭。

预防　在生产和运输过程中注意密闭，保持通风系统。在使用过程中严格遵守操作规程。工人应做好个人防护，正确使用个人防护器具。

职业接触限值：中国《工作场所有害因素职业接触限值》（GBZ 2.1-2007）规定了部分有机氮类农药的职业接触限值，杀虫脒的职业接触限值为 $0.5\,mg/m^3$（时间加权平均容许浓度）。

（郑玉新）

ānjījiǎsuānzhǐlèi nóngyào zhòngdú
氨基甲酸酯类农药中毒（carbamates poisoning）　在生产活动过程中过量接触氨基甲酸酯类农药引起的以神经系统受损为主要表现的疾病状态。大多数氨基甲酸酯类农药为白色结晶，无特殊气味，熔点 50~150℃，蒸气压普遍较低，一般为 0.04~15MPa。大多数品种易溶于多种有机溶剂，难溶于水，在酸性溶液中分解缓

慢、相对稳定，遇碱易分解，温度升高时，降解速度加快。氨基甲酸酯类农药是继有机磷和有机氮后发展起来的一类合成农药，用作农业的杀虫剂、除草剂、杀菌剂等。常见品种如用于杀虫的呋喃丹、西维因、涕灭威、速灭威、叶蝉散（异丙威）、灭害威、敌蝇威、甲丙威、二甲威、除害威、己酮肟威等；用于除草的如氯草灵、黄草宁、燕麦灵、燕麦敌、禾大壮（草达灭）、甜菜宁、苯胺灵、杀草丹、苄草胺等；用于杀菌的有苯菌灵、多菌灵等。从事氨基甲酸酯类农药生产、加工、包装、贮存、配制及在农业使用过程中均可接触，特别在使用呋喃丹杀虫时，因违章操作，直接用手搓洗原药后喷洒造成中毒事故。在生产和使用过程中均可接触氨基甲酸酯类农药。

中毒机制　主要经消化道和呼吸道侵入体内，很快分布到全身组织和脏器，如肝脏、肾脏、脑、脂肪和肌肉等，24 小时一般可排出摄入量 70%~80%。在人体内的生物转化形式以水解和结合为主，代谢产物的毒性大多较原形小，如西维因；少数与原形相似或增强，如涕灭威。呋喃丹的代谢主要在肝脏进行，其水解产物主要是酚类。代谢和排泄迅速，一般在体内无蓄积。主要经尿排出，少量经肠道排出体外。职业性和生活性氨基甲酸酯杀虫剂中毒病例以西维因、呋喃丹为常见。氨基甲酸酯类农药毒作用机制与有机磷农药相似，主要是抑制胆碱酯酶活性，使酶活性中心丝氨酸的羟基被氨基甲酰化，失去对乙酰胆碱的水解能力。氨基甲酸酯类农药不需代谢活化即可直接与胆碱酯酶形成疏松的复合体。由于氨基甲酸酯类农药与

胆碱酯酶结合是可逆的，且在机体内很快被水解，胆碱酯酶活性较易恢复，故其毒性作用较有机磷农药中毒为轻。

中毒表现 与轻度有机磷农药中毒相似，但一般较轻，毒蕈碱样症状明显，可出现头晕、头痛、乏力、恶心、呕吐、流涎、多汗及瞳孔缩小，血液胆碱酯酶活性轻度受抑制，因此一般病情较轻，病程较短，复原较快。大量经口中毒严重时可发生肺水肿、脑水肿、昏迷和呼吸抑制。除全身中毒表现外，可有局部作用。眼受污染后可致瞳孔缩小、视物模糊、局部烧灼感。个别皮肤受严重污染的喷洒人员出现皮肤瘙痒、潮红、红疹等接触性皮炎。

诊断 依据明确的氨基甲酸酯类农药接触史，结合职业卫生、流行病学调查及实验室资料综合分析，注意与其他症状近似的职业性和非职业性疾病进行鉴别诊断。

治疗 为使用特效解毒剂阿托品和对症治疗为主。①清除毒物、阻止毒物继续吸收。脱离现场，脱去污染衣物，用肥皂水反复彻底清洗污染的衣服、头发、指甲或伤口。眼部受污染的，应迅速用清水、生理盐水或2%碳酸氢钠液冲洗至少10分钟。口服中毒者，用清水或2%~4%碳酸氢钠液洗胃，反复灌洗直至洗出液澄清、无气味为止。②阿托品为治疗氨基甲酸酯类农药中毒的首选药物，疗效佳，能迅速控制由胆碱酯酶受抑制所引起的症状和体征，以采用常规用量口服或肌注为宜，不必应用过大剂量。由于氨基甲酸酯类农药在体内代谢迅速，胆碱酯酶活性恢复很快，肟类胆碱酯酶复能剂需要性不大；有些氨基甲酸酯类农药如急性西维因中毒，使用肟类胆碱酯酶复能剂反会增强毒性和抑制胆碱酯酶活性，影响阿托品的治疗效果，故氨基甲酸酯类农药中毒一般不使用肟类胆碱酯酶复能剂治疗。如系氨基甲酸酯类农药和有机磷农药混合中毒，可先用阿托品，在中毒一段时间后，可酌情适量使用胆碱酯酶复能剂。③对症与支持治疗。对烦躁不安的患者，可使用地西泮等镇静剂。重度中毒时要特别注意心肺功能，保持呼吸道通畅。

预防 在生产和运输过程中注意密闭，保持通风系统运行良好。在使用过程中严格遵守操作规程。工人应做好个人防护，按照要求佩戴防护器具。

职业接触限值：美国工业卫生学家会议推荐了部分氨基甲酸酯类农药的职业接触限值，其中西维因为 0.5mg/m³（时间加权平均阈限值，可吸入部分或蒸汽），残杀威 0.5mg/m³（时间加权平均阈限值）灭多威 2.5mg/m³（时间加权平均阈限值）。

（郑玉新）

nǐchúchóngjújzhǐlèi nóngyào zhòngdú

拟除虫菊酯类农药中毒（pyrethroid poisoning） 在生产活动过程中接触拟除虫菊酯类农药引起的以中枢神经系统受损为主要表现的疾病状态。拟除虫菊酯类农药（pyrethroid）是由人工合成的模拟天然除虫菊素的一类杀虫剂，具有其杀虫谱广、效果好、低残留，无蓄积作用等优点。从事拟菊酯杀虫剂的生产、分装、运输、销售，或在施药过程中进行配药、喷洒、修理或清洗药械，以及手洗污染的工作服时，皆有接触的机会。常见的拟除虫菊酯类农药如下表。

拟除虫菊酯类农业杀虫剂多为含氰基的化合物（Ⅱ型），属中等毒性，一般配成乳油制剂使用。拟菊酯类卫生杀虫剂不含氰基（Ⅰ型），毒性低，常配制成气雾或电烤杀蚊剂。本类多数品种难溶于水，易溶于甲苯、二甲苯及丙酮。遇碱易分解，宜避光保存。主要用于防治农业害虫，并在防治蔬菜、果树害虫等方面取得较好的效果。在生产和使用过程中可以接触拟除虫菊酯农药。

中毒机制 本类农药可经呼吸道、皮肤及消化道吸收。猴经皮接触氯菊酯24小时，14天后尿中仍可测出代谢物。拟除虫菊酯在体内迅速分布到各器官组织。特别是神经系统及肝肾等脏器浓度较高。经口给予大鼠溴氰菊酯后，用高压液相色谱法检测其体内的溴氰菊酯及其代谢物 4'-苯氧基苯甲酸（4'OH3PBA），发现二者在脑内皆有积存，在小脑、额叶皮质、尾状核、延髓等处，溴氰菊酯原型的半衰期为 18~33 小时，代谢物 4'OH3PBA 半衰期为 15~28 小时，皆短于血浆中的半衰期（分别为 38.5 小时及 30.13 小时），但二者在丘脑下部及海马的半衰期则较长，分别为 40.76 小时及 38.5 小时。血浆中 4'OH3PBA 达到最高浓度的时间为 3.29 小时。溴氰菊酯经口的生物利用度为 14.43%。

进入体内的毒物，在肝微粒体混合功能氧化酶和拟除虫菊酯酶的作用下，进行氧化和水解等反应而生成酸（如游离酸、葡萄糖醛酸或甘氨酸结合形式）、醇（对甲基羧化物）的水溶性代谢产物及结合物而排出体外。主要经肾排出，少数随粪便排出。拟菊酯在哺乳动物体内被肝脏的酶水解及氧化。反式异构体的代谢主要靠水解反应，顺式异构体的解毒主要靠氧化反应。一般反式异构体的水解及排泄较快，因此比顺式异构体的毒性要小些。

拟除虫菊酯的分子皆有一个酸的组分和一个醇的组分，其生物降解主要通过两个主要途径，即酯的水解和在芳基及反式甲基上发生羟化。排出的代谢物中如为酯类，一般皆以游离的形式排出；但若是酸类如环丙烷羧酸或芳基形成的苯氧基苯甲酸，则主要以葡萄糖醛酸结合物的形式排出，粪中还排出未经代谢的溴氰菊酯。用核素示踪技术研究，发现溴氰菊酯及其代谢产物排出，于第 8 天已由尿粪中排出 98%~99%，8 天后除血、肝、脂肪外，组织中的残留量 < 0.02μg/g。从脂肪中消除半衰期氯氰菊酯及氰戊菊酯结为 7~10 天，溴氰菊酯半衰期为 5~6 天。拟除虫菊酯的水解可被有机磷杀虫剂在体内和体外所抑制，因此先后或同用这两种杀虫剂能协同增强杀虫的效果及其急性毒性。

拟除虫菊酯属于神经毒物，其 I 型化合物不含 α-氰基，如二氯苯醚菊酯、丙烯菊酯，可使中毒动物出现震颤、过度兴奋、共济失调、抽搐和瘫痪（称为 T 综合征）；II 型化合物含有 α-氰基，如溴氰菊酯、氯氰菊酯及氰戊菊酯等，引起中毒后，可使动物产生流涎、舞蹈与手足徐动、易激惹兴奋，最终瘫痪。两型拟除虫菊酯都选择性地作用于神经细胞膜的钠离子通道，使去极化后的钠离子通道 M 闸门关闭延缓，钠通道开放延长，产生一系列兴奋症状；在具有河豚毒素敏感性及对抗性两种钠通道中，胺菊酯等主要作用于河豚毒素对抗性钠通道。上述机制可以解释 II 型拟菊酯化合物有增强周围神经兴奋性的作用，如接触者面部出现烧灼或痛痒的异常感觉，可能系由于局部皮肤接触后刺激感觉神经去极化出现重复放电所致；又如应用肌电图仪给予周围神经不同间期的成对点刺激后，神经兴奋后的超常期（supernormal period）

表　常见的拟除虫菊酯类农药

名称	别名	英文名称
溴氰菊酯	敌杀死；凯素灵；凯安保；α-氰基-苯氧基苄基（1R，3R）-3-(2,2-二溴乙烯基)-2,2-二甲基环丙烷羧酸酯	Decamethrin; Deltamethrin; Decis; K-othrin; RU22974; α-Cyano-phenoxybenzyl (1R，3R)-3-2, 2-dibromoethenyl)-2, 2-dimethylcyclo-propanecarboxylate
氯氰菊酯	腈二氯苯醚菊酯；兴棉宝；灭百克；灭百可；安绿宝；赛波凯；α-氰基-3-苯氧基苄基-2,2-二甲基-3-(2,2-1 氯乙烯基)-环丙烷羧酸酯	Cypermethrin; NRDC149; Arrivo; Cymbush; Imperator; Ripcord
氯菊酯	二氯苯醚菊酯；苯醚氯菊酯；苄氯菊酯；见效菊酯；除虫精	Permethrin; Ambush; Ectiban; FMC33297; NIA33297; NRC143; PP557; Pounce。
胺菊酯		Tetramethrin; Neopynamin; Phthalthrin（FMC）
烯炔菊酯	丙炔戊烯菊酯	Empenthrin; Vaporthrin
甲醚菊酯	对甲氧甲基菊酯	Methothrin
丙烯菊酯	烯丙菊酯；丙烯除虫菊	Allethrin; Pynamin; Pallethrin; AllylCinerin
生物烯丙菊酯		Bioallethrin; Esbiol（Roussel-Uclaf）
右旋丙烯菊酯		d-allethrind-cis；trans-allethrine；Esbiothrin；PynaminForte
灭蚊菊酯		Miewenjuzhi
甲氰菊酯	分扑菊酯	Fenpropathrin; fenpropanate; Meothrin; Danitol
氟氰戊菊酯	中西氟氰菊酯；氟氰菊酯	Flucythrinate; Pay-Off（ACC）; Cybolt; Cythrin; FuchingJuir
高效氯氰菊酯	顺式氯氰菊酯；高效灭百可	Alphamethrin; Fastac
醚菊酯		Ethofenprox; MTI-500; Trebon
苯醚菊酯	醚虫菊	Phenothrin
苄呋菊酯	灭菊酯	Resmethrin; Benzofuroline
甲苄菊酯		
戊菊酯	中西除虫菊酯；杀虫菊酯；多虫畏；中西药酯；戊酸醚酯	
氰戊菊酯	速灭菊酯；杀灭菊酯；中西杀虫菊酯；速灭杀丁；敌虫菊酯；戊酸氰醚酯	Fenvalerate; Sumicidin; Belmark; Pydrin; Ectrin

延长，超常反应增强，也反映神经膜兴奋后保持一定比例的钠离子通道开放。

拟除虫菊酯中毒时引起中枢神经兴奋的机制尚未阐明。除延长神经细胞膜钠离子通道开放外，曾观察到大鼠急性溴氰菊酯中毒时小脑中环鸟苷酸水平明显升高，葡萄糖利用率也增多，反映小脑神经元活动增加；但它引起的运动兴奋不能被地西泮、氯硝西泮或丙戊酸钠等抗癫痫药所防止，似对氨基丁酸（γ - aminobutyric acid，GABA）能神经通路无直接作用。溴氰菊酯引起的舞蹈样手足徐动在脊髓切断水平之下仍然出现，反映其病变发生在脊髓水平，并不一定是直接作用锥体外系的结果；而采用对脊髓反射的多突触中间神经元有选择性抑制作用的肌肉松弛剂唛酚生则可防止溴氰菊酯所致除流涎外的其他各种中毒症状，说明溴氰菊酯确有兴奋脊髓中间神经元的作用。此外，溴氰菊酯可改变局部脑区的多胺水平，干扰神经细胞的钙稳态。

中毒表现　拟除虫菊酯可引起急性中毒，尚未见有接触者慢性中毒的报道。生产性拟除虫菊酯中毒多数为轻度中毒病例，口服拟除虫菊酯可致严重中毒。其中70%为口服中毒在中国多见，引起中毒的主要品种为溴氰菊酯、氯氰菊酯及氰戊菊酯等。生产性中毒者多在田间施药后4~6小时出现症状，首发症状多为面部皮肤出现灼痒感或头晕，全身症状最迟48小时后出现。口服中毒者多于10分钟至1小时后出现症状，主要为上腹部灼痛、恶心或呕吐等。污染眼内者可立即引起眼痛、畏光、流泪、眼睑红肿及球结合膜充血水肿。生产性中毒者约半数出现面部异常感觉，自述为烧灼感、针刺感或发麻、蚁走感，常于出汗或热水洗脸后加重，停止接触数小时或10余小时后即可消失。少数患者皮肤出现红色丘疹伴痒感。轻度中毒者全身症状为头痛、头晕、乏力、恶心、呕吐、食欲不振、精神萎靡或肌束震颤，部分患者口腔分泌物增多，多于1周内恢复。生产性中毒者呕吐相对较少，口服中毒者呕吐颇为突出，但面部烧灼感相对少见。此外，尚可有胸闷、肢端发麻、心悸及视物模糊、多汗等症状。少数患者出现低热，瞳孔一般正常。部分中毒患者四肢大块肌肉出现粗大的肌束震颤。

重度中毒者出现意识模糊或昏迷，口服拟菊酯剂量过大者，15~20分钟内即可陷入昏迷。严重者常有频繁的阵发性抽搐，抽搐时上肢屈曲痉挛、下肢挺直、角弓反张、意识丧失，持续30~120秒，而后出现短暂的定向力障碍并恢复意识。抽搐频繁者每日发作可多达10~30次，各种镇静解痉剂疗效常不满意。重症患者还可出现肺水肿，口服者可发生糜烂性胃炎。这些患者经救治后多能完全恢复，死亡率低。拟除虫菊酯与有机磷混配农药中毒者，临床表现与单纯的有机磷中毒无异，也可出现瞳孔缩小、肌束震颤或肺水肿。

接触或口服溴氰菊酯后24小时内测定尿中代谢产物二溴酸可作为接触指标。全血胆碱酯酶活性在正常范围。

诊断　依据大量的拟除虫菊酯的接触史以及神经系统兴奋异常为主的临床表现，结合现场劳动卫生调查，在排除其他疾病后，方可诊断。中国已经颁布《职业性急性拟除虫菊酯中毒诊断标准以及处理原则》。

治疗　发现中毒患者后，立即脱离中毒现场，有皮肤污染者应用肥皂水或清水彻底清洗。口服中毒者需尽快用清水或2%~4%碳酸氢钠液充分洗胃。对本病尚无特效解毒治疗，以对症治疗及支持治疗为主。阿托品虽可减轻口腔分泌和肺水肿，但切忌剂量过大，以免引起阿托品中毒。出现抽搐者可给予抗惊厥剂。如为拟除虫菊酯与有机磷混配农药的急性中毒，临床表现以有机磷中毒为主，治疗也应先解救有机磷中毒（见有机磷农药中毒），再辅以对症治疗。

预防　在生产和运输过程中注意密闭，保持通风系统。在使用过程中严格遵守操作规程。工人应做好个人防护，按照要求佩戴防护器具。

职业接触限值：中国《工作场所有害因素职业接触限值》（GBZ2.1-2007）规定了部分拟除虫菊酯农药的职业接触限值，其中溴氰菊酯为 $0.03mg/m^3$（时间加权平均容许浓度）；氰戊菊酯为 $0.05mg/m^3$（时间加权平均容许浓度）。美国联邦职业安全健康管理局颁布容许的限值为 $5mg/m^3$（容许浓度）。

（郑玉新）

shāshǔjì zhòngdú

杀鼠剂中毒（rodenticide poisoning）　在生产活动过程中过量接触杀鼠剂引起的疾病状态。用于杀鼠的药物很多，杀鼠剂的基本要求是对鼠高毒而对人低毒。使用方法多用毒饵法，亦有毒水、熏蒸等方法。杀鼠剂种类较多，根据其作用机制可分为抗凝血杀鼠剂、痉挛剂、取代脲类、有机磷酸酯类、氨基甲酸酯类、无机化合物、天然植物性杀鼠剂。其中抗凝血杀鼠剂是使用较为广泛的杀鼠剂。以敌鼠、杀鼠灵、安妥为代表进行介绍。

敌鼠又称双苯杀鼠酮，纯品为黄色晶体，无臭无味，分子式 $C_{23}H_{16}O_3$，分子量 340.4，熔点 146～147℃，难溶于水，溶于丙酮、酒精等有机溶剂。杀鼠灵又称华法灵，白色无味针状结晶，分子式 $C_{19}H_{16}O_4$，分子量 308.4，熔点 159～161℃，难溶于水，可溶于酒精、易溶于丙酮，其钠盐可完全溶于水。安妥纯品为白色无臭结晶，分子式 $C_{11}H_{10}N_2S$，分子量 202.28，熔点 198℃，不溶于水，可溶于一般有机溶剂，也能溶于碱性溶液。主要用于防治鼠害，杀鼠灵亦可用作临床抗凝血剂。生产、加工、毒饵配制、施用过程中均可接触而引起中毒。

中毒机制 敌鼠易经胃肠道、呼吸道及皮肤吸收，人体内半衰期为 15～20 日。杀鼠灵可经消化道、呼吸道及皮肤吸收，胃肠道吸收完全。安妥经消化道、呼吸道进入体内，主要分布在肺、肝、肾脏及神经系统，但大部分可经肾脏随尿排出。敌鼠属高毒类，急性经口半数致死量（LD_{50}）：大鼠 3～15（mg/kg），小鼠 112～196（mg/kg）。杀鼠灵急性经口 LD_{50}（mg/kg）：雌、雄大鼠分别为 58（mg/kg）和 323（mg/kg），小鼠为 374（mg/kg）。连续几天用药，毒性明显增加。杀鼠灵在作为抗凝血治疗的临床观察中发现致畸的病例报告，主要表现鼻软骨发育不良等畸形。安妥属低毒类杀鼠剂，对鼠毒性大，对人毒性较小，一般是因大量误食引起中毒。

中毒表现 敌鼠一次接触毒性低，连续多次接触毒性明显增加，具有较强的抗凝血作用，可抑制第Ⅱ、Ⅴ、Ⅶ凝血因子；可改变毛细血管的通透性，使全身皮下和内脏广泛出血。口服敌鼠中毒者早期有恶心、呕吐、腹痛、头晕和乏力等症状。随病情发展，可见自发性出血现象如皮下出血、鼻、口、齿龈出血、咯血、呕血、便血、血尿，皮肤有紫癜等，严重者由于内脏器官大量出血发生失血性休克或颅内出血致颅内压增高。杀鼠灵的临床表现与敌鼠类似。安妥中毒后主要损伤肺毛细血管致肺水肿和胸腔积液，还可引起肝、肾脂肪变性和坏死。安妥中毒后先出现口部烧灼感、头晕、头痛、嗜睡、恶心呕吐、口渴等症状，随后出现呼吸困难、发绀、咳粉红色泡沫样痰。肺水肿是安妥中毒的典型症状，还可出现结膜充血、眼球水平震颤、烦躁、肝大、黄疸、血尿。严重者全身痉挛、昏迷、休克。

诊断 依据杀鼠剂的接触史，结合中毒表现以及职业卫生、流行病学调查及实验室资料，综合分析即可诊断，注意与其他症状近似的职业性和非职业性疾病进行鉴别诊断。

治疗 敌鼠和杀鼠灵的中毒处理原则为：①清除毒物，食入者需催吐、洗胃、导泻。皮肤接触者用肥皂水彻底清洗。眼部污染者用清水彻底冲洗。②及早足量使用特效拮抗剂，如维生素 K_1。③严重出血患者可静脉滴注全血、新鲜冷冻血浆或凝血酶原复合浓缩物。④根据需要适时适量应用肾上腺皮质激素及维生素 C。安妥的急救原则为：①误食者应立即催吐、洗胃、导泻，用 1：5 000 高锰酸钾溶液，0.1%～0.5% 硫酸铜溶液洗胃，禁用碱性溶液洗胃，口服硫酸镁导泻。②中毒者禁食碱性和含脂肪类食物，以免加速对安妥的吸收。③用 10% 硫代硫酸钠静注，每天 2～4 次。④严格限制输液量及输液速度，需要补液时应给予高渗葡萄糖缓慢静脉点滴。⑤及早预防肺水肿，一旦发生，按肺水肿治疗，给予维生素 K 治疗。

预防 在生产和运输过程中注意密闭，保持通风系统。在使用过程中严格遵守操作规程。工人应做好个人防护，按照要求佩戴防护器具。

职业接触限值：中国《工作场所有害因素职业接触限值》（GBZ2.1-2007）规定了工作场所杀鼠剂安妥的职业接触限值为 $0.3mg/m^3$（时间加权平均容许浓度）。美国工业卫生家协会推荐杀鼠灵接触限值为 $0.1mg/m^3$（时间加权平均阈限值），安妥为 $0.3mg/m^3$（时间加权平均阈限值）。

(郑玉新)

chúcǎojì zhòngdú

除草剂中毒（herbicide poisoning） 在生产活动过程中过量接触除草剂引起的疾病状态。除草剂种类繁多，为适应农业机械化需要，在发达国家中除草剂的用量占农药的第一位，且有继续增加的趋势。随着农业和经济的发展，中国使用除草剂的数量和品种也逐渐增加。除草剂分为粉剂、可湿性粉剂、乳剂、乳粉剂、乳油等剂型。以喷雾、撒毒土、喷撒等方式用于农田除草。以气溶胶和粉尘的形式存在于作业环境空气中。从事生产、使用、运输除草剂的作业人员皆有接触机会。此类农药多属急性中等或低毒物质。急性职业中毒一般少见，误服时可发生中毒。各种除草剂中以百草枯及 2,4-滴类毒性较大，常有中毒发生。其他除草剂多为低毒，使用中仅有皮肤、黏膜刺激作用，口服后可有胃肠道症状。

百草枯为联吡啶类除草剂，化学名 1,1' - 二甲基 - 4,4' - 联吡啶阳离子盐，分子式 $C_{12}H_{14}N_2$，分子量 257.2，一般为其二氯化物，纯品为白色结晶，工业品为黄色固体，不易挥发，300℃以上分解；易溶于水，微溶于乙醇、丙酮；在酸性条件下稳定，碱性条件下不稳定。2,4 - 滴为苯氧羧酸类除草剂，化学名为 2,4-二氯苯氧乙酸，分子式 $C_8H_6C_{12}O_3$，分子量 221.04，熔点为 138℃，纯品为无气味的白色结晶，工业品有酚样气味，不易溶于水，能溶于乙醇、乙醚、丙酮等有机溶剂。百草枯是强烈的杀灭杂草的除莠剂。2,4 - 滴常用于防除稻田、麦田与玉米地的杂草，也可用作植物生长调节剂，可促进植物生长，防止果实脱落，促进早熟。在生产和使用过程中可以接触除草剂。

中毒机制　多经呼吸道、皮肤、消化道及腹腔吸收，但经腹腔内注射及经呼吸道吸收毒性更大。吸收后迅速经血液分布到全身，以肺脏和肾脏含量较高且维持时间较久，肝脏、肌肉次之，脑与脊髓含量很低。在体内可部分被降解，主要以原形形式经肾脏排出，粪便亦可排出 10% 左右。2,4 - 滴经口、皮肤及呼吸道吸收。在体内基本不经转化，以整个分子对机体发生作用，由肾脏迅速排出，粪便也有少量排出。百草枯经口半数致死量（LD_{50}）大鼠为 100 ~ 262mg/kg，小鼠为 98 ~ 104mg/kg。2,4 - 滴毒性低，大鼠经口 LD_{50} 为 375 ~ 1200mg/kg，小鼠为 300 ~ 375mg/kg。

中毒表现　百草枯溶液对皮肤黏膜有明显刺激作用。皮肤接触后可引起接触性皮炎，可出现红斑、水疱或溃疡；眼接触后可引起结膜及角膜灼伤；呼吸道吸入后可引起鼻出血等；口服后可有口腔及咽部烧灼感，并可有口腔及食管糜烂、溃疡或消化道出血。无论何种途径吸收引起的中毒，其全身中毒症状均相似。消化系统可有恶心、呕吐、腹痛甚至出现血便，数天后出现肝大、黄疸、肝功能异常等中毒表现；呼吸系统症状最突出，表现呼吸困难、发绀及肺部湿啰音等，24 小时内可出现肺水肿、出血，常在 1 ~ 3 天内因成人型呼吸窘迫综合征而死亡；泌尿系统可有膀胱炎症状，亦可发生急性肾衰竭；其他如发热、血压下降、中毒性心肌损害等。2,4 - 滴对皮肤与黏膜有刺激作用，接触后可出现刺激症状。有接触后出现皮肤多毛症、色素沉着症、黑皮症等。此外有神经衰弱综合征、多发性神经炎，以下肢受累明显。部分人有肝功能异常。口服引起中毒时可有明显消化道刺激症状。亦可出现体温升高，脉搏细速、血压降低等症状。

诊断　依据明确的接触史，结合职业卫生、流行病学调查及实验室资料综合分析，注意与其他症状近似的职业性和非职业性疾病进行鉴别诊断。

治疗　百草枯的治疗原则包括：防止毒物继续吸收，皮肤污染后立即用肥皂水彻底清洗，眼污染后立即用水冲洗，经口中毒者应催吐、洗胃、灌肠、导泻等，避免继续吸收；加速毒物排泄，应用利尿剂、血液透析、血液灌流、换血法等有一定疗效；使用竞争剂，与毒物竞争，使其释放；减轻毒物损伤应及早应用自由基清除剂，氧疗应谨慎，不可用高浓度氧，一般应限制吸氧，只有在血中氧分压低于 5.3kPa 时，才可用浓度 >21% 的氧吸入，早期的时候应用糖皮质激素与免疫抑制剂联合用药，一旦肺部损伤出现则无效。

预防　相关企业应对除草剂生产场所使用有效的通风设备。生产和使用工作人员要配备必要的防护设备，并进行定期的健康监护。

职业接触限值：中国《工作场所有害因素职业接触限值》（GBZ2.1-2007）规定工作场所中百草枯职业接触限值容许浓度为 0.5mg/m³（时间加权平均容许浓度）。美国工业卫生学家会议推荐的 2,4 滴接触限值为 10mg/m³（时间加权平均阈限值）。

（郑玉新）

chénfèi

尘肺（pneumoconiosis）　生产过程中长期接触含游离二氧化硅粉尘引起的以肺组织弥漫性纤维化为主的全身性疾病。中国大约从 4000 多年前就有采矿工业，最早的医书《黄帝内经》素问篇曾记载"金石之物，其燥有毒"。北宋孔平仲的《谈苑》提到"贾谷山，采石人，石末伤肺，肺焦多死"，已基本上指出该病的病因和发病部位、患者的职业和工种，以及病变的性质和预后的严重性。古希腊希波克拉底曾发现采矿、粉尘与疾病的关系。1654 年，阿格里科拉（Agricola）在《采矿业》中提到矿工中流行"矿山性痨病"的问题。1700 年拉马齐尼（Ramazzini）在《论手工业者疾病》一书中，谈到矿工的"粉尘性疾病"。但在相当长的一段历史时期内，未能鉴别粉尘引起的肺部疾病与普通肺部疾病，认为矿工肺病、肺痨、煤工肺病等是同一疾患。直到 1866 年，德国学者岑克尔（Zenker）才首先提出了尘肺（pneumoconiosis）这一名词，用以概括因吸入粉尘所致的肺疾患，从而使尘肺作为独立疾病列入肺疾病的分类之中。

新中国成立60多年来，随着工农业的迅速发展，生产性粉尘的种类日益增多。扩大了原已存在的尘肺病问题。1955年中国的尘肺新病例仅419例，累积尘肺病例也只有862例，此后尘肺病迅速增加。可能发生尘肺病的主要工种有各种矿山作业中的掘进工、风钻工、爆破工、支柱工、矿石搬运工等；耐火材料工业、石粉、玻璃、陶瓷、石棉等生产中的粉碎工、配料工、搬运工、包装工等；以及其他生产过程中接触各种粉尘的工人。

尘肺的分类很多，按尘肺病程的长短分为速发型尘肺、激进型尘肺、普通型尘肺和晚发型尘肺；按粉尘致纤维性病变有否分为非纤维化性（粉尘沉着症）和纤维化型（尘肺）。中国职业病名单中规定13种尘肺：矽肺、煤工尘肺、石棉肺、石墨尘肺、炭黑尘肺、滑石尘肺、水泥尘肺、云母尘肺、陶工尘肺、铸工尘肺、铝尘肺、电焊工尘肺、根据《尘肺病诊断标准》和《尘肺病理诊断标准》可以诊断的其他尘肺。还有有机粉尘引起的其他尘肺。

发病机制　尘肺的发生主要取决于粉尘和机体反应两个方面，其发生过程十分复杂，涉及多种细胞和生物活性物质，表现为炎症反应、免疫反应、细胞和组织的结构损伤与修复、胶原增生与纤维化形成，是多种因素相互作用与制约的结果，反应多呈进行性。尘肺发病机制主要有机械刺激学说、化学中毒学说（硅酸聚合说）、毒作用说、表面活性说、自由基学说、免疫说，最近又提出了信号转导异常及遗传易感性等。

机械刺激学说　1866年岑克尔（Zenker）首先提出"矽肺纤维化的产生是由于石英粒子有针一样的锐角和锋利的边缘，在其不断刺激下，不断形成瘢痕，也就是纤维化"。后人进行了大量研究，1932年加登（Garden）用物理性状与石英相似，但硬度比石英还大的金刚砂（SiC）粒子进行实验，没有引起纤维化，单纯用"机械刺激学说"不能完全解释矽肺的病理变化。但是至少在粉尘的刺激下，巨噬细胞增生活跃，吞噬肺内的粉尘粒子。

表面活性学说　布朗（Brown）等曾在矽肺动物模型中提供了粒子表面作用的有力证据，提出了尘粒表面活性物质影响细胞活化及基因表达的问题。石英和煤尘愈新鲜，其表面活性自由基含量越高，毒性也愈大。托马斯（Thomas）等认为，二氧化硅晶体表面的羟基与细胞接触，引起细胞变性，是矽肺纤维化的原因。石英颗粒表面的烃基活性基团（硅烷醇基团）与肺泡巨噬细胞、多核白细胞等溶酶体膜上脂蛋白的受氢体（O_2、N、S）形成氢键，产生氢的交换和电子传递，使细胞膜流动性降低、通透性增高、进而破裂，水解酶释放到胞质中，导致巨噬细胞崩解死亡，因此提出了表面活性说。一些尘粒如石棉和煤尘中高含量的铁、石英尘中痕量的铁和其他过渡金属一样，铁能通过氧化反应（亚铁离子加双氧水，在紫外光照下可产生较强的氧化作用）生成自由基，促使细胞膜上多聚不饱和脂肪酸发生脂质过氧化反应。

自由基学说　已有大量证据表明，各种尘粒表面存在有自由基。有人研究了长、短铁石棉和普通、超细二氧化钛粒子的致纤维化活性，发现铁石棉可引起肺纤维化，短铁石棉不引起纤维化，超细二氧化钛可致纤维化，而普通二氧化钛不导致纤维化。当比较这些粒子时发现，羟自由基介导的损伤裸露质粒DNA的能力与致纤维化活性呈良好的相关性。表面自由基水平高可直接导致细胞大分子、脂类、蛋白质、核酸氧化，其活性效应可成倍增加。

靶细胞活化学说　靶细胞活化是尘肺发病机制假说的中心。在各种潜在的靶细胞中，肺泡巨噬细胞、上皮细胞及成纤维细胞是研究的焦点。尽管人们对肺间质巨噬细胞的实验研究所获甚少，但其活化可能是尘肺发病的中心事件。研究发现，间质巨噬细胞数量随肺泡损伤程度的加重而明显增加。随着对尘肺发病过程认识的不断深入，诸如细胞因子、氧化剂和蛋白酶等分泌物在间质性肺病过程中的作用日益清晰。在粉尘浓度较低的作业环境中，细胞对粉尘的反应以细胞活化为主。细胞活化有多种潜在途径，包括与粉尘粒子的直接接触、由介质或介质化合物介导活化。活化的反应类型可因某些细胞特异途径而不同，但都包括经典的细胞内传导途径，引起Ca^{2+}动员、脂质体产生、酶原系统激活、介质胞外分泌、激酶活化、炎症和增殖因子基因表达。

免疫学说　1958年意大利学者提出矽肺是非特异免疫的结果，巨噬细胞功能改变及受损后，启动免疫系统，形成抗原抗体复合物，沉淀在网状纤维上，形成透明矽结节。有人对矽结节成分进行分析，发现矽结节中蛋白80%、类脂质 17%、糖类 3%。蛋白中 40% 为胶原，60% 为球蛋白。这与沉淀样抗原 - 抗体反应一样，与一般瘢痕组织明显不同。矽肺免疫功能异常是由于肺泡巨噬细胞受二氧化硅激活后可释放一些细胞因子，作用于辅助 T 淋巴细胞（Th），使 Th 亚群（Th_1 和 Th_2）活化程度不一致而产生不同的细胞因子，选择性作用于 T 和 B 淋巴细胞及巨噬细胞，改变了细胞免疫功能和体液免疫功能间的动态平衡。

信号转导异常与细胞凋亡过度　已发现粉尘如二氧化硅和石棉可激活多种细胞信号转导通路，引起磷酸肌醇水解，细胞内 Ca^{2+} 浓度升高，蛋白激酶 C 激活，死亡受体基因、丝裂原激活蛋白激酶和 c-fos/c-jun 基因激活。研究发现，在二氧化硅引起的肺纤维化过程中，黏附分子（adhesion-molecules，AMs）的凋亡被认为是形成肺泡炎导致肺纤维化的病理学基础。体外试验及动物整体实验研究表明，AMs 吞噬进入肺泡的二氧化硅后被激活，部分 AMs 产生半胱天冬氨酸蛋白酶（cysteinyl aspartate specific protease，Caspase）依赖性凋亡。凋亡的 AMs 被其他正常 AMs 吞噬，后者可合成和释放前炎症因子如 IL-1、IL-8、TNF-α、花生四烯酸代谢产物等，募集中性粒细胞，引发巨噬细胞性肺泡炎，并进而导致肺泡壁结构破坏，引起肺组织纤维化。

遗传易感性　与其他职业病相类似，尘肺是工人暴露于一定浓度的矽尘后产生的不良健康反应。在同样暴露情况下健康结局不同，说明遗传因素在其发生和发展的过程中起到了一定修饰作用。发现人类白细胞抗原、与纤维化有关的细胞因子及炎症因子基因多态性与尘肺发生有关，这些发现为筛检尘肺高危人群提供了有用的易感生物标志物。

病理改变　肺组织内粉尘的大量蓄积势必引起肺组织结构的损伤，无论吸入的粉尘性质如何，一般基本病变相似，主要表现为巨噬细胞性肺泡炎、尘细胞性肉芽肿和尘性纤维化。

巨噬细胞性肺泡炎　起始阶段（数小时至 72 小时）表现为肺泡内有大量中性粒细胞为主要成分的炎性渗出物，而后肺泡内巨噬细胞增多并取代白细胞形成肺泡巨噬细胞占绝对优势，伴有少量中性粒细胞和巨噬细胞、脱落的上皮细胞、类脂及蛋白成分的肺泡炎。

尘细胞性肉芽肿　在巨噬细胞性肺泡炎的基础上，粉尘和含尘巨噬细胞（尘细胞）可在肺组织的呼吸性细支气管及肺泡内、小叶间隔、血管及支气管周围、胸膜下及区域性淋巴结聚集形成粉尘灶即尘斑或尘细胞肉芽肿或结节。

尘性纤维化　当肺泡结构受到严重破坏，不能完全修复时，则为胶原纤维所取代而形成以结节为主的结节性肺纤维化或为弥漫性肺纤维化或两者兼而有之。矽肺时常见有典型的结节性纤维化，晚期在结节和间质纤维化基础上可形成块状纤维性病灶。

1988 年中国颁布的《尘肺病理诊断》中将尘肺分为 3 种类型即结节型尘肺、弥漫纤维化型尘肺及尘斑型尘肺，各型又按主要病变的损害程度与范围分为 Ⅰ、Ⅱ、Ⅲ 期。标准适用于尸检及外科肺叶切除标本，其他生物材料如支气管肺活检、针刺肺活检、小块肺活检等因取材过于局限，对 Ⅱ 期弥漫纤维化型尘肺诊断有一定参考价值，对其他类型尘肺均不适用。锁骨下淋巴结活检及肺灌洗液细胞学检查可作为尘肺的病因学诊断，而不能做尘肺的病理学诊断。

临床表现　尘肺的病程和临床表现决定于生产环境粉尘的浓度、暴露时间和累计暴露剂量，以及有无合并症和个体差异。

症状　尘肺患者的临床表现主要以呼吸系统疾病症状为主，主要有咳嗽、咳痰、胸痛、呼吸困难 4 大症状，此外还有喘息、咯血及某些全身症状。咳嗽是尘肺患者最常见的主诉，主要与合并症有关。早期尘肺患者咳嗽多不明显，但随着病程的进展，患者合并慢性支气管炎，晚期患者常合并肺部感染，均使咳嗽明显加重，特别是合并慢性支气管炎者咳嗽可非常严重，也具有慢性支气管炎的特征。少数患者合并喘息性支气管炎，表现为长期的喘息，呼吸困难较合并单纯慢性支气管炎者更加严重。咳痰是尘肺患者的常见症状，在没有呼吸系统感染情况下，一般痰量不多，多为黏液痰。煤工尘肺患者痰多为黑色，晚期煤工尘肺患者可咳出大量黑色痰，其中可明显看到煤尘颗粒，多是大块纤维化病灶由于缺血溶解坏死所致。石棉暴露工人及石棉肺患者痰液中可检出石棉小体。如合并肺内感染及慢性支气管炎，痰量则明显增多，痰呈黄色黏稠状或块状，常不易咳出。胸痛是尘肺患者最常见的主诉症状，几乎每个人或轻或重均有胸痛，其与尘肺期别以及临床表现多无平行关系，以矽肺和石棉肺较多见。胸痛部分原因可能是纤维化病变的牵扯作用，特别是胸膜的纤维化及胸膜增厚，脏层胸膜下的肺大疱的牵拉及张力作用。胸痛的部位不一常有变化，多为局限性；疼痛性质多不严重，一般主诉为隐痛，亦有描述为胀痛、针刺样痛等。呼吸困难是尘肺病的固有症状，且和病情的严重程度相关。随着肺组织纤维化程度的加重，有效呼吸面积的减少，通气血流比例失调，缺氧导致呼吸困难逐渐加重。合并症的发生则明显加重呼吸困难的程度和发展速度，并累及心脏，发生肺源性心脏病，使之很快发生心肺功能失代偿而导致心功能衰竭和呼吸衰竭，是尘肺患者死亡的主要原因。咯血较为少见，可由于上呼吸道长期慢性炎症引起黏膜血管损伤，咳痰中带有少量血丝；亦可能由于大块纤维化病灶的溶解及血管破裂而咯血量增多，一般为自限性。尘肺合并肺结核是咯血的主要原因，且咯血时间较长，量也会较多。

除上述症状外，患者可有不同程度的消化功能减弱、食欲减退、腹胀、便秘等。

体征 早期尘肺患者一般无体征，随着病变的进展及合并症的出现，则可有不同的体征。听诊发现呼吸音改变最常见，合并慢支时可有呼吸音增粗、干啰音或湿啰音，有喘息性支气管炎时可听到喘鸣音。大块状纤维化多发生在双肺上后部，叩诊时在胸部相应部位呈浊音甚至实变音，听诊则语音变低，局部语颤可增强。晚期患者由于长期咳嗽可致肺气肿，检查可见桶状胸，肋间隙变宽，叩诊胸部呈鼓音，呼吸音变低，语音减弱。广泛的胸膜增厚也是呼吸音减低的常见原因。合并肺源性心脏病的心力衰竭者可见心力衰竭的各种临床表现，缺氧、黏膜发绀、颈静脉充盈怒

张、下肢水肿、肝大等。

尘肺并发症常使病情加重，影响预后，及时诊断和处理十分重要，常见的并发症有尘肺结核、气胸、肺源性心脏病、呼吸系统感染及呼吸衰竭。

诊断 中国执行的诊断标准是 2009 年颁布的尘肺诊断标准。尘肺诊断原则：根据可靠的生产性粉尘接触史，以 X 线后前位胸片表现为主要依据，结合现场职业卫生学及尘肺流行病学调查资料和健康监护资料，参考临床表现和实验室检查，排除其他肺部类似疾病后，对照 X 线标准胸片，小阴影总体密集度至少达到 1 级，分布范围至少达到 2 个肺区，方可做出尘肺的诊断。

X 线表现 胸部 X 线高千伏摄影是国内外发现和诊断尘肺的主要手段，是接尘工人健康检查的常规方法。由于粉尘引起肺部各种各样的纤维化病理改变，反映在 X 线片上的影像概括地分为圆形小阴影、不规则形小阴影、大阴影和胸膜斑等。圆形小阴影指形态呈圆形或近似圆形，边缘整齐或不整齐，按其直径大小可分为 p、q、r 这 3 类，是尘肺最常见和最重要的 X 线表现。不规则形小阴影指一群粗细、长短、形态不一的致密阴影，可以互不相连，也可以杂乱无章地交织在一起，表现为网状，有时呈蜂窝状，按宽度可分为 s、t、u 这 3 类。小阴影的密集度指一定范围内小阴影的数量。大阴影指长径超过 10mm 的阴影。通过小阴影形态及密集度判定，结合有无大阴影或小阴影聚集、胸膜变化、肺门改变及肺纹理改变，与标准片比较，才能进行尘肺的诊断。

实验室检查 尘肺患者的实验室检查主要是根据病情的需要，

合并感染时血常规检查是必要的，但尘肺合并慢性呼吸道感染时白细胞往往并无明显升高。顽固的呼吸道或肺内感染需要痰菌培养，痰液的结核菌检查对是否合并结核及治疗具有重要意义。肺功能检查是肺部疾病的常规检查，不同类型的肺功能损害具有不同的临床意义，单纯尘肺肺功能损害可能以限制性通气功能障碍或混合性通气功能障碍为主，而以严重阻塞性通气功能障碍为主可能提示合并有慢性支气管炎或喘息性支气管炎。石棉肺多为限制性通气功能障碍。肺功能残气量的增加是肺气肿的指征之一。血气分析是合并呼吸衰竭或心力衰竭临床急救或治疗必需的检查项目。

治疗 尘肺的治疗的原则：预防并积极治疗并发症，延缓病情进展，减轻患者痛苦，延长患者寿命，提高生活质量。为达到上述目的应采用综合治疗，包括保健治疗、临床治疗。保健治疗首先是加强尘肺患者的健康管理，及时脱离粉尘作业，适当安排好工作或休养，定期复查、随访，及时发现并积极治疗并发症；开展健身疗法，形成良好的生活习惯。临床治疗包括对症治疗、支持疗法、抗感染和并发症治疗以及延缓尘肺病变得治疗包括各种抗纤维化药物及大容量肺灌洗。见矽肺。

预防 尘肺防治必须采取强有力和效果明显的综合措施。

法律措施 新中国成立以来，中国政府颁布了一系列旨在防止粉尘危害、保护工人健康的法令和条例，使尘肺防治工作逐步纳入法制化管理轨道；2002 年 5 月开始实施的《中华人民共和国职业病防治法》成分体现了预防为

主和防治结合的方针，对从宏观和微观控制粉尘危害、防治尘肺提供了明确的法律依据。2002年卫生部颁布的《工作场所有害因素职业接触限值》规定了47种粉尘的卫生标准，对工作环境粉尘浓度的控制提供了科学依据。

技术措施 采用先进的工程技术措施消除或降低粉尘危害，是预防尘肺的最根本措施。改革工艺过程、革新生产设备是消除粉尘危害的主要途径；湿式作业是既经济有简单实用的防尘、降尘措施；对不能采取湿式作业的场所应采用密闭抽风除尘方法。

卫生保健措施 根据《粉尘作业工人医疗预防措施办法》规定，从事粉尘作业工人必须进行就业前和定期体检，脱离粉尘作业时还应做离岗或转岗前作业检查。在作业现场防、降尘措施难以实施使粉尘浓度降至国家卫生标准所要求的水平时，可佩戴防尘护具作为辅助防护措施，在粉尘浓度高的环境可佩戴防尘安全帽、送风头盔、送风口罩等，粉尘浓度低的环境可佩戴防尘口罩。注意个人卫生，杜绝将粉尘污染的工作服穿回家。

管理措施 由于接尘工人的文化程度较低，对粉尘危害的认识及个体防护意识较差，因此对工人开展健康教育和培训，在粉尘危害防治方面尤为重要。对防尘、降尘、健康监护、教育培训的落实情况及效果进行监督检查，及时发现存在的问题及不足，督促企业和工人自觉防治粉尘危害，是尘肺病防治的关键。

中国在控制粉尘危害、预防尘肺病方面，结合国情做了不少行之有效的工作，在丰富经验的基础上，将防尘、降尘措施概括为"革、水、密、封、护、管、教、查"八字方针，对中国控制粉尘危害具有重要意义。

（姚三巧）

shēngchǎnxìng fěnchén
生产性粉尘（industrial dust） 在生产过程中形成的并能较长时间飘浮在空气中的固体微粒。生产性粉尘可导致尘肺病等多种职业性肺部疾患，是威胁职业人群健康的重要职业性有害因素。生产性粉尘还可造成环境污染，危害到居民健康。

来源 生产性粉尘可在许多工业、农业生产过程中产生，如矿山开采、隧道开凿、凿岩、爆破、运输以及筑路等；冶金工业中原材料的准备、矿石粉碎、筛分和配料等；机械制造工业中原料破碎、配料和清砂等；某些工业原料如耐火材料、水泥、玻璃、陶瓷等的加工；皮毛、纺织工业中的原料处理；农业生产及食品行业等可能产生有机粉尘；化学工业中固体原料的加工处理，包装物品等的生产过程。如果防尘措施不够完善，均可能产生大量粉尘。此外，生产环境中沉积的降尘也可受到机械振动、气流变化等的影响形成二次扬尘，成为生产性粉尘另一重要来源。

种类 一般分为无机粉尘、有机粉尘和混合型粉尘。无机粉尘包括：①矿物性粉尘，如石棉、石英、滑石、煤等。②金属性粉尘，如铅、锰、锌、铁、铝、锡等及其化合物。③人工无机尘，如水泥、玻璃纤维、金刚砂、陶瓷等。有机粉尘包括：①动物性粉尘，如皮毛、羽绒、骨质、丝等。②植物性粉尘，如棉、麻、亚麻、木、谷物、茶等。③人工有机尘，如合成染料、合成树脂、合成纤维、TNT炸药、有机农药等。混合性粉尘在生产环境中较少以单纯粉尘存在，大部分生产性粉尘是由两种或多种粉尘组成的混合形式存在，称为混合性粉尘。如煤工接触的煤矽尘、金属制品加工研磨时的金属粉尘、皮毛加工的皮毛和土壤粉尘等混合性粉尘。

理化特性及卫生学意义 生产性粉尘的理化性质主要有化学组成、浓度、粉尘中暴露时间、分散度、溶解度、荷电性和爆炸性等，在卫生学上均具有重要意义。

粉尘的化学组成直接决定粉尘对人体的危害性质和严重程度，根据其化学成分不同可分别引起纤维化、刺激、中毒和致敏作用。含有游离二氧化硅的粉尘，可导致矽肺。粉尘中的含矽量越高，病变发展就越快，危害性也越大；如果粉尘含铅、锰等有毒物质，吸收后可引起机体的铅、锰中毒；有机粉尘可引起某些肺部疾患，如呼吸道炎症和变态反应等。浓度高和暴露时间也是决定粉尘对人体危害严重程度的重要因素。生产环境中的粉尘浓度越高，人体暴露时间越长，进入人体内的粉尘剂量越大，对人体的危害也就越大。有毒粉尘如铅等，溶解度越高则毒作用越强；相对无毒尘如面粉等，溶解度越高作用反而越低；石英尘很难溶解，在体内会持续产生危害作用。某些物质在粉碎过程和流动中由于相互摩擦或吸附空气中离子而带电。尘粒的荷电量取决于其粒径大小、比重、作业环境温度和湿度。飘浮在空气中90%～95%的粒子荷正电或负电。尘粒的荷电性会影响其在空气中的沉降速度和在机体呼吸道中的阻留以及被巨噬细胞的吞噬速度。同性电荷相斥可增强空气中粒子的稳定程度，异性电荷相吸使尘粒撞击、聚集并沉降。一般来说，荷电尘粒在呼吸道内容易被阻留。有些粉尘如煤、面粉、糖、亚麻、硫磺、铝等，在适宜的浓度下（如煤尘 35g/m³；面粉、铝、硫磺 7g/m³；糖 10.3g/m³）一旦遇到明火、电火花和放电时，很可能发生爆炸，导致人员伤亡和财产损失，加重危害。

危害 人体对生产性粉尘具有一定的防御和清除功能。通过鼻腔、喉、气管支气管树的阻留作用，机体可将吸入的大量粉尘粒子通过撞击、截留、重力沉积、静电沉积作用阻留于呼吸道的表面，减少粉尘进入呼吸性细支气管、肺泡管和肺泡的机会。此外，气道平滑肌对异物刺激产生反应性收缩，可使气道截面积缩小，一定程度减少含尘气流的进入，增大粉尘截留机会，并可启动咳嗽和喷嚏反射，使粉尘排出。另外，正常情况下，呼吸道上皮存在着"黏液纤毛系统"，由黏膜上皮细胞表面的纤毛和覆盖于其上的黏液组成，该系统可阻留进入气道内的粉尘黏附在气道表面的黏液层上，同时纤毛向咽喉方向有规律地摆动，将黏液层中的粉尘移出。有研究证据表明，肺泡上皮表面虽然未见纤毛，但其表面的黏液及黏着的尘粒在向支气管流动。这种方式能够有效清除粉尘及外来异物。但如果长期大量吸入粉尘，会严重损害黏液纤毛系统的功能和结构，极大降低其粉尘清除能力，从而导致粉尘在呼吸道滞留，危害人体健康。粉尘进入肺泡后黏附在肺泡腔表面，被肺泡巨噬细胞吞噬，形成尘细胞。大部分尘细胞通过自身阿米巴样运动及肺泡的舒张可以转移至纤毛上皮表面，再通过纤毛运动而清除。绝大部分的粉尘通过这种方式约在 24 小时内被排除；小部分尘细胞因为粉尘作用受损、坏死、崩解，释放出游离尘粒，再被巨噬细胞吞噬，如此循环往复。

呼吸系统通过上述各种清除作用可在 24 小时内排出进入呼吸道的绝大部分粉尘，为 97%～99%，只有 1%～3% 的尘粒沉积在体内。如果长期吸入大量粉尘可削弱上述各项清除功能，并导致粉尘过量沉积，肺组织病变，最终引起疾病。

生产性粉尘根据其理化特性和作用特点不同，可引起不同的疾病。尘肺是由于在职业活动中长期吸入生产性粉尘并在肺内潴留而引起的以肺组织弥漫性纤维化为主的全身性疾病；其他呼吸系统疾患，如粉尘沉着症、粉尘性支气管炎、肺炎、支气管哮喘等，有机粉尘引起的肺部病变，如农民肺、蘑菇肺等。尘粒对呼吸道黏膜可产生一定刺激作用，引起鼻炎、咽炎、气管炎等。刺激性强的粉尘（如铬酸盐尘等）还可引起鼻腔黏膜充血、水肿、糜烂、溃疡，严重者甚至导致鼻中隔穿孔；金属磨料粉尘可引起眼角膜损伤；如果粉尘堵塞皮肤的毛囊、汗腺开口可引起粉刺、毛囊炎、脓皮病等；沥青粉尘可引起职业性光接触性皮炎。吸入铅、锰、砷等有毒粉尘，可致相应的机体中毒。吸入石棉、放射性矿物质、镍、铬酸盐尘等可致肺部肿瘤或其他部位肿瘤，如石棉可引起肺癌和间皮瘤。

(陈 杰)

fēnsàndù

分散度（dispersion of particulates） 用粉尘颗粒大小的组成描述某一生产过程中物质被粉碎的程度。以粉尘的粒径大小的数量或质量组成的百分比表示，前者称为粒子分散度，粒径较小的颗粒数量越多，分散度就越高；后者称为质量分散度，粒径较小的粉尘颗粒占总质量的百分比越大，质量分散度就越高。粉尘的粒子分散度越高，粉尘的颗粒越细小，因而在空气中飘浮的时间越长，沉降速度也就越慢，被人体吸入的机会自然就越多；而且，分散度越高，颗粒的比表面积越大，越容易参与机体理化反应，对人体造成的危害越大。当粉尘粒子比重相同时，如果分散度越高，那么粒子沉降速度越慢；而当尘粒大小相同时，比重越大的尘粒沉降就越快。质量相同的粉尘，形状越接近球型，在空气中受到的阻力越小，沉降速度也就越快。

粉尘分散度影响粉尘在呼吸道中的阻留。不同种类的粉尘由于密度和形状的不同，即使同一粒径的粉尘在空气中的沉降速度以及沉积在呼吸道内的部位也不同，为互相比较，提出空气动力学直径这一概念。尘粒的空气动力学直径（aerodynamic equivalent diameter，AED）指某一种类的粉尘粒子，无论其形状，大小和密度如何，如果它在空气中的沉降速度与密度为 1 的球形粒子的沉降速度一样时，则这种球形粒子的直径即为该种粉尘粒子的空气动力学直径。相同空气动力学直径的尘粒，在空气中的沉降速度和悬浮时间相同，在通过除尘装置或进入粉尘采样系统中时的概率也相同，并且趋向于沉降在人体呼吸道内的相同部位。一般认为，AED 小于 15μm 的粒子可进入呼吸道，其中 10～15μm 的粒子主要沉积在上呼吸道，因此把直径小于 15μm 的尘粒称为可吸入性粉尘；5μm 以下的粒子可到达呼吸道深部和肺泡区，称为呼吸性粉尘。也有部分学者认为只有 AED 在 3μm 以下的粒子才可进入肺泡，但是尸检结果也曾经在肺组织中发现过长达数厘米的纤维。

（陈　杰）

xīfèi

矽肺（silicosis）　由于长期吸入石英粉尘所致的以肺部弥漫性纤维化为主的全身性疾病。现称硅沉着病。矽肺是尘肺中发病快、病情严重，预后较差的一种，患病人数最多、危害性最大。矽肺的发生随现代工业的发展而出现，工业发达国家在经历了 20 世纪初的职业病肆虐之后，职业病已得到了控制。中国 1956 年颁布了《关于厂矿企业防止矽尘危害的决定》，在全国开展了防尘工作和尘肺普查，掌握了尘肺的患病情况和流行规律，经过长期努力，发病率逐年降低，发病工龄也逐年延长。但由于 20 世纪 60 年代忽视了防尘工作和 70 年代乡镇小厂矿的兴起，80 ~ 90 年代企业转制，忽视防尘或防尘措施不力、管理不善等原因，部分厂矿的粉尘浓度有回升趋势。据 2005 年以来的职业病报告数据，每年新诊断的尘肺病在 2 万 ~ 3 万，占职业病总数的 70% ~ 90%，矽肺约占尘肺病的 50%，矽肺发病有年龄提前、发病工龄缩短的趋势。

矽肺的发病率与接触矽尘的工龄，生产场所空气中粉尘的浓度、粉尘中游离二氧化硅的含量、粉尘分散度、粉尘的表面活性等有密切关系，个体因素对矽肺的发生也有一定影响。一般多在接触矽尘 5 ~ 10 年发病，有的长达 20 年以上，从事高浓度、高游离二氧化硅粉尘作业而又缺乏有效防护措施的工人中，也有经 1 ~ 2 年（甚至几个月）即发病者，称速发型矽肺（acute silicosis），主要发生于作业环境条件差，粉尘浓度非常高且无防尘措施，而且在这种环境下连续性工作，多见于短期内接触高浓度、高分散度石英尘的青年工人，如隧道、玻璃拌料及石英喷砂、破碎、磨粉等工种。其特点是接触粉尘工龄短、病情重、发展快、死亡率高。矽肺一经发病，虽调离矽尘作业仍可继续进展。有的在高浓度、高游离二氧化硅粉尘条件下工作数年，脱离粉尘时虽未发病，但经过几年或十几年后仍可发生矽肺，即晚发型矽肺（delayed silicosis）。主要见于接触粉尘浓度较高的工种，常见的有国防工程、建材生产等。由于接触的粉尘浓度不同以及个体敏感性不同，接尘工人可发生速发型矽肺、普通型矽肺和晚发型矽肺。

发病机制　见尘肺。

病理变化　矽肺的基本病理改变是矽结节形成和弥漫性间质纤维化，矽结节是矽肺的特征性病理改变。矽肺病理形态分为结节型、弥漫性间质纤维化型、矽性蛋白沉积和团块型。

矽结节　由于长期吸入游离二氧化硅含量较高的粉尘而引起的肺组织纤维化，典型病理变为矽结节（silicotic node）。肉眼观，矽结节稍隆起于肺表面，呈半球状，在肺切面多见于胸膜下和肺组织内，大小为 1 ~ 5mm。镜下观，可见不同发育阶段和类型的矽结节。早期矽结节胶原纤维细且排列疏松，间有大量尘细胞和成纤维细胞。结节越成熟，胶原纤维越粗大密集，细胞越少，终至胶原纤维发生透明样变，中心管腔受压，成为典型矽结节。典型矽结节横断面似洋葱头，外周是多层紧密排列呈同心圆状的胶原纤维，中心或偏侧为一闭塞的小血管或小支气管。有的结节以缠绕成团的胶原纤维为核心，周围是呈旋涡状排列的尘细胞、尘粒及纤维性结缔组织。粉尘中游离二氧化硅含量越高，矽结节形成时间越长，结节越成熟、典型。有的矽结节直径虽很小，但很成熟，出现中心钙盐沉着，多见于长期吸入低浓度高游离二氧化硅含量粉尘进展缓慢的病例。淋巴结内也可见矽结节。

弥漫性间质纤维化型矽肺　见于长期吸入的粉尘中游离二氧化硅含量较低，或虽游离二氧化硅含量较高，但吸入量较少的病例。病变进展缓慢，特点是在肺泡、肺小叶间隔及小血管和呼吸性细支气管周围，纤维组织呈弥漫性增生，相互连接呈放射状、星芒状，肺泡容积缩小，有时形成大块纤维化，期间夹杂粉尘颗粒和尘细胞。

团块型矽肺　由上述类型矽肺进一步发展，病灶融合而成，矽结节增多、增大、融合，其间继发纤维化病变，融合扩展而成团块状。该型多见于两肺上叶后段和下叶背段，肉眼观，病灶为黑或灰黑色，条索状，呈圆锥、梭状或不规则形，界限清晰，质地坚硬；切面可见原结节轮廓、条索状纤维束、薄壁空洞等病变。镜下除可观察到结节型、弥漫性简直纤维化型病变、大量胶原纤维增生及透明样变外，还可见被压神经、血管及所造成的营养不良性坏死，薄壁空洞及钙化病灶；萎缩的肺泡组织肺泡腔内充满尘细胞和粉尘，周围肺泡壁破裂呈代偿性肺气肿，贴近胸壁形成肺

大疱；胸膜增厚，广泛粘连。病灶如被结核菌感染，形成矽肺结核病灶。矽肺结核的病理特点是既有矽肺又有结核病变。镜下观，中心为干酪样坏死物，在其边缘有数量不多的淋巴细胞、上皮样细胞和不典型的结核巨细胞，外层为环形排列的多层胶原纤维和粉尘。也可见到以纤维团为结节中心，外周为干酪样坏死物和结核性肉芽组织。坏死物中可见大量胆固醇结晶和钙盐颗粒，多见于矽肺结核空洞，呈岩洞状，壁厚不规则。

多数矽肺病例由于长期吸入混合性粉尘，兼有结节型和弥漫性简直纤维化型病变，难分主次，称混合型矽肺；有些严重病例兼有团块型病变。

速发型矽肺 尸检所见肺大部分呈实变，胸膜下可见黄色或黄灰色结节，切面有黄色液体渗出。镜检示肺泡及细支气管内有嗜酸过碘酸雪夫染色（Periodic Acid-Schiff stain，PAS）强阳性物质充塞，是Ⅱ型肺泡细胞产生的表面活性物质磷脂与肺泡内液体中的其他蛋白质和免疫球蛋白的结合物，肺泡隔及周围结构基本完好。活体肺灌洗回收液呈牛奶样外观，碘酸雪夫染色阳性；灌洗液中的肺泡巨噬细胞碘酸雪夫染色部分阳性；电镜可见肺泡巨噬细胞大量增加，吞噬肺表面活性物质，胞质肿胀，呈空泡或泡沫样外观。肺组织病理可为以矽性蛋白沉积为主，伴有胶原纤维透明性变的小纤维灶形成；或为典型矽结节伴矽性蛋白沉积症；或为弥漫性肺间质纤维化伴矽性蛋白沉积症；或为矽性肉芽肿伴纤维性肺泡炎形成。

晚发型矽肺 矽肺病例尸检肉眼可见肺体积增大，重量增加，色灰黑，胸膜增厚。晚期体积缩小，一般含气量减少，色灰白或黑白，呈花岗岩样。严重者肺质地坚实，甚至可直立于桌上或入水下沉。触及表面有散在、孤立的结节如砂粒状，肺弹性丧失，融合团块处质硬似橡皮。可见胸膜粘连、增厚。肺门和支气管分叉处淋巴结肿大，色灰黑，背景夹杂鱼白色条纹或斑点。

临床表现 矽肺早期的临床症状多不明显，如矽肺合并其他病症，或随病情进展可出现多种症状，症状的轻重与肺内病变程度并不完全平行。气短是最早、最常见的症状。早期患者在重体力劳动或上高坡时出现；病情较重者轻劳动时即可出现；病情严重者或有并发症者，安静时也感呼吸困难，深知不能平卧。胸闷、胸痛出现较早。开始时患者感胸闷，呼吸不畅或胸部有压迫感；有的患者感到胸部隐痛或针刺样痛，疼痛与呼吸和体位无关。晚期患者因胸膜病变严重反而胸痛减轻，但出现紧迫感或沉重感。咳嗽、咳痰往往加重，除呼吸系统症状外，晚期矽肺和伴有并发症者往往有食欲减退、体重减轻、衰弱、盗汗等并发症症状。

矽肺的主要并发症有肺结核、肺部感染、肺心病和自发性气胸等，以肺结核最为为常见。并发率随矽肺病期进展而增加。矽肺合并结核可加速矽肺病变恶化，是矽肺患者死亡的主要原因之一。一般认为矽肺患者易于并发结核的原因为矽肺患者机体抵抗力下降，易于感染结核；二氧化硅粉尘可增加结核菌的毒理和活性，降低机体对结核菌的防御能力；肺组织广泛纤维化导致局部缺血、缺氧，有利于结核菌的生长和播散。矽肺伴有并发症时，临床上可出现相应并发症的症状和体征。

X线表现 矽肺患者可能长期无明显的临床表现，而X线胸片已呈现典型改变。圆形小阴影是典型矽肺最常见和最重要的X线影像，呈圆形或近似圆形，散在、孤立、边缘整齐，早期多分布于两肺中下肺区，随着病变发展可逐渐波及两肺上区。不规则形小阴影多为接触游离二氧化硅含量较低粉尘的患者的X线影像，由粗细、长短、形态不一的致密线条状阴影组成，可互不相连呈条索状，也可杂乱无章地交织在一起，呈网状或蜂窝状。早期小阴影多弥漫分布于两肺中下区，可随着病变发展而逐渐波及两肺上区。大阴影是晚期矽肺的特征性X线表现，呈长条形、圆形、椭圆形或不规则形，可由圆形小阴影或不规则形小阴影增多、增粗、集结、重叠而成。大阴影常见于两肺上区的外带，典型大阴影在两肺对称呈八字，不典型者单侧可见。大阴影周围一般伴有肺气肿带的X线表现。肺纹理改变出现较早，但并无特异性。表现为肺纹理增多、增粗、扭曲、变形或交叉形成网状。早起肺门增大，甚至钙化，有时在淋巴结包膜下因钙质沉着而呈"蛋壳样钙化"。晚期因肺组织大量纤维化和团块形成，牵引肺门上举外移，肺纹理减少或消失，仅见肺门较粗大的血管、支气管而呈"残根"改变。胸膜粘连增厚最早出现在肺底，肋膈角变钝或消失，晚期膈面粗糙，由于肺部纤维组织收缩和膈胸膜粘连，呈现"天幕状"阴影。肺气肿多数为弥漫性，部分为局限性、边缘性、灶周性肺气肿及泡性肺气肿，严重者可见肺大疱，若靠近胸膜，剧烈咳嗽可导致自发性气胸。

速发型矽肺 患者表现为进行性呼吸困难、咳嗽、咳痰、两肺呼吸音粗糙，未闻及干湿啰音、发绀、杵状指。X线胸片表现为双肺弥漫性分布的斑片状及网格状边缘模糊的浸润性阴影，似蝶翼状自肺门向外放射分布，部分融合成片，呈"地图样"改变。CT示肺组织呈毛玻璃状改变，双肺弥漫性实变影，部分区域呈"地图样"改变。灌洗回收液呈乳白色，乳酪状，久置沉淀，碘酸雪夫染色阳性，考马斯亮蓝染色阳性，细胞学检查可见大量蛋白样物质，未见细胞。病理报告肺泡腔内充满嗜酸性蛋白样颗粒状物质，肺泡Ⅱ型细胞增生，可见板层小体。

诊断 诊断矽肺必须以确切的接触游离二氧化硅粉尘职业为前提，以生产场所粉尘浓度测定结果和技术质量合格的X线后前位胸片检查为依据，参考动态观察和流行病学调查资料，结合临床表现和实验室检查，排除其他肺部类似疾病后，按照《尘肺病诊断标准》（GBZ70-2009），由劳动者居住地或工作单位所在地的尘肺病诊断小组集体诊断，做出矽肺的诊断和分期。

某些肺部病变的X线表现与矽肺很相似，诊断时应注意与急性和亚急性血行播散型肺结核、浸润性肺结核、肺含铁血黄素沉着症、肺癌、特发性肺纤维化、变态反应性肺泡炎、肺真菌病、肺泡微石症等鉴别。

治疗 矽肺的处理原则：已经确诊，均应及时调离粉尘作业岗位。治疗原则主要是根据病情需要采取药物、营养、适当体育锻炼等综合医疗保健措施，积极以治疗和预防各种并发症，以延缓病情进展，减轻患者痛苦，延长患者寿命，提高患者生命质量。

对症治疗和并发症治疗 矽肺确诊之后，脱离粉尘作业岗位，病情较重者应休息或安排疗养，在冬春两季要注意防止呼吸道感染。患者应在医疗监护下工作或休息、组织做保健操和太极拳等活动，以增强体质。给予对症治疗，以缓解症状、减轻痛苦。积极预防、发现和治疗并发症，特别是预防和治疗结核病极为重要。

药物治疗 矽肺的基本治疗是镇咳化痰、消炎平喘等对症治疗。多年来中国进行了大量研究，通过动物实验，已用于临床并取得一定疗效的药物，如克矽平、汉防己甲素、哌喹类药物、枸橼酸铝等。

克矽平 高分子氮氧化合物，具有保护巨噬细胞免受矽尘破坏的作用，从而阻断矽肺纤维化的初始环节，增强肺对矽尘的清除能力，组织或延缓肺纤维化的形成。临床试用克矽平后，患者的一般情况及呼吸道症状得到明显改善。X线胸片显示病变发展延缓，对一期、二期矽肺有一定疗效，三期矽肺疗效不明显。给药途径有雾化吸入和肌内注射2种，主要采用雾化吸入。本药雾化吸入副作用较少。

汉防己甲素 为防己科千金藤属植物粉防己干燥根的有效成分粉防己碱（甲素），本品可与胶原大分子蛋白质结合，并将其分解；提高巨噬细胞活力；促进对降解的胶原蛋白大分子和蛋白多糖的吞噬，影响胶原纤维聚合；还具有保护肺泡表面活性物质的作用。经治疗2~3年，呼吸道症状减少，X线胸片稳定，少数病变变淡缩小。副作用为皮肤色素沉着和瘙痒、食欲减退、腹胀、肝功异常。

哌喹类药物 以磷酸哌喹和羟基磷酸哌喹为主，经治疗后，矽肺患者主观症状有不同沉疴改善，有的病情进展延缓。磷酸哌喹（抗矽14）能抑制肺泡巨噬细胞的形成机器吞噬能力，稳定巨噬细胞溶酶体膜，从而减少矽尘对细胞的损害；抑制成纤维细胞合成胶原纤维；调节机体免疫系统及非特异性抗炎作用，从而阻止病变进展。预防剂量为10~15天服1次，3~6个月为1个疗程；治疗剂量为每周1次，6~9个月为1个疗程。间歇1~3个月后再开始第二疗程，总疗程为3~5年。部分患者服药后可出现口干、面部及口唇发麻、嗜睡、乏力以及心率减慢等症状，少数可有转氨酶增高和色素沉着。心肝肾功能明显异常者忌用，轻度异常者慎用。羟基磷酸哌喹具有胶原蛋白合成、保护和激活巨噬细胞、改善机体免疫力的作用。片剂口服，每周2次，首剂加倍，连服6个月，停1~3个月，为1个疗程。用药后半数患者症状改善，X线胸片病灶大部分稳定，少数阴影变淡或变小。偶有心率减慢。

枸橼酸铝 能紧密覆盖于石英尘粒表面，保护巨噬细胞，减弱石英致纤维化作用。针剂肌内注射，每周1次，或水溶液每周分次雾化吸入，连续6个月，停2个月，为1个疗程。少数病例会出现一过性食欲减退、上腹饱胀等，注射局部可产生疼痛或硬结。

支气管肺泡灌洗术 该疗法可清除大量粉尘、吞尘巨噬细胞、致纤维化因子和炎症趋化因子，为尘肺治疗提供新途径。大容量肺灌洗不但能清除残留在肺泡的粉尘、巨噬细胞以及致炎和致纤维化因子等，还可改善症状，改善肺功能，起到二级预防的作用。

大容量肺灌洗的适应证为各级各类尘肺病年龄一般在 60 岁以下；支气管扩张症；肺泡蛋白沉积症；肺内异物。禁忌证为合并肺结核、肺大疱、严重肺气肿，气管支气管畸形及严重的心、肝、脑、肾、血液等疾病，恶性肿瘤等。

伤残鉴定　矽肺确诊后必须进行劳动能力鉴定，以便妥善安置。尘肺患者的劳动能力鉴定是一项科学性、政策性很强的工作，在评定时，应根据职业史、尘肺分期、临床表现、肺功能测定结果及并发症的有无等进行综合分析，以做出正确评价。

国际对尘肺患者做赔偿鉴定时主要依据肺功能状况，与肺部的 X 线改变关系不大。中国有关尘肺患者劳动能力鉴定规定中明确指出，需根据其 X 线诊断尘肺期别、肺功能损伤程度和呼吸困难程度进行鉴定。根据新颁布的《劳动能力鉴定职工工伤与职业病致残等级分级》（GB/T16180-2006），尘肺致残程度，由重到轻依次为一级：①尘肺Ⅲ期伴肺功能重度损伤和（或）重度低氧血症〔$PO_2 < 5.3kPa$（40mmHg）〕。②职业性肺癌伴肺功能重度损伤。二级：①尘肺Ⅲ期伴肺功能中度损伤和（或）中度低氧血症。②尘肺Ⅱ期伴肺功能重度损伤和（或）重度低氧血症〔$PO_2 < 5.3kPa$（40mmHg）〕。③尘肺Ⅲ期伴活动性肺结核。④职业性肺癌或胸膜间皮瘤。三级：①尘肺Ⅲ期。②尘肺Ⅱ期伴肺功能中度损伤和（或）中度低氧血症。③尘肺Ⅱ期合并活动性肺结核。四级：①尘肺Ⅱ期。②尘肺Ⅰ期伴肺功能中度损伤和（或）中度低氧血症。③尘肺Ⅰ期合并活动性肺结核。五级：尘肺Ⅰ期伴肺功能轻度损伤和（或）轻度低氧血症。六级：尘肺

Ⅰ期，肺功能正常。

预防措施　预防矽肺的关键是做好防尘、降尘工作。中国在预防矽肺的长期工作中，总结出了八字综合防尘经仍然行之有效。但由于经济体制改革和企业转制，粉尘危害管理及职业病防治方面存在滑坡现象，新的职业病管理条例实行粉尘危害治理责任制，企业法人为职业病危害的第一责任人，因此各厂矿企业应根据具体条件，选择相应的技术措施，如矿山主要以湿式凿岩标准化，有组织通风及放炮前后冲洗巷道岩帮等；工厂以技术改造为主，尽量采用密闭除尘措施，对抽出的粉尘进行净化处理，以免污染大气；小型企业执行五轻（轻倒、轻筛、轻拿、轻放、轻拌）、二湿（湿抹、湿扫）的防尘操作制度，选择合适的个人防护用品，正确佩戴和维护。见尘肺。

矽尘的职业接触限值：含游离二氧化硅 10%～50% 的粉尘，总尘时间加权平均容许浓度为 $1mg/m^3$，短时间接触容许浓度为 $2mg/m^3$；呼尘时间加权平均容许浓度为 $0.7mg/m^3$，短时间接触容许浓度为 $1.0mg/m^3$。含游离二氧化硅 50%～80% 的总尘时间加权平均容许浓度为 $0.7mg/m^3$，短时间接触容许浓度为 $1.5mg/m^3$；呼尘时间加权平均容许浓度为 $0.3mg/m^3$，短时间接触容许浓度为 $0.5mg/m^3$。含游离二氧化硅 > 80% 的总尘时间加权平均容许浓度为 $0.5mg/m^3$，短时间接触容许浓度为 $1.0mg/m^3$；呼尘时间加权平均容许浓度为 $0.2mg/m^3$，短时间接触容许浓度为 $0.3mg/m^3$。

（姚三巧）

xīchén

矽尘（silica）　游离二氧化硅含量在 10% 以上的粉尘。即游离二氧化硅（SiO_2）粉尘，硅是地壳的主要组成成分之一，在地表 16 千米以内的地壳中有 25% 是二氧化硅，约 95% 的矿石中含有数量不等的二氧化硅。石英（quartz）中的游离二氧化硅达 99%，故常以石英尘作为矽尘的代表。游离二氧化硅按晶体结构分为结晶型（crystaline）、隐晶型（crypto crystaline）和无定型（amorphous）3 种。结晶型二氧化硅的硅氧四面体排列规则，如石英、鳞石英，存在于石英石、花岗岩或夹杂于其他矿物内的硅石；隐晶型二氧化硅的硅氧四面体排列不规则，主要有玛瑙、火石和石英玻璃；无定型二氧化硅主要存在于硅藻土、硅胶和蛋白石、石英熔炼产生的二氧化硅蒸气和在空气中凝结的气溶胶中。

游离二氧化硅在不同温度下和压力下，硅氧四面体形成多种同素异构体，随着稳定温度的升高，硅氧四面体依次为石英、鳞石英、方石英、柯石英、超石英和人工合成的凯石英。正是由于这种特性，在工业生产的过程中，遇到加热时，其晶体结构会发生改变。制造砖时，石英经高温焙烧转化为方石英和鳞石英，以硅酸盐为原料制造瓷器和黏土砖，焙烧后可含有石英、方石英和鳞石英。硅藻土焙烧后部分转化为方石英。

赫普利斯顿（Heppleston）通过动物实验证明，鳞石英致纤维化作用最快、最强，其次是方石英、石英、柯石英，超石英最慢最轻。但仅用石英的晶体结构来解释其致纤维化作用是不够的，某些晶系相同的石英，其致纤维化作用却不同，如 β-型石英和鳞石英同属六方晶系，二者的致纤维化作用却不同。

研究发现石英密度小者，硅氧四面体垛积疏松，致纤维化能力强，反之则弱。结晶型石英的致病性随硅氧四面体垛积密度的下降而增强。如鳞石英的密度（$2.2g/cm^3$）较其他结晶型石英小，而其致纤维化能力却最强，而超石英的密度（$4.35g/cm^3$）较大，致病能力却最弱。

职业环境如清砂、凿岩、开挖隧道、石英粉研磨作业产生的粉碎石英可导致切面上自由基的产生，而且发现这些表面自由基主要由硅氧自由基组成且随着时间而衰变；表面自由基的相对强度随研磨程度而增高；研磨的石英晶体不仅产生 Si，而且产生 SiO·和 SiOO·自由基。新鲜石英粉尘氧化多不饱和脂肪酸的能力与其产生·OH 自由基的能力高度相关。暴露于新鲜石英粉尘的动物除炎症反应增强外，还表现为细胞毒性化学标志物即肺损伤的明显增加。此外，还表现为脂质过氧化，上调抗氧化酶的水平，产生更多的 ROS。

（姚三巧）

xīchén zuòyè

矽尘作业（silica-exposure job）

生产劳动过程中接触矽尘的所有行业及工种。由于含二氧化硅的矿石大量存在，人们在从事各种生产劳动时均可接触矽尘。

煤炭采选业 包括岩巷凿岩、岩巷爆破、岩巷装载、出矸推车、喷浆砌碹、岩巷掘进、岩巷打眼、煤巷爆破、煤巷加固、采煤运输、井下通风。

石油天然气采选业 包括泥浆配置、地质磨片。

黑色金属矿采选业 包括黑色金属矿穿孔、炮采、机采、装载、运输、回填、支护、采矿辅助、破碎、筛选、研磨、浮选、

重选、磁选、选矿辅助。

有色金属矿采选业 包括打孔、炮采、机采、装载、运输、回填、支护、采矿辅助、破碎、筛选、研磨、浮选、重选、磁选、选矿辅助。

建筑材料及其他非金属矿采选业 包括土砂石打孔、炮采、机采、装载、运输、破碎、筛选、研磨、转运、开采辅助；河沙吸采、河沙手采、河沙筛选、河沙转运、河砂运输、河砂开采辅助；化学矿打孔、炮采、机采、装载、运输、回填、支护、采矿辅助、破碎、筛选、研磨、浮选、重选、选矿辅助；非金属矿打孔、炮采、机采、装载、运输、回填、支护、采矿辅助、破碎、筛选、研磨、重选、选矿辅助。

工艺美术品制造业 包括石质工艺品雕刻。

电力、蒸气、热水生产和供应业 包括水电施工。

碱产品制造业 包括泡花碱制取。

无机盐制造业 包括硅酸钾制取、氟化钠制取。

化学肥料制造业 包括电炉制磷。

涂料及颜料制造业 包括搪瓷色素备料、玻璃色素溶剂、玻璃色素成品。

催化剂及各种化学助剂制造业 包括两步共胶。

橡胶制品业 包括胶辊辊芯处理。

砖瓦、石灰和轻质建材制造业 包括砂石装卸、筛选、运转、堆垛、运输、辅助、投料、拌和、浇注；石材切割、雕凿、研磨、整修、辅助、荒料锯切、板材研磨、板材切割。

玻璃及玻璃制品业 包括玻璃备料、光学玻璃配料、玻璃喷

砂、玻壳备料（灯具、荧屏）、玻璃纤维配料。

陶瓷制品业 包括釉料选择、粉碎、陶瓷烘筛、灌沙。

耐火材料制品业 包括耐火材料破碎、筛分、配料、混合、成型、耐火砖干燥、耐火材料烧成、物料输送、耐火材料磨制。

矿物纤维及其制品业 包括玻纤备料。

磨具磨料制造业 包括磨料备料。

炼铁业 包括矿石装卸、破碎、运转、堆场、上料、配料、铺底料、整粒、泡泥制作。

炼钢业 包括炼钢铸模、炼钢砌炉。

铁合金冶炼业 包括硅铁冶炼、铬铁冶炼、钛铁冶炼。

重有色金属冶炼 包括欠薪配料、铅电解液制备、矿石破碎。

金属制品业 包括金属喷砂、模具喷砂、搪瓷喷花、焊药制备、焊条配粉。

金属表面处理及热处理业 包括镀件喷砂、工件喷砂、除油除锈、喷砂粗糙。

机械工业 包括铸造型砂、铸造造型、铸造落砂、铸件清砂、熔模铸造、石英砂打磨、抛光；

电子及通信设备制造业 包括镀层喷砂、玻粉制取、电子玻璃配料。

交通水利基本建设业 包括隧道掘进、大眼、爆破、碎石装运、喷浆砌碹、辅助、路基砌碹、路面浇筑、路面摊铺、坝基砌碹、坝基浇注。

（姚三巧）

méigōng chénfèi

煤工尘肺（coal worker's pneumoconiosis，CWP）

煤矿工人长期吸入生产性粉尘所引起的尘肺的总称。在煤炭生产、运输、加

工、利用过程中产生的粉尘称为煤矿粉尘，其对接触者可产生严重危害。在煤矿井下掘进、回采、运输及提升等生产过程中，几乎所有的操作过程（打眼、放炮、综采、清理工作面、装载、运输、转载、顶板管理等），露天矿的剥离、采煤过程中的钻孔、装药、爆破、电铲装载、卡车运输等作业，洗煤厂的原煤破碎、输送、过筛、洗选过程均可产生煤矿粉尘。由于煤矿所在地的地质构造不同，煤种不同，各煤矿产生的粉尘的理化特性各异，致使煤矿粉尘的致病性明显不同。煤矿粉尘和岩尘中游离二氧化硅的含量一般在 30%~50%，二氧化硅含量的多少取决于煤矿围岩的组成，砂岩、砾岩、火成岩中含量较高，石灰岩、玄武岩中含量较低。岩石中除游离二氧化硅外还含有硅酸盐（长石、云母、高岭土等）、氧化物（Al_2O_3、CaO、MgO、Fe_2O_3 等）、金属元素（Ni、Zn、Ca、Al、Ba、Zr 等），这些物质对粉尘的致病性都会产生影响。煤尘中游离二氧化硅含量均在 10% 以下，一般将煤尘中游离二氧化硅含量小于 5% 的粉尘称为单纯性粉尘。煤尘的致病性与煤尘的含碳量、灰分及游离二氧化硅含量有关。含碳量与煤种有关，无烟煤含碳量在 92% 左右，烟煤在 83% 左右，褐煤在 72% 左右。灰分全部为矿物质，如黏土、氧化物、硫化物、碳酸盐、石英等。

煤工尘肺发病与作业环境粉尘浓度间存在剂量－反应关系，累计接尘剂量越大，X 线上尘肺病变程度越严重。不同品种煤的煤矿，尘肺患病率很不一致，无烟煤煤矿尘肺患病率高于烟煤煤矿，而且有大块纤维化病变者亦明显高于烟煤煤矿。在掘进工作面工作的工人，包括凿岩工及其辅助工，接触游离二氧化硅含量较高的岩尘，所患尘肺为矽肺；采煤工作面工人包括采煤工、回采工、煤仓装卸工等接触游离二氧化硅含量较低的煤尘，所患尘肺为煤肺。若工人的工种不固定，既做掘进又做采煤，接触岩、煤两种粉尘，在尘肺病理上兼有矽肺及煤肺的特征，称为煤矽肺，是中国煤工尘肺最常见的类型，占尘肺病例的 50% 左右。煤工尘肺的病死率与尘肺类型有关，矽肺病死率高于煤肺及煤矽肺，尘肺患病率高的煤矿，病死率也相对较高。

发病机制 煤尘的致病性问题长期以来存在着不同看法，有人认为煤尘之所以致病是由于混进了少量的二氧化硅粉尘。由于煤尘的致病性很弱，因此一直没有受到足够重视。甚至不少人推测矽尘表面包围或吸附一层煤尘，使矽尘不能直接与肺组织接触，因而延续或降低了矽尘的细胞毒性。通过大量的流行病学调查和实验研究，认为煤尘确实可以引起尘肺，如炭黑、石墨的成分接近纯碳，也可引起尘肺。岩尘的致病机制见*矽肺*。

病理变化 煤矿工人接尘情况较为复杂，可以暴露岩尘、煤尘和混合尘，接尘工人可患矽肺、煤肺和煤矽肺。在病理上多兼有间质性弥漫性纤维化型和结节型两者的特征，主要病理改变有煤斑、肺气肿、煤矽结节、弥漫性肺间质纤维化及块状纤维化。各种病理改变见*矽肺、煤肺、煤矽肺、进行性大块纤维化*。

临床表现 患者早期多无任何症状，只有当病变明显进展，合并支气管或肺部感染时，才出现呼吸系统症状和体征如气短、胸痛、胸闷、咳嗽、咳痰等症状。从事稍重劳动或爬坡时气短加重；秋冬季咳嗽、咳痰增多。在合并肺部感染、支气管炎时，才能观察到相应体征。

X 线胸片主要表现为圆形、不规则形小阴影和大阴影，此外，还可见到肺纹理、肺门阴影的异常改变及肺气肿。煤工尘肺的肺气肿表现为弥漫性、局限性和泡性，成堆小泡状阴影，直径多为 1~5mm，即所谓"白圈黑点"。肺门阴影增大，密度增高，有时还可见淋巴结蛋壳样或桑葚钙化。胸膜增厚、钙化不多见，但常可见到肋膈角闭锁和粘连。肺部阴影改变见*矽肺、煤肺、煤矽肺、进行性大块纤维化*。

诊断 见*尘肺*。

治疗 见*尘肺、矽肺*。

预防措施 见*尘肺*。煤尘的职业接触限值，总尘时间加权平均浓度为 $4mg/m^3$，短时间接触限值为 $6mg/m^3$；呼吸性粉尘时间加权平均浓度为 $2.5mg/m^3$，短时间接触限值为 $3.5mg/m^3$。2010 年国家煤矿安全监察局在《煤矿作业场所职业危害防治规定（试行）》中将煤矿粉尘的职业接触限值定为游离二氧化硅含量 ≤5% 的煤尘，呼吸性粉尘浓度为 $5.0mg/m^3$；游离二氧化硅含量 5%~10%、11%~29%、30%~49%、≥50% 的岩尘，呼吸性粉尘浓度分别为 2.5、1.0、0.5、$0.2mg/m^3$；并且规定了个体呼吸性粉尘、定点呼吸性粉尘、粉尘分散度、游离二氧化硅含量的检测周期，粉尘检测人员及检测设备的配备要求；将呼吸性粉尘浓度超过接触浓度管理限值 10 倍以上 20 倍以下且未采取有效治理措施的，参照一般事故进行调查处理；呼吸性粉尘浓度超过接触浓度管理限值 20

倍以上且未采取有效治理措施的，参照较大事故进行调查处理。

（姚三巧）

méifèi

煤肺（anthracosis）

采煤工人长期吸入煤尘引起的尘肺。过去曾有人把煤尘列为惰性粉尘，认为其没有致纤维化作用。煤矿工人尘肺流行病学调查显示，采煤工人尘肺患病率较低，而且病变进展成进行性大块纤维化者很少见，说明煤尘的致病能力弱。煤尘的致病性与煤尘的含碳量、煤的变质程度、煤尘的灰分、氧化物的含量、金属元素的含量、游离二氧化硅含量有关，含碳量越高致病性越强，煤的变质程度越高其致病性越强，不同煤种的致病强弱依次为无烟煤、烟煤、褐煤。采煤工、截煤工、装煤工、煤球制造工、洗煤工、码头煤炭装卸工由于长期接触煤尘，可发生煤肺。其特点为发病率低（一般不到5%）、发病工龄长（20～30年）、病变轻、进展缓慢、很少发展到Ⅲ期。由于煤矿地质条件复杂，煤尘中夹杂有岩尘，工种又经常变动，故单纯煤肺较为少见，占煤工尘肺总数的1%左右。

煤肺病理类型上属于尘斑型尘肺，肉眼观，肺如同浸在墨汁中的海绵一样质地柔软而墨黑。切面可见灰色纤维条、叶间胸膜肥厚及血管壁增厚。镜检，肺组织有煤尘细胞灶、煤尘纤维灶、灶周肺气肿及肺间质改变等。煤斑呈星芒状，紧伴扩大的呼吸性细支气管腔，由大量吞尘细胞组成，其中交织大量网状纤维及少数胶原纤维。煤斑分布于全肺，以肺上叶数量最多，肺泡内可见成堆的吞噬煤尘的巨噬细胞，体积较一般巨噬细胞大2～3倍。肺门及气管旁淋巴结常可肿大，重者也可形成煤尘纤维灶。

煤肺患者的临床症状轻微，一般以干咳为主。工龄较长的患者，可经常咳少量黑色黏痰，在劳动时有不同程度的气短，病情进展或合并感染时，症状增多且加重。

煤肺胸部X线的主要特征是在细网状纹理的背景上，可见散在的直径1～2mm的细小结节阴影，阴影密度一般较低，边界较模糊，形状多不规则，似星芒状，早期多分布于中下肺野的内中带，以后逐渐弥漫分布于全肺野。由于结节阴影密度较低，肺间质弥漫性纤维化造成的网状阴影较多，肺野比较模糊而呈毛玻璃样改变。煤肺时网状阴影及泡性肺气肿较多见，也较明显。单纯煤肺病变很少融合成大团块阴影。肺门影早期改变较少，病情进展后可增密、增大。胸膜改变较少，病变也轻。

诊断煤肺时一定要详细查明患者的职业史，尤其是要查清是否单纯接触煤尘，发病工龄长并有典型X线征象时才能确诊。预防见尘肺。煤尘的职业接触限值，总尘时间加权平均浓度为4mg/m³，短时间接触限值为6mg/m³；呼吸性粉尘时间加权平均浓度为2.5mg/m³，短时间接触限值为3.5mg/m³。

（姚三巧）

méixīfèi

煤矽肺（anthracosilicosis）

煤矿工人长期吸入较高浓度的煤与游离二氧化硅的混合性粉尘引起的混合尘肺。绝大多数煤矿工人既在岩巷工作过，又在采煤工作面工作过，既接触矽尘又接触煤尘，其所患尘肺在病理上往往兼有矽肺和煤肺的特征。煤矽肺是煤工尘肺中最常见的类型，在中国占煤工尘肺总数80%以上。特征为发病工龄多在15～20年，病情发展较快，可发展到Ⅲ期，危害较重。煤矽肺主要发生于生产硬煤和无烟煤的工人。以掘进作业为主发生的煤矽肺，因粉尘中游离二氧化硅含量均较高，肺部病变以结节型占优势；以采煤作业为主发生的煤矽肺，则主要表现为弥漫性间质纤维化增生。多数学者认为煤矿井下岩石粉尘是煤矽肺发病的主要因素，煤矽肺病变程度的病理分级随肺内岩石粉尘比例的增加而逐渐严重。

病理改变 煤矽肺病理上既有煤肺病变也有矽肺病变，属结节型尘肺，病变以形成煤矽肺结节和大块纤维化为特征。肉眼观察煤矽肺的肺脏表面呈灰黑色或黑色，有大量黑色斑点、斑块和结节。煤矽结节为圆形或椭圆形，直径2～5mm或更大，质地较硬。肺切面上稍向表面凸起。镜下可观察到2种类型，典型的煤矽结节其中心部由漩涡样排列的胶原纤维构成，可发生透明样变，胶原纤维之间有明显煤尘沉着，周边有大量煤尘细胞、成纤维细胞、网状纤维和少量胶原纤维，向四周延伸呈放射状；非典型煤矽结节无胶原纤维核心，胶原纤维束排列不规则并较为松散，尘细胞分散于纤维束之间。同时可见煤尘细胞灶、煤尘纤维灶及灶周肺气肿。病变继续发展，结节可融合，病灶长径大于2cm者称为大块纤维化，大块纤维化是煤矽肺的晚期表现。

临床表现 煤矽肺患者早起无明显症状和体征，晚期常有胸闷、气胸、气短、呼吸困难等症状。合并肺感染、肺心病、肺气肿时可出现相应的临床症状和体征。煤矽肺的X线表现主要是纹理增多、增粗，常呈波浪状和串珠状，在肺野下部常见紊乱、交错、扭曲现象。网状阴影多见，可因小叶中心性肺气肿而出现较显著的"白圈黑点"征，也可见蜂窝状阴影。阴影的形态、数量和大小与患者长期接触粉尘的性质和浓度有关。以掘进作业为主者胸片上以典型的小阴影为主；以采煤作业为主者，阴影不典型，边缘不整齐，呈星芒状，密度较低。圆形小阴影最早出现于两肺的中下肺区，随着尘肺的进展，圆形小阴影的直径增大、数量增多、密度增加，分布范围扩展，可布满全肺。煤矽肺患者晚期 X 线胸片上可见边缘清除、密度较高的大阴影，阴影直径超过 20mm×10mm。大阴影多对称出现在两肺上肺区，也可出现在一侧。呈长条形、圆形、椭圆形、翼状或八字形。大阴影周边一般有气肿带。煤矽肺的诊断必须有确切的煤矿矽尘和煤尘接触史，诊断时应与急性和亚急性血行播散型肺结核、肺含铁血黄素沉着症、肺癌、肺霉菌病、肺泡微石症鉴别。

诊断、治疗　见矽肺。

预防　煤尘的职业接触限值，总尘时间加权平均浓度为 4mg/m³，短时间接触限值为 6mg/m³；呼吸性粉尘时间加权平均浓度为 2.5mg/m³，短时间接触限值为 3.5mg/m³。凝聚二氧化硅粉尘总尘时间加权平均浓度为 1.5mg/m³，短时间接触限值为 3mg/m³；呼吸性粉尘时间加权平均浓度为 0.5mg/m³，短时间接触限值为 1mg/m³。其他预防措施见矽肺。

（姚三巧）

jìnxíngxìng dàkuàixiānwéihuà

进行性大块纤维化（progressive massive fibrosis, PMF）

煤矿工人肺内出现直径至少为 2cm 的尘性纤维化性病变。通常具有进行性和大块样 2 个特点。煤工尘肺 PMF 发病率各国不同，同一国家各地区也不相同。PMF 是晚期尘肺的表现，也是导致煤工丧失劳动能力和过早死亡的重要原因。PMF 的发生率随地区、工种、接尘时间长短、劳动方式和煤的品种不同而异。发病率随井下工龄增长而增高，采煤工作面的矿工高于辅助工，无烟煤矿工的发病率稍高一些。PMF 的病因较为复杂，其形成由多种因素决定，首先取决于接尘量，其中石英又是主要因素，感染特别是结核菌的感染也是促进 PMF 形成和发展的另一重要因素，石英和结核菌均能改变组织对煤尘的反应性，煤矽肺晚期因小结节融合，出现大块纤维化。

病理变化　大块纤维化病理形态，肉眼观察肺组织内出现 2cm×2cm×1cm 以上的灰黑色或黑色、质地坚韧，甚至形成大理石样外观的纤维性团块。病灶呈圆形、类圆形、带状或不规则形，多分布于单侧或双侧肺上叶或（中）下叶上部。有的团块状病变中可出现裂隙状空洞，空洞内贮满墨汁样坏死物质实行块状病变中偶见包埋其中的较大的破坏支气管。切面上进行性块状纤维化呈一致性致密黑色，难以查见结节性病变；结节融合块则可辨认出结节轮廓。镜下其组织结构有 2 种类型，一种为弥漫性纤维化，由浓集的粉尘、大量束状胶原纤维及塌陷崩解的肺组织等构成，束间可有或无慢性炎症细胞浸润，常无结节或偶见结节，增生的胶原纤维束间常有粉尘、尘细胞沉积，且可发生玻璃样变及坏死。另一种为结节融合型的块状纤维化，可见密集的尘结节或借助于增生的胶原纤维束将结节网络而成，其中亦可有网络尘灶或有非特异性炎症。块状病变的出现意味着尘肺进入晚期阶段。

临床表现　PMF 患者咳嗽、咳痰的症状较多且严重，咳出的多半是黑色黏液痰，有肺部感染时，症状明显加重，甚至影响患者的日常生活及活动，若患者突然出现大量黑色黏稠痰液时，应注意是否有大块纤维化病变的缺血坏死所形成的空洞。晚期患者出现端坐呼吸，不能平卧，重症病例可发生肺心病，导致心肺功能衰竭。

X 线表现以大阴影为特征，大阴影在两上中肺区较多见，一半多对称，在连续胸片观察中可看到大阴影形成的各个阶段。大阴影是由小阴影的增大、密集、融合最后形成。大阴影边界清楚，呈圆形、椭圆形或长条形，有的状似腊肠，大阴影周边可看到密度减低的气肿带。

诊断、治疗、预防　见矽肺。

（姚三巧）

lèifēngshī chénfèi jiéjié

类风湿尘肺结节（rheumatoid pneumoconiosis nodules）

接触粉尘的工人在类风湿病的影响下，其 X 线胸片中出现密度高而均匀、边缘清晰的圆形块状阴影，常伴有类风湿关节炎的特殊类型的尘肺。1953 年卡普兰（Caplan）首先在英国南威尔士煤矿工人及尘肺患者中发现并加以描述，故又称 Caplan 综合征。此病多见于煤矿工人，此外在陶瓷和铸造工人中也观察到类似的病例。

发病机制　病因尚不清楚，但其发病必须具备 2 个条件：接触粉尘、具有类风湿或类风湿体质。认为该病的发生与免疫及遗传因素有关。

免疫因素 在肺内沉积的硅酸可长时间使抗体致敏,从而导致佐剂疾病(adjuvant disease)。粉尘可促进免疫反应或局限于肺内而引起类风湿关节炎肺损害,因此可以认为硅沉着病佐剂病由免疫异常引起,可能是被尘埃损伤的巨噬细胞释放抗原物质引起的肺部类风湿病变与类风湿关节炎合并存在。

遗传因素 由于免疫遗传学的发展,人类白细胞抗原(HLA)与疾病易感性的相关作用受到重视。1979 年瓦格纳(Wagner)等学者报告,类风湿因子(RF)阳性的卡普兰综合征其 HLA-BW45 阳性率明显高于对照组,而 RF 阴性的 Caplan 综合征 HLA-BW45 阴性。

病理变化 在轻度尘肺的基础上出现类风湿性尘肺结节,早期为胶原纤维增生,很快转为特殊性坏死,围绕坏死的核心发生成纤维细胞炎症反应而形成类风湿肉芽肿。大结节一般有数个小结节组成,每个结节轮廓清楚,最外为共有的多层胶原纤维所包绕。病理检查结节直径在 3 ~ 20mm 之间,融合可达 50mm 以上。结节切面呈特殊的明暗相间的多层同心圆排列。浅色区多为活动性炎症,而暗区则为坏死带,两者之间多为煤尘蓄积带。

临床表现 类风湿尘肺病变往往突然出现,每隔几个月就有新的病变发生,全身症状和呼吸系统症状较少。X 线表现为两肺野散在的直径为 0.3 ~ 2cm 的圆形阴影,阴影密度较为一致,边界清楚,有时圆形阴影直径超过 2cm。阴影分布在两肺中下区,多发,单个阴影出现者很少。圆形阴影可融合,很难与 PMF 及转移瘤区别。

诊断 粉尘作业工人 X 线胸片有典型的特殊阴影,并伴有风湿性关节炎、皮下结节和血清试验阳性(类风湿因子阳性可达 80%)即可诊断。

治疗 该病要同时治疗硅沉着病和关节症状。尚无根治措施,治疗的原则是在药物控制疼痛的情况下对关节进行有计划的功能锻炼,防止关节畸形和肌肉萎缩,免疫抑制剂和手术治疗对某些患者也产生一定效果,对类风湿肺损害可应用激素、免疫抑制剂、氯喹等。功能状况列入 3、4 级的 RA(类风湿关节炎)患者,需采取矫形器和辅助器具配合治疗,或采用矫形手术以改善关节畸形对于后期严重的关节破坏及关节功能障碍者,病情稳定后,可选择性地采用人工关节置换术来重建关节功能。同时对症处理及控制继发性感染。

预防 做好劳动防护。避免粉尘,风寒湿邪等不良因素的侵袭;加强身体锻炼,加强营养,生活规律,心情舒畅,提高自身免疫功能。由于许多患者的发病与细菌或病毒的感染有一定关系,因此及时而有效地控制感染是预防类风湿关节炎的重要手段。

(姚三巧)

shímò chénfèi

石墨尘肺(graphite pneumoconiosis)

由于生产过程中长期接触石墨粉尘引起的尘肺。石墨是自然界存在的银灰色金属光泽的单质碳,为四层六角性层状晶体机构。天然石墨由于与长石、石英、云母等共生,含有一定量的游离二氧化硅,其中低碳石墨含 18% ~ 25%,中碳石墨仅含 0.02% 的二氧化硅。石墨具有耐高温、耐酸碱、导电、导热、润滑、可塑、黏着力强、抗腐蚀等优良性能,广泛用于制造电极、石墨炉、石墨坩埚、原子反应堆的中子减速器、铅笔芯等,还用于钢铁浇铸、机械润滑、铸造的涂面等。从事石墨矿的开采、粉尘浮选、烘干、筛粉、包装等工序和石墨制品的制作等作业均可接触石墨粉尘。长期吸入含 5% 以下二氧化硅的石墨粉尘可引起石墨尘肺,平均发病工龄为 15 ~ 20 年,吸入含 5% 以上二氧化硅的石墨粉尘可引起石墨矽肺。石墨矿矽肺患病率不同矿山差别较大,1.2% ~ 25.6% 不等。石墨尘肺的患病率为 2% ~ 7.9%。

发病机制 石墨尘肺发病机制与煤肺相似。

病理变化 石墨尘肺的病理形态特征为肺组织内有弥漫性石墨粉尘细胞灶、石墨粉尘纤维灶及灶周气肿。大体改变为胸膜表面有密集的、大小不等的灰黑色至黑色斑点,触摸有颗粒感,质地较软。肺门淋巴结呈黑色,轻度增大,质地变硬。肺切面可见肺组织几乎都被染成黑色,可见 0.3 ~ 3mm 大小的石墨尘斑。镜下可见细小支气管及细小血管周围有大量石墨粉尘及尘细胞形成的粉尘细胞灶,并能看到灶性肺气肿。

临床表现 多数石墨尘肺患者无明显症状,部分患者可能有轻度鼻咽部发干、咳嗽、咳黑色黏痰,劳动后有胸闷、气短等症状。石墨尘肺的 X 线表现与煤肺相似,常见肺纹理增多及轻微肺气肿,部分患者肺门阴影密度增高,偶尔能看到胸膜增厚及肋膈角变钝等表现。石墨尘肺容易并发感染。少部分患者肺功能有轻度损害。石墨尘肺患者可看到杵状指,预后良好。

诊断、治疗 见尘肺。

预防措施 中国 2007 年制定的职业接触限值是石墨粉尘总尘和呼吸性粉尘浓度分别为 $4mg/m^3$ 及 $2mg/m^3$。具体见尘肺。

(姚三巧)

tànhēi chénfèi

炭黑尘肺 (carbon black pneumoconiosis)

生产过程中长期接触炭黑粉尘引起的尘肺。炭黑多半是以石油、天然气、松脂、焦炭等为原料,经炉内燃烧后取其烟尘制成。碳成分占 90%~95%,含游离二氧化硅 0.5%~1.5%。炭黑是由几组没有一定标准定向的近乎纯炭的晶胞组成的无定型晶体。炭黑广泛应用于橡胶、塑料、电极、油漆、印刷油墨及墨汁等工业,用作填充剂或色素等。在炭黑生产、收集、包装、运输和使用过程中,均可产生大量粉尘。炭黑粉尘尘粒极小(直径 0.04~0.14),质轻,易于飞扬,生产和使用炭黑的工人长期吸入炭黑可产生炭黑尘肺。炭黑尘肺患病率以炭黑厂筛粉、包装车间工人最高,可达 10% 以上,其他车间工人患病率较低。炭黑制品工人,如电机厂配料工、成型工,橡胶轮胎厂投料工等患病率亦较高。炭黑尘肺进展缓慢,很少有进展到二期者。

病理改变 与石墨尘肺、煤肺极为相似,主要为弥散分布的细小不规则"s"阴影和圆形"p"阴影,首先出现在中下肺区,随病变进展可分布于各个肺区。"p"阴影密度一般较低,有些病例可看到肺气肿和轻度胸膜增厚,肺门密度增高。炭黑尘肺很少看到大阴影出现。

临床表现 炭黑尘肺患者症状多不明显,很少阳性体征,一般都能参加正常生产劳动。炭黑尘肺 X 线改变与石墨尘肺、煤肺

相似,早期可有网影增多,病变进展肺野内可看到 p 小阴影,偶可看到肺气肿及轻度胸膜增厚。炭黑尘肺预后良好。

诊断、治疗 见尘肺。

预防措施 中国 2007 年制定的职业接触限值是炭黑粉尘总尘为 $4mg/m^3$。具体见尘肺。

(姚三巧)

shímiánfèi

石棉肺 (asbestosis)

石棉接触工人生产过程中长期吸入大量石棉粉尘引起的以肺组织纤维化为主的疾病。长期接触石棉粉尘可导致石棉肺,肺癌及胸、腹膜间皮瘤。1907 年首次报道了这方面的资料。1927 年库克(Cooke)提出"石棉尘肺"术语。1947 年英国正式发表与石棉有关的第 2 个致死性疾病——肺癌。1960 年在南非凯普(Cape)省西北部的青石棉矿工中发现罕见的胸、腹膜间皮瘤。国际癌症研究机构和一些国家已把石棉列为法定的致癌物,中国 1987 年将石棉所致的肺癌和胸、腹膜间皮瘤列入法定职业病名单。

石棉是含有铁、镁、镍、钙、铝等元素的硅酸盐,硅酸盐由二氧化硅、金属氧化物和水组成的矿物质,按其来源可分为天然硅酸盐和人造硅酸盐。天然硅酸盐广泛存在于自然界中,由二氧化硅与钾、铝、铁、镁、钙等元素以不同形式结合而成硅酸有纤维状和非纤维状之分。石棉、滑石等属于纤维状硅酸盐,云母、水泥和高岭土属于非纤维状硅酸盐。硅酸盐粉尘多数可致尘肺,人造硅酸盐大量吸入肺内也可引起相应的疾病。

各种石棉中,温石棉的纤维长、柔软,青石棉和铁石棉纤维较温石棉短,且僵直易碎,透闪石虽呈纤维状,但易碎为短的碎片。温石棉在 800~850℃ 下可分解破坏为镁橄榄石和二氧化硅;青石棉在 800~900℃、铁石棉在 600~900℃、直闪石在 800~1000℃ 时均可分解破坏。镁橄榄石不能引起肺纤维化。

石棉具有耐酸、耐碱、耐热、坚固、拉力强度大、抗腐蚀、绝缘等良好的物理和工艺性能,在工业上广泛应用。接触石棉纤维最多的是石棉加工和处理,以及石棉矿开采、选矿和运输等。在石棉加工厂的开包、轧棉、梳棉和织布,造船厂的修造和运输,建筑业的石棉器材制造、废石棉的再生产;石棉制品的粉碎、切割、磨光及钻孔等生产过程均可产生大量石棉粉尘。此外应用石棉制品的行业也接触石棉粉尘。

发病机制 石棉肺的发病机制尚不清楚,主要机制有机械刺激学说和细胞毒性学说。研究认为自由基氧化损伤、免疫反应及细胞信号转导异常也参与了石棉肺纤维化过程,石棉肺发病机制远比游离二氧化硅致矽肺的机制复杂得多。

机械刺激学说 石棉的纤维性和多丝状结构是石棉易以截留方式沉积于呼吸细支气管而引起原发病损的主要原因。进入细支气管和肺泡的石棉纤维可被巨噬细胞吞噬,其中长纤维被吞噬后可使尘细胞死亡破裂,释放出被吞噬的石棉纤维,而再次被吞噬。这种过程反复发生,最终导致弥漫性间质纤维化。短纤维石棉则因其具有更强的穿透力而大量进入肺深部,甚至聚集于胸膜,不仅可导致弥漫性纤维化,还可引起严重的胸膜病变(胸膜斑、胸腔积液、间皮瘤)。石棉可直接刺激成纤维细胞促使脯氨酸羟化为

羟脯氨酸，加速胶原合成，形成纤维化。

细胞毒性学说 石棉对巨噬细胞生物膜的作用可能是石棉致肺纤维化的重要机制。在体内温石棉纤维比青石棉及铁石棉纤维更易溶解，其表面上镁离子和正电荷作用于靶细胞膜上的糖蛋白，使生物膜功能失调，通透性增加，流动性减低，细胞肿胀崩解，释放出多种细胞因子，一旦调控失去平衡，便可导致肺组织纤维化病变。

此外，石棉还可诱导肺泡巨噬细胞产生活性氧、活性氮自由基，造成染色体和生物膜的氧化损伤，导致整个肺泡结构破坏，造成不可逆的纤维化；石棉肺患者血清中 IgM、IgG、抗核抗体和类风湿因子含量较高，肺内有异常球蛋白沉积，因而推测纤维化的形成可能是巨噬细胞崩解，形成蛋白变性，因其自身免疫反应的结果。

病理变化 石棉肺特征性的病理改变是脏层胸膜纤维性增厚和肺缩小变硬。病变由呼吸性细支气管肺泡开始，逐渐侵犯更多的腺泡以至肺小叶。肺切面可见病变以肺下叶为重，不规则的纤维灶和灰白色的纤维网、纤维条索分布全肺。严重处弥漫间质纤维化取代细支气管、肺泡，并与残存的扩张状态的细支气管共同构成蜂窝肺样改变。如吸入含石英的石棉尘，可形成团块。镜下，早期可见灶性外源性细支气管肺泡炎改变，主要为巨噬细胞、淋巴细胞和浆细胞，电镜下可见大量石棉纤维，网织纤维和胶原纤维增生。胸膜因石棉刺激发生急性或慢性胸膜炎，胸膜病变与肺病变同步发展。此外肺内可检出石棉小体和多量石棉短纤维。

石棉小体（asbestosis body） 系石棉纤维被巨噬细胞吞噬后，由一层含铁蛋白颗粒和酸性黏多糖包裹沉积于石棉纤维所形成，铁反应呈阳性，故又称含铁小体。石棉小体可长达 300μm，一般多为 30～50μm，粗 2～5μm，HE 染色呈棕黄色或黄褐色、金黄色，典型者呈哑铃状、火柴或油滴状、分节或念珠样结构，轴心为无色透明的石棉丝。石棉小体可见于巨噬细胞内外单个或成群地存在于肺泡或呼吸性细支气管腔内，或包埋于纤维化病灶中，数量多少与肺纤维化程度不一定平行。肺内检查出石棉小体仅仅说明有石棉污染，并非石棉肺的证据。尸检可见石棉小体呈串珠状、哑铃状、钉螺状。用电子衍射和 X 线能谱分析，可清楚看到铁蛋白的包裹形态多样，有的均匀包裹全部纤维；有的在均匀一致的铁蛋白包裹中有离析裸露出极细短的部分轴心；有的包裹的铁蛋白呈球形或椭圆形或长方形节段，在这些节段中有长短不一的纤维轴心裸露，而有些小体的节段上显示铁蛋白包裹有薄有厚，甚至呈颗粒状；有的小体一侧或两侧或中间呈膨大状，在铁蛋白离断处可见裸露粗细不等的轴心；有的含铁小体轴心呈弯曲状，或可见 2、3 个分枝、或中间分为 2 枝。通过对轴心的分析发现其内以钠、镁、铝、硅、钙、铁为主，属角闪石族石棉成分，如阳起石、青钠闪石及绿钠闪石等。人群肺内 600 个石棉小体，发现 98% 为闪石类构成，仅 2% 为温石棉。石棉纤维一旦被铁蛋白所包裹，则丧失致纤维化能力，因而认为包裹机制和石棉小体形成是机体的防御反应。

在石棉作用下可出现胸膜增厚、胸膜渗出和胸膜斑。胸膜增厚以下叶胸膜为著，早期双肺胸膜轻度增厚，晚期肺与胸膜的纤维性增厚更广泛，甚至全肺均为灰白色的纤维瘢痕组织包裹。

胸膜斑（plaque） 除肺尖部和肋膈角区以外的、厚度大于 5mm 的局限性胸膜增厚，或局限性钙化胸膜斑块。胸膜斑可单独发生，而不与石棉肺伴行。胸膜斑境界清楚，形态不规则，明显凸出于胸壁，质地坚硬，呈灰白色、半透明而有光泽，状似软骨。多见于两侧中下胸壁，呈对称性分布，偶有发生于心包外层者。镜下可见胸膜弹力层外胶原纤维增生致密，纤维粗大呈平行排列可透明性变，纤维间多见裂隙和少数成纤维细胞，斑表面被覆间皮细胞，胸膜斑内可检出石棉小体和石棉纤维。有的可见胸膜斑钙化。胸膜斑是石棉接触史患者最常见的表现，可作为石棉接触的标志。一般没有临床症状或功能损害，常在接触史超过 20 年时，普通胸片检查才能发现。胸膜斑也可以是接触石棉与非石棉肺患者的唯一病变。

肺癌及恶性间皮瘤 尸检石棉肺并发肺癌中国为 26.92%，其他材料在 7.5%～50.9%，温石棉的致癌性最强。肺癌病理类型英美以鳞癌及小细胞肺癌多见，中国与日本以腺癌多见。恶性间皮瘤可发生于胸膜和腹膜，肿瘤呈黄白色。发生于胸膜者包裹整个肺叶，如同一副盔甲。发生于腹膜者表现为多数瘤结包绕腹腔脏器，可以是上皮型、肉瘤型、混合型及不分化型。接触青石棉者可发生肺及胸膜以外脏器肿瘤问题。

临床表现 石棉肺患者自觉症状比矽肺早，主要症状有咳嗽和呼吸困难。石棉肺早期时症状很轻，咳嗽轻、无痰或有少量黏液痰。气短多发生在晚期，显示用力时感气短，严重时稍有活动就感到气短并有胸闷和紧缩感。常有叹息样呼吸，可有胸痛，咯血不常见。双肺可听到捻发音，早期多在吸气末出现，纤维化进展时可在全吸气期均可听到，但呼气期听不到。胸膜弥漫增厚时由于声音传导降低和肺扩张降低而不易听到。晚期患者约半数可出现杵状指，并存在发绀与肺源性心脏病。患者可能有消瘦、体重减轻，有并发症时更甚。晚期石棉肺常易合并呼吸道感染、肺心病、肺癌和胸、腹膜间皮瘤。

石棉肺患者肺功能改变往往早于 X 线胸片表现。随着肺组织广泛增生和胸膜增厚，限制肺脏扩张，引起限制性通气功能障碍，导致肺活量和用力肺活量逐渐下降，残气量正常或略升高。肺活量下降是石棉肺肺功能损害的特征，肺一氧化碳弥散量下降是早期石棉肺肺功能损害的表现之一。若患者肺活量及用力肺活量明显下降，而用力肺活量与第一秒用力肺活量无变化，预示肺纤维化进行性加重。

石棉肺的 X 线改变以不规则的小阴影为主，两肺下野较重。早期在两下肺野近肋膈角处，可有细小血管影增多，线状影血管纹理延伸，并可交叉形成网状，有时可见细小淡薄的小点状阴影，边缘不整呈星芒状。有的病例，由于两下野不规则小阴影增多，呈"毛玻璃感"。随病情进展，可扩展到中肺野。单纯石棉肺没有大块纤维化，有的患者由于肺纤维化、心包纤维化以至胸膜纤维化等阴影重叠可使心脏轮廓不清（蓬发心）。胸膜的 X 线改变可表现为胸膜增厚、胸膜斑或胸膜斑钙化，有时可有胸腔积液或弥漫性胸膜增厚，以局限性胸膜增厚为特征。胸膜斑多出现在接尘工龄 15 年以上者，钙化型胸膜斑多出现在接尘工龄 20 年以上者。肉眼可见胸膜斑呈象牙白色，表面光滑或结节状增厚，多发生于侧胸壁和侧后胸壁，也常见于膈肌的腱膜部，偶见于心包或叶间胸膜。X 线胸片可见胸膜斑为局限性隆起，形态不规整，边缘平坦或有突起，双侧发生。

诊断 参照《尘肺病诊断标准》（GBZ70-2009），对有长期石棉接触史（一般工龄 10 年以上）的工人，如有典型的双侧下肺区捻发音（多在呼气末），根据肺功能动态观察和 X 线胸片改变，可考虑石棉肺诊断。

治疗 见尘肺。

预防措施 石棉尘的防尘综合技术措施有：①自动化遥控操作，密闭围挡产尘设备，隔离尘源。②全面通风。③局部抽风。④湿式作业。⑤设置隔离操作室。具体见尘肺。

中国石棉尘的职业卫生标准为：石棉纤维及含有 10% 以上石棉的粉尘，总尘时间加权平均容许浓度为 0.8mg/m³，短时间接触容许浓度为 1.5mg/m³；纤维时间加权平均容许浓度为 0.8f/ml，短时间接触容许浓度为 1.5f/ml。联邦职业安全健康管理局时间加权平均浓度 0.1 根/cc，短时浓度（30 分钟）1.0 根/cc。一些发达国家已禁用或尽量控制使用石棉，并力求寻找和选用石棉代用品。

（姚三巧）

huáshí chénfèi

滑石尘肺（talcosis） 工人在生产过程中长期接触滑石粉尘引起的以肺纤维化为主的疾病。早在 1896 年托雷尔（Thorel）就注意到滑石等硅酸盐与肺部疾病的关系，但直到 1933 年德雷森（Dreessen）等才确认了滑石工人尘肺的 X 线改变。中国自 1958 年以来陆续有滑石尘肺的报道，患病率 16%～18% 不等。滑石尘肺一般发病缓慢，发病工龄一般在 10 年以上，多在 20～30 年之间。有报道接触纤维状滑石发病工龄为 13～26 年，接触颗粒状滑石为 21～22 年。滑石粉尘致病能力相对较弱，脱离接触粉尘后病变有可能停止进展或进展缓慢，个别病例进展较快。

滑石是次生矿物，系由含镁的硅酸盐或碳酸盐蚀变而成。不同矿床由于蚀变程度不同，滑石的组成可有很大差别，由于化石的杂质及其含量不同，必然会引起不同的病理改变和不同的临床、胸部 X 线改变。商品滑石实际上是某些近似硅酸盐的混合物，可有较纯净的滑石，也可有不等量的石棉、直闪石、透闪石等，由于这些呈纤维状、针状的矿物的存在而具有石棉样的生物学作用。

化石的开采、加工、贮存、运输和使用的工人均有密切接触。在造纸业、陶瓷业、油漆业、纺织业、建筑业、化妆品、医药及杀虫剂生产、塑料合成、不透明玻璃制造、滑石雕刻、各种薄膜生产、使用及保存中均使用滑石粉。

病理改变 滑石尘肺的发病取决于所吸入的滑石粉尘的质量及接触者的个体差异。若吸入含石棉纤维或石英较多的滑石粉尘时，发生的尘肺就不是单纯的滑石尘肺，而是混合性尘肺；而大量吸入含杂质少的纯滑石粉尘也可引起尘肺改变，但程度轻。滑石尘肺尸检中，在肺实质内可见到结节型改变、弥漫性肺间质纤维化和异物肉芽肿 3 种基本病理改变，并可找到滑石颗粒，还可见到胸膜改变。大体可见壁胸膜粘连、肥厚、透明变性和钙化斑，常见部位为侧胸壁、膈和纵隔的壁胸膜，主要见于接触混有石棉、透闪石和纤维状滑石者。肺切面可见灰白色结节状纤维化遍及全肺，以肺中野为重，偶尔可见大块纤维化，也可有缺血性坏死形成空洞；也有改变类似石棉肺，以肺下野为重，常伴有弥漫性或局限性胸膜肥厚。镜检可见小结节多位于呼吸细支气管、小血管周围和胸膜下区，小而不规则，为走行不一的胶原纤维、粉尘和尘细胞所组成，很少有典型的矽结节。弥漫性肺纤维化型与石棉肺相似，在纤维化区除有滑石外，还有透闪石和直闪石。异物肉芽肿型常伴随纤维化病变出现。肺内可见滑石小体。

临床表现 滑石尘肺症状与其他尘肺相似，有咳嗽、胸痛、气短，但较矽肺、石棉肺为轻。有的异物肉芽肿病例可出现进行性呼吸困难。

X 线胸片可见 3~5mm 的结节状影，有的呈 1.5~3mm 的小阴影，少数病例可见 1.5mm 以下的细砂样小阴影。部分病例的 X 线改变以不规则形小阴影为主，两中下肺野有较多的 s、t 的不规则小阴影，类似于石棉肺的 X 线表现。还有相当多的病例是在不规则形小阴影的背景上散在有细小的圆形小阴影，即网织结节影。晚期病例可见大块纤维化所致大阴影。在侧胸壁、膈肌或心包处可见滑石斑，呈现条状或不整形，接触含透闪石的滑石矿工人，有 6.3% 检出滑石斑。

诊断 根据详细的职业史，X线及临床表现，可以做出诊断。晚期病例可并发呼吸道感染、肺心病和结核。也有报道滑石矿工十二指肠溃疡、肺及胸膜恶性肿瘤的发病率高于普通人群。

治疗 见尘肺。

预防 中国 2007 年的职业卫生标准为游离二氧化硅含量 < 10% 的滑石粉尘总尘及呼吸性粉尘的时间加权平均容许浓度分别为 3mg/m³ 和 1mg/m³。其他预防措施见尘肺。

（姚三巧）

shuǐní chénfèi

水泥尘肺（cement pneumoconiosis）

由于生产过程中长期吸入高浓度水泥粉尘引起的尘肺。属硅酸盐类尘肺。水泥尘肺发病与接触时间、粉尘浓度、分散度以及个体差异有关。中国水泥尘肺患病率为 1%~10%，一般发病工龄在 20 年以上，最短为 10 年。

水泥分天然水泥和人工水泥。天然水泥是由水泥样结构的自然矿物质经过煅烧、粉碎而成。人工水泥又称硅酸盐水泥，由于工业不断发展，出现了各种特殊用途的水泥，如高强度硬水泥、矾土水泥、膨胀水泥、抗酸水泥以及油井水泥。硅酸盐水泥以石灰石、黏土为主要原料，与少量校正原料经破碎后按一定比例配合、研磨、混匀，经煅烧至部分熔融，加适量石膏、矿渣或外加剂磨细即为水泥。

水泥化学成分包括氧化钙、二氧化硫、三氧化二铝、氧化镁、硫酐、碱性氧化物、氧化钛、氧化锰、五氧化二磷等。水泥生产工人主要接触混合性粉尘，含一定量的二氧化硅（1%~3%），也有高达 10% 以上。二氧化硅含量的多少取决于水泥的原料和品种。此外，粉尘中还含有钙、硅、铝、铁、镁等化合物以及铬、钴、镍等微量元素。

发病机制 水泥尘肺的发病机制非常复杂，除与粉尘中的游离二氧化硅含量有关外，粉尘中的其他金属成分也参与尘肺的发生发展过程。具体见尘肺。

病理变化 水泥尘肺的病理表现为尘斑、灶周肺气肿和大块纤维化。肉眼可见尘斑弥漫分布于全肺各叶，呈黑色，圆形或不规则形，直径 1~5mm，质软。镜下尘斑为粉尘纤维灶，呈星芒状，多位于呼吸性细支气管和小血管周围。粉尘纤维灶主要由游离尘粒、尘细胞、成纤维细胞、淋巴细胞、水泥小体以及不等量交错走行的胶原纤维组成。肺气肿与尘斑互相伴随，或尘斑周围环绕着几个气肿腔，或尘斑位于气肿腔周围。尘斑密集处肺气肿也较明显，甚至出现蜂房变，直至形成肺大疱。镜下主要为破坏性小叶中心性肺气肿，呼吸性细支气管的平滑肌和弹力纤维减少或消失，其管壁常被含尘的纤维组织所替代，可见尘性慢性支气管炎、支气管扩张及间质轻度纤维化改变。大块纤维化多发生于肺上叶、靠近胸膜，呈不规则形，黑灰色、发亮、质硬。

临床表现 水泥尘肺病情进展慢，主要表现以气短为主的呼吸系统自觉症状。一般接尘 10~15 年患者开始出现轻微气短，平路急走、上坡、上楼时加重。其次为咳嗽，一般为间断性干咳，很少有痰，与季节无关。体征多不明显，很少出现干湿啰音。如并发感染则出现并发症的症状。

水泥尘肺的 X 线表现是由粗细、长短和形态不一的致密影相互交叉形成不规则小阴影。在其背景上可见密度淡、形态不整、边缘轮廓不清的类圆形小阴影，一般 1.5～3mm。开始分布在两肺中下肺野，接尘工龄延长，部分病例小阴影可蔓延到肺上野，类圆形小阴影增大，少数可形成团块状大阴影，与其他尘肺大阴影相似。肺门可出现增浓、结构紊乱，肺纹理增多，增粗、紊乱等。

诊断、治疗 见尘肺。

预防措施 2007 年中国制定的职业接触限值为游离二氧化硅含量 <10% 的水泥粉尘总尘及呼吸性粉尘浓度分别为 $4mg/m^3$ 和 $1.5mg/m^3$。具体见尘肺。

（姚三巧）

yúnmǔ chénfèi

云母尘肺 (mica pneumoconiosis)

在开采或加工云母过程中长期吸入云母粉尘引起的慢性肺组织纤维增生性疾病。云母为层状晶体结构的天然铝硅酸盐，包括白云母（$K_2O \cdot 3Al_2O_3 \cdot 6SiO_2 \cdot 2H_2O$）、黑云母 [（$KH_2$）2（Mg-Fe）2（AlFe）2（$SiO_4$）3] 和金云母 [（KH）$3Mg_3Al$（$SiO_4$）3] 等，其中白云母应用最多。其共同特点是易剥离成薄片，富有弹性，质地柔软透明且具有绝缘、耐酸、隔热等性能，被广泛应用于电器材料及国防工业。纯云母中含游离二氧化硅很少，一般为 1.9%～2.2%，内蒙古土贵乌拉云母为 0.5%～0.9%，四川丹巴云母为 2.7%。在开采云母矿时会接触到混合性粉尘，所以因产地和品种的不同其游离二氧化硅的含量也有所变化，一般波动在 2%～78% 之间。

发病机制 云母尘肺的发病机制非常复杂，尚未完全明确，但可以视为系长期吸入云母粉尘而引起的肺组织纤维化。

病理改变 云母尘肺的病理特点主要包括肺间质纤维化，一般可表现为肺泡间隔、血管及支气管扩张和局限性肺气肿。在血管、支气管周围云母大量积聚的部位，可见轮廓不清的细胞性粉尘灶，并可见呈片状、棒状或丝状的云母小体。在气管分叉处及支气管旁淋巴结内，可见大量云母粉尘灶，并有明显的透明变性和纤维化。

临床表现 云母尘肺分为云母采矿工尘肺和云母加工工尘肺。云母采矿工尘肺，接触的粉尘中游离二氧化硅的含量较高，故其发病工龄较短，病变进展较快，患者自觉症状也较多，主要包括胸闷、气短、咳嗽等症状，且随期别增加而加重。体征不明显，少数患有鼻炎。云母采矿工尘肺合并肺结核者较多，可表现有结核的症状。云母加工工尘肺，接触的粉尘中游离二氧化硅的含量较低，其发病工龄较长，病情进展较缓慢，症状亦较少。云母尘肺的 X 线表现以不规则小阴影为主，可有少量类圆形阴影，一般大多在 1mm 以下，形态不整，肺门不清楚，不易辨认，少数见胸膜钙化。

诊断 根据可靠的粉尘接触史、现场劳动卫生学调查资料，以技术质量合格的胸片表现作为主要依据，参考受检者的动态系列胸片及尘肺流行病学调查情况，结合临床表现和实验室检查，排除其他肺部类似疾病后作出诊断。

治疗 目前尚无根治办法，应根据病情进行综合治疗，积极治疗和预防并发症，以期减轻症状，延缓病情进展，提高患者寿命，提高患者生活质量。

预防 综合防尘和降尘措施可以概括为"革、水、密、风、护、管、教、查"八字方针，对控制粉尘危害具有指导意义。具体地说，①革，即工艺改革和技术革新，这是消除粉尘危害的根本途径。②水，即湿式作业，可降低环境粉尘浓度。③风，加强通风及抽风措施。④密，将尘源密闭。⑤护，即个人防护。⑥管，经常性地维修和管理工作。⑦查，定期检查环境空气中粉尘浓度和接触者的定期体格检查。⑧教，加强宣传教育。

个人防护措施是对技术防尘措施的必要补救，使用个人防护用品：防尘口罩、防尘眼镜、防尘安全帽、防尘衣、防尘鞋等。粉尘接触作业人员还应注意个人卫生，作业点不吸烟，杜绝将粉尘污染的工作服带回家，经常进行体育锻炼，加强营养，增强个人体质。

卫生保健措施开展健康监护，落实卫生保健措施包括粉尘就业人员就业前和定期的医学检查，脱离粉尘作业时还应该做脱尘检查。云母粉尘的职业接触限值：总尘时间加权平均容许浓度为 $2mg/m^3$，呼尘时间加权平均容许浓度为 $1.5mg/m^3$，最大超限倍数为 2。

（陈 杰）

táogōng chénfèi

陶工尘肺 (pottery worker's pneumoconiosis)

瓷土采矿工和陶瓷制造工由于长期吸入大量陶土粉尘所患的混合性尘肺。由于不同工种工人接触的粉尘性质及游离二氧化硅含量不同，陶瓷工人所患尘肺可包括陶土尘肺（高岭土尘肺）、硅酸盐尘肺等不同类型，且多数车间不同工序往往混在一起，工人调动频繁，故将其统称陶工尘肺。陶瓷生产的原料主要有粘土（$Al_2O_3 \cdot 2SiO_2 \cdot 2H_2O$）、长石（$K_2O \cdot Al_2O_3 \cdot 6SiO_2$）、石英石、石膏（3MgO·

$4SiO_2 \cdot 2H_2O$）等，不同原料的成分变化较大，游离二氧化硅含量通常为 8.7%～65%，其中分散度小于 5 散度的粉尘占 70%～90%。陶瓷工业生产工序主要包括原料开采、粉碎、配料、制坯、成型、干燥（烘干）、修坯、石膏印模、施釉、烧成、贴花、彩烤、包装，各工序均可产生粉尘。陶瓷工尘肺发病率的高低，以及平均发病工龄的长短，视其工种和接尘种类的不同而异。

发病机制　陶工尘肺的发病机制非常复杂，尚未完全明确，但可以视为系长期吸入大量陶土粉尘引起的肺组织纤维化。

病理改变　陶工尘肺肉眼观察肺体积无明显变化，表面及切面散在直径 1～4mm 灰褐色尘斑。镜检病灶大多表现为由疏松的网状纤维和多少不等的胶原纤维组成的尘斑及混合性尘结节，位于呼吸性细支气管周围，呈星芒状或不规则形。尘性纤维化在肺泡、肺泡间隔、支气管、小血管周围也较突出。肺血管常扭曲变形，支气管壁常增生肥厚，管腔不同程度狭窄变形，严重可继发支气管扩张。一般伴有灶周肺气肿、小叶中心性肺气肿和胸膜增厚，胸膜增厚在两肺上部，尤其肺尖处明显。

临床表现　陶工尘肺临床表现随病情进展而加重。早期患者症状较轻，主要是咳嗽、咳痰、心悸、失眠、头晕等，多无呼吸困难，体力劳动时才感到胸闷、气短，若患者合并阻塞性肺气肿，早期也会出现明显呼吸困难。晚期肺组织纤维化广泛，肺循环阻力增加，故患者不能平卧，呼吸明显困难，可出现发绀、心悸等症状。肺功能会有一定的损害。常见并发症为肺结核和肺炎。陶瓷工接触粉尘比较复杂，其胸部 X 线的表现也有差别，但仍存在一定的特征性。多数患者的结节影像早期以细而稀疏的不规则形小阴影为主，随病变进展，小阴影增粗致密，呈网状、蜂窝状。两肺中下区也可见圆形小阴影，且随疾病进展增多增大。还可见由小阴影融合而成的边界较清楚的大阴影，两上中肺区多见。大阴影周边尤其外侧常见气肿带。肺门阴影增大也较为常见。X 线诊断见矽肺。

诊断　根据可靠的粉尘接触史、现场劳动卫生学调查资料，以技术质量合格的胸片表现作为主要依据，参考受检者的动态系列胸片及尘肺流行病学调查情况，结合临床表现和实验室检查，排除其他肺部类似疾病后作出诊断。

治疗　目前尚无根治办法，应根据病情进行综合治疗，积极治疗和预防并发症，以期减轻症状，延缓病情进展，提高患者寿命，提高患者生活质量。

预防　膨润土（陶土）粉尘的职业接触限值：总尘时间加权平均容许浓度为 $6mg/m^3$，最大超限倍数为 2。见云母尘肺。

（陈　杰）

lǔchénfèi

铝尘肺（aluminosis）　因长期吸入较高浓度金属铝粉尘或氧化铝粉尘所致的尘肺。铝是银白色轻金属，在地壳中含量为 7.45%，仅次于氧和硅，位居第三，在金属元素中居第一位。金属铝及其合金作为轻型结构材料，比重轻、强度大，因此被广泛应用于航空、船舶、电器、建材等工业部门，金属铝粉可以制造高能含铝炸药、导火剂等，被用于军工行业。氧化铝是经电炉熔融（2300℃）制得的聚晶体（白刚玉），含有微量二氧化硅，化学性质稳定、硬度高、吸水性差，因此常被制成磨料粉和磨具，用于金属、非金属及各种合金机件、光学仪器等的磨削、抛光和超精研削等，还可用于制造冰晶石和氟化铝，并可用于生产电器绝缘制品。制取金属铝的过程，主要包括从自然界存在的铝矾土中提取三氧化二铝，再以三氧化二铝为原料电解制取金属铝。金属铝分为粒状铝和片状铝，氧化铝则有不同晶型结构，导致其致纤维化作用的不同。氧化铝的致纤维化作用远比金属铝尘要轻。在冶炼金属铝和生产铝粉等过程中均可产生金属铝粉尘和氧化铝粉尘。

发病机制　发病机制非常复杂，未完全明确，但可以视为系长期吸入高浓度金属铝粉尘或氧化铝粉尘引起的肺组织纤维化。

病理改变　铝尘肺可分为金属铝尘肺、氧化铝尘肺和铝矾土尘肺三种，其病理改变各有特点。金属铝尘肺特点为以尘斑病变为主，粉尘围绕呼吸性细支气管、小血管、小支气管周围形成尘细胞灶，灶内可见网状纤维和少量胶原纤维增生。氧化铝尘肺特点为非结节性弥漫性间质纤维化以及肺气肿。铝尘大量沉着在终末细支气管壁、呼吸性细支气管及其所属肺泡间隔，形成大量圆形、椭圆形或星芒状小尘灶和小叶中心性肺气肿。铝矾土主要成分为二氧化硅和三氧化二铝，所引起的尘肺病变为混合性，包括尘斑型和弥漫性纤维化型。粉尘沉积型尘斑是铝矾土尘肺最常见的尘性病变，尘斑气肿伴尘性间质纤维化是其特征性病变。

临床表现　铝尘肺发病工龄不一，多在 10～32 年之间，平均24 年。早期症状一般较轻，主要表现为咳嗽、咳痰、胸痛、胸闷、气短，也可有心悸、倦怠、乏力等。由于铝尘的机械性刺激和化学作用，患者可有鼻腔干燥、鼻毛脱落、鼻黏膜和咽部充血以及鼻甲肥大等。早期肺部多无体征，少数可有呼吸音减弱，在合并支气管和肺部感染时可闻及干湿啰音。早期肺功能损伤较轻，可见小气道功能减弱，表现为阻塞型或限制型通气功能障碍，晚期肺容积缩小，以限制型或混合型通气功能障碍为主，严重病例可并发自发性气胸、呼吸衰竭。X线胸片以较细的不规则小阴影为主，多出现在两肺中下区，可出现在整个肺野，呈网状或蜂窝状，为比较均匀广泛的弥漫性小阴影，可伴发小泡性肺气肿。有时也可见密度较低的"p"形阴影，边界不十分清晰。随着病情进展，小阴影增多，可见全肺分布，但无融合影出现，肺纹理较紊乱，扭曲变形，常见肺气肿改变。Ⅲ期患者可在上中肺野见到大阴影，其形态不一。

诊断 根据可靠的粉尘接触史、现场劳动卫生学调查资料，以技术质量合格的胸片表现作为主要依据，参考受检者的动态系列胸片及尘肺流行病学调查情况，结合临床表现和实验室检查，排除其他肺部类似疾病后作出诊断。

治疗 目前尚无根治办法，应根据病情进行综合治疗，积极治疗和预防并发症，以期减轻症状，延缓病情进展，提高患者寿命，提高患者生活质量。

预防 金属铝粉尘和铝合金粉尘的职业接触限值：总尘时间加权平均容许浓度为$3mg/m^3$；氧化铝粉尘的职业接触限值：总尘时间加权平均容许浓度为$4mg/m^3$，最大超限倍数均为2。见云母尘肺。

（陈　杰）

diànhàngōng chénfèi

电焊工尘肺（welder's pneumoconiosis） 由于长期吸入大量电焊烟尘所致的以慢性肺组织纤维增生损害为主的尘肺。电焊作业在建筑、机械加工、造船、国防等工业部门广泛存在，其中应用最为广泛的是电弧焊接，产生的烟、尘取决于焊条种类和金属母材以及被焊金属。电焊作业时，在电弧高温（$2000 \sim 6000℃$）的作用下，药皮、焊芯、焊接母材发生复杂的冶金反应，生成以氧化铁为主，并含无定型二氧化硅、氧化锰、各种微量金属（镁、铜、锌、铬、镍等）、氟化物（氟化钙、氟化钠、氟化钾等）、臭氧、一氧化碳和氮氧化物的混合物烟尘，以气溶胶形式逸散在作业环境中，经迅速冷凝形成电焊烟尘（welding fume）。焊接工艺不同，烟尘中的化学成分可相应改变。如二氧化碳保护焊采用实芯焊丝时，因在液态金属表面不断形成氧化硅并随即气化，导致烟尘中硅量相应增多。碳弧气刨作业主要用于金属材料焊接前的刨槽及各种铸件冒口、缺陷的修整。碳弧气刨阳极所用的碳棒主要成分为石墨，电极温度可达$3000℃$以上，当用压缩空气吹除槽内已熔化的金属熔渣时，可产生大量烟尘，其烟尘成分与手工电弧焊相似。电焊烟尘粒径多在$0.4 \sim 0.5$烟尘，电焊工长期在通风不良条件下或在密闭空间内如在船舱、油罐、锅炉内从事电焊作业，吸入高浓度电焊烟尘，可引起电焊工尘肺。

发病机制 电焊工尘肺的发病机制非常复杂，未完全明确，可视为系长期吸入大量电焊烟尘引起的肺组织纤维化。

病理改变 肉眼观察肺表面呈灰黑色，体积增大，重量增加，弹性减低；常有局限性胸膜增厚及气肿；肺内可见散在不规则形或星芒状、大小不等的尘灶，直径多在$1mm$左右。显微镜下可见两肺散在$1 \sim 3mm$的黑色尘斑或结节，多位于细支气管旁，常伴有灶周肺气肿。尘粒呈棕褐色，主要是氧化铁粉尘，肺间质不同程度增生并可见小片状融合。

临床表现 电焊工尘肺病程较长，发病缓慢，发病工龄一般在$15 \sim 20$年，最短发病工龄为4年。发病早期临床症状较少且轻微。X线胸片已有改变时仍可无明显自觉症状和体征。若无症状进行性加重，一般不影响工作。随病程发展，尤其是出现肺部感染或并发肺气肿后，症状才较明显，主要有咳嗽、咳痰、胸痛、胸闷和气短等。症状多少、轻重与X线所见可不一致。肺功能检查早期基本正常，并发肺气肿等病变后肺功能才相应降低。电焊工可合并有锰中毒、氟中毒和金属烟雾热等职业病。并发肺结核少见。X线表现早期以分布在两肺中下区的不规则形小阴影为主，肺纹理增多、变粗，紊乱变形，出现"白点黑圈""毛玻璃状"阴影。圆形小阴影出现较晚，以"p"形阴影为主，分布广泛，密集度较低，随着病情发展密集度逐渐增加，晚期可出现块状大阴影。肺门阴影变化不大。

诊断 根据可靠的粉尘接触史、现场劳动卫生学调查资料，以技术质量合格的胸片表现作为主要依据，参考受检者的动态系列胸片及尘肺流行病学调查情况，结合临床表现和实验室检查，排除其他肺部类似疾病后作出诊断。

治疗 目前尚无根治办法，应根据病情进行综合治疗，积极治疗和预防并发症，以期减轻症状，延缓病情进展，提高患者寿命，提高患者生活质量。

预防 电焊烟尘的职业接触限值：总尘时间加权平均容许浓度为 $4mg/m^3$，最大超限倍数为 2。见云母尘肺。

（陈 杰）

zhùgōng chénfèi

铸工尘肺（founder'spneumoconiosis）

铸造作业中的翻砂、造型作业工人长期吸入成分复杂而游离性二氧化硅含量不高的粉尘（如陶土、高岭土、石墨、煤粉、石灰石和滑石粉等混合性粉尘）引起的以结节型或尘斑型并伴有肺间质纤维化损害为主的尘肺。铸工尘肺不包括铸造中因型砂的粉碎、搅拌、运输、使用以及开箱、清砂、清理铸件时吸入游离二氧化硅含量极高的粉尘引起的尘肺，后者发病工龄短，病情进展快，称为矽肺。铸造生产过程包括型砂配制、砂型制造、砂型干燥、合箱、浇铸、开箱和清砂等工序。型砂原料主要是天然砂，含二氧化硅量一般为 70% 以上；其次是黏土，主要成分是硅酸铝。铸造生产的铸件分为铸钢、铸铁和有色合金三类。铸钢的浇铸温度为 1500℃ 左右，配料用耐火性强的石英砂（含游离二氧化硅 77%~98%）；铸铁温度为 1300℃，可用耐火性稍差的天然砂（含游离二氧化硅 70%~85%）；铸有色金属合金温度为 1100℃ 以下，多用天然砂及混有黏土、石墨粉、焦炭粉等混合性材料。在各类铸造过程的各工序都可产生大量粉尘，并可引起尘肺。铸工尘肺发病工种主要是型砂制造工尤其是铸铁的型砂制造工，包括泥芯制造工。砂型制造工所使用的型砂，虽然二氧化硅含量也在 60% 以上，但由于砂的颗粒较大（0.1~0.8mm），且是使用型砂时要将其搅拌配成湿料，故不易罹患矽肺。

发病机制 铸工尘肺的发病机制非常复杂，未完全明确，可视为系长期吸入成分复杂而游离性二氧化硅含量不高的粉尘引起的肺组织纤维化。

病理改变 由于铸工接触的粉尘含游离二氧化硅量低，以碳素类和硅酸盐类粉尘为主，故引起的病变与碳素类尘肺和部分硅酸盐尘肺相似。肉眼观察可见胸膜表面和肺切面上有大小不等的灰黑色或黑色斑点。镜下可见肺泡、小叶间隔、小支气管和血管周围有大量的尘细胞灶及由尘细胞、粉尘和胶原纤维形成的粉尘纤维灶。在粉尘灶周围常伴有小叶中心性肺气肿，肺泡腔内有大量粉尘和尘细胞充塞，偶见肺泡轻度坏死。有些病例可见少量典型或不典型矽结节。

临床表现 铸工尘肺发病工龄一般在 20 年以上，发病及病情进展缓慢。初期多无自觉症状，随病情的进展可出现胸闷、胸痛、咳嗽、咳痰、气短等症状。病变初期肺功能多正常，随病程进展可逐渐出现阻塞性或以阻塞为主的通气功能障碍。铸工尘肺患者常可并发慢性支气管炎和肺气肿。吸烟者合并慢性阻塞性肺疾病时常有气道气流限制性功能损害。胸部 X 线表现为两肺可见不规则形小阴影，以"t"阴影为主，多呈粗网状或蜂窝状，常伴有明显肺气肿。"s"阴影相对较少。不规则形小阴影背景上可出现圆形小阴影，数量较少，密度较低。此时 X 线表现与慢性支气管炎有些相似。随着病情进展，不规则形小阴影逐渐增多，并向中上肺区扩展，圆形小阴影也增多、增浓，但小阴影无聚集、聚合趋势。

诊断 根据铸造业翻砂、造型作业劳动史、现场劳动卫生学调查资料，以技术质量合格的胸片表现作为主要依据，参考受检者的动态系列胸片及尘肺流行病学调查情况，结合临床表现和实验室检查，排除其他肺部类似疾病后作出诊断。

治疗 目前尚无根治办法，应根据病情进行综合治疗，积极治疗和预防并发症，以期减轻症状，延缓病情进展，提高患者寿命，提高患者生活质量。

预防 国内外都在试用含硅量低的型砂代替石英砂。国外用锆石砂和橄榄石砂，中国试用"70砂"（石灰石砂）、白云石砂代替石英砂，以及使用水瀑清砂和水力清砂等工艺，结合通风除尘设备的改进和劳动条件的改善，铸工尘肺可逐步得到控制。铸工所接触粉尘的总粉尘时间加权平均容许浓度为 $4mg/m^3$，短时间接触容许浓度为 $10mg/m^3$；呼吸性粉尘时间加权平均容许浓度为 $2mg/m^3$，短时间接触容许浓度为 $10mg/m^3$。见云母尘肺。

（陈 杰）

miánchénbìng

棉尘病（byssinosis）

长期接触棉、麻等植物性粉尘引起的具有特征性的胸部紧束感和（或）胸闷、气短等症状，并有急性通气功能下降的呼吸道阻塞性疾病。长期反复发作可致慢性肺通气功能损害。

发病机制 病因和发病机制尚未完全阐明。棉、亚麻、软大麻粉尘可引发棉尘病，棉尘的主要成分是棉纤维，此外还含有棉花托叶，其他植物碎片及微生物（革兰阴性菌等），这些成分对棉尘病的发生均起一定作用。发病机制主要包括以下几方面。①组胺释放：棉尘病的症状之一为支气管痉挛，棉尘提取液可使人体肺组织释放过量组胺，引起支气管平滑肌痉挛。组胺释放学说可以解释棉尘病的急性期症状，但不能解释棉尘病的进展以及慢性期症状。②内毒素：受革兰阴性菌及内毒素污染的棉尘感染人体后，内毒素可激发炎症反应，这是棉尘病的发病基础。内毒素可激活肺泡巨噬细胞并使之释放生物活性物质，进而引起中性粒细胞聚集等一系列生物学反应，引起肺部的急性和慢性炎症反应。③细胞反应：棉尘浸出液激活巨噬细胞并分泌各种介质从而引起支气管痉挛。

病理改变　肉眼观察肺门淋巴结肿大，切面充血，并见黑色尘灶。支气管扩张。肺野可见广泛炎症和粉尘灶。有的病例可见大块纤维组织或灰白色数毫米大小之硬结节。部分病人有小叶中心型或全小叶型肺气肿。镜下观察肺门淋巴结髓质内可见多数黑色尘灶及不整形纤维增生。叶、段支气管可见平滑肌肥厚和粘液腺增生。肺泡壁、肺内支气管、细支气管及血管周可见黑色粉尘沉着。

临床表现　主要出现典型的胸部紧束感或气短和呼吸道刺激症状。早期上述症状主要出现于假日或周末休息后，重新上班的第一天工作几小时后，所以又称为"星期一症状"。随着病情进展而加重，一周内有几天出现症状，甚至每天都出现，并有咳嗽、咳痰等呼吸道刺激症状，晚期可出现慢性气道阻塞性症状、支气管炎、支气管扩张甚至肺气肿。由于接触棉尘所引起的肺通气功能损害，表现为阻塞性通气障碍，在早期上班后的第一秒用力呼气量（FEV_1）可显著低于上班前，这种现象在没有症状的棉工中也可见到。晚期时，FEV_1 持续降低，发展为慢性肺功能损害，棉尘病的 X 线胸片无特异性改变。吸烟可加重棉尘对呼吸功能的损害。

诊断　根据《棉尘病诊断标准》（GBZ56-2002），诊断及分级标准如下。①观察对象：偶尔有胸部紧束感和（或）胸闷、气短等特征性呼吸系统症状，出现第一秒用力肺活量 FEV_1 下降，但工作班后与班前比较下降幅度不超过 10%。②棉尘病 I 级：经常出现公休后第一天或工作周内几天均发生胸部紧束感和（或）胸闷、气短等特征性的呼吸系统症状。FEV_1 班后与班前比较下降 10% 以上。③棉尘病 II 级：呼吸系统症状持续加重，并伴有慢性通气功能损害，FEV_1 或用力肺活量小于预计值的 80%。

治疗与预防　无特效疗法，患者可按阻塞性呼吸系统疾病治疗原则，以对症治疗为主。观察对象应做好个人防护，定期做健康检查，掌握病情变化；棉尘病 I 级患者可调换到棉尘浓度较低或不接触棉尘的工作。棉尘病 II 级患者应调离接触棉麻尘的工作，症状明显者可给支气管扩张剂和抗组胺药物进行对症治疗。

（陈　杰）

zhíyèxìng biàntàifǎnyìngxìng fèipàoyán
职业性变态反应性肺泡炎（occupational allergic alveolitis）　由于反复暴露吸入被真菌、细菌或动物蛋白等污染的抗原性物质，通过免疫介导引起的以肺间质细胞浸润和肉芽肿形成为特征的疾病。又称过敏性肺炎（hypersensitivity pneumonitis）。为病理改变基本相同的一组疾病的统称。引起职业性变态反应性肺泡炎的抗原性物质主要成分是有机粉尘。与职业有关的这类疾病多以工作的环境或性质而命名。常见的有农民肺、甘蔗肺、蘑菇肺、养鸽者肺等。致病因子主要是嗜热性放线菌、干草小多孢菌、烟曲霉菌、蘑菇孢子、鸟或家禽类蛋白等。

发病机制　认为本病的发病机制是Ⅲ型、Ⅳ型变态反应共同作用的结果。主要依据为：患者体内可检测出抗原特异性沉淀素抗体；肺组织中可检测出抗原抗体复合物及补体成分；抗原皮试出现红斑和硬结反应；抗原支气管激发试验呈现迟发反应；患者肺组织有单核细胞浸润，并可形成肉芽肿；巨噬细胞活化，介导 Th1 和（或）Th2 型细胞参与的免疫应答反应。

病理改变　包括急性、亚急性及慢性三种形式。急性期以肺泡和间质的淋巴细胞炎症为特征，肺泡腔中淋巴细胞聚集，浆细胞和巨噬细胞增多。亚急性期表现为与结节病相似的非干酪化肉芽肿。病情反复发作进展为慢性期者，可出现不同程度的肺间质纤维化。

临床表现　急性期症状一般出现在接触致病因子后 4 ~ 8 小时。主要表现为畏寒、发热、头痛、气短伴咳嗽，可有明显的胸闷、气短，大多于脱离接触后 2 ~ 3 天症状得到缓解或消失，多被误诊为感冒。体征检查时，两肺底可闻及小水泡音或捻发音具有特征性意义。血清沉淀素抗体试验阳性，可作为近期接触指标。有相当部分的患者在接触 2 ~ 3 个月后，急性症状反复发作，可发展为亚急性期，该期表现为气短、咳嗽加重，促使患者就诊的原因常常是呼吸困难加重。X线胸片上出现弥漫性网状和细小阴影。慢性期主要表现为进行性呼吸困难加重，体重显著下降。经过若干年接触和反复发作，晚期症状加重可产生不可逆的肺纤维化，X线胸片出现蜂窝囊状改变，肺功能为限制性通气功能和弥散功能障碍的表现。

诊断　根据《职业性急性变应性肺泡炎诊断标准》（GBZ60-2002），诊断及分级标准：①接触反应。吸入变应原4～8小时后可出现畏寒、发热、咳嗽、胸闷和气急等症状，胸部X线检查未见肺实质改变。上述症状可在脱离接触变应原后1周内消退。②轻度。有中重度咳嗽，并伴有胸闷、气急、畏寒和发热等症状；两侧下肺可闻及捻发音；胸部X线检查除可见双肺纹理增强外，还可见1～5mm大小的边缘模糊、密度较低的点状阴影，其病变范围不超过2个肺区；血清沉淀反应可呈阳性。③重度。上述临床表现加重，并伴有体重减轻、乏力；胸部捻发音范围扩大；胸片示有斑片状阴影，分布范围超过2个肺区。或融合成大片模糊阴影。血清沉淀反应可呈阳性。

治疗　接触反应者应暂时脱离现场，给以相应的检查及处理措施，并密切观察24～72小时；轻度患者应暂时脱离生产环境休息，并给予镇咳、平喘、吸氧等对症处理措施及适量糖皮质激素治疗，并定期检查肺部体征和胸部X线的变化；重度者应卧床休息，调离工作岗位，早期给予足量糖皮质激素和对症治疗。

预防措施　防尘、防霉。稻草、麦秸、谷物等收割后应充分晒干，堆放在通风良好场所，以防霉变，加强排气通风和采用吸风罩，或实行密闭操作，降低生产环境中这些有机物质粉尘的浓度。凡生产环境中有大量有机粉尘者，都应对接尘工人作定期医学监护。有特异体质过敏的人，不宜参加某些有机粉尘的作业，有哮喘史，粉尘性肺部疾患反复发作史的人，应考虑调离。还应宣传并要求接触粉尘的工人戒烟。

（陈　杰）

nóngmínfèi

农民肺（farmer's lung）　农牧业劳动者在处理与加工发霉的干草（或霉变的谷类）时发生的典型的外源性变应性肺泡炎。秋收时节农民因接触大量发霉的粮草、柴禾、饲料、粮食等，吸入含霉菌的粉尘而发生肺部病变，再次接触后可骤然发病。吸入一定量的嗜热放线菌是农民肺的致病条件。

发病机制　含霉菌的粉尘被吸入人体后，可刺激机体产生免疫应答，使机体致敏，当再次吸入同种孢子时，数小时内即可出现变应性肺泡炎或间质性肺炎的临床特征。现在认为Ⅰ、Ⅲ、Ⅳ型变态反应均与本病的发生有关，但一般认为起主要作用的是Ⅲ型（免疫复合物型）和Ⅳ型（迟发型细胞免疫型）变态反应。认为引起本病的主要变应原是嗜热放线菌属的几种霉菌，国际上多以干草小多孢菌作为标准菌种，此外常见的还有普通嗜热放线菌、白色嗜热放线菌、绿色嗜热单孢菌等。调查发现，中国患者常见的病原体是嗜热吸水链霉菌，经动物实验反复验证得到其亦是农民肺的致病菌。

病理改变　病理改变以肺水肿和间质性淋巴细胞浸润为主。

临床表现　主要表现为巨噬细胞性肉芽肿的形成和肺间质纤维化改变。急性期症状为发热、寒战、胸闷、气促、干咳，伴有全肺湿啰音。晚期还可能出现肺心病等并发症，出现发绀、心悸、水肿等心力衰竭体征。由于此病症状与慢性气管炎、哮喘、肺结核等有相似之处而常被误诊，以致贻误病情，严重者最后可导致呼吸衰竭和心力衰竭。此时表现为肺功能明显受损，劳动能力丧失、食欲不振、体重下降。X线检查显示两肺有斑片状阴影。持续长期接触粉尘可使病情反复发作，导致本病进程经亚急性期进入慢性期，该期肺部可出现不可逆性损害——慢性肉芽肿性间质纤维化及阻塞性细支气管炎，甚至形成蜂窝状肺。

治疗及预防　本病在急性期的有效措施是给予皮质类固醇治疗。预防措施为防尘、防霉并使患者早期脱离粉尘接触环境。

（陈　杰）

mógufèi

蘑菇肺（mushroom worker's lung）　蘑菇种植者在栽培过程中产生的变态反应性肺部炎性疾病。又称蘑菇工人肺、蘑菇喘咳症等。属于职业性变态反应性肺泡炎的范畴。

蘑菇肺发生在蘑菇培殖过程中，多发生在蘑菇收摘期，常因吸入过量真菌类孢子而引发。本病发病一般较急，多在从事栽培工作后数天至数十天发生。有时连续工作几小时就可出现咳嗽、咳痰，临床诊断为蘑菇孢子过敏性支气管炎和过敏性肺泡炎。

发病机制　蘑菇菌孢粉尘被吸入人体后，可刺激机体产生免疫应答，使机体致敏，当再次吸入同种有机粉尘时，数小时内即可出现变应性肺泡炎或间质性肺炎的临床特征。目前认为是Ⅲ型、Ⅳ型变态反应共同起作用的结果。

病理改变　表现为急性、亚急性以及慢性形式的病理改变，急性期表现为肺泡和间质的淋巴细胞炎症，肺泡腔中淋巴细胞聚集，浆细胞和巨噬细胞增多。亚急性期可出现与结节病相似的非干酪化肉芽肿。反复发作可发展为慢性期，出现不同程度的肺间质纤维化。

临床表现　本病在长期种植蘑菇后出现，主要症状初期为流清涕、打喷嚏，继而出现咳嗽（多为刺激性干咳）、咳痰，早期为清白黏痰，逐渐痰色变黄，呈蛋清或胶冻状。患者多有胸痛、胸闷和气喘，部分患者还出现发冷、发热、寒战、头痛和四肢酸痛等症状。如不及时治疗往往会出现难以恢复的病变，如肺组织纤维化等。X线胸片显示中下肺野点片状阴影。

治疗及预防　预防本病的关键措施是在菇房内劳动时佩戴口罩，且工作时间不宜过长。出现症状者脱离接触数周后症状可缓解，恢复工作后会再次发病。此外应重点注意以下几点：①在栽培过程中，操作者应佩戴加有过滤纸的防护口罩，过滤纸应略大于进气孔，使之不留缝隙，尽量做到半天或者一天更换一次。②妥善安放摘下的蘑菇，防止菌类孢子在培育室内滋长蔓延，另外在栽培室洒水降尘，可以减少操作者对菌类孢子的接触。③选择适当的菌种，尽量选用少孢菌种，减少蘑菇自身菌孢的播散量，从而降低对人体的危害。④加强工作现场管理，改善工作环境，在成熟期，作业场所充分通风降尘后再进入，尽量缩短操作者在室内停留的时间，最好做到每隔1小时到室外呼吸一下新鲜空气。⑤定期进行预防性查体，有呼吸道疾病和过敏性疾病者禁忌从事蘑菇栽培工作。

（陈　杰）

yǎngniǎozhěfèi

养鸟者肺（bird breeder's lung）

养鸟者中有少数人发生的可逆性间质性肉芽肿肺泡炎。是外源性变应性肺泡炎的统称，也可按所接触鸟类的不同而分别命名为"养鸽者肺""长尾小鹦鹉饲养者肺""澳洲情鸟饲养者肺"等。

发病机制　鸟类脱落的皮屑、羽毛、排泄物等粉尘被吸入人体后，可刺激机体产生免疫应答，使机体致敏，当再次吸入同种有机粉尘时，数小时内即可出现变应性肺泡炎或间质性肺炎的临床特征。目前认为是Ⅲ型、Ⅳ型变态反应共同起作用的结果。

病理改变　养鸟者肺发病早期主要是免疫复合物反应，随病情进展，转变为以细胞免疫介导的组织损伤为主。养鸟者肺急性期的组织病理学改变复杂，亚急性、慢性期的主要病理学改变为肺泡细支气管炎、间质性肺纤维化和非坏死性肉芽肿。

临床表现　急性期临床症状相似，均表现为寒战、咳嗽、气喘、胸闷，可在接触鸟或鸟粪后数小时内发生。实验室检查结果为白细胞增多，偶有嗜酸性粒细胞增多及血清中γ-球蛋白升高。肺功能也有明显改变。X线胸片早期可见大小不等的结节阴影，后期则呈肺间质纤维化特征，但往往不严重。鸟粪中通常含有的微量白蛋白是本病的主要变应原，患者血清中可检出沉淀抗体。若对患者作激发试验，给予吸入高度稀释的变应原喷雾，肺换气功能可迅速下降，症状与体征再次出现。皮内试验不十分可靠，有时可为阴性。类固醇激素治疗在急性发作期有效。脱离接触变应原后，本病可逐渐恢复，症状、体征及X线征象可缓解，消失。

诊断、治疗及预防　慢性期预后差，早发现、早诊断，脱离继续接触抗原的环境是预防养鸟者肺进一步发展或延缓病情的重要手段。患者在出现肺炎症状时，如有饲养鸟类的经历，应主动向医生反映，以便于及早确诊。在饲养环境中要增强自我防护意识，养鸟者在放飞鸟类、清理鸟棚或鸟笼时要戴口罩、手套，并每日完成工作后及时清洗。尽量避免在有鸟粪的地方做剧烈运动，以防因呼吸深度加大而吸入致敏源。

（陈　杰）

gānzhefèi

甘蔗肺（bagasosis）

由于处理发霉甘蔗残渣时反复吸入大量抗原性有机物，主要为嗜热放线菌和（或）真菌孢子引起的外源性变应性肺泡炎。

本病大多在接触后2个月左右发病。急性期症状与农民肺相似，其特征为全身症状，伴有肺泡和小气道壁淋巴细胞浸润和结节病样肉芽肿，实验室检查血清中可见特异性抗体阳性。慢性期特征为进行性不可逆的弥漫性间质纤维化。急性期的病理改变表现为肺水肿、淋巴细胞浸润和肺泡壁增厚。该进程可概括为：早期出现肺水肿，随之被上皮样肉芽肿取代，周围可伴有胶原纤维，肉芽肿消退后出现肺泡壁淋巴细胞浸润和肺泡壁炎症性增厚，伴有少量网状纤维和胶原纤维。慢性期的病理改变表现为肺泡壁、终末和呼吸细支气管、血管周围进行性不可逆的弥漫性胶原纤维化。部分患者可完全恢复；严重者可发展为肺气肿和肺纤维化，并丧失劳动能力。临床表现为大量接触发霉有机物后 4~8 小时出现头痛、寒战、发热、乏力、出汗、躯体疼痛、恶心、呕吐，可有胸闷，呼吸困难，咳嗽，多为干咳。脱离接触后 2~3 天内症状消失。再次接触抗原时，症状可重现，反复发作几年后可发展为慢性期，症状为痰多，用力时气急加重。本病的主要诊断依据是职业接触史和症状特点。血清沉淀素仅可作为接触指标。X 线胸片可作为辅助诊断。治疗方案为对症处理，严重时可用肾上腺皮质激素治疗。发病后应立即脱离抗原接触，积极治疗，预后一般良好。预防措施主要是防止甘蔗渣发霉，尽量保持干燥。

（陈　杰）

yǒujīfěnchén dúxìng zōnghézhēng

有机粉尘毒性综合征（organic dust toxic syndrome）

短时间暴露于高浓度含有革兰阴性细菌及其内毒素的有机粉尘引起的非感染性呼吸系统炎症。简称 ODTS 或毒性肺炎（toxic pneumonitis）。通常于一天工作结束后出现症状，表现为流感样症状，出现发热、发冷、干咳、关节痛、头痛，一般持续 1~2 天症状可消失。"纱厂热"是具有代表性的疾病，家庭和办公室空调的使用及猪舍管理都可能引起毒性肺炎。

发病机制　主要的致病物质是细菌内毒素。研究表明暴露于含有大量内毒素的有机粉尘可致毒性肺炎，同时内毒素吸入试验研究结果也证实，内毒素可诱发毒性肺炎的典型临床症状。另外，吸入高浓度的真菌以及真菌毒素也可能引起毒性肺炎。

病理改变　基本病理改变是激活的巨噬细胞和上皮细胞释放炎性介质，如 IL-1 等，介导中性粒细胞在呼吸道和肺组织浸润，起始阶段以中性粒细胞为主，而后淋巴细胞和嗜酸性粒细胞增多并取代中性粒细胞占主导地位，所引起的呼吸道炎症多为急性炎症而非肉芽肿。通过激活补体而引起巨噬细胞非特异性释放水解酶等，导致毛细血管壁和肺泡水肿、间隙增加，肺弥散功能降低。

临床表现　多为一次性高浓度接触有机粉尘后发病。临床症状主要是以黏膜及上呼吸道的刺激症状为主的鼻、喉、眼的刺痒，干咳，表现为流感样的发热、发冷、头痛、肌肉关节痛、乏力，严重者有寒战现象。病程一般较短，属非进行性，大多持续 1~2 天症状可自愈。因为工人一次接触即可发病，且罹患率较高，患者常可将自身症状与工作联系起来。实验室检查多数患者血清中沉淀素抗体阴性。气道反应性增高，暴露较高时可见肺通气功能上班后较上班前下降。

诊断、治疗及预防　诊断依据为明确的暴露史和典型的临床症状。上午暴露后当天下午即可发病，并出现类似流感样症状，发热，体温一般在 37~38℃ 之间或更高，出现寒战等。还可伴有一过性白细胞增多。肺通气功能轻度下降，胸部 X 线检查正常。有既往接触史及病史者可作为支持诊断。一般症状持续 1~2 天后可自愈，症状较重时可对症治疗，但不需要抗生素或激素治疗。

（陈　杰）

fēidiànlí fúshè zhíyè wēihài

非电离辐射职业危害（occupational hazards of nonionizing radiation）

生产环境中非电离辐射对劳动者身体的危害。非电离辐射（nonionizing radiation）包括宽广频率范围（0~10^{15} Hz）的电磁辐射，均会产生各种潜在的健康危害效应。几类非电离辐射与人类健康的关系，一直引起人们的极大关注。

极低频电磁场（extremely low frequency electromagnetic fields, EMFs）　通常指 1~3000Hz 的电磁辐射，与高压电网交流电相关的主要是 50~60Hz。一般来讲，办公室测得的磁场为 1~100mG；焊接机（welding machine）和电钢炉旁测得的磁场为 17~80G；视屏终端操作员所受磁场强度为 1~10mG；电子设备工业从业者所受磁场强度为 1~50mG；家中平均的 EMFs 在 1mG 左右，而躺在电热毯上的人所受的磁场可能在 10~20mG，甚至达到 50mG，接近家中电器的磁场强度，如微波炉、吸尘器、电吹风、食品搅拌机和电动剃须刀等。许多研究报道了职业 EMFs 暴露与白血病（leukemia）的关系，但大部没有显示出具有统计学意义的结果。综合分析多个研究结果，相对危险度（relative risk，RR）为 1.15 左右，表明即使职业暴露 EMFs 与成人白血病有关，相对危险性也很小。也没有足够的研究证据表明职业暴露 EMFs 与脑癌（brain cancer）有关。即使有关联，相对危险度也很小（RR = 1.04，95% CI = 1.0~1.1）。也有研究分析了孩子脑瘤（child brain tumor）与父亲暴露 EMFs 的关系，结果也不一致。有证据表明父亲暴露 EMFs 并不引起精子突变，这一结果也不支持两者间相关。因为 EMFs 暴露减少松果体（pineal gland）分泌褪黑素（melatonin），有人认为 EMFs 暴露可能与乳腺癌有关。但是，职业暴露

EMFs 的男女性乳腺癌研究的结果基本上都没有证实这一观点。当然，其他因素如职业化学暴露、职业分类、暴露人群选择偏倚等，可能影响或低估 EMFs 暴露与癌症的关系。

射频和微波辐射 （radiofrequency and microwave radiation） 射频（radiofrequency, RF）包括 3kHz ~ 300GHz 的电磁辐射，其中包含 300MHz ~ 300GHz 的微波辐射。微波和射频设备广泛应用于许多工业领域，如干燥、粘贴、整形、消毒、无线电、电视、微波发射站、雷达、透热疗法等。消费者使用最多的是微波炉。来自无线电和电视发射塔的暴露水平很低。①动物实验和人群调查结果尚不能认为射频和微波辐射有生殖毒性或致畸作用。②没有足够的证据表明射频和微波辐射影响造血系统、免疫系统和神经内分泌系统。虽然对神经内分泌的影响可能与非特异性紧张和代谢变化有关，但是特异吸收率（specific absorption rates, SARs）阈值为 4W/kg 及以上，10 倍于职业暴露最大容许水平。③实验表明高强度微波暴露（SAR > 200W/kg）可致血脑屏障紊乱，而低强度没有出现这种影响。许多动物实验结果表明，能够产生热效应和代谢紧张效应的微波水平（SARs 为 4 ~ 8W/kg），短期暴露可出现行为变化。低水平则尚未观察到这个结果。不仅如此，人群研究没有发现微波辐射对神经精神方面的影响。④白内障效应（cataractogenic effects）。大部分研究表明，尽管不能排除光化学效应，但是热效应是白内障发生的关键。研究表明微波致白内障的第一个病例是一位 20 岁的雷达工。大部分研究都没有发现微

波相关的眼疾患，可能与作业人员暴露水平一般小于 $10mW/cm^2$ 有关。因此，有人建议暴露水平低于此水平，有助于预防微波的白内障效应。⑤美国空军中进行的一项研究，表明暴露于 RF 或微波发生脑瘤的临界危险性（borderline risk）（RR = 1.4，95% CI = 1.0 ~ 1.9）。研究表明，微波暴露可能增加白血病的危险性，但暴露人群总癌症发生率并没有明显升高。这结果仍然有待今后证实。

紫外线辐射 （ultraviolet radiation） 尽管 1894 年有人就提出阳光可引起皮肤癌，但直到 1928 年通过动物才得以证实。UV-B 既能诱发又能促进皮肤癌的发生，其机制可能与嘧啶二聚体形成有关，当其发生修复错误时，结果可能造成点突变。UV-B 对皮肤的损伤还包括引起皮肤衰老、起皱纹，出现色素斑、粗糙，毛细管扩张、松弛、退化。紫外线辐射的职业危害见电光性眼炎和职业性电光性皮炎。

红外线 （infrared radiation） 见红外线职业危害。

高频电磁场 （high-frequency electromagnetic field） 见高频电磁场职业危害。

激光 （light amplification by stimulated emission of radiation） 见激光职业危害。

（金永堂）

gāopín diàncíchǎng zhíyè wēihài
高频电磁场职业危害 （occupational hazards of high-frequency electromagnetic field） 生产环境中高频电磁场对劳动者身体的危害称为高频电磁场职业危害。高频电磁场指频率在 100kHz ~ 300MHz 的电磁辐射（electromagnetic radiation）。是电磁辐射中量子能量较小、波长为 10 ~ 3000m

的频段。职业暴露主要有：①频率在 300kHz ~ 3MHz 的高频感应加热，如表面淬火、热扎工艺、金属熔炼、钢管焊接等。②频率在 1 ~ 100MHz 的高频介质加热，如粮食干燥、种子处理、木材与电木粉加热、塑料热合和高频胶合，布匹、皮革、棉纱、纸张和木材烘干，还有橡胶硫化等。一定强度的射频辐射照射生物体一定时间后，会使局部或全身体温升高，即高频电磁场的热效应（thermal effect）。有时并不能检测到体温的这种变化，但受照射的工人却有这方面的感觉和客观体征，这种不致机体产热的健康效应就是高频电磁场的非热效应（athermal effect）。高频电磁场对人体健康的主要影响是引起不同程度的类神经症，如头晕、头痛、心悸、胸闷、全身无力、易疲劳、多梦、睡眠差、记忆力减退、脱发、多汗、肢体酸痛等；女工常出现月经周期紊乱，尤其是年轻者；男工出现性功能障碍，但比较少见。除部分工人发生自主神经功能紊乱外，几乎没有特异性体征。个别易感或接触场强较大者，可表现窦性心动过缓或心律不齐。防治措施：健康受到影响者脱离暴露现场，采取一般对症处理，经过一段时间休息，症状或体征均可减轻或消失。主要防护措施是合理布局、设置防护距离和场源屏蔽。中国卫生标准规定，每天 8 小时接触的容许限值为：脉冲波 $0.025mW/cm^2$（10V/m）；连续波 $0.05mW/cm^2$（14V/m）。

（金永堂）

wēibō zhíyè wēihài
微波职业危害 （occupational hazards of microwave） 生产环境中微波对劳动者身体的危害。

微波是波长为 1mm～1m、量子能量较小的电磁辐射。属于非电离辐射，常用功率密度表示其强度，单位为微瓦/平方厘米（$\mu W/cm^2$）或毫瓦/平方厘米（mW/cm^2）。由于波长较短、频率高、能量大，微波的生物学效应（biological effect）大于高频电磁场。微波按频率和波长不同分为分米波、厘米波和毫米波。厘米波应用最多，生物学效应得到广泛研究。毫米波应用日益增多，生物学效应也逐渐引起人们的关注。微波应用广泛：航空航天与通讯领域，如导航、测距、探测雷达和卫星通信等；工业和农业领域，如加热干燥粮食、木材和其他轻工业产品；临床医学使用微波理疗；家用微波炉等。微波适当屏蔽，通常不会引起危害。对人体的危害主要取决于微波源的发射功率、屏蔽和防护措施等。微波职业暴露对人体的危害大于高频电磁场，除引起类神经症（neurosis）外，还可引起局部器官损伤，如眼晶状体混浊、白内障等。可出现系统危害。①精神与神经系统。与高频电磁场接触者有相同感觉，但症状较严重、时间也较长，脱离暴露现场恢复较慢。少数人脑电图可出现 δ 波和 Q 波，无特征性改变。②心血管系统。可诱发心悸、胸闷、心前区疼痛，早期出现血压升高、长期暴露以低血压多见，心电图可现窦性心动过缓或心律不齐、T 波平坦或倒置、ST 段压低、偶见右束支传导阻滞等。③造血系统。有的可出现白细胞缓慢减少、血小板减少，脱离现场后均可恢复正常。④生殖内分泌系统。女性可出现月经异常，男性可有性功能减退、精子数减少并表现为暂时性不育，可能与甲状腺功能亢进和血中性激

素改变有关。⑤免疫系统及远期效应。诸多报道不一致，有待进一步研究。防治措施：出现危害者，应脱离现场，中西医结合治疗，一般预后良好。出现器质性损害者如白内障，应进行临床治疗。微波防护基本原则：屏蔽微波辐射源，增大作业点卫生防护距离，加强个人卫生防护。中国卫生标准规定作业场所微波辐射容许接触限值：固定或非固定脉冲波平均功率密度 $25\mu Wh/cm^2$，日接触剂量 $200\mu Wh/cm^2$；连续波平均功率密度为 $50\mu Wh/cm^2$，日接触剂量为 $400\mu Wh/cm^2$。

（金永堂）

zǐwàixiàn zhíyè wēihài

紫外线职业危害（occupational hazards of ultraviolet radiation）

见电光性眼炎和职业性电光性皮炎。

（金永堂）

jīguāng zhíyè wēihài

激光职业危害（occupational hazards of laser）

生产环境中激光对劳动者身体的危害。激光是物体受激辐射发出的放大光（light amplification by stimulated emission of radiation，LASER），是具有亮度高、方向性和相干性好等特点的人造的特殊类型的非电离辐射。激光器由产生激光的工作物质、光学谐振腔及激发能源三部分组成。按工作物质一般可分为固体、液体和气体激光器；按发射波谱可分为红外线、可见光、紫外线、X 与 γ 射线激光器；按激光输出方式分为连续波与脉冲波、长脉冲、巨脉冲和超短脉冲激光器。广泛应用于工农业生产、国防、医疗卫生、科学研究中，如军事与航天领域的激光雷达、激光瞄准、激光制导、激光测距、激光通讯等；工业上激光

打孔、切割和焊接等；医学上用于各种疾病的诊断与治疗；在生命科学和核物理学领域也发挥了重要作用。激光的生物学效应主要有热效应（thermal effect）、光化学效应、电磁场效应和机械压力效应。

激光对人体健康影响主要取决于激光的类型、发射方式、辐射强度、波长、入射角度、照射时间及生物组织本身特性等。激光损害的器官主要为皮肤和眼：①一般认为，可见光和短波红外辐射等光辐射是视网膜伤害波段。这些光束可在视网膜，尤其在中央黄斑区高度聚焦，造成眼损害。当眼暴露于水平激光束时，视网膜光强度是角膜的 200 000 倍。激光波长在 500nm 以下的可见光波段对人眼危害最大。典型表现为充血、水肿和出血，乃至视网膜移位、穿孔、中心盲点和瘢痕形成，最终造成视力激剧下降。如果视网膜边缘灼伤，因其无痛性主观感觉不到这种损害，易被忽视。不仅如此，460nm 的蓝光可视网膜视锥细胞永久消失，导致所谓"蓝光损害"，即眩目。颜色缺失表明一个或多个视锥细胞群受到损伤。②皮肤的损伤主要由激光的热效应所致。早期轻度皮肤效应表现为红斑（erythema）和色素沉着（pigmentation）。继而可出现水疱、皮肤褪色、焦化和溃疡。皮肤还可对 250～320nm 波产生光敏反应（photosensitized reaction）。暴露于大功率激光时，可伤及机体深部组织器官。防治措施：受到照射损伤后，应立即脱离现场、安静休息、眼避光保护，及时对症治疗。防护措施包括激光器应设置防光封闭罩；采用暗色调吸光材料制作工作室围护结构；工作室采光充足，无反

射光、折射光；作业人员应该接受激光相关的安全与卫生教育；制订严格的作业场所安全操作规程，设置醒目的警告标志，严禁裸眼接触激光，防止反射至眼睛；严禁非工作人员进入作业场所；开展作业人员工作前体检、定期体检，以眼睛检查为重点。中国《作业场所激光辐射卫生标准》（GB10435-89）中规定了眼直视和皮肤接触激光的最大容许照射剂量。

（金永堂）

hóngwàixiàn zhíyè wēihài

红外线职业危害（occupational hazards of infrared radiation）

生产环境中红外线对劳动者身体的危害。红外线即红外辐射，又称热射线。温度高于绝对零度（−273℃）的物体，都会产生红外线。按其波长分为：长波红外线，波长为 3μm ~ 1mm，能被皮肤吸收，产生热感觉；中波红外线，波长为 1400nm ~ 3μm，能被皮肤和角膜吸收；短波红外线，波长为 760 ~ 1400nm，组织吸收后可引起灼伤。太阳辐射是自然界最强的红外线辐射。生产环境中主要红外线辐射源有强红外线光源、烘烤和加热设备、熔炉、熔融态金属和玻璃等。职业损害多见于使用弧光灯、电焊和氧乙炔焊的操作工人。红外线对机体的危害主要是皮肤和眼。皮肤可吸收红外线，短时较强照射会使皮肤局部温度升高、血管扩张，引起红斑反应（erythema），立即发生的称为原发性红斑，6 ~ 8 小时后出现的称为继发性红斑。停止照射后红斑消失。反复暴露，局部可出现色素沉着（pigmentation）。过量照射会导致急性皮肤灼伤（skin burn），甚至透入皮下组织、加热血液和深部组织。长

期接触低能量红外线，可致眼慢性损伤，主要表现为慢性充血性睑缘炎。角膜吸收短波红外线可致角膜的热损伤，甚至伤及虹膜。波段为 0.8 ~ 1.2μm 和 1.4 ~ 1.6μm 的红外线可引起白内障（cataract），一般双眼同时发生且进展缓慢，常见于工龄长的作业工人。早期表现为视物模糊、视力减退，后期会出现整个晶状混浊，类似于老年性白内障。波长小于 1μm 的红外线可达视网膜，损害眼黄斑区。防治措施：采用反射性铝制遮盖物和铝箔衣服，可减少红外线暴露；降低相关作业人员的热负荷；严禁裸眼看强光源；作业工人应戴能有效过滤红外线的防护眼镜，加强个人卫生防护。

（金永堂）

diànlí fúshè zhíyè wēihài

电离辐射职业危害（occupational hazard of ionizing radiation）

在职业性接触电离辐射的工作中，如防护措施不当或违反操作规程，人体受照射的剂量超过一定限度所产生的有害作用。电离辐射是一切能引起物质电离的辐射的总称。其种类很多，高速带电粒子有 α 粒子、β 粒子、质子，不带电粒子有中子以及 X 线、γ 射线等。

电离辐射可分为天然辐射和人造辐射。人类接触的天然辐射主要来源于太阳、宇宙射线和在地壳中存在的放射性核素。从太空来的宇宙射线包括能量化的光量子、电子、γ 射线和 X 线。在地壳中发现的主要放射性核素有铀、钍、钋及其他放射性物质。释放出 α、β 或 γ 射线存在于自然界。从地下溢出的氡是自然界辐射的另一种重要来源。

人造辐射已广泛用于各个领

域。专门从事生产、使用及研究电离辐射的工作者，称为放射工作人员。与人造辐射有关的职业有：核工业系统的原料勘探、开采、冶炼与精加工，核燃料及反应堆的生产、使用及研究；农业的照射选种育种、食品消毒、农作物贮藏等；工业部门的各种粒子加速器、射线发生器及电子显微镜、电子速焊机、彩电显像管、高压电子管、发光涂料（夜光粉）的制造和使用等；利用原子动力的交通运输工具；在医疗方面，X线、γ 射线、放射性同位素用于疾病诊断及治疗等。

发生机制 电离辐射作用于人体的方式和通常接触的毒物作用方式不尽相同。电离辐射以体外照射与体内照射两种方式作用于人体。贯穿辐射（X 线、γ 射线及中子）是以体外照射方式作用于整个身体或身体某一部位；高能量 β 和 α 射线也能以体外照射方式作用于人体。体内照射指放射性物质进入体内后可在体内放出 α 或 β 粒子，有的同时放出γ 射线。体内照射剂量的降低和清除，只能依靠放射性物质的排出和蜕变。

电离辐射在人体组织内释放能量，导致细胞死亡或损伤。机体对电离辐射作用的反应程度取决于电离辐射的种类、剂量、照射条件及机体敏感性。机体暴露电离辐射后可发生一系列改变乃至发展为病态。在较少剂量下，并不能造成伤害，在有些情况下，细胞并不死亡，而是变成非正常细胞，有些为暂时，有些为永久，可发展为癌变细胞。大剂量的照射可引起大范围的细胞死亡。放射病是由电离辐射作用引起的疾病，是机体的全身性反应，几乎所有器官、系统均发生病理改变，

其中以神经系统、造血器官和消化系统的改变最为明显。人体受到大剂量电离辐射的一次或数次后，可发生急性放射病。在从事放射性工作中，如防护不当，机体长期受到超容许剂量的体外照射或有放射性物质经常少量进入并蓄积在体内，可引起慢性放射病。

临床表现 电离辐射对机体的损伤可分为急性放射性损伤和慢性放射性损伤，引起相应的急性放射病和慢性放射病。急性放射性损伤指在很短的时间内受到大剂量的照射所致的放射性伤害，一般由放射事故或是特殊的医疗过程产生。临床可见大面积出血、细菌感染、贫血、内分泌失调等，后期效应可能引起白内障、癌症、DNA 变异等。极端剂量能在很短的时间内导致死亡。

慢性放射性损伤指在较长时间内分散接受一定剂量的照射引起慢性放射伤害。临床可见皮肤损伤、造血障碍、白细胞减少、DNA 变异、白内障、生育力受损、皮肤癌等。慢性照射产生的作用，只有在照射后的一段时间后，才可能被察觉。此外，慢性放射病也可能是急性放射病转化的结果。

电离辐射尚具有远期效应，可致白血病、再生障碍性贫血、白内障等。对生育、遗传及后代也有不良影响。

诊断 依据放射性物质暴露史和临床表现及实验室检测，诊断并不困难。

防护 由于放射病的治疗无特效方法，防护是最重要的措施。电离辐射的卫生防护因照射不同，采用的措施各异。对于体外照射主要采取时间防护、距离防护及屏蔽防护。对于体内照射则应防止放射性物质进入体内。做好放射性污染的预防、监测及洗消工作十分重要。

（孙贵范）

气象条件与职业危害（meteorological conditions and occupational hazard）
在工作环境中由气温、气湿、气流、气压要素构成的气象条件与工人健康损害的关系。

气象条件的特点 正常情况下，气温、气湿、气流、气压构成的气象条件不但对人体无害，反而是人体生理活动或从事生产劳动所必需的，如气温、气压等。只有不良的气象条件才导致工人的健康损害，因此，其"适宜"的范围，如最适的温度、湿度等范围，能创造良好、高效的工作环境。每一种气象条件都具有特定的物理参数，如表示气温的温度，气压的高低，这些参数决定了对人体是否造成危害以及危害程度的大小。生产环境中的气象条件一般有明确的来源，当产生的装置处于工作状态时，其产生的因素则可能造成健康危害；一旦装置停止工作，则相应的便消失，不会造成健康损害。在许多情况下，对人体的损害效应与物理参数之间不呈直线的相关关系，而是常表现为在某一强度范围内对人体无害，高于或低于这一范围才对人体产生不良影响，并且影响的部位和表现形式可能完全不同。例如正常气温与气压对人体生理功能是必需的，而高温可引起中暑，低温可引起冻伤；高气压可引起减压病，低气压可引起高原病等。机体在接触气象条件后，大都会产生适应现象，如高温、低气温。一方面，可以利用此适应现象来保护职业人群，但另一方面，这种保护现象仅在一定的范围，不能忽视积极的预防策略。

健康危害 高温可引起中暑（见职业性中暑），低温可引起冻伤或冻僵（见低温作业）；高气压可引起减压病（见潜涵作业与减压病），低气压可引起高原病（见高原病）

预防 在对生产环境进行劳动卫生学调查时要对有关参数进行全面测量。同时，针对采取预防措施时不是设法消除这些因素，也不是将其减少到越低越好，而是设法将这些因素控制在正常范围内，条件容许时使其保持在适宜范围则更好。如果由于某些原因，作业场所的超出正常范围且对人体健康构成危害，而采取技术措施和个人防护又难以达到要求时，需采用缩短接触时间的办法以保护劳动者的健康。

（邬堂春）

高温作业（working in extremely hot environment）
在高气温或同时存在高气湿或热辐射的不良气象条件下进行的生产劳动。其生产环境中湿球黑球温度指数（wet bulb globe temperature index, WBGT）等于或大于 25℃ [《高温作业分级》（GBT-4200-2008）]。一般将热源散热量大于 23W/m^3 的车间称为热车间或高温车间。

卫生标准 高温作业时，人体与环境的热交换和平衡既受气象因素，又受劳动代谢产热的影响。制定卫生标准应以机体热应激不超出生理范围（如直肠体温 ≤38℃）为依据，对气象因素及劳动强度做出相应规定，以保证工人健康。一般以湿球黑球温度制定高温作业卫生标准，WBGT 是湿球、黑球和干球温度的加权平均值，也是综合性的热负荷指数。

根据热负荷指数 WBGT 和作业接触高温时间，中国将高温作业分为四级。Ⅰ～Ⅳ为高温作业的四级，级别越高表示热强度越大；轻劳动为Ⅰ级，中等劳动为Ⅱ级，重劳动为Ⅲ和Ⅳ级。具体规定见表〔《高温作业分级》（GBT-4200-2008）〕。

主要类型和特点 ①高温、强热辐射作业（干热环境）。如冶金工业的炼焦、炼铁、炼钢、轧钢等车间；机械制造工业的铸造、锻造、热处理等车间；陶瓷、砖瓦、玻璃、搪瓷等工业的炉窑车间；火力发电厂和轮船的锅炉间等。这些生产场所的气象特点是高气温、热辐射强度大，而相对湿度较低，形成干热环境，其受环境温度影响大。②高温、高湿作业（湿热环境）。如印染、缫丝、造纸等工业中液体加热或蒸煮时，车间气温可达 35℃ 以上，相对湿度常达 90% 以上；潮湿的深矿井内气温可在 30℃ 以上，相对湿度在 95% 以上。高湿度的形成主要是由于生产过程中产生大量水蒸气或生产上要求车间内保持较高的相对湿度所致。其气象特点是高气温、气湿，而热辐射强度不大。③夏季露天作业。如夏季的农田劳动、建筑、搬运、运动员户外训练等露天作业，除受太阳的直接辐射作用外，还受到被加热的地面和周围物体等二次辐射源的附加热作用。其作用的特点是持续时间较长，加之中午前后气温较高，形成高温与热辐射的联合作业环境。

人体生理反应的变化 高温作业时，人体可出现一系列生理反应，主要为体温调节、水盐代谢、循环系统、消化系统、神经系统、泌尿系统等方面的适应性变化。①体温调节。正常人的体温相对恒定，是保证机体新陈代谢和生命活动正常进行的必要条件。当环境温度发生变化时，经外周和中枢温度感受器的温度信息在下丘脑的体温调节中枢整合后，通过调节机体的产热和散热活动，来维持机体体温的相对恒定。人体的产热和散热活动主要取机体与环境的热平衡状况，热平衡公式表示如下：$S = M - E \pm R \pm C_1 \pm C_2$，公式中，S（storage）为热蓄积的变化，M（metabolism）为代谢产热，E（evaporation）为蒸发散热，R（radiation）为经辐射的获热或散热，C_1（convection）为对流的获热或散热，C_2（conduction）为传导的获热或散热。辐射热总是由温度较高的物体传向温度较低的物体，但并不加热其周围的空气。人体经对流将热传给空气分子，而气温过高时其将热传给人体。人体通过蒸发将热传给水分子，风（气流）大可加强对流和蒸发。传导则将热由一个物体直接传给另一物体，通过上述几种方式，人

体与环境不断进行热交换使中心体温保持在正常变动范围内。需要特别注意的是，高温环境本身和劳动所涉及的肌肉与精神活动均增加代谢产热；皮肤是散热的主要部位，蒸发散热是最重要而有效的散热方式。正常情况下，通过下丘脑体温调节中枢，人体的产热和散热处于动态平衡中，维持体温在 37℃ 左右。人体产热主要来自体内氧化代谢过程中产生的基础热量，肌肉收缩所产生的热量也是一个主要来源。在室内常温下，人体散热主要靠辐射和蒸发的方式散热。当气温超过皮肤温度（一般为 32～35℃）时，机体仅能通过出汗、皮肤和肺泡表面的蒸发的方式进行散热。高温环境下，人体能量代谢增强，产热增加；而在此环境下劳动，机体产热更多。此时下丘脑散热中枢调节皮肤血管扩张、血流加速、汗腺分泌增加以及呼吸加快等，将体内产生的热量送达体表。当作业环境中有热辐射源（如电炉、明火），或空气中湿度过高通风又不良时，人体内的热量难以通过辐射、传导、蒸发和对流等方式散发，甚至还会从外界环境中吸收热，造成体内热量蓄积增加，引起体温升高，进而引起职业性中暑。②水盐代谢。在高温环境下工作，机体能量代谢增强，劳动产热增加，蓄热增加，为维持正常体温，机体必须加强散热反应（出汗），但在湿热风小的环

表 高温作业分级

接触高温作业时间（分钟）	WBGT 指数/℃									
	25-26	27-28	29-30	31-32	33-34	35-36	37-38	39-40	41-42	≥43
Ⅱ≤120	Ⅰ	Ⅰ	Ⅰ	Ⅰ	Ⅱ	Ⅱ	Ⅱ	Ⅲ	Ⅲ	Ⅰ
≥121	Ⅰ	Ⅰ	Ⅱ	Ⅱ	Ⅲ	Ⅲ	Ⅳ	Ⅳ	—	—
≥241	Ⅱ	Ⅱ	Ⅲ	Ⅲ	Ⅳ	Ⅳ	—	—	—	—
≥361	Ⅲ	Ⅲ	Ⅳ	Ⅳ	—	—	—	—	—	—

境，蒸发效率则经常不足 50%，汗液难于蒸发，往往成汗珠淌下，不利于散热。一般高温工人一个工作日出汗量可达 3 000～4 000g，经汗液排出的盐达 20～25g，故大量出汗可致水盐代谢障碍，而水、盐的缺乏是职业性中暑的重要病因之一。③呼吸系统。在高温环境中工作时，人体蓄热增加，其散热反应的冲动将刺激脑干网状结构内的呼吸中枢，反射性地加强呼吸运动，出现呼吸频率增加，肺通气量增加，肺泡换气量也同时增加，其结果可能会出现呼吸过度，血碳酸减少，若环境温度过高，炽热的空气将会导致鼻、气管、支气管灼热疼痛等。④循环系统。高温环境下从事体力劳动时，心脏要向高度扩张的皮肤血管网输送大量血液，以便有效地散热；同时又要向工作肌输送足够的血液，以保证工作肌的活动，同时还要维持适当的血压。另一方面，由于出汗丧失大量水分和体液转移至肌肉，而使有效血容量减少。这种供求矛盾使得循环系统处于高度紧张状态。心脏向外周输送血液的能力取决于心输出量，而心输出量又依赖于最高心率和血管血容量。如果高温工人在劳动时已达最高心率，机体蓄热又不断增加，心输出量则不可能再增加来维持血压和肌肉灌流，可能导致热衰竭。血压改变没有明确的规律。⑤消化系统。高温作业时，由于出汗散热和工作肌的需要，血液重新分配，消化系统血流减少，导致消化液分泌减弱，消化酶活性和胃液酸度（游离酸与总酸）降低；胃肠道的收缩和蠕动减弱，吸收和排空速度减慢；唾液分泌也明显减少，淀粉酶活性降低，这些因素均可引起食欲减退和消化不良，

胃肠道疾患增多，且工龄越长，患病率越高。⑥神经系统。高温作业可使中枢神经系统出现抑制，肌肉工作能力低下，机体产热量因肌肉活动减少而下降，热负荷得以减轻。因此，可把这种抑制看作是保护性反应。但由于注意力、肌肉工作能力、动作的准确性与协调性及反应速度降低，不仅导致工作效率的降低，而且易发生各种工伤事故。⑦泌尿系统。在高温条件下，人体需维持水分和电解质的平衡，肾脏作为适应这一需要的最重要的器官，一方面作为排泄器官排出多余的水、酸、过剩的电解质和机体的代谢产物，另一方面又起着保留作用，以调节体液平衡。在高温环境中，由于内脏器官血流减少和机体大量出汗导致肾血流减少。肾小球滤过率下降、肾少管重吸收功能加强，出现尿液浓缩、排尿减少。若机体过热和大量缺水，会使酸性物质排出减少，而引起代谢性酸中毒；低钾饮食时易出现低钾血症。机体受热过程中所致的肾血液减少，失水失盐、高热状态对氧的需要增加以及肌蛋白血症等引起肾损害，出现肾脏肿大、变硬、蛋白以及肾小球内皮和肾少管细胞混浊、肿胀，甚至导致严重的肾功能不全。⑧生化和免疫功能。高温对机体生化和免疫功能的影响是十分复杂的，其主要表现为，热休克蛋白、急相反应蛋白、谷丙转氨酶、谷草转氨酶、乳酸脱氢酶的增高，而机体有氧代谢减少，机体产生 ATP 效率低下；微量元素和维生素含量降低，营养素严重缺乏；免疫能力低下，对各种疾病，特别是传染病的抵抗力下降，易患多种疾患。⑨热适应。热适应（heat acclimatization）指人在热环境工作

一段时间后，对热耐受性提高而产生对热负荷产生适应的现象。一般在高温环境劳动数周时间，机体可产生热适应。热适应后，体温调节能力提高，劳动时代谢减慢，产热减少；参与活动的汗腺数量和每一汗腺活动的强度和效率均增加；心血管系统的紧张性下降，且适应能力提高，使得每搏输出量显著增加。热适应的状态并不稳定，停止接触热 1 周左右返回到适应前的状况，即脱适应（de-acclimatization）。病愈或休假重返工作岗位者应注意重新适应。热适应者对热的耐受能力增强，不仅可提高高温作业的劳动效率，且有助于防止中暑发生。但人体热适应有一定限度，如超出适应能力限度，仍可引起正常生理功能紊乱。

（邬堂春）

zhíyèxìng zhòngshǔ
职业性中暑（occupational heat stroke or heat illness） 高温作业时由于热平衡和（或）水盐代谢紊乱等引起的以中枢神经系统和（或）心血管系统障碍为主要表现的急性热致疾病。按发病机制可分为 4 种类型：热失神（heat syncope）、热衰竭（heat exhaustion）、热痉挛（heat cramp）和热射病（heat stroke，含日射病 sun stroke）。这种分类是相对的，临床上往往难于区分，常以单一类型出现，亦可多种类型并存，中国职业病名单将后 3 种统称为职业性中暑。高温作业可引起急性热致疾病（acute heat-induced illness）（如刺热、痱子和中暑）和慢性热致疾病（慢性热衰竭、高血压、心肌损害、消化系统疾病、皮肤疾病、热带性嗜睡、肾结石、缺水性热衰竭等）。生产环境温度过高、湿度大、风速小、劳动强

度过大、劳动时间过长是中暑的主要致病因素。过度疲劳、未热适应、睡眠不足、年老、体弱、肥胖和抗热激蛋白（HSPs）抗体增加都易诱发中暑的发生。

发病机制 由于生产环境温度过高、湿度大、风速小、劳动强度过大、劳动时间过长等原因，导致劳动者热平衡和（或）水盐代谢紊乱所致的，不同类型中暑的发病机制如下：①热失神。由于大量出汗引起脱水和末端血管扩张，使全身血液循环降低所致。②热衰竭。多数认为在高温、高湿环境下，皮肤血流增加，但不伴有内脏血管收缩或血容量的相应增加，因此不能进行足够的血液代偿，导致脑部暂时供血减少而发生晕厥。③热痉挛。由于大量出汗，体内钠、钾过量丢失所致。④热射病。由于人体在热环境下，散热途径受阻，体温调节机制失调所致。

临床表现 中暑在临床上往往难于区分，常以单一类型出现，亦可多种类型并存，但是不同类型具有一些特征：①热失神。主要症状为意识突然消失，体温高于正常，明显出汗。②热衰竭。一般起病迅速。先有头晕、头痛、心悸、出汗、恶心、呕吐、皮肤湿冷、面色苍白、血压短暂下降，继而晕厥，体温不高或稍高。通常休息片刻即可清醒，一般不引起循环衰竭。③热痉挛。主要临床表现为明显的肌肉痉挛，伴有收缩痛。痉挛以四肢肌肉及腹肌等经常活动的肌肉多见，尤以腓肠肌最明显。痉挛常呈对称性，时而发作，时而缓解。患者神志清醒，体温多正常。④热射病。又分为劳力型（exertional）和非劳力型（nonexertional），其临床特点为突然发病，体温升高可在

40℃以上，开始时大量出汗，以后出现"无汗"，并伴有干热和意识障碍、嗜睡、昏迷等中枢神经系统症状，其死亡率甚高。在这四种类型的中暑中，热射病最为严重，尽管迅速救治，仍有20%~40%的患者死亡。不同类型中暑症状比较见表1。

诊断 根据高温作业人员的职业史及体温升高、肌痉挛或晕厥等主要临床表现，排除其他类似的疾病，可诊断为职业性中暑。中暑按其临床症状的轻重可分为轻症和重症中暑，重症中暑包括热射病、热痉挛、热衰竭，为中国法定的职业性中暑。

中暑先兆 观察对象，指在高温环境下劳动一段时间后，出现头晕、胸闷、心悸、口渴、多汗、注意力不集中、动作不协调等症状，体温正常或稍高。

轻症中暑 除上述症状加重外，出现面色潮红、有呼吸与循环衰竭的早期症状，如大量出汗、面色苍白、血压下降、脉搏细弱而快，肛温升高可在38.5℃以上。

重症中暑 凡出现前述热射病、热痉挛或热衰竭的主要临床表现之一者，可诊断。

治疗 中暑的治疗原则主要是依据其发病机制和临床症状进行对症治疗，体温升高者应迅速降低体温。

轻症中暑 应使患者迅速离开高温作业环境，到通风良好的阴凉处安静休息，给予含盐清凉饮料，必要时给予葡萄糖生理盐

水静脉滴注。

重症中暑 ①热射病。迅速采取降低体温、维持循环、呼吸功能的措施，必要时应纠正水、电解质平衡紊乱。②热痉挛。及时口服含盐清凉饮料，必要时可给予葡萄糖生理盐水静脉滴注。③热衰竭。使患者平卧，移至阴凉通风处，口服含盐清凉饮料，对症处理。静脉给予盐水虽可促进恢复，但通常无必要，升压药不必应用，尤其对心血管疾病患者慎用，避免增加心脏负荷，诱发心力衰竭。对中暑患者及时进行对症处理，一般可很快恢复。不必调离原作业。若因体弱不宜从事高温作业，或有其他就业禁忌证者，应调换工种。

预防 按照高温作业卫生标准、采取一系列综合防暑降温措施是预防与控制职业性中暑的必要途径。已经确定为高温作业的工作地点，为便于用人单位管理和实际操作，提高劳动生产率，采用工作地点温度规定高温作业允许持续接触热时间限值。在不同工作地点温度、不同劳动强度条件下允许持续接触热时间不宜超过表2（GB/T 4200-2008）。

技术措施 包括以下几方面。

合理设计工艺流程 改进生产设备和操作方法是改善高温作业劳动条件的根本措施。如钢水连铸、轧钢、铸造、搪瓷等的生产自动化，可使工人远离热源，同时减轻劳动强度。热源的布置应符合下列要求：①尽量布置在

表1 四种类型中暑的症状比较

	热失神	热疲劳	热痉挛	热射病
意识	消失	正常	正常	高度障碍
体温	正常	≈39℃	正常	40℃以上
皮温	正常	偏低	正常	高温
出汗	增加	增加	增加	无汗

车间外面。②采用热压为主的自然通风时，尽量布置在天窗下面。③采用穿堂风为主的自然通风时，尽量布置在夏季主导风向的下风侧。④对热源采取隔热措施。⑤使工作地点易于采用降温措施，热源之间可设置隔墙（板），使热空气沿着隔墙上升，经过天窗排出，以免扩散到整个车间。热成品和半成品应及时运出车间或堆放在下风侧。

隔热　防止热辐射的重要措施。可以利用水或导热系数小的材料进行隔热，其中尤以水的隔热效果最好，水的比热大，能最大限度地吸收辐射热。

通风降温　①自然通风（natural ventilation）：任何房屋均可通过门窗、缝隙进行自然通风换气，高温车间仅仅靠这种方式是不够的，热量大、热源分散的高温车间，每小时需换气 30～50 次以上，才能使余热及时排出，此时必须把进风口和排风口配置得十分合理，充分利用热压和风压的综合作用，使自然通风发挥最大的效能。②机械通风（mechanical ventilation）：在自然通风不能满足降温的需要或生产上要求车间内保持一定的温湿度时，可采用机械通风。

医疗措施　包括以下几方面。

高温作业工人的膳食和营养状况　高温作业人员由于出汗过多，而丧失大量水盐外，还有许多营养素随汗丢失。加之高温作业机体代谢增强，营养素消耗增加。而食欲减退和消化吸收不良，又限制了营养素的正常摄取，常可致营养缺乏、降低劳动能力。因此对这些高温作业人员的营养与膳食作必要的调整，以使机体增强体质，提高耐热能力和劳动效率，适应高温环境中的劳动和生活。高温作业工人应补充与出汗量相等的水分、盐分和适当补充多种维生素、氨基酸和人体必需的微量元素（如钙）。一般每人每天供水 3～5L，盐 20g 左右。在 8 小时工作日内出汗量少于 4L 时，每天从食物中摄取 15～18g 盐即可，不一定从饮料中补充。若出汗量超过此数时，除从食物摄取盐外，尚需从饮料适量补充盐分。饮料的含盐量以 0.15%～0.2% 为宜。饮水方式以少量多次为宜。

个人防护　高温工人的工作服，应以耐热、导热系数小而透气性能好的织物制成。防止辐射热，可用白帆布或铝箔制的工作服。工作服宜宽大又不妨碍操作。此外，按不同作业的需要，供给工作帽、防护眼镜、面罩、手套、

鞋盖、护腿等个人防护用品。特殊高温作业工人，如炉衬热修、清理钢包等工种，为防止强烈热辐射的作用，需佩戴隔热面罩和穿着隔热、阻燃、通风的防热服，如喷涂金属（铜、银）的隔热面罩、铝膜隔热服等。

健康监护　对高温作业工人应进行就业前和入暑前体格检查。凡有心血管系统器质性疾病、血管舒缩调节功能不全、持久性高血压、溃疡病、活动性肺结核、肺气肿、肝、肾疾病，明显的内分泌疾病（如甲状腺功能亢进）、中枢神经系统器质性疾病、过敏性皮肤瘢痕患者、重病后恢复期及体弱者，均不宜从事高温作业。

组织措施　中国防暑降温已有较成熟的经验，关键在于加强领导，改善管理，严格遵照国家有关高温作业卫生标准搞好厂矿防暑降温工作。根据地区气候特点，适当调整夏季高温作业劳动和休息制度。休息室或休息凉棚应尽可能设置在远离热源处，必须有足够的降温设施和饮料。大型厂矿可专门设立具空气调节系统的工人休息公寓，保证高温作业工人在夏季有充分的睡眠与休息，这些对预防中暑有重要意义。

（邬堂春）

dīwēn zuòyè

低温作业（working in cold environment）　工作环境平均气温等于或低于5℃下的生产劳动。低温作业时间率指一个劳动日中，在低温环境下净劳动时间占工作日总时间的百分率，即：低温作业时间率（%）=［低温作业时间（min）/工作日总时间（min）］×100。按照工作地点的温度和低温作业时间率，可将低温作业分成4级，级数越高冷强度越大（表）。

低温作业对机体的影响不单

表2　高温作业允许持续接触热时间限值

工作地点温度/℃	轻劳动（Ⅰ）	中等劳动（Ⅱ）	重劳动（Ⅲ Ⅳ）
30-32	80	70	60
>32	70	60	50
>34	60	50	40
>36	50	40	30
>38	40	30	20
>40	30	20	15
>42～44	20	10	10

注：凡高温作业工作地点空气湿度大于75%时，空气湿度每增加10%，允许持续接触热时间相应降低一个档次，即采用高于工作地点温度2℃的时间限值。

纯是环境气温低的程度，还取决于低温环境中人体防寒保暖程度、体力活动强度、饮食及健康状况间的关系，同时，与高温作业一样，低温作业除温度之外，还受到作业环境中湿度的影响（见高温作业）。因此，在测定温度的同时，还需对作业环境中的相对湿度进行测量。如果低温作业地点空气相对湿度平均等于或大于80%时，可在分级标准基础上提高一级。

职业接触 低温作业主要包括寒冷季节从事室外或室内无采暖设备的作业，以及工作场所有冷源装置的作业，如林业、渔业、农业、矿业、土建、护路、通讯、运输、环卫、警务、投递、制造业（室外）等。这些工人在接触低于0℃的环境或介质（如制冷剂、液态气体等）时，均有发生冻伤的可能。

对机体的影响 ①体温调节：寒冷刺激皮肤冷感受器发放神经冲动传入到脊髓和下丘脑，反射性引起皮肤血管收缩、寒战、立毛及动员贮存的脂肪和糖。血液由于外周血管收缩而转向流入深部组织，热因此不易散失。寒战、脂肪和糖动员也使得代谢产热增加，体温能够维持恒定。人体具有适应寒冷的能力，但有一定的限度。如果在寒冷（-5℃以下）环境下工作时间过长，或浸于冷水中（使皮温及中心体温迅速下降），超过适应能力，体温调节发

生障碍，则体温降低，甚至出现体温过低，影响机体功能。②中枢神经系统：低温条件下，脑内高能磷酸化合物代谢降低。可出现神经兴奋与传导能力减弱，并与体温有直接的关系：体温在32.2~35℃时，可见手脚不灵、运动失调、反应减慢及发音困难。寒冷引起的这些神经效应使低温作业工人易受机械和事故的伤害。③心血管系统：低温作用初期，心率加快，心输出量增加，后期则心率减慢，心输出量减少。体温过低并不降低心肌收缩力而是影响心肌的传导系统。房室结的传导障碍表现为进展性心动过缓，进而出现心收缩不全。传导障碍可在心电图上有明显变化。④体温过低：一般将中心体温35℃或以下称为体温过低（hypothermia），可出现明显寒战；降到34℃时血压出现下降，意识受到影响；下降到33℃时，呼吸次数、心率减少、血压下降，称为"重症低体温"，下降到31~32℃时，血压测不到，意识不清，寒战消失，瞳孔散大；下降到29~30℃时，意识逐渐消失、肌肉僵直、脉搏呼吸减弱、减少；下降到28℃可出现心室纤颤，生命垂危；下降到20℃时，心搏停止。在寒冷环境中，大量血液由外周流向内脏器官，中心和外周之间形成很大的温度梯度，所以中心体温尚未过低时，易出现四肢或面部的局部冻伤。

预防措施 防寒和保暖：应按《工业企业设计卫生标准》（GBZ 1-2002）和《采暖、通风和空气调节设计规范》的规定，提供采暖设备，使作业地点保持合适的温度。除低气温外，应注意风冷效应（wind-chill effect）。常以风冷等感温度（wind-chill equivalent temperature）表示风冷效应。以冷环境下、裸露、无风状态作为比较的基础，风冷等感温度是因风速所增加的冷感相当于无风状态下产生同等冷感的环境温度。在风冷等感温度-32℃环境下，不得长时间地工作。若在风冷等感温度-7℃环境持续工作，必须在附近建立暖和的庇所。个人防护：环境温度低于-1℃，尚未出现中心体温过低时，表浅或深部组织即可冻伤，因此手、脚和头部的御寒很重要。低温作业人员的御寒服装其面料应具有导热性小，吸湿和透气性强的特性。在潮湿环境下劳动，应发给橡胶工作服、围裙、长靴等防湿用品。工作时若衣服浸湿，应及时更换并烘干。教育、告知工人体温过低的危险性和预防措施：肢端疼痛和寒战（提示体温可能降至35℃）是低温的危险信号，当寒战十分明显时，应终止作业。劳动强度不可过高，防止过度出汗。禁止饮酒，酒精除影响注意和判断力外，还由于使血管扩张，减少寒战，增加身体散热而诱发体温过低。人体皮肤在长期和反复寒冷作用下，会使得表皮增厚，御寒能力增强，而适应寒冷。故经常冷水浴或冷水擦身或较短时间的寒冷刺激结合体育锻炼，均可提高对寒冷的适应。此外，适当增加富含脂肪、蛋白质和维生素的食物。

（邹堂春）

表 低温作业分级

低温作业时间率%	温度范围℃					
	5~0	0~-5	-5~-10	-10~-15	-15~-20	<-20
≤25	I	I	I	II	II	III
25~50	I	I	II	II	III	III
50~75	I	II	II	III	III	IV
>75	II	II	III	III	IV	IV

gāoyuánbìng

高原病（high altitude disease）

人体进入海拔 2 600m 以上高原低氧环境下发生的以缺氧为主临床表现的疾病。又称高山病、高原适应不全。返回平原后迅速恢复为其特点。职业性高原病是在高海拔低氧环境下从事职业活动所致的疾病，通常指人体进入高原或由高原进入更高海拔地区的当时或数天内发生的因高原低氧环境引起的疾病，极大地威胁着高原作业、生活人群的身心健康和作业人群的劳动效率。高原病共同的临床表现有头痛、头晕、心悸、气促、恶心、呕吐、乏力、失眠、视物模糊、嗜睡、手足麻木、唇指发绀、心率增快等，其他症状和体征则因类型不同而异。

发病机制　高原的特点是空气稀薄，大气压低、氧分压低。海平面地方温度0℃时，大气压为101.2kPa（760mmHg），大气氧分压为 21.2kPa（159mmHg），正常人肺泡气氧分压为 14kPa（105mmHg），动脉血氧分压（PaO_2）为 13.3kPa（100mmHg）。海拔增加至 3 000m 时，大气压降至 77.3kPa（526mmHg），大气氧分压为 14.7kPa（110mmHg），肺泡氧分压为 8.26kPa（62mmHg），PaO_2 和动脉血氧饱和度明显下降，人体产生缺氧现象。低气压性缺氧是此病发病的主要病因，上呼吸道感染、疲劳、寒冷、精神紧张、饥饿、妊娠等为发病的诱导因素，会增加高原病的发生和发展。

临床表现　高原病分为急慢性两大类，《职业性高原病诊断标准》（GBZ 92-2008）规定，高原脑水肿和高原肺水肿为急性高原病；高原红细胞增多症和高原心脏病为慢性高原病。

急性高原病包括急性高原反应（acute mountain sickness，AMS）、高原肺水肿（high-altitude pulmonary edema，HAPE）和高原脑水肿（high-altitude cerebral edema，HACE）。①急性高原反应：又称急性高山病多属机体对低氧环境的生理适应反应，发病高峰期是进入高原后 24～48 小时，一般情况 1～2 周自愈，对于反应严重者可以给予间断吸氧。主要症状为头痛、心悸、气促、恶心、呕吐、乏力、失眠、呼吸困难、心率增快、手足麻木、唇指发绀、食欲缺乏等。尿少是急性高山病的一个特点。突然在高海拔（4500m）以上，患急性高山病的人可达 75%，在中等海拔高度（3000m），约 30% 的人患急性高山病。②高原肺水肿：属于急性高原病中的严重类型，其特点为发病急，病情发展迅速，应迅速的进行诊断与治疗。迅速攀登超过海拔 2 500～4 000m，可发生这种病，表现为呼吸困难、胸痛、烦躁不安、发绀、咳泡沫痰、不能平卧，较严重者会出现神志不清等，当合并感染时体温升高，心率快，第二心音亢进或分裂，有时出现心功能不全，两肺听诊可闻干湿啰音，眼底检查可见视网膜静脉扩张，视神经盘充血。X线检查见两肺中、下部密度较淡，云絮状边缘不清阴影，尤其右下侧严重。根据进入高原史和相关的临床症状进行诊断，注意与肺炎鉴别。③高原脑水肿：又称高原昏迷，属急性高原病中的危重类型。尽管发病率低，但病死率高，其特点是严重脑功能障碍和意识丧失，发病急，一般在 4000m 以上，多为未经习服的登山者。患者除有早期急性高原反应的症状外，由于缺氧引起大脑

血流和脑脊液压力升高，血管通透性增强，而产生脑水肿；缺氧又可直接损害大脑皮质，如脑细胞变性、灶性坏死等。故患者可出现一系列神经精神症状，如剧烈头痛、兴奋失眠、恶心和呕吐、脑神经麻痹、瘫痪、幻觉、癫痫样发作、木僵和昏迷。青藏铁路是世界上海拔最高、里程最长的高原铁路，施工自然环境恶劣，低气压、低氧、高寒、干燥、昼夜温差大、强紫外线辐射等危害因素严重影响着施工人员的身体健康，高原反应严重者可发生急慢性职业性高原病，甚至危及生命。而西藏居民似乎完全适应其高海拔环境，他们的肺小动脉缺少平滑肌，具有安静状态的肺动脉压，西藏新生儿比汉族人血氧饱和度高，这可能是由于遗传选择的缘故。

诊断　诊断高原病应具备的条件：①进入高原，或由低海拔地区进入更高地区后发病。②急性高原病症状随海拔的增高而加重，进入海拔较低的地区而缓解，氧疗有效。③慢性高原病移地治疗大多有效。④排除有类似症状的其他疾病。

治疗　对重危患者就地抢救，给予高流量供氧或面罩给氧。发病地点无医疗条件而有较好的运送工具及抢救设备者，可将患者由高原转往海拔低的地区治疗。慢性高原病患者如病情许可，应逐步锻炼；住院治疗效果不佳，可转往海拔低的地区。①急性高原反应。轻症患者可自愈。重症患者给予对症治疗，如镇痛药阿司匹林等，吸氧，或用利尿药如呋塞米或乙酰唑胺，每12小时1次。②高原肺水肿。患者绝对静卧休息，吸入高浓度的氧和加强保暖措施。如果现场确无医疗条

件，转运到低海拔区，可迅速好转。休息2~3天后可再攀登。地塞米松稀释后缓慢静脉注射，每日1~2次，可减少肺毛细血管渗出。氨茶碱加50%葡萄糖稀释缓慢静脉折射和缓解支气管痉挛和降低肺动脉压。如工人无低血压疾病史或血压正常，可舌下含化硝苯地平降低肺动脉压，如出现右心衰竭，可用毒毛苷K或毛花苷C，以及使用利尿剂。③高原脑水肿。加大吸氧量，给予地塞米松、高葡萄糖、乙酰唑胺、呋塞米等。如有肺水肿、心力衰竭和红细胞增多时，不宜用甘露醇脱水疗法。④高原血压异常。高血压按一般高血压治疗。⑤高原心脏病。出现心力衰竭时，吸氧，加服硝苯地平以加强降低肺动脉压，高原心脏病心肌显著缺氧，易发生洋地黄重度而出现心律失常，可选用作用快、排泄快的强心药，如毛花苷C，心力衰竭控制后改口服地高辛。⑥高原红细胞增多症。吸氧和低分子量右旋糖酐静脉滴注可暂时缓解症状，对有高血压和心力衰竭的危重患者，如有血液黏滞性过高，静脉放血可使病情暂时好转，以备紧急转运，患者回到平原后，症状可以消失。

预防 进入高原人员应了解和适应高原环境特点，登山时按计划进行阶段性适应性锻炼，注意防寒和防治上呼吸道感染，久居平原重返高原者也应重新建立适应能力，有明显心、肺、血液疾病患者不宜进入高原。预防急性高原反应，可从进入高原前1~2天起选用利尿药预防液体潴留，连服一周，如乙酰唑胺，每8小时1次；呋塞米，每日2~3次，在紧急条件下登山，可用糖皮质激素。

（邬堂春）

qiánhán zuòyè yǔ jiǎnyābìng

潜涵作业与减压病（caisson and decompression sickness）

潜涵作业是在地下水位以下潜涵（或沉箱）内进行的作业。又称沉箱作业。如建桥墩时，将潜涵逐渐下沉，到一定深度时需通入等于或大于水下压力的高压空气（一般为3.1个大气压，高的可达到6.1个大气压），以保证水不至于进入潜涵内，工人在高气压环境下工作。随着生产技术革新，多用常压的沉井。但在水下、隧道等工程中仍有类似潜涵的高气压作业。减压病，俗称潜水夫病或沉箱病，指在高气压环境下工作一定时间后，在转向正常气压的工作环境时，因减压过速，体内原来已溶解的气体超过人体饱和的界限，在血管内外和组织中形成气泡所致的全身性疾病。在减压后短时间内或减压过程中发病者为急性减压病。主要发生于股骨、肱骨和胫骨，缓慢演变成缺血性骨或骨关节损害，引起减压性骨坏死。

发病机制 在高气压环境下，空气各成分的分压都相应升高。空气中的氧所占的比例不大，而且溶解氧又可被组织所消耗，在一定分压范围内安全；二氧化碳所占比例极小，而且机体对它有灵敏的调节机制，通常在肺泡中可恒定在5.3kPa水平，所以，高压环境中的氧和二氧化碳不是减压病的主要病因，而惰性气体氮是减压病的主要病因，因为氮所占的比例大（约80%），仅以物理溶解状态溶于体液组织中，而氮在人体各组织中的溶解度不同，如脂肪中的溶解度比在血液中高4倍，因此，氮多集中在脂肪及神经组织内。若工人从高气压环境中过快到正常气压环境中或发生意外事故时，外界压力下降幅度太大，体内溶解氮气体张力与外界气压的比率超过饱和安全系数，就无法继续溶解，在几秒至几分钟内迅速变成气泡，游离于组织和血液中。在脂肪较少、血管分布较多的组织中，气泡多在血管内形成而造成栓塞，引起一系列相应的症状。在脂肪较多、血管分布较少的组织中，含氮较多，脱氮困难，气泡多积累于血管壁外，产生压迫症状。与此同时，由于血管内外气泡继续形成，引起组织缺氧和损伤，可使细胞释放出钾离子、肽、组胺类物质和蛋白水解酶等。后者又可刺激产生组胺和5-羟色胺，这类物质主要作用于微循环系统，最终可使血管平滑肌麻痹、微循环血管阻塞等，进一步减低组织中氮的脱饱和速度。可见，减压病的发病机制，原发因素是气泡，还有其他理化因素与之相互作用，继而引起一系列生理生化反应，使减压病的临床表现更趋复杂。每深潜10m，可多溶解1L氮。如能正确执行减压操作规程，分段逐渐脱离高气压环境，则体内溶解的氮可由组织中缓慢释放而进入血液，经肺泡逐渐呼出，无不良影响。减压愈快，气泡产生愈速。

临床表现 急性减压病大多数在数小时内发病，减压后1小时内发病大约占85%，6小时内99%，6小时以后到36小时发病者仅占1%。一般减压愈快，症状出现愈早，病情也愈严重。

皮肤 轻度时常见皮肤瘙痒症状，主要因为气泡对皮下感觉神经末梢直接刺激，较早较多的症状为奇痒，并有灼热感、蚁走感，也可发生在局部，也可累及全身，皮下脂肪较多的部位更为重。皮肤血管被气泡栓塞后，可反射地引起局部血管痉挛与表皮微血管继发性扩张、充血及淤血，可见发绀，呈大理石样斑纹。此外，大量气体皮下聚积时，尚可发生皮下气肿。

骨骼肌肉系统 当四肢关节、肌肉、韧带、和骨骼被累及后引起轻重不一的疼痛症状，关节痛为减压病常见症状，约占病例数的 90%。轻者有劳累后酸痛，重者可呈搏动、针刺样或撕裂样剧痛，患者常保持弯曲被动位，以求减轻疼痛，局部检查无红肿和明显压痛。骨质内气泡所致远期后果可产生减压性或无菌性骨坏死，好发于股骨和肱骨上端，主要是由于骨骺血管内氮气泡积聚，产生局部缺血；骨骼系统损伤可引起减压性骨坏死，累及骨关节面时能引起明显疼痛和活动障碍。

神经系统 大多发生在供血差的脊髓，骨髓受损可发生截瘫、四肢感觉及运动功能障碍、尿潴留或大小便失禁等。脑血管栓塞，可产生头痛、眩晕、呕吐、运动失调、偏瘫，重者昏迷甚至死亡。还有内耳眩晕综合征、神经性耳聋、复视、视野缩小、视力减退等。

循环系统 可有脉搏细弱、血压下降、胸闷、心前区紧压感、皮肤黏膜发绀、四肢发凉等表现，症状可出现周期性变化。淋巴管阻塞可致组织水肿严重者可引起休克、播散性血管内凝血及猝死等。

呼吸系统 若有大量气泡在肺小动脉和毛细血管内，可引起肺梗死、肺水肿等，表现为剧咳、咯血、呼吸困难、发绀、胸痛等。

其他 如恶心、呕吐、上腹绞痛、腹泻、发热等。

诊断 根据《职业性减压病诊断标准》（GBZ24-2002），其诊断及分级分期如下。

急性减压病 分为轻度、中度和重度。轻度表现为皮肤症状，如瘙痒、丘疹、大理石样斑纹、皮下出血、水肿等；中度主要发生于四肢大关节及其附近的肌肉骨关节痛；重度出现神经系统、循环系统或呼吸系统障碍。

减压性骨坏死 根据骨骼 X 线改变分期，Ⅰ期在股骨、肱骨或胫骨见有局部的骨致密区、致密斑片、条纹或小囊变透亮区；骨改变面积上肢或下肢不超过肱骨头或股骨头的 1/3；Ⅱ期骨改变面积超过肱骨或股骨头的 1/3 或出现大片的骨髓钙化；Ⅲ期病变累及关节，并有局部疼痛和活动障碍。

治疗 对减压病的唯一根治手段是及时加压治疗以消除气泡。将患者送入特制的加压舱内，升高舱内气压到作业时的程度，停留一段时间，待患者症状消失后，再按规定逐渐减至常压，然后出舱。出舱后，应观察 6~24 小时。及时正确运用加压舱，急性减压病的治愈率可达 90% 以上，对减压性骨坏死也有一定疗效。此外，尚需辅以其他综合疗法如吸氧等。按减压病的病因学，在再加压前即应给予补液和电解质以补充丧失的血浆，有助于微循环功能的恢复。皮质类固醇能减轻减压病对脑和脊髓的损伤和水肿，可用于中枢神经系统损伤的病例。

预防 ①技术革新。建桥墩时，采用管柱钻孔法代替沉箱，使工人可在水面上工作而不必进入高气压环境。②遵守安全操作规程。接触高气压后，必须遵照安全减压时间表逐步返回到正常气压环境，多采用阶段减压法。加强安全卫生教育，让工人了解发病的原因和预防方法。为潜水作业的安全，必须做到潜水技术保证、潜水供气保证和潜水医务保证，三者应相互协调配合。潜水供气包括高压管路系统、装备的检查、维修、保养、配气等。③保健措施。工作前防止过度疲劳，严禁饮酒，加强营养。对潜水员应提供高热量、高蛋白、中等脂肪量的饮食，并适当增加各种维生素，如维生素 E 有抑制血小板凝集作用。工作时注意防寒保暖，工作后多饮热饮料、洗热水澡等。做好就业前的体格检查，包括肩、髋、膝关节及肱骨、股骨和胫骨的 X 线检查，合格者才能参加工作；以后每年应做一次体格检查，并持续到停止高气压作业后 3 年。严重听觉障碍和心血管、呼吸及神经系统疾病等为减压作业的禁忌证。

（邬堂春）

shēngchǎnxìng zàoshēng
生产性噪声（industrial niose）生产过程中产生的频率和强度没有规律，听起来使人感到厌烦的声音。存在噪声危害的行业和工种分布非常广泛，中国卫生部 2002 年颁布的《职业病危害因素分类目录》中，列举了 61 个可能导致职业性噪声聋的行业、工种。随着现代工业的发展，噪声污染已成为三大公害之一，越来越引起人们的重视。中国《国家安全生产发展规划（2004~2010）》中指出"全国有 1000 万工人在高噪声环境下工作，其中约有 100 万人患有不同程度的听力损失疾病"。噪声危害的大小与噪声强度和接触时间、噪声的性质、其他有害因素的联合作用、个体敏感性、个体防护等有关。

噪声的来源 实际工作中噪声主要来自于以下各行业的各种

工种。

机械加工业 下料、剪切、锻造、冲压、辊压、铆接、落砂、造型，金属表面处理的抛光、喷砂、清理。

电力行业 热电厂的碎煤、球磨、汽机发电、司炉。

制造业 破碎、研磨、型砂等。

纺织业 纺纱、织造、制条。

采矿业 凿岩、爆破、掘进等工种。

噪声的分类 根据生产性噪声产生的动力和方式不同，可分为机械性噪声、流体动力性噪声和电磁性噪声。

机械性噪声 由于机械的撞击、摩擦、转动产生的噪声，如机床、纺织机、电锯、球磨机等发出的声音。

流体动力性噪声 气体压力或体积的突然变化或流体流动产生的声音，如空气压缩机、通风机、喷射器、锅炉排气放水、汽笛等发出的声音。

电磁性噪声 由于电机中交变力相互作用而发声，如发电机、变压器等发出的嗡嗡声。根据噪声随时间的分布不同，噪声又可分为连续性和间断性噪声。

根据噪声的性质，又可分为连续性噪声和非连续性噪声。连续性噪声又可分为稳态性噪声[声压级波动小于5dB（A）]和非稳态性噪声。后者中的脉冲性噪声[声音的持续时间小于0.5s，间隔时间大于1s，声压级的变化大于40dB（A）]对人体的危害较大。

根据噪声的频率组成特性分为低频（300Hz以下）、中频（300～800Hz）和高频（800Hz以上）。

还可根据频率范围大小分为窄频带噪声和宽频带噪声。生产性噪声以宽频带、中高频多见。

健康危害 噪声可引起听觉系统及听觉外其他系统损害，听觉系统损害发病机制见职业性听力损失、职业性噪声聋。其他系统危害分述如下：

神经系统 听觉器官感受噪声后，神经冲动信号经听神经传入大脑的过程中，在经过脑干网状结构时发生泛化，投射到大脑皮质的有关部位，并作用于丘脑下部自主神经中枢，引起一系列神经系统反应。可出现头痛、头晕、睡眠障碍和全身乏力等类神经症，有的表现为记忆力减退和情绪不稳定，如易激惹等。客观检查可见脑电波改变，主要为α节律减少及慢波增加。此外，可有视觉运动反应时潜伏期延长，闪烁融合频率降低等。自主神经中枢调节功能障碍主要表现为皮肤划痕试验反应迟钝。

心血管系统 在噪声作用下，心率可表现为加快或减慢，心电图ST段或T波出现缺血型改变。血压变化早期表现不稳定，长期接触强的噪声可以引起血压持续性升高。脑血流图呈现波幅降低、流入时间延长等，提示血管紧张度增加，弹性降低。

内分泌及免疫系统 中等强度噪声70dB（A）～80dB（A）作用下，机体肾上腺皮质功能增强；而受高强度100dB（A）噪声作用，功能则减弱；部分接触噪声工人尿17-羟固醇或17-酮固醇含量升高等。接触强噪声的工人或实验动物可出现免疫功能降低，接触噪声时间愈长，变化愈显著。

消化系统及代谢功能 接触噪声工人可以出现胃肠功能紊乱、食欲减退、胃液分泌减少、胃紧张度降低、蠕动减慢等变化。有研究提示噪声还可引起人体脂代谢障碍，血胆固醇升高。

生殖功能及胚胎发育 国内外大量的流行病学调查表明，接触噪声的女工有月经不调现象，表现为月经周期异常、经期延长、经血量增多及痛经等。月经异常以年龄20～25岁，工龄1～5年的年轻女工多见。接触高强度噪声，特别是100dB（A）以上强噪声的女工中，妊娠高血压综合征发病率有增高趋势。

工作效率 噪声对日常谈话、听广播、打电话、阅读、上课等会产生影响。当噪声达到65dB（A）以上，即可干扰普通谈话；如果噪声达90dB（A），大声叫喊也不易听清。打电话在55dB（A）以下不受干扰，65dB（A）时对话有困难，80dB（A）时就难以听清。

在噪声干扰下，人会感到烦躁，注意力不能集中，反应迟钝，不仅影响工作效率，而且降低工作质量。在车间或矿井等作业场所，由于噪声的影响，掩盖了异常的声音信号，容易发生各种事故，造成人员伤亡及财产损失。

预防措施 生产性噪声危害的预防要采取综合措施。

执行工业企业噪声卫生标准 完全消除生产性噪声既不经济也不可能，因此将噪声控制在一定范围内是防止噪声危害的重要措施之一。中国《工作场所有害因素职业接触限值第2部分：物理因素》（GBZ2.2-2007）对噪声的规定，工人每周工作5天，每天工作8小时，稳态噪声限值为85dB（A），非稳态噪声等效声级的限值为85dB（A）。每周工作不是5天，每天接触时间不是8小时者，需计算等效声级，噪声限值亦为85dB（A）。

控制和消除噪声源 通过技术手段改革工艺过程和生产设备，控制和消除噪声是防制噪声危害的根本措施。如采用无声的液压代替噪声高的锻压，以焊接代替铆接，加强设备维护检修，减少其运行中部件的撞击和摩擦，减低振动等。

控制噪声传播和反射 采用吸声的多孔材料装饰在车间的内表面，如墙壁或屋顶，或在工作场所内悬挂吸声体，吸收辐射和反射的声能，以降低工作环境噪声强度。消声方法是控制流体动力性噪声的主要措施。如在风道、排气管口等部位安排各种消声器，以降低噪声传播。在某些情况下，使用一定的材料和装置将噪声源封闭或将工人经常操作的地点（如球磨机操作控制台）封闭成一个较小的隔声空间，如隔声罩、隔声墙、隔声门窗等。

个体防护 由于各种原因，生产环境噪声暂时得不到有效控制或需要在特殊高噪声环境工作时，使用个体防护用品是保护听觉器官的一项有效措施。最常用的是防声耳塞，隔声效果可达 20～30dB（A）。此外还有耳罩、帽盔等，其隔声效果优于耳塞，耳罩隔声可达 30～40dB（A），但佩戴时不够方便，且成本较高。

健康监护 定期对接触噪声的工人进行以听力检查为重点的健康检查，可及时发现高频听力损失者，并应采取措施防止听力继续下降。对参加噪声作业的工人应进行上岗前体检，凡有听觉器官疾患、中枢神经系统、心血管系统器质性疾患或自主神经功能失调者，不宜参加强噪声作业。制订合理的作息时间，适当安排工间休息，休息时应离开噪声环境，以缓解听觉疲劳。

（姚三巧）

zhíyèxìng zàoshēnglóng

职业性噪声聋（occupational deafness） 见职业性听力损伤。

（姚三巧）

shēngchǎnxìng zhèndòng

生产性振动（productive vibration） 生产过程中的生产设备、工具产生的振动。产生振动的机械有锻造机、冲压机、压缩机、振动落砂机、振动筛、送风机、振动传送带、打夯机、收割机、铆钉机、电钻等。在生产中手臂振动所造成的危害较为明显和严重，国家已将手臂振动的局部振动病列为职业病，称手臂振动病。

分类 其发病机制至今尚未完全阐明。手臂振动的生产作业主要有以下几类。①捶打工具。以压缩空气为动力，如凿岩机、选煤机、混凝土搅拌机、倾卸机、空气锤、筛选机、风铲、捣固机、铆钉机、铆打机等。②手持转动工具。如电钻、风钻、手摇钻、油锯、喷砂机、金刚砂抛光机、钻孔机等。③固定轮转工具。如砂轮机、抛光机、球磨机电锯等。④交通运输和农用机械。如汽车、火车、收割机、脱粒机的驾驶员，手臂长时间把持操作把手，亦存在手臂振动。生产性振动按其作用于人体的方式可分为局部振动和全身振动。接触振动的时间接触振动的强度和时间决定了机体接受振动的"剂量"。流行病学调查表明，手臂振动病的患病率随接触振动时间延长而增加，严重程度也随接触振动时间的延长而加重。

影响振动对机体作用的因素
环境温度是影响振动危害的重要因素，低气温可以加速手臂振动病的发病和病程进展，手臂振动病多发生在寒冷地区和寒冷季节，全身或局部受冷是振动性白指发作的重要条件。噪声、毒物等因素的联合作用对振动危害也有一定影响。振动多伴有噪声，噪声与振动具有协同作用，能够促进振动病的发生。其他劳动负荷、工作体位、技术熟练程度、加工部件的硬度等均能影响作业时的姿势、用力大小和静态紧张程度。人体对振动的敏感程度与作业时的体位及姿势有很大关系，如立位时对垂直振动比较敏感，卧位则对水平振动比较敏感。有些振动作业需要采取强迫体位，甚至胸腹部直接接触振动工具或物体，更加容易受到振动的危害。静态紧张影响局部血液循环并增加振动的传导，加重振动的不良作用。男女性别之间末梢循环功能有所不同。常温下女性皮肤温度较低，对寒冷、振动等因素比较敏感。年龄比较大的工人更易发生振动危害并且治疗恢复亦较困难。

临床表现 一般认为，低频率（20Hz 以下）、大振幅的全身振动主要作用于前庭、内脏器官。振动频率与人体器官固有频率一致时，可产生共振，使振动强度加大，作用加强，加重器官损伤。低频率、大强度的局部振动，主要引起手臂骨－关节系统的障碍，并可伴有神经、肌肉系统的变化，如 30～300Hz 的振动对外周血管、神经功能的损害明显；300Hz 以上的高频振动血管的挛缩作用减弱，但对神经系统的影响较大；而 1000Hz 以上的振动，则难以被人体主观感受。据调查，许多振动工具振动主要频段的中心频率多为 63Hz、125Hz、250Hz，容易引起外周血管损伤。在频率一定时，振动的强度（振幅、加速度）越大，对人体的危害越大。

全身振动首先使人感觉不舒适，继而有疲劳、头晕、焦虑、嗜睡等。强度大的全身振动使人感觉难以忍受，甚至可引起内脏移位或造成机械性损伤。在全身振动的作用下，交感神经处于紧张状态，血压升高，脉搏加快，心搏出血量减少，脉压增大，可致心肌局部缺血。胃酸分泌和胃肠蠕动呈现抑制，可使胃肠道和腹内压力增高，如机动车驾驶员胃肠症状或疾病的发生率增高。长期使用重型车辆或拖拉机的驾驶员，X 线检查胸椎和腰椎出现早期退行性改变以及椎间盘脱出症的发病率高于一般人群。全身振动对女性生理功能的影响主要表现为月经期延长、经血过多和痛经等。

全身振动对作业效率可以产生影响。通过直接的机械作用或对中枢神经系统的影响，使姿势平衡和空间定向发生障碍，外界物体不能在视网膜形成稳定的图像，出现视物模糊，视觉的分辨力下降，动作的准确性降低。全身振动伴有长时间的强制体位（如长途驾车）是导致骨骼肌疲劳的主要原因。此外，由于中枢神经系统受到抑制，可使注意力分散、反应速度降低、疲劳及作业能力下降。

低频率、大振幅的全身振动，如车、船、飞机等交通工具的振动，可引起运动病（motion sickness），又称晕动病，是振动刺激前庭器官出现的急性反应症状。常见的症状有眩晕、面色苍白、出冷汗、恶心、呕吐等，预后一般良好，脱离振动环境后经适当休息可以缓解，必要时给予抗组胺或抗胆碱类药物，如茶苯海明、氢溴酸东莨菪碱。

局部振动对人体的影响也是全身性的。长期接触较强的局部振动，可以引起外周和中枢神经系统的功能改变，表现为条件反射抑制，潜伏时间延长，神经传导速度降低和肢端感觉障碍，如感觉迟钝、痛觉减退等。检查可见神经传导速度减慢、反应潜伏期延长。自主神经功能紊乱表现为组织营养障碍，手掌多汗等。局部振动还可以引起外周循环功能改变，外周血管发生痉挛，表现为皮肤温度降低，冷水负荷试验时皮温恢复时间延长，出现典型的雷诺现象（Raynaud's phenmenon）。振幅大、冲击力强的振动，往往引起骨、关节损害，主要改变在上肢，出现手、腕、肘、肩关节的脱钙，局限性骨质增生，骨关节病，骨刺形成，囊样变等。也可引起手部肌肉萎缩，出现掌挛缩病。局部振动对听觉也可以产生影响，引起听力下降，振动与噪声联合作用可以加重听力损伤，加速耳聋的发生。此外，局部振动还可影响消化系统、内分泌系统、免疫系统的功能。

诊断　根据一年以上连续从事振动作业的职业史，以手部末梢循环障碍、手臂神经功能障碍和（或）骨关节肌肉损伤为主的临床表现，结合末梢循环功能、神经－肌电图检查结果，参考作业环境的职业卫生学资料，综合分析，排除其他病因所致类似疾病，方可诊断。

治疗原则　根据病情进行综合性治疗。应用扩张血管及营养神经的中西医药物治疗，并可结合采用物理疗法、运动疗法等。

预防措施　①控制振动源，改革工艺过程，采取技术革新，通过减振、隔振等措施，减轻或消除振动源的振动，是预防振动职业危害的根本措施。如采用液压、焊接、粘接等新工艺代替风动工具铆接工艺；采用水力清砂、水爆清砂、化学清砂等工艺代替风铲清砂；设计自动或半自动的操纵装置，减少手部和肢体直接接触振动的机会；工具的金属部件改用塑料或橡胶，减少因撞击而产生的振动；采用减振材料降低交通工具、作业平台等大型设备的振动。②限制作业时间和振动强度，通过研制和实施振动作业的卫生标准，限制接触振动的强度和时间，可以有效地保护作业者的健康，是预防振动危害的重要措施。中国实施的局部振动卫生标准（GB10434-1989）规定，使用振动工具或工件的作业，工具手柄或工件的振动强度，以 4 小时等能量频率计权加速度有效值［ahw（4）］计算，不得超过 $5m/s^2$。这一标准限值可保护90%作业工人工作 20 年（年接振 250 天，日接振 2.5 小时）不致发生振动性白指。当振动工具的振动暂时达不到标准限值时，可按振动强度大小相应缩短日接振时间。③改善作业环境，加强个人防护，加强作业过程或作业环境中的防寒、保温措施，特别是在北方寒冷季节的室外作业，需有必要的防寒和保暖设施。振动工具的手柄温度如能保持40℃，对预防振动性白指的发生和发作具有较好的效果。控制作业环境中的噪声、毒物和气湿等，对防止振动职业危害也有一定作用。合理配备和使用个人防护用品，如防振手套、减振座椅等，能够减轻振动危害。④加强健康监护，按规定进行就业前和定期健康体检，早期发现，及时处理患病个体。加强健康管理和宣传教育，提高劳动者健康意识。对于作业人员所接触振动强度进行定期测量，结合卫生标准，科学地安排作业时间。生产性振动的测量方法有电测测振法、机械测振法和还有激光测振法，多用电测振法，其原理是将振动的机械能经转换器变为电能以推算振动速度。必要时尚可测定频率和加速度以及位移和速度。振动测量由振动测试系统和振动分析系统完成。振动测试系统由振动加速度传感器、前置放大器、测量放大器、滤波器、检波器和指示电表或记录仪构成。

（吴永会）

quánshēnxìng zhèndòng

全身性振动（whole-body vibration）

工作地点或座椅的振动引起人体足部或臀部接触振动，通过下肢或躯干传导至全身，引起机体损伤的振动。冲击、旋转、震颤和振荡可以看作是特殊的全身性振动。在交通工具上作业如驾驶拖拉机、收割机、汽车、火车、船舶和飞机等，或在作业台如钻井平台、振动筛操作台、采矿船上作业时，作业工人主要受全身性振动的影响。

全身性振动常引起足部周围神经和血管的改变，足痛、轻度感觉减退或过敏，小腿以及腿部肌肉有触痛，足背动脉搏动减弱，趾甲床毛细血管痉挛倾向，脚部皮温降低等。大强度剧烈的振动可引起内脏移位或某些机械性损伤，如挤压、出血，甚至撕裂，但这类情况并不多见。长期慢性作用可能出现前庭器官刺激症状及自主神经功能紊乱，如眩晕、恶心、血压升高、心率加快、疲倦、睡眠障碍。胃肠分泌功能减弱，食欲减退，胃下垂患病率增高。内分泌系统调节功能紊乱，月经周期紊乱，流产率增高。工龄较长的司机、驾驶员中腰背痛、椎间盘突出、骨质增生等脊柱骨关节病变的检出率增加。对女性功能影响表现为经期延长、血量多及痛经、子宫脱垂等。

因其直接的机械作用或对中枢神经系统的影响，可使姿势平衡和空间定向发生障碍，外界物体不能在视网膜形成稳定的图像，而出现视物模糊，视觉分辨力下降，动作准确性降低；或因全身性振动对中枢神经系统的抑制作用，导致注意力分散、反应速度降低、疲劳，从而影响作业效率或导致工伤事故的发生。预防全身性振动对身体的不良影响，主要是改善座椅的弹簧减振系统。

（吴永会）

shǒubì zhèndòngbìng

手臂振动病（hand-arm vibration disease）

长期使用振动性工具，从事手传振动作业而引起的以手部末梢循环障碍、手臂神经功能障碍为主的疾病，又称局部振动病。引起手臂骨关节-肌肉的损伤，其典型表现为振动性白指。手臂振动的作业主要有凿岩工、固定砂轮和手持砂轮磨工、铆钉工、风铲工、捣固工、油锯工、电锯工、锻工、铣工、抻拔工等。按振动对人体作用的方式可分为全身振动和局部振动。

发病机制 局部振动引起以末梢循环障碍为主的改变，亦可累及肢体神经及运动功能。组织病理学改变为，早期指端小动脉生理性痉挛，未见形态学改变，随着病情进展，可出现小动脉平滑肌增厚，平滑肌细胞胞质空泡形成胞核增大，血管内皮肿胀、增生，管腔狭窄。

临床表现 早期表现多为手部症状和类神经症。其中以手指发麻、疼痛、发胀、发凉、手心多汗、遇冷后手指发白（雷诺现象）为主，其次为手僵、手无力、手颤和关节肌肉疼痛，以致无法拿稳工具进行操作，拿住筷子进食。这些症状多在冬季和夜间加重。类神经症常表现为头痛、头晕、失眠、心悸、乏力、记忆力减退等，也可出现自主神经功能紊乱表现。检查可见皮温降低、振动觉、痛觉阈值升高，前臂感觉和运动神经传导速度减慢和远端潜伏时延长，肌电图检查可见神经源性损害。

振动性白指又称职业性雷诺现象，是诊断本病的重要依据。其发作具有一过性特点，一般患者都是在受冷后，患指出现麻、胀、痛，并由灰白变苍白，由远端向近端发展，界限分明，可持续数分钟至数十分钟，再逐渐由苍白变潮红，恢复至常色。其判定依据应以专业医务人员检查所见为主。主诉白指，同时又有同工作场所有关人员相符的旁证，也应作为重要参考。如有必要，可以进行白指诱发试验。白指常见的部位以左手多见，示指、中指和无名指的远端指节，严重者可累及近端指节，以至全手指变白。足趾阵发性变白的病例也有报道。严重病例可见指关节变形和手部肌肉萎缩等。用甲皱循环镜检查可见毛细血管数目及形态均有异常改变。骨、关节X线改变多见于指骨、掌骨、腕骨、其次为肘、肩关节。表现为骨质增生、骨皮质增厚、爪粗隆肥厚呈帽盔或菜花样，指骨基底增宽，骨质疏松，囊样边，骨岛形成，骨关节变形，无菌性骨坏死（多见于月状骨）。

诊断 根据长期从事手传振动作业的职业史，手臂振动病的主要症状和体征，结合末梢循环和手臂周围神经功能检查，参考作业环境职业卫生学调查资料，综合分析，排除其他病因所致类似疾病，方可按中国《职业性手臂振动病诊断标准》（GBZ7）进行诊断分级。

治疗 尚无特效疗法，基本原则是根据病情进行综合性治疗。应用扩张血管及营养神经的药物，改善末梢的血液循环。也可采用活血化瘀、舒筋活络类的中药治疗并结合物理疗法、运动疗法等，促使病情缓解。必要时也可进行外科治疗。患者应加强个人防护，注意手部和全身保暖，减少白指的发作。

观察对象一般不需调离振动作业，但应每年复查一次，密切观察病情变化。轻度手臂振动病调离接触手传振动的作业，进行适当治疗，并根据情况安排其他工作。中度手臂振动病和重度手臂振动病必须调离振动作业，积极进行治疗。需进行劳动能力鉴定者按《职工工伤与职业病致残程度鉴定标准》（GBT16180）处理。

预防措施 改革工艺过程，采取技术革新，通过减振、隔振等措施，减轻或消除振动源的振动，是预防振动职业危害的根本措施。通过研制和实施振动作业的卫生标准，限制接触振动的强度和时间，可有效地保护作业者的健康，是预防振动危害的重要措施。加强作业过程或作业环境中的防寒、保温措施，特别是在北方寒冷季节的室外作业，需有必要的防寒和保暖设施。振动工具的手柄温度如能保持40℃，对预防振动性白指的发生和发作具有较好的效果。控制作业环境中的噪声、毒物和气湿等，对预防振动职业危害也有一定作用。合理配备和使用个人防护用品，如防振手套、减振座椅等，能够减

轻振动危害。依法对振动作业工人进行就业前和定期健康体检，早期发现，及时处理患病个体。加强健康管理和宣传教育，提高劳动者健康意识。定期监测振动工具的振动强度，结合卫生标准，科学地安排作业时间。长期从事振动作业的工人，尤其是手臂振动病患者应加强日常卫生保健：日常生活应有规律，坚持适度的体育锻炼。坚持温水浴（40℃），既可使精神紧张得以松弛，又能促进全身血液循环。应尽可能避免着凉，雨季或寒潮期间多饮姜汤热茶。烟气中含尼古丁，可使血管收缩，吸烟者血液中一氧化碳浓度增高，可影响组织中氧的供应和利用从而诱发 VWF。因此，要力求戒烟。

（吴永会）

shìpín zhōngduān zuòyè zhíyè wèishēng
视频终端作业职业卫生（video display terminal operation of occupational health） 操作电子计算机显示终端的作业中存在的职业性有害因素及其对人体造成的健康损害及其预防控制措施。视频显示终端（visual display terminal, VDT）是构成电子计算机的终端显示或电视影像。

计算机的大量使用，导致视频显示终端操作人员迅速增加。视频显示终端操作人员的职业危害问题，成为职业健康工作中关注的重点。长时间操作 VDT，可出现"VDT 综合征"。主要表现为神经衰弱综合征、颈肩腕综合征和视力改变。这些症状经过一段时间的休息可以恢复。影响 VDT 作业人员健康的因素主要有以下几方面。①操作室的环境健康。VDT 操作室多有空调装置，长时间封闭空间循环，会造成新鲜空气减少，二氧化碳浓度增高，

空气中细菌数增加，对操作人员造成不良影响。②VDT 应用的物理性因素。在设备的周围可测得电离辐射和非电离辐射，虽然均不超过现行健康标准，但 VDT 的强光和闪烁，过度的注视和频繁的调节视觉，可造成眼酸、眼胀、眼痛和视物模糊，频繁的眼疲劳，乃至出现视力下降。③VDT 作业人员的姿势。VDT 工作范围局限，长时间座位操作，两臂半前屈前伸呈强迫体位，伴有头、眼、手、指的细小频繁运动，背部肌肉紧张以保持坐姿。两腿支撑以保持平衡。长期坐位，单一姿势操作，会出现颈肩腕综合征，又称为职业颈臂疾病，表现为肩颈、前臂、手腕不同程度疼痛、僵硬、疲劳、痉挛、麻木、感觉异常。④精神因素。操作 VDT 时注意力高度集中、精神高度紧张，长时间连续工作易使神经系统疲劳。VDT 多设置在封闭的建筑内，长期在其中工作容易在心理上产生隔离感。

临床表现 ①神经系统。长期使用 VDT 后出现头痛、头晕、头胀、多梦、记忆力减退等神经衰弱症状最为多见。通过神经行为功能测定可以观察到注意力、记忆力和视觉运动反应能力下降。②眼。患者主诉眼酸、眼胀、眼疼痛、视物模糊、眼疲劳等。客观检查有视力下降，特别是近视力下降，休息后可有一定程度的恢复。但眼底检查通常均无异常。③骨骼肌肉。患者出现颈肩、前臂和手腕不同程度疼痛、僵硬、疲劳、痉挛、麻木、感觉异常和震颤。体检可见弥漫性压痛、前臂伸曲肌腱、手臂肌肉和关节囊压痛。偶见腰痛、背痛、腿痛，上述症状体征称为颈肩腕综合征。④其他。女性患者可出现月经周期缩短、经期延长。部分 VDT 操

作者可出现皮炎、表现为面部出现皮疹、呈钱串状，伴潮红和脱屑，有时呈现红斑和丘疹样改变。

职业卫生监督 定期进行环境监测，包括室内微小气候、空气清洁度、臭氧浓度和空气离子浓度，如有异常限期改进；进行就业前体检和作业后定期体检，着重检查眼底、晶状体、视力、色觉、肌肉骨骼系统等；有眼病、急性传染病、上呼吸道感染、精神异常者不宜从事 VDT 作业。

（吴永会）

zhíyè xìng zhǒngliú

职业性肿瘤（occupational tumor, occupational cancer） 在工作环境中长期接触职业性致癌因素，经过较长的潜伏期而患某种特定的肿瘤。职业性肿瘤的历史可以追溯到 1775 年，英国外科医生波特（Percival Pott）首次报告扫烟囱工人中阴囊癌发病率高，认为可能与烟囱中的烟尘有关，第一次提出职业与癌的关系。中国在调查研究的基础上，确定的职业病名单中职业性肿瘤有 11 种：①联苯胺所致膀胱癌。②石棉所致肺癌、间皮瘤。③苯所致白血病。④氯甲醚、双氯甲醚所致肺癌。⑤砷及其化合物致肺癌、皮肤癌。⑥氯乙烯所致肝血管肉瘤。⑦焦炉逸散物致肺癌。⑧六价铬化合物所致肺癌。⑨毛沸石所致肺癌、胸膜间皮瘤。⑩煤焦油、煤焦油沥青、石油沥青所致皮肤癌。⑪β-萘胺所致膀胱癌。

职业性肿瘤的特征：①职业性肿瘤病因明确，具有明确的致癌因素及接触历史。②职业性肿瘤的发生均有一定的潜伏期，潜伏期指首次接触致癌物质到肿瘤发生的间隔期。大多数职业性肿瘤的潜伏期较长。③职业性肿瘤一般都有比较固定的好发部位或范围，皮肤和肺是职业性致癌物进入机体的主要途径和直接作用的器官，因此皮肤和呼吸系统是职业性肿瘤的好发部位。④职业性肿瘤一般恶性程度较高，其病理类型多为未分化型。

发病机制 职业性肿瘤和非职业性肿瘤在病变发展过程和临床症状上没有差异。但职业性肿瘤有它特定的部位，常见的职业性肿瘤有以下几种。

职业性呼吸道肿瘤 在职业性肿瘤中，呼吸道肿瘤占很大的比例。中国已知对职业人群具有致呼吸道肿瘤作用的物质有砷、石棉、煤焦油类物质、氯甲醚类、铬、放射性物质等。①砷。对职业人群的调查证明，接触无机砷化合物可引起呼吸道肿瘤，特别是肺癌。含砷有色金属冶炼，特别是铜冶炼工人因接触氧化砷，肺癌发病率比普通人群显著增高。据湖南省职防部门对开采和冶炼砷的某雄黄矿调查表明，肺癌发病率高达 234.2/10 万，比长沙市居民高 25.1 倍，比雄黄矿所在县的居民高 101.8 倍。调查已证实，接触砷的累积剂量与呼吸道肿瘤死亡率有明确的接触水平 – 反应关系。②石棉。是国际公认的致癌物质，1955 年已被确认。在其后大量的调查研究中，证明肺癌是威胁石棉工人健康的主要疾病，占石棉工人总死亡的 20%。从接触石棉至发病的潜伏期约为 20 年，并呈明显的接触水平 – 反应关系。流行病学调查表明，石棉致癌作用的强弱与石棉种类及纤维形态有关，而且石棉还可致胸腹膜间皮瘤。③铬。对职业人群流行病学的调查已证明，铬特别是 6 价铬可致呼吸道肿瘤。从事铬酸盐生产的工人的肺癌发病率比一般人群高，其肺癌死亡约占全部死亡的 20%～45%（一般人群仅为 1%～2%）；在全部癌症中，肺癌占 50%～80%（一般人群为 8%～12%）；铬酸盐生产工人发生肺癌死亡的危险度比一般人群高 3～30 倍。④氯甲醚类：工业上应用此类化合物有 2 种：双氯甲醚和氯甲甲醚，多用于生产离子交换树脂。两种化合物对呼吸道黏膜均有强烈的刺激作用。大量研究证明，氯甲醚类可致肺癌。据上海市调查表明，氯甲醚类作业工人的肺癌发病率为 889.68/10 万，肺癌死亡率为 533.81/10 万，显著高于不接触人群，且有剂量 – 反应关系。氯甲醚类所引起的肺癌多为燕麦细胞型肺癌，恶性程度高。

职业性皮肤癌 最早发现的职业性肿瘤，约占人类皮肤癌的 10%。职业性皮肤癌与致癌物的关系，往往最直接、最明显，常发生于暴露部位的接触局部。能引起皮肤癌的主要化学物质有：煤焦油类、沥青、石蜡、氯丁烯、砷化物等。煤焦油类物质所致接触工人的皮肤癌最常见。在煤焦油类物质中，主要含致癌力最强的苯并（a）芘及少量致癌性较弱的其他多环芳烃。接触无机砷化物可诱发皮肤癌。临床表现为，早期见四肢及面部皮肤出现过度角化、色素沉着、溃疡形成。这些变化属于癌前病变，进一步发展成扁平细胞角化癌或腺癌。据湖南对某砷矿调查，1976～1998 年共发现皮肤癌 16 例，占恶性肿瘤病例的 8%；而肺癌并发皮肤癌者约占 1/4。流行病学调查表明，长期接触 X 射线又无适当防护的工作人员患皮肤癌增多，潜伏期为 4～17 年，多见于手指。临床表现为：早期见皮肤呈局灶性增厚，有较深的皱纹与擦损、局部萎缩、皮肤色素加深或减退、毛细血管扩张、指甲变脆、甲面成沟并凹陷，有时可出现溃疡，在皮炎的基础上出现癌变。

职业性膀胱癌 职业性膀胱癌在职业肿瘤中占有相当地位，在膀胱癌死亡病例中有30%的有致癌物接触史。主要的致癌物质为芳香胺类。高危职业有：生产萘胺、联苯胺和4-氨基联苯的化工行业；以萘胺、联苯胺为原料的橡胶添加剂、颜料等制造业；使用芳香胺衍生物为添加剂的电缆、电线行业等。芳香胺所致膀胱癌发病各国报道不一，最低3%，最高71%，几种不同芳香胺致癌平均发病率为26.2%。职业流行病学调查表明，接触 β-萘胺者膀胱癌发生率比普通人群高61倍；接触联苯者高19倍，接触 α-萘胺者高16倍。

其他职业性肿瘤 接触氯乙烯可引起肝血管肉瘤，多见于接触高浓度氯乙烯的清釜工，潜伏期10~35年不等。接触高浓度苯可引起白血病，多数出现在接触苯后数年至20年，短者仅4~6个月，长者可达40年。苯中毒以急性粒细胞性白血病最常见，也可引起较罕见的红细胞白血病。值得注意的是，苯中毒白血病的发病通常继发于全血细胞减少或再生障碍性贫血之后。中国报道的白血病病例，在发病前多出现血细胞减少或再生障碍性贫血。因此，对全血细胞减少的患者作骨髓检查，可证明是属于周围血细胞减少的白血病，故由苯中毒发展为白血病的实例可能更多些。

诊断 ①职业性肿瘤有明显的职业性致癌物接触史：接触致癌物的年限、肿瘤发病潜伏期符合诊断细则的相关规定，此外，需要结合工作场所有关致癌物接触的状况进行综合判断。②职业性肿瘤诊断明确：职业性肿瘤必须是经过细胞病理或组织病理检查，或临床影像检查，或内镜检查等确诊的原发性肿瘤，肿瘤的发生部位与所接触致癌物的特定靶器官一致。

治疗 职业性肿瘤的治疗方法与一般肿瘤基本类似。

预防 职业性肿瘤由于致癌因素比较清楚，有可能采取相应的措施加以预防，或将其危险度控制在最低水平。定期体检、早期发现，及时诊断治疗等二级预防是已证明行之有效的措施，应明确规定为职业性肿瘤因素接触者的预防制度。①对已知的职业性致癌因素采取有效的控制和管理是降低职业性肿瘤发病的重要手段，包括建立致癌物管理登记制度；对环境中致癌物浓度进行经常性定期监测，准确估计人体接触水平；改革工艺流程，加强卫生技术措施，加强原料选用，降低和规定产品中致癌杂质含量等。②建立健全医学监护制度，开展职业性肿瘤的流行病学调查研究，建立快速致癌性筛检办法，消除肿瘤前期的异常改变或早期阶段的肿瘤。在职业性肿瘤中，仅用尿沉渣中脱落细胞涂片检查对早期诊断职业性膀胱癌有意义，对其他职业病，包括与石棉有关的支气管癌，未能证明其死亡率能通过筛检和早期检出而下降。因此，要加强医学监护工作的效率和效能的研究。③加强宣传教育注意个人卫生，特别强调的是在处理致癌物时，应严防污染厂外环境，工作服应集中清洗、去除污染、禁止穿回家；许多致癌物与吸烟有协调作用，应在接触人群中开展戒烟的宣传。④建立致癌物危险性预测制度，这与流行病学调查和动物实验密切相关。

（邬堂春）

zhíyèxìng zhì'ái yīnsù

职业性致癌因素（occupational carcinogens） 与职业有关的，在一定条件下能使正常细胞转化为肿瘤细胞，且能发展为可检出肿瘤的致病因素。按性质可分为化学性、物理性和生物性致癌因素，其中最常见的是职业性化学性致癌因素。职业性致癌因素中，有些是明确的化学物或物理性因素，有些是不明确的混合物，有些则是致癌因素尚未明了的生产过程。国际癌症研究机构（International Agency for Research on Cancer, IARC）将致癌因素分为4组，其中1组是确认对人类是致癌物；2组分为2A组（很可能对人致癌的因素）和2B组（可能对人致癌的因素）；3组是对人致癌性暂时无法分组的因素；4组是可能无致癌性的因素。

基本概念 ①潜伏期：对人类已知致癌物的动物实验研究表明，在首次接触致癌物到肿瘤发生有明显的间隔期，称为潜伏期。不同的致癌因素可有不同的潜伏期。在人类，潜伏期最短为4~6年，如放射性因素致白血病；最长在40年以上，如石棉诱发间皮瘤；但对大多数职业肿瘤而言，潜伏期为12~25年。由于潜伏期较长，患职业肿瘤的年龄通常在40岁以上，但发病年龄比非职业性同类肿瘤提前，如中国湖南省某砷作业的职工中肺癌发病年龄比所在省居民小10~20岁。②阈值：对于大多数毒物来说其毒性作用存在阈值或阈剂量，即超过这个剂量时才可引起健康损害，因此在预防工作中，阈剂量可作为安全接触剂量的依据。但是对职业性致癌物来说，是否存在阈值尚有争论。有阈值学说认为即使是单个致癌物分子可能诱导细胞基因改变，但是在小剂量时到达靶器官的可能性很小。致癌物分子还可以与细胞其他亲核性物质如蛋白质或 DNA 的非关键部位作用而被代谢，同时，细胞具有修复 DNA 的能力，免疫系统具有清除癌变细胞的能力，如果 DNA 损伤被修复或者癌变细胞被杀灭，就可能存在无作用水平。大多数致癌物的致癌过程都有前期变化，如增生、硬化，肿瘤是继发产物，这就使确定致癌阈值成为可能。而主张致癌物无阈值的学者提出"一次击中"学说（one hit theory），即在一个细胞内单个细胞DNA 改变就可能启动肿瘤发生，那么这个细胞只要一次小剂量接触致癌物，甚至一个致癌物分子就可能导致 DNA 改变，启动肿瘤发生。③剂量－反应关系：对大多数致癌物来说存在明显的剂量－反应关系，即在接触致癌物的人群中，接触大剂量的要比接触小剂量的肿瘤发病率和死亡率都高。动物实验和流行病学调查都支持这一结论。不同的致癌物的致癌强度大小也有非常大的差异。

识别和判定 主要通过以下几个方面研究。

流行病学调查 其研究对象是人，对识别和判定某种因素对人的致癌性可提供最可靠、最有力的证据。病理报告和描述性流行病学只能提供建议性证据，分析性流行病学研究可对致癌的因果关系得出结论，大量的队列研究或病例－对照研究得出的结论，可为识别和判定致癌物提供科学依据。为具体帮助确定流行病学研究中阳性结果是否表明因果关系，要遵循以下判定标准。①因果关系的强度。指接触组和对照组比较，其相对危险度强度的增加。危险度强度越大，由于接触所导致的因果关系越容易建立，但其不是由于偏差造成。②因果关系的一致性。指对某致癌因素引起的因果关系调查研究的广度，即在不同的接触情况下，如不同厂矿接触同一物质或因素的人群，其对所致肿瘤发生所得的结论是否一致，这些结论的一致性越强，对识别和判定该致癌物的因果关系提供的证据越有力。③接触－反应关系。如果接触可疑致癌因素的剂量和水平越高，癌症的发病率也越高，提示存在剂量－反应关系，这种关系越密切，对病因引起的因果关系建立也就越有帮助。④生物学合理性。即该研究是建立在有依据的、对于物质危害作用产生机制是已知的判断基础上，而不是生物学谬误所致。

⑤时间依存性。即在时间上，作为原因的"接触"必须在作为结果的"效应"之前。

临床观察 通过肿瘤的临床诊断和认真观察、分析肿瘤发生的环境因素，对于探索和识别职业或环境致癌因素有时会提供重要线索。但是往往带有偶然性，尚需要流行病学调查进一步证实。

实验研究 用可疑致癌物做动物诱癌试验或体外试验，观察能否诱发与人类相似的肿瘤或判定是否具有致突变或诱导染色体损伤的能力，从而推断其致癌性，也是识别和判定职业性致癌因素的重要方法之一。实验研究以动物实验和体外研究为主。

职业致癌物的分类 包括以下几方面。

确认的职业致癌物 在流行病学调查中已有明确证据表明对人类有致癌性的理化物质或生产过程。国际上公认的人类化学致癌物或工业过程有 40 多种，其中 20 多种物质的致癌性是肯定的（表 1、表 2），另外 20 种的致癌性是可疑的，其分类会随研究证据的不断提高而改变。

可疑的职业致癌物 这类致癌物有两种情况，一是动物实验证据充分，但人类流行病学调查资料有限。另一类是动物致癌试验阳性，特别是与人类血缘相近

表 1 确认的主要致癌物和致癌部位

致癌物	致癌部位	致癌物	致癌部位
4-氨基联苯	膀胱	芥子气	肺
β-萘胺	膀胱	镍及镍化合物（氧化镍和硫化镍）	肺、鼻窦
砷及砷化物	肺、皮肤、肝血管肉瘤	镭－228 及其衰变产物	骨（肉瘤）
石棉	胸、腹膜（间皮瘤）、肺、喉、胃肠道、肾	氡－222 及其衰变产物	肺癌
苯	白血病（急性非淋巴性）	页岩油	皮肤、阴囊
联苯胺	膀胱	含石棉纤维的滑石	肺、间皮瘤
氯甲甲醚、双氯甲醚	肺（主要为燕麦细胞）	紫外线辐射	皮肤

续　表

致癌物	致癌部位	致癌物	致癌部位
铬酸盐、六价铬	肺	氯乙烯	肝（血管肉瘤）、脑、肺
煤烟及焦油类	皮肤、肺、膀胱	中子	白血病、卵巢、乳腺、肺、肝等
煤焦油	皮肤、阴囊、肺、膀胱	磷–32 构成的磷酸盐	急性白血病
煤焦油沥青	皮肤、阴囊、肺、膀胱	钚–239 及其衰变产物	肺、肝（血管肉瘤）、骨（肉瘤）
X 线及 γ-辐射	白血病、甲状腺、乳腺、皮肤、其他	镭–224 及其衰变产物	骨（肉瘤）、乳腺、肾、肝、泌尿系、甲状腺、软组织、白血病
未处理和轻度处理的矿物油	皮肤、阴囊、其他	镭–226	骨（肉瘤）、鼻窦、乳突
含硫酸的强酸雾	鼻窦、喉、肺		

表2　确认的职业性致癌物生产过程

生产过程	可能的致癌物	致癌部位
铝生产	多环芳烃	肺、膀胱
金胺制造	金胺	膀胱
靴鞋制作及修理	苯	白血病
煤气制造	多环芳烃	肺、膀胱、皮肤、阴囊
焦炭生产	多环芳烃	肺、肾
家具制造	木尘	鼻腔（主要腺癌）
铸铁和铸钢	多环芳烃、二氧化硅、金属烟	肺
异丙醇制造（强酸法）	二异丙基硫酸酯、二丙基油	鼻窦、喉
品红制造	品红、前体、（即甲土立丁）	膀胱
镍精炼	氧化镍、低硫化镍	鼻腔、肺、喉
橡胶工业	芳香胺、溶剂	膀胱、白血病（淋巴性）、胃、肺、皮肤、肠、前列腺、淋巴瘤
地下赤铁矿开采（接触氡）	氡	肺

表3　可疑职业致癌物

职业接触	致癌部位
丙烯腈	肺
铍及铍化合物	肺
镉及某些镉化合物	肺、前列腺
杂酚油（木榴油）	皮肤、阴囊
二己基硫酸酯	喉
环氧乙烷	白血病
甲醛	鼻腔、鼻咽
聚氯联苯	肝
硅石（晶状体）	肺

的灵长类动物中致癌试验阳性，对人的致癌可能性很大，但缺少人类致癌的科学证据。可疑的人类致癌物是流行病学研究的重点，主要的可疑致癌物见表3。

潜在致癌物　这类物质在动物实验中已获得阳性结果，但在人群中尚无资料表明对人有致癌性，如钴、锌、硒等。

（邬堂春）

zhíyèxìng fèi'ái

职业性肺癌（occupational lung cancer）　职业性致癌物在肺部导致的肿瘤。由于呼吸道是大多数职业性致癌物进入机体的主要途径和直接作用器官，故职业性呼吸道肿瘤是最主要的职业性肿瘤，特别是职业性肺癌，其发病隐匿、恶性程度高、转移快，早期不易发现，治疗疗效不理想，所以是最危险的职业性肿瘤。其发现可以追溯到 100 多年前，在德国的伯格（Schneer berg）铀矿的矿工，有 52%～75% 死于当时被称为"矿山病"的肺癌，这些矿工接触过含有砷化钴、砷化镍及含氡的矿尘。在中国云南的旧的云锡公司，其矿工肺癌的发病率和死亡率在全世界最高，男性矿工肺癌发病率和死亡率分别为 1180.3/10 万和 729.6/10 万。通过对锡矿工作环境的调查研究发现，作业环境中存在的氡子体、含砷粉尘是矿工肺癌高发的重要原因。

发病机制　与普通肺癌的发病机制相同。

特征　有以下几方面。①有病因明确的职业接触史。②该病的发病率和职业接触物的量呈剂量–反应关系。③职业性肺癌可产生癌前期病变。④职业性肺癌的潜伏期不等，发病年龄通常较一般肺癌早 10～15 年，且日趋严重。⑤职业性肺癌以鳞状上皮癌和小细胞癌较多。职业性肺癌的主要病因和分子生物学特点：确认对人类致癌的 66 种化学物中，与职业有关的大约有 35 种，其中与肺癌有关的有 25 种（表1）。

在中国已经证实的职业性肺癌有锡矿工肺癌、铜冶炼工肺癌，以及无机砷化合物、石棉、二氯甲醚、铬渣接触者的肺癌，炼焦炉工及煤气发生炉工的肺癌等。职业性肺癌的主要致癌物及其潜伏期见表2。

石棉所致肺癌 石棉是天然的纤维状矿物，广泛应用于机械、石油、化工、电器、交通运输、建筑等工业部门，以石棉矿开采、筛选、包装、运输、加工人员和石棉制品的使用人员接触最为广泛。国际癌症研究机构在1987年将石棉列为人类确定致癌物，中国也在1987年将石棉所致的肺癌、间皮瘤列为法定职业病。大量的流行病学调查表明，石棉工人肺癌占石棉工人总死亡的20%，从接触石棉到发病，潜伏期约为20年，并呈明显的剂量-反应关系。关于石棉致癌作用的机制仍不清楚，致癌作用的强弱可能与石棉的种类及纤维形态有关。

氯甲醚所致肺癌 双氯甲醚和氯甲甲醚均为无色液体，均有高挥发性。两者难以严格区分，统称为氯甲醚类，多用于生产离子交换树脂、防水剂及纺织品处理剂。二者对呼吸道黏膜具有强烈的刺激作用，大量研究表明，氯甲醚类属于直接致癌剂，不需代谢活化即可致动物和人患肺癌。上海调查表明，氯甲醚类作业工人的肺癌发病率为889.68/10万，肺癌死亡率为533.81/10万，显著高于非接触人群且呈剂量-反应关系，所引起的肺癌主要为非分化小细胞型肺癌，恶性程度高。氯甲醚类的致癌机制尚不明确，有学者认为氯甲醚是一种烷化剂，能改变维持细胞正常活动必不可少的蛋白质、核酸分子及酶的催化过程；氯甲醚还可能通过与DNA的腺嘌呤和鸟嘌呤共价结合而引起细胞突变。

砷所致肺癌 接砷作业主要有开采和熔炼砷矿，冶炼各种有色金属，使用含砷农药及应用砷化物。砷的毒性主要与其价态有关，三价砷的毒性比五价砷大。尽管无机砷的动物致癌模型还未建立，但是人群调查证明，接触无机砷可以引起呼吸道肿瘤，特别是肺癌。国际癌症研究机构确定砷致人类肺癌的证据主要来自接触三氧化二砷及三氧化五砷人群肺癌发病资料：1945年希尔（Hill）对一个制造砷酸钠的工厂进行调查，发现作业工人肿瘤死亡增多，1969年李（Lee）报道8047例钢冶炼工呼吸道癌标化死亡比为2.38~8.00，且与砷接触量呈正相关。中国湖南省开采和冶炼砷的某雄黄的调查资料表明，肺癌发病率高达234.2/10万，比该省省会居民高出25.1倍，比所在县居民高101.8倍。砷的致癌机制尚在探讨之中，大量实验表明，无论体内还是体外，无机砷对人类染色体都有影响，砷可以导致人淋巴细胞染色体畸变、断裂，基因甲基化等。

焦炉工肺癌 烟煤在高温乏氧的焦炉炭化室内干馏过程中产生的气体、烟气和烟尘，在装煤、出焦、漏气和熄焦时可弥散到焦炉的工作场所空气中。这些从焦炉溢出的气体、蒸气和烟尘统称为焦炉逸散物，其主要成分是含多环芳烃类物质的煤焦油沥青挥发物。大量动物实验和流行病学研究表明，长期接触以多环芳烃为代表的焦炉逸散物是焦炉工肺癌公认的致癌原因。对焦炉工肺癌的发生机制的研究发现，焦炉逸散物中的苯并（a）芘可诱发机体产生自由基，直接或间接作用

表1 对人致肺癌的职业性化学物质

Ⅰ单一化学物及一组化学物	Ⅱ混合物	Ⅲ环境暴露
砷和砷化合物	煤焦油沥青	靴鞋的制造和修理
石棉	未处理的和略加处理的矿物油	铝生产
含石棉纤维的滑石粉		煤气化
毛沸石	页岩油	焦炭生产
铍和铍化合物	煤烟灰	家具和箱厨制造
铬化物（六价）		含氡的地下赤铁矿
镍化物		钢铁制造
芥子气		异丙醇制造
双氯甲醚和氯甲甲醚		橡胶工业
氡及其衰变物		含硫酸的强无机酸酸雾
镉和镉化合物		

表2 主要职业性肺癌的潜伏期

致癌因素	潜伏期（年）	致癌因素	潜伏期（年）
铬酸盐	4.00~47.00	砷和砷化合物	25.00~48.00
石棉（间皮瘤）	20.00~40.00	芥子气	11.00~25.00
镍化物	6.00~30.00	焦炉工、煤气工	9.00~23.00
家具工	27.00~69.00	靴鞋的制造和修理	平均58.00
石棉（肺）	25.00~40.00	氯甲醚	10.00~24.00

于 DNA，产生致癌致突变作用；苯并（a）芘还可以直接作用于染色体造成染色体不稳定性，如染色体核型改变而致癌。

铬酸盐制造业工人肺癌　铬在自然界普遍存在，且用途广泛，常用于印染、皮革加工、有机合成及某些催化剂的制造等。铬的毒性取决于氧化状态和溶解度，三价铬是生命必需微量元素，而溶解度小的六价铬可经呼吸道进入肺而致肺癌。从事铬酸盐生产的工人的肺癌发病率比一般人高，其肺癌死亡约占全部死亡的 20%~45%（一般人仅为 1%~2%）；在全部癌症死亡中肺癌约占 50%~80%（一般人仅为 8%~12%）；铬酸盐生产工人发生肺癌死亡的危险性比一般人高出 3~30 倍。1990 年国际癌症研究机构将六价铬确定为人类致癌物，中国于 1987 年将铬酸盐生产所致肺癌列为职业性肿瘤名单中。为止对六价铬的致癌机制仍未完全阐明，研究显示，六价铬化合物暴露引起相关癌基因调控失常，细胞 DNA 或染色体损伤以及调查失调等，是其导致肺癌发生的原因。

临床表现和诊断　职业性肺癌与一般的肺癌在生物学和临床表现上很难区别。早期临床表现为持续性的声嘶、咳嗽、痰中带血或体检时肺部肿块阴影。其不同之处可能有：①有明确病因的职业接触史。②该病的发病率与职业接触物的量呈剂量 - 反应关系。③职业性肺癌可产生癌前病变。④职业性肺癌的潜伏期不等，发病年龄通常较一般肺癌早 10~15 年，一般在开始接触职业性致癌因素后 5~15 年发病，且日趋严重。⑤有些职业性肺癌为强致癌因素所引起，其恶性程度较高，职业性肺癌以鳞状上皮癌和小细胞癌居多。上述各点可供临床诊断职业肺癌时参考。另外，职业性肺癌的诊断必须由省（市）或行业职业病诊断组根据卫生部颁布的诊断标准进行集体会诊并出具诊断证明。诊断主要包括作业者的工种、接触时间、潜伏期，参考流行病学及现场调查资料，结合临床检查、X 线胸片、CT、病理学检查等，主要依据《职业性肿瘤诊断标准》（GBZ94-2002）进行诊断。

预防　职业性肺癌的危险因素比较清楚，因此采取相应的措施加以预防，有可能控制或降低发病率。①控制致癌物的使用，在工业生产中，尽可能地禁止或避免使用致癌物。②淘汰落后的工艺，特别是改革产生致癌物的工艺技术；对不能立即淘汰的工艺，应改变工艺路线，提高机械化、密闭化、管道化程度，杜绝跑、冒、滴、漏，控制致癌物的产生或降低致癌物的活性。③对工业生产中无法替代的致癌物，应根据致癌物的分类，制订严格的安全卫生管理措施，控制接触水平。④对接触致癌物的劳动者要建立定期的健康监护制度，并采用敏感易行的筛选方法，检出早期阶段的肿瘤。⑤加强职业人员健康教育，提高劳动者自我保护能力。⑥控制吸烟。⑦合理营养，注意饮食保健。

（邬堂春）

zhíyèxìng pífū'ái

职业性皮肤癌（occupational skin cancer）　在职业活动中由于长期接触多种职业性有害因素引起的皮肤癌症。常见有鳞状细胞癌、基底细胞癌和罕见的软组织癌。1775 年职业性皮肤癌在烟囱清扫工身上发现，也是最早发现的职业肿瘤。

病因　引起皮肤癌主要的职业性有害因素为：沥青、焦油、焦油产物、煤烟、润滑油和切削油、砷、紫外线、电离辐射、创伤、冷热刺激等。铝还原工、煤气制造工、铺路工、烟囱清扫、橡胶工业、玻璃吹制、页岩油精炼、棉纺工业、工程安装、石油提炼、含砷矿开采、放射工作人员、户外工作者等职业人群为职业性皮肤癌的风险人群。多环芳烃类化合物是引起职业性皮肤癌的主要化学物。多环芳烃类化合物包括沥青、煤焦油、煤烟、炭黑、石蜡及矿物油等。

发病机制　多环芳烃类化合物含有苯并（a）芘，二苯蒽等化学物等致癌物质。苯并（a）芘在体内经过一系列酶促反应活化，之后与核酸结合，干扰遗传信息传递，导致皮肤细胞突变，最终发生癌变。砷及砷的化合物是引起皮肤癌的另外一类化学物质，长期接触砷及其化合物会导致皮肤色素异常，皮肤过度角化，进而引起癌变。阳光辐射致癌的机制是阳光中紫外线能引起 DNA 的双螺旋链发生结构和功能的改变，诱发细胞突变。黑色素具有抵抗阳光中紫外线的作用，白种人由于体内缺乏黑色素，发病率是非白种人的 10 倍。放射治疗可以使皮肤癌发病风险升高。

临床表现　皮损好发于颈部、阴囊、手部、颜面等暴露部位。临床症状基底细胞癌：皮肤开始出现黄豆大小硬结。上方有痂皮，之后逐渐发展成圆形、椭圆形边界不整齐的侵蚀性溃疡，易出血。鳞状细胞癌：皮肤起初出现疣状结节，基底部较硬，表面呈暗红色，角质不易剥离，用力剥去易出血。继而中央破溃，边缘隆起充血。检查的主要方法是病理组织活检。

病理生理 基底细胞癌：真皮内有边界明显的瘤细胞群，胞核较正常稍大，呈卵形或长形，胞质少，细胞间界限不清，细胞间无间桥。有时可见细胞多核或核深染或呈不规则星状核。瘤细胞群周围结缔组织增生，在最外层排列成栅状的栓状细胞，瘤组织周围常可见到许多幼稚成纤维细胞及成熟的纤维细胞混杂一起。基底细胞癌间质含有黏蛋白，在制作切片时，间质收缩，使间质与肿瘤团块边缘呈裂隙状分离，对本病诊断有一定意义。在组织病理学上基底细胞癌可分为分化型与未分化型两大类。

鳞状细胞癌：癌细胞在真皮内呈条索状或团块状，有正常分化不全的和不典型分化不全的鳞状细胞及角化不良细胞。不典型分化的鳞状细胞越多，恶性程度越高。分化程度较高者越靠近中心时角化程度越高，中心可完全角化。鳞状细胞癌临床上可分为两种类型。①溃疡型。溃疡底部坚硬、充血、溃疡较深，高低不平，边缘高起，甚至外翻，有时呈火山口状。②菜花状或乳头状。肿瘤向表面发展，表面呈菜花状或乳头状，表面有破溃感染则有腥臭味。鳞状细胞癌恶性程度高于基底细胞癌，生长快，破坏范围广，可以破坏眼睑、眼球、眼眶、鼻窦及面部等。一般易沿淋巴组织转移到附近组织，如耳前及颌下淋巴结甚至全身。

诊断 首先需要具有特殊职业接触史，如长期接触放射性物质、煤焦油、沥青等的工作经历。其次是经过一定潜伏期后体表皮肤上出现的较硬结节，表现为边缘隆起，向四周发展的趋势。最后组织病理学检查可确诊。

治疗 主要是外科手术、放射治疗和局部化疗，直径不到2cm且限于真皮层的病损可进行切除、刮除等治疗，直径大于2cm发生在皮肤黏膜结合部或超出真皮范围的病损应切除或做放射治疗。

预防 最有效办法就是使用非致癌物替代致癌物的生产和使用，但在实际生产中有时很难实现，因此控制致癌物接触水平也是有效的方法，如用水稀释致癌物降低其浓度。其次在工艺和技术上要进行改革，如在机器或者设备上加保护罩或加强通风等，可减少劳动者与可疑致癌物的接触；加强宣传教育，使劳动者认识到生产过程中的有害因素，以及怎样采取有效的防护措施；加强个人防护，防止皮肤长时间暴露致癌因素；对劳动者进行定期体检，及时发现癌前病变，及早治疗。

（贾 光）

zhíyèxìng bǎngguāng'ái

职业性膀胱癌（occupational bladder cancer） 长期职业性致癌因素的暴露引起在膀胱发生的各种恶性肿瘤。主要致癌物为芳香胺类化合物。膀胱癌发病高峰在70岁左右，全世界发病率男性是女性的3倍。丹麦年发病率居世界首位，欧洲所有人群的膀胱癌发病率都在逐年增高，亚洲香港发病率高于亚洲其他地区。

病因 职业性膀胱癌的发生主要是由于工人长期接触芳香胺类物质，如1-萘胺、2-萘胺、联苯胺、4-氨基联苯等所致。联苯胺所致膀胱癌是中国法定职业病，中国1982年对联苯胺所致膀胱癌进行流行病学调查，其中男性膀胱癌发病率167.8/10万。联苯胺致膀胱癌平均潜伏期为21.2年，

发病年龄43~68岁，接触工龄与膀胱癌的发病呈正相关。吸烟及遗传因素的影响都可增加患膀胱癌的风险。

发病机制 芳香胺类物质是一类间接致癌物，可经皮肤及呼吸道吸收，芳香胺氨基中的氮在体内发生羟化形成邻羟氨基酚类物质，再与硫酸盐、磷酸盐或葡萄糖醛酸盐形成无致癌活性的化合物，从尿排出。在尿中再经酶水解，将有致癌作用的邻羟氨基酚重新释放出来，并作用于尿路上皮而引起癌症。职业性膀胱癌好发于膀胱三角区及基底部，一般分为良性乳头状瘤和恶性瘤，二者可同时存在，前者可能是一种癌前病变。

临床表现 膀胱癌的主要症状为间歇性无痛肉眼血尿或镜下血尿；尿频、尿急、尿痛等膀胱刺激症状，肿瘤较大或发生在膀胱颈部，可阻塞尿路，出现尿潴留，引起肾积水；晚期广泛浸润盆腔或出现远处转移时可有腰酸、腰痛、发热、体重下降和贫血等症状。

诊断 首先要具有长期职业有害因素接触史；其次有相应的临床症状，血常规检查血尿呈阳性，尿液脱落细胞学检查呈阳性。可做静脉内肾盂造影排除发生在肾盂或者输尿管等上泌尿道的疾病；最后经尿道做多处活组织检查可确诊。

常用的检查方法：①尿常规。②尿液脱落细胞学检查。③膀胱镜检查同时做肿瘤活组织检查。④B超检查。⑤电子计算机X线断层扫描技术（computerized X-ray tomography，CT）以及磁共振成像（magnetic resonance imaging，MRI）检查。⑥肿瘤标志物的测定，如核基质蛋白22（nuclear matrix protein 22，NMP22）等一组标志物的联合应用等。

治疗 膀胱癌早期可采取手术切除，同时采用药物作膀胱灌注防止复发。不能手术或不能彻底手术者，需进行全身化疗。

预防 一级预防：减少或避免接触已知或可疑的膀胱致癌物。通过使用无毒或低毒物质替代和控制工艺流程来实现。二级预防：加强高危人群的个人防护，进行健康教育和进行定期筛查。三级预防：对已患病者进行积极治疗。治疗方法包括手术、膀胱内化疗、免疫疗法、静脉化疗和放疗。

（贾 光）

zhíyèxìng báixuèbìng

职业性白血病（occupational leukemia）

在生产劳动过程中，长期接触苯和电离辐射而导致的白血病。白血病是造血干细胞恶性增殖性疾病，根据受累细胞的不同以及发病情况分为急慢性淋巴细胞白血病和急慢性髓系白血病，共同特点为白血病细胞在骨髓及其他造血组织大量增殖，浸润外周组织器官以及血液，影响机体正常造血功能。

病因与发病机制 白血病的病因和发病机制尚未完全明确。两种逆转录病毒（人T-淋巴细胞白血病病毒–Ⅰ、人T-淋巴细胞病毒–Ⅱ）已被确认与白血病的发病有关，但是这些病毒被认为是致癌物前体，不足以作为白血病致病病因。电离辐射和有机溶剂苯已被确认为职业性白血病的致病因素。苯所致白血病是中国法定职业病。其他物质如丁二烯、电磁场、乙烯的氧化物、聚氯乙烯等也有研究提示与白血病的发病有关。

苯被国际癌症研究机构（International Agency for Research on Cancer，IARC）列为Ⅰ类致癌物，属于确定的人类致癌物。苯在工业中应用广泛，主要用作橡胶、油漆、树脂等的溶剂或者稀释剂，也作为农药、化肥、洗涤剂等的合成原料。苯在体内的代谢产物主要为酚、苯醌和二茶酚，三者都能在不同程度上抑制DNA的合成。已有研究证明苯醌的代谢产物可与DNA和蛋白质结合，引起DNA断裂和染色体畸变。苯所致白血病患者工龄0.8～48.5年，潜伏期短者4～6个月，长者可达40年。急性白血病约占75%，其中常见的为粒细胞性白血病。

病理生理 所有类型的白血病都属于增生性疾病，其特点包括染色体易位和其他畸变。已知的白血病致病因素，如电离辐射和苯，是潜在的染色体断裂剂；研究证实环氧乙烷可导致姐妹染色单体互换，与劳动者的暴露剂量有关，从而提示其发病机制可能相似。

临床表现 就诊时常见的症状为贫血、发热、出血、疲劳、虚弱、体重下降、反复感染、淋巴结肿大、肝脾大等。出血以皮肤、口腔、鼻黏膜多见，其次为消化道出血、血尿，中枢神经系统出血较少但是可危及生命。感染是由于正常白细胞减少所致，可发生在身体各个部位，严重时可导致败血症。

白血病检查如下。①血常规。外周血白细胞通常升高，红细胞、粒细胞、血小板出现不同程度减少。②骨髓象。骨髓原始细胞增多，较成熟中间阶段细胞缺如，正常幼红细胞减少。③细胞化学染色。可用于鉴别各类白血病。④免疫学检查。作为免疫分型的依据。⑤染色体和基因检查。探查遗传学和分子生物学异常。

诊断 基础包括临床症状、脾大或淋巴结肿大等体征、全血细胞计数及血涂片等实验室检查和骨髓检验，其中血涂片既可以反映血细胞异常减少或增多的情况也可以反映异常细胞的类型。根据中华人民共和国《职业性肿瘤诊断标准》中苯所致白血病诊断标准（GBZ 94-2014），职业性慢性苯中毒患者或有职业性慢性苯中毒病史者患白血病，应诊断为苯所致职业性白血病。无慢性苯中毒病史者患白血病，在诊断时应同时满足3个条件：①白血病诊断明确。②有明确的过量苯职业暴露史，苯作业累计暴露年限6个月以上（含6个月）。③潜伏期2年以上（含2年）。

治疗 白血病一般进行联合化疗，积极支持治疗缓解病情。造血干细胞移植和生物治疗可进一步提高该病生存率。急性白血病患者在诊断后如不治疗一年生存率为10%；慢性淋巴细胞白血病病程长短悬殊，短者1～2年，长者10年以上，平均4～6年，主要死亡原因为感染，尤其是肺炎多见。其他死亡原因有全身衰竭，骨髓造血功能衰竭引起的严重贫血或出血。早发现早治疗有助于提高白血病患者的预后。

预防 职业性白血病由于缺乏有效的二级预防和三级预防措施，所以一级预防就显得尤为重要。所以预防的主要工作放在控制工作场所中电离辐射的剂量、苯的浓度以及各种可致白血病物质的环境暴露水平。

（贾 光）

zhíyèxìng gānxuèguǎn ròuliú

职业性肝血管肉瘤（occupational hepatic angiosarcoma）

在中国，主要指接触氯乙烯所致的肝血管肉瘤。肝血管肉瘤（angiosarcoma of the liver，ASL）又称肝血管内皮瘤，是一种较为罕见且很难诊断的恶性肝肿瘤。中国已将氯乙烯所致肝血管肉瘤列入法定职业肿瘤名单。多见于生产聚氯乙烯的清釜工。平均发病年龄 49.7 岁，平均发病工龄 17.8 年。临床上常无特异表现，早期一般无明显症状，后期肝脏明显肿大，并有黄疸、腹腔积液、有时谷丙转氨酶、谷氨酰转肽酶、碱性磷酸酶活性升高。

病因与发病机制 大多数病例病因不明确。通常认为职业性肝血管肉瘤发病与氯乙烯的暴露有关。1970 年，首次发现大鼠长期吸入氯乙烯可诱发肝血管肉瘤。1974 年，美国首次报道人群接触氯乙烯单体所致肝血管肉瘤。中国于 1991 年也报告了氯乙烯接触者并发肝癌和肝血管肉瘤的病例。中国将氯乙烯所致肝血管肉瘤列为法定职业病。本病主要见于清釜工和聚合工，发病工龄 4～38 年。有研究证实造影剂二氧化钍的接触和慢性砷接触同样也会导致疾病的发生。氯乙烯、二氧化钍和砷均被国际癌症研究机构（International Agency for Research on Cancer，IARC）列为Ⅰ类致癌物，属于确定的人类致癌物。

氯乙烯单体大多经呼吸道或经口进入人体，通过细胞色素 P450 系统氧化，不断产生氯乙烯活性代谢产物，和 DNA、RNA 共价结合，从而导致肝窦内皮细胞恶变。

病理生理 暴露于氯乙烯单体的工人病理切片中可见实性病灶内有细梭状肿瘤细胞，弥漫分布，胞质稀疏，有明显肿瘤细胞和血管内皮细胞连接现象。肝血管肉瘤的发生是逐步进展的，先是肝窦内皮细胞增生，继而窦状小管畸形扩张，窦周间隙纤维组织增生，最后窦壁细胞和汇管区毛细血管内皮细转化为肿瘤细胞。

临床表现 肝血管肉瘤临床表现无特征性，常以右上腹疼痛为主，伴不明原因发热、肝脾大、乏力、体重下降等症状。血常规检查可见贫血及血小板减少。病理活检可证实疾病的发生。检查主要包括以下几方面。①血常规和血生化检查。早期可无明显异常，晚期可出现凝血功能障碍、肝功能异常和全血细胞减少等。②影像学检查。CT、B 超、血管造影等，有助于判断肿瘤大小、形态、位置以及与周围组织关系。③病理检查。穿刺活检会增加疾病恶化的风险，一般选择开放式活检。④肿瘤标志物检查。

诊断 肝血管肉瘤的诊断依据：①有氯乙烯等职业性有害因素接触史。②血小板减少，凝血酶原时间延长，碱性磷酸酶（alkaline phosphatase，ALP）升高，高胆红素血症等。③X 线、CT 等影像学检查发现肝区占位或充盈缺损等病变。④病理组织活检可确诊。

职业性肝血管肉瘤的诊断，主要依据 GBZ 94—2014 职业性肿瘤诊断标准的诊断总则和诊断细则进行诊断。

氯乙烯所致肝血管肉瘤诊断细则：①原发性肝血管肉瘤诊断明确。②有明确的氯乙烯单体职业暴露史，氯乙烯单体累积暴露年限 1 年以上（含 1 年）。③潜隐期 1 年以上（含 1 年）。诊断时应同时满足以上 3 个条件。

治疗 争取早期发现，早期手术切除；不能切除者采取化疗和放疗延长患者生存期。肝血管肉瘤恶性程度高，生长速度快，易发生破裂出血，易发生肝内转移，多数患者在确诊后短期内由于肝功能衰竭、腹腔出血或弥散性血管内凝血而死亡。

预防 一级预防：氯乙烯生产工艺要采取高度自动化、密闭化，尽量避免氯乙烯的接触；在进入氯乙烯聚合釜内进行清洗作业时必须对釜内进行通风换气，并用高压水或者无害清洗剂清洗釜内；严格控制清釜时间和清釜次数。二级预防：按照氯乙烯的接触标准，对氯乙烯作业工人进行定期健康监护和工作环境监测。

（贾　光）

索　引

条目标题汉字笔画索引

说　明

一、本索引供读者按条目标题的汉字笔画查检条目。

二、条目标题按第一字的笔画由少到多的顺序排列，按画数和起笔笔形横（一）、竖（丨）、撇（丿）、点（、）、折（乛，包括丁乚乛等）的顺序排列。笔画数和起笔笔形相同的字，按字形结构排列，先左右形字，再上下形字，后整体字。第一字相同的，依次按后面各字的笔画数和起笔笔形顺序排列。

三、以拉丁字母、希腊字母和阿拉伯数字、罗马数字开头的条目标题，依次排在汉字条目标题的后面。

六　画

七　画

八　画

九　画

条 目 外 文 标 题 索 引

内 容 索 引

说 明

一、本索引是本卷条目和条目内容的主题分析索引。索引款目按汉语拼音字母顺序并辅以汉字笔画、起笔笔形顺序排列。同音时，按汉字笔画由少到多的顺序排列，笔画数相同的按起笔笔形横（一）、竖（丨）、撇（丿）、点（、）、折（乛，包括丁乚く等）的顺序排列。第一字相同时，按第二字，余类推。索引标目中夹有拉丁字母、希腊字母、阿拉伯数字和罗马数字的，依次排在相应的汉字索引款目之后。标点符号不作为排序单元。

二、设有条目的款目用黑体字，未设条目的款目用宋体字。

三、不同概念（含人物）具有同一标目名称时，分别设置索引款目；未设条目的同名索引标目后括注简单说明或所属类别，以利检索。

四、索引标目之后的阿拉伯数字是标目内容所在的页码，数字之后的小写拉丁字母表示索引内容所在的版面区域。本书正文的版面区域划分如右图。

a	c	e
b	d	f

J

毛皮及其制品业职业卫生 (occupational health in fur

希腊字母

阿拉伯数字

罗马数字

本卷主要编辑、出版人员

执行总编　谢　阳

责任编审　郭亦超

责任编辑　李元君

文字编辑　李元君

索引编辑　张　安

名词术语编辑　孙文欣

汉语拼音编辑　王　霞

外文编辑　顾良军

参见编辑　吴翠姣

责任校对　李爱平

责任印制　陈　楠

装帧设计　雅昌设计中心·北京